DIE
HERZ- UND GEFÄSS-
KRANKHEITEN

VON

PROFESSOR Dr. WALTER FREY
DIREKTOR DER MEDIZINISCHEN UNIVERSITÄTSKLINIK BERN

MIT 67 ABBILDUNGEN

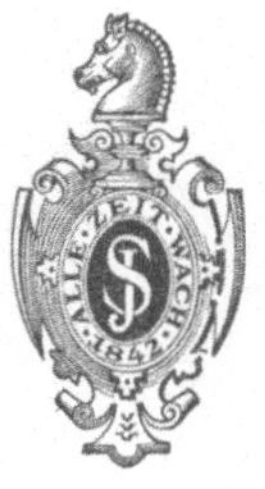

BERLIN

VERLAG VON JULIUS SPRINGER

1936

ISBN-13: 978-3-642-89707-8   e-ISBN-13: 978-3-642-91564-2
DOI: 10.1007/978-3-642-91564-2

Vorwort.

Eine zeitgemäße Darstellung der Krankheiten des Herzgefäßapparats muß dessen Beziehungen zu den anderen Organen und Organteilen mesenchymal-mesodermaler Abstammung deutlicher berücksichtigen als es bisher üblich war.

Biologische Probleme, auch klinische Fragestellungen, können nur unter möglichst weitgehender Heranziehung der naturwissenschaftlichen Disziplinen einigermaßen erfolgreich behandelt werden.

Die innere Medizin basiert auf den Errungenschaften der Physiologie *und* Anatomie. Ein einseitiges Betonen des Humoralen im Gegensatz zum Cellulären, des Funktionellen gegenüber dem Morphologischen vermag dem Tatbestand nicht gerecht zu werden und ist didaktisch gefährlich.

Therapeutische Fortschritte sind das Ergebnis von Erkenntnissen auf dem Gebiet der Pathogenese. Eine ätiologisch-kausale Betrachtungsweise ist im einzelnen nicht immer möglich, die Unterscheidung von Dysplasien, sklerosierenden, entzündlichen, endokrin-nervösen Einflüssen bei kardiovasculären Störungen aber durchführbar.

Ohne klare Systematik ist kein wirkliches Verstehen möglich. Das kategoriale Denken muß auch im Schriftlichen zum Ausdruck kommen. Das Fehlen einer übersichtlichen Einteilung der verschiedenen Erkrankungsformen war speziell auf dem Gebiet der Herzgefäßaffektionen hinderlich.

Mancher Mängel wohl bewußt wage ich es doch dieses Buch der Öffentlichkeit zu übergeben, in der Hoffnung, dem allgemein biologisch denkenden Mediziner damit nützlich sein zu können.

Bern, 29. Juni 1936.

WALTER FREY.

Inhaltsverzeichnis.

Inhaltsverzeichnis. V

A. Die Organe mesodermal-mesenchymaler Abstammung als pathogenetische Einheit.

Vor Abschluß der Gastrulation lassen sich Stücke eines Keimblattes so vertauschen, daß sie sich entsprechend den Anforderungen des neuen Orts entwickeln, nicht „herkunftsgemäß" (Spemann, Mangold). Besondere Merkmale der Zugehörigkeit zu einem bestimmten Keimblatt sind in diesem Stadium noch nicht erkenntlich.

Mit fortschreitender Differenzierung und dem Verlust der Omnipotenz tritt die *Sonderung in bestimmte Systeme* aber immer deutlicher hervor. Künstlich vertauschte, an fremder Stelle implantierte Stücke von embryonalem Gewebe entwickeln sich nun tatsächlich herkunftsgemäß, unabhängig von der neuen Umgebung. Die Gewebe spezialisieren sich dann immer weiter, sprechen nur noch auf ganz bestimmte Reize an. Der fertige Organismus erscheint nicht nur polymorph, sondern auch funktionell extrem different. Die embryonalen Zellsysteme zersplittern sich immer mehr, in starker Abhängigkeit von der Umgebung. Äußere Einflüsse spielen bei der formalen und funktionellen Ausgestaltung eine große Rolle.

Trotzdem geht die Zugehörigkeit von Organen, die sich entwicklungsgemäß nahe standen, nicht ganz verloren.

Die *Artspezifität* der unter sich äußerst differenten Organe und Organteile demonstriert die Existenz von Eigenschaften, die sich den ganzen Entwicklungsprozeß hindurch intakt erhalten. Die serologischen Methoden und die Versuche mit heteroplastischer Transplantation beweisen das Vorhandensein eines artspezifischen, allen Zellen gemeinsamen Idioplasma.

Es fragt sich, ob die Abkömmlinge eines *Keimblattes* ebenfalls Eigenschaften beibehalten, die als etwas Einheitliches auch den Erwachsenenzustand charakterisieren.

Von anatomischer Seite (Bonet-Peter) wird betont, die früher angenommene Spezifität der Keimblätter lasse sich nicht mehr halten. In der Tat können dieselben Gewebselemente aus verschiedenen Keimblättern hervorgehen. Die von Bard aufgestellte These „Omnis cellula et cellula ejusdem generis" ist nicht richtig. Epithel entsteht aus allen drei Keimblättern, sogar aus Mesenchym (Gurwitsch), glatte Muskelfasern aus Entoderm wie aus Ektoderm.

Die Pathologie liefert kein brauchbares Material für die Annahme *epithelialer* Systemkrankheiten.

Affektionen des *ektodermalen* Nervensystems gehen keineswegs besonders häufig mit Krankheiten der Epidermis oder der Haare, Nägel, Hautdrüsen einher. Das Vorkommen des Schichtstars bei Dystrophia myotonica könnte allenfalls mit den dabei festgestellten Veränderungen im Bereich vegetativer nervöser Zentren in Zusammenhang gebracht werden, im Sinne einer „Ektodermose". Die Genese dieser Krankheit ist aber noch unklar, die Auffassung der Myotonia atrophicans als einer primären Myopathie, also einer mesodermalen Schädigung, nicht ganz von der Hand zu weisen. Gerade im Bereich der ektodermalen Keimblattderivate, speziell des Nervensystems, ist die Differenzierung außerordentlich weit getrieben, nicht nur in normal funktioneller Hinsicht, auch in der Erkrankungsbereitschaft der einzelnen Teile, ihrer Empfindlichkeit gegen exogene und endogene Schädigungen. Die Organe *entodermaler* Abstammung verhalten sich nicht viel anders. Darm und Mundhöhle scheinen in ihrer Reaktion gewisse Analogien zu haben, z. B. bei perniziöser Anämie. Die Glossitis sitzt aber meist vor dem Sulcus terminalis, der Grenze zwischen ektodermaler Mundbucht und entodermalem Kopfdarm. Von gleichsinnigen Erkrankungen des Darms und der genetisch zugehörigen epithelialen Teile des Respirationsapparats ist nichts bekannt. Ektoderm wie entodermale epitheliale Organe erscheinen als weitdifferenzierte Gebilde, in sehr verschiedener Weise den Bedürfnissen der Umgebung und des Gesamtorganismus angepaßt, in ihrer funktionellen Leistung bis zu einem gewissen Grade fixiert, jeder Teil auf nur ganz bestimmte Reize reagierend, ohne ersichtliches einheitliches Reaktionsvermögen des gesamten Systems.

Auffallend sind aber die Verhältnisse bei den Organen mesoblastischer Abstammung.

Bei den Amnioten geschieht die Mesoblastbildung nicht durch Abfaltung wie beim Amphioxus, sondern durch „Ausschaltung" (BONET-PETER) einzelner Zellen und Zellgruppen. Aus dem Gastrulaknoten, aus der Wand des Urdarms sowie aus der Wand der Urmundrinne treten vielgestaltige Zellen auf, erfüllen vereinzelt oder in Zellsträngen zusammenhängend allmählich die zwischen Ektoblast und Dotterentoblast vorhandene Spalte und liefern so das sog. primäre Mesenchym. Aus dieser Zellmasse schließt sich ein Teil unter reichlicher Vermehrung zum „Mesoderm" zusammen, das sich in bekannter Weise gliedert, während die übrigen Teile des Zellmaterials zum „Mesenchym" werden.

Die Tatsache der Emigration, das Verlassen der epithelialen Verbände, stempelt das Mesoblast zu einem besondersartigen *funktionell bis zu einem gewissen Grade gleich gerichteten Gewebe.*

Man unterscheidet nach vollendeter Entwicklung die zu Platten oder sonst dicht gefügten Verbänden geordneten Teile (quergestreifte und glatte Muskulatur, Myokard, epitheliale Auskleidung von Pleura und Peritoneum, Kanälchenepithelien der Niere, Epithelien der Hoden und Eierstöcke) gegenüber dem aus lockeren, vielgestaltigen und im allgemeinen beweglicheren Zellen zusammengesetzten Mesenchym (Neuroglia, kollagenes Bindegewebe, elastisches Gewebe, Fettgewebe, Knorpel, Knochen, Zahnpulpa, rote und weiße Blutkörperchen, die endotheliale Auskleidung der Blut- und Lymphgefäße, der Gelenkhöhlen, Schleimbeutel, Subarachnoideal- und Subduralräume), alle diese Organbestandteile sind sich aber eng verwandt.

Eine besonders große Rolle spielt die Zusammengehörigkeit bei den Organen mesenchymaler Herkunft, den Binde- und Stützsubstanzen, die sich schon normalerweise in der Tierreihe gegenseitig vertreten, selbst im Einzelindividuum die eine Modifikation durch die andere ersetzen können (MERCKEL und KALLIUS). Unter pathologischen Verhältnissen kann man sich ebenfalls davon überzeugen, daß wenigstens die als mesenchymal im engeren Sinn bezeichneten Stützsubstanzen, die Blutkörperchen, der Zirkulationsapparat, Gelenke, Schleimbeutel oft gleichzeitig und gleichsinnig erkranken. Diese Organe besitzen eine ähnliche Reaktionsweise, eine gemeinsame Erkrankungsbereitschaft. Auch hier sieht man Übergänge der einen Gewebsform in die andere, vom Bindegewebe zum Knochen, von der ruhenden Fasersubstanz zum Makrophagen, Verstärkungen und Rückgänge in der Differenzierung, wie das dem auffällig labilen Charakter dieses Gewebes entspricht. Der Organismus besitzt „Mesenchymreserven" (WASSERMANN) mit der Möglichkeit auf embryonales, auf einer früheren Entwicklungsstufe verharrendes Bindegewebe zurückzugreifen.

Bei *entzündlichen Schädigungen* stehen die Vorgänge der lokalen Proliferation und Exsudation, die myeloische, lymphocytäre, mononukleäre Reaktion der blutbildenden Organe, die Bildung von Antikörpern, die Änderung des Quotienten Albumin zu Globulin, unter Umständen das Fieber selbst, mit der Tätigkeit mesenchymaler Gewebe in enger Reaktion. Das häufige Miterkranken der Gelenke, Schleimbeutel, Blutgefäße, einschließlich Glomeruluscapillaren, der quergestreiften Muskulatur, der serösen Häute, des Endokards und Myokards bei bakteriellen Infektionen ist der Ausdruck einer oft erstaunlich generalisierten Reaktion der Organe mesodermal-mesenchymaler Abstammung. Chronische Polyarthritis verbindet sich nicht selten mit multipler Tendovaginitis und Hygromatose (STANDENATH). Die Kombination von fortschreitender Polyarthritis mit Lymphknotenschwellung und Milzvergrößerung entspricht dem sog. STILLschen Syndrom. Die chronischen entzündlichen nichttuberkulösen Veränderungen, die sich gleichzeitig oder aufeinanderfolgend an serösen Häuten abspielen (Pleuritis, Perikarditis, Peritonitis, Polyvisceritis mit Perispelitis und Perihepatitis) wurden schon von NEUSSER 1908 als Systemkrankheit aufgefaßt. Die Kombination dieser Störungen mit multipler Lymphknoten- und Milzschwellung wird als Krankheit sui generis („Morbus Bamberger") bezeichnet. Ohne Zögern wird man bei entzündlichen Krankheiten das mesodermal-mesenchymale Gewebe als System anerkennen, von einheitlicher embryonaler Genese und mit eigentümlicher Korrelation und Erkrankungsbereitschaft der einzelnen Teile auch im postembryonalen Leben.

K. H. BAUER betont die Empfindlichkeit mesoblastischer Gewebe gegenüber *innersekretorischen Reizen.*

Bei abnormem Verhalten der Hypophyse, Thyreoidea und der Geschlechtsdrüsen verändern sich der äußere Habitus, Knorpel und Knochen, das Unterhautzellgewebe, der Wasser- und Salzhaushalt in bestimmter Weise. Von Interesse ist die Abhängigkeit der Knochenmarksfunktion von der Milz und Thyreoidea. Die inneren Sekrete wirken ähnlich regulierend auf andere Keimblattderivate, am reaktionsfähigsten erscheinen aber doch die Elemente mesenchymalmesodermaler Abstammung. Die intercellulär gelegenen Stoffe sind nicht nur „Stütz"-Substanzen, sie vermitteln auch den gesamten Stoffaustausch. Die Beziehungen der inneren Sekrete, der Vitamine zu den Zelloberflächen sind für die Elektrolytverteilung, die Ladung der Zelloberflächen, für die Wasserbindung, die vielfachen fermentativen Prozesse von entscheidender Bedeutung. Wenn das „Mesenchym" mit bakteriellen toxischen Stoffen zuerst in Berührung gekommen, auch in erster Linie reagiert, so sprechen diese Gewebsbestandteile andererseits auch zuerst an auf innersekretorische Reize.

Für das Ausmaß der *Wachstums- und Rückbildungsvorgänge* im Organismus ist der Zustand der mesenchymalen Gewebe von maßgebender Bedeutung. Bei mangelhafter Anlage resultiert der asthenische Habitus mit Kleinheit des Herzens, Hypoplasie und Angustie der Gefäße zusammen mit auffallend zarter Beschaffenheit des Bindegewebes, Neigung zu Hernien, Enteroptose, Schlaffheit der Haut, Grazilität des gesamten Knochenbaues, abnormem Verhalten der Blutzusammensetzung und der Lymphdrüsen. Hierhin gehört die Trias: exsudative Diathese, Arthritismus, Status thymicolymphaticus, deren einzelne Glieder im Verlauf des Lebens vielfach abwechselnd in Erscheinung treten (O. MÜLLER). Als Vermittler des Säfteaustausches regelt die kolloidale Grundsubstanz die Funktion cellulärer Elemente. Die im Senium eintretende Atrophie der Ganglienzellen der Samenkanälchenzellen und Follikelzellen, die Verschmälerung der quergestreiften Muskelfasern gehen mit einer Zunahme und Verdichtung bindegewebiger Elemente einher. Ob die celluläre Atrophie dabei immer das Primäre sei, ist fraglich. Das Altern der Kolloide führt zu einer zunehmenden Verfestigung der intercellulär gelegenen Grundsubstanz und diese an sich schon zu einer Erschwerung der Ernährung der Zellen selbst. Entwicklung und Rückbildung der Organe ist bis zu einem gewissen Grade Sache der ursprünglich mesenchymalen Organgewebe. Als reaktionsfähigstes Zellsystem verfällt das Mesenchym auch zuerst der funktionellen Leistungsfähigkeit.

Bindegewebige Induration stellt sich unter sehr vielen Bedingungen ein, als Folge des Alterns, als Ausgleichsvorgang bei parenchymatösen Schädigungen verschiedenster Art, auch in Abhängigkeit von der vererbten besonderen Qualität des Gewebes. Der Vorgang hat nicht selten auffällig generalisierten Charakter. Man spricht von dem „fibrösen Typ" als einer Plusvariante einer allgemeinen „Bindegewebsdiathese" (PAYR).

Der *Systemcharakter mesodermal mesenchymaler Gewebsschäden* kommt auf dem Gebiete von Entwicklungsanomalien, Indurativen, entzündlichen, dysglandulären krankhaften Zuständen deutlich zum Ausdruck. Es handelt sich um eine oft auffallend generalisiert auftretende bis zu einem gewissen Grade einheitliche Reaktionsweise der gesamten Keimblattabkömmlinge. Die gegenseitige Anpassung, die abhängige Differenzierung von Stroma und Parenchym spielt in manchen Organen eine große Rolle. Daneben treten aber spezifische Eigenschaften der mesodermal-mesenchymalen Gewebe gerade in der Pathologie häufig in Erscheinung.

Von dieser Tatsache muß die klinische Diagnostik Nutzen ziehen. Das Herz erkrankt kaum jemals isoliert, meist sind Arterien, Capillaren, Venen, mitbetroffen und häufig finden sich auch Störungen in den andern Organen mesodermal-mesenchymaler Art. Die Funktionsprüfung muß neben der Prüfung der einzelnen Organe die Leistung des gesamten Systems zu erfassen suchen.

Ähnliches gilt für die Therapie der Herzgefäßkrankheiten. Jedes Organ, speziell auch das Herz, braucht seine besondere lokale Behandlung, der Eigenart seiner Funktion Rechnung tragend. Auf die engen Beziehungen zwischen Herz und Gefäßen wird bei Anwendung physikalischer und pharmakologischer Heilmittel jetzt schon sehr geachtet. Aber auch der Zustand der Gelenke, der blutbildenden Organe, des gesamten reticuloendothelialen Systems muß sorgfältig mitberücksichtigt und unter Umständen mitbehandelt werden.

Embryonal festgelegte Systemminderwertigkeiten pflegen sich bei den verschiedenen Gliedern einer Familie zu wiederholen. Bei Erkrankung der Organe mesodermal-mesenchymaler Abstammung, jener eigentümlichen Keimblattelektivität exogener Schädlichkeiten, kommt nicht selten der Einfluß der Vererbung zum Ausdruck. *Der Hausarzt ist in erster Linie in der Lage, in Kenntnis der herrschenden Situation wirksame Prophylaxe zu treiben.*

Literatur.

BARD, L.: La spécifité cellulaire. Scientia, serie biol. 1899, No 1. — Physiol. patholog. et formes cliniques de la persistance du canal art. (Duct. Botalli). Arch. Mal. Coeur. **14**, 212 (1921). — Congenit. Mitr. stenosen. Zit. nach J. BAUER. Konstitutionelle Disposition zu inneren Krankheiten, S. 373. 1924. — BAUER, K.: Interzellularsubstanzbildung und Mesenchymbegriff. Klin. Wschr. **1934 I**, 361. — BONNT-PETER: Entwicklungsgeschichte, 5. Aufl. Berlin 1929.

GURWITSCH: Vorlesungen über allgemeine Histologie. Jena: Gustav Fischer 1913.

MANGOLD: Transplantationsversuche zur Frage der Spezifität und Bildung der Keimblätter bei Triton. Arch. mikrosk. Anat. u. Entw.gesch. **1923**, 100. — Die Bedeutung der Keimblätter in der Entwicklung. Naturwiss. **11**, 213 (1925). — MERCKEL u. KALLIUS: Die Anatomie des Menschen. München: J. F. Bergmann 1927. — MÜLLER, O.: Med. Klin. **1917 I**, 411.

NEUSSER: Wien. klin. Wschr. **1908 I**, 489.

PAYR: Konstitutionspathologie und Chirurgie. Arch. klin. Chir. **116**, 614 (1921).

Spemann: Vererbung und Entwicklungsgeschichte. Naturwiss. **1924**, Nr 4, 65. — Über Organisatoren in der tierischen Entwicklung. Naturwiss. **1924**, Nr 48, 1092. — Standenath: Das Bindegewebe, seine Entwicklung, sein Bau und seine Bedeutung für Physiologie und Pathologie. Erg. Path. **22**, 71 (1928).
Wassermann, F.: Die Differenzierung der lebenden Masse. Handbuch der mikroskopischen Anatomie, Bd. I, 2, S. 586. 1929. — Die Histogenese als abhängige Differenzierung. Handbuch der mikroskopischen Anatomie, Bd. I, 2, S. 727. 1929.

B. Entwicklungsstörungen des Herzgefäßsystems (Dysplasien).

I. Kongenitale Mißbildungen.

1. Normale Verhältnisse.

Bei der **ersten Anlage** des Herzgefäßsystems ist mesenchymales Gewebe allein beteiligt. Später kommt aber mesodermales und ektodermales Material hinzu.

Die *Blutgefäßanlagen* treten zunächst im außerembryonalen Bezirk auf. Hinter dem caudalen Ende des Primitivstreifens entstehen schon vor dem Eintritt der Segmentierung des Körpers unregelmäßige Zellhaufen, die Blutinseln, zwischen visceralem Mesoblast und Entoderm eingelagert in ein Netzwerk dünnwandiger Endothelröhren. Diese letzteren sind die ersten Anlagen der *Blutgefäße*. Sie setzen sich kontinuierlich in Endothelröhren fort, die den hellen Fruchthof durchsetzen und in den embryonalen Körper eintreten. Auch hier sind zwischen visceralem Mesoblast und Entoderm Blutgefäße entstanden. Im Mesenterium finden sich in der hinteren Kopfregion paarig angeordnet zwei Endothelrohre, die sich bei späterer Entwicklung vereinigen und zum Endokardschlauch werden, der ersten Anlage des *Herzens*. Das Organ imponiert schon in sehr frühen Stadien der Entwicklung bei Lupenbetrachtung als pulsierender roter Punkt („Punctum saliens"). Die Blutinseln, durch Teilung von Gefäßbildungszellen entstanden, erhalten eine sich in die Gefäßröhren fortsetzende Endothelumhüllung.

Nach Abscheidung von Blutplasma, mit dem Einsetzen der Herzpulsation geraten von den Blutinseln fortgesetzt Zellen als Blutkörperchen in die Zirkulation. Man erkennt die nahe genetische Verwandtschaft des cardiovasculären Apparates mit Lymphe und blutbildenden Organen.

Aus der pulsierenden Blutinsel wird ein Herz mit Reizleitungssystem, Kammern, Vorhöfen, kompliziertem Klappenapparat.

Die uniformen Endothelrohre differenzieren sich in Arterien, Venen, Capillaren. Im einzelnen ist die Entwicklung stark abhängig von Einflüssen, die sich erst später im Laufe des Lebens geltend machen, entsprechend den Gesetzen der „funktionellen Anpassung" (Roux). Die Funktion wirkt als Reiz für eine gestaltliche Weiterentwicklung und umgekehrt geht die Masse des Herzens, die Zahl und Weite der Blutgefäße zurück, wenn die verlangten Leistungen ungewöhnlich gering sind. Im großen ganzen folgt die gestaltliche Entwicklung aber doch vorgezeichneten Bahnen, vom Elter übernommen, sie erscheinen „determiniert". In der ersten Entwicklungsperiode handelt es sich auch nach Roux um eine vererbte selbständige, d. h. von der Funktionierung unabhängige Anlage. Wir dürfen vermuten, daß nicht nur die äußere Form, sondern auch die innere Struktur des cardiovasculären Systems vererbt wird, als Eigentümlichkeit des Gewebes, mit bestimmter Entwicklungspotenz, bestimmter Reaktionsfähigkeit und Erkrankungsbereitschaft. Gerade dieser Punkt ist für das Verständnis pathologischer Zustände von großer Tragweite, weil auch die Deszendenz von einer derartigen Disposition zu Erkrankung oder besonderer Widerstandskraft des Gewebes mitbetroffen wird.

Die einheitliche mesenchymale Genese sämtlicher Blutgefäße liegt klar. Die Zusammensetzung des Herzens ist komplizierter.

Der Endokardschlauch ist rein *mesenchymal,* der Klappenapparat besitzt aber auch *mesodermales* Gewebe. Die zu den atrioventrikulären Ostien heranziehenden Züge glatter Muskulatur sind mesenchymaler Herkunft und entsprechen der Gefäßmedia. Von der Basis aus schiebt sich aber an der Vorderseite auch etwas quergestreifte, d. h. mesodermale Muskulatur dicht unter dem Endothel in die Klappen hinein, als Teil des vom Perikard her hineinwachsenden, quer zur

Herzachse stehenden mesodermalen Gewebes, des sog. Herzskelets. Auch das epikardiale Endothel ist mesodermalen Ursprungs. Die Semilunarklappen sind eingestülpte Wandbestandteile des primitiven Herzschlauchs („Endokardkissen"), also wieder rein mesenchymaler Abstammung. Das Myokard und das Perikard entstehen beide aus der Cölomwand, die rechts und links das ventrale Mesenterium überzieht. Beim Schluß der Darmrinne zum Darmrohr vereinigen sich ventral von diesem das linke und rechte Endothelrohr zum Endokardschlauch: die das linke Rohr überziehende Zellschicht der Cölumwand liefert die linke Hälfte von visceralem Perikard und Myokard, die von dem rechten Rohr vorgebuchtete Cölomwand viscerales Perikard und Myokard der rechten Seite. Myokard und Perikard sind also mesodermaler Herkunft. Die Verhältnisse werden weiter noch durch die Anwesenheit nervöser Elemente kompliziert, die ganz allgemein als Fortsetzung von Ganglienzellen entstehen, also *ektodermalen* Ursprungs sind. Aus den von der Medullarrinne losgelösten Ganglienleisten gehen die Ganglien der peripheren animalen Nerven, aber auch diejenigen der sympathischen Nerven, hervor. Das Reizleitungssystem besitzt als besonders konservativer Teil des Herzens (MÖNCKEBERG) zusammen mit Papillarmuskeln und Sehnenfäden in den „Konturfasern" (BENNINGHOFF) des primitiven Herzschlauchs eine gemeinsame mesodermale muskuläre Anlage. Die nahen Beziehungen zum intrakardialen Nervensystem haben verschiedene Morphologen veranlaßt, in den Knotenformationen des spezifischen Muskelsystems direkte Übergänge von Muskel- in Nervenfasern zu erblicken (Neuromuscular Contact, KEITH, MACKENZIE). ENGEL und MORISON konnten im Herzen des erwachsenen Menschen vor der Teilung des Bündels und im linken Schenkel marklose Nervenfasern auffinden, die Stränge in der Richtung der Muskelfasern bildeten, mit benachbarten Nerven in Verbindung standen und in die schönsten Aufsplitterungen, Verflechtungen und Netze übergingen.

Das Herz besteht aus genetisch differenten Teilen. Endokard und große Gefäße sind einheitlicher mesenchymaler Art, das Myokard hat seiner Abstammung nach nähere Beziehungen zu den Organen des mittleren Keimblatts (willkürliche Muskulatur, Niere [Kanälchenepithelien], Auskleidung der serösen Höhlen), an der definitiven Struktur des Reizleitungssystems ist neben dem Mesoderm auch ektodermales Gewebe beteiligt. Die einzelnen Teile des Herzens besitzen bis zu einem gewissen Grade auch eine *verschiedene Erkrankungsbereitschaft.*

Die weitere gestaltliche Entwicklung bis zur Geburt steht stark unter dem Einfluß hämodynamischer Faktoren.

Das Herz entwickelt sich aus dem Herzschlauch.

Derselbe entsteht, wie die dem Werke von CORNING entnommenen Abbildungen zeigen, aus zwei Anlagen, die ursprünglich bei dem flach ausgebreiteten Keim in einiger Entfernung voneinander auftreten, infolge der Umbildung der Darmrinne zum Darmrohr aber gegeneinander genähert werden und schließlich miteinander verschmelzen. Beide Herzanlagen ragen in das Kopfcölom vor, welches bei der Verschiebung der Anlagen in ventraler Richtung (s. die Pfeile, Abb. 1) mitgenommen wird, so daß die Endothelschläuche einen *Überzug von Cölomepithel* erhalten („Herzplatte"), aus welchem nicht bloß das viscerale Blatt des Perikards, sondern auch, wie oben schon erwähnt, die gesamte Herzmuskulatur entsteht. Dabei verlassen einzelne Zellen der Cölomwand den Epithelverband und bilden sich, indem sie sich vermehren, zu Muskelzellen aus. Der Darm liegt dann dorsal vom einheitlichen Herzschlauch. Von hinten münden die Vv. omphalo mesentericae in den Herzschlauch, während aus der Fortsetzung desselben nach vorn, dem Truncus arteriosus, die den Kopfdarm reifenartig umziehenden Aortenbogen entspringen. Nach der Verbindung der beiden Herzanlagen zum unpaaren Herzschlauch haben wir auch schon beim Embryo einen Kreislauf. CORNING betont, daß gerade bei den Primaten die Verbindung der Fruchtblase mit der Uteruswandung mittels des den Urachus einschließenden Haftstieles sehr frühzeitig zustande kommt und damit auch die Ausbildung des Allantoiskreislaufs, welcher den ursprünglichen Dotterkreislauf bald vollständig in den Hintergrund drängt. Das Herz ist der rhythmisch pulsierende Motor, der peristaltische Charakter seiner Aktion ist am Vorhof des Erwachsenen

noch deutlich erkennbar. Die Gefäße pulsieren nicht, nur durch relativ langsame Veränderungen des Tonus ihrer Wandmuskulatur greifen sie ein, die Blutversorgung eines
Organs fördernd oder hemmend, wie es die Tätigkeit der Gewebe gerade verlangt.

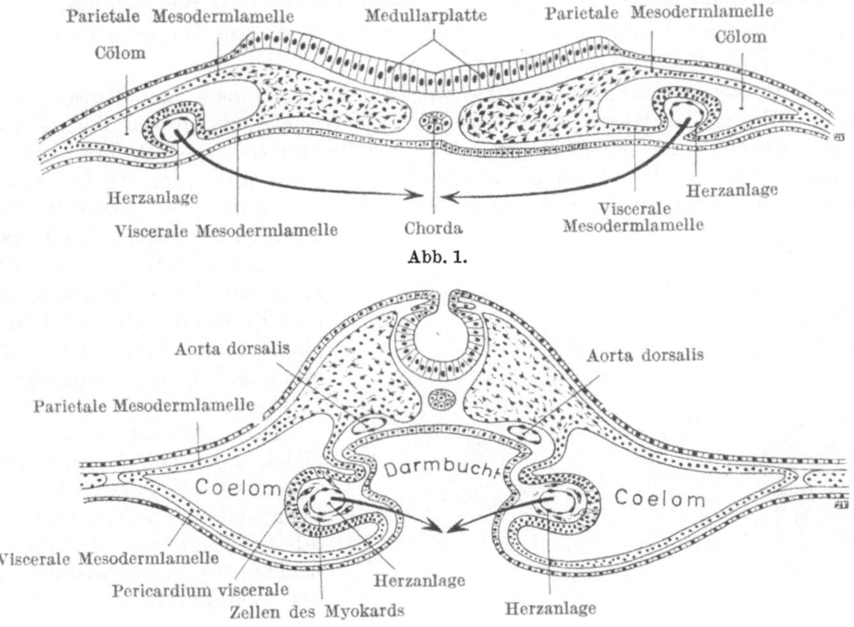

Abb. 1.

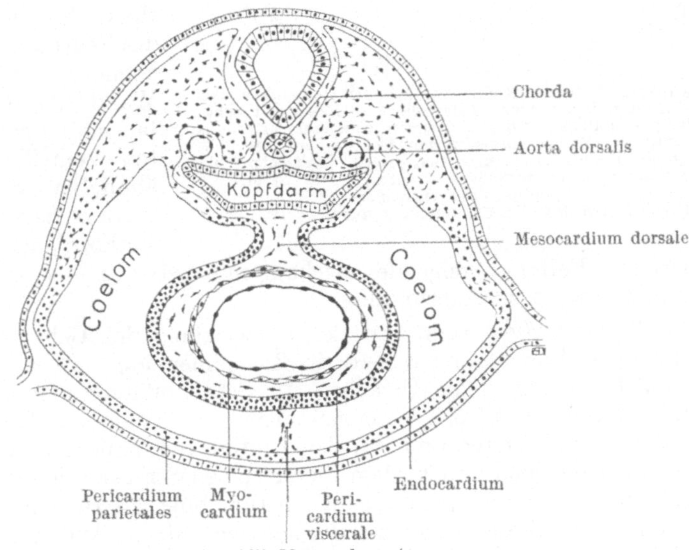

Abb. 2.

Abb. 3.

Abb. 1—3. Die Bildung des Herzschlauchs, schematisch.
(Nach CORNING: Lehrbuch der Entwicklungsgeschichte des Menschen, 2. Aufl.)

Rasch wachsend krümmt sich der Herzschlauch beengt durch die relativ kleine mesodermale Pleuro-Perikardialhöhle zu einer S-förmigen Schlinge. Der Herzschlauch erfährt
dann verschiedene charakteristische Veränderungen: 1. Kommt es mit der zunehmenden

Vergrößerung des Schlundbogenapparates zu einer Verschiebung der Schlinge in caudaler Richtung, 2. entstehen einzelne durch Einschnürungen voneinander abgesetzte Abschnitte, Bulbus cordis, ventriculus, atrium, sinus venosus. 3. Werden die genannten Abschnitte durch sagittal verlaufende Scheidewände in eine rechte und eine linke Hälfte zerlegt.

Die *Differenzierung des Herzschlauchs* ist wenigstens zum Teil eine Folge der differenten Leistungen der einzelnen Teile.

Der Ventrikel erscheint schon in frühen Stadien durch eine scharfe Einsenkung gegen den Bulbus cordis zu abgegrenzt (Fretum Halleri), gegen den Vorhof hin ebenfalls durch eine tiefere Einschnürung (Ohrkanal). Der Bulbus cordis geht allmählich in den Truncus arteriosus über und auch der Vorhof zeigt keine stärkere Abtrennung gegenüber dem Sinus venosus. Die peristaltische Kontraktionswelle des Herzschlauches erfährt vor und nach dem Ventrikelabschnitt eine Hemmung und wird zergliedert in rhythmisch aufeinanderfolgende Einzelkontraktionen.

Der Ventrikel hat im Vergleich mit dem Vorhof den stärkeren Gegendruck zu überwinden. Seine Füllung dürfte besonders groß sein, weil bei der späten Ausbildung der Semilunarklappen während der Diastole Blut rückwärts strömt. Die starke mechanische Inanspruchnahme des Ventrikelteils muß zu erheblicher Zunahme seiner Wanddicke führen. Der Bulbus cordis geht in dem rechten Ventrikel auf (Abb. 4), ähnlich wie der Sinus venosus in den Bereich des rechten Vorhofs gerät. Die mit der wachsenden Füllung steigende mechanische Leistung der genannten Herzabschnitte drängt zur Abrundung.

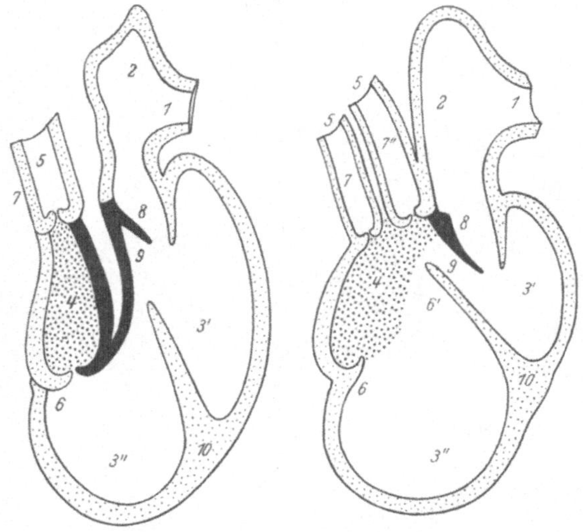

Abb. 4. Inkorporierung des Bulbus cordis in den rechten Ventrikel.
1 Mündung des Sinus venosus; *2* Herzohr; *3′ 3″* linker und rechter Ventrikel; *4* Bulbus cordis; *5* Truncus communis arteriosus; *6* Mündung des Bulbus cordis in den rechten Ventrikel; *7′ 7″* Öffnung des Bulbus cordis nach den großen Schlagadern hin; *8* Foramen atrioventriculare; *9* vorderes Mitralsegel; *10* Septum interventriculare.
(Nach KEITH bzw. VAQUEZ: Maladies du coeur 1928.)

Die *Septumbildung* steht mit der Entwicklung des Gehirns einerseits, der Rumpfregion (Lunge) andererseits in Zusammenhang. Es ist nach CORNING bisher nicht gelungen, die Ursachen der Septenbildung experimentell klarzulegen, im Hinblick auf die Untersuchungen der Schule von ROUX an Gefäßen wird man aber in erster Linie an den Einfluß mechanischer Momente denken, an den verschiedenen Druck, dem die einzelnen Strecken der Herzwandung bei der Kontraktion unterliegen. Die Wachstumszone des Herzens liegt nach CORNING innen, die älteren Schichten finden sich außen. Auf diese jüngsten, dem Endokard angrenzenden Schichten der Herzwandung macht sich der Druck des Blutstroms geltend als formativer Reiz, der die in Vermehrung und Differenzierung befindlichen Zellen des dem Endokard anliegenden Myokards in erster Linie trifft. Im Bulbus arteriosus cordis legen sich zwei von den großen Venen her unter verschiedenem Druck stehende und verschieden gerichtete Blutströme spiralig umeinander. Die Wirbelbildung wirkt als Reiz, führt zur Wucherung der Herzwandung, zur Bildung des Septum Bulbi. Ähnlich dürfte es mit der Bildung der Vorhof- und Kammersepten stehen. Die Septierung des Vorhofs erfolgt in zwei Etappen (Septum primum und secundum), unter länger dauerndem Freilassen des Foramen ovale. Zu einem vollständigen Verschluß kommt es meist erst im Laufe des zweiten Lebensjahres; bei etwa 25% der Erwachsenen wird das Foramen ovale offen gefunden. Das Septum des Sinus venosus wird in die hintere Wand des rechten Vorhofs mit einbezogen.

Die *Herzklappen* entstehen aus Endokardwülsten unter Beteiligung des angrenzenden Myokards. Die rhythmisch aufeinanderfolgenden Kontraktionen der einzelnen Abschnitte, vor allem die kräftige Zusammenziehung des Ventrikelteils wirkt als Stoß gegenüber den vorn und hinten angrenzenden Teilen der Strombahn, die Bildung der Herzklappen erscheint wie die der Septen als Funktion des auf Herzwandung lastenden Blutdrucks. BENEKE ist der Ansicht, daß z. B. die Semilunarklappen durch das *Auswachsen der Intima* (der sog. Endokardwülste) *um die Randkontur der rückläufigen Blutwirbel* entstehen, welche sich im Anschluß an das systolische Vortreiben der arteriellen Strömungen aus dem engen Conus arteriosus beider Ventrikel in die weiteren Blutreservoire der großen Hauptarterien aus hydromechanischen Gründen notwendig entwickeln müssen. Die physikalischen Untersuchungen K. MACKs über die Eintreibung gefärbter Flüssigkeiten in engem Strahl gegen eine ungefärbte, einen gleichmäßigen Gegendruck liefernde ruhende Flüssigkeit sind die Grundlage der Anschauungen von BENEKE. Die Spannungs- und Bewegungsvorgänge an den Randkonturen der Wirbel

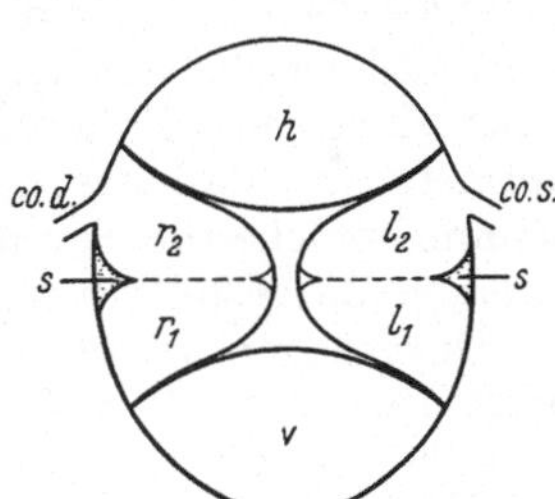

Abb. 5. Septierung des Truncus arteriosus. *co. d.*, *co. s.*: Art. coron. dextra bzw. sinistra. [Nach BENEKE: Beitr. path. Anat. 67 (1920).]

ermöglichen und veranlassen ein Wachstum der anliegenden Endokardschichten. Ein solches *Wachstum könne sich nur an Stellen ohne Gegendruck entwickeln*, wie an der Oberfläche eines Wirbels. Hier bestehe kein zentrifugaler Strom gegen die Umgebung: in MACKs Experimenten hebt sich der rotgefärbte Wirbel mit scharfem Saum in dem farblosen Wasser ab, ohne sich in letzterem zu verlieren. Dagegen bestehe an der Wirbeloberfläche eine *Zugwirkung* in der Richtung des fließenden Wirbelstromes. Ein mit Wachstumstendenz ausgestattetes embryonales Zellgewebe wie der Endokard würde also keinen beengenden Druck, vielmehr eine wachstumsbefördernde ansaugende Zerrung erfahren und demgemäß allmählich den Wirbelsaum umwachsen. Das Gewebe bilde sich zur Klappe um, wenn es von der andern Seite her die Stoßkraft des aus dem Conus bei jeder Systole vordringenden arteriellen Stromes erfährt und durch diesen gewissermaßen glatt geschliffen wird. Die gleichen Verhältnisse bestehen nach BENEKE auch für die Atrioventrikularklappen.

Die Semilunarklappen entstehen im Bereich des Bulbus cordis in der Gegend des Fretum Halleri. Bei der Teilung der ursprünglichen vier Klappenwülste des Truncus arteriosus communis in die zusammen sechs Klappen der Aorta und Pulmonalarterie bleiben die hintere Tasche der hinten gelegenen Aorta, die vordere der vorn gelegenen Pulmonalis ungeteilt. Die Septa des Truncus halbieren die rechte und linke Tasche des Truncus (Abb. 5). Indem die Septa *s s* in der Mitte verschmelzen, müssen auch die Teilungsstellen der Klappen verschmelzen; r_1 und l_1 stoßen in der Mitte zusammen, ebenso r_2 und l_2. Dabei ist besonders bemerkenswert, daß die Klappenteilung immer so erfolgt, daß *co. d.* und *co. s.*, die beiden Kranzarterien, regelmäßig dem Aortensystem zufallen; sie repräsentieren nach BENEKE das erste Paar der Mediastinalarterien.

Die atrioventrikularen Klappen entstehen in der Gegend des Ohrkanals. Eine nahezu vollständige Quertrennung der ursprünglich kontinuierlichen Muskulatur des Herzschlauchs erfolgt bei der trichterartigen Einstülpung der Vorhofbasis in den Ventrikel durch ein *bindegewebiges, vom Epikard stammendes Blatt*, einen aus embryonalem Bindegewebe bestehenden Keil (TANDLER) der sich zwischen die vom Vorhof und der Kammer gebildeten Wände des Trichters einschiebt und sie an der Spitze des Trichters schließlich durchbricht.

Man hat das quergestellte bindegewebige Septum als „Herzskelet" bezeichnet (POIRIER, TANDLER). Dasselbe dient als Insertionsstelle der Herzmuskulatur. Nur eine schmale Muskelbrücke entgeht der Zerstörung, das atrioventrikuläre Reizleitungsbündel. Der ASCHOFF-TAWARAsche Knoten sitzt auf dem Scheitel des Kammerseptums.

Die Valvulae venae cavae inf. (Eustachii) und Valvulae sinus coronarii (Thebesii) sind die Residuen der ursprünglich zwischen Sinus und Vorhof gelegenen „Sinusklappe".

Die *Trabekel* entstehen durch eine Unterminierung des ursprünglich glatten Myokards (BENNINGHOFF, CORNING), was die Herstellung eines Maschennetzes von Muskelbalken zur Folge hat. Diejenigen Balken, welche an der Wand des Ohrkanals inserieren, wandeln sich zu den sehnigen Chordae um. Die aus dem großen Sinus einströmenden Blutmengen stauen sich oberhalb der engeren Ventrikelpforte und bilden Wirbel, deren anatomischer Ausdruck die Herzohren sind. Die Formen des inneren Herzreliefs einschließlich der Klappen sind nach BENEKE ebenso sicher und unverkennbar ein sekundäres Produkt der ursprünglichen Blutwirbelströme, wie das einfache glatte Lumen eines Gefäßes das Produkt eines geradlinig vorstoßenden Stromfadens ist. BENEKE macht darauf aufmerksam, daß kein geringerer als LEONARDO DA VINCI bereits die Wirbelströme, welche die Semilunarklappen füllen, hypothetisch behauptet und schematisch dargestellt hat.

Durchzogen werden sämtliche Abschnitte vom Sinus venosus bis zum Bulbus arteriosus vom *Reizleitungssystem,* dem Rest der muskulösen Wandung des Canalis auricularis. Nach den Untersuchungen von RETZER wird das bindegewebige Septum intermedium sekundär von der mit dem Vorhofseptum ver-schmelzenden Muskulatur der linken Sinusklappe durchdrungen. Das Crus commune (TANDLER) ist aber doch wohl nichts anderes als der Rest des Ohrkanals (MALL), dessen Muskulatur vorn und beiderseits seitlich zugrunde geht, hinten aber bestehen bleibt. MOENCKEBERG betont, daß hier bereits in frühen Stadien der Entwicklung Strukturdifferenzen gegenüber der übrigen Muskulatur nachweisbar sind. Die Isolierung und Umscheidung der persistenten Muskelfasern kommt nach MOENCKEBERG durch das vom Epikard unterhalb des Sinusquerstückes vordringende Septum intermedium zustande, das durch den oberen Rand des Ventrikelseptums in seiner Wachstumsrichtung beeinflußt wird und bei dem Vorwuchern nach vorn die obersten Muskellagen des Septums sozusagen abhebt, ohne dabei die Kontinuität zwischen den abgehobenen Muskelbündeln und der Septummuskulatur zu unterbrechen. Je weiter das Kammerseptum sich entwickelt, in desto innigeren Kontakt gerät das durch das Bindegewebe abgespaltene Muskelbündel mit den vereinigten Endothelkissen, die es andererseits von dem herabwachsenden Septum primum der Vorhöfe trennen. Bei der weiteren Entwicklung wird das abgespaltene Bündel zum Crus commune des Atrioventrikularsystems, das abspaltende Bindegewebe des Septum intermedium zur Scheide des Crus commune.

Über das Verhalten der **Gefäße** haben die Forschungen von ROUX, OPPEL, BENNINGHOFF, wichtige Aufschlüsse gegeben.

Alle Blutgefäße werden zunächst als Capillaren angelegt. Ein Teil derselben wächst „selbständig" weiter, unter dem Einfluß des gesteigerten Blutdrucks und der zirkulierenden Blutmenge werden aber vielfach Capillaren zu Arterien, an den Sammelstellen des Blutes zu Venen. Nach ROUX zerfällt das Gefäßwachstum ganz allgemein in drei Abschnitte, die Periode der vererbten, selbständigen, von der Funktionierung unabhängigen Anlage und Weiterbildung, die Periode der durch die Funktion ausgelösten speziellen Gestaltung und eine Zwischenperiode, in welcher die gestaltenden Ursachen der beiden genannten Perioden gemeinsam am Wachstum beteiligt sind. Die Gefäßhauptbahnen sind vererbte selbständige Gebilde. Ihre Anlage geschieht schon vor dem Eintritt des Bedarfs, ihre Größe ist von vornherein auf die Leistung späterer Zeiten eingestellt. Die Entwicklung der *kleinen und kleinsten Gefäße unterliegt dagegen sehr weitgehend der Einwirkung postnataler mit der Funktion der einzelnen Organe in Verbindung stehender Einflüsse.*

Das an dem strukturellen Aufbau der Gefäße beteiligte kaum dehnbare Bindegewebe dient der Festigkeit des Gefäßrohres. Die eingebaute glatte Muskulatur hat ausgesprochen plastische Eigenschaften, besitzt nur geringe elastische Vollkommenheit. Erst durch das System der elastischen Fasern und elastischen Fasernetze bekommen die Gefäße ihre hervorragend gute elastische Vollkommenheit, nach Fortfall der deformierenden Ursache, vor allem der Pulswelle, nimmt das Gefäßrohr wieder seine ursprüngliche Größe und Form an (Windkesselwirkung).

Die glatten Muskeln greifen zum Teil, wie schon v. EBNER behauptete und BENNINGHOFF in neuerer Zeit zu beweisen vermochte, an dem elastischen

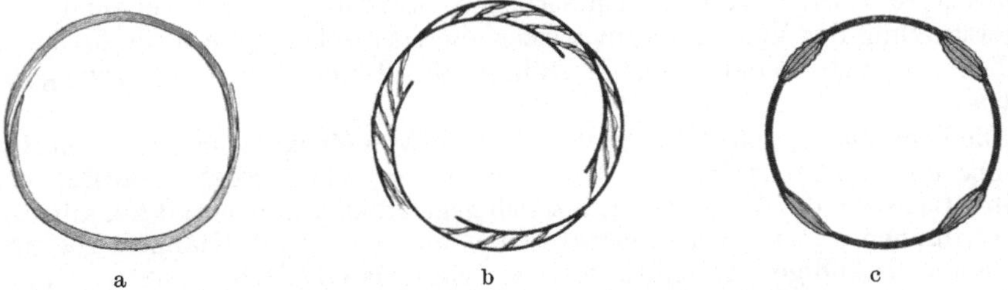

a   b   c

Abb. 6. Schema für verschiedene Bauweisen der Aorta. Muskelfasern rot, elastisches Gerüst schwarz.
a Amphibien; b Mensch; c Ochse.

Fasergerüst direkt an *(Spannmuskeln)*, zum Teil sind sie als *Ringmuskeln* mehr selbständig funktionierende Gebilde.

Dieses Zusammenwirken der glatten Muskulatur mit dem elastischen Fasergerüst, vergleichbar der Funktion von Muskel und Sehne (THOMA, BENNINGHOFF), findet sich vor allem an den *Arterien* und hier wieder speziell an den zentralen Gefäßen, während die peripheren Arterien durch das Überwiegen der Ringmuskulatur charakterisiert sind.

In der Aorta des Ochsen z. B. sind elastische Platten und glatte Muskeln hintereinander geschaltet (vgl. Abb. 6c). Die Muskelfasern sind nach BENNINGHOFF in die Platten selbst eingelassen. Die elastischen Platten umgreifen die Spitzen der Muskelfasern mit Faserpinseln, so daß eine enge Verbindung zustande kommt. Jede Verkürzung der Muskelfasern muß die elastischen Platten um denselben Betrag dehnen. Auch bei der Aorta des Menschen haften nach BENNINGHOFF verzweigte Muskelzellen mit ihren Endspitzchen direkt am elastischen Gerüst und spannen sich meist schräg zwischen zwei Häuten aus (Abb. 6b). Die Aorta besitzt nur Spannmuskeln, selbständige Ringmuskeln fehlen. Durch aktive Längsänderung der Muskeln kann der Dehnungswiderstand der elastischen Häute reguliert und veränderlich gestaltet werden. Auch die peripheren Arterien besitzen neben den Ringmuskeln derartige Spannmuskeln. Während der Ringmuskel die Querschnittsgröße der Arterien bestimmt, können die Spannmuskeln das elastische Gerüst an diese Querschnittsänderungen *anpassen* und dessen Widerstand in entgegengesetztem Sinne wieder Ringmuskel beeinflussen.

Die starke pulsatorische Dehnung der Aorta, überhaupt der zentralen Gefäße, verlangt die Existenz elastischer Elemente, in der Peripherie ist die systolische Ausweitung der Arterien weit geringer, die elastischen Elemente treten hier auch zurück. Die Wirksamkeit nervöser Einflüsse ist an den peripheren Arterien von größter Bedeutung, es besteht hier die Möglichkeit einer aktiven Veränderung des glattmuskeligen Widerstandes gegen Belastung; die zentralen Gefäße verhalten sich dagegen mehr passiv, als elastische Rohre mit gegebener elastischer Qualität.

Die Elasticafaserung zeigt nach BENNINGHOFF in den einzelnen Arterienabschnitten eigentümliche Verschiedenheiten. In der Intima der Aorta läuft ein Längsfaserzug vom Scheitel des Aortenbogens über die Rückwand herab bis zur Teilungsstelle der Aorta. Von diesem Längszug ausgehend, umfassen die Faserzüge der Intima quer den Umfang. In der Femoralarterie verläuft die Intimafaserung zuerst quer, dann spiralig, und zwar werden die Windungen nach der Arteria poplitea zu immer steiler. Diesen Übergang vom ringförmigen in den Längsverlauf hält BENNINGHOFF für den Ausdruck einer nach der Peripherie zu abflauenden Windkesselwirkung. Auch bei kleinsten Arterien konnte von BENNINGHOFF gelegentlich ein spiraliger Verlauf der Elasticafaserung nachgewiesen werden.

Bei den *Venen* fehlen pulsatorische Druckschwankungen, durch vegetativ nervöse Einflüsse von *außen* kommen aber Dehnungen der Wand auch vor, bei denen die elastischen Fasern gespannt werden. Nach dem Druckabfall wird die gespeicherte Energie zum kontinuierlichen Strömungsantrieb verwendet. Mit Unterstützung der Venenklappen wirken die elastischen Fasern als örtlich und zeitlich begrenzte Windkessel, sie führen das Lumen auf die Ausgangsgröße zurück.

Die *Venenklappen* sind zum großen Teil frei von Muskulatur, enthalten Bindegewebe und elastische Fasern. Sie scheiden sich, wie A. FLEISCH ausführt, mit breiter Basis aus der Venenwand, um sich gegen den Klappenrand hin allmählich zu verdünnen. Fast ausnahmslos stehen einander zwei Klappen gegenüber, die den vollständigen Abschluß der Vene garantieren (BARDELEBEN). Am zahl-. reichsten sind die Venenklappen im Bereich der unteren Extremitäten. Vollständig frei von Klappen sind nach A. FLEISCH alle Venen unter 1 mm Durchmesser, die Venennetze in der Submucosa des Darmes, die Vena cava superior und inferior. Die Klappen stehen nach BARDELEBEN, KLOTZ sozusagen regelmäßig in Zusammenhang mit der Asteinmündung. Ein Klappenpaar findet sich in der Stammvene kurz vor dem einmündenden Ast, ein zweites Klappenpaar im Ast kurz vor seinem Eintritt in den Stamm.

Die Zahl der ursprünglich angelegten Klappen ist wesentlich größer als sie am erwachsenen Menschen vorhanden sind. Der größte Teil der ursprünglich angelegten Klappen verfällt schon während der intrauterinen Entwicklung und auch später mit zunehmendem Alter total oder partiell der Rückbildung. Der Prozentsatz der geschrumpften Klappen in Abhängigkeit vom Alter beträgt nach KLOTZ: Fetus und Neugeborener 0%, 25jähriger Mann 17%, 48jähriger 29%, 54jähriger 40%, 70jähriger 81%.

Die Entstehung der Venenklappen dürfte wie die der Klappen an den Herzostien mit einer lokalen Wirbelbildung als formativem Reiz in Zusammenhang stehen. Der Sitz an den Asteinmündungsstellen spricht dafür. An den unteren Extremitäten, wo Klappen besonders reichlich sind, begünstigt der dem Blutstrom entgegenwirkende Einfluß des hydrostatischen Druckes das Zustandekommen eines diskontinuierlichen Strömens.

Die Existenz der Venenklappen hindert zweifellos ein Zurückströmen des Blutes. An den pulsierenden Venen der Fledermausflügel ist die rechtläufige Zirkulation nur durch das Vorhandensein der Venenklappen gewährleistet. Beim Menschen strömt das Blut in den Beinvenen allerdings auch entgegen dem hydrostatischen Druck zentralwärts, die Klappen sind dabei offen, legen sich der Wand an, brauchen dabei also nicht in Funktion zu treten. Eine von außen kommende Einengung des Gefäßlumens, wie sie vor allem bei Muskelwirkung vielfach zustande kommt, kann die vorhandenen Klappen aber zur Entfaltung und zum Schluß bringen. Auch ein rasch erfolgender Lagewechsel der Glieder kann die Füllung der Venen stark alterieren und so zu vorübergehendem Schluß der Venenklappen Anlaß geben (FR. KAUFFMANN).

Im Bereich der *Capillaren* spielen mechanische Beanspruchungen keine Rolle. Elastische Fasern fehlen.

Als contractile Gebilde analog der glatten Muskulatur werden von ZIMMERMANN an den Capillaren die ROUGETschen Zellen gedeutet. Contractil sind sie zweifellos, es fragt sich aber, ob von diesen Zellen tatsächlich eine Art Muskelwirkung ausgehen könne. Die ROUGETschen Zellen brauchen nach BENNINGHOFF das Capillarrohr nicht völlig zu umgreifen, können also keinen Verschluß erzeugen. Sie heben sich leicht von der Capillarwand ab. Sie vermehren sich, speichern Vitalfarbstoffe in ähnlicher Art wie Fibrocyten, nicht wie Muskelzellen. Die ROUGETschen Zellen sind nach BENNINGHOFF ein Teil des Fibrocytennetzes, das der Capillarwand eng angeschlossen ist und in dieser Lage nicht nur eine bestimmte Form erhält, sondern auch den übrigen Fibrocyten insofern voraus sein kann, als es die aus der Blutbahn austretenden Bestandteile aus erster Hand bekommt. Wo an Organen die ROUGETschen Zellen den letzten Rest des Fibrocytennetzes verkörpern und kein weiteres Bindegewebe ihnen zugeordnet ist (z. B. Leber, Nebennierenrinde, Hypophyse), da bekommen sie eine erhöhte Bedeutung und Aktivität und erscheinen als reticuloendotheliales System im engeren Sinne.

Die **Ursachen der differenten histologischen Struktur von Arterien und Venen** sieht ROUX ganz wie bei der Entstehung der verschiedenen Bindesubstanzen (Knorpel, Knochen und Bindegewebe) in erster Linie in der *gestaltenden Wirkung der funktionellen Reize*. Der besondere Bau der Arterien ist, abgesehen von der vererbten allgemeinen Reaktionsfähigkeit und manchen lokalen vererbten Dispositionen durch die intermittierende Erhöhung der Spannung, vielleicht auch durch die relative Höhe der Spannung bedingt, der eigentümliche Bau der Venenwandung durch die „stetigere" Spannung bei relativ geringem Druck.

Dem Gedankengang von ROUX folgend, könnte man somit versucht sein, wenn nicht die Anlage, so doch die quantitative Weiterentwicklung der am Aufbau der Gefäßstruktur beteiligten Gewebselemente mit bestimmten mechanischen Einwirkungen in direkte Relation zu bringen: Rasch einsetzende und verschwindende Druckänderungen würden zur Entwicklung elastischer Fasern führen (LINSER), eine langsam ablaufende mechanische Belastung dagegen die Ausbildung glatter Muskeln bedingen. Das kollagene Fasersystem wäre das solide unelastische Gerüst, das dem Ganzen einen gewissen Grad unveränderlicher Festigkeit verleiht.

Dieser Auffassung stehen aber starke Bedenken gegenüber. Elastische Fasern finden sich keineswegs gerade an Orten stärkster, zeitlich rasch abklingender mechanischer Beanspruchung. Die Lig. flava der Wirbel, das zwischen den Dornfortsätzen ausgespannte Lig. nuchae der großen Vierfüßler, das Lig. suspensorium penis, die Sehnen der glatten Muskeln der Trachea, die Wände der Lungenalveolen, sämtlich reich an elastischen Fasern, haben weder durchwegs große Lasten zu bewältigen, noch besonders kurz dauernde Leistungen zu vollbringen. Das Pulsieren, der hervorstechendste Vorgang im Bereich der Blutgefäße, führt nicht immer zu Ausbildung elastischer Fasern. FISCHER und SCHMIEDEN schalteten ein Stück Vene (V. jugularis externa) zwischen die Stümpfe einer durchtrennten Arterie (Art. carotis communis), in einer anderen Versuchsreihe wurde die Art. carotis communis durchschnitten und ihr zentrales Ende auf das periphere Ende der gleichfalls durchschnittenen V. jugularis externa aufgesetzt. Die genannten Venenstücke waren damit unter arteriellem Druck gesetzt. Als Ausdruck funktioneller Anpassung kam es zu starker Verdickung der Media mit Vermehrung der Muskelelemente und des Bindegewebes. Die elastischen Fasern erschienen dagegen *vermindert*. In der Adventitia erschien das Bindegewebe derbe, die elastischen Fasern aber auch hier nicht vermehrt.

Die Intima blieb meist völlig unverändert. Das Versuchsergebnis kam ohne Beeinflussung nervöser Art zustande, weil die überpflanzten Gefäße ganz oder teilweise aus ihrer Umgebung gelöst waren, die geweblichen Veränderungen sind also als direkte Reaktion auf den verstärkten intraversalen Druck zu bewerten.

Im Gegensatz zu kollagenem Bindegewebe und glatter Muskulatur scheint wohl die Anordnung, nicht aber die Entwicklung der elastischen Fasern von mechanischen Einflüssen abhängig zu sein. Sie finden sich in der Lunge schon bei menschlichen Embryonen von 10,2 cm Länge (MARCUS), im Truncus arteriosus des Hühnchens bereits am 4. Bebrütungstag, an der Art. carotis beim 24 mm langen Schafembryo (KROMPECHER), also *vor* irgendwelcher mechanischer Beanspruchung des Organs. Elastische Fasern entstehen in der Gewebskultur, sobald Elastin vorhanden ist. Besondere „Elastoblasten" (KROMPECHER) sind nicht anzunehmen, die elastischen Fasern entstehen aus dem Exoplasma des mesenchymalen Syncytiums wie die andern sich verschieden differenzierenden Bindegewebsfasern auch, durch Imprägnierung mit Elastin (F. WASSERMANN). Über die Entstehungsbedingungen dieser letzteren Substanz ist aber noch nichts Bestimmtes bekannt.

BENNINGHOFF betont den *Synergismus* von glatter Muskulatur und elastischen Fasern. So kommt es, daß die eine Gewebsart die andere bis zu einem gewissen Grade vertreten kann. Wo die glatten Muskeln reichlich vorhanden sind (periphere Arterien, Herzkammer), finden sich wenig elastische Fasern, die Organe mit stark entwickelter Elastica (zentrale Arterien, Vorhöfe, große Venen, Perikard) haben wenig glatte Muskulatur.

2. Abnormes Verhalten der Klappen und Septen.

Namhafte Autoren haben das Zustandekommen kongenitaler Mißbildungen an Klappen und Septen mit entzündlichen Vorgängen in Zusammenhang gebracht (CRUVEILIER, LETULLE).

BENEKE macht gegenüber der Annahme einer fetalen Endokarditis darauf aufmerksam, daß sich Thromben im Embryonalstadium selbst an günstigen Stellen nie entwickeln, in späteren nur höchst selten, geschweige denn an Herzklappen. Wenn auch einmal eine thrombotische Endokarditis zustande gekommen wäre, so wäre es doch sehr merkwürdig, daß nachteilige Folgen für den Fetus ausbleiben, die Endokarditis ausheilt ohne Herzhypertrophie und Stauung, so daß zur Zeit der Geburt nur eine abgeheilte Klappendeformation vorliegt. Hierhin gehört nach BENEKE auch der Hinweis, daß man bei Fällen frühzeitig abgestorbener Feten mit schweren Herzfehlern nie frische Thromben, sondern immer nur abgeglättete Endokardwülste an den Klappen findet.

Kongenitale Mißbildungen sind vererbbar und kommen familiär vor. DE LA CAMP beobachtete bei zwei Schwestern und vier Brüdern fast identische Mißbildungen, BURWINKEL berichtet über einen Mann von 54 Jahren mit Cyanose seit der Geburt, die auch schon die Mutter und Großmutter gezeigt hatten. Zwei Kinder des Mannes waren gleicherweise cyanotisch. Es ist nicht wahrscheinlich, daß es sich bei diesen Erscheinungen um immer wiederkehrende entzündliche Vorgänge gehandelt hat.

Mit ROKITANSKY, KEITH führt die Mehrzahl der Autoren das Vorkommen von Mißbildungen auf *embryonale Entwicklungsstörungen* zurück.

Solche Klappenmißbildungen neigen einmal zur *Sklerosierung*. BENEKE verweist auf die eigentümlichen trichterförmigen Einbuchtungen in der Winkelstelle, welche dem unvollkommenen Septum konfluierter Aortenklappen entspricht. Solche Trichter pflegen von derb sklerotischen Rändern umgeben zu sein. Der Blutstrom der Ventrikel wird bei der Systole gegen die Stelle geschleudert, welche an der konfluierten Klappe am wenigsten nachgiebig ist, durch das innen angelegte Septum klaffend und starr erhalten wird. Der Strom bohrt sich hier gewissermaßen ein. Das Vorhandensein der Sklerose beweist also nicht die primäre Existenz eines Klappenwinkel-Thrombus oder einer chronischen Endokarditis. Andererseits sind aber mißbildete Klappen *für die Entstehung entzündlicher Veränderungen besonders disponiert.* BENEKE fand bei Fällen von Viridansendokarditis die Klappensegel der Aorta auffallend häufig verwachsen. Die Veränderung betraf fast immer die rechte und linke Tasche, für die die embryonale Verwachsung gerade typisch ist. Die Thrombusanlagerung betraf dabei vorwiegend das hintere Segel. Die Annahme einer primären Endokarditis ließ sich wenigstens für die meisten Fälle nach BENEKE ablehnen, die Individuen mit angeborener Klappenverschmelzung schienen besonders zur sekundären thrombotisch infektiösen Endokarditis disponiert zu sein. Die Bakterien nisten sich ganz vorwiegend an denjenigen Klappenstellen ein, an denen sie am festesten eingerieben werden. BENEKE erinnert an die Lokalisation der Endokarditis ganz allgemein an den Schlußrandlinien, an denen sich die Klappen bei Systole (Mitralis) bzw. Diastole (Aorta) aneinander reiben. In demselben Sinne spricht die vorwiegende Lokalisation der Endokarditis beim Erwachsenen im Bereich der linken Herzhälfte. Bei offen gebliebenem Ductus arteriosus finden sich neben sklerotischen Veränderungen sehr häufig auch endokarditische Vegetationen gegenüber der Einmündungsstelle des Ductus an der Pulmonalarterie. VAQUEZ erwähnt Fälle von ROUBIER und BEWBY mit Pulmonalstenose und Endokarditis im Bereich des rechten Ventrikels. Die stärkere mechanische Inanspruchnahme begünstigt die Entstehung endokarditischer Prozesse.

Mit der Annahme einer primären Alteration der Herzsubstanz würde der ganze Komplex der Herzmißbildungen in Einzelvorgänge verfallen, deren Zustandekommen ungeklärt gelassen wird. Die Störungen erschienen als „determiniert". Man wäre in der Erkenntnis nicht viel weitergekommen als SENACA, der in kongenitalen Mißbildungen „des farces de l'intelligence formatrice" sah (VAQUEZ).

ROUX beweist demgegenüber die gestaltliche Anpassungsfähigkeit der Blutgefäße bei veränderter Zirkulation. Die normale Zweiteilung des Herzens, die Entstehung der Herzklappen und Septen, die differente Entwicklung der Herzmuskelmasse im Bereich der einzelnen Herzabschnitte, sie können sämtlich als formative Leistungen der Blutströmung aufgefaßt werden.

Anomalien der venösen Blutzufuhr müssen für die Septierung, die Weite des beiderseitigen kardialen Strombetts, indirekt auch für die Entwicklung der Klappen, von großer Bedeutung sein.

SPITZER betrachtet das Einsetzen der Lungenatmung als Ursache der Septierung. Während der embryonalen Entwicklung kämen aber abnorme Einflüsse von dieser Seite sicherlich zu spät. Man hat sich eher zu fragen, ob Störungen der peripheren venösen Blutzufuhr für die Entstehung einer abnormen Septierung verantwortlich zu machen sind.

Wir besprechen im folgenden erst die abnormen arteriovenösen Kommunikationen, dann die Verengerungen der pulmonalen, bzw. aortalen Strombahn und schließlich die Transposition der großen Gefäße.

a) Abnorme arteriell-venöse Kommunikationen.

Defekte im Vorhofseptum. Das in der oberen Partie des zwischen Körper- und Lungenvenen vorgedrungenen Septum primum durch Resorption entstandene *Foramen ovale* (TROU DE BOTAL), in der Regel durch das rechts davon gelegene von der vorderen Vorhofwand ausgehende Septum secundum zum Verschluß gebracht, bleibt offen. Das in normaler Größe angelegte Septum secundum (Abb. 7, *S. II*) verwächst nicht wie gewöhnlich mit der Pars membranacea des Foramen ovale, oder aber das Wachsen des Septum secundum reicht zur Deckung des bestehenden Defekts im Septum primum nicht aus. Andererseits kommen auch Hemmungsbildungen des Septum primum vor.

Ein *Überwiegen der Strömung rechts vor vollendetem Schluß der Klappe* ist nach BENEKE der *primäre Grund für das Offenbleiben des Foramen ovale.* Die schräge Stellung (Abb. 8) der nach links vorwachsenden Bindegewebsplatte in ihrem oberen Rand (*a*) sowie ihre Abschleifung bis zu einem schneidend scharfen Rand sprechen BENEKE für die Richtigkeit dieser Annahme. Je stärker die Diastole den rechten Vorhof relativ zum linken füllt, je länger in der Entwicklungsperiode der Lungen z. B. etwa infolge einer Hypoplasie derselben diese Differenz anhält, um so umfangreicher und länger wird das Foramen ovale offen bleiben müssen (BENEKE). Die Verhältnisse lägen an sich klar. Von einer Hypoplasie der Lungen ist in den vielen Fällen mit offenem Foramen ovale zwar nichts bekannt. Möglicherweise könnte die Hypoplasie der Lungen sich nur temporär geltend gemacht haben, während der embryonalen Entwicklungsperiode. Trotz einer nachträglich zustande kommenden normalen Ausbildung der Lungen könnte dann das Foramen ovale offen geblieben sein, weil der formgestaltende Effekt hydromechanischer Einflüsse im postembryonalen Zustand der Gewebe nicht mehr so mächtig ist. Häufiger sind aber Beobachtungen von Hypoplasie bzw. Stenosierung der Pulmonalarterie. In einem eigenen Fall (Zurflüh, 19jährig) bestand bei einem weit offenen Foramen ovale eine Kyphoskoliose. Die dabei eintretende Drucksteigerung in der rechten Kammer dürfte für das Bestehenbleiben des Foramen ovale tatsächlich von großer Bedeutung sein. Ein offenes Foramen ovale

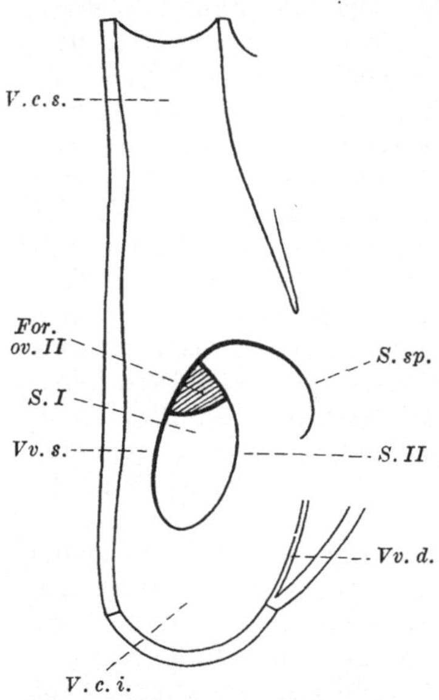

Abb. 7. Das Septum atriorum des Herzens eines menschlichen Embryo von 36 mm Länge, vom rechten Vorhof aus gesehen. Nach einem Modell von G. BORN. Schematische Reproduktion aus J. TANDLER: Anatomie des Herzens. Jena 1913. *For. ov. II* Foramen ovale secundum; *S. I* Septum primum; *S. II* Septum secundum; *S. sp.* Septum spurium; *V.c.i.* Vena cava inferior; *V. c. s.* Vena cava superior; *Vv. d.* Valvula venosa dextra; *Vv. s.* Valvula venosa sinistra.

findet man aber auch nicht selten bei Mitralstenose. Wenn eine derartige Veränderung der Mitralis frühzeitig auftritt, so begünstigt sie das Offenbleiben des Foramen ovale, arterielles Blut fließt dann unter abnorm hohem Druck und in besonders großer Menge *von links nach rechts.* Der Mitralfehler erscheint in diesem Fall als primäre Störung.

Das Offenbleiben des *Foramen primum* am unteren Rande des Septum primum weist auf *Störungen in früheren Stadien der Entwicklung* hin. Das Septum secundum ist noch nicht vorhanden, das Blut vermag ebensogut von links nach rechts wie in umgekehrter Richtung zu strömen. Neben abnormer Drucksteigerung rechts, z. B. infolge von Pulmonalstenose, kann auch eine kongenitale Aortenstenose zu einem abnormen Blutdurchtritt von links nach rechts führen. In dem von GELLERT publizierten Fall (zit. nach MÖNCKEBERG, Handbuch HENKE-LUBARSCH II, S. 43. 1924), dem Herzen eines frontdiensttauglichen Soldaten, war neben einem Defekt im vorderen Teil der Vorhofscheidewand eine abnorme Enge der Aorta vorhanden, zugleich mit abnormer Weite der Pulmonalarterie.

Die *Diagnose* eines Defekts im Vorhofseptum ist in vivo meist nicht möglich. Bei mehr als 20% der Erwachsenen wird das Foramen ovale bei der Obduktion offen gefunden, abnorme Symptome von seiten des Herzens oder der peripheren Zirkulation treten aber nicht auf. Die betreffenden Individuen erreichen hohes Alter, sind voll arbeitsfähig, ohne jemals abnorme Erscheinungen von seiten des Herzens gezeigt zu haben. Der Druck ist in beiden Vorhöfen nahezu derselbe und ist an sich sehr niedrig, so daß ein Hinüberfließen des Blutes von rechts nach links oder umgekehrt bei sonst intaktem Herzen nicht eintritt. Die bei Defekten des Ventrikelseptums und bei offenem Ductus arteriosus zustande kommende „akzessorische Füllung" und Vergrößerung des Herzens fehlt. Von einer besonderen Inanspruchnahme des rechten Herzens, speziell eine Disposition der rechtsseitigen Herzteile und -klappen zu entzündlichen Erkrankungen konnte ich mich nicht überzeugen. Kommt es zu Cyanose, so handelt es sich meist nicht um eine Mischcyanose, sondern um ein Stauungssymptom bei Insuffizienz des Gesamtherzens. Geräusche fehlen. Die atrioventrikuläre Reizleitung bleibt intakt, Störungen zeigen sich nur bei Kombination mit Ventrikelseptumdefekten. Die elektrokardiographische Untersuchung und der Blutstatus ergeben nichts Besonderes.

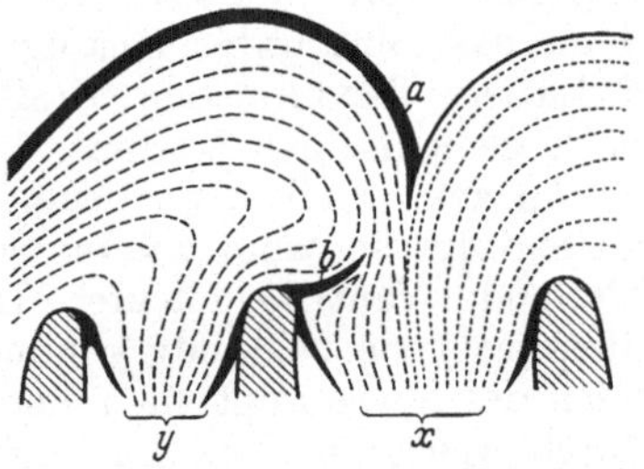

Zu klinischer Bedeutung gelangt das Offenbleiben des Vorhofseptums aber bei einem Übertreten des Blutes von links nach rechts. In diesem Fall dilatieren rechter Vorhof und rechter Ventrikel, es kann auch zu mächtigen

Abb. 8. Rechter und linker Vorhof mit offenem Foramen ovale. *a* oberer, *b* unterer Rand des Foramen ovale; *x* linkes, *y* rechtes Ostium atrioventriculare.

Ausweitungen der Arteria pulmonalis kommen. ROKITANSKY hat schon derartige Fälle beschrieben, Defekte der Vorhofscheidewand mit enger Aorta und weiter Pulmonalis. Die Überlastung des rechten Herzens begünstigt das Einsetzen von Stauungserscheinungen im Gebiet des großen venösen Kreislaufs.

Von praktischem Interesse ist das Vorkommen der sog. *paradoxen* (ZAHN, VAQUEZ) *oder gekreuzten* (ROSTAN) *Embolie*, wie man sie bei thrombotischen oder neoplastischen Prozessen im Bereich peripherer Venen, speziell der V. uterina und der V. femoralis gelegentlich auftreten sieht.

Ein Beispiel ist der folgende Fall. Ein 4jähriger Knabe wurde in der Klinik in der Zeit vom 24. 6.—21. 7. wegen Diphtherie mit polyneuritischen Symptomen behandelt. Am 2. 7. nachts plötzliches Auftreten einer rechtsseitigen Hemiplegie. Zeichen einer Endokarditis finden sich nicht, ebensowenig Symptome einer peripheren venösen Thrombose. Bei der Obduktion zeigt sich im linken Sinus transversus übergehend auf den Sinus sigmoideus ein bräunlicher, fest adhärenter Thrombus. Von da aus hat ein Embolus seinen Weg durch das offene Foramen ovale wieder zum Gehirn zurückgefunden und durch Embolie der linken A. carotis interna sowie der A. cerebri media und ant. mit darauf folgender ausgedehnter Erweichung im Bereich des linken Stirnlappens, der Zentralwindungen und des linken Corpus striatum das fatale Ende herbeigeführt.

Offenes Ventrikelseptum. Maladie de ROGER. Ontogenetisch bildet das Kammerseptum zunächst eine quer zur Längsachse des Herzschlauchs stehende *von der apikalen Wand ausgehende und in der Knickungsebene des Rohrs gelegene Leiste,* die sich erst nach der Ausweitung des Ostium atrioventriculare nach rechts hin in die Längsrichtung des Blutstroms stellt. Gleichzeitig verschiebt sich der Bulbus vor den Vorhöfen und Kammern nach links, wodurch ein Auftreffen und Verwachsen des unteren freien Randes des spiralig herabwachsenden Bulbusseptums mit dem entgegenwachsenden oberen freien Rande des vorderen Abschnittes des Kammerseptums ermöglicht wird (MÖNCKEBERG). Im allgemeinen nimmt man an, daß die Kammerscheidewand tatsächlich durch Vorwuchern die beiden definitiven Ventrikel entstehen läßt, in neuerer Zeit wird auch die Ansicht vertreten (FRANKLIN, P. MALL, FLACK), das Septum entstehe durch das Abwärtswachsen der beiden Ventrikel, deren dabei anliegende (medialen) Wände sich sekundär vereinigen. Zwischen Septum interventriculare und Truncus arteriosus bleibt erst noch eine Lücke als Foramen interventriculare bestehen, wird aber dann durch das in Fortsetzung des Truncusseptum abwärtsstrebende Bulbusseptum geschlossen.

Ganz ähnlich wie im Bereich der Vorhöfe strömt das Blut vor Schluß des Septum interventriculare von rechts nach links. Das Anwachsen der arteriellen Zirkulation von der Lunge und vom linken Vorhof her verhindert diesen Übertritt nach links in steigendem Maße. Für das Offenbleiben kommt danach eine Hypoplasie oder Stenose der Lungenarterie stark in Frage, überhaupt Faktoren, die zu einer abnormen Druckentfaltung und Leistung der rechten Kammer führen, andererseits aber auch kongenitale Aortenstenosen, bei denen dann das Blut unrechtmäßig von links nach rechts strömt. Und schließlich diskutiert BENEKE den Einfluß abnormer asymmetrischer Wirbelteilung im noch gemeinsamen Vorhof.

An zwei Stellen, an denen der physiologische Verschluß zuletzt geschieht, im Septum fibrosum wie im Septum musculare, subaortal, sieht man oft weitklaffende Ventrikeldefekte. In welcher Weise und unter welchen Strombedingungen sie zustande kommen, lehren nach BENEKE namentlich die im Bereich des Muskelseptums immer an typischer Stelle nachweisbaren Fistelgänge, durch welche sich oft nur mit Mühe eine feine Sonde durchführen läßt. Diese Gänge sind im linken Ventrikel als trichterförmige Einsenkung zu erkennen, deren weiße fibröse Wand sich deutlich von den anstoßenden, normal rötlich durchschimmernden, von Endokard ausgekleideten Teilen abhebt. Diese derbe fibröse Umscheidung, welche sich gewöhnlich durch den ganzen Fistelgang hindurch erstreckt und erst auf der rechten Ventrikelseite verschwindet, ist nach BENEKE der unverkennbare Ausdruck besonderer mechanischer Beanspruchung nach Analogie der z. B. bei Aorteninsuffizienz vorkommenden taschenartigen Bildungen am Endokardüberzug der Herzhöhlen oder der Klappensegel. BENEKE spricht von einem pfeifenden Durchtreten der Blutsäule durch das enge Lumen, und zwar einer von links nach rechts gerichteten abnormen Blutströmung.

Ein primärer Septumdefekt ist für die Entwicklung des Truncus arteriosus und der arteriellen Klappen von großer Bedeutung. Die Asymmetrie der Blutströme führt auch zu asymmetrischer Teilung des Truncus. Die Kombination eines Ventrikelseptumdefekts mit angeborener Pulmonalstenose ist besonders häufig.

Defekte des Ventrikelseptums sind so gut wie immer subaortal gelegen. Sie kommen meist zusammen mit Pulmonalstenose vor, gelegentlich aber auch, was genetisch von Interesse ist, als primäre Mißbildung ohne jede andere Entwicklungsstörung. Normalerweise führt das Herabwachsen des Septum trunci bzw. bulbi zum Verschluß des am oberen Rand des Kammerseptums gelegenen Foramen interventriculare (PANIZZAE). Ein mangelhafter Schluß dieser im *vorderen* Teil des Septums gelegenen Öffnung entspricht also einer Entwicklungsstörung des Septum bulbi bzw. trunci. Andererseits gibt es auch Defekte des hinteren Septumabschnittes. Dieser Teil enthält keine Muskulatur ist vielmehr bindegewebiger Natur und geht aus dem von hinten aus der Atrioventrikularfurche vordringenden Septum intermedium hervor (Pars membranacea des Ventrikelseptums). An diesem Punkt, ebenfalls subaortal, kommt es dann auch, obschon sehr selten, zu Schlußhemmungen. Derartige Defekte sind also allseitig von Bindegewebe umgeben. Hier kommt es dann gelegentlich zu Schädigungen der Reizleitung [vgl. MÖNCKEBERG (Abb. 9), sowie BARBIER, LEBÉE und MOUQUIN].

Entzündliche Veränderungen an der Septumlücke selbst kommen eigentümlicherweise kaum jemals vor. Endokarditiden mit „Perforation" der Pars membranacea sind zwar immer verdächtig auf einen präexistenten primären Defekt der Pars membranacea, H. Müller jun. weist aber auch darauf hin, daß die Endokarditis bei der Maladie de Roger viel seltener vorzukommen scheine als bei anderen angeborenen Herzfehlern. Auch bei einem eigenen Fall, einem 33jährigen Uhrmacher, mit einem 2 cm großen, runden, subaortal im Septum membranaceum gelegenen Defekt war die Perforationsöffnung selbst frei von Entzündungserscheinungen und Auflagerungen, obschon im Blut Streptodiplokokken gezüchtet waren. Von Interesse ist die Lokalisation der gleichzeitig vorhandenen Endokarditis. Die Klappen waren frei bis auf die Aorta und Tricuspidalis.

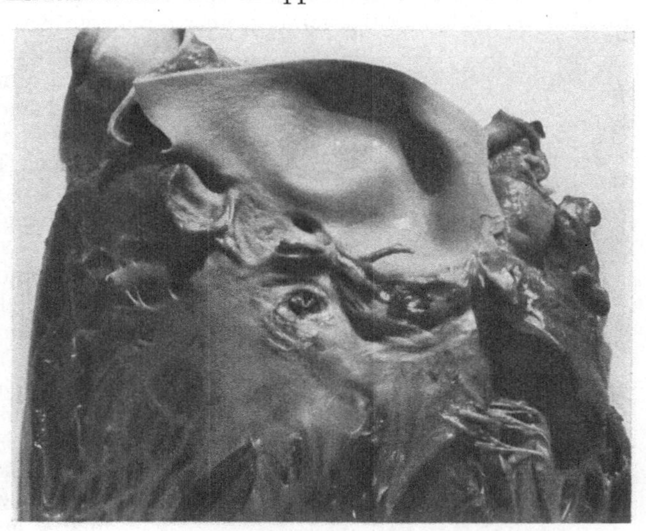

Abb. 9. Subaortaler Defekt im Septum membranaceum.
(Nach J. G. Mönckeberg: Handbuch Henke-Lubarsch Bd. 2, S. 51. 1924.)

Die Aortenklappen erschienen leicht verdickt, mit feinen warzigen Auflagerungen, an der Tricuspidalis fanden sich aber die Zeichen der ulcerösen tiefgreifenden Endokarditis mit zahlreichen großen, gelbgrünen, schmutzigen Auflagerungen, dasselbe auch an den Sehnenfäden der Tricuspidalis. Die Bakterien sind dabei durch das offene Ventrikelseptum an die Tricuspidalis herangeschleudert worden und haben sich in ganz auffälliger Weise besonders an der Tricuspidalis angesetzt, wie auch bei offenem Ductus arteriosus die Endokarditis am pulmonalen Ende der Kommunikation etwas ganz Gewöhnliches ist. Mit H. Müller muß man wohl zugeben, daß die Septumlücke nicht als Locus minoris resistentiae zu betrachten ist, um so mehr ist aber die gegenüberliegende Tricuspidalis gefährdet.

Roger berichtete als erster 1879 über einen Fall mit offenem Foramen interventriculare. Systolische rauhe Geräusche oder Fremissements nahe der Herzbasis im dritten Intercostalraum links zusammen mit allseitiger Vergrößerung des Herzens bei auffallend gutem Allgemeinbefinden, lassen an das Vorhandensein einer derartigen Störung denken.

Das *systolische Geräusch* kann sehr stark sein, es füllt die ganze Systole aus, ohne an- oder abzuschwellen. H. Müller spricht von „Preßstrahlgeräusch". Das Blut wird unter hohem Druck von links nach rechts getrieben. Nach Vaquez ist das Geräusch in linker Seitenlage und in Bauchlage besonders deutlich, leitet sich nach der linken Achselhöhle und dem Rücken zu fort, die Wirbelbewegungen werden vom pulmonalen Blutstrom mitgenommen. Auch in den arteriellen Halsgefäßen können Variationen auftreten. Vaquez bildet Venenpulskurven von Laubry und Pezzi ab, auf denen Vibrationen nach der c-Zacke deutlich erkenntlich sind. Mit Recht bezeichnen die Autoren die Vibrationen als von der Carotis her mitgeteilt. In der Spitzenstoßkurve

2*

sind die Schwingungen auf der Höhe der systolischen Welle ebenfalls vorhanden.

Die *Töne* verhalten sich verschieden. Bald sind sie deutlich, der zweite Pulmonalton bisweilen akzentuiert, oft aber kaum hörbar, speziell der erste Ton durch das Geräusch ersetzt. *Röntgenologisch* fällt die sowohl rechts- wie linksseitige Ausweitung des Herzens auf. Dabei pulsiert die rechte Herzkontur systolisch, entspricht also nicht einem erweiterten rechten Vorhof. Der linke Ventrikelbogen erscheint abgerundet. VAQUEZ betont die Bedeutung des „Kugelherzens" für die Diagnose der ROGERschen Krankheit. Der Gefäßschatten bleibt völlig intakt. Puls und Blutdruck zeigen keine Veränderungen.

Die vorhandene rechtsseitige Hypertrophie und Dilatation ist verständlich, eine besondere Erklärung verlangt aber die Vergrößerung des linken Ventrikels.

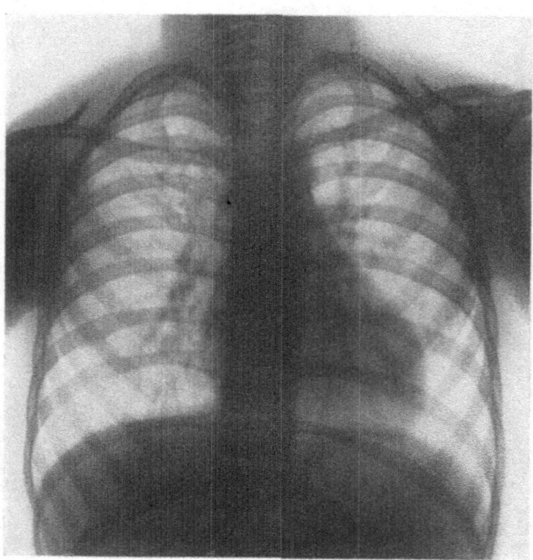

Abb. 10. Ventrikelseptumdefekt.

Dieselbe steht offenbar genau wie beim offenen Ductus arteriosus mit einer Vermehrung der zirkulierenden Blutmenge, einer abnorm starken Füllung des linken Ventrikels vom Vorhof her, in Zusammenhang. Ein nicht unbeträchtliches Quantum von arteriellem Blut fließt nach dem rechten Ventrikel ab und geht damit dem Organismus gewissermaßen verloren. Dieses Minus wird durch entsprechende Neubildung von Blut ausgeglichen. Es besteht eine eigentliche Hyperzirkulation. Der venöse Lungenkreislauf ist bei offenem Ventrikelseptum übermäßig belastet, er steht nicht nur unter abnorm hohem Druck, auch die Füllung dieses Stromgebietes ist vermehrt. Zu dem Symptomenkomplex der Polyglobulie mit Blutdrucksteigerung, Milzvergrößerung, vermehrter Viscosität des Blutes kommt es in der Regel nicht, nur in dem von EISENMENGER publizierten Fall wurden 125% Hämoglobin bestimmt. Die Beurteilung der Fälle wird oft durch das gleichzeitige Vorhandensein entzündlich-septischer Zustände erschwert.

Cyanose und *Trommelschlägerfinger* fehlen meist, ihr Vorhandensein ist der Ausdruck allgemeiner kardialer Insuffizienz oder das Symptom einer andern gleichzeitig bestehenden Herzanomalie. Nur bei ganz großen Septumlücken scheint auch eine wahre Mischcyanose vorzukommen (EISENMENGER, H. MÜLLER), wobei dann der anormale Blutstrom vom rechten zum linken Ventrikel geht. Auch bei dem nach Diphtherie in der Berner-Klinik am 12. 10. 1897 verstorbenen, 21 Monate alten Knaben (A. Moser) mit einem Defekt des muskulären Ventrikelseptums von $1^1/_2 \times 1$ cm Durchmesser war von Geburt an eine starke Blausucht der Extremitäten und des Gesichts aufgefallen. Das Kind hatte der Mutter immer einen schwächlichen Eindruck gemacht, lernte erst kurz vor der zu Tode führenden Krankheit gehen. Bei der Obduktion fand sich neben dem Septumdefekt auch ein weit offener Ductus arteriosus, ferner zeigte das Foramen ovale am Rande mehrere rundliche Öffnungen, die größte mit einem Durchmesser von etwa 2 mm. Die beiden letztgenannten Veränderungen können für die beobachtete Cyanose aber nicht verantwortlich gemacht werden.

ROGER betonte die *prognostische Gutartigkeit* der *Herzanomalie*. Der Bericht von H. MÜLLER jun. über 9 eigene und 32 andere Sektionsfälle mit ROGERscher Krankheit zeigt, daß der Standpunkt von ROGER vollkommen berechtigt ist. Die meisten Fälle von unkomplizierten offenem Septum ventriculorum haben keine bedeutenden Beschwerden von ihrem Leiden, 6 der durch die Sektion bestätigten Fälle waren 20—30, 6 30—40 Jahre alt und der Fall von CORVAN zählte gar 44 Jahre.

Der Fehler wird meist zufällig entdeckt. Viele Fälle arbeiteten nach H. MÜLLER in schweren Berufen. Auch der oben erwähnte 33jährige Uhrmacher war vor seiner septischen Erkrankung voll erwerbsfähig gewesen, gehörte als junger Mann einer Turnergesellschaft an und hatte auch dem einweisenden Arzt gegenüber betont, niemals krank gewesen zu sein. Nach H. MÜLLER besteht eine gewisse Disposition zu Lungentuberkulose, in meinen beiden eigenen Sektionsfällen waren die Lungen frei von frischen oder alten tuberkulösen Herden.

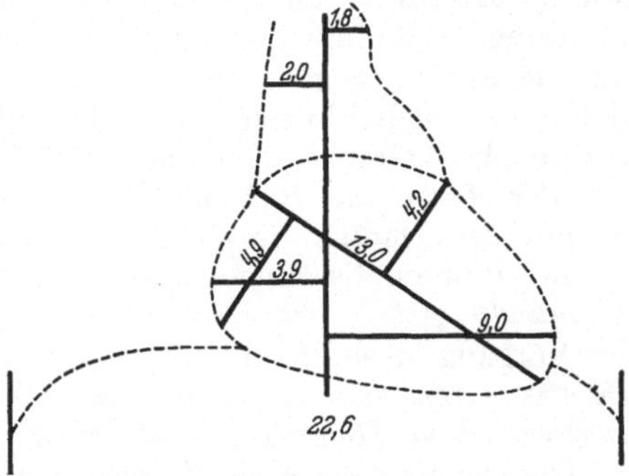

Abb. 11. Offener Ductus arteriosus Botallo mit Endocarditis mitralis und fibrinösen Auflagerungen am pulmonalen Ende des Ductus. (Nach ARKUSSKI 1927.)

Bei einem wegen lobärer Pneumonie 1924 eingelieferten normal entwickelten 5jährigen Knaben (Tettamanti), angeblich früher Masern, sonst nie krank, ohne Blausucht und ohne Herzbeschwerden, fand sich gleichsam als Nebenbefund ein starkes rieselndes, nicht musikalisches, auch fühlbares systolisches Geräusch mit deutlichem Maximum in der Höhe der 3.—4. Rippe neben dem Sternum. Das Geräusch war am ganzen Thorax zu hören, sogar à distance, die ganze Systole überdauernd. Erster Ton durch das Geräusch völlig verdeckt, zweiter Pulmonalton hörbar, aber nicht verstärkt. Enteneiform des Herzens. Herzbreite röntgenologisch wie perkutorisch 11 cm. Absolute Dämpfung stark vergrößert (s. Abb. 10). Wenig vergrößerte S-Zacke in Abl. I. Keine Stauungsorgane. Lungen und Leber o. B. Maximaler Druck 105 mm Hg. Puls 110. Hgb. 61/80. Erythrocyten 2,9 Mill. Leukocyten 6825, wovon 47,4% Neutro., 47,4% Lympho., 3,8% Mono., 0,6% Eos., 0,6% Mastzellen. Harn mit Spur Eiweiß, frei von Zucker, Urobilin, Urobilinogen, Indican. Diazo negativ. Chlor kompakt. Sediment o. B. Normaler präsystolischer Venenpuls.

Offener Ductus arteriosus. Die Bezeichnung des Ductus arteriosus als Ductus Botalli ist nach literarischen Studien von FROMBERG unrichtig, weil der italienische Arzt LEONARDO BOTALLO, der im 16. Jahrhundert an der Akademie zu Paris lehrte, den Ductus arteriosus gar nicht gekannt zu haben scheint (zit. nach MÖNCKEBERG: Handbuch von HENKE-LUBARSCH, Bd. 7, 1, S. 161).

Der wenige Millimeter lange Ductus arteriosus entspringt entweder von der Vorderwand des Hauptstammes der Art. pulm. unmittelbar vor ihrer Teilung in die zwei Äste oder von der Art. pulm. sinistra kurz nach der Teilung der gemeinsamen Art. pulm. und endet ein kurzes Stück unterhalb der Abgangsstelle der Art. subclavia sinistra vom Arcus aortae.

Der normale Verschluß des Ductus steht mit der postuterinen Steigerung der Lungenzirkulation in Zusammenhang. Die inspirierende Kraft des Thorax saugt das Blut aus dem Stamm der Pulmonalarterie seitlich in die beiden pulmonalen Hauptäste, der Ductus arteriosus bleibt als totes Stromgebiet unbenutzt liegen. Ein Rückstrom des unter Aortendruck stehenden Blutes in die Pulmonalarterie wird durch eine ventilartige Klappenbildung an der Einmündungsstelle des Ductus in die Aorta verhindert. Nach den Experimenten von STRASSMANN gelingt eine Injektion des Ductus beim Neugeborenen von der Aorta her selbst bei Anwendung eines hohen Druckes nicht, während der Ductus von der Pulmonalarterie aus noch am 8. Lebenstage injiziert werden kann. RÖDER und FROMBERG beschreiben beim Fetus das Vorhandensein eines sproßartigen Fortsatzes des Ductus arteriosus in die Aorta, JORES macht auf den schiefen Durchtritt des Ductus durch die Aortenwand aufmerksam, ähnlich dem Durchtritt des Ureters durch die Blasenwand. Der Sporn wirkt als Ventil, dessen Lippen sich vor die Mündung des Ductus legen, und zwar schon bei leichtem Überdruck in der Aorta.

Der Ductus bleibt offen bei Hypoplasie der Lungen oder Insuffizienz des erwähnten Klappenmechanismus, schließlich auch bei einem Überdruck in der Pulmonalis infolge von Mißbildungen im Verlauf der Pulmonalarterie.

Bezeichnenderweise besitzt nach STERNBERG ein aneurysmatisch erweiterter Ductus arteriosus an seinem aortalen Ende stets eine trichterartig geformte Mündung, während das pulmonale Ende des offengebliebenen Ductus durch eine gefältelte gegen die Pulmonalis zu vorgebauchte und durchlöcherte Membran abgeschlossen wird, die allenthalben in die Wand der Pulmonalarterie ohne Grenze übergeht. Der Blutstrom muß unter diesen Umständen *von der Aorta zur Pulmonalis gegangen sein.* An der Pulmonalis wird die Intima des Ductus durch den von der Aorta her andrängenden Blutstrom in die Pulmonalis eingestülpt (STERNBERG). Ohne *Fehlbildung des an der Einmündungsstelle des Ductus an der Aorta gelegenen Klappenmechanismus* ist der Vorgang deshalb im allgemeinen nicht zu erklären. Das Persistieren des Ductus arteriosus ist *keine hämodynamisch bedingte Anomalie, sondern eine ausgesprochene Hemmungsmißbildung.*

Die *Diagnose* der in der Literatur veröffentlichten Fälle von offengebliebenem Ductus arteriosus stützt sich stark auf die „mitrale Konfiguration", die *röntgenologisch nachweisliche Vorwölbung des Pulmonalbogens* bei dorsoventraler Durchleuchtungsrichtung (Abb. 11). Mit Recht betont ASSMANN, daß diese Veränderung der linken Herzkontur sehr vielen anderen Herzaffektionen auch zukommt. Bei Ventrikelseptumdefekten kommt es gelegentlich zu Erweiterung der pulmonalen Strombahn infolge Überlastung mit Blut aus dem linken Ventrikel. Bei unrichtiger Septumbildung im Bereich des Truncus, dem Bild der kongenitalen Aortenstenose, ist die Pulmonalis entsprechend abnorm weit und überfüllt. Schließlich ist das Hervortreten des Pulmonalbogens namentlich bei der erworbenen Mitralstenose nicht selten zu beobachten. Man bringt diese Erscheinung mit einer rückwärts von der Mitralklappe eintretenden Überfüllung des Lungenkreislaufs in Zusammenhang, schon die Vergrößerung des rechten Ventrikels führt aber auch gelegentlich zu einem Hervortreten des Pulmonalbogens infolge der Verdrängung des linken Ventrikels nach hinten und Drehung des Herzens um seine Achse. Der diagnostische Wert des Symptoms ist also stark eingeschränkt, wenn auch eine Ausweitung der Pulmonalis bei offenem Ductus tatsächlich immer eintritt.

Es braucht nicht weiter auseinandergesetzt zu werden, daß die Ausweitung des Ductus selbst mit dem Vorspringen der Herzkontur unterhalb des Aortenbogens nichts zu tun hat.

Von besonderer Wichtigkeit ist das oft sehr laute, als Fremissement fühlbare *Geräusch* im zweiten linken Intercostalraum oder etwas unterhalb davon. Es hat meist systolischen Charakter und läßt den I. Ton intakt. Nicht selten ist über diesem Punkt aber auch ein diastolisches Geräusch vorhanden. Man hört dann ein sausendes kontinuierliches Geräusch mit systolischer Verstärkung. Der zweite Pulmonalton ist immer mehr oder weniger stärker, wichtig gegenüber einer Pulmonalstenose. Die Geräusche leiten sich entlang den Lungengefäßen nach der linken Clavicula fort und werden auch häufig zwischen linkem Schulterblatt und Wirbelsäule hörbar. Beim VALSALVASchen Versuch wird der Blutstrom zum linken Herzen gehemmt, der arterielle Druck sinkt, gleichzeitig damit kommt es zur Abschwächung des Geräusches (FORSCHBACH). Umgekehrt kann man sich mit BARD fast immer davon überzeugen, daß das Geräusch bei Inspiration stärker wird. SCHULHOF fand die Verstärkung ebenso bei Kompression der Aorta abdom.

Von Interesse war mir der Untersuchungsbefund bei einem 18jährigen Mädchen (KÄNEL) mit stark nach links verbreiteter Gefäßdämpfung, typischem Röntgenbild (starkes Vorspringen des Pulmonalbogens) und einem systolisch-diastolischen Geräusch im zweiten Intercostalraum links. Das Geräusch war von sausendem Charakter, mit rauher systolischer Verstärkung. Zwei Finger links vom Sternum hatte das Geräusch sein Maximum, der 2. Ton erschien eher schwach. Dicht neben dem Sternum im zweiten Intercostalraum waren beide Geräusche schwächer, der 2. Pulmonalton aber verstärkt. Es bestand eine *Dissoziation räumlicher Art in bezug auf das Geräuschmaximum und das Tonmaximum*. Das erstere fand sich tatsächlich in der Gegend des Ductus arteriosus, das Tonmaximum dagegen unmittelbar über der Auskultationsstelle der Pulmonalklappen.

Die Intensität der Geräusche geht nicht selten ante exitum stark zurück, so daß dann diagnostische Zweifel entstehen können und namentlich das Vorhandensein von venösem Nonnensausen oder akzidenteller parakardialer Geräusche in Betracht gezogen wird.

Der rechte Ventrikel hypertrophiert und wird bei dorso-ventraler Durchleuchtung an der systolischen kräftigen Pulsation des rechten unteren Herzbogens erkennbar. Auch der linke Ventrikel kann sich erweitern und hypertrophieren (SCHITTENHELM), weil der Sauerstoffbedarf der Peripherie den Verlust der nach der Pulmonalis abfließenden Blutmenge durch eine Steigerung der Gesamtblutmenge ausgleicht. Es resultiert also ein beiderseitig vergrößertes Herz, im Gegensatz zu den Verhältnissen bei Mitralstenose. Die absolute Herzdämpfung zeigt eine kaminartige Fortsetzung nach oben links vom Sternum bis in die Höhe der zweiten Rippe, bedingt durch das vermehrte Anliegen des rechten Ventrikels und Conus pulmonalis an der Brustwand.

Eine Cyanose kann völlig fehlen, wenn sie vorhanden ist, spricht sie für eine Insuffizienz des überlasteten rechten Herzens. Sie ist keine Mischcyanose, wenn nicht andere Mißbildungen, vor allem Septumdefekte, vorhanden sind. Trommelschlegelfinger fehlen desgleichen. SCHRÖTTER beobachtete eine linksseitige Stimmbandlähmung infolge Kompression des N. Recurrens durch den erweiterten Ductus arteriosus. Wichtig ist der von PLESCH bei offenem Ductus wie auch bei anderen kongenitalen Affektionen mit Übertritt von arteriellem Blut in die pulmonale Strombahn geführte Nachweis, daß der Sauerstoffgehalt des venösen Lungenblut auffallend hoch ist (Sackmethode). PLESCH fand eine Sättigung von 85% gegen 38—70% in der Norm. VAQUEZ bestätigt die schon von DOKUSZAJEWSKA beobachtete Differenz des Radialpulses, eine Verkleinerung des Pulses links. Die nahe Lage des offenen Ductus arteriosus beeinträchtigt die systolische Füllung der Art. subclavia sinistra. A. SCHITTENHELM findet in seinen beiden Fällen Andeutung von Capillarpuls und eine etwas vergrößerte Pulsamplitude (135/45, bzw. 109/48). Das Abfließen von Blut aus der Aorta während der Ventrikelsystole schafft offenbar gelegentlich ganz ähnliche Verhältnisse wie die Aorteninsuffizienz. In einem eigenen Fall konnte ich mich von den letztgenannten Symptomen ebenfalls überzeugen. Bei einem 21jährigen Mädchen (MEYER) mit typischem Röntgenbild, systolisch-diastolischem, inspiratorisch verstärkten Geräusch im dritten Intercostalraum links, fortgepflanzt nach der linken Schulter und in den Rücken betrug der Blutdruck in Ruhe 140/85, Puls 85, Respiration 22. Nach 10 tiefen Kniebeugen Blutdruck 150/80, Puls 116, Respiration 28. Ein weiterer Fall, ein 18jähriges Mädchen, mit vorspringendem Pulmonalbogen, systolisch-diastolischem Geräusch im zweiten Intercostalraum links, mit verstärktem zweiten Pulmonalton, hatte einen Blutdruck von 120/70, Puls 72. SIDLAUER beschreibt den Puls seines Falles wie SCHITTENHELM als deutlich celer, auch H. MÜLLER und BRETTAUER sahen den Pulsus celer bei offenem Ductus arteriosus. Man hat auf dieses Symptom also sorgfältig zu achten.

Grundsätzlich wichtig ist die schon oben erwähnte Vermehrung des gesamten zirkulierenden Stromvolums. PLESCH bestimmte bei seinem Fall ein Herzschlagvolum von 82,8 ccm entsprechend einem Herzminutenvolumen von 6,8 Liter. Diese Werte sind um etwa ein Drittel höher als in der Norm. Das „Zusatzquantum" von etwa 21 ccm dürfte bei der PLESCHschen Patientin mit jedem Herzschlag durch den offenen Ductus arteriosus nach der Lunge abgeflossen sein. Auf die durch die akzessorische Füllung bedingte Erweiterung des linken Herzens habe ich schon hingewiesen. Die Vermehrung der Blutmenge ist für einen offenen Ductus arteriosus charakteristischer als eine Plyglobulie, welche wenigstens in stärkeren Graden nicht zum Bild dieser Herzanomalie gehört.

Die *Prognose* der Anomalie, die Leistungsfähigkeit der betroffenen Individuen ist sehr verschiedenartig. Gelegentlich ist der offene Ductus arteriosus ein Zufallsbefund beim Erwachsenen, oder es bestehen Beschwerden schon seit frühester Kindheit an.

Gefährdet sind die Kranken beim Hinzukommen von Lungenaffektionen und vor allem durch septische Infektionen, welche leichter als bei normalen Herzen zu endokarditischen Veränderungen führen.

In der Berner Klinik verstarb eine 37jährige Frau (Gfeller, Marie), Mutter von 4 Kindern (einmal Zwillinge), 6 Tage nach dem Einsetzen einer lobären Pneumonie mit grauer Hepatisation des rechten Mittel- und Unterlappens. Der Ductus arteriosus war bei der Obduktion für eine Sonde vollständig durchgängig. Die Patientin will vor der Erkrankung stets gesund gewesen sein, hatte „nie andere Krankheiten, keinen chronischen Husten". Gleich im Beginn der Pneumonie starke Cyanose und Atemnot (Frequenz 36), Tachykardie von 120—140. Die Cyanose stand in eigentümlichem Kontrast zu den nicht hochgradigen Infiltrationserscheinungen. Ödeme und Leberschwellung fehlten, der systolische Blutdruck war aber auffallend schlecht (105—95 mm Hg). Die Digitalistherapie machtlos. Der überlastete rechte Ventrikel versagte auffallend rasch.

Die 25jährige An. Gr. erkrankte 1912 unter katarrhalischen Erscheinungen. Als 15jährige hatte sie eine Lungenentzündung durchgemacht mit Husten und leicht blutigem Auswurf, als Kind Masern und Keuchhusten. Sonst war sie außer einer Blutarmut nicht krank gewesen. Gleich nach Beginn der Erkrankung im Januar 1912 hohes Fieber, rotblaue Flecken an beiden Beinen, die für etwa 3—4 Tage nachweisbar waren, verschwanden und dann wieder auftraten. Man hielt die Affektion für ein Erythema nodosum. Im März des Jahres 1912 Schmerzen im ganzen Leib und den Extremitäten, zu gleicher Zeit auch leichter Ikterus und Eiweiß im Urin. Im April Blutungen aus Nase und Mund. Nach der Blutung angeblich 25% Hämoglobin. Große Müdigkeit, Schwindel, Ohrensausen, völlige Arbeitsunfähigkeit. Später überstand Patientin noch eine Pleuritis, weswegen man sie in eine Lungenheilstätte überführte. Bei der *Aufnahme* am 21. 10. 12 in der Medizinischen Klinik bestanden die Symptome chronischer Sepsis mit hochgradiger Anämie und Leukopenie, Myelocyten, riesigem, leukämieartigem Milztumor, Netzhautblutungen, hämorrhagischer Nephritis. Dazu die Zeichen eines offenen Ductus arteriosus ohne Pulmonalstenose. Bei der *Obduktion* am 3. 2. 13 fand sich eine exzentrische Hypertrophie beider Ventrikel, der Ductus arteriosus vollständig offen mit einem Lumen von 5 mm. Am kurzen Segel der Mitralis spärliche ganz feine graurote Auflagerungen. Am Schließungsrand des langen Segels eine graurote, stark prominente warzenförmige Auflagerung von etwa 4 mm Durchmesser, fest adhärent. Im Anfangsteil der Arteria pulmonalis und in den linken Hauptast hineinragend eine ganz unregelmäßige wandständige thrombotische Auflagerung, bestehend aus zahlreichen weißlichen und graur0ten Höckern, davon die kleinsten von 1 mm Durchmesser. Die Thromben saßen speziell am vorderen Umfang der Pulmonalarterie und hatten eine Ausdehnung von etwa 3 cm. Im Ausstrichpräparat dieser Thromben waren direkt Diplokokken nachzuweisen. Die Mündung des offenen Ductus arteriosus lag unmittelbar unterhalb der thrombotischen Auflagerungen und war von kleinen zapfenartigen Thromben umgeben. Der Ductus war ungefähr 2 mm lang, das aortale Ende frei von Thromben, im Durchmesser von etwa 1 cm trichterförmig eingezogen, nach oben von einem klappenförmigen Wulst umgrenzt. Wenn man die Endokarditis als Teil einer generalisierten septischen Endothelschädigung auffaßt, so imponiert die Veränderung am pulmonalen Ende des Ductus und an der Pulmonalis selbst ganz deutlich als *Locus minoris resistentiae*.

Bei abnormer Kommunikation zwischen rechter und linker Herzhälfte oder von Pulmonalis und Aorta leidet der Gesamtorganismus relativ wenig. Die hauptsächliche Folge der Anomalie ist ein Übertreten von Blut von links nach rechts, von der Aorta zur Pulmonalis, das Umgekehrte kommt selten oder vielleicht gar nicht vor. Die Cyanose, in diesem Fall eine Mischcyanose mit hohem Sauerstoffgehalt des venösen Blutes (PLESCH), gehört nicht zum Krankheitsbild. Das Wesentliche ist der Verlust an arteriellem Blut, der vom Organismus durch eine entsprechende Mehrbildung ausgeglichen wird und zu einer *Vermehrung der gesamten zirkulierenden Blutmenge* führt. Das linke Herz wird unter der akzessorischen Füllung erweitert. Das rechte Herz steht unter abnorm hohem Druck und hypertrophiert. Bei offenem Ventrikelseptum kommt die starke Füllung des linken Ventrikels der peripheren Zirkulation nicht zugute, der arterielle, systolische Druck kann sogar *herabgesetzt* gefunden werden. Der offene Ductus arteriosus vermindert das ausgeworfene Blutquantum um einen beträchtlichen Teil, die starke systolische Füllung der Aorta ascendens zusammen mit dem abnorm niedrigen diastolischen Druck führen nicht selten ähnlich wie bei der Aorteninsuffizienz zu dem Symptomenkomplex des Pulsus celer mit lebhafter arterieller Pulsation, Capillarpuls.

Die Reservekraft des Herzens wird bei offenem Ventrikelseptum wie beim offenen Ductus arteriosus übermäßig in Anspruch genommen, genau wie bei erworbenen Herzfehlern auch. Den Kranken werden entzündliche Lungenaffektionen gefährlich, vor allem neigt aber das Endokard an den mechanisch besonders beanspruchten Stellen zu Thrombenbildung. Die Leistungsfähigkeit ist begrenzt. Wenn sie oft trotz deutlicher auskultatorischer und perkutorischer Veränderungen noch erstaunlich gut erscheint, so liegt der Grund dafür in dem Intaktbleiben des Lungengaswechsels. Eine Rückstauung von Blut aus dem linken Herzen nach den Lungen kommt zunächst nicht in Frage, es besteht keine Dyspnoe.

Die *Therapie* entspricht den Grundsätzen wie sie ganz allgemein für muskulär überlastete Herzen Geltung hat: Körperliche Ruhe, Zufuhr von Digitalis in irgendeiner Form. Dazu kommt die Rücksichtnahme auf den Zustand der blutbildenden Organe. Gefäßmittel sind nicht indiziert.

b) Verengerungen der pulmonalen bzw. aortalen Strombahn.

Kongenitale Pulmonalstenose. Es handelt sich dabei um Stenose oder Atresie des Conus der Pulmonalarterie, Stenosierung im Bereich des Ostium oder schließlich um stenosierend wirkende Veränderungen im Verlauf des Stammes der Pulmonalis.

Die **Conusstenose** ist meist kombiniert mit Rechtsstellung der Aorta und subaortalem Ventrikelseptumdefekt. Die Pulmonalis ist nicht etwa primär normal angelegt und erst später verengt, die Anomalie steht vielmehr in engem Zusammenhang mit fehlerhafter Septierung des Truncus arteriosus. Die Formen 3, 4, 5 des MÖNCKEBERGschen Schemas (Abb. 12) zeigen, daß die Pulmonalstenosen dieser Art immer mit entsprechender vermehrter Ausweitung der Aorta einhergehen, was bei normaler Stellung des Ventrikelseptums wieder zu dem sog. „Reiten" der Aorta führt. Der subaortale Septumdefekt ist dann eine notwendige Folge der abnormen Inserierung des Conusseptums.

Der peripher von dem verengten Conus gelegene Teil der Pulmonalarterie kann *verengt* und bindegewebig verhärtet sein wie der Bulbus selbst, *aber auch erweitert.* Wenn das Offenbleiben des Ductus Botalli gewissermaßen von hinten her das Lumen der Pulmonalis unter hohen Druck setzt, so ist die Ausweitung ohne weiteres verständlich. Bei alleiniger Stenosierung der Pulmonalis wird die Ausweitung des peripher von der Stenose gelegenen Teils mit der starken Wirbelbewegung in Zusammenhang stehen, die gerade bei beträchtlicher Stenosierung im Moment der Ventrikelsystole besonders intensiv sein muß.

Bei Stenosen des Conus pulmonalis mit subaortalem Septumdefekt *ohne* Transposition der Gefäße scheint es sich nach HART um eine die Defektbildung

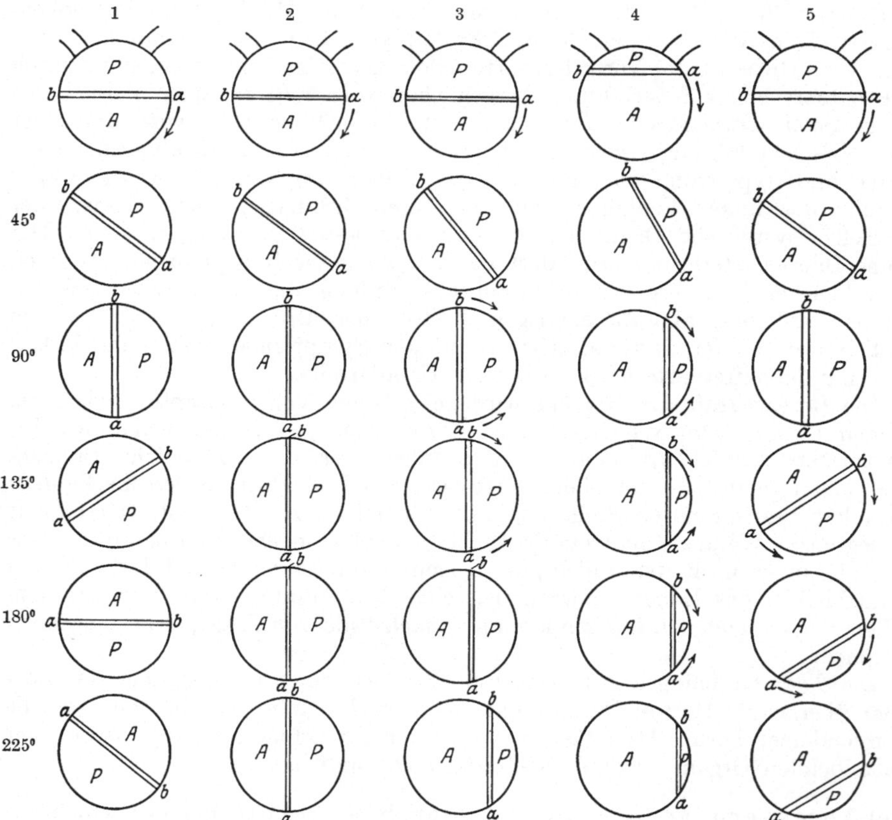

Abb. 12. Drehung des Truncusseptums, von seinem kranialen Ende bis zur Ansatzstelle am Herzen. Normal (1) und bei Pulmonalstenose (3—5). (Nach MÖNCKEBERG: Handbuch HENKE-LUBARSCH Bd. 2. 1924.)

in der Kammerscheidewand komplizierende Endokarditis bzw. Endomyokarditis zu handeln. Außerdem sind embryonale Wachstumsstörungen zu berücksichtigen, die sich als abnorme Muskelwülste oder auch als diffuse Muskelhyperplasie der ganzen Conuswand zeigen. Bei Stenosen und Atresien der Pulmonalis ohne gleichzeitigen Septumdefekt sind ebenfalls entzündliche Prozesse im Spiele.

Die **Ostium**stenose der Lungenarterie bei Rechtsstellung der Aorta und subaortalem Septumdefekt geht nicht, wie zu erwarten wäre, infolge abnormer Stellung des ganzen Pulmonalseptums mit einer entsprechenden Verengerung des Conus pulmonalis einher, sie kommt vielmehr meist isoliert vor. MÖNCKEBERG spricht von einer Knickung des Bulbus-Septum gegen das Truncus-Septum zu. Die bei der Ostiumstenose vorkommenden Veränderungen der Klappen sind häufig sekundär entzündlicher Genese. Neben dem Defekt des Ventrikelseptums sieht man auch häufig Defekte im Vorhofseptum und ein Offenbleiben des Ductus Botalli.

Die stenosierte und bindegewebig veränderte Partie des Ostium pulmonale wölbt sich unter dem Druck des von den Kammern her andrängenden Blutstroms in das Lumen der Lungenschlagader peripherwärts vor. VAQUEZ vergleicht sie mit ihrer engen Öffnung mit dem in die Vaginalhöhle hineinragenden Collum uteri.

Die Ostiumstenose ist *die häufigste Form* der kongenitalen Verengerung der pulmonalen Strombahn.

Die Stenosierung des **Stamms** *der Pulmonalis* scheint stets mit Ostiumstenose verbunden zu sein. Das Bulbusseptum verhält sich der abnormen Stellung des Truncus septum entsprechend. Wir haben schon gesehen, daß eine Stenose des Conus oder eine Ostiumstenose häufig mit Ausweitung der distalen Strombahn einhergehen. Eine Stenosierung des Stammes der Pulmonalarterie ist besonders selten. —

Die an sich charakteristischen klinischen Symptome der kongenitalen Pulmonalstenose werden häufig durch gleichzeitig vorhandene andere Mißbildungen verdeckt (Abb. 13). VAQUEZ zitiert die Untersuchungen von FALLOT, wonach eine Rechtsstellung der Aorta und eine Defektbildung des Septum intraventriculare unter 55 Fällen mit „kongenitaler Cyanose" 41mal beobachtet wurden.

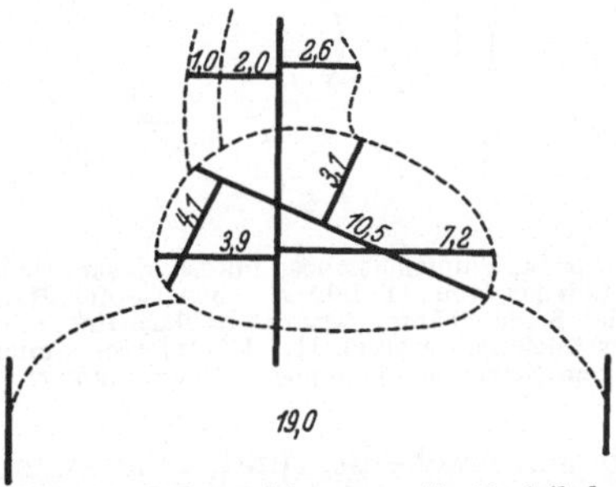

Das Hauptsymptom ist die *Cyanose*, vor allem stark ausgeprägt an den Schleimhäuten und den distalen Abschnitten der Extremitäten. Es handelt sich um eine typische Stauungscyanose durch Insuffizienz des rechten Ventrikels bei normaler O-Sättigung des arteriellen Blutes. Körperliche Bewegung läßt die Cyanose oft in erschreckendem Maße zunehmen. Ganz entsprechend den Fällen mit Arteriosklerose der Pulmonalgefäße fehlt wenigstens lange Zeit trotz des Vorhandenseins der Cyanose eine nennenswerte Dyspnoe. Über den Lungen ist nichts Abnormes nachzuweisen, solange sie von Tuberkulose verschont sind. Die Kranken sind kälteempfindlich. Die Haut der Extremitätenenden erscheint angeschwollen, die Finger sind dick, auf Druck bleiben blasse Flecken zurück. Bei längerer Dauer der Störung kommt es immer zur Ausbildung der *Trommelschlegelfinger*, einer kolbenförmigen Auftreibung der Fingerendglieder mit oft gewaltiger Wölbung der Nägel und Verdickung nicht nur der Haut, sondern auch der Knochensubstanz. Die *Leberschwellung* gehört mit zu dem Symptomenbild, wenn auch Ödeme bei dem jugendlichen Zustand der Gewebe lange Zeit auf sich warten lassen. Der gesamte Organismus leidet unter der schlechten Zirkulation, die Individuen zeigen auffällige Schlafsucht, sind apathisch, bleiben wenigstens häufig in ihrer Entwicklung zurück, es kommt zum Bild des *Infantilismus* und fast immer auch zu einem auffallenden Zurückbleiben der geistigen Entwicklung.

Die *perkutorische Untersuchung* des Herzens ergibt eine Vergrößerung der rechtsseitigen Teile. Bei Fehlen entlastend wirkender Septumdefekte ist die

Abb. 13. Pulmonalstenose mit Ventrikelseptumdefekt. 12jähriges Mädchen. Cyanose von den ersten Lebenstagen an. Schwacher Körperbau. Größe 127 cm, Gewicht 22,8 kg. Trommelschlägerfinger. Systol. Geräusch am Sternum auf der Höhe des II.—III. Intercostalraumes links. Das Geräusch ist auch zwischen den Schulterblättern hörbar. Bei der Sektion das Herz in seinem Durchmesser stark vergrößert (7,5 × 9,5 cm). Der linke Ventrikel ziemlich stark erweitert, Wanddicke ohne Trabekel 1 cm. Rechter Ventrikel mit Trabekeln 2 cm Wanddicke. Der Conus art. pulm. läßt nur die Spitze der Schere durch. Zwei Klappen sind miteinander verwachsen. Im Septum ventriculorum eine Öffnung, die leicht den kleinen Finger durchläßt. Verrucöse Endokarditis der Lungenarterien und Aortenklappen. Primärkomplex im rechten Unterlappen. (Nach ARKUSSKI, 1927.)

Verbreiterung des Herzens besonders stark, die Vergrößerung des rechten Ventrikels steht aber oft in eigentümlichem Gegensatz zu dem Grad der Cyanose. Auffallend schlank erscheint oft der Gefäßschatten im *Röntgenbild* dem Herzschatten aufgesetzt. Die Ausdehnung des rechten Ventrikels kann allerdings zu einer Verschiebung des Art. pulmonalis nach links führen. Dazu sind wirkliche Dilatationen des Stammes der Pulmonalis bei Conus oder Ostiumstenosen, wie oben bemerkt, nichts Seltenes. In diesen Fällen springt dann der Pulmonalbogen tatsächlich vor. Die Ansicht französischer Autoren [vgl. VAQUEZ und BORDET (Abb. 15)], wonach bei der Pulmonalstenose der Pulmonalbogen besonders deutlich hervortritt, wird durch die Tatsachen eher gestützt als der Ausspruch von GRÖDEL (Abb. 14), es bestehe bei Pulmonalstenose *keine* Vorwölbung des zweiten linken Bogens. Das Kaliber der Aorta ist häufig erweitert, der rechte Gefäßbogen, entsprechend der abnormen Stellung des Truncusseptums nach rechts disloziert. Der linke Ventrikelbogen erscheint rund, eine eigentliche Herzspitze fehlt, der vergrößerte rechte Ventrikel schließt sich hier der Kontur des linken Ventrikels an.

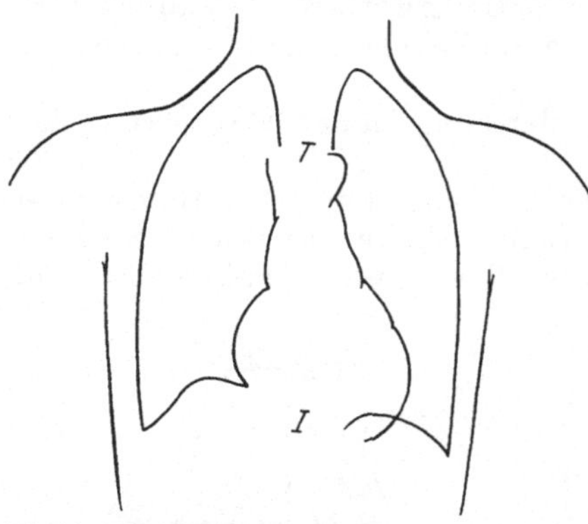

Abb. 14. Pulmonalstenose mit schlankem Gefäßstiel. Mädchen von 11 Jahren. Cyanose der Haut und der Schleimhäute. Trommelschlägerfinger. Lautes systolisches Geräusch II.—IV. Intercostalraum links vom Sternum. Dyspnoe. (Nach GRÖDEL, 1912.)

Im zweiten Intercostalraum links ist das *systolische Geräusch* maximal, oft sehr rauh, als Fremissement fühlbar. Es leitet sich wie alle Geräusche der Pulmonalarterie nach links fort in die Gegend der linken Clavicula und nach der linken Rückengegend hin. VAQUEZ bemerkt, das Geräusch sei in Rückenlage nur schwach, fehle aber selten in linker Seitenlage oder in Bauchlage. Bei extremer Stenosierung der Pulmonalis kann das Geräusch fehlen, wenn zugleich ein breiter interventrikulärer Septumdefekt da ist. Der *II. Pulmonalton ist meist abgeschwächt.* Das Symptom ist aber ein unzuverlässiges Kriterium. Wie bei Aortenstenosen kommt auch als Folge von Verhärtung der Klappen eine Verstärkung des Pulmonaltons vor.

Im *Elektrokardiogramm* findet sich eine Verkürzung der R-Zacke und Verlängerung der S-Zacke in Ableitung I und II, wenn die Vergrößerung des rechten Ventrikels den linken Ventrikel nach hinten verdrängt und sich das Herz gewissermaßen um seine Achse dreht.

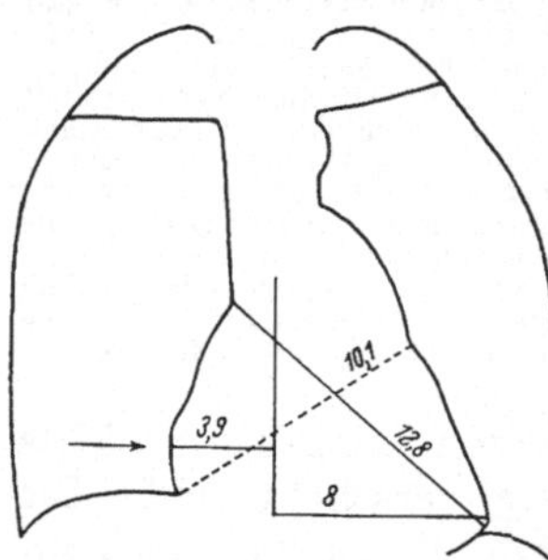

Abb. 15. Kongenitale Pulmonalstenose mit stark vorspringendem Pulmonalbogen und Vergrößerung des rechten Ventrikels. 20jährige Patientin. Systolisches Geräusch und Schwirren im 2. Intercostalraum links. Dyspnoe. (Nach VAQUEZ und BORDET, 1916.)

Die periphere Zirkulation ist durch die Überfüllung des venösen und die verminderte Füllung des arteriellen Systems ausgezeichnet. Wie bei Mitralstenosen ist der arterielle Druck eher erniedrigt, die Amplitude verkleinert.

Die *Polyglobulie* ist ein konstantes Symptom, Werte von 6—8 Mill. Erythrocyten und hohe Hämoglobinwerte sind die Regel, bei normalem Verhalten der Leukocyten.

Die *Lebensdauer* wird durch das häufige Vorkommen von Lungentuberkulose gefährdet. Man sieht wohl auch noch in den 30er Jahren Fälle von Pulmonalstenose, VAQUEZ erwähnt eine Frau, die dreimal normal geboren hatte und einen 25jährigen Soldaten, kriegsdienstfähig während 15 Monaten; derartige Vorkommnisse sind aber selten. Bei ausgesprochener Cyanose ist die Prognose nicht gut, fehlt sie, so kann die Arbeitsfähigkeit lange Zeit erhalten sein. In einem eigenen Fall (ISLER) mit starkem systolischen Geräusch, maximal über der Pulmonalis, kaum hörbaren zweiten Pulmonalton, geringem Vorspringen des rechten unteren Bogens, aber deutlich vortretendem Pulmonalbogen war keine Cyanose vorhanden, der 37jährige Mann war als Maschinensetzer voll erwerbsfähig. Die Pulmonalstenose machte außer lokalen Erscheinungen keine Symptome.

Das *gleichzeitige Vorhandensein eines Ventrikelseptumdefekts bei Pulmonalstenose* läßt, wie oben bemerkt, die Herzerweiterung in *geringerem* Grade zustande kommen, die Ausweitung der Pulmonalis wird gerade bei solchen Fällen oft vermißt (vgl. Abb. 13). Die infolge des Übertritts von Blut aus dem rechten in den linken Ventrikel mögliche Mischcyanose ist maximal. Das Maximum des systolischen Geräusches verschiebt sich vom zweiten Intercostalraum nach unten und kann dann mehr den Charakter des die ganze Systole in unverminderter Stärke anhaltenden „Preßstrahlgeräusches" annehmen.

Über den Gasgehalt des arteriellen und venösen Blutes bei einem derart „kombinierten" kongenitalen autoptisch kontrollierten Vitium geben die Untersuchungen von UHLENBRUCK Aufschluß.

Hinsichtlich des Sauerstoffgehalts wurden folgende Werte gefunden (Tab. 1):

Tabelle 1.

	Art. Blut	Venenblut		Art. Blut	Venenblut
Vol.-% O_2-Gehalt	28,13	23,82	Vol.-% O_2-Defizit	3,73	8,04
Vol.-% O_2-Normal	19	14	Vol.-% O_2-Defizit Normal	1	6
Vol.-% O_2-Kapazität	31,86	31,86	% O_2-Sättigung	88,29	74,77
Vol.-% O_2-Kapazität Normal	20	20	% O_2-Sättigung Normal .	95	75

Kohlensäure:

CO_2-Gehalt am arterialis. Hautblut	35,18 Vol.-%
CO_2- „ im Venenblut	39,12 Vol.-%
CO_2-Bindung bei 38° C und 20 mm CO_2-Spannung	32,29 Vol.-%
CO_2- „ „ 38° C „ 40 mm CO_2- „	40,72 Vol.-%
CO_2- „ „ 38° C „ 60 mm CO_2- „	50,14 Vol.-%
CO_2-Spannung in der Alveolarluft	22,19 mm Hg
	24,32 mm Hg
	23,87 mm Hg

Die Volumprozentwerte für Sauerstoff und die Sauerstoffkapazität des arteriellen Blutes sind infolge der bestehenden Polyglobulie erhöht, das O_2-Defizit ist bei Kombination von Pulmonalstenose mit offenem Ventrikel in Gegensatz zum Verhalten der einfachen Pulmonalstenose abnorm groß, die O_2-Sättigung herabgesetzt. Venöses Blut mischt sich dem in der Lunge an sich gut arterialisierten Blut bei. In dem Fall von RAAB, WEISS, LÖWBER und RIHL betrug die O_2-Sättigung des arteriellen Blutes nur 75,2%. Der Kohlensäuregehalt der Alveolarluft ist herabgesetzt und auch die Kohlensäuretension des arteriellen Blutes erscheint trotz der Beimischung von venösem Blut auffallend niedrig. Das Atemzentrum bringt die Kohlensäuretension auf unternormale Werte. Der durch die venöse Stauung bedingte, abnorm große Zuwachs an Kohlensäure wird dann in der Peripherie aufgenommen, ohne daß die Normalwerte des Venenblutes in stärkerem Maße überschritten werden. Ohne arterielle Hypokapnie wäre eine venöse Hyperkapnie unvermeidlich.

Das gleichzeitige Bestehen eines Ventrikelseptumdefekts neben einer Pulmonalstenose verschlechtert die Prognose.

A. Schott zitiert Untersuchungen von Abbott, Lewis und Beattie (Tabelle 2), die zeigen, daß die Lebensdauer bei Pulmonalstenose mit Ventrikelseptumdefekt wesentlich niedriger ist als bei geschlossenem Septum. Umgekehrt ist bei Pulmonalatresie ein postuterines Leben natürlich nur bei Vorhandensein eines Septumdefekts möglich.

Tabelle 2.

	Zahl der Fälle	Ausgesprochene Cyanose	Höchstalter	Durchschnittsalter
Pulmonalstenose	83			
a) mit geschlossenem Septum . . .	19	2	57 Jahre	21,3 Jahre
b) mit Ventrikeldefekt	64	37	28 „	8,7 „
Pulmonalatresie	24			
a) mit geschlossenem Septum . . .	6	in allen extrem	6 Monate	16 Wochen
b) mit Ventrikelseptumdefekt . . .	18	11	13 Jahre	3,7 Jahre

Kongenitale Aortenstenosen. Wir haben hier zwei Dinge auseinanderzuhalten, Aortenstenosen als Folge von abnormer Septierung des Truncus zugunsten der pulmonalen Strombahn und solche mit normaler Septierung und an sich normaler Weite der Aorta, aber der Bildung abnormer Klappen und Wülste im Verlauf des Conus art.

Die Fälle der ersten Gruppe haben vorwiegend anatomisches Interesse, ihre Lebensfähigkeit ist gering. Mönckeberg beschreibt in dem Handbuch von Henke-Lubarsch Bd. 2, S. 134 die Verhältnisse. Mit der Hypoplasie der Aorta findet sich gleichzeitig auch ein hypoplastischer linker Ventrikel, die Septierung ist auch im Bereich der Ventrikel fehlerhaft auf Kosten der linken Kammer. Derartige Beobachtungen sprechen auch gegen die Annahme einer sekundären, entzündlichen Obliteration oder Verengerung der Aorta, weil dann der linke Ventrikel hypertrophisch sein müßte. Septumdefekte an Kammern und Vorhöfen kommen bei diesen Fällen häufig vor. Der Teil der Aorta stromabwärts vom Truncus bis in die Gegend der Einmündung des Ductus arteriosus obliteriert oder verengt sich sekundär infolge der geringen Blutfüllung.

Die Fälle von linksseitiger **Conusstenose** sind für die Klinik von praktischer Bedeutung.

Es handelt sich kaum jemals um entzündliche Veränderungen („kongenitale Lues"), sondern meist um Ringbildungen in der Aortenausflußbahn (Mönckeberg), die nach Dilg ursprünglich durch Endokardduplikaturen dargestellt werden. Gelegentlich sondern sich derartige leistenartige Vorsprünge zu taschenartigen Gebilden, unter dem Druck des aus der Kammer andrängenden Blutstroms. Die Konvexität der Klappen ist dabei im Gegensatz zu der Anlage der Aortenklappen nach oben gerichtet. Keith bringt derartige subaortale Stenosen mit dem Persistieren eines Bulbusteiles in Zusammenhang, der für gewöhnlich der Atrophie anheimfällt, nun aber zu dem eigenartigen „fibrösen Kragen" unterhalb des Aortenostiums führt (zit. nach Mönckeberg).

Die *klinischen Symptome* der aortalen Conusstenose sind dieselben wie die der erworbenen Aortenstenose des Erwachsenen. Es findet sich Hypertrophie des linken Ventrikels, ein systolisches Geräusch und Fremissement im zweiten Intercostalraum rechts, fortgeleitet in die Carotiden und vor allem nach dem Jugulum hin. Der zweite Aortenton verhält sich verschieden, kann abgeschwächt oder verstärkt sein. Das Geräusch wird bei Inspiration, bei Pressen, leiser, ist ebenfalls im Stehen weniger deutlich als im Liegen. An der Carotis ist trotz des fühlbaren Schwirrens fast kein Puls zu fühlen. Der Radialpuls ist auch sehr klein. Die beim Erwachsenen mit dem Pulsus parvus verbundene Tardität kann fehlen, H. MÜLLER jun. erklärt dies mit der größeren Elastizität der meist noch jugendlichen Gefäße. VAQUEZ, H. MÜLLER und andere Autoren (Lit. bei HERM. MÜLLER 1924) betonen das Vorspringen der Aorta ascendens, entsprechend einer Ausweitung der Aorta abwärts von der Stenose. Auf der beigegebenen Abbildung von VAQUEZ und BORDET (Abb. 16), dem Orthodiagramm eines 15 Jahre alten Kindes ist das Vorspringen des Aortenbogens deutlich zu sehen. Bei Durchleuchtung im ersten schrägen Durchmesser beträgt der Durchmesser der Aorta ascendens nahezu 2 cm, übersteigt also die Normalmasse. Die Ausweitung der aufsteigenden Aorta kommt in derselben Weise zustande, wie die der Pulmonalis bei Stenose des Pulmonalostiums oder des Conus pulmonalis (vgl. S. 28). Der Pulmonalbogen soll nach VAQUEZ bei kongenitaler Aorten-

stenose ebenfalls auffallend deutlich sein. Diese letztere Erscheinung könnte auf eine abnorme Stellung des Truncusseptums hinweisen. Cyanose, Trommelschlägerfinger, Anomalien der Blutbildung und Blutzusammensetzung werden nicht beobachtet.

H. MÜLLER zählt die Conusstenose der Aorta zu den *gutartigen* angeborenen Herzfehlern. Die Prognose ist im allgemeinen günstig. Wenn auch bei dem oben

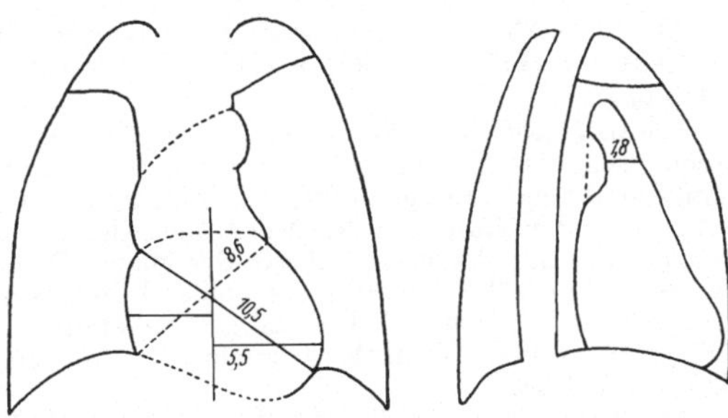

Abb. 16. Kongenitale Aortenstenose, dorso-ventral und I. schräger Durchmesser. (Nach VAQUEZ und BORDET.)

erwähnten von VAQUEZ zitierten 15jährigen Kind starke Störungen bestanden, mit Anfällen von Herzklopfen und Dyspnoe bei geringster Bewegung, so betont doch H. MÜLLER, daß die Fälle oft ein höheres Alter erreichen und in ihrer körperlichen Leistungsfähigkeit lange Zeit nicht oder nur unbedeutend beeinträchtigt werden. Sie sterben an interkurrenten Krankheiten. „Leichte Zeichen von Endokarditis" finden sich bei der Sektion in fast allen Fällen (H. MÜLLER). Die Aortenstenose verhält sich darin nicht anders als jeder andere Herzfehler.

Charakteristische Symptome kann die sog. **Isthmusstenose der Aorta** erzeugen, die Verengerung an der Einmündungsstelle des Ductus art. unterhalb der vom Arcus abgehenden Art. subclavia sinistra.

Durch diesen Abschnitt der Aorta strömt vor Einsetzen der Lungenatmung wenig Blut, eine Persistenz der Enge dieses Teils bei offenem oder geschlossenem Ductus ist demnach als typische Hemmungsmißbildung aufzufassen (ROKITANSKY). Außer dieser von BONNET als *„Neugeborenen-Typus"* bezeichneten Form der Isthmusstenose kommen aber noch Veränderungen dicht unterhalb der Einmündungsstelle des Ductus arteriosus vor. Bei diesem sog. *„Erwachsenen-Typus"* scheint die Verengerung durch ein Übergreifen des zur Obliteration des Ductus arteriosus führenden Prozesses auf die gegenüberliegende Aortenwand bedingt zu sein. Der Ductus arteriosus ist in diesen Fällen geschlossen. Zwischenformen sind nicht selten.

Die Isthmusstenose führt zu einer Ausweitung der oberhalb gelegenen Arterienabschnitte mit Erweiterung des Aortenbogens, der Intercostalarterien, der Arteria mamaria interna, der Arterien der Rückenhaut sowie der Arterien der Arme, während im Gegensatz dazu die arterielle Zirkulation der Beingefäße auffallend schlecht ist. Eine Verbesserung der abdominellen Zirkulation wird durch die Arteria subclavia und die Arteria mamaria interna erreicht, durch Bildung eines „Kollateralkreislaufs", ein Gegenstück zu dem venösen Kollateralkreislauf bei Hindernissen im Gebiet der Vena portae. Auf dem Weg der epigastrischen und intercostalen Arterien wird das Blut der Aorta thoracica und descendens zugeleitet. Von der Güte dieses Kollateralkreislaufs hängt die Prognose ab.

Eine Hypertrophie und Dilatation des linken Herzens kann fehlen, wenn der Kollateralkreislauf einen ungehinderten Abfluß des arteriellen Blutes gestattet. Neben dem auffallenden Gegensatz der verstärkten Arterialisation im Bereich des Kopfes und der Arme und der arteriellen Ischämie im Ausbreitungsgebiet der Aorta descendens, mit oft deutlicher Verspätung des Femoralis-Pulses, finden sich systolische Geräusche in der Höhe der Isthmusstenose am linken Sternalrand oder im Verlauf der kollateralen Arterienerweiterung, z. B. einwärts des Schulterblattes am Rücken (ROMBERG). Die überlasteten arteriellen Gebiete neigen naturgemäß zu Sklerosierung.

Der folgende Fall zeigt, daß die Isthmusstenose der Diagnose leicht entgeht.

Am 11. 8. 23 kam der 49jährige Dachdecker Joh. Marbach im Pathologischen Institut zur Sektion. (Ich verdanke das Sektionsprotokoll der Liebenswürdigkeit von Herrn Prof. WEGELIN.)

Die *pathologisch-anatomische Diagnose* lautete: Stenose des Isthmus aortae. Hochgradige exzentrische Herzhypertrophie. Thromben im rechten Herzohr und linken Ventrikel. Lungenembolien. Lungeninfarkte. Infarktnarben der linken Lunge und Niere. Stauungsinduration der Lungen, der Milz, der Nieren. Stauungscirrhose der Leber. Periphere Leberverfettung. Stauungskatarrh des Magen-Darmkanals. Hämatothorax, Ascites, Hydroperikard. Vernarbte Tuberkulose beider Lungenspitzen. Verkäste Lymphdrüse im Vordermediastinum. Agenesie der linken Nebenniere. Hypoplasie der Hoden. Periorchitis adhaesiva rechts. Multiple Adenome der Nieren. Thrombus der linken Vena saphena. Struma nodosa.

Das Sektionsprotokoll enthält über das *Verhalten des Herzgefäßsystems* folgende Daten: *Herz* stark vergrößert (500 g), reicht bis zur vorderen Axillarlinie. Spitze stark abgerundet, von beiden Ventrikeln gebildet. Epikard mäßig fettreich, über dem rechten Ventrikel vorne einige weiße Sehnenflecken, Konsistenz schlaff. Mitralis für 3, Tricuspidalis für 4 Finger durchgängig. Im Herzen viel Cruor, flüssiges Blut und Speckhaut. Linker Vorhof erweitert, Endokard leicht verdickt. Mitralis zart, o. B. Linker Ventrikel erweitert, Spitze ausgebuchtet, Trabekel abgeflacht. Papillarmuskeln hinaufgerückt. An einer Stelle der Spitze ist das Endokard weißlich verdickt, die Verdickung greift aber nicht auf das Myokard über. Zwischen den Trabekeln der Spitze graurote gerippte Thromben. Aortenklappen zart, Aorta ascendens zart, über den Klappen 80 mm. Coronararterien leicht verdickt. Rechter Vorhof und Ventrikel stark erweitert. Im rechten Herzohr kleiner, locker haftender, gerippter, grauroter Thrombus. Mm. pect. und Trabekel des Ventrikels stark verdickt. Tricuspidalis und Pulmonalklappen zart. Wanddicke 4 mm, links 12 mm. Myokard graurot, transparent, ohne deutliche Schwielen, Foramen ovale geschlossen. — *Aorta thoracica* zart. Umfang vor dem Abgang der großen Halsgefäße 60 mm, hinter demselben im Bereich des Isthmus eine deutliche Einengung auf 50 mm, gleich darauf eine Erweiterung der Aorta von bis 90 mm, welche nach unten allmählich in die normal breite Brustaorta übergeht.

Patient lag vom 16. 2. bis 27. 4. in der Med. Klinik (Prof. SAHLI) und vom 9. bis 11. 8. 23 auf der nichtklinischen Abteilung des Inselspitals (Dr. A. SCHÜPBACH). Eine Ausweitung der oberhalb der Isthmusstenose gelegenen arteriellen Abschnitte fiel nicht auf. Die Gefäßdämpfung erschien normal, die Carotiden ohne besonderen Befund. Eine Röntgenuntersuchung wurde nicht vorgenommen. Der Umfang des Anfangsteils der Aorta von 80 mm lag deutlich über deren Normalzahl (70 mm nach RAUBER-KOPSCH), war aber diagnostisch nicht faßbar. Von einem Gegensatz der arteriellen Zirkulation der Arme und derjenigen der Beine wurde nichts bemerkt, ein arterieller Kollateralkreislauf bestand nicht. Bei einem sehr geringen Pulsvolumen (0,07 ccm bei einem optimalen Druck von 110 mm Hg) fand sich wenigstens vorübergehend ein systolischer Druck von 145 mm Hg. Man erklärte sich die *trotz Herzinsuffizienz noch bestehende Hypertension* wohl durch die Annahme einer Arteriosklerose. Die Palpation hatte rigide Arterien ergeben. Die Sektion zeigte, daß bei dem Mann keine wesentliche Arteriosklerose bestand, die Hypertension war zweifellos die Folge

der Verengerung der Aorta unterhalb der Abgangsstelle der zu den Armen
führenden Arterien. Die Isthmusstenose selbst machte auskultatorisch keinerlei
Erscheinungen, nur ante exitum trat ein systolisches Geräusch auf, mit Maximum
an der Herzspitze, also wohl entsprechend einer relativen Mitralinsuffizienz.
Die Diagnose konnte unter diesen Umständen kaum gestellt werden. Von Interesse sind die von dem Patienten mehrfach geäußerten Schmerzen in der linken
Brustseite ohne deutlichen perkutorischen oder auskultatorischen Befund an
den Lungen. Die Beschwerden sind möglicherweise als „Aortalgie" aufzufassen.

Sehr auffallend erscheint die Tatsache, daß die Aortenklappen sowohl wie
die Aorta ascendens in dem Sektionsprotokoll als zart bezeichnet sind. Trotz
des dauernd vorhandenen und für das schließliche Versagen des Herzens ver-
antwortlichen Überdrucks in der Aorta war es bei dem 48jährigen Mann nicht
zur Arteriosklerose gekommen. Ferner ist das Verhalten der Aortenweite von
erheblichem Interesse. Genau wie man bei der Pulmonalstenose eine Ausweitung
des Pulmonalbogens findet und bei der kongenitalen Aortenstenose nicht selten
eine Dilatation der Aorta ascendens (S. 28, 31), so sieht man bei Isthmusstenose
der Aorta eine maximale Ausweitung des Gefäßes *unterhalb* der Verengerung.
Hier beträgt der Umfang 90 mm gegen 50 mm an der Stelle des Isthmus, nach
unten nimmt die Brustaorta dann wieder normales Kaliber an. Die durch die
Stenosierung herbeigeführte lebhafte Wirbelbildung ist für die Ausweitung des
Gefäßes verantwortlich zu machen.

Die *Lebensfähigkeit* wird durch eine Isthmusstenose je nach dem Grad der
Störung ganz verschieden beeinflußt. Bei dem ausführlicher beschriebenen
eigenen Fall stellten sich Herzinsuffizienzerscheinungen erst mit 47 Jahren ein,
Patient war als Dachdecker bis dahin voll erwerbsfähig gewesen. LAUBRY und
PEZZI berichten über 2 Kinder von 11 und 14 Jahren, die bis zu diesem Alter
keine ernsteren Störungen dargeboten hatten. Bei starker Stenosierung des
Isthmus ist die Lebensfähigkeit des Individuums begreiflicherweise stark ge-
fährdet.

Bei Stenosen der pulmonalen wie der aortalen Ausflußbahn ist die Blutversorgung der Peripherie immer mehr oder weniger beeinträchtigt. Wie bei
jeder anderen Stenose sind hinsichtlich der *Therapie Ruhe- und Liegekuren* das
wirksamste Mittel zur Aufrechterhaltung der Suffizienz des Herzens und der
Fernhaltung von Beschwerden. Zeigen sich Stauungssymptome, so sind *Aderlässe* indiziert. Dieselben wirken wenigstens im Moment, ausschließlich durch
die mechanische Entlastung des Kreislaufs. Wenn auch der arterielle Druck
nach der Vornahme von Aderlässen gelegentlich nicht sinkt, so erholt sich doch
der überdehnte Herzmuskel bei verminderter Füllung des Herzens. Besteht zu
der venösen Stauung noch Polyglobulie wie bei den Pulmonalstenosen, so ist
die Vornahme eines Aderlasses um so mehr angezeigt. Eine *Digitalis*therapie
wirkt meist gut, trifft das Glucosid doch auf einen histologisch intakten Muskel.
Schließlich hat man den Zustand der blutbildenden Organe im Auge zu behalten.

c) Transposition der großen Arterien.

Dieselbe beruht auf einer falschen Septierung des Truncus arteriosus. Der
spiralige Verlauf des Septum aorticopulmonale innerhalb des Bulbusrohres erscheint ersetzt durch eine mehr oder weniger geradlinige Scheidewandbildung,
so daß die normale Überkreuzung von Aorta und Pulmonalis ausbleibt. Abb. 17
nach MÖNCKEBERG illustriert die Verhältnisse. Normalerweise dreht sich das
Septum im Sinne des Uhrzeigers bis zu 225°, eine Hemmung dieses Vorgangs
führt zu all den abnormen Stellungen der großen Gefäße an ihrem Abgang
von den Ventrikeln, die man unter den Begriff der Transposition zusammenfaßt.

Dieselbe hat an sich mit einem Situs inversus nichts zu tun. Das Truncusseptum verläuft mehr oder weniger geradlinig abwärts, so daß eine für den oberen Abschnitt normale Stellung sozusagen bis zur Einpflanzungsstelle der großen Gefäße in den Ventrikel fixiert bleibt und hier als Transposition in Erscheinung tritt.

Während an diesem Punkt normalerweise die Aorta links hinten, die Pulmonalis rechts vorn steht, findet sich als extreme Form einer Transposition die Aorta rechts vorn, die Pulmonalis links hinten. Die Aorta entspringt so aus dem rechten, die Pulmonalis aus dem linken Ventrikel.

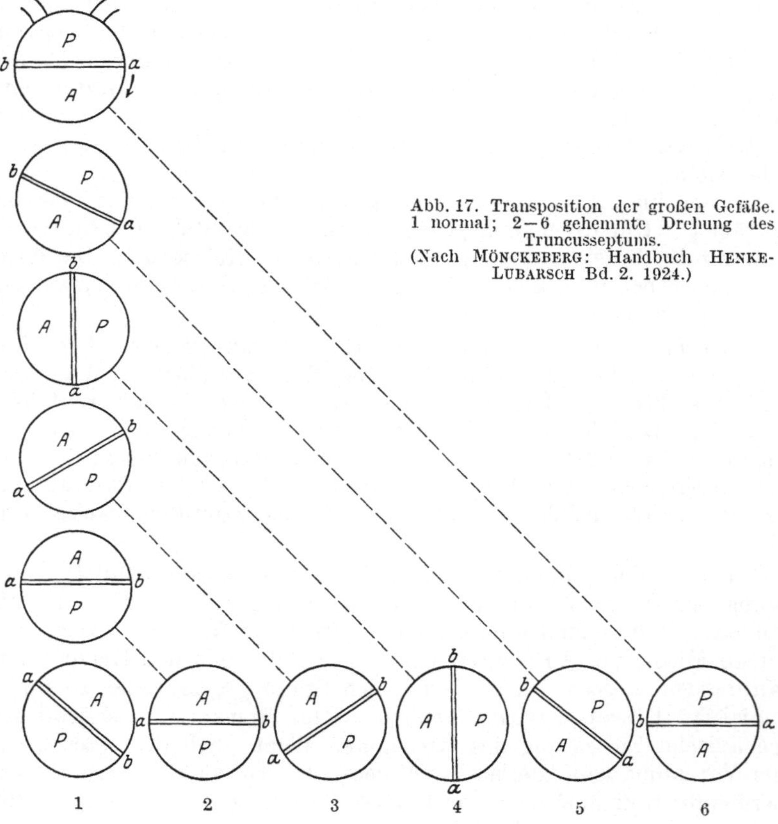

Abb. 17. Transposition der großen Gefäße.
1 normal; 2—6 gehemmte Drehung des Truncusseptums.
(Nach MÖNCKEBERG: Handbuch HENKE-LUBARSCH Bd. 2. 1924.)

Auch bei dieser Mißbildung spielen abnorme hydromechanische Einwirkungen neben ererbten Anomalien des wachsenden embryonalen Gewebes eine Rolle. Abnormitäten im Bereich des aurikulären und ventrikulären Septums sind für die Ausbildung der Störung von ebenso großem Einfluß wie Hemmungen der Zirkulation peripher von der Einpflanzungsstelle der großen Gefäße. Umgekehrt kann eine mangelhafte Drehbewegung und ein ungenügendes Herabwachsen des Truncusseptums auch indirekte Ursache sein für eine Defektbildung im Ventrikelseptum. Gewissermaßen fixiert erscheint die Herzschleife nahe dem späteren Arcus aortae. Hier entspricht die Stellung des Septums ungefähr der Lage Aorta vorn, Pulmonalis hinten. Vor Bestehen eines den linken Ventrikel füllenden Lungenkreislaufs ist zur Entwicklung der spiraligen Leistenbildung kein Anlaß, erst durch das Hinzutreten des konkurrierenden linksseitigen Blutstroms kommt die Wirbelbildung und damit die spiralige Septierung zustande.

Anomalien des Truncusseptums gehen immer mit entsprechend veränderter Stellung der Semilunarklappen einher. Da sich ferner die Kranzarterien stets an jener Seite der Bulbuswülste entwickeln, die dem freien Lumen zugekehrt ist, und da aus dem rechten freien Rande die rechte, aus dem linken die linke Aortenklappe hervorgeht, so kann man aus der Lage der Kranzarterienmündungen ebenfalls auf den Grad der stattgehabten Drehung des Truncusseptums schließen.

Von klinischer Bedeutung sind nur solche Störungen, bei denen eine totale Transposition nicht eingetreten ist. Nur in dem Fall von LITTEN mit totaler Transposition kam es zu einem Überleben während sieben Jahren. Die Bronchialarterien und Bronchialvenen führten, stark dilatiert, dem aus dem rechten Ventrikel entspringenden venösen Aortenstrom arterialisiertes Blut zu. Das einzige krankhafte Symptom war in dem genannten Fall eine extreme Cyanose. Auch bei gleichzeitig vorhandenen Defekten der Vorhof- oder Kammersepten, Offenbleiben des Ductus Botalli scheint das Leben während kürzerer Zeit möglich zu sein. Intrauterin wird durch das arterialisierte Nabelvenenblut der Sauerstoffbedarf der Organe auch bei bestehender Transposition der großen Gefäße ohne weiteres gedeckt.

Bei den Peptilien fehlt die Drehbewegung. Die mangelhafte Drehung des Septums beim Menschen erinnert an den Bau des Reptilienherzens. Die ontogenetische Theorie mit der Annahme abnormer Einwirkungen auf das Herz während der ersten Zeit seiner embryonalen Entwicklung vermögen die Verhältnisse nach A. SPITZER keineswegs zu erklären. Die einfachen Mißbildungen, wie ein offenes Foramen ovale, offener Ductus art., Lücken im Kammerseptum sind wirkliche Hemmungsbildungen, Rückstände von den in der normalen Entwicklung vorgebildeten Durchgangsstadien. Ein der Transposition der großen Gefäße entsprechendes Durchgangsstadium gibt es aber beim Säugetier nicht. A. SPITZER erklärt die Transposition mit dem Stehenbleiben auf einer dem Reptilientypus verwandten tieferen phyletischen Stufe, der Wiederkehr, Verstärkung und Fixierung einzelner „Ahnentendenzen", die dem Reptilien- und dem Säugerstamm gemeinsam angehört haben. Bei den ersteren sind diese Merkmale weiter fortgebildet und spezialisiert, bei den letzteren hingegen umgebildet und den speziellen Säugermerkmalen angepaßt worden. Die Transposition ist nach SPITZER ganz vorwiegend phylogenetisch bedingt. Die Einzelheiten seiner Beweisführung, namentlich die vergleichend anatomischen Daten und deren Verwertung sind in Virchows Archiv, Bd. 243, enthalten.

Anhang: Kongenitale Mitralstenose (DUROZIERsche Krankheit).

Unter dieser Bezeichnung werden in der Literatur (vgl. BAUER) Mitralstenosen angeführt, deren Klappen glatt sind ohne Unebenheiten, die Ränder verdickt, oft verwachsen, die Sehnenfäden verdickt und retrahiert, so daß eine trichterförmige Stenose des Ostiums zustande kommt. Wenn von unvollkommener „Entwicklung" der Mitralöffnung gesprochen wird, so muß doch darauf hingewiesen werden, daß die atrioventrikulären Klappen durch Hineinwachsen einer bindegewebigen epikardialen, septumartigen Gewebsschicht entstehen, eine *Entwicklungshemmung* also höchstens eine *Insuffizienz* des Ostiums zur Folge haben könnte. Die Auffassung der Stenosierung als Mißbildung begegnet überhaupt starken Bedenken. Das Fehlen deutlicher endokarditischer Veränderungen spricht nicht gegen entzündliche Veränderungen der Klappen in früheren Stadien Der gleichzeitig bei derartigen Fällen vorhandene asthenische Habitus, das infantile Aussehen, die hypoplastische Beschaffenheit der Gefäße und des Herzens zusammen mit den Symptomen eines Status thymolymphaticus können sehr wohl *Folgen* einer frühzeitig erworbenen Endokarditis der Mitralklappe sein, wie man sie auch sonst bei sicher erworbenen derartigen Affektionen sieht. Das von BAUER erwähnte Vorkommen einer negativen Initialschwankung im Elektrokardiogramm spricht keineswegs ohne weiteres für den kongenitalen Charakter der Störung, man kann diese Veränderung bei entsprechend starker

Vergrößerung des rechten Ventrikels auch sonst beobachten. Die Mehrzahl der Autoren verhält sich der Annahme einer embryonalen Bildungsanomalie gegenüber ablehnend, in dem Werk von Vaquez ist die sogenannte Duroziersche Krankheit unter den kongenitalen Störungen des Herzens ebensowenig angeführt wie in der umfassenden Darstellung von Mönckeberg. Immerhin ist zu beachten, daß von Sachs eine derartige Mitralstenose bei zweieiigen Zwillingsschwestern und deren Bruder beobachtet wurde und daß namhafte Autoren wie Huchard, Bard sich für das Vorkommen „reiner" Mitralstenosen nicht entzündlichen Ursprungs eingesetzt haben.

3. Kongenitale Lage- und Größenanomalien.

α) Die **Größe** *des Herzens,* sein Fassungsvermögen und seine Wandstärke stehen — bei gleicher Qualität der Muskulatur — in direkter Relation zu der zu bewältigenden Arbeit. Dieselbe setzt sich aus den Faktoren Füllung (Volum) × arterieller Druck zusammen. Nimmt man den Zeitfaktor hinzu, so handelt es sich um die „Leistung" des Herzens. Die Klinik lehrt, daß die Herzmuskelmasse der Leistung entsprechend wächst, während eine Arbeit, auf längere Zeit verteilt, die Größe des Herzens weniger beeinflußt.

Intrauterin wird der Organismus durch die Vena omphalomesenterica mit sauerstoffhaltigem mütterlichen Blut versorgt, außerdem strömt dem rechten Herzen das venöse Blut aus den verschiedenen Körperteilen zu. Nach der Geburt fällt der arterielle Zufluß von außen fort. Durch die einsetzende Tätigkeit der Lungen kommt es zu einer Verschiebung der Blutmenge, zugleich aber auch zu einer beträchtlichen Verminderung des gesamten zirkulierenden Stromvolums. Der Druck auf der venösen Seite des Herzens sinkt.

Die vom Herzen zu bewältigende Arbeit ist somit unmittelbar nach der Geburt geringer als vorher. Das Wegfallen des arteriellen Zustroms in der Nabelvene schafft ähnliche Verhältnisse wie das Abklemmen eines peripheren arteriovenösen Aneurysma, was bekanntlich zu Verkleinerung des Herzens und Drucksenkung in der rechten Herzhälfte führt. Nach der Geburt ist die Arterialisation der Organe besser, das Lungenblut mit Sauerstoff gesättigt, während das vor der Geburt der Peripherie zufließende Blut stark venösen Charakter hat. Post partum steigt der Sauerstoffverbrauch des Organismus rasch und auch der Tonus der arteriellen Gefäße ändert sich. Die Zirkulation würde diesen in ganz kurzer Zeit eintretenden vermehrten Ansprüchen nicht gewachsen sein, wäre nicht — gewissermaßen ein Sicherheitsfaktor — schon vor der Geburt das Herz auf eine relativ hohe Leistung eingestellt.

Das Herz des Neugeborenen ist relativ groß. Das prozentuale Gewicht des Herzens im Vergleich zum Körpergewicht beträgt beim Neugeborenen nach Vierodt 0,76, um schon nach einem Monat auf den beim Erwachsenen bis in die 40er Jahre geltenden Wert von 0,51 zurückzugehen.

Über eine kongenitale Hypoplasie des Herzens finden sich in der Literatur keine Angaben, wenn man von der Akardie absieht. Von Interesse sind aber Beobachtungen von **kongenitaler Hyperplasie** bzw. von „**kongenitaler, primärer, idiopathischer Herzhypertrophie".**

Es handelt sich dabei nicht um die z. B. von Ceelen beschriebenen Fälle von Herzdilatation bei Status thymico lymphaticus, mit degenerativen Veränderungen an den Muskelfasern und diffus oder herdförmig verteilten lymphocytären Zellansammlungen, die ganz an das Diphtherieherz erinnern. Auch die von Virchow zuerst erwähnte, von Schmincke neuerdings ebenfalls beschriebene diffuse Myomatose des Herzens ist nicht die anatomische Grundlage der idiopathischen Herzhypertrophie. Die Virchowsche Myomatose entspricht einem diffusen geschwulstartigen Prozeß, der bei circumscripter Entwicklung als „Rhabdomyom" bekannt ist, charakterisiert durch das Auftreten embryonaler nur partiell fibrillär differenzierter Muskelfasern, mit fehlenden oder rundlichen Kernen. Bei wahrer primärer Herzhypertrophie erscheint die Muskulatur mikroskopisch völlig normal, es finden sich weder die Zeichen der Entzündung noch die der Tumorbildung.

Bei der Seltenheit der Störung, die z. B. in Frankreich wenig bekannt zu sein scheint[1], möchte ich die genauen Daten derartiger Fälle[2] ausführlich wiedergeben.

1. SIMMONDS beschreibt 1899 eine idiopathische Herzhypertrophie bei einem Kind, das von gesunden Eltern stammte, völlig normal entwickelt war und während der sehr protrahierten Entbindung starb. Alle Organe der Brust und Bauchhöhle zeigten, mit Ausnahme des Herzens, völlig normale Verhältnisse und auch die mikroskopische Untersuchung der Nieren und einiger anderer Organe bestätigten diese Annahme. Die großen Gefäße, der Ductus Botalli, die Nabelgefäße, das Foramen ovale zeigten völlig normale Verhältnisse und auch der Herzklappenapparat ließ nicht die geringste Abnormität erkennen. Dagegen fiel sofort bei Eröffnung des Thorax die Größe des breit zwischen den atelektatischen Lungen liegenden Herzens auf. Das Organ hatte eine Länge von $5^1/_2$ cm, eine Breite von 6 cm und einen Umfang von 14 cm an der Basis. Sein Volumen betrug 45 ccm, sein Gewicht nach Entleerung des Blutes 44 g, während sonst das Herzgewicht beim Neugeborenen nur 19—20 g erreicht. Die Hypertrophie der Muskulatur betraf ziemlich gleichmäßig beide Ventrikel. Der rechte hatte eine Wanddicke von $^3/_4$—1 cm, der linke von 1—$1^1/_4$ cm; das Septum war $^3/_4$ cm breit; nirgends fanden sich Verhältnisse, welche auf eine geschwulstförmige Myombildung deuteten. Nur eines fiel auf im Gegensatz zum Cor bovinum des Erwachsenen, die *geringe Beteiligung der Papillarmuskeln* an der Hypertrophie. Sie waren nirgends breiter als sie am Herzen des Neugeborenen zu sein pflegen. Die mikroskopische Untersuchung des Herzfleisches ließ, abgesehen von frischen Hämorrhagien nahe der Oberfläche, keine Abnormität auffinden.

2. HEDINGER veröffentlichte 1904 die Krankengeschichte und das Sektionsprotokoll eines 14 Monate alten Knaben, der am 18. 11. 1903 im JENNERschen Kinderspital Bern aufgenommen wurde.

Das Kind war am normalen Schluß der Schwangerschaft geboren. Die Geburt verlief normal. Nach 2monatiger Ernährung an der Mutterbrust wurde das Kind mit steigenden Konzentrationen und Mengen von Kuhmilch ernährt. Es entwickelte sich vollkommen normal. Erst im Herbst 1903 begann es zu kränkeln, hustete etwas, wurde blaß und wollte im Gegensatz zu früher keine Gehversuche mehr machen. Eltern und Geschwister gesund. Nach dem Aufnahmestatus vom 19. November 1903 handelte es sich um ein kräftiges, gut entwickeltes Kind. Haut und Schleimhäute blaß, keine Cyanose. Die Untersuchung der Lungen zeigt normale Grenzen, mit Ausnahme eines mäßig diffusen feuchten Katarrhs keine Veränderung. Die Herzdämpfung ist etwas groß, besonders nach oben und außen. Die Herzaktion ist rasch, hier und da deutlicher Galopprhythmus. Über dem Herzen hört man ein sein Maximum an der Basis zeigendes leises systolisches Blasen. Puls 125, klein, regelmäßig. Respiration 40 in der Minute, oberflächlich, costo-abdominal. Temperatur normal. Die Leber überragt den Rippenbogen um Dreifingerbreite. Die Milz ist nicht vergrößert. Im Urin findet sich eine Spur Albumen ohne Sediment. Geringgradiger rachitischer Rosenkranz. Im Blut 50% Hämoglobin. Schon nach wenigen Tagen steigt die Temperatur auf 38,1—38,7, die Bronchitis nimmt zu. Am 26. 11. zeigten sich neben der Herzdämpfung links oben die physikalischen Erscheinungen einer lobulären Hepatisation. Am 28. 11. 03 trat mittags $11^1/_2$ Uhr, nachdem der Knabe des Morgens bei einer Temperatur von 37,1 ganz munter gewesen war, ziemlich unerwartet der Exitus ein.

Die Autopsie ergab folgendes: Gut entwickeltes und genährtes Kind. Zwerchfellstand beidseitig an der 6. Rippe. Knorpelknochengrenze der Rippen etwas verdickt, unregelmäßig. Sonstige Zeichen von Rachitis fehlen. Leber überragt in der Mamillarlinie den Rippenbogen um $3^1/_2$ cm, in der Mitte steht der Leberrand 8 cm unterhalb des Endes des Corpus sterni. Bauchsitus sonst o. B. Bei der Eröffnung des Thorax liegt der enorm vergrößerte Herzbeutel vor. Die linke Lunge ist stark retrahiert und kollabiert, die rechte Lunge etwas weniger retrahiert. Die Lungen sind frei. In den Pleurahöhlen findet sich keine Flüssigkeit. Die linke Lunge ist von mittlerem Volumen; in der Pleura des Oberlappens sind einige punktförmige Hämorrhagien. Mit Ausnahme des Oberlappens, der in den mittleren und vorderen Partien neben kleinen atelektatischen Herden kleine bronchopneumonische Herde enthält (bei der mikroskopischen Untersuchung besteht das Exsudat

---

[1] Vgl. VAQUEZ: Maladies du coeur, S. 691.
[2] OBERNDORFER berichtete 1906 über 5 weitere Fälle.

in den Alveolen vorzugsweise aus multinukleären Leukocyten und desquamierten Epithelien, die zum Teil braunes Pigment einschließen), zeigt die linke Lunge normalen Luft- und Blutgehalt. Die Bronchialschleimhaut, stark hyperämisch und injiziert, ist mit schleimig-eitrigen Massen bedeckt. Die rechte Lunge weist mit Ausnahme einer eitrigen Bronchitis keine Abnormitäten auf. Die Bronchialdrüsen sind etwas hyperämisch. Die Zunge ist etwas belegt. Die Halsorgane zeigen mit Ausnahme der leicht vergrößerten Schilddrüse keine Besonderheiten. Der Thymus ist nicht vergrößert. Im Herzbeutel finden sich 10—15 ccm klare seröse Flüssigkeit. Das Herz ist enorm vergrößert; das Gewicht ohne Blut beträgt 190 g. Die Spitze ist vom linken Ventrikel gebildet. Die Länge des linken Ventrikels beträgt $8^1/_2$ cm, die maximale Länge beider Ventrikel 8 cm. Die Konsistenz ist beidseitig vermehrt und entspricht ungefähr derjenigen eines normalen rechten Ventrikels eines Erwachsenen. Die Mitralis ist für den Mittelfinger gut durchgängig. In der linken Herzhälfte findet sich reichlich Cruor und im linken Ventrikel gegen die Spitze im Lumen frei ein oberflächlich etwas gerippter kugeliger Thrombus mit einem Durchmesser von etwa $1^1/_2$ cm. Die Tricuspidalis ist ebenfalls für den Mittelfinger durchgängig. In der rechten Herzhälfte findet man reichlich flüssiges Blut und Cruor. Die Klappen sind vollkommen normal. Der Umfang der Mitralis beträgt 45 mm, derjenige der Tricuspidalis 50 mm. Der Umfang der Aorta ascendens dicht über den Klappen beträgt 32 mm, derjenige der Arteria pulmonalis an entsprechender Stelle 34—35 mm. Die Aorta zeigt in ihrem ganzen Verlauf keine Veränderung. Der Umfang der Aorta thoracica mißt 21—22 mm. Der linke Ventrikel ist stark erweitert, sehr wenig der linke Vorhof. Die Erweiterung des linken Ventrikels macht sich namentlich gegen das Septum ventriculorum hin geltend. Der rechte Ventrikel, welcher ebenfalls für das Alter des Kindes beträchtlich erweitert ist, erscheint im Vergleich zum linken Ventrikel durch die starke Vorbuchtung des Septums eher verkleinert. Der rechte Vorhof ist ebenfalls erweitert. Das Endokard des linken Ventrikels ist diffus etwas verdickt, von sehnigem Aussehen, dasjenige des rechten Ventrikels zeigt nur an wenigen Stellen den sehnigen Glanz. Die Wanddicke links beträgt 7—8 mm, rechts 4—5 mm. Die Muskulatur ist blaß und zeigt teils streifige, teils punktförmige geringgradige Trübungen. Die Papillarmuskeln und Trabekeln sind ebenfalls, namentlich links, für das Alter des Kindes vergrößert; hingegen sind sie im Vergleich zu der vorliegenden Größe des Herzens eher als klein zu bezeichnen. Das Foramen ovale ist geschlossen; der Ductus Botalli obliteriert. Die mikroskopische Untersuchung, welche an in Formol gehärteten Stückchen aus den verschiedensten Stellen des Ventrikels und der Vorhöfe vorgenommen wurde, zeigte mit Ausnahme der Größendimensionen überall vollkommen normale Verhältnisse. Die Milz, 33 g, von derber Konsistenz, zeigt derbe, schwarzrote Pulpa, reichliche, ziemlich große Follikel und gut sichtbare Trabekel. Die Nebennieren zeigen keine Veränderung. Die Nieren, 72 g, zeigen an der Oberfläche vereinzelte embryonale Furchen, auf der Schnittfläche normale Zeichnung, guten Blutgehalt und gute Transparenz. Die Brüchigkeit des Gewebes ist normal. Die mikroskopische Untersuchung zeigte außer Hyperämie vollkommen normale Verhältnisse. Im Magen findet sich reichlich milchiger Inhalt. Die Schleimhaut ist blutreich. Ductus choledochus durchgängig. Die Leber, 285 g, zeigt auf der blassen Schnittfläche konfluierende Centra der Acini und mäßige Trübung um die GLISSONSchen Scheiden herum. In der Gallenblase wenig dunkle Galle. Wand ödematös. Das Pankreas ist anämisch. Harnblase und Genitalien ohne Veränderung. Die Schleimhaut des Dünndarmes ist blutreich. Auf der Höhe der Falten sieht man hier und da kleine Hämorrhagien. Die PEYERschen Plaques sind etwas geschwellt, hyperämisch und injiziert. Im Dickdarm zeigt die Schleimhaut keine Besonderheiten; die Solitärfollikel sind nicht vergrößert. Die Mesenterialdrüsen sind etwas vergrößert, blutreich. Die Hirnsektion ergibt außer geringem Blutgehalt der Häute und der Hirnsubstanz keine Besonderheiten.

3. In der Dissertation von EFRON wird ein schlecht ernährtes, in ärmlichen Verhältnissen erzogenes 6monatiges Kind beschrieben. Seit 2 Monaten litt Patientin an einem starken Husten. Wegen Lungenkatarrh wurde sie in hiesiger Poliklinik des Kinderspitals behandelt. Dabei wurde auch ein, wie angenommen wurde, kongenitaler Herzfehler konstatiert. Status praesens 16. 5. 99: Das Kind hustet oft. Die Atmung ist beschleunigt, 72 pro Minute. Der Puls ist klein, regelmäßig. Die Herzgegend zeigt eine Hervorwölbung der Brustwandung links vom Brustbein und der Rippen, die Intercostalräume sind verstrichen. Die Herzdämpfung beginnt oben über der zweiten Rippe, überschreitet nach links 1 cm die Mamillarlinie, nach rechts $1^1/_2$ cm den rechten Sternalrand. Man sieht keinen Spitzenstoß, fühlt ihn aber etwas diffus. Die Herzaktion ist deutlich sichtbar, diffus verbreitet über die 4.—6. Rippe in- und außerhalb der Mamillarlinie. Die Herztöne sind rein, aber schwach und dumpf. Keine Geräusche. Links vorn oben zeigt die Lunge leichte Dämpfung mit etwas Tympanie, ebenso ist der Perkussionsschall auf der linken Seite gedämpft, keine Rasselgeräusche. Rechts hinten oben ist das Exspirium verschärft, links ist abgeschwächtes Vesiculäratmen mit starkem in- und exspiratorischen Pfeifen und Giemen wahrnehmbar. Die Leber leicht palpatorisch als bis zur Nabelhöhe hinabreichend nachweisbar; der linke Lappen verschwindet in der linken Mamillarlinie unter den Rippenbogen.

Sektionsprotokoll 19. 5. 1899. Leiche cyanotisch, reichliche Totenflecke. Leber steht zwei Finger breit unter dem Rippenbogen; sie ist schwarzblau. Das Herz ist wenig bedeckt von den Lungenrändern, die nach beiden Seiten hin verdrängt sind. Die linke Lunge zeigt im Oberlappen Atelektasen, die Lingula ist emphysematös. Der Ober- und Unterlappen zeigen starkes Ödem, sind sehr blutreich. Rechte Lunge gut lufthaltig, sehr blutreich. Keine Bronchial-Drüsenschwellung, keine Infiltration des Gewebes. Das Herz ist kolossal groß, von rundlicher Form. Die maximale Länge beträgt 9 cm; von dem Ursprung der großen Gefäße bis zur Spitze mißt es 6³/₄ cm; die größte Breite beträgt 7 cm. Das Herz ist 8mal so groß wie die Faust des Kindes. Die Herzspitze ist vom linken und rechten Ventrikel gebildet. Das rechte Herz ist stark durch flüssiges Blut und Fasergerinnsel ausgedehnt. Die Klappen sind glatt und blaß. Foramen ovale nicht offen. Das linke Herz ist sehr stark dilatiert und hypertrophiert. Es enthält viel dunkles, geronnenes Blut im Vorhof und Ventrikel. Die Mitralklappe hat große Noduli Arantii, ist glatt, zart, groß, von durchaus normaler Beschaffenheit und schlußfähig. Sehnenfäden zart und normal. Papillarmuskeln gut und kräftig entwickelt. Das Ostium der Aorta ist ganz unverändert, ebenso die Aorta selbst und ihre Semilunarklappen zart und normal. Abnorme Kommunikationen zwischen dem linken und rechten Vorhof bestehen nicht. Die Muskulatur des Herzens ist von durchaus guter, kräftiger Beschaffenheit; zeigt absolut keine Erscheinungen von Degeneration, weder fettiger noch anderer Art. Der Oesophagus ist cyanotisch, namentlich der Pharynx. Die Schleimhaut des Larynx ist stark injiziert, wie die der Trachea. Der linke große Bronchus ist von hinten nach vorne komprimiert, die vordere Bronchuswand ist konvex nach hinten gewölbt, so daß sie sich mit der konkaven berührt. Der Bronchus wird evident von dem hypertrophischen Herzen komprimiert. Die Schleimhaut des Magens ist von grauer Farbe, im Pylorusteile schwärzlich. Schleimhaut des Pylorus und Duodenum sind vollkommen normal. Die Aorta thoracica zeigt keine Anomalien. Im Jejunum ist schwache Faltenbildung, reichliche Chylusresorption zu beobachten. Im Darm ist Injektion der PEYERschen Plaques vorhanden. In den oberen Teilen des Ilium sind keine Schwellungen, wohl aber leichte in den unteren Teilen wahrnehmbar. Beide Nieren sind groß, blutreich; von vollkommen normaler Struktur mit normalem Nierenbecken, nur sehr starken Blutreichtum zeigend. Ihre Größe ist vollkommen normal.

Das mikroskopische Bild des Herzens läßt nichts Abnormes konstatieren. Auf den Längsschnitten des linken Ventrikels sieht man sehr deutlich die faserige Struktur der Herzmuskulatur sowie das zarte Bindegewebe. Die Muskulatur, welche in diesen Schnitten sowohl in der Längs- als auch in Querrichtung getroffen ist, zeigt nichts Pathologisches. In der Längsrichtung verlaufen die Fasern ziemlich parallel, an manchen Stellen reichlich anastomosierend. Die Spalträume zwischen den einzelnen Faserbündeln sind durch eine sehr zarte Bindegewebsmasse ausgefüllt. Bei den quergetroffenen Bündeln ist auch weder Zerfall noch Nekrose oder fettige Degeneration sowie abnorme Pigmentierung sichtbar. Die Gefäße des Herzens zeigen ebenfalls Veränderungen. Die Gefäßwandung ist von entsprechender Dicke, das Gefäßlumen ist nicht pathologisch erweitert. Die gewebliche Struktur des rechten Herzens verhält sich ebenso wie die des linken.

4. Prof. O. WYSS veröffentlicht anschließend an die Dissertation von EFRON die Daten eines 10 Monate alten Knaben. Die Eltern lebten erst kurze Zeit in Zürich; ihr früherer Wohnort war in Tirol; beide waren junge, kräftige Leute, doch mit familiärer Belastung, indem die beiderseitigen Großeltern an Tuberkulose gestorben sind. Ihr erstes und einziges Kind war der Patient. Im ersten Vierteljahr war nichts aufgefallen und auch die Gravidität und Entbindung waren gut verlaufen. Wegen des langsamen Gedeihens des Kindes wurde ein Arzt konsultiert; es soll sich dann eine Lungenentzündung entwickelt haben, von der das Kind sich nie erholte. Ein zweiter zugezogener Arzt machte dieselbe Annahme und nach der Übersiedelung nach Zürich wurde erst nach längerer Zeit, da der Zustand gleich blieb und nur der Knabe nicht regelrecht zunahm, wieder ein Arzt zugezogen. Derselbe fand schon bei seiner ersten Untersuchung des im Wachstum sehr zurückgebliebenen, rachitische Symptome am Thorax und an andern Knochen zeigenden Knaben eine Dämpfung über der ganzen linken Thoraxseite. Am 21. Dezember war das Kind kaum so groß und körperlich entwickelt wie ein halbjähriges Kind. Es war sonst richtig proportioniert, nicht auffallend blaß, mit mäßiger Thoraxrachitis, frequent atmend. Die Herzgegend des Thorax war deutlich vorgewölbt, bildete eine Voussure; die Herzbewegungen waren stark und diffus; man fühlte kein Schwirren. Die ganze linke Thoraxhälfte ergab gedämpften Perkussionsschall, sowohl vorne als auch auf der hinteren Fläche, und man vermißte vorn und hinten links nicht nur vesiculäres, sondern überhaupt jedes Atemgeräusch. Die Herztöne waren laut; man hörte ein systolisches Blasen insbesonders laut auf der hinteren Fläche, Mitte und unterer Teil des linken Thorax. Rechterseits ganz normale Verhältnisse. Die rechte Herzgrenze überragte bedeutend den rechten Sternalrand nach rechts. Die Leber war nicht vergrößert; ebensowenig die Milz; im Abdomen auch sonst keine Anomalien und keine Mißbildungen irgendwo am Körper. Es bestand keine Blausucht und hatte solche auch nie bestanden. Es wurde eine abgelaufene Pleuropneumonie links mit atelektatisch

gebliebener linker Lunge angenommen und da bei einer später von dem Arzt vorgenommenen Probepunktion des linken Thorax keine Flüssigkeit, weder seröse noch eitrige, entleert werden konnte, sondern ein wenig Blut kam, so sah man von einer Pleuraeröffnung ab, hoffend, es würde sich mit der Zeit die linke Lunge vielleicht doch wieder ausdehnen. Am 26. 2. 02 starb der Knabe, gerade 1 Jahr alt. Der Tod erfolgte, nachdem der Knabe eine kurze fieberhafte Enteritis mit etwas Husten durchgemacht hatte, ohne Konvulsionen, nach kurz dauerndem Trachealrasseln.

Die Sektion ergab folgenden Befund: Linke Lunge vollständig atelektatisch, als ein schmales Band links und außen vom Herzen, unten am Zwerchfell angewachsen. Sie war vollständig plattgedrückt und stellte einen 4—5 cm breiten, kaum 1 cm dicken Streifen dar. In toto sowie in kleinen Stückchen sank sie im Wasser sofort unter; war, wie auch die übrige Untersuchung lehrte, absolut luftleer. Das Gewicht der linken Lunge betrug 35 g im frischen Zustand. Dasjenige der rechten Lunge war 140 g; die rechte Lunge war in jeder Beziehung normal, gut lufthaltig ohne Verwachsungen; vielleicht etwas größer als die Lunge eines gleich großen Kindes. Das Herz war kolossal vergrößert, in allen Teilen hypertrophisch, jedoch ohne eine Veränderung der Ostien oder Klappen oder der großen Gefäße und ihrer berücksichtigten Verzweigungen. Das Gewicht des Herzens ohne Blut betrug 157 g. Der Magen war stark balloniert, ohne sonstige Anomalie. Die Leber von normaler Größe, Färbung und übriger Beschaffenheit des Nierenparenchyms. Keine Symptome von parenchymatöser, keine von interstitieller Erkrankung. Das Herz zeichnet sich durch seine eigentümliche, auch nahe der Spitze breite Form aus, so daß man seine Gestalt zylindrisch nennen möchte; genauer: es hat die Form eines abgeschnittenen Kegels, der an der Basis 7 cm Querdurchmesser, gegen die Spitze hin dagegen $1\frac{1}{2}$—2 cm von letzterer entfernt, 6 cm Durchmesser hat. Die Spitze des Herzens ist also sehr stumpf, gerundet. Die Länge ist 10 cm, bei nicht mehr ausgedehntem rechten Vorhof; die Entfernung der Herzspitze von dem Ursprung der Arteria pulmonalis beträgt 8 cm. Beide Herzhälften zeigen starke Hypertrophie der Muskulatur; vollkommen normales Endokard, ganz vollkommen normale Papillarmuskeln, vollkommen normale, große zarte Klappen, sowohl am Ostium atrioventr. dext. et sinist. als auch im Ortium pulmonale et aortae. Auch die beiden großen Gefäße sind vollkommen normal was Weite und Beschaffenheit der Wandungen anbetrifft und ebenso die Vorhöfe und das Septum ventriculorum et atriorum. Keine Fettdegeneration der Muskulatur; normale Beschaffenheit des Epicardium. Die Herzspitze wird vom rechten und vom linken Herzen gebildet.

5. OBERHAMMER bespricht in der Zeitschrift für Kreislaufforschung 1927 die vorliegende Literatur und fügt selbst die Beobachtungen bei zwei neuen Fällen mit kongenitaler Herzhypertrophie hinzu.

Der erste Fall betrifft ein 7 Monate altes Mädchen. Der Hausarzt hatte das Kind noch 2 Tage vor dem Tode untersucht. Es hatte sich bis zu diesem Zeitpunkt, abgesehen von gelegentlichen Störungen von seiten des Verdauungsapparates, vollkommen gesund befunden und gut entwickelt, nunmehr zeigte es sich in der Nacht unruhig, es traten häufig diarrhöische Stühle auf. Im Laufe des Tages erholte sich der Säugling wieder, war frisch und munter wie gewöhnlich; eine neuerliche Untersuchung ergab keine Ursache zur Annahme einer ernsten Erkrankung. Nach 2 Tagen wurde der Arzt abermals gerufen, da sich der Zustand des Kindes im Laufe der Nacht allgemein verschlechtert hatte. Das Gesicht war eingefallen, die Haut matt. Puls und Atmung frequent, das Abdomen aufgetrieben, die Lippen leicht cyanotisch. Die Temperatur war nicht erhöht. Der behandelnde Arzt dachte an akute Darmstörung. Ehe er aber dazu kam, das Darmrohr einzuführen, verschied das Kind in seinen Armen.

Die Obduktion, 1 Tag nach dem Tode ausgeführt, ergab folgenden Befund: Leiche eines gut genährten Kindes weiblichen Geschlechtes mit kräftig entwickeltem Unterhautzellgewebe. Die Baucheingeweide normal gelagert, die Appendix ist retrocöcal gelegen, die Serose der Baucheingeweide überall glatt und glänzend, ihre Gefäße sind stark gefüllt. Die Leber überragt den Rippenbogen um drei Querfinger. Die Lungen sind soluminös, die Pleura überall glatt und glänzend, im Herzbeutel etwa 20 ccm einer klaren fibrinflockenführenden Flüssigkeit. Der Oesophagus ohne Besonderheit. Die Schleimhaut der Trachea blaß, die Hilus- und Bifurkationsdrüsen sind etwas markig geschwellt. Beide Lungen zeigen auf dem Schnitt eine leberähnliche Konsistenz, das Gewebe ist braunrot, fest, wenig saftreich und mangelhaft lufthaltig. Thymus in geringem Grade vergrößert, makroskopisch ohne Einlagerungen von Bindegewebe oder Fett. Die Schilddrüsen sind von entsprechender Größe, ohne pathologischen Befund. Sehr auffallend ist die Größe des Herzens, das in entleertem Zustand 70 g wiegt. Seine Spitze gehört zur Gänze dem linken Ventrikel an. Das subepikardiale Fettgewebe ist nur über die Vorderfläche des rechten Ventrikels und als ringförmiger Strang um die linke Vorhofkammergrenze deutlicher sichtbar entwickelt. Das Epikard ist glatt und glänzend. Der rechte Vorhof sowie der rechte Ventrikel sind auffallend erweitert und verdickt. Die rechtsseitige Muskulatur mißt 3—5 mm. Den weitaus größeren Teil der Herzmasse nimmt die den linken Ventrikel bildende Muskulatur ein. Sie mißt fast durchweg 8—10 mm. Die Kante des linken Ventrikels mißt nahezu 7 cm. Die des rechten 6 cm. Die größte Breite beträgt ebenfalls 7 cm. Die linke Kammer ist weit, von annähernd kugeliger Gestaltung. Der linke Vorhof ist weniger ausgedehnt als der rechte. Das Endokard weist nirgends Unebenheiten oder Anlagerungen auf, die Sehnenfäden der Mitralis sind lang und zart. Die Papillarmuskeln schlank. Das Herzfleisch ist von gleichmäßig braunroter Farbe und zeigt auf Schnitten nirgends knotige Einlagerungen. An den Segeln der Pulmonal- und Aortenklappen lassen sich keine krankhaften Abänderungen nachweisen. Die Abgänge der Coronararterien sind an gewöhnlicher Stelle und von entsprechender Weite. Das Foramen ovale ist für den Kopf einer kleinen Sonde durchgängig. Der Ductus Botalli obliteriert. Wand und Weite der großen Gefäße zeigen nirgends pathologische Verhältnisse. Magen gefüllt mit sauer riechenden, bröckelführenden Massen, in der Schleimhaut vereinzelt punktförmige Blutungen. Gallenwege durchgängig, in der Gallenblase hellgelbe Galle bei netzig gezeichneter Schleimhaut. Die Milz ist vergrößert, ihre Kapsel glatt, von der Schnittfläche läßt sich mäßig Pulpa abstreifen. Leber größer als gewöhnlich, Läppchenzeichnung undeutlich. Pankreas ohne Besonderheit. Die Nebennieren von entsprechender Größe, Gewebe weich. Die Nieren lassen sich leicht entkapseln, die Markrindengrenze ist deutlich, das Gebiet der Rinde stark gestrichelt, die Ureteren sind durchgängig. Dünndarm ohne Besonderheiten. Der Dickdarm, besonders aber das Colon ascendens und transversum zeigen eine starke Schwellung und Durchblutung der Schleimhaut. Die Lymphfollikel sind ebenso wie die mesenterialen Lymphknoten vergrößert.

Das Ergebnis der mikroskopischen Untersuchung war folgendes: Nieren: Die Glomeruli sind groß, zellreich, mit deutlichen und gut abgrenzbaren Schlingen, das tubuläre System ohne auffallende Befunde. Das Interstitium frei von Veränderungen. Hier und da fällt ein breiterer adventitieller Bindegewebsmantel, um größere arterielle Gefäße herum, auf, während die inneren Schichten unverändert sind. Die venösen Gefäße erweitert, hyperämisch. Nebennieren: Gewöhnlicher Bau der Rinde, Marksubstanz ohne krankhaften Befund. Thymus: In der zell- und gefäßreichen Marksubstanz reichlich HASSALsche Körperchen, die Rinde von gewöhnlicher Breite, sehr zellreich. Das interlobuläre Bindegewebe zellarm, seine Gefäße erweitert und strotzend mit Blut gefüllt. Außerdem finden sich im interstitiellen Bindegewebe Anhäufungen von großen, rundkernigen, eosinophilen Zellen. Milz: Die Milz zeigt die Befunde der Verdichtung, die Follikel mit deutlichem Keimzentrum und zentralen Größen. Die arteriellen Gefäße vielfach auch hier verdickt, und zwar vorwiegend in den äußeren Schichten. Leber: Die zum Teil mit Blut erfüllten Capillaren der Leber sind erweitert, in den Leberzellen manchmal großtropfige Anhäufung von Fett (progressive Fettinfiltration). Eine auffällige Zunahme des interstitiellen Bindegewebes ist nicht feststellbar. Die GLISSONschen Scheiden ohne Besonderheiten. Schnitte durch die Blöcke aus der Lunge zeigen, daß die Alveolen vielfach zusammengefallen sind. Das Septumgewebe verdickt durch Bindegewebsbildung, dessen spindelige Zellen oft sehr deutlich um die erweiterten und hyperämischen Capillaren sichtbar werden. In großer Ausdehnung stellt das Lungengewebe überhaupt nur mehr eine lockere, gefäßreiche Bindegewebsbildung dar. Hier und da sind allerdings noch spaltenförmige Alveolengänge auffindbar, die mit großen, oft mehrkernigen, an Kohlepigment reichen Speicherungszellen erfüllt sind (Desquamativpneumonie). Neben diesen Befunden erscheinen jedoch auch Partien, in denen die Alveolen noch erhalten sind, ja sogar in emphysematöser Abänderung sich befinden. Die großen arteriellen Gefäße sind dickwandig und hyperämisch, die Lungenvenen ebenfalls erweitert, mit auffallender Blutstauung. Die Bronchien überwiegend erfüllt mit abgestoßenen, proliferierten Epithelien, denen sich rundkernige Exsudatzellen sowie fädige, schleimige Substanz beimengen. Das subepitheliale Gewebe läßt Rundzelleinstreuungen erkennen. Ihre glatte Muskelschicht legt sich als Ring dicht um sie herum. Das peribronchiale Bindegewebe ist vermehrt. Die Pleura überzieht als zarter Bindegewebsstreifen die Oberfläche. Dieser Lungenbefund rechtfertigt die Diagnose: Atelektase im Übergang zu Induration mit Desquamativpneumonie bei stenosierender Bronchitis catarrhalis desquamativa. Am Herzen wurde folgender Befund erhoben: Schnitte durch die Muskulatur des linken Ventrikels des Septums und der rechten Kammer des Herzens zeigen im Mikroskop in ihrer Anordnung und Bauart keine auffallende Abweichung von der Norm. Die Herzmuskelfasern, die ein zusammenhängendes Geflecht bilden, sind deutlich quergestreift und lassen da und dort „Kittlinien" wahrnehmen. In der Mitte der Fasern, von Sarkoplasma umgeben, liegt der verschieden geformte Kern. An örtlich umschriebenen Stellen sind Bilder der Fragmentatio myocardii zu sehen. Eine Entwicklung unausgereifter Muskelfasern ist in den untersuchten Schnitten nicht feststellbar. Das interstitielle Bindegewebe ist nirgends vermehrt, die capillaren Gefäße zwischen den Herzmuskelfasern sind erweitert und zum Teil leer, zum Teil auch mit Blutschatten gefüllt. In den größeren interstitiellen Septen, sowie im subepikardialen Fettgewebe dagegen fällt eine stärkere Bindegewebsbildung, besonders im Bereich der Adventitia arterieller Gefäße auf. In den VAN GIESON-Schnitten erscheinen diese Gefäße von einem breiten, roten Bindegewebsmantel umgeben. Die innern Schichten der Gefäße sind dagegen durchwegs frei von krankhaften Abänderungen. Das Endokard weist normale Beschaffenheit auf.

6. Der zweite von Oberhammer publizierte Fall von ungewöhnlicher Herzvergrößerung ist ein $10^1/_2$ Monate alter Knabe, das zweite Kind einer angeblich nervenleidenden Mutter und eines gesunden Vaters. Die Geburt verlief spontan. Das Kind wurde immer künstlich ernährt, mit Halbmilch in den ersten, mit Ziegenvollmilch in den späteren Monaten, in der letzten Zeit außerdem mit Suppen, Gemüse, Kompott. Im Mai 1926 litt es an einer 14 Tage dauernden Bronchitis. Anfangs Dezember erkrankte es an Husten, der gleichmäßig Tag und Nacht andauerte. Da aber der Appetit darunter nicht litt und das Kind frisch aussah, maßen die Eltern diesem Zustand keine Bedeutung bei und zogen erst 8 Tage später einen Arzt zu Rate, der leichte Bronchitis diagnostizierte. In den folgenden Tagen trat kaum eine Änderung ein. Am Tage vor der Einlieferung in die Klinik Erbrechen und Stuhl nach 3tägiger Verstopfung. Vor Mitternacht desselben Tages war das Kind ruhig, nach Mitternacht begann es zu schwitzen, hustete stärker, bekam kalte, blaue Hände und fieberte stark, so daß es der neuerlich beigezogene Arzt mit der Diagnose Pneumonie an die Klinik überwies, wo es während der Untersuchung plötzlich verstarb.

Die Obduktion ergab folgendes Bild: 9 kg schwere, 78 cm lange, männliche Leiche mit gut entwickeltem Unterhautfettgewebe. Bauchsitus normal. Nach Eröffnung der Brusthöhle liegt das sehr große Herz in dem mit wenig Flüssigkeit gefüllten, makroskopisch unveränderten Herzbeutel vor, das bis in die linke Axillarlinie reicht und die linke Lunge vollends in das paravertebrale Dreieck zurückgedrängt hat. Der Thymus ist etwas größer als gewöhnlich und teilt sich nach unten in zwei Lappen. Auf dem Schnitt ist das Organ parenchymatös und von lappigem Bau. Tonsillen und Rachenring o. B. Die Schleimhaut des Larynx ist blaß, die der Trachea und der Bronchien leicht gerötet und mit Schleim bedeckt. Die rechte Lunge ist von normaler Größe, die linke entsprechend der vorwiegend nach links gehenden Verbreiterung des Herzens klein. Im linken Pleuraraum etwa 50 ccm blutig imbibierte klare Flüssigkeit. Die Pleura dieser Seite ist, abgesehen von einer etwa haselnußgroßen, mit einer dünnen abziehbaren Fibrinschicht bedeckten Stelle glatt und glänzend. Die Pleura der rechten Lunge ist unverändert. Auf dem Schnitt durch die rechte Lunge ist das Organ von gleichmäßig rotbrauner Farbe und fleischähnlicher Beschaffenheit, dabei saftreich, im allgemeinen gut lufthaltig. Von der Schnittfläche durch die linke Lunge, über welche Bronchien vorspringen, läßt sich nur wenig, fast luftleere Flüssigkeit abstreifen. Die Kohärenz beider Lungen, vornehmlich aber der linken, ist stark vermehrt. Leber vergrößert, Kapsel glatt, das Gewebe fester als gewöhnlich, stellenweise von gelblichen Flecken und Streifen durchzogen. Milzoberfläche glatt, Organ vergrößert, auf dem Schnitt ist das Gewebe von rotbrauner Farbe und zahlreichen Follikeln durchsetzt. Nebennieren von gewöhnlicher Größe, ohne makroskopisch erkennbare Veränderungen, Pankreas feinlappig, stark durchblutet. Nieren etwas größer als gewöhnlich, Gewebe fest. Markrindengrenze der rechten Niere auffallend verwaschen, die der linken deutlich gezeichnet. An Mark und Rinde, sowie an der Nierenbeckenschleimhaut keine grob anatomisch nachweisbaren Veränderungen, Harnleiter und Blase o. B. Die Schleimhaut des Dünn- und Dickdarms ist geringgradig geschwellt und mit einer dünnen Schicht zähen, festhaftenden Schleims bedeckt. Magen- und Dünndarm o. B. Ebenso Gallenblase und Gallenwege. Das Herz ist stark vergrößert und wiegt 125 g. Es mißt 7 : 7, 5 : 5 : 6 cm. Den weitaus mächtigeren Anteil an der Vergrößerung nimmt der linke Ventrikel ein, dem der rechte wie ein kleines Anhängsel aufsitzt. Das Epikard ist überall glatt und glänzend, das subepikardiale Fettgewebe spärlich entwickelt. Der linke Vorhof ist vergrößert, der linke Ventrikel dadurch, daß das Septum weit gegen den rechten Ventrikel vorgebuchtet ist und die kräftigen Papillarmuskeln leicht abgeplattet erscheinen, nahezu kugelig ausgebuchtet. Seine Höhlung würde ein Hühnerei fassen. Die ganze stark abgerundete Spitze des Herzens, ebenso wie das erste Drittel der aufsteigenden rechten Begrenzungskante des Herzens, gehören ganz dem linken Ventrikel an. Der rechte Vorhof ist ebenfalls stark erweitert, der rechte Ventrikel nur wenig vergrößert, sein Lumen durch die oben erwähnte Auswölbung des Septums, das weder in seinem muskulären noch in seinem sehnigen Anteil einen Defekt zeigt, abgeflacht. Die Muskulatur des rechten Herzens mißt fast durchwegs 4 mm, die des linken 8—10 mm. Der Conus der Arteria pulmonalis ist leicht verdickt, die beiden Herzohren und die durch ihre Muskelbündel und -geflechte gebildeten Taschen sind zum Teil leer, zum Teil mit Fibringerinnsel gefüllt. Ihr Endokard ist glatt und glänzend und zeigt nirgends Auflagerungen, ihre Sehnenfäden sind dünn und zart und laufen einzeln zu den Papillarmuskeln, die im rechten Herzen unverändert, im linken etwas plump, verdickt und leicht abgeplattet sind. Auch an den Segeln der Pulmonal- und der Aortenklappen lassen sich keine Veränderungen nachweisen. Der Ductus Botalli ist geschlossen, das Foramen ovale für den Kopf einer dünnen Sonde durchgängig. Die Muskulatur des Herzens und der Papillarmuskeln ist durchwegs von blaßbrauner Farbe, von gleichmäßiger Zeichnung und zeigt nirgends diffuse oder knotenförmig angeordnete Einlagerungen oder Abänderungen. Pathologisch-anatomische Diagnose: Enorme Hypertrophie und Dilatation des linken

Herzens, geringgradige Vergrößerung der rechten Herzhälfte. Serofibrinöse Pleuritis links, Atelektasie und Verdichtung der linken Lunge, Verdichtung und Ödem der rechten, Stauungsmilz, Stauungsleber, Stauungsnieren, Stauungskatarrh des Dünndarms, Schwellung der mesenterialen Lymphdrüsen.

Ergebnis der mikroskopischen Untersuchung: Lunge: Das Gewebe ist lufthaltig, die Alveolarsepten sind zart und enthalten hyperämische Capillaren. Die Bronchien erweitert mit subepithelialen Gefäßeinstreuungen. Die Gefäßäste der Arteria pulm. in ihrer Wand, besonders in den adventitiellen Anteilen verdickt. Dickere Septen, die von der zarten Pleura in das Lungengewebe hineinziehen, führen Zelleinstreuungen. Leber mit den Befunden des Ödems, der Hyperämie und ausgedehnter Zelleinstreuungen im Gebiete der GLISSONschen Scheiden. Niere ohne Besonderheiten. Die follikelreiche Milz weist die Kennzeichen der Pulpahypertrophie auf. Das interlobäre Bindegewebe der Thyreoidea ist mächtig entwickelt, im übrigen ist der Bau der Drüse ohne Besonderheiten. Der Thymus zeigt keine auffällige Hyperplasie weder der Rinden- noch der Marksubstanz, die HASSALschen Körperchen sind von gewöhnlicher Beschaffenheit. Auch an den Nebennieren lassen sich mikroskopische Veränderungen nicht nachweisen. Die Durchsicht zahlreicher Schnitte des Herzens ließ nirgends interstitielle Wucherungen oder Zelleinstreuungen erkennen, ebensowenig fanden sich undifferenziertes Keimgewebe oder schlecht gereifte Muskelelemente. Die Gefäße waren von normaler Beschaffenheit. Auch Fett konnte nicht nachgewiesen werden.

Die mitgeteilten Daten sind etwas unvollständig, lassen aber doch gewisse Rückschlüsse bezüglich der *Pathogenese* der festgestellten Herzvergrößerung ziehen.

Sicherlich handelt es sich um keine wahre Wachstumshypertrophie des Herzens. Das Organ ist um ein Vielfaches vergrößert im Verhältnis zum Herzen eines Gleichaltrigen, besitzt aber eine gänzlich veränderte Konfiguration. Es ist von rundlicher Form, mehr oder weniger allseitig dilatiert, mit abgerundeter Herzspitze. Die proportionellen Maße des normalen inneren Aufbaus sind verlorengegangen. Wichtig sind die Feststellungen von HEDINGER bei dem von ihm untersuchten 1jährigen Knaben. Das Aortenostium, der Pulmonalumfang ebenso wie die Weite der atrioventrikulären Ostien entsprechen ganz dem Alter, während die Größe des Herzens derjenigen eines etwa 15 Jahre alten Individuums gleichkam.

Von HEDINGER und auch OBERHAMMER wird die Herzanomalie mit Kreislaufshindernissen in Zusammenhang gebracht, die, auf der arteriellen Seite gelegen, das Herz zur Hypertrophie gebracht hätten. HEDINGER denkt an eine abnorm starke Produktion adrenalinartiger Substanzen von seiten der chromaffinen Gewebe, obschon gerade in seinem Fall die Nebennieren nichts Abnormes erkennen ließen. OBERHAMMER stellte eine bindegewebige Verdickung der adventitiellen Schichten der Arterien in Niere, Milz, Lunge und im Herzen selbst fest und hält es für möglich, daß das kindliche Herz diesen gesteigerten Widerständen gegenüber viel stärker antwortet als das des erwachsenen Organismus.

Durch die wichtigen Arbeiten von E. KIRCH ist man über die gesetzmäßigen Verschiebungen orientiert, die die inneren Größenverhältnisse des Herzens bei arterieller Mehrbelastung erfahren. Bei linksseiter Herzhypertrophie verlängert sich der linke Ventrikel, die Einflußbahn relativ stärker als die Ausflußbahn. Vorderer und hinterer Rand der Kammerscheidewand mit den freien Ventrikelteilen und dem Mitralostium wachsen mehr und mehr nach außen und aufwärts und überwuchern so das dazwischen gelegene obere Septumstück. Das Mitralostium gelangt so fast bis zur Ebene des Aortenostiums. Das zum Conus aorticus gehörende Septumstück wächst nicht mit und ruft so den Eindruck einer Verkürzung des Conus aorticus hervor. Der zwischen dem Abgang der Papillarmuskeln und der Herzspitze gelegene sog. infrapapilläre Raum wird vergrößert gefunden. Der Ventrikel erscheint in seinen oberen Abschnitten eher verengert, die mittlere Ventrikelweite bleibt unverändert. Gleichzeitig dreht sich das Herz nach rechts, es tritt eine Überkreuzung der sonst parallel zueinander verlaufenden Längsachsen beider Kammern ein. Die Papillarmuskeln verlaufen senkrecht und werden dicker. Am rechten Ventrikel kommt es zu prinzipiell ganz ähnlichen Formveränderungen der Innengestaltung wie am linken, nur quantitativ geringer. Die Kapazität wird insgesamt infolge der Hypertrophie wohl größer, eine Ausweitung kommt aber kaum zustande.

Betrachten wir die von den Autoren beschriebenen Herzen, so besteht wenig Wahrscheinlichkeit für die Annahme einer Herzhypertrophie durch vermehrten arteriellen Widerstand. Übereinstimmend wir auf die starke Ausweitung nicht nur des linken, sondern auch des rechten Ventrikels hingewiesen. Eine Verdickung der Papillarmuskeln ist zweifelhaft. CEELEN betont die geringe Beteiligung der Papillarmuskeln und Trabekeln an der sonst nachweislichen Hyperthrophie des Herzens, in den Fällen von EFRON, WYSS, und dem ersten Fall von OBERHAMMER erscheinen die Papillarmuskeln normal und schlank. Bei dem zweiten Fall spricht OBERHAMMER von kräftiger Entwicklung der linksseitigen Papillarmuskeln, rechts erscheinen sie aber unverändert. Nach HEDINGER sind die Papillarmuskeln links für das Alter des Kindes vergrößert, sie erscheinen aber im Vergleich zu der vorliegenden Größe des Herzens eher klein.

Die Herzanomalie ist weit mehr durch die vorhandene *Dilatation* als die Hypertrophie ausgezeichnet. Eine tonogene Dilatation dürfte nicht vorliegen, der beträchtliche, die Hypertrophie stark überwiegende Grad der Ausweitung spricht entschieden für die *myogene* Natur der Dilatation. Kommt es bei einem infolge arterieller Überlastung insuffizient gewordenen linken Ventrikel zur Dilatation, so bleibt diese Erweiterung doch immer nur geringgradig. KIRCH erklärt, eine tonogene Dilatation sei kaum jemals groß genug, um ohne Messung schon bei einfacher Betrachtung feststellbar zu sein. Dazu kommt, daß sich in keinem der Fälle Veränderungen in der Peripherie finden ließen, die die Annahme einer arteriellen Drucksteigerung rechtfertigten.

Die Auffassung der sog. idiopathischen Herzhypertrophie als *idiopathische myogene Herzdilatation* erfährt übrigens durch Untersuchungen von KIRCH eine wichtige Unterstützung. KIRCH hat sein Verfahren der linearen Messung auch bei einem 8 Monate alten Mädchen mit „idiopathischer Herzhypertrophie" angewandt.

Es handelte sich um ein 7,46 kg schweres Kind von 63 cm Körperlänge mit einem Rohgewicht des Herzens von 60 g.

Die folgende Tabelle 3 enthält die Maße der Einfluß- und Ausflußbahn, der Weite des Mitral- und Aortenostiums, der linksseitigen Ventrikel- und Vorhofsweite sowie der Papillarmuskeln und Sehnenfäden. Zum Vergleich sind die Werte normaler Gleichaltriger daneben gesetzt, ferner die Werte bei normalem gleichgewichtigem Herzen und schließlich die Werte eines normalen Falles mit gleicher Mitral- und Aortenweite. Diese zuletzt genannten Zahlen sind ein guter Index für das Wachstumsstadium eines Herzens, unabhängig von Hypertrophie oder Dilatation der Ventrikel (vgl. S. 55).

Aus der Tabelle ist ersichtlich, daß das von KIRCH sezierte Herz im allgemeinen in seinen Maßen über die des gleichaltrigen Herzens fast durchweg hinausgeht, nur die Breite der Papillarmuskeln verhält sich dem Alter entsprechend. Die Tabelle zeigt außerdem das Abweichen des Falles von den normalen Proportionen, wenn man ein gleich schweres Herz zum Vergleich mit heranzieht. Die Weite des Mitral- und Aortenostiums erscheint relativ zu klein, die mittlere Ventrikelweite abnorm groß. Nimmt man zum Vergleich das Herz eines Normalfalles mit gleicher Weite des Mitral- und Aortenostiums, so liegen die Werte nahe zusammen, bis auf die mittlere Ventrikelweite, welche bei dem KIRCHschen Fall wieder besonders starke Ausmaße zeigt. Nur wenig übertreffen die Werte der Einfluß- und Ausflußbahnlänge, des Vorhofs, des infrapapillären Raums (Distanz der Ansatzstelle der Papillarmuskeln von der Ventrikelspitze) und die Länge der Papillarmuskeln und Sehnenfäden die Vergleichswerte.

Tabelle 3. Maße bei kongenitaler idiopathischer Herzdilatation.
(Nach den Angaben von KIRCH.)

	Fall 17 v. KIRCH „Idiopath.Herzhypertrophie u. Dilatation. Enteritis follic."	Vergleichswerte (l. Ventrikel) bei normalem Gleichaltrigen	Vergleichswerte (l. Ventrikel) bei Normalem mit gleich schwerem Herzen	Normalfall mit gleicher Mitral- und Aortenweite
Einflußbahnlänge	39	32	39	35
Ausflußbahnlänge	46	38	48	42
Herzindex (KIRCH)	0,85	0,83	0,81	0,83
Mitralweite	46	41	53	46
Aortenostiumweite	30	27	37	30
Ventrikelweite oben	72	57	77	64
Ventrikelweite Mitte	86	37	57	49
Weite linker Vorhof	54	47	57	52
Distanz *vorderer* Papillarmuskel-Ventrikelspitze	15	11	12	13
Vorderer Papillarmuskel-Mitralring	32	22	28	25
Länge des vorderen Papillarmuskels				
Lumenwärts	21	15,0	21	19
Parietal	6	4,0	7	6
Median	38	17,0	23	23
Breite des vorderen Papillarmuskels	8	8,0	14	8
Länge der Sehnenfäden (vorderer Papillarmuskel)	7	4,0	5	4
Dist. *hinterer* Papillarmuskel-Ventrikelspitze	18	10,0	10	10
Hinterer Papillarmuskel-Mitralring	30	25,0	29	27
Länge des hinteren Papillarmuskels				
Lumenwärts	18	18,0	21	20
Parietal	5	4,0	8	8
Median	24	21,0	25	24
Breite des hinteren Papillarmuskels	5	7,0	12	8
Länge der Sehnenfäden (hinterer Papillarmuskel)	11	5,0	6	5

Die Weite des Mitral- und Aortenostiums entspricht bei den von KIRCH untersuchten Fall fast genau der normalen Ostiumweite in dem betreffenden Alter. Die Messungsergebnisse von KIRCH stehen in voller Übereinstimmung mit den Angaben von HEDINGER. Von einem abnorm raschen Wachstum des Herzens kann also nicht gesprochen werden. Eine tonogene Dilatation liegt nicht vor. Das wesentliche ist die abnorme Ausweitung des Ventrikels, verbunden mit geringgradiger Verlängerung des Herzens, der Papillarmuskeln und Sehnenfäden im Sinne einer *myogenen Dilatation*.

Die Dicke der Ventrikelmuskulatur ist immer beträchtlich vermehrt, die Werte liegen wenig unter den beim Erwachsenen gefundenen. Als Arbeitshypertrophie kann man diese Dickenzunahme nicht bezeichnen. Sie ist endogener Natur, ihrer Entstehung nach vergleichbar der Hypertrophie quergestreifter Muskelfasern bei Dystrophia musculorum progressiva. Man könnte von „myogener Dystrophie" sprechen.

Über die *Ursachen* der Veränderung ist nichts Sicheres bekannt. Nach cervicaler Sympathicusexstirpation habe ich eigentümliche Zunahmen der Herzgröße beobachtet, wenn das Herz durch eine gleichzeitig gesetzte künstliche Aorteninsuffizienz zur Hypertrophie gezwungen wurde. Eigene Beobachtungen, vor allem auch die Kenntnis der von SCHITTENHELM und KAPPIS publizierten Fälle haben mich davon überzeugt, daß eine cervicale Sympathektomie, jedenfalls eine Exstirpation der unteren Ganglien (vgl. COFFEY-BROWN), die Kontraktilität des Herzmuskels schädigt. DANIELOPOLU, ISAKOWITZ vertreten denselben

Standpunkt, während JONESCU keine Schädigung des Herzens auftreten sah. Experimentelle Erfahrungen, das starke Sinken des arteriellen Druckes und das von mir gemeinsam mit JANCKE festgestellte Ansteigen des Venendruckes sprechen unbedingt für das Einsetzen einer Herzinsuffizienz nach Sympathektomie. Eine mangelhafte sympathische Innervierung des Herzens müßte auch schon beim Embryo zu Herzerweiterung führen. Außerdem könnten Störungen der inneren Sekretion dafür verantwortlich gemacht werden. Die Herzerweiterungen bei Hypoplasie der Schilddrüse sind allgemein bekannt, und ebenso der Rückgang zu normalen Massen unter dem Einfluß der Thyreoidinbehandlung. H. ZONDEK hat einwandfreie Beobachtungen dieser Art publiziert. Die Besserung der muskulären Leistungsfähigkeit ist auch elektrokardiographisch an dem Wiederauftreten der T-Zacke zu erkennen. Die ZONDEKschen Kurven könnten auch als Beispiele dienen für das Fehlen und Wiedereinsetzen der sympathischen Innervation des Herzens.

β) Die normale **Lage** des Herzens ist in erster Linie eine Folge der charakteristischen Krümmung des primitiven Herzschlauchs, steht aber andererseits auch in Beziehung zu der Lage des Zwerchfells.

Die **Dextrokardie** kommt nicht nur als Teilerscheinung eines allgemeinen Situs transversus der inneren Organe zur Beobachtung, sondern auch als alleinige Störung. Wenn man mit MARTTINOTTI die normale Krümmung des Herzschlauchs mit der ungleichen

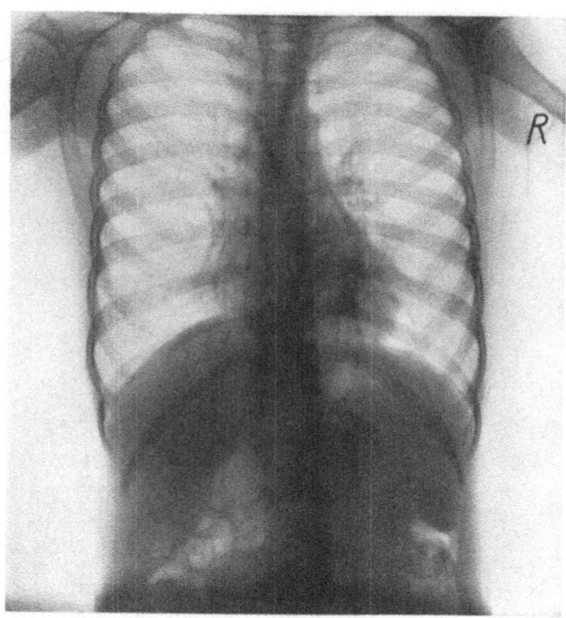

Abb. 18. Situs inversus. Milz rechts, Leber links. 9jähriger Knabe mit sonst normalem Organbefund. Die 8jährige Schwester besitzt ebenfalls einen Situs inversus. Eine weitere Schwester wurde im 8. Schwangerschaftsmonat geboren, starb 6 Wochen nach dem Partus infolge eines Herzfehlers.

Entwicklung der beiden Hälften der Area vasculosa in Zusammenhang bringt und der ungleichen Mächtigkeit der großen inserierenden Venenstämme, von denen normalerweise der linke mehr ausgebildet ist als der rechte, so kann eine inverse Drehung des Herzschlauchs auf Störungen dieses venösen Blutstroms zurückzuführen sein. Die Entwicklung der Bauchorgane kann wie in der Norm vor sich gehen, wenn sich die Störung gewissermaßen dicht vor dem primitiven Herzschlauch geltend macht.

Eine Dextrokardie bei totalem Situs transversus ergibt für den Organismus keinerlei Störungen. Das Röntgenbild ermöglicht die Diagnose sofort. Außer der Rechtsstellung des Herzens sieht man die gesamten arteriellen Bögen rechts, die Magenblase liegt rechts, die Leber links, der Intestinaltractus zeigt ebenfalls eine inverse Lagerung. PEZZI bringt die Röntgenbilder zweier Zwillingsbrüder. Das Elektrokardiogramm ist ein Spiegelbild des Normalen (Abb. 19). Besondere Verhältnisse schafft eine bei totalem Situs inversus bestehende Myokardschädigung. P und R_I sind dann negativ, T aber positiv. Diesem positiven T kommt in dem Fall dieselbe üble prognostische Bedeutung zu

wie sonst einem negativen T. Eine *isolierte* Dextrokardie ist meist mit Herzmißbildungen anderer Art verbunden, die dann für die Prognose ausschlaggebend sind.

Der Situs inversus bedarf an sich keiner speziellen Therapie.

Bei der *Dextroversio* des Herzens zeigen die rechts- und linksseitigen Herzkonturen nichts Abnormes, die Herzspitze ist aber rechts gelagert.

Die normale Linkslagerung der Herzens steht, wie MÖNCKEBERG ausführt,
mit der Entwicklung der Leber aufs engste in Zusammenhang. Bei seiner normalen Verschiebung in caudaler Richtung begegnet das Herz schon sehr frühzeitig der Leberanlage. Da nun der rechte Leberlappen meist größer ist und
weiter cranialwärts reicht als der linke, so gelangt, wie BROMANN sich ausdrückt,
das Herz dadurch auf eine schiefe Ebene und seine caudalste Partie, die spätere
Herzspitze, wird zu einer Ablenkung nach links gezwungen. Die Linkslagerung
des Herzens ist schon zu Anfang des zweiten embryonalen Monats deutlich.
Sie unterbleibt oder wird unvollständig, wenn der Descensus des Herzens ge-

hemmt ist oder die Ent-
wicklung der Leber abnorm
vor sich geht. MÖNCKE-
BERG erwähnt die Median-
stellung des Herzens bei
Verlagerung der Leber in
Nabelbrüche, dann die
Dextroversio bei Situs
transversus der Leberan-
lage. Bei normalem Ver-
halten der Leber ist die

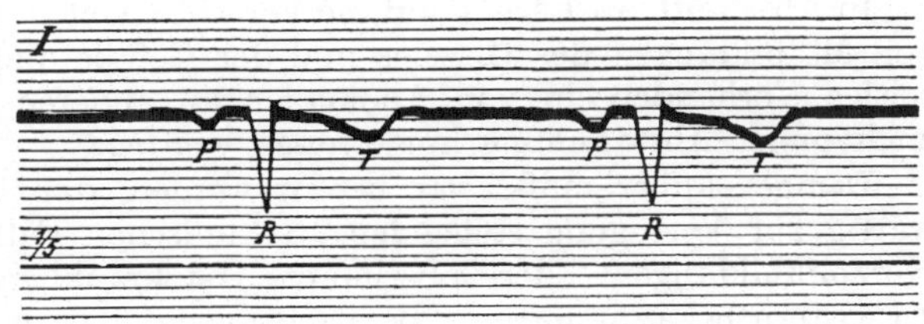

Abb. 19. Elektrokardiogramm Abl. I bei Situs inversus. 2 Geschwister
mit derselben Veränderung (vgl. Abb. 18).

Erklärung einer Dextro versio schwieriger. Die Annahme von PALTAUF, wonach
ein fetaler Hydrops des Herzbeutels die Leber zunächst zurückdrängt, während
später nach Resorption der Flüssigkeit das Herz leicht Gelegenheit findet zu
einem Ausweichen nach rechts, hat sicherlich keine allgemeine Gültigkeit. Entscheidend für eine Links- oder Rechtslage des Herzens ist nach LOCHTE die
jeweilige Entwicklung der beiden Kammern. Ein größerer rechter Ventrikel
drängt die Spitze nach links, wie es in der Norm der Fall ist, ein z. B. durch
Herzmißbildung abnorm entwickelter linker Ventrikel soll die Spitze dann nach
rechts ablenken. Der letztere Vorgang ist nicht ohne weiteres verständlich,
wesentlich wird immer die Stellung des Zwerchfells und der Leber zum Herzen sein.

Beim Röntgen findet sich bei der Dextroversio der Aorten- und Pulmonalisbogen links, trotzdem die Herzspitze rechts liegt. Man muß in solchen Fällen
auf etwaige Residuen von narbigen rechtsgelegenen pleuritischen Prozessen
achten, die jene kongenitale Dextrokardie vortäuschen können, in Wirklichkeit aber nur zu einer extremen Verziehung des Herzens führten. Unter
Umständen kann auch eine emphysematische Vergrößerung der linken Lunge
oder eine wahre Hyperplasie der linken Lunge zu dem Bild einer Dextrokardie Anlaß geben.

Bei der *Therapie* wäre in erster Linie an eine zweckmäßige Richtung der
Zwerchfelltätigkeit zu denken. Bestimmte Erfahrungen fehlen aber auf dem
Gebiet.

H. DIETLEN beschreibt einen Fall von **Herzdivertikel** und verweist auf
zwei ähnliche von THADEN und KOLLER-AEBY publizierte Fälle.

Bei dem von DIETLEN beobachteten 13jährigen Jungen fand sich außer dem annähernd
normal großen „Brustherzen" ein „Bauchherz" zwischen Brustbein und Nabel, innerhalb
einer Bauchspalte, als kegelförmiges synchron mit dem Hauptherzen pulsierendes Gebilde
von der Größe eines Kleinhundeherzens. Es setzte sich nach oben in einen schlauchartigen

Teil fort, der unter dem Brustbein verschwindet und mit einer der Kammern in Verbindung steht. Haupt- und Nebenherz stehen funktionell untereinander in engerer Verbindung. Durch mechanische und elektrische Reize am Anhang sind nicht nur an diesem, sondern gleichzeitig auch am Hauptherzen typische Extrasystolen auszulösen. Durch rasch aufeinanderfolgende Reize gelang es, dem Herzen eine extrasystolische Tachykardie aufzuzwingen. Die elektrokardiographische Kurve scheint nichts Besonderes gezeigt zu haben.

Das aus dem Septum transversale sich entwickelnde Zwerchfell hat offenbar einen Teil der Herzanlage, der abnorm weit bauchwärts gelagert war, gewissermaßen abgeschnürt, doch nicht vollständig. Die beiden Herzteile sind durch eine Art von Bruchpforte des Zwerchfells miteinander in anatomischer und funktioneller Verbindung geblieben. DIETLEN ist der Ansicht, der Herzanhang entspreche einem Kammerteil vielleicht der Herzspitze, ähnlich wie bei den von THADEN und KOLLER-AEBY beschriebenen Fällen.

4. Die Mißbildungen des Herzgefäßsystems als Teil einer allgemeinen mesodermal-mesenchymalen Keimblattminderwertigkeit.

In Abschnitt A ist schon auf die Vererbbarkeit und das familiäre Vorkommen von Mißbildungen des Herzens und der Gefäße und außerdem auf das gleichzeitige Vorhandensein von Anomalien an anderen Organen mesodermal-mesenchymaler Abstammung hingewiesen worden.

Demgegenüber muß zwar betont werden, daß bei keinem der mir gegenwärtig zur Verfügung stehenden 16 klinischen Fälle von kardialer Dysplasie Herzmißbildungen oder überhaupt Herzkrankheiten bei Eltern oder Geschwistern bekannt waren. Beobachtungen über mehrfach aufgetretene angeborene Herzfehler wie die von DELACAMP sind Seltenheiten. Anders verhält es sich aber mit Mißbildungen im Bereich der Organe mesodermal-mesenchymaler Abstammung bei den betreffenden Individuen selbst.

Bei einem 60jährigen Mann mit großem Defekt in der Vorhofscheidewand (GILGEN) fand sich ein Chordom des Clivus Blumenbachi, ein gallertartiges, aus Knorpelzellen aufgebautes Gewächs, dessen Anwesenheit mit versprengten Chordaresten in Beziehung gebracht wird. Bei einer 37jährigen Frau mit offenen Ductus arteriosus (GFELLER) bestand als Mißbildung eine Hydronephrose. Über das Vorkommen von Kyphoskoliosen wird mehrfach berichtet, sie fand sich auch bei einem wegen offenem Ventrikelseptum mit Pulmonalstenose in der Klinik behandelten 13jährigen Mädchen (VOGEL). Der 13jährige Patient Riesen mit Ventrikelseptumdefekt besaß Klumpfüße, asymmetrischen Thorax, eine Verschmälerung der linken Gesichtshälfte, hohen Hinterkopf mit auffallend niedriger Stirn. Der 27 Jahre alte Reisende Dupper mit Ventrikelseptumdefekt hatte eine Trichterbrust, das stark schattengebende Sternum lag nur 7 cm vom vorderen Wirbelsäulenrand entfernt. Links fehlten Schultergelenk und Humerus. Zwischen Schultergelenkpfanne und dem eigenartig gestalteten Ellbogengelenk bestand ein Raum von fast 3 cm, der mit Weichteilschatten angefüllt war. Linke Hand stark antiflektiert, es sind nur drei Metakarpi und vier Phalangen vorhanden. Rechts ist der Humerus verkürzt. Humeruskopf klein, keulenartig geformt. Die rechte Hand besteht aus vier Metakarpen und vier Phalangen. Die Distanz Acromion-Handgelenk beträgt links 20, rechts 28 cm. Die Distanz Handgelenk-Fingerspitze links 16, rechts 16 cm.

Die *Vielgestaltigkeit* einer mesodermal-mesenchymalen Systemminderwertigkeit geht auch aus folgendem Sektionsprotokoll hervor:

Schory, Totgeburt. Berner Frauenklinik. 29. 12. 23. Pathologisch-anatomische Diagnose: Persistenz des rechten Aortenbogens. Transposition der Gefäße. Hypoplasie und Atresie der Art. pulmonalis. Aorta descendens rechts vom Oesophagus. Defekt im Septum membranaceum und Septum atriorum. Persistenz der linken Vena cava inf. Hypoplasie des linken Vorhofs und Ventrikels. Exzentrische Hypertrophie des rechten Vorhofs und

Ventrikels. Nabelschnurhernie. Hufeisenniere. Dilatation der Ureteren. Balkenblase. Phimosis. Retention des linken Hodens. Agenesie der linken Art. umbilicalis und der linken Art. iliaca communis. Agenesie des linken Oberschenkels und der linken Fibula. Polydaktylie und Syndaktylie des linken Fußes. (Es ist nur der Unterschenkel vorhanden mit dem Fuß, dessen große Zehe rudimentär ausgebildet ist, die 2. Zehe zeigt eine überzählige 6. Zehe.) Agenesie des Coecums und des Processus vermiformis.

KRECKER publiziert 1921 die klinischen Daten bei einem 21 jährigen Mädchen mit offenem Ductus Botalli. Es fanden sich zahlreiche sonstige Mißbildungen:

Infantiler Habitus (1,4 m Körperlänge), steiles Gaumendach. Ohrläppchen angewachsen. Auffallend starke Prominenz des Dornfortsatzes des 3. Halswirbels und eines Brustwirbeldornfortsatzes. Schulterblätter ausgesprochen fünfeckig, klein. Links vom medialen Ursprung der Spina scapulae etwa 2 cm entfernt eine Knochenleiste schräg nach oben außen, eine ähnlich verlaufende Leiste rechts. Flügelförmiges Abstehen der Schulterblätter vom Thorax mit Fehlen der Mm. serrati anteriores. Kein Introitus vaginae. Uterus duplex. Halsrippen im untersten Teil der Halswirbelsäule.

Die bei einem Fall mit Dextrokardie von VAQUEZ beobachtete Trichterbrust mit tiefliegendem Sternum könnte zwar einer Verlagerung des Herzens entsprechen, die sich erst im Laufe der späteren Entwicklung eingestellt hat. Der Thorax erschien asymmetrisch, die linke Seite schmäler als die rechte. Das Herz könnte unter diesen Umständen aus seiner normalen Position verdrängt worden sein. Demgegenüber kann bemerkt werden, daß eine Trichterbrust ebensogut zu einer Verlagerung des Herzens nach links führen könnte. Eine extrakardial bedingte Verdrängung des Herzens erklärt die bei Situs inversus bestehende Rechtsseitigkeit des Aortenbogens nicht. Auch in dem Fall DUPPER (vgl. S. 48) fand sich neben einem offenen Ventrikelseptum eine stark ausgebildete Trichterbrust. Beide Anomalien dürften auf kongenitaler Grundlage entstanden sein.

VAQUEZ erwähnt bei Fällen von kongenitaler Pulmonalstenose das Vorkommen von Hasenscharten, Syndaktylie, von Nebenmilzen, Hufeisennieren, Hypospadie. Nach VIERORDT sind bei 10% der kongenitalen Herzaffektionen derartige Anomalien vorhanden. Bei einem von PLAUCHU und GARDÈRE beschriebenen Fall mit fast völligem Fehlen des intraventrikulären Septums und Pulmonalstenose fehlte die Milz, jederseits fanden sich vier Lungenlappen, eine abnorme Lappung der Lungen ist mehrfach beschrieben, in dem Fall von GAMNA fehlten Milz und Milzarterie. Der Fall DUPPER zeigte außer einem Septumdefekt Syndaktylie, Fehlen beider Gaumen, des Radius und auf der linken Seite ein vollkommenes Fehlen des Humerus. Gaumenspalten, Bauchspalten wurden bei kongenitalen Herzanomalien beobachtet. J. BAUER berichtet über Hämophilie, Zwerchfelldefekte, persistierende Kiemengangsreste, MECKELsche Divertikel, Cystennieren, Kryptorchismus, Iriskolobome, Mikrophthalmus. HOCHSINGER hebt die Kombination kongenitaler Herzfehler mit angeborenem Myxödem und vor allem mit Mongolismus hervor. Dystopien und Hemmungsbildungen im Bereich des Myogenital- und des Verdauungsapparates, Störungen der Entwicklung des Zentralnervensystems werden von HERXHEIMER angeführt.

Man sieht daraus, daß sich bei kongenitalen Herzanomalien die Neigung zu anderweitigen Mißbildungen zwar nicht auf das mesodermal mesenchymale Gewebssystem, das „Bau- und Nährgewebe" (STUDNICKA) beschränkt, sich aber doch vorwiegend an dem Knorpel-Knochensystem und den blutbildenden Organen bemerkbar macht.

Vererbbar sind die Störungen in den seltensten Fällen. Sie imponieren fast durchwegs als erworbene Anomalien, Schädigungen der normalen Organbildung in ganz frühen Entwicklungsstadien. Wenn SPITZER phylogenetische Gesichtspunkte betont, z. B. die abnorme Septierung des Herzens mit der Formation des Amphibienherzens vergleicht, so können derartige Mißbildungen doch sehr wohl auch während der Embryonalzeit entstanden sein im Sinne einer erworbenen an das Individuum gebundenen nicht weiter vererbbaren Anomalie.

II. Anomalien der progressiven Wachstumsperiode.

1. Normale Verhältnisse.

a) Größe und Gewicht des Herzens, Weite der Gefäße.

Der Wachstumsrhythmus des Körpers im allgemeinen, die bis zur Pubertät normalerweise sich einstellenden Veränderungen der Körpergröße und des Körpergewichts sind nach STRATZ in der beigegebenen Abb. 20 dargestellt. Die Geburtshöhe ist im 4. Jahr verdoppelt, bei den Mädchen im 13. und bei den Knaben im 14. Jahr verdreifacht. Die Mädchen erreichen am Ende des zweiten Jahres, die Knaben im dritten die Hälfte ihrer Gesamthöhe. Das Geburtsgewicht erscheint am Ende des ersten Jahres verdreifacht, am Ende des zweiten vervierfacht. Die Hälfte des Gesamtgewichts erreicht der Knabe im 13., das Mädchen im 11. Jahr.

STRATZ und mit ihm die Mehrzahl der Autoren unterscheiden verschiedene Wachstumsperioden: Das Säuglingsalter, die erste Fülle zwischen dem 2. bis 4. Jahr, die erste Streckung von 5—7 Jahren, die zweite Fülle vom 8.—10. Jahr, die zweite Streckung vom 11. bis 15. Jahr (Pubertätsantrieb) und schließlich die Periode der Reifung zwischen 16 und 20 Jahren. In der Abbildung kommen diese verschiedenen Schwankungen der Körperlänge und des Körpergewichts nicht sehr überzeugend zum Ausdruck. Zweifellos ist der mächtige Wachstumstrieb speziell für die Körperlänge in den ersten Lebensjahren und ebenso klar das zweite rasche Indiehöhewachsen vor und während der Pubertätszeit. Eine weitere Differenzierung erscheint als etwas willkürlich. Körpergewicht und Körpergröße gehen bis zu einem gewissen Grade ihren eigenen Weg, verändern sich nicht proportional, auch nicht, wenn man bei Beurteilung des Körpergewichts auf das Dreidimensionale eines derartigen „Wachsens" Rücksicht nimmt.

Über die Ursachen der scheinbar ruckweise vor sich gehenden Wachstumsentwicklung wird noch diskutiert.

Das Zurückbleiben des Körpergewichts zu gewissen Zeiten könnte auf äußere Faktoren, z. B. dem Einfluß der *Schule*, zurückgeführt werden. Vom 8. Altersjahr ab divergieren die Kurven. Der Brustkorb bleibt in seinem Wachstum zurück, der einfache Brustumfangindex (Br./L) sinkt nach den Messungen von MARTIN (vgl. A. ARNOLD) von 50,8 im 6. Jahr bis zu 48,1 im 12. Jahr, um von da ab wieder anzusteigen. Zu beachten ist aber, daß das Wachsen des Brustumfangs schon vor dem Eintritt des Kindes in die Schule festzustellen ist. Die

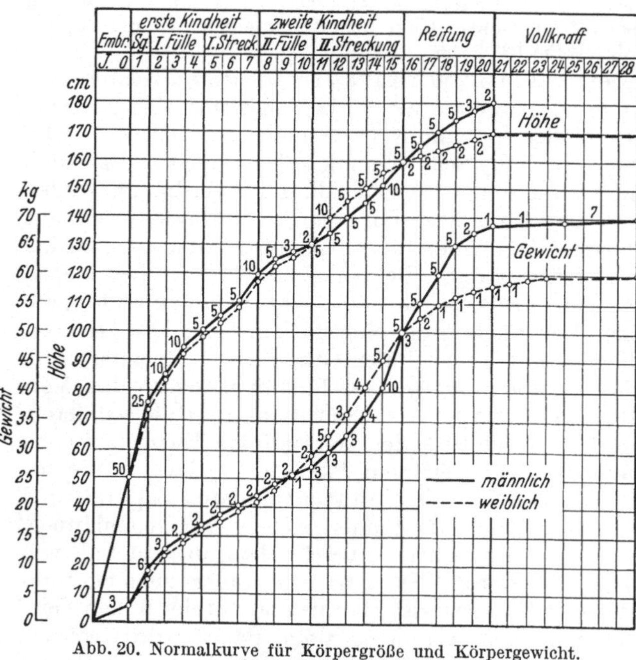

Abb. 20. Normalkurve für Körpergröße und Körpergewicht.
(Nach STRATZ 1926.)

Körpermessungen an russischen Juden zeigen (WEISSENBERG) in der Zeit vom 2.—7. Altersjahr ein stetiges Sinken des einfachen Brustumfangsindex von 60,0 über 58,0, 55,7, 53,6, 52,1 bis 50,3. Übrigens zeigt der Brustumfangsindex gerade zu einer Zeit besonders starker Schulbelastung, vom 13. Jahr ab, wieder eine Zunahme. Der Einfluß der Schule soll nicht völlig abgelehnt werden, es dürfte sich bei den Verschiebungen der Körperproportionen aber doch im wesentlichen um *endogen bedingte Gesetzmäßigkeiten* handeln, mit einem allmählichen Zurückbleiben des Breitenwachstums und stärkerem Sichauswirken der Wachstumsreize nach der Länge hin. Die dann während der stabilen Wachstumsperiode wieder hervortretende Verbreiterung des Körpers entspricht einer Anpassung an funktionelle Mehrleistungen und andererseits auch einer Verstärkung des Fettansatzes. Während der progressiven Wachstumsperiode dürften bei den Änderungen der formalen Proportionen *Verschiebungen des Kräfteverhältnisses innerhalb der Drüsen mit innerer Sekretion* von besonderer Bedeutung sein. In den ersten Jahren dominiert die Thymus, später, vor dem Erwachen des Geschlechtstriebs und der Entwicklung der primären und sekundären Geschlechtsmerkmale gehen mächtige Wachstumsreize aus von Hypophyse und Thyreoidea. Der Schädel wächst am wenigsten, am stärksten die Extremitäten. Hier wachsen wieder die distalen Teile mehr als die proximalen. Man erkennt die Grundzüge des thyreoiden Hochwuchses. Am Schädel wachsen vor allem die Gesichtsknochen, der Gesichtsschädel beträgt beim Neugeborenen $^1/_5$, beim Erwachsenen $^2/_5$ des Hirnschädels (STRATZ). Mit dem Hervorbrechen der Milchzähne

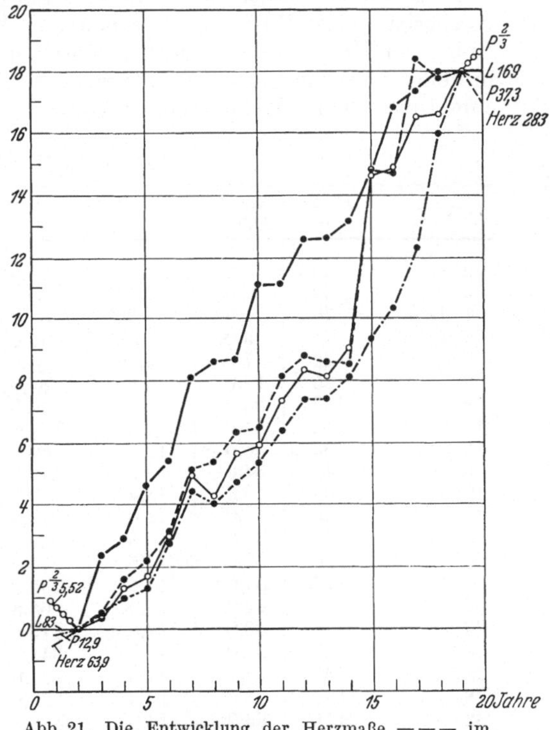

Abb. 21. Die Entwicklung der Herzmaße — — — im Vergleich mit Körperlänge L •—•—•, Körpergewicht P —·—, Körperoberfläche $P\,^2/_3$ o—o—o.

streckt sich die Nase, das Kinn tritt stärker hervor, mit dem Durchbruch des bleibenden Gebisses wird diese Streckung noch deutlicher. Ein Hinweis auf hypophysäre Einflüsse ist naheliegend. Erst die geschlechtliche Reifung bringt diese Längenentwicklung dann zum Stillstand.

Die Kinder aus Schulen, die von Bessersituierten besucht sind, pflegen größer zu sein als die gleichaltrigen Volksschüler. Die Überlegenheit der „höheren Schüler" in bezug auf Länge und Gewicht macht nach RÖSSLE und BÖNUNG etwa ein Wachstumsjahr aus. Im Brustumfang ist der Unterschied nur gering, so daß die Kinder Bessersituierter länger aufgeschossen, schlechter proportioniert erscheinen. Dasselbe gilt im großen ganzen für die Städter im Gegensatz zu der Landbevölkerung. Dysplasien körperlicher und geistiger Art, Störungen der Korrelation auf dem Gebiet der inneren Sekretion sind bei Städtern häufiger.

Das *Herzgewicht* geht, wie Abb. 21 zeigt, im wesentlichen dem Körpergewicht parallel. Immerhin muß man sagen, daß die Indices Herzgewicht:P im Laufe der Wachstumsperiode doch ganz erhebliche Schwankungen aufweisen. Nimmt man die Messungen von GEWERT, so schwankt der Index zwischen 0 und 20 Jahren zwischen 5,0 und 6,5, nach RÖSSLE und BÖNUNG zwischen 4,92 und 5,80, nach KIRCH (vgl. Tabelle 4) zwischen 8,71 und 4,96. Es besteht zwischen Herzgewicht und Körpergewicht also keinesfalls eine Proportion von entscheidender biologischer Bedeutung. Besser brauchbar ist in der Hinsicht das Verhältnis des Herzgewichts zur Körperfläche. Der KAUPsche Index P/L^2, die Relation des Körpergewichts zur Länge als Fläche aufgefaßt, erscheint beim normalen Erwachsenen wesentlich konstanter als die Indices P/L (PIGNET) und P/L^3 (ROHRER). Auch während des Wachstumsalters bewegt sich der KAUPsche Körperbauindex P/L^2 nur zwischen den Werten 1,55 und 2,10, während der Index der Körperfülle (ROHRER) zwischen 1,18 und 2,27 schwankt. Es kommt in dem KAUPschen Index eine gewisse Konstanz der Proportion zum Ausdruck, eine Innenorgan-Flächenrelation von scheinbar biologischer Bedeutung.

Tabelle 4. Normalfälle[1].

Alter	Länge L	Körper- gew. P	$P^{2/3}$	Herzgew.: Gr.	P/L^2	Herzgew.: L^2	Herzgew.: P	Herzgew.: $P^{2/3}$
2 Tage	53	3,2	2,17	28,0	1,13	0,99	8,7	12,9
3 ,,	50	2,88	2,02	25,1	1,15	1,00	8,71	12,3
1 Jahr	70	11,0	4,95	55,0	2,24	1,12	5,00	11,1
2 Jahre	71	9,0	4,33	45,0	1,78	0,89	5,00	10,3
2 ,,	64	7,0	3,66	64,8	1,70	1,58	9,25	18,8
6 ,,	105	17,0	6,61	87,6	1,54	0,79	5,15	13,25
9 ,,	122	23,0	8,10	114,3	1,54	0,76	4,96	14,1
12 ,,	133	34,0	10,5	187,0	1,92	1,05	5,50	17,7
15 ,,	155	36,0	10,9	180,6	1,49	0,76	5,00	16,5
15 ,,	143	34,0	10,5	172,5	1,66	0,81	5,07	16,4
19 ,,	160	49,0	13,4	273,0	1,79	1,06	5,57	20,3
19 ,,	154	47,0	13,0	279,8	1,98	1,17	5,95	21,5
20 ,,	170	46,0	12,8	260,0	1,59	0,89	5,65	20,3
20 ,,	176	53,0	14,5	310,0	1,71	1,00	5,84	21,3
20 ,,	172	55,0	14,5	395,2	1,82	1,33	7,18	27,2
23 ,,	161	64,0	16,0	268,8	2,46	1,03	4,20	16,7
23 ,,	170	56,0	14,6	313,8	1,93	1,08	5,60	21,4
23 ,,	189	57,0	14,8	341,8	1,59	0,98	5,98	23,0
25 ,,	160	54,0	14,3	301,0	2,10	1,17	5,57	21,0
28 ,,	157	58,0	15,0	322,0	2,35	1,30	5,55	21,4
32 ,,	171	66,0	16,3	428,2	2,25	1,45	6,48	26,2
34 ,,	172	71,0	17,1	408,4	2,39	1,38	5,75	23,8
35 ,,	174	62,0	15,7	360,8	2,04	1,19	5,80	22,9
36 ,,	164	57,0	14,8	324,0	2,10	1,20	5,68	21,9
37 ,,	180	61,0	15,5	320,0	1,8	0,98	5,24	20,6
37 ,,	174	64,0	16,0	335,5	2,1	1,10	5,24	20,9
41 ,,	180	60,0	15,3	395,0	1,8	1,21	6,58	25,7
42 ,,	175	61,0	15,5	399,8	1,9	1,30	6,55	25,7
42 ,,	173	69,0	16,8	391,2	2,3	1,37	5,66	23,2
44 ,,	176	66,0	16,3	333,4	2,1	1,07	5,05	20,4
46 ,,	176	68,0	16,7	329,0	2,1	1,06	4,83	19,6
48 ,,	172	58,0	15,0	330,8	1,9	1,11	5,70	22,0
49 ,,	166	59,0	15,2	356,8	2,1	1,29	6,04	23,4
51 ,,	170	60,0	15,3	397,9	2,0	1,37	6,63	26,0
53 ,,	166	49,0	13,4	338,4	1,7	1,22	6,90	25,2
55 ,,	160	56,0	14,6	359,2	2,1	1,40	6,41	24,6
65 ,,	168	46,0	12,8	328,0	1,5	1,15	7,12	25,6
69 ,,	164	44,0	12,5	289,4	1,6	1,07	6,57	23,1
72 ,,	151	42,0	12,1	246,5	1,8	1,08	5,86	20,3
75 ,,	166	56,0	14,6	368,4	2,0	1,33	6,57	25,2
82 ,,	178	59,0	15,2	412,8	1,8	1,30	6,99	27,1

[1] Errechnet nach KIRCH: Habilitationsschrift 1921, S. 244.

Der Kaupsche Index fällt nun, wie die beigegebene Tabelle zeigt, vom 2. bis zum 6. Altersjahr, um dann bis zum 20. Jahr stetig zuzunehmen. Das Herzgewicht verhält sich ähnlich, der Anstieg ist aber schon vom 5. Jahr deutlich bemerkbar. Die Herzmasse verliert schon in frühen Jahren die für den jugendlichen Organismus geltende Proportion zur Körperfläche, das Herz wächst auch stärker als die Masse der andern Organe als Ganzes genommen. Dieses Verhalten ist um so auffälliger, weil der Sauerstoff- und Calorienverbrauch des Organismus vom 20. Jahr ab stetig zurückgeht. Der Quotient *Herzgewicht*:Calorienverbrauch, berechnet nach den Werten von Harris und Benedict bzw. Kirch, beträgt für 60—65 kg Körpergewicht im 23. Jahr 1,7, im 35. Jahr 2,4. Über die Zirkulationsgröße in verschiedenem Alter gibt es zunächst noch keine sicheren Daten, es ist aber anzunehmen, daß das pro Minute ausgeworfene Blutquantum dem geringeren Sauerstoffverbrauch auch entsprechend zurückgeht.

Die im Gegensatz dazu ersichtliche Massenzunahme des Herzens hat seinen Grund in zwei Momenten: Einmal führt die gerade im Wachstumsalter relativ starke *Herabsetzung der Schlagfrequenz* des Herzens zu einer größeren Belastung im Moment der Einzelkontraktion. Die Ausbildung einer Hyperplasie ist ganz allgemein weniger abhängig von der Dauerleistung, als von dem bei der Einzelkontraktion zu leistenden Kraftaufwand. Tachykardische Herzen werden relativ wenig gefüllt, mit dem Rückgang der Frequenz wächst die Füllung, der mächtigste Wachstumsreiz für die Herzmuskulatur. Ferner ist neben der Körperoberfläche bzw. der Körperfläche (allgemeiner ausgedrückt) für die Entwicklung der Herzmasse das Körpergewicht von großer Bedeutung. Wenn auch die Relation keine so enge ist, wie früher angenommen, so bedingt doch die mit der *Massenzunahme der Organe* verbundene stärkere Durchblutung wieder eine relativ stärkere Füllung des Herzens. Wir sehen wie der Index Herzgewicht zu L² vom dritten Jahr ab stetig zunimmt. Weiterhin kommt für die Entwicklung des Herzens nicht nur der Faktor der Füllung, sondern auch das Moment der *arteriellen Belastung* in Frage. Die Dehnbarkeit der Gefäße erfährt vom frühesten Alter an eine immer stärker werdende Abnahme, die systolischen Blutdruckwerte wachsen. Damit wird die Einzelkontraktion vor zunehmend höhere Anforderungen gestellt, das noch wachstumsbereite Herz hypertrophiert. Und schließlich ist darauf hinzuweisen, daß die Ausnutzung des mit der arteriellen Zirkulation hereingeführten Bluts im Verlauf der Jahre immer ungünstiger wird. Das Herzminutenvolum geht, soweit Untersuchungen mit dem Broemserschen Verfahren ein vorläufiges Urteil erlauben, dem Minutensauerstoffverbrauch keineswegs parallel, die Minutenvolumina der Gesunden höheren Alters sind auffallend groß. Die funktionelle Leistungsunfähigkeit der Peripherie zwingt das Herz zur Mehrleistung, die Annahme einer *arteriellen Hyperzirkulation* erscheint berechtigt. Aus allen diesen Gründen ist die mit zunehmendem Alter sich zeigende stetige Größenzunahme des Herzens verständlich. Trotz des Rückgangs des Sauerstoffverbrauchs nimmt die Herzmasse zu. Die in Abb. 20 eingezeichneten Kurven schneiden sich.

Intra vitam läßt sich die Herzgröße auf röntgenologischem Wege wenigstens annähernd bestimmen.

Der Längsdurchmesser ist zwar nicht brauchbar zur Beurteilung der Herzgröße, wenigstens beim Plattenverfahren verschwindet die Herzspitze häufig im Zwerchfellschatten. Der Verzicht auf eine Verwertung der Längsdurchmesser ist bedenklich, weil im Alter und auch in pathologischen Verhältnissen Verlängerungen des Herzens ohne gleichzeitige Zunahme der Herzbreite vorkommen. Gemildert wird der Nachteil allerdings dadurch, daß sich eine Verlängerung des Herzens bei der Schräglage desselben immer auch mehr oder weniger nach der Seite hin bemerkbar macht.

Beim gegenwärtigen Stand der Technik ist die Bestimmung des *Transversaldurchmessers* das beste Verfahren zur Beurteilung der Herzgröße. Komplizierende Veränderungen an

Pleuren oder Lungen können sich störend bemerkbar machen, im allgemeinen sind die Konturen rechts und links aber scharf und exakt zu bestimmen. Dieser Vorteil ist so wichtig, daß man verschiedene Bedenken zurückstellt, über die Abhängigkeit der Transversalmasse vom Zwerchfellstand und auch die Tatsache, daß der Transversaldurchmesser sich links auf den Ventrikel, rechts auf den Vorhof bezieht.

Aus dem Transversaldurchmesser T kann nach der Formel $V = 4/3\,r^3\pi$ (r = halber Transversaldurchmesser) das sog. *Herzvolum* errechnet werden. Der Vorschlag stammt von ZUNTZ und NICOLAI. Man bekommt zwar nur annähernd richtige Werte, weil das Herz keine Kugel ist. Namentlich bei der mit zunehmendem Alter sich einstellenden Verlängerung der Ventrikelteile macht sich das störend bemerkbar. Die Ermittlung des Herzvolumens ist aber doch von Interesse, weil sie räumliche Vorstellungen gibt und besser als der lineare Transversaldurchmesser zum Vergleich mit kubischen Massen herangezogen wird.

Tabelle 5. Herzvolum in verschiedenem Alter.

Alter	Herzvolum (nach dem Röntgentransversaldurchmesser errechnet)	Herzvolum: Körperlänge²	Herzvolum: Körpergewicht ²/₃
13—14	847	3,7	0,70
17—18	1133	4,1	0,69
21—29	1217	4,0	0,75
30—35	1418	4,8	0,81

Wenn man nach ZUNTZ-BRUGSCH das Herzvolum errechnet, so sieht man bei den 17—18jährigen im Vergleich mit den 13—14jährigen ein Ansteigen des Index Herzvolum: L². Bis zum 29. Altersjahr bleibt der Wert derselbe, um dann weiter zu steigen.

Setzt man das röntgenologisch ermittelte Herzvolum mit funktionellen Faktoren in Relation, mit der Körperfläche P²/₃ oder besser noch dem Ruhesauerstoffverbrauch, so sieht man vom 13. Jahr ab dieselbe stetige Zunahme (Tabelle 6).

Tabelle 6. Relation Herzvolum zu Grundumsatz bzw. Körperoberfläche in verschiedenem Alter.

Alter	Herzvolum: Cal.-Ruhe (Soll)	Herzvolum: P²/₃
13—14 (15 Fälle)	4,54	47
	6,12	63
	7,31	84
17—18 (26 Fälle)	3,93	40
	6,34	68
	8,94	95
19—24 (32 Fälle)	4,28	43
	6,70	74
	11,69	116
25—29 (26 Fälle)	4,74	47
	7,03	70
	11,45	114
30—35 (7 Fälle)	4,93	49
	7,98	77
	10,52	101

Das Ergebnis aus den Untersuchungen am Menschen steht in voller Übereinstimmung mit dem Verhalten des Herzgewichts. *Das Herz entfernt sich mit zunehmendem Alter immer mehr von seinen jugendlichen Proportionen,* der wichtigste Grund für das physiologische Versagen des alternden Organs.

Seit den Untersuchungen von BENEKE hat man auch auf die für die Arterialisation des Herzens und des Gesamtorganismus sehr wichtige *Weite der arteriellen Gefäße* geachtet.

In der Kindheit erscheint das Herz klein mit relativ weiten Arterien, mit Eintritt und Vollendung der Pubertät, wie BRUGSCH hervorhebt, relativ groß mit „engen" Arterien.

Aus den Untersuchungen von E. KIRCH an Sektionsmaterial geht zwar hervor, daß schon von den ersten Lebensjahren ab nicht nur sämtliche Ostien des Herzens stetig weiter werden (Abb. 22), sondern auch der Umfang der Aorta und die Weite des Conus pulmonalis.

Aorta und Pulmonalis lassen keinen eigentlichen Stillstand in ihrer Entwicklung erkennen, man findet die in der KIRCHschen Abbildung ersichtliche auffällig starke Weite der Pulmonalis zwischen 10 und 15 Jahren und das Zurückbleiben der Werte zwischen 15 und 20 Jahren in den Tabellen von RÖSSLE nicht. Mit der Vergrößerung des Herzgewichts und des Herzvolums hält die Größe der Gefäße aber nicht Schritt. Man könnte einwenden, die großen Gefäße würden mit der Herzfunktion in keiner direkten Beziehung stehen, die Gefäßweite bleibt aber auch gegenüber dem wachsenden peripheren Calorienbedarf zurück. Das diesem gesteigerten Sauerstoffverbrauch entsprechend vergrößerte Schlagvolum des Herzens passiert ein relativ enges Gefäßsystem:

Tabelle 7. Vergleich des 13. mit dem 18. Altersjahr (männlich).

	Zunahme %	Errechnet nach
Körpergewicht	72	STRATZ
Herzgewicht	41	RÖSSLE
Calorienverbrauch	27	STRATZ, BENEDICT
Einzelschlagvolum	36	eigene Untersuchungen
Aortenweite	14	KIRCH
Weite der Art. pulmonalis . .	0,5	KIRCH

BRUGSCH spricht von physiologischer Enge der Gefäße während der Pubertät. Man verbindet damit vielfach die Vorstellung einer gewissen Minderleistungsfähigkeit des Organismus, sieht sich aber der Tatsache gegenüber, daß die Kinder in dem fraglichen Zeitabschnitt gerade besonders leistungsfähig erscheinen. Irgendwelche Besonderheiten formaler Art, wie sie jede Ostiumstenose sonst hervorbringt, fehlen dem Pubertätsherzen. Nichts hindert uns, das *Gefäßsystem vor der Pubertät als verhältnismäßig zu weit* zu betrachten. Der Neugeborene besitzt eine Pulmonalarterie von 33 mm Umfang, ohne daß Blut in nennenswerter Menge die Lungen erreicht. Mit dem Einsetzen der Lungenatmung findet das angesaugte venöse Blut die Strombahn weit offen vor. Die Art. pulmonalis ist bis zum 50. Jahr nach den Tabellen von RÖSSLE weiter als die Aorta. So lange hat die Pulmonalis den Vorsprung aufrechterhalten, eine Entlastung für den rechten Ventrikel, dann beginnt die Involution mit Neigung zu Sklerosierung und Elastizitätsverminderung im Bereich der Arterien des Körperkreislaufs. *Das Pubertätsherz dürfte in formaler wie auch funktioneller Hinsicht optimal proportioniert sein.* Der Ausdruck „physiologische Enge der Gefäße" scheint mir irreführend.

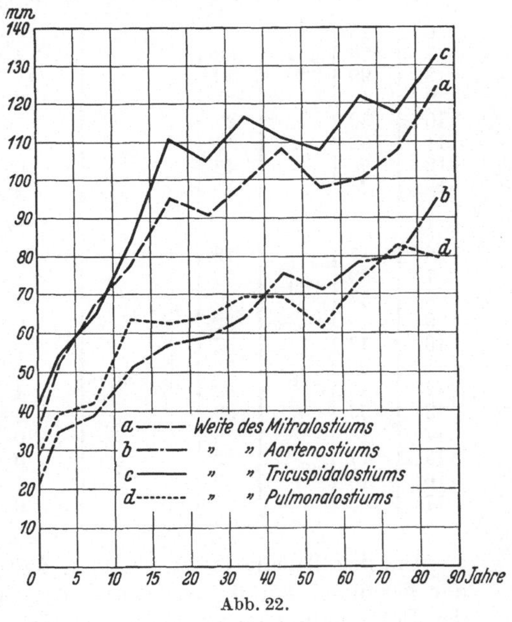

Abb. 22.

b) Lage und Form des Herzens.

Die Lage des wachsenden Herzens richtet sich in erster Linie nach dem Zwerchfellstand.

Die Lungen sind beim Erwachsenen 20mal voluminöser als beim Neugeborenen und drängen das Zwerchfell abwärts. Das Herz, an der Bifurkationsstelle der großen Bronchien fixiert, folgt mit seiner Herzspitze. Dieselbe nähert sich wie bei einer Inspiration der Medianlinie. Im Röntgenbild erscheint das Herz des jungen Kindes quergelagert, breit, später wird es schmäler und länger.

Das treibende Moment ist zweifellos die funktionelle Mehrbelastung und Massenzunahme der Lungen. Die Lungen schaffen sich Platz nach dem Ort des geringsten Widerstandes, d. h. nach dem Zwerchfell hin. Das Herz nimmt auch zu, erscheint beim Erwachsenen etwa 10mal schwerer als beim Neugeborenen, noch wichtiger ist aber für den Stand des Zwerchfells die Volumvermehrung der Lungen.

Das Herz des Erwachsenen *liegt dem Sternum weniger an als das des Kindes zwischen 10 und 14 Jahren.* Dafür spricht die Häufigkeit der akzidentellen Geräusche in diesem Alter:

Tabelle 8. Häufigkeit der systolischen akzidentellen Pulmonalgeräusche in verschiedenem Alter. (Nach Lüthje 1906.)

Alter	Zahl der untersuchten Kinder	Systol. Geräusch Pulmonalis		Systol. Geräusch fortgeleitet		Akzentuation des zweiten Pulmonaltones		Akzentuat. des zweiten Aortentones
		absol.	%	nach Mitralis	auch nach and. Ostien	absol.	%	
Knaben								
6	18	12		—		17		1
7	76	58		4		66		5
8	99	70	74	11		88	88	4
9	42	34		2	nicht	37		2
10	30	27		1	immer	27		0
11	52	42		5	beachtet	44		3
12	58	48	82	0		47	59	3
13	25	19		2		22		2
(235 / 165)								
Mädchen								
6	17	12		1	0	15		0
7	39	23		3	0	36		0
8	34	20	61	1	1	31	91	1
9	49	32		2	0	45		0
10	42	33		2	1	37		2
11	65	52		1	7	60		2
12	86	68	78	4	2	63	82	0
13	53	39		5	1	44		0
14	11	8		0	1	6		0
15	17	12		0	1	7		1
16	16	9	65	1	0	7	46	0
17	3	2		0	0	2		0
(139 / 146 / 47)								

Aus der Tabelle ist zu ersehen, daß im Alter von 10—13 Jahren 78—82% der gesunden Kinder ein systolisches Geräusch über der Auskultationsstelle der Pulmonalis nachweisen lassen. Diese Geräusche pflegen bei Inspiration zu verschwinden oder wenigstens leiser zu werden, bei Exspiration dagegen sich ganz wesentlich zu verstärken. Im letzteren Fall liegt das Herz mit seinen großen Gefäßen der vorderen Brustwand dicht an. Während bei seitlicher Durchleuchtung im Moment der Inspiration ein heller Zwischenraum zwischen dem Sternum und den kräftig pulsierenden großen Gefäßen sichtbar ist, verschwindet dieser helle Streifen bei Exspiration völlig. Die pulmonalen akzidentellen Geräusche sind sternokardiale Reibegeräusche. Die große Häufigkeit ihres Vorkommens im Alter von 10—13 Jahren ist ein Hinweis darauf, daß das Herz in dieser Altersperiode der Brustwand besonders naheliegt.

Der sternovertebrale Durchmesser bei den von Dietlen untersuchten Kindern von 15—16 Jahren (Knaben wie Mädchen) beträgt durchschnittlich 16 cm, der Tiefendurchmesser des 23—25jährigen Mannes durchschnittlich 19 cm. Dietlen selbst gibt folgende Tabelle:

Tabelle 9. Thoraxmasse[1].

Körpergröße	Sternallänge				Sternalbreite				Mamm. Dist.				Sternovertebraler Durchmesser				Brustumfang			
	I	II	III	IV	I	II	III	IV	I	II	III	IV	I	II	III	IV	I	II	III	IV
Erwachsene Männer	17	17	18	19	3,3	3,6	3,8	3,8	18,5	20,7	21	22	18,5	20,0	20,6	21	82	90	92	94
		17,7				3,6				20,5				20,3				89,5		
Unerwachsene	15,4	16,6	17	18	3,3	3,4	3,6	3,8	16	18	19	19,2	16	17	18,8	19	75	78	87	89
		17,0				3,5				18,0				17,7				82,0		
Erwachsene Frauen	15	15,5	15		3,7	3,6	3,6		22	22,8	23		17,7	18	18,5		83	85	84	
		15,2				3,6				22,6				18,1				84,0		
Unerwachsene	14	17	15		3,3	3,5	3,7		18,2	21	21		16	17	16		76	79	79	
		14,7				3,5				20,0				16.6				78,0		
Durchschnittszahlen	Männer 17				3,5				19				19				86			
	Frauen 15				3,5				21				17				83			

I=145—154 cm, II=155—164 cm, III=165—174 cm, IV=175—184 cm (bei Frauen nicht vorhanden).

Wenn die Masse des Herzens vom 12. zum 19. Jahr von 172,5 auf 283,3 zunimmt (anatomisches Material von RÖSSLE und BÖNING), so verändert sich der Tiefendurchmesser des Herzens, das Herz als Kugel gedacht, von 6,9 auf 8,15 cm (+1,25 cm). Die Tiefe des Thorax, aus dem Brustumfang berechnet, der Thoraxumfang wieder als Kreis gedacht, wächst vom 12. zum 19. Jahr nach den Messungen von ARNOLD und RIED von 10,6 auf 13,7 cm (+3,1 cm). Der Tiefendurchmesser des Herzens nimmt weniger zu als die Thoraxtiefe. Das Herz weicht allmählich von der Brustwand ab.

Das Herz des kleinen Kindes liegt ebenfalls weiter entfernt von der Brustwand als das Herz des 12jährigen Kindes.

Wenn man wieder die Herztiefe aus dem Brustumfang errechnet, unter Zugrundelegung der Zahlen von WEISSENBERG bzw. RÖSSLE und BÖNING, so beträgt der Herztiefendurchmesser des unter 1jährigen Kindes 3,3 cm, die Tiefe des zugehörigen Thorax 8,8 cm.

Bekannt ist die starke Wölbung des Neugeborenen-Thorax. Er steht schon in der Ruhelage gewissermaßen in Inspirationsstellung. Das Herz liegt relativ tief im Thorax, akzidentelle Pulmonalgeräusche sind in dem Alter nicht häufig.

Der *Lagewechsel* hat beim Kind grundsätzlich denselben Einfluß auf die Lage des Herzens wie beim Erwachsenen. Der Arcus aortae ist am Bronchialbaum festgehalten, die unteren Herzteile erscheinen aber mehr oder weniger mobil. Je größer die Distanz zwischen Herzspitze und Arcus aortae, um so beweglicher die Herzspitze. Beim Stehen nähert sich die Herzspitze der Medianlinie des Körpers, das Herz legt sich der vorderen Thoraxwand an. In dieser Position treten oft über dem zweiten Intercostalraum links systolische Geräusche auf, die im Liegen nicht vorhanden waren. Es sind das die oben erwähnten extrakardialen, retrosternalen, akzidentellen Reibegeräusche. In linker Seitenlage findet sich auch bei nicht vergrößerten Herzen der Spitzenstoß mehr oder weniger weit auswärts der Mamillarlinie. Am geringsten ist die Lageveränderung des Herzens in rechter Seitenlage, weil da das Mediastinum Halt gebietet.

Über die

c) innere Konfiguration

des kindlichen Herzens sind wir durch die Untersuchungen von KIRCH unterrichtet (Abb. 23 und 24).

---

[1] DIETLEN: Über Größe und Lage des normalen Herzens, 1906.

Wenn man als Einflußbahn die Distanz zwischen Mitralostium bzw. Tricuspidalostium und Ventrikelspitze versteht und unter Ausflußbahn den Weg vom Ventrikelspitzenraum zum Aortenostium bzw. zum Pulmonalostium, so zeigt sich, daß Ein- und Ausflußbahn sich in ihrer Länge während des Wachstums verschieden verhalten. Das Verhältnis zwischen Einfluß- und Ausflußbahn, der sog. *Strombahnindex, nimmt im Laufe des Lebens langsam ab.* Besonders deutlich ist die Veränderung vom 30. Lebensjahr an, aber schon früher kommt die Verkleinerung des Index zur Geltung. Während sich beim kindlichen Herzen der Stand der Aorten- und Pulmonalklappen nur wenig über der Höhe der atrioventrikulären Ostien findet, sieht man beim Erwachsenen die Klappen der arteriellen Ostien gleichsam in die Höhe gerückt. Der Vorsprung, den die Länge der Ausflußbahn gegenüber der Einflußbahn bekommt, beruht in erster Linie auf einer *Verlängerung des Conus arteriosus.* Dieser Ventrikelabschnitt ist den Einwirkungen des Blutstromes besonders ausgesetzt, die lebendige Kraft der Strömung führt speziell unterhalb der arteriellen Ostien zu einer Ausweitung und Verlängerung der Strombahn. An dieser Stelle liegen auch in späteren Jahren die Sehnenflecke als Ausdruck der besonders starken mechanischen Beanspruchung. Die spitzenwärts gelegenen Ventrikelteile wachsen langsamer, erreichen im dritten Jahrzehnt eine maximale Länge, um dann in ihren Werten sogar zurückzugehen.

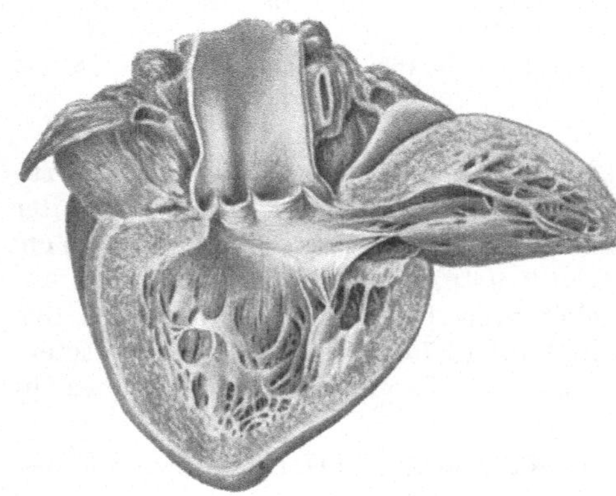

Abb. 23. Normales Herz eines Neugeborenen. Natürliche Größe. (Nach KIRCH 1921.)

Der Abstand der Ursprungsstelle der Papillarmuskeln von der Ventrikelspitze scheint mit zunehmendem Alter schließlich absolut genommen wieder ebenso klein wie bei dem an sich sehr viel kleineren Neugeborenen-Herzen. Der Rückgang des infrapapillären Ventrikelraums, die auffallend frühzeitig hier in Erscheinung tretende Atrophie der Muskelsubstanz dürfte in erster Linie mit der relativ schlechten arteriellen Gefäßversorgung der Ventrikelspitze zusammenhängen. Die bei lokalen Zirkulationsstörungen auftretende Myomalacie, das sog. Herzaneurysma, sitzt ebenfalls mit Vorliebe im Spitzenteil des Herzens.

Das kindliche Herz erscheint breit, kurz, gedrungen, im Gegensatz zu dem schlankeren, längeren und spitzeren Erwachsenen-Herzen. Die Besonderheiten des kindlichen Herzens beruhen keineswegs auf einer besonderen Dehnung der oberen Ventrikelteile die im Laufe der Jahre zurückgehen würde. Die Weite der gesamten Ostien und ebenso die Weite der vor den arteriellen Ostien gelegenen Kammerteile, nimmt im Gegenteil stetig zu. Die abweichende Konfiguration des Erwachsenen-Herzens beruht vielmehr auf der schon oben erwähnten *Rückbildung der Spitzenabschnitte des Herzens.* Der infrapapilläre Raum wird nicht nur kürzer, auch deutlich enger, KIRCH spricht von einer Inaktivitätsatrophie der Spitzenteile, es ist aber auch die differente Gefäßversorgung mit in Betracht zu ziehen.

Das Röntgenverfahren gibt nicht genügende Anhaltspunkte, um aus der äußeren Konfiguration auf den Aufbau des Herzens im einzelnen schließen zu können. Das Perikard und die anliegenden Pleurablätter nivellieren die Konturen zu sehr und vor allem sind die luftleeren Organen anliegenden Herzabschnitte einer röntgenologischen Untersuchung nicht zugänglich. Man kann also über Einfluß- und Ausflußbahn, sogar über die Ventrikelweite nichts Sicheres aussagen. Es bleibt die Feststellung der gesamten äußeren Konfiguration. Das Verhalten der Herzspitze ist dabei immer von besonderem Interesse. Das Verfahren der Kymographie wird uns hier weiter bringen.

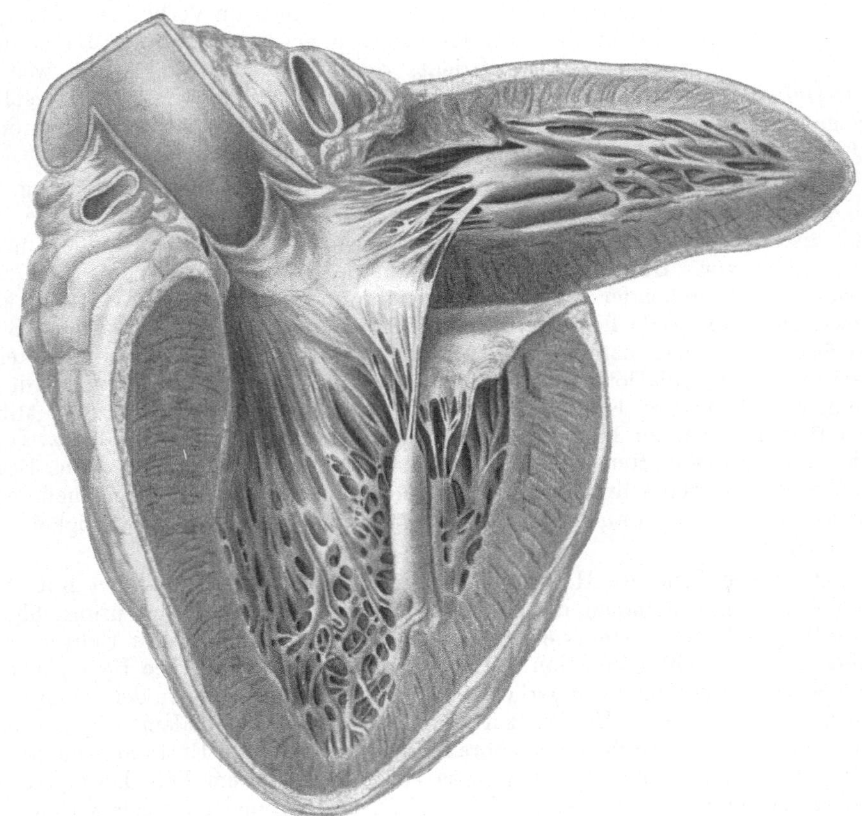

Abb. 24. Normales Herz eines 32jährigen. ²/₃ natürlicher Größe. (Nach KIRCH 1921.)

2. Dysplasien.

In das Gebiet der formalen Entwicklungsstörungen gehören das sog. Tropfenherz und die Akrocyanose.

Das **Tropfenherz** (Asthenikerherz, Cor juvenile, Cor pendulum) ist nicht nur in seinen Gesamtmaßen klein, sondern wegen des immer bestehenden Zwerchfelltiefstands auch deformiert, abnorm in die Länge gezogen. Festgehalten mit dem Arcus aortae an der Bifurkation bzw. der Abgangsstelle des linken Hauptbronchus, entbehrt das Tropfenherz gewissermaßen der normalen Unterlage. Wenn es auch bei Exspiration der Zwerchfellkuppe aufliegt, so sieht man doch bei Inspiration nicht selten einen deutlichen Zwischenraum zwischen Herz und Zwerchfell bei der Durchleuchtung. Dieses Moment mag für die arterielle Zirkulation von geringer Bedeutung sein, ist aber für den Verlauf der großen Venen und den Einstrom des venösen Blutes nicht gleichgültig.

Die Bezeichnung hypoplastisch ist irreführend. Das Herz bleibt in seiner Entwicklung nicht zurück, aus einer mangelhaften Reaktionsbereitschaft des Herzgewebes heraus, extrakardiale Anomalien dürften vielmehr, soweit man das heutzutage überhaupt beurteilen kann, die Ursache der abnormen Kleinheit des Herzens sein.

Die histologische Struktur des hypoplastischen Herzens zeigt nichts Krankhaftes. Das Herz ist untergewichtig, die Herzhöhlen, Ostien und Gefäßweiten enger als dem Alter entsprechend, vor allem auch enger im Verhältnis zu Körpergröße und Körpergewicht, die Muskulatur selbst aber erscheint intakt. Das asthenische Herz ist auch nicht insuffizient, Stauungsorgane sind nicht weisbar. Die Individuen mit kleinem Herzen sind wohl körperlich wenig leistungsfähig, neigen bei längerem Stehen zu Ohnmachten, niemals sieht man aber dabei Dyspnoe, Cyanose, Ödeme wie sonst bei geschädigter Herzmuskulatur.

Basierend auf der Auffassung von Kraus ist man vielfach der Meinung, daß einem konstitutionell schwach entwickelten Herzen an sich das normale physiologische Evolutionsvermögen fehlt. Zwingende Beweise liegen in der Hinsicht aber nicht vor. Bei allgemeinen Blutdrüsenaffektionen kann das Herz zwar sogar trotz bestehender sekundärer Schrumpfniere (eigene Beobachtung) klein erscheinen, gerade da liegt der Fehler aber auf der Seite des allgemeinen Stoffwechsels mit seinem herabgesetzten Sauerstoffverbrauch, verbunden mit Herabsetzung der Zirkulationsgröße. Wenn bei einem Falle von Tallquist mit allgemein asthenischer Konstitution und paralytischer Thoraxform eine Mitralinsuffizienz nicht zu Hypertrophie führte, so erklärt sich auch das zwanglos aus dem mangelhaften Blutzufluß von der venösen Seite her. Dem Begriff des konstitutionell schwachen Herzens muß man mit starkem Mißtrauen gegenüberstehen, wenn damit die Vorstellung einer Organminderwertigkeit verbunden ist.

Die Hypoplasie des Herzens ist, abgesehen von seltenen Fällen mit innersekretorischen Anomalien, die Folge von zu geringer venöser Blutzufuhr. Muskulöse Typen haben niemals ein zu kleines Herz, Individuen mit richtig ausgebildetem und richtig funktionierendem Thorax auch nicht. Die Hypoplasie des Herzens hat den allgemein asthenischen, konstitutionell mehr oder weniger festgelegten Stillerschen Habitus zur Voraussetzung: mit schmalem, schmächtigem, langem Thorax, tiefstehendem Thorax, langen muskulösen Extremitäten, kühlen, oft leicht cyanotischen Händen. Das Herz ist in diesem Fall das Opfer peripherer zirkulatorischer Unzulänglichkeit. Aus hydromechanischen Gründen ist die Rückkehr des venösen Blutes zum Herzen bei diesen langen Individuen erschwert, die aspirierende Kraft des Thorax des schon exspiratorisch tiefstehenden Zwerchfells ist gering. Dazu zirkuliert in der peripheren Muskulatur, die normalerweise beim Erwachsenen etwa 36% des Körpergewichts (21% beim Neugeborenen) ausmacht, relativ wenig Blut. Die Capillarisierung des Muskels ist im Gegensatz zu einem geübten muskeltätigen Individuum schlecht. Die Gesamtblutmenge erscheint herabgesetzt. Unter diesen Umständen *muß* ein Herz in seinen formalen Dimensionen zurückbleiben.

Die Auffassung, wonach die Hypoplasie des jugendlichen Herzens im wesentlichen auf Anomalien der peripheren Zirkulation zurückzuführen ist, wird für die Therapie derartiger Störungen von Wichtigkeit.

Die *Behandlung* hat in erster Linie für eine Besserung der peripheren Blutzirkulation zu sorgen. Der Angriffspunkt aller Bestrebungen ist die Muskulatur, deren Mehrleistung den venösen Zustrom zum Herzen fördert, Stoffe in die Zirkulation gelangen läßt, wie die Adenosinphosphorsäure, deren Vermehrung im Blut die arterielle Zirkulation zahlreicher Organe, namentlich auch des Herzens, anregt und durch Steigerung des Gesamtstoffwechsels die Atemorgane zu größerer Tätigkeit veranlaßt und mittelbar damit auch den Thorax zu besserer Entfaltung bringt.

Muskelübung ist die notwendige Maßnahme gegenüber dem asthenischen Herzen. Beginnend mit passiven Bewegungen und Massage in Rückenlage, kann man die Anforderungen langsam steigern über aktive Bewegungen mit Überwindung von Widerstand, Zug- und Druck- sowie Hantelübungen, bis zu mehr oder weniger forcierter Muskelleistung in der Zeiteinheit.

Statische Leistungen sind lange nicht so günstig wie dynamische, die isometrische Kontraktion läßt das Ermüdungsgefühl bekanntlich weit stärker in Erscheinung treten als die isotonische. Ohne zu belasten bekommt man allerdings keine Zunahme der Muskelmasse, eine gleichzeitig vorhandene dynamische mit Bewegungsexkursion verbundene kinetische Arbeitsweise ist für die periphere Blutzirkulation aber von sehr großem Wert. Die Tätigkeit der Schwerathleten ist weniger nachahmenswert als das turnerische Training und die sportliche Arbeitsweise der Leichtathletik. Es braucht nicht näher begründet zu werden, daß nur eine möglichst generelle Beanspruchung der Muskulatur von Erfolg ist.

Zur Hebung der peripheren Zirkulation dienen ferner alle Verfahren zur Erzeugung peripherer capillarer Hyperämie. Die bei Herzkranken bestehende venöse Hyperämie fällt hier außer Betracht, es handelt sich vielmehr um die Besserung des arteriellen Zustroms zu der Muskulatur und der Gewebe. Astheniker erscheinen nicht selten blaß, werden als anämisch bezeichnet, trotz normaler Blutzusammensetzung. Die Muskulatur verlangt wenig an Blutzufuhr und so kommt es zu der ungünstigen Entwicklung der Blutzirkulation überhaupt. Mit steigender Capillarisierung wird die Sauerstoffabgabe erleichtert, das Ermüdungsgefühl unter Beseitigung der aus dem Muskelstoffwechsel hervorgegangenen sauren Abbauprodukte hintangehalten. Bei arterieller Ischämie läßt der Tonus der abführenden venösen Gefäße nach, es kommt zur venösen Stase und umgekehrt zu besserer Entleerung der venösen Reservoirs, wenn arterielles Blut in vermehrter Menge einströmt.

Sonne und Wind, Kälte- und Wärmereize der Atmosphäre sind mächtige Förderer der peripheren capillären Blutzirkulation. Als Momentanreiz bedingen sie die bekannte Hauthyperämie, bei wiederholter Einwirkung bildet sich ein Dauerzustand heraus mit Vermehrung der capillaren Gebiete, die Haut fühlt sich wärmer an, erscheint gerötet, die Neigung zu Akrocyanose schwindet.

Akrocyanose ist ein nicht seltenes Begleitsymptom des Cor juvenile.

Die Hände sind in erster Linie betroffen, doch zeigt sich die Störung in milderem Grade gelegentlich auch an den Füßen sowie an Nasenspitze und Ohren. In der kälteren Jahreszeit leiden die Patienten besonders, auch während der Übergangszeit im Herbst hat die Zirkulation Mühe, sich den neuen Außenbedingungen anzupassen. Im Sommer sind die Veränderungen viel geringer. Das weibliche Geschlecht erscheint bevorzugt, unter 52 Beobachtungen von Thomas waren 40 Mädchen. Davon war die jüngste $7^1/_2$, die älteste 14 Jahre alt, das 12. Altersjahr, die Präpubertätszeit, disponiert zu Akrocyanose.

Es besteht eine diffus bläuliche Verfärbung der Haut, kombiniert mit auffälliger Kühlheit der Hände und einer eigentümlichen teigartigen Schwellung und Verdickung der Finger. Auf Druck verschwindet die Cyanose, es entsteht ein blasser Fleck, der verschwindet, wenn der Druck wegfällt. Der weiße Fleck wird langsam wieder bläulich, indem sich, wie Niekau bemerkt, der blaue Rand wie eine Irisblende nach dem Zentrum hin vorbewegt. Hyperhidrose ist ein häufiges Begleitsymptom. Ödeme mit Dellenbildung fehlen. Schmerzen wie bei Raynaudscher Krankheit fehlen, den Patienten ist aber die Kälte der Hände und Füße unangenehm. Sie leiden unter dem schlechten Heilen infizierter Fingerverletzungen.

Die Störung dürfte nichts zu tun haben mit Arteriitis, Endarteriitis, Thrombangitis, auch nicht mit der durch Intimawucherungen ausgezeichneten Teleangiostenose KROMPECHERs in Zusammenhang stehen. Man kann das ohne anatomische Beweise behaupten, weil weder die Anamnese noch der Verlauf auf irgendwelche entzündliche Veränderungen (Lues!) aufmerksam machen. Naheliegend ist der Vergleich mit RAYNAUDscher Krankheit. Paroxysmen mit Erblassen und Schmerzhaftigkeit der Finger kommen aber nicht vor, zu Gangrän kommt es nicht. Die juvenile Akrocyanose disponiert wohl zu Frostbeulen, ist aber eher ein Schönheitsfehler als eine Krankheit. Sie entspricht einem *Dauerzustand* mit gestörter peripherer Zirkulation, momentan verstärkt durch Kälte, aber eigentlich immer mehr oder weniger nachweisbar, eine bei verschiedenen Familienangehörigen nicht selten wiederkehrende konstitutionell verankerte Anomalie.

Der ganze Symptomenkomplex ist charakteristisch für das Bestehen einer *arteriellen Ischämie*. Nicht eine Störung des venösen Blutabflusses wie bei kardialer Stauung führt zu dem geschilderten Bild der Akrocyanose, vielmehr eine ungenügende Versorgung der betroffenen Extremität mit arteriellem Blut. Ein asthenisches, zu wenig entwickeltes Herz schafft an sich schon die Vorbedingungen zum Auftreten der peripheren Akrocyanose. Die Mangelhaftigkeit der venösen Herzfüllung führt notwendigerweise zu einer *Verkleinerung des arteriellen Schlagvolums* und damit zu einer Herabsetzung der arteriellen Zirkulationsgröße. Der Habitus asthenicus disponiert zu Akrocyanose, nicht selten. finden sich auch zugleich orthostatische Albuminurie, Tachykardie, Hypotonie. Ohne anatomische Veränderungen der kleinen Arterien, auch ohne eine „Hypoplasie" des gesamten arteriellen Systems (VIRCHOW), kommt es bei verschlechtertem venösen Rückfluß zu arterieller Ischämie („Mikrosphygmie"). Dazu kommt eventuell noch eine Knappheit der zur Verfügung stehenden Gesamtblutmenge. SECKEL berichtet über das Ergebnis seiner Versuche mit der Trypanrotmethode an Säuglingen und Kindern. Normalerweise beträgt die Blutmenge im Säuglings- und Kindesalter etwa 8,5% des Körpergewichts, die relative Blutmenge ist größer als beim Erwachsenen. Ein Maximum der Blutmenge findet sich nun zwischen $3^{1}/_{2}$ und $6^{1}/_{2}$ sowie zwischen 11 und 13 Jahren. Derartige Gipfel der Blutmenge wurden auch von E. MÜLLER, DARROW, SOULE und BUCKMANN, ROHRBOECK und KISS sowie PETRANYI gefunden. Die Zeiten, in die diese Höhepunkte fallen, sind als physiologische Streckungsperioden bekannt und unterscheiden sich, wie SECKEL hervorhebt, durch den Grad der Wachstumsintensität und des Appetits von den Zeiten der sog. kindlichen Fülle. In dieser Zeit stellt der Organismus besonders hohe Ansprüche auch an die blutbildenden Organe. Zu dem für die Zirkulation ungünstigen Einfluß des Körperbaus gesellt sich beim Astheniker also unter Umständen noch ein gewisses Unvermögen des Organismus hinsichtlich der Gesamtblutbildung. Die Folge ist eine funktionelle Ischämie der herzfern gelegenen Körperteile.

THOMAS bringt die Akrocyanose mit einer Hypofunktion der Thyreoidea in kausalen Zusammenhang. Eigene Erfahrungen widersprechen dem. Der Nachweis von Struma und Intelligenzdefekten genügt nicht zur Annahme einer Dysthyreose. Das Capillarbild der Akrocyanose mit seiner Verengerung des arteriellen Capillarschenkels und der starken Erweiterung namentlich des subpapillären venösen Plexus (PARRISIUS) steht im Gegensatz zu dem archicapillär gehemmten Gefäßbild (JÄNSCH, WITTNEBEN, HOEPFNER, GEHRI) der Hypothyreoten und Kretinen. Immerhin ist darauf hinzuweisen, daß die beim Hypothyreoten bestehende Herabsetzung der zirkulierenden Blutmenge (ROWNTREE) zu dem Auftreten einer Akrocyanose mit beitragen könnte. Auffällig sind die Beziehungen zwischen Akrocyanose und Geschlechtsdrüsen. MARANON spricht

von einer „hypogenitalen Hand". Die Akrocyanose findet sich schon normalerweise häufig in der Kindheit und in der Pubertät, nachher nur dann, wenn
sie mit Zuständen geschlechtlicher Insuffizienz zusammenfällt. MARANON bemerkt, die Akrocyanose verschwinde häufig nach der Verheiratung oder nach
der ersten Schwangerschaft. Bei präpuberaler Intersexualität, die bei einer
großen Zahl von Knaben zu beobachten ist, erscheint die Akrocyanose gleichzeitig mit den Symptomen testikulärer Entwicklungsstörungen und verschwindet, wenn diese hypovirile Phase überwunden ist. Auch bei anderen
pathologischen Zuständen, bei denen es zu Akrocyanose kommt, ist eine geschlechtliche Unzulänglichkeit die unmittelbare Ursache für das Einsetzen der
Gefäßstörung. MARANON beobachtete, daß die Akrocyanose bei Myxödem
und Hypothyreoidismus um so stärker war, je mehr die hypogenitalen Erscheinungen hervortraten.

Die Annahme venöser Spasmen (ERBEN) wird durch die Versuche von LEWIS
und LANDIS widerlegt. Wird die cyanotische Hand über den Kopf gehalten,
so wird sie sofort blaß, der venöse Abfluß ist frei. Es vergeht aber relativ lange
Zeit, bis die erblaßte Hand, in Horizontallage zurückgebracht, von der arteriellen
Seite her mit Blut gefüllt, ihre frühere Cyanose wieder erreicht hat. Durch
direkte Bestimmung des Druckes im venösen Schenkel einer Capillare mittels
der von LANDIS angegebenen Mikropipette konnten sich LEWIS und LANDIS
davon überzeugen, daß dem venösen Blutabfluß kein Hindernis entgegensteht.
Andererseits ist auf der arteriellen Seite ein eigentliches mechanisches Hindernis
auch nicht nachweisbar. Die Versuche von LEWIS und LANDIS zeigen die
sofortige Besserung der Zirkulation unter dem Einfluß von höherer Temperatur.
Eine abnorme Innervationsweise scheint nicht im Spiele zu sein, die Applikation
von Novocain ist ohne Einfluß, die Veränderungen pflegen auch unabhängig
von der Ausbreitungsweise vasomotorischer Nerven am Handgelenk abzuschneiden. Die Störung scheint eher durch eine Herabsetzung des zirkulierenden Stromvolums bedingt zu sein, abhängig von körperlicher Konstitution
und konstitutionell verzögerter Blutbildung.

Die *Therapie* der Akrocyanose deckt sich grundsätzlich mit derjenigen des
Cor juvenile, von Vorteil sind aber weiterhin medikamentöse Maßnehmen mit
direkter Einwirkung auf die periphere Gefäßweite. Von besonderem Interesse
sind die in dem Lacarnol, Padutin, Kallikrein enthaltenen, aus dem Muskelstoffwechsel hervorgehenden gefäßerweiternden Substanzen und weiterhin das
Acetylcholin, von dessen günstiger Einwirkung auf die arterielle periphere Zirkulation man sich bei intravenöser Injektion wohl überzeugen kann.

Der klinische Begriff einer „**Wachstumshypertrophie des Herzens**" entbehrt
der Berechtigung. Speziell die röntgenologischen Untersuchungen von LOMMEL
zeigten, daß an demselben Material, bei dessen Untersuchung sich KREHL zur
Annahme einer Wachstumshypertrophie des Herzens veranlaßt sah, keine Herzvergrößerung nachweislich war. Wo bei Jugendlichen eine über die Norm
hinausgehende Herzgröße zu konstatieren ist, besteht meist eine Dilatation.
Man hat in solchen Fällen immer nach myokarditischen Schädigungen zu fahnden.
Fehlt jedes Zeichen von kardialer Insuffizienz mit venöser Stauung, ist das
Elektrokardiogramm normal, die Form des Herzens regelrecht, so kann eine
einmal bestehende Hypertrophie — von Nierenkomplikationen abgesehen —
mit starker muskulärer Dauerleistung in Zusammenhang stehen. Bei jugendlichen Sporttreibenden ist diese Beobachtung nicht ganz selten, wie sie im
späteren Alter bei Frontsoldaten zu sehen war. Innersekretorische Einflüsse
sind für das Zustandekommen einer solchen Hypertrophie nicht verantwortlich zu machen. Die bei Muskeltraining sich ausbildende periphere
Dauerhyperämie (VANNOTTI und PFISTER) dürfte mit einer Vermehrung der

Gesamtblutmenge einhergehen, das Herz reagiert darauf mit Zunahme seiner Muskelmasse.

Von einem gewissen praktischen Interesse ist die **Dickwandigkeit peripherer Arterien** bei Jugendlichen.

Die Dehnbarkeit der Arterien nimmt mit zunehmendem Alter ab, der Elastizitätskoeffizient wird größer. Der Volumzuwachs bei Steigerung des intraarteriellen Druckes ist in höherem Alter geringer als beim jugendlichen Individuum. Über das Volumen der Aorten und ihren Volumzuwachs orientiert die folgende Tabelle von STRASBURGER:

Tabelle 10. Dehnbarkeit der Aorta in verschiedenem Alter.
(Nach STRASBURGER 1907.)

Alter	Volumen bei 40 mm Hg	Volumen bei 240 mm Hg	Volumzuwachs in ccm bei Steigerung des Druckes von	
			80—160 mm Hg	40—240 mm Hg
18—28	93	132,4	18,8	39,4
31—38	109	147,8	16,3	38,8
42—48	126	159,8	13,9	35,9
50—58	167	204,1	14,4	37,1
62—67	197	125,5	10,5	28,5
70—80	169	190,8	8,3	21,8

Die Änderung der Gefäßelastizität äußert sich in dem charakteristischen Verhalten des systolischen Blutdruckes. FELDMANN zitiert das Ergebnis der Untersuchungen von SLADKOF mit Hilfe des GÄRTNERschen Verfahrens an 600 Kindern im Alter von 1 Tag bis zu 15 Jahren:

Tabelle 11. Arterieller Druck (nach GÄRTNER) während der Entwicklungsperiode.
(Nach SLADKOF: Diss. Petersburg 1903.)

Alter	Systol. Druck in mm Hg		Alter	Systol. Druck in mm Hg	
	Knaben	Mädchen		Knaben	Mädchen
1 Tag	60,6	59	6 Monate	82,6	82,5
2 Tage	63,4	62	1 Jahr	82,7	82,5
3 ,,	68,7	63	3 Jahre	89	83,5
4 ,,	70	67	5 ,,	84	82,5
5 ,,	74,7	69,7	7 ,,	84,5	83,5
6 ,,	78,7	74	9 ,,	95,9	90,5
7 ,,	78,9	78,7	10 ,,	86,5	93
8 ,,	80	80	11 ,,	90,9	102
14 ,,	77,8	78,4	12 ,,	104,8	103
1 Monat	81,3	80,1	13 ,,	108,8	108,6
3 Monate	80,5	78,6	15 ,,	116	118

Die Abnahme der Dehnbarkeit der arteriellen Gefäße geht auch aus eigenen Untersuchungen hervor über das Verhalten der Pulswellengeschwindigkeit in verschiedenem Alter (Tab. 12). Wenn man sich der von MOENS aufgestellten Formel

$$V = k \sqrt{\frac{g\,E\,a}{\varDelta\,d}}$$

erinnert, wobei V = Fortpflanzungsgeschwindigkeit der Pulswelle, g = Beschleunigung der Schwerkraft, E = Elastizitätskoeffizient der Röhrenwand, a = Wanddicke der Röhre, d = innerer Durchmesser der Röhre, $\varDelta$ = spezifisches Gewicht der Flüssigkeit, so versteht man die Zunahme der Wellengeschwindigkeit mit steigendem Alter.

Eine schon im Kindesalter sich einstellende Abnahme der Gefäßelastizität ist also physiologisch. Die Gefäßdicke pflegt dabei aber nicht auffällig zuzunehmen. Mit Recht verweist man das Vorkommen von Gefäßverdickungen beim Jugendlichen in das Gebiet der *Arteriosklerose* (ROMBERG) bzw. Präsklerose. ROMBERG hatte bei Leuten zwischen 15 und 25 Jahren mit dickwandigen Arterien einen Blutdruck festgestellt, der sich oft an der oberen Grenze der Norm oder etwas darüber bewegte. WOLKOW hebt bei der sog. juvenilen Arterieninduration die anatomisch nachweisbar muskuläre und teilweise auch elastische Hypertrophie der Gefäßwand hervor. Die wertvollen Nachuntersuchungen von FABER an 30 Fällen, bei denen 10—12 Jahre vorher die Diagnose auf Wachstumshypertrophie des Herzens mit Rigidität der peripheren Arterien gestellt war, stützen die Annahme einer schon frühzeitig aufgetretenen Arteriosklerose. Die durch Palpation nachweisliche Verdickung der Arterienwand war bei den Fällen doppelt so häufig

Tabelle 12. Pulswellengeschwindigkeit.

Alter	Zahl der Beobachtungen	m/Sek.
13—14	11	421
17—18	15	448
20—29	10	553
30—35	7	562
67	1	643

geworden, der Blutdruck war meist normal, überschritt aber verschiedentlich die obere Grenze der Norm, es bestanden bei der Hälfte aller Fälle geringe Grade von Irregularität oder Beschleunigung (oder Verlangsamung) der Herztätigkeit. Beim Militär hatten gedient von den 30 nur 13, in etwa ein Viertel der Fälle bestanden leichte subjektive Herzbeschwerden, die vorher nur ganz vereinzelt da waren. In der Mehrzahl der Fälle war zwar keine besondere Malignität der Verlaufsweise ersichtlich, die Minderwertigkeit des Kreislaufsystems hatte sich aber doch im späteren Lebensalter nicht wieder ausgeglichen.

Die *Behandlung* ist nicht selten erfolgreich. Neben der Diät ist das Fernhalten von Infektionen besonders wichtig.

III. Involution.

Das Altern der tierischen Gewebe beruht darauf, daß der dissimilatorische Abbau durch Assimilation von neuem, unverbrauchtem Material schließlich doch nicht mehr ausgeglichen werden kann. Die Umformung der mit der Nahrung zugeführten Stoffe in arteigenes individuelles Gewebe, das große Rätsel, der Ausdruck der Vitalität des Organismus, diese Eigenschaft zeigt sich in höchster Entfaltung während der Wachstumsperiode, um dann allmählich nachzulassen. Ob sie allein abhängig ist von dem funktionellen Zustand der Organe mit innerer Sekretion oder einer immanenten rhythmischen Funktionswandlung der lebenden Materie entspricht, ist nicht zu sagen. Auch die Drüsen mit innerer Sekretion müßten letzten Endes einem derartigen, nicht näher bekannten, ihre Funktion beherrschenden Einfluß unterstehen. Will man, „vitalistisch" denkend, mit dem Faktor der „Entelechie" rechnen, so ist die Lösung des Problems nur hinausgeschoben. Vom Standpunkt des „Materialisten" aus würde der Vorgang verständlicher, wenn man für bestimmte Organe einen steten völligen Wiederersatz des verbrauchten Materials ablehnt. Ähnlich der Maschine, die sich abnutzt und schließlich unbrauchbar wird, würde sich dann auch ein lebender Organismus verhalten. Eine solche Supposition nimmt dem lebenden Organismus aber gerade sein Charakteristikum, die Fähigkeit zur Regeneration. Weshalb läßt diese nach, das ist der springende Punkt. Ohne die Annahme einer Entelechie kommt man zur Zeit doch nicht aus.

Große Organismen sterben später als kleine. Der Verbrauch ist im Verhältnis zum Körpergewicht bei dem letzteren größer. Wenn man mit RUBNER die Körperoberfläche als maßgebend für den Sauerstoffbedarf und den Sauerstoffverbrauch des Organismus betrachtet, so versteht man den rascheren Umsatz bei kleinen Lebewesen, deren Körpermasse der dritten Potenz folgt, die

Körperoberfläche aber nur der zweiten Potenz. Kleine Tiere haben eine relativ große Oberfläche.

Das Altern des Organismus erfolgt ebenso wie das Wachstum nach annähernd konstant bleibenden Proportionen. Die Relationen zwischen Psyche und Körper sowie der einzelnen Körperteile unter sich bleiben erhalten (s. unten). Altern ist keine Krankheit mit ihrer charakteristischen Disproportion, Unordnung, den mannigfaltigsten Gleichgewichtsänderungen, die Involutionsperiode ist ein besonderer Entwicklungsgang. Wir sehen das Proportioniertbleiben des alternden Organismus z. B. in der Konstanz der Korrelation Herzgröße zu Thoraxbreite. Der Organismus altert als Ganzes, als funktionelle Einheit.

Der Zustand des Herzgefäßsystems ist für den Alterungsvorgang des Individuums, auch die Geschwindigkeit seines Fortschreitens, von großer Bedeutung. Besorgt doch die Blutzirkulation den Nachschub sowohl wie die Entlastung der Gewebe von Abbauprodukten. Man kann sich beim Tod alter Individuen gelegentlich fragen, was zur unmittelbaren Todesursache wurde, kardial vasculäre Insuffizienz oder das Versagen der Gewebsvitalität. Die Zeichen der Dekompensation treten häufig gar nicht besonders hervor.

Die Symptomatologie des Altersherzens liegt gerade deshalb auch ganz vorwiegend außerhalb des Herzgefäßsystems. Es stehen nicht die hämodynamischen Störungen, Stauungen im großen und kleinen Kreislauf im Vordergrund, vielmehr das Versagen der Leistungsfähigkeit des Individuums ganz allgemein. Die Ermüdbarkeit wird größer, im Bereich des Cerebrums sowohl wie der Muskulatur, die Organe mit äußerer wie innerer Sekretion zeigen eine geringere Anpassungsfähigkeit, die differenzierten Leistungen gehen am ehesten zurück, es kommt zu einer allgemeinen Nivellierung, einem Rückzug auf eine Position der minimalen Lebensmöglichkeiten und Lebensäußerungen.

Das Altern der Organe ist nicht notwendigerweise an das Auftreten einer Arteriosklerose geknüpft. Kuczinsky hat ein auffallendes Beispiel dieser Art gebracht. Die Struktur der Zellen versagt gelegentlich vor der Blutzufuhr, ohne daß ein Rückgang der arteriellen Ernährungsverhältnisse anatomisch zu beweisen wäre. Die Kolloide altern, die Membranpermeabilität leidet, die Adsorptionsverhältnisse verändern sich, der ganze physiologische Stoffaufbau gerät in Unordnung. Tatsächlich findet sich aber die elastisch bindegewebige Hyperplasie der arteriellen Intima im hohen Alter so häufig, daß man sie geradezu zur „Norm" rechnen kann. Die Blutversorgung der Gewebe wird schon aus diesem Grunde, in Zusammenhang mit einer Verschlechterung der peripheren Arterialisation, ungünstiger. Dazu kommt die funktionelle Minderleistung des atrophierenden Herzens mit Verkleinerung der systolisch ausgeworfenen Blutmenge.

Der Einfluß der arteriellen Ischämie auf die Zelle ist sehr verschiedenartig, von besonderer Bedeutung aber die Behinderung der oxydativen Zelleistungen. Aus oxydativen, exothermen, intermediären Umwandlungs- und Spaltungsprozessen bezieht der Organismus die nötigen Energien zur Aufrechterhaltung der Körpertemperatur, der Ausführung muskulärer Leistungen, schließlich auch zur Ermöglichung weitgehender Synthesen. Der anoxydative Abbau bringt nur geringe Energiemengen. Der celluläre Oxydationsmechanismus steht gegenwärtig im Mittelpunkt der biologischen Forschungsrichtung. Oppenheimer bezeichnet die Hydrierung des Sauerstoffs zu Wasser, die Knallgasreaktion als „die Reaktion, die schließlich die Gesamtenergie liefert". Hämoglobinartige Pigmente, darunter speziell auch das Cytochrom, wirken als Verbindungsglieder zwischen den beiden Aktivierungsmechanismen der Zelle, der Dehydration (Wieland) und der Oxydation (Warburg). Der alternde Organismus ist durch den Rückgang des Grundumsatzes ausgezeichnet, das Potential der Reduktions-

Oxydationsprozesse liegt niedriger, schlecht oxydierte Abbauprodukte häufen sich an, die cellulären Resynthesen erfolgen mangelhaft. Die Folge ist eine weitere Begünstigung der Organatrophie mit Abnahme der funktionierenden Masse.

Die folgenden Ausführungen gelten dem Nachweis von Veränderungen, die an dem alternden Herzgefäßsystem in formaler Hinsicht zum Ausdruck kommen. Weiterhin ist die Analyse der funktionellen Verhältnisse vorzunehmen und die Frage der therapeutischen Beeinflußbarkeit einmal aufgetretener Störungen zu besprechen.

1. Das Altersherz.

Unmerklich geht das Stadium der sog. stabilen Wachstumsperiode in den Zeitabschnitt der Rückbildungsvorgänge über. Schon im Kindesalter beginnt die Arteriosklerose, von den 20iger Jahren ab läßt sich Abnutzungspigment nachweisen, man kann also sagen, das Altern beginne sehr früh. Jedenfalls überdecken sich die beiden aus didaktischen Gründen hier auseinandergehaltenen Lebensperioden, eine schematische schärfere Trennung wäre völlig falsch. Immerhin ist die stabile Wachstumsperiode durch formale Veränderungen gekennzeichnet, die den *funktionellen Ausgleich zwischen Herzleistung und den von außen an den Organismus herantretenden Anforderungen* ermöglichen. Am Herzen sieht man die Ausbildung der Hypertrophie als Antwort auf die Ausbildung von vermehrten Widerständen im großen Kreislauf. Die einzelnen Fasern sind wohl nicht vermehrt, aber verdickt, die Struktur der Muskulatur erscheint im allgemeinen intakt. Wohl neigt der hypertrophe Muskel zur Ermüdung, unter dem Einfluß einer relativen Ischämie leidet auch der Zellchemismus, bis zu einem gewissen Grade durch den Nachweis degenerativer Veränderungen faßbar, die mit steigendem Alter zunehmende Verfestigung der Kolloide wird auch an der Verdichtung, der Zell- und Faservermehrung im interstitiellen Gewebe bemerkbar. Im großen ganzen wird aber während der Zeit der stabilen Wachstumsperiode die vermehrte Belastung durch zweckmäßige Strukturänderung erfolgreich überwunden. Im Gegensatz dazu ist die Involutionsperiode durch den *Rückgang* erworbener Gewebsqualitäten gekennzeichnet. Der formale Ausdruck dafür ist die *Atrophie,* in funktioneller Hinsicht die *Insuffizienz.*

Bei der histologischen Untersuchung zeigen sich drei Veränderungen besonders deutlich, die Atrophie, die Neigung zur Pigmentation und die Fragmentation der Herzmuskelfasern.

Die *Atrophie* des Herzens geht schon aus den Gewichtszahlen hervor:

Das Durchschnittsgewicht des Herzens beträgt bei Individuen zwischen 60 und 70 Jahren nach THOMA 331,8 g, zwischen 70 und 80 Jahren 320,8 g und bei Leuten über 80 Jahren 303,5 g. W. MÜLLER gibt bei Männern für das 7. Lebensjahrzehnt ein Durchschnittsgewicht von 345,9 g an, im 8. Jahrzehnt von 335,5 und im 9. auf 315,7 g. RÖSSLE hat die Verhältnisse kurvenmäßig dargestellt. Weitere Angaben bei M. GEWERT, WIDEROE.

Dem Rückgang der Gesamtmasse entspricht keine Abnahme der Faserzahl, die Muskelfasern werden nur schmäler, die Fibrillenbündel verkleinert. Das Verhalten des Herzens in höherem Alter entspricht, wie auch MÖNCKEBERG betont, den Herzveränderungen bei schweren Inanitionszuständen. Im Herzen werden die Papillarmuskeln stärker ergriffen als die Wandungen. Mikroskopisch kann alles normal erscheinen, nicht selten treten aber Trübungen der Muskulatur auf als Zeichen beginnender Stoffwechselstörungen. So geht die einfache Atrophie allmählich in die degenerative Atrophie über (MÖNCKEBERG). Bei der Umwandlung des Faserinhalts mit schließlich vollkommener Aufhebung der Quer- und Längsstreifung handelt es sich um eiweißartige Körner, die nach Essigsäurezusatz schwinden und keine Fettreaktion geben. Der wichtigste für die Funktion maßgebende Bestandteil der Zelle, die Eiweißstruktur, zerfällt.

Die *Pigmentation* führt zu dem Bild der braunen Atrophie des Herzens.

Atrophie und Pigmentation finden sich häufig gleichzeitig, MÖNCKEBERG bemerkt aber, es kämen Pigmentierungen vor ohne jede Spur von Atrophie, wie das vom Atrioventrikularsystem dokumentiert wird, und Atrophie ohne Pigmentierung.

Die Diskussionen über die Natur des Pigments haben zu einer weitgehenden Klärung geführt. Mit dem Blutabbau, d. h. Pyrrolderivaten, haben diese als Abnutzungspigmente bezeichneten Stoffe nichts zu tun. Um Lipochrome (Karotinoide) handelt es sich sicherlich auch nicht; sie besitzen nicht den Kohlenwasserstoffcharakter derselben und sind auch nicht unbedingt löslich in den üblichen Fettlösungsmitteln. Sie stehen also auch mit dem wachstumsfördernden Vitamin A in keiner Beziehung. Unsicher war dagegen lange Zeit die Beziehung des Abnutzungspigments zu den Fetten, weil die Pigmente wenigstens häufig Fettreaktionen geben. HUECK spricht deshalb von „Lipofuszin". Andererseits stand die Frage zur Diskussion, ob man es nicht mit einem melaninartigen Stoff zu tun habe, also mit Veränderungen an inneren Organen, die der Hautpigmentation an die Seite zu stellen wären.

In einer Reihe von Arbeiten hat sich die LUBARSCHsche Schule für den Melanincharakter des Abnutzungspigments eingesetzt. M. SCHMIDTMANN hat schon 1917 festgestellt, daß es sich bei den braunen Abnutzungspigmenten des Herzens und der Leber nicht um eine konstante feste Verbindung von Pigment und Fett handle. Das Pigment ist schon durch kurze Alkoholeinwirkung fettfrei zu machen. Der Fettgehalt des Pigments ist auch sehr wechselnd, in vielen Fällen ist das Pigment völlig fettfrei. Man könne wohl von einer gewissen Affinität des Pigments zu den Fetten sprechen, nicht aber von einer für den Charakter des Pigments ausschlaggebenden festen Verbindung. Der Fettgehalt des Pigments stehe im allgemeinen in direkter Beziehung zum Ernährungsstand des Individuums. 1920 berichten dann BRAHN und SCHMIDTMANN über das Ergebnis chemischer Untersuchungen. Durch SALKOWSKI ist die Identifizierung melanotischer Pigmente wesentlich gefördert worden, mit demselben Verfahren war aus einem braun atrophischen Herzen nach Entfernung des Eiweiß und Fettes ein Farbstoff zu gewinnen, der in seinem Aussehen und allen seinen physikalischen Eigenschaften dem *Melanin* entsprach. Die Elementaranalyse stimmte damit ebenfalls überein. Die Untersuchung von Herz- und Skeletmuskulatur junger Tiere führte zu negativen Ergebnissen. Aus Blut ließ sich wohl ein schwärzliches Pigment darstellen, dasselbe enthielt aber Eisen, entsprach also einem hämoglobinogenen Pyrrolderivat. Das aus den braunen Organen dargestellte Pigment war damit nicht etwa künstlich bei dem angewandten Verfahren gebildet, es entsprach tatsächlich dem braunen Abnutzungspigment und erwies sich als *Melanin.* LUBARSCH hat die Bedeutung der SCHMIDTMANNschen Untersuchungen 1922 unterstrichen. Die Darstellung der pathologischen Pigmentierung im Handbuch der allgemeinen Pathologie von KREHL-MARCHAND durch WERNER HUECK hat den ausschlaggebenden Wert der angeführten Untersuchungen nicht zu schmälern vermocht. HUECK selbst hatte schon 1912 darauf hingewiesen, daß sich das Abnutzungspigment und das Melanin in grundlegenden Eigenschaften gleichen, in ihrer großen Resistenz gegen Säuren und Alkalien, und daß sie beide durch Oxydationsmittel gebleicht werden können. Der gelegentliche Fettgehalt der Pigmente stellt keine Wesenseigentümlichkeit des braunen Abnützungspigments dar, der Name Lipofuscin sollte ganz fallengelassen werden.

Das Auftreten melaninartiger Stoffe in dem atrophischen Altersherzen ist von besonderem Interesse, weil auch diese Veränderung auf eine Schädigung der Eiweißgerüststruktur der Muskelfasern hinweist. Der „Pigmentträger", die eiweißartige Grundmasse, auf der sich das kolloidale Melanin niederschlägt, von ihr adsorbiert wird, ist entweder ein Kernbestandteil (v. SZILY, RÖSSLE) oder ein Differenzierungsprodukt des Zellprotoplasmas (MIESCHER, BLOCH). Die Pigmentgranula sitzen an den Kernpolen im Bereich des Cytoplasmas und stehen mit den Mitochondrien in genetischer Beziehung (RENYI). Es handelt sich also nicht um nichtverarbeitete Betriebsstoffe, ergastische Zellprodukte, sondern um idioplasmatisches Material, dessen Beziehungen zur Entstehung der Myofibrillen diskutiert werden (G. HERTWIG).

Die *Fragmentation* findet sich ausschließlich in den Herzkammern und hier speziell an den Papillarmuskeln. Der linke Ventrikel ist stärker beteiligt als der rechte. Es besteht eine quere Zerklüftung der Muskelfasern durch Risse, die selten innerhalb der Querlinien, meist in der Kontinuität der Faser das Myokard in einzelne Bruchstücke zerlegen (MÖNCKEBERG). Man findet die Fragmentierung beim Erwachsenen in fast zwei Drittel aller Fälle, besonders hochgradig in pigmentatrophischen Herzen.

Das Zustandekommen einer Fragmentation ist ohne eine dem Vorgang der Zerreißung vorangehende Strukturschädigung nicht denkbar. Auch ein Flimmern der Ventrikel (vgl. MÖNCKEBERG) zerreißt die Muskulatur nicht, solange sie sich in gesundem Zustande befindet. Beim Flimmern ist die Dislokation der einzelnen Muskelteile gerade besonders gering, wie das auch an dem „Wogen und Wühlen" des Herzens sichtbar zum Ausdruck kommt. Die Bevorzugung des alternden Herzens und das Vorkommen speziell bei der braunen Atrophie verweisen auf Schädigungen der Eiweißstruktur des Herzmuskels. Intra vitam, bei noch vorhandener Blutzirkulation und Ernährung der Gewebe, dürfte die Fragmentation nicht vorhanden sein. Jedenfalls ausgedehntere derartige Zerstörungen sind mit einer funktionellen Leistung des Herzens nicht zu vereinbaren. Erst in der Agone lockern sich dann die strukturellen Verbindungen.

Tabelle 13. Relation Thoraxtransversale zu Herztransversale.

Alter	Thorax Tr.: Herz Tr. (GRÖDEL)	Herzvolum: P	Herzvolum: $P^{2}/_{3}$	Herzvolum: L^2
19—24 (45 Fälle)	2,3	17,7	71,9	4,13
25—35 (23 ,,)	2,2	17,9	69,8	3,80
36—54 (15 ,,)	2,0	22,4	90,2	5,09
56—63 (4 ,,)	2,0	21,3	80,1	4,64
70—78 (2 ,,)	2,2	20,4	76	4,18

Die klinische Beurteilung der *Herzgröße* wird dadurch erschwert, daß zugleich mit der Herzverkleinerung ganz gewöhnlich auch die Thoraxmaße zurückgehen. Das wichtigste Kriterium zur Beurteilung der Herzgröße, ihre Relation zur Thoraxbreite läßt hier im Stich. Schon beim Normalen mit verschiedenem Thoraxbau besteht zwischen Herzgröße und Thoraxbreite eine sehr enge Korrelation. Bei Kindern wie Erwachsenen, Weit- und Engbrüstigen, selbst bei der Chondrodystrophie bleiben die engen Beziehungen zwischen Herztransversale und Thoraxtransversaldurchmesser erhalten. Der Korrelationskoeffizient zwischen Herzvolum und Brustumfang ist auffallend hoch, er beträgt bei Normalen 0,45—0,56, bei Weitbrüstigen mit ihrer besonders guten körperlichen Entwicklung 0,72, bei den Engbrüstigen 0,49 (RASON). Auch das alternde Herz behält die normale Korrelation zur Thoraxgröße bei (Tabelle 13).

Während sich die Beziehungen zwischen Herzgröße und peripherem Sauerstoffverbrauch unter verschiedenen Umständen, aus kardialen wie extrakardialen Gründen, verändern können und auch im Alter recht verschiedene Quotienten für das Verhältnis Herzvolum:Körpergewicht (P), Herzvolum:Körperoberfläche (P²/₃), Herzvolum:Körperfläche (L²) gefunden werden, geht der Atrophie und Verkleinerung des Herzens im Alter auch eine Verkleinerung der Thoraxmaße parallel.

Ein eindrucksvolles Beispiel dieser Art sei im folgenden wiedergegeben:

Es handelt sich um die Daten, gewonnen bei der Untersuchung einer 75jährigen Frau mit ausgesprochener seniler Kachexie. Neben dem Einfluß des Alters war auch ein phthisischer Prozeß mit im Spiel, mit strich- und fleckförmigen Verschattungen im rechten Ober- und Mittelfeld des Röntgenfilms, subfebrilen Temperaturen und einer Senkungsgeschwindigkeit von 119/134/145.

Alter	75 Jahre
Körpergewicht	27,2 kg
Körpergröße	150 cm
Herztransversale	9,2 cm
Thoraxtransversale	20,2 cm
Herzvolum	407 ccm
Aorta Mr.	4,5 cm
Ml.	4,3 cm
Tr.	8,8 cm
L.	10,0 cm
Vitalkapazität	700 ccm
Blutdruck Riva Rocci	105/55 mm Hg
Blutdruck Recklinghausen Diastolisch	63 mm Hg
Systolisch ungestaut	99
Systolisch gestaut	104
Stauüberdruck	5 mm Hg
Elektrokardiogramm	neg. P_I, sonst normal
Blutmenge	2720 ccm
Plasma	1894 ccm
O_2-Verbrauch pro Minute (Ruhe)	121—129 ccm
CO_2-Ausscheidung (Minute, Ruhe)	85—96 ccm
Respir.-Quotient	0,70·0,74
Grundumsatz Calorien 24 Stunden	832—895
Körperoberfläche (P²/₃)	9,04
Hämoglobin	70/70 Sahli
Erythrocyten	4,5 Mill.
Leukocyten	6200
Segmentkernige	71%
Lymphocyten	20%
Monocyten	6,5%
Eosinophile	2%
Basophile	0,5%

Aus diesen Daten ergeben sich folgende Relationen.

Lungen-Herzquotient (GROEDEL)	2,1,	normal	2,0—2,2
Herzvolum:Calorien 24 Stunden	4,71	„	4,9—10,5
Blutmenge pro Kilogramm Körpergewicht	100 ccm,	„	80—91 ccm
Plasma pro Kilogramm Körpergewicht	69,3 ccm,	„	48—56 ccm

Abweichung des Grundumsatzes gegenüber der Norm (entsprechend der Tabelle von HARRIS und BENEDICT) + 5,5, — 1,8 +.

Es zeigt sich also, daß die Herzgröße trotz der extremen Kachexie in ganz normaler Relation zum Thorax geblieben ist, das Verhältnis Thoraxtransversaldurchmesser zu Herztransversale (GROEDEL) erscheint normal. Die proportionellen Werte der Blutmenge im Verhältnis zum Körpergewicht (vgl. ROWNTREE und BROWN) sind abnorm hoch, die Werte der Blutkörperchen pro Kubikmillimeter halten sich innerhalb der Norm. Die Relation Herzvolum zu

Calorienverbrauch ist im Vergleich mit gesunden Erwachsenen (vgl. FREY) zu klein. Die Atmungs- und Zirkulationsorgane sind vielleicht durch die Phthise in einen gewissen Gegensatz zur Körperperipherie gekommen, die Thoraxorgane nehmen an dem Prozeß der Atrophie aber in annähernd demselben Ausmaße teil.

Bei der Diagnose einer kardialen Altersatrophie kann man sich also nicht auf das Verhältnis der Herzgröße zum Thorax stützen. Kennt man das Individuum schon längere Zeit her, so hat man den Rückgang der *absoluten* Maße vor Augen, steht aber sonst vor Schwierigkeiten. In solchen Fällen wird man weniger auf Anomalien des Herzens selbst als auf Änderungen der formalen Gestaltung des Individuums überhaupt achten. Die Abnahme der Körpergröße, der Rückgang des Körperfüllenindex $\left(\frac{P}{L^2}\right)$ ist häufig verbunden mit einer Abnahme der Thoraxbreite und des Brustumfangs. Am Herzen werden speziell über der Herzspitze systolische Geräusche hörbar (s. unten). Die Pulsdruckamplitude nimmt zu, die absoluten Werte für den systolischen und diastolischen Druck gehen zurück.

Die Verkleinerung des Herzens im hohen Alter steht zum Teil mit der Abnahme der venösen Blutfüllung und der Erniedrigung des arteriellen Widerstandes in Zusammenhang, folgt andererseits aber auch eigenen Gesetzen. Die Atrophie des Organs zeigt sich in demselben Moment und ungefähr auch in demselben Maße wie der formale Rückgang sämtlicher übrigen Organe des Körpers.

Über das Verhalten der *Herzform* geben die wertvollen Untersuchungen von KIRCH Aufschluß.

Die innere Konfiguration des Herzens verändert sich während der Involutionsperiode in charakteristischer Weise. Es kommt zur Atrophie des Spitzenraums, kombiniert mit einer Verlängerung der Ausflußbahn. Die Distanz zwischen Papillarmuskeln und Herzspitze nimmt ab, die Semilunarklappen rücken aber immer weiter hinauf. Während des Lebensablaufs erheben sich die beiden arteriellen Ostien mehr und mehr über die venösen Ostien.

Infolge der Atrophie des Spitzenteils werden die Ventrikel im ganzen nicht länger. Die beigegebene Abb. 25 zeigt im Gegenteil vom 40. Jahr ab einen deutlichen Rückgang der Werte. Ausfluß- und Einflußbahn des rechten wie des linken Ventrikels verkleinern sich von dem genannten Zeitpunkt ab in derselben Weise. Die rückläufige trophische Entwicklung der Herzspitze macht sich schon frühzeitig bemerkbar.

Das Herz wird oben weiter, um sich nach unten zu immer mehr zuzuspitzen. Das besondere Verhalten der Herzspitze dürfte mit der relativ ungünstigen Gefäßversorgung zusammenhängen, sieht man doch auch gerade hier nach den Untersuchungen von GUKELBERGER die myokarditischen Schädigungen besonders deutlich. Die experimentell beim Meerschweinchen gesetzte diphtheritische Myokarditis beginnt in der Ringmuskelschicht der Herzspitze und erreicht hier in den meisten Fällen auch ihre größte Ausdehnung. Die übrigen Myokardpartien werden später befallen. Die Spitzenteile gehen in der Entwicklung der krankhaften Veränderungen, bei denen es über Verfettung und Myolyse zu den verschiedenen Graden der entzündlichen Infiltration kommt, voran. GUKELBERGER bringt die besondere Prädisposition der Herzspitze mit einer mangelhaften Gewebsresistenz in Zusammenhang und macht dafür die relativ mangelhafte Blutversorgung verantwortlich. Der besondere Lokalisationstyp der diphtheritischen entzündlichen Schädigung ist in gewissem Sinne eine Parallele zu der Altersatrophie der Herzspitze.

Bei senilen Individuen wird die Herzspitze nicht selten im 6. Intercostalraum gefühlt, wie bei Vergrößerung des linken Ventrikels. Man kann sich aber immer wieder davon überzeugen, daß das Herz in seinen Ventrikelteilen dabei keineswegs immer vergrößert zu sein braucht. Bei stärkster Hypertension, ich erinnere mich eines Falles mit 260—300 mm Hg, kann das Herz der Breite nach „normal" groß erscheinen, nur die Herzspitze findet sich auffallend tief, oft im 6. Intercostalraum. Zweifellos handelt es sich in solchen Fällen weniger um eine Vergrößerung als um eine *Verlagerung des Herzens.* Die senile Kachexie mit Abnahme der Bauchfüllung führt zu einem Tiefertreten der Zwerchfell-

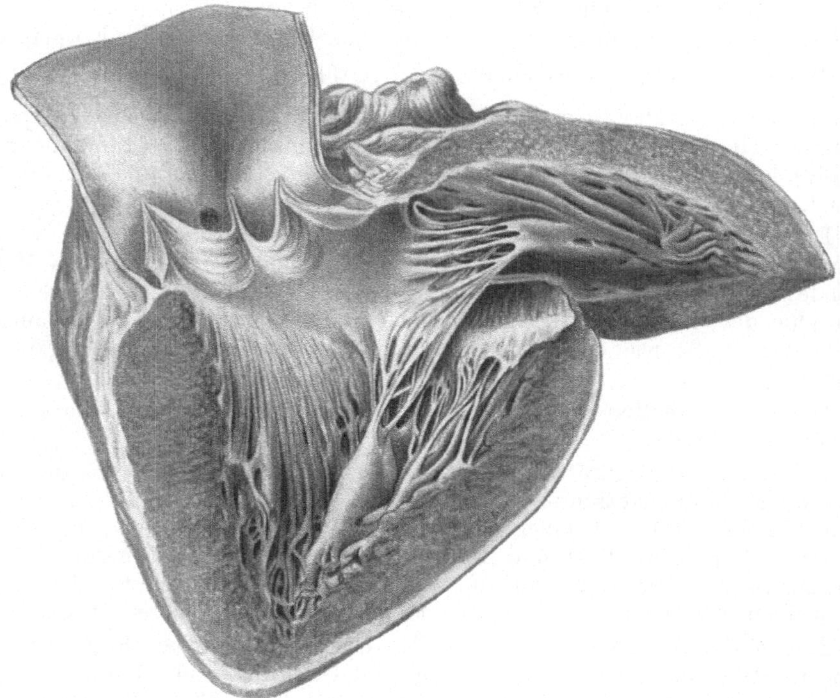

Abb. 25. Normales Herz eines 69jährigen Individuums. ²/₃ natürlicher Größe. (Nach KIRCH 1921.)

kuppen, unter Umständen begünstigt durch die gleichzeitige Anwesenheit einer emphysematösen Lungenveränderung. Schon dadurch wird dem Herzen nach unten hin mehr Spielraum gegeben. Außerdem ist darauf hinzuweisen, daß die Lunge insgesamt infolge der geschädigten Elastizitätsverhältnisse des Bronchialbaums weiter abwärts rückt. RÖSSLE und ROULET bringen das Ergebnis von Messungen der Luftröhre in verschiedenem Alter, aus denen bei beiden Geschlechtern die Zunahme der Länge der Trachea, gemessen von der Stimmritze bis zur Bifurkation, klar hervorgeht. Die vom Hauptstamm der Art. pulmonalis abgehenden Lungenvenenäste müssen die Bewegung mitmachen, so daß die Herzbasis als Ganzes tiefer zu stehen kommt. Hält sich das Zwerchfell in normaler Höhe, so resultiert die bekannte Querlagerung des Altersherzens, stehen die Kuppen aber abnorm tief, so erscheint das Herz unter Umständen sogar eher steil gestellt und spitz.

Bei der *Auskultation* finden sich außerordentlich häufig systolische Geräusche an der Herzspitze im Sinne einer Mitralinsuffizienz. Der sklerotische Prozeß hat von der Aorta her auf das vordere Mitralsegel übergegriffen. Durch die

Schlußunfähigkeit der Klappen wird die Gesamtkonfiguration des Herzens auffallend wenig beeinflußt. Es mag sich dabei um mechanisch geringfügigere Ventilinsuffizienzen handeln, andererseits hindert die geringere Dehnbarkeit der muskulären Partien und der Perikardblätter unter Umständen das Zustandekommen einer Dilatation des linken Vorhofs mit Verstreichen der Herzbucht, die Abnahme der gesamten Zirkulationsgröße wirkt ebenfalls wie eine Entlastung des Herzens. Je jünger die Individuen, um so größer die Klappenfehlerherzen.

Über dem ganzen Verlauf der Aorta, d. h. von der Auskultationsstelle der Tricuspidalis bis zum 2. Intercostalraum rechts, pflegen ebenfalls systolische Geräusche vorhanden zu sein. Um eine eigentliche Stenosierung der Aorten-

bahn handelt es sich dabei nicht, vielmehr um Veränderungen der Gefäßwand mit Wirbelbildung und Erzeugung von Geräuschen, fortgeleitet nach den Halsgefäßen. Die Aortengeräusche haben meist rauheren Charakter als die über der Mitralis hörbaren systolischen Geräusche.

Der erste Ton ist meist abgeschwächt, auch wenn er nicht durch ein systolisches Mitralinsuffizienzgeräusch verdeckt ist. Die Tonstärke steht in starker Abhängigkeit von der Energie der Ventrikelsystole, dieselbe ist beim atrophischen Herzen nicht mehr groß. Der zweite Pulmonalton ist trotz des Vorhandenseins einer Mitralinsuffizienz selten verstärkt, weil das Herz von Lunge überlagert der Brustwand zu wenig anliegt. Von einer absoluten Herzdämpfung ist in solchen Fällen nichts mehr festzustellen. Der zweite Aortenton ist häufig klingend. Das sklerotische Wandmaterial besitzt eine andere Schwingungsfähigkeit als das jugendliche Gewebe, die Töne bekommen einen eher klirrenden Charakter. Verstärkt

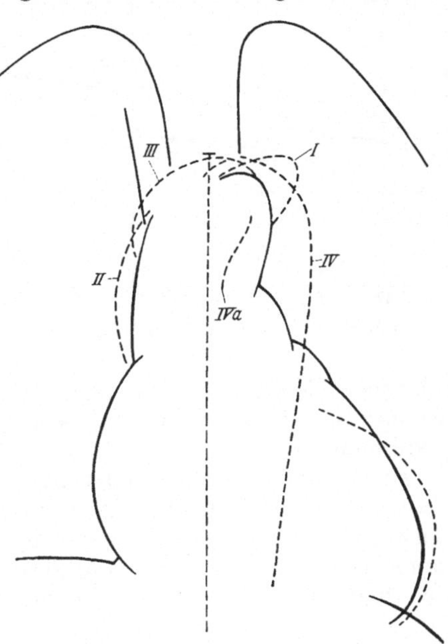

Abb. 26. Die verschiedenen Formen der Aortenerweiterung bei Aortensklerose. *I* Linker oberer Bogen knopfartig vorspringend; *II* Dilatation der Aorta asc.; *III* Erweiterung des Arc. aortae; *IV* Erweiterung der Aorta desc.; *IVa* Medianer Rand der Aorta asc. (Nach GRÖDEL 1912.)

braucht der zweite Aortenton keineswegs zu sein. Gerade der klingende Charakter des zweiten Aortentons ohne Blutdruckerhöhung und ohne Verstärkung des zweiten Tons beweist die Sklerosierung der Aorta.

Trotz starker Atrophie kann das *Elektrokardiogramm* normal sein, meist finden sich allerdings Aufsplitterungen der R-Zacke, Verlängerungen des P-R-Intervalls, Negativitäten von P und schließlich auch ein negativer Verlauf der T-Zacke, wenn sich Störungen der Reizleitung oder ausgedehntere Ischämien mit Störung des Zellstoffwechsels und Schädigung der Gewebsstruktur geltend machen.

Die beigegebene Abbildung von F. M. GRÖDEL (Abb. 26) skizziert die in höherem Alter an der *Aorta* sich einstellenden Veränderungen.

Das Gefäßband verliert an Elastizität, die Aorta wird länger und weiter. Der Arcus steigt hoch, die pulsatorischen Bewegungen sind im Jugulum zu fühlen, auch die Pulsationen der Subclaviae sind besonders leicht festzustellen. Im Röntgenbild springt der Arcus knopfförmig vor, läßt gelegentlich Verkalkungen erkennen und gibt im allgemeinen einen besonders starken Schatten. Außer diesen Veränderungen im Bereich des Arcus können sich dann noch die mit II—IV bezeichneten Veränderungen an der Aszendens und Deszendens finden. Die Cava superior erscheint nicht mehr randbildend, die Aszendens ragt pulsierend als bogenförmiger Schatten nach rechts vor. Die Deszendens kann deutlich sichtbar außen vom Wirbelsäulenschatten abwärts ziehen. Im ersten schrägen Durchmesser werden die Veränderungen der Aszendens besonders gut sichtbar, im zweiten schrägen Durchmesser überblickt man den Gesamtverlauf der Aorta von der Aszendens über den Arcus hinweg bis zu weit unten

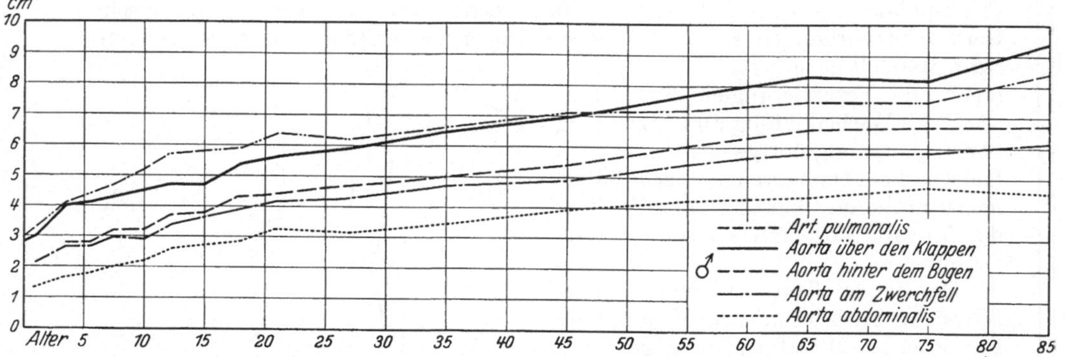

Abb. 27. Gefäßumfänge beim Mann in verschiedenem Alter. (Nach RÖSSLE und ROULET 1932.)

gelegenen Teilen der Deszendens. Das sagittale Aortenmaß nimmt stark zu, der aortale Transversaldurchmesser kann größer werden als der Herztransversaldurchmesser.

Die geschilderten Veränderungen finden sich in allen Abstufungen, fehlen aber nie ganz. Die Aorta wird wohl, wie die Tabellen von RÖSSLE und ROULET zeigen, mit steigendem Alter zunehmend dicker, bei den Fällen über 80 Jahre kann die Wanddicke maximale Werte aufweisen. Der atrophische Prozeß macht sich hier also nicht, jedenfalls nicht immer, geltend. Trotzdem nimmt der Umfang der Aorta im allgemeinen deutlich zu. Der Umbau der normalen elastisch-muskulösen Struktur, die Vermehrung des Bindegewebes in allen Wandschichten schädigen die elastische Vollkommenheit der Gefäßwandung. Am stärksten verändert sich nach RÖSSLE und ROULET (vgl. Abb. 27) die Aorta über den Klappen. Die Aorta abdominalis scheint vom 75. Jahr ab eher in ihren Dimensionen zurückzugehen.

Tabelle 14. Gefäßelastizität und Gefäßweite während der verschiedenen Lebensperioden des Menschen.
(Nach BÖGER und WEZLER 1936.)

Alter	Pulswellen-geschwindig-keit in der Aorta cm/Sek.	Volum-elastizitäts-modul dyn/cm²	Quer-schnitt der Aorta cm²	Quer-schnitt der Femoralis cm²
5	410	168	1,40	0,09
10—11	419	176	1,90	0,12
16—25	521	272	3,15	0,20
26—30	549	302	3,50	0,22
31—38	787	620	3,85	0,24
46—48	917	840	4,60	0,29
64—67	1089	1185	5,45	0,34

Die genannten anatomischen Messungen werden durch die Versuche von BÖGER und WEZLER mit Bestimmung des Volumelastizitätsmoduls aus Pulswellengeschwindigkeit und spez. Gew. des Blutes ergänzt (Tabelle 14).

Man erkennt die Zunahme der Gefäßweite (Aorta, Arteria fem.) mit steigendem Alter und die damit verbundene schrittweise Erhöhung des Volumelastizitätsmoduls.

Der Windkessel der Aorta ist weniger elastisch und setzt dem systolisch ausgeworfenen Blutquantum trotz seiner Ausweitung einen größeren Widerstand entgegen. Der in den Arterien gemessene systolische Druck erscheint leicht erhöht, während der diastolische eher niedrig liegt. Von großem Interesse ist das Verhalten der in der Aortenwand und dem Carotissinusgebiet gelegenen nervösen Regulationsmechanismen. Denkbar ist sowohl eine abnorme Empfindlichkeit wie auch eine mangelhafte Anspruchsfähigkeit dieser Reflexmechanismen, bestimmtere Angaben über die Verhältnisse beim Altersherzen sind zur Zeit nicht zu machen.

2. Periphere Zirkulation.

Die *Arterien* zeigen grundsätzlich dieselben Veränderungen wie die Aorta, sie werden abnorm weit und erscheinen verlängert, geschlängelt. Die Länge des gesamten arteriellen Windkessels nimmt mit dem Alter zu (BÖGER und WEZLER). Das Pulsvolum wird vergrößert gefunden. Die Druckamplitude ist oft abnorm groß infolge des relativ starken Rückgangs des diastolischen Druckes bei nur wenig erhöhtem systolischem Druck. Es können aber auch beide Druckwerte gleichmäßig niedrig liegen, Zahlen von 100, 110 mm Hg systolisch und 50 diastolisch sind nicht selten. Oder es kann die Amplitude klein sein, wenn das Schlagvolum des Herzens herabgesetzt ist (Tabelle 15). Mißt man mit dem Grypotonographen von RECKLINGHAUSEN, so kann man sich von dem Fehlen der Zone des gestauten Druckes überzeugen. Die zum Zustandekommen des gestauten Druckes nötige Gefäßwandelastizität ist nicht mehr vorhanden, das im Moment des Verschlußdruckes einmal völlig komprimierte Gefäß kann durch die anprallende Pulswelle nicht mehr geöffnet werden.

Tabelle 15. Arterielle Druckwerte in höherem Alter.

	Alter	Diagnose	Ungestaut systol. mm Hg	Diastol. mm Hg	Stauüberdruck	Druckamplitude
St., E.	57	Myokardsklerose	110	79	0	31
R., A.	58	,,	122	93	0	29
Sch., H.	64	Nephrosklerose	222	129	0	93
M., E.	69	Arteriosklerose Blasencarcinom	121	61	0	60
V., M.	71	Diabetes	156	48	0	108
R., A.	72	Myokardsklerose	156	45	0	111
F., L.	75	Senile Kachexie Tbc. pulm.	104	63	0	41
J., K.	76	Myosklerose	129	65	0	64

Die abnorme Weite der Arterien hat den Gedanken einer senilen Hyperzirkulation (H. SAHLI) nahegelegt. Einer solchen Auffassung könnte man nur beitreten, wenn nicht nur das Volumen der Arteria radialis, sondern auch das systolische Schlagvolumen des Herzens vergrößert gefunden würde., Das ist aber nun kaum der Fall. Der periphere Sauerstoffverbrauch ist auch stark erniedrigt. Während die mittleren Arterien durch Verlust an Elastizität zu weit geworden sind, macht sich in den Organen selbst die Herabsetzung der Blutzirkulation immer deutlicher bemerkbar. Die Bolometrie mißt eher die Weite der Gefäße als das systolisch in die betreffende Arterie geworfene Blutquantum. Trotz großer Gefäßweite können die systolische Füllung und die Durchströmungsgröße relativ klein sein. Der senile Organismus leidet unter Hypozirkulation, aus dem Verhalten des Pulses kann man sicherlich nicht auf das Gegenteil schließen. Das Verhalten der Arterien läßt keine unbedingten Rückschlüsse zu, weder auf das der Capillaren noch dasjenige des Herzens.

Die *Gesamtzirkulation,* die sich während der stabilen Wachstumsperiode trotz der Verschlechterung der Gefäßelastizität durch das Zustandekommen einer Herzhypertrophie und auch durch das Eingreifen der Hypertension auf einer Höhe gehalten hat, bei der ein „normales" Funktionieren des Gesamtorganismus möglich war, geht mit dem Einsetzen der Involutionsperiode zurück. Man sieht bei dem S. 70 erwähnten Fall die gewaltige Herabsetzung der Zirkulationsmenge. Während eine Frau in arbeitsfähigem Alter über ein Quantum von 4,5—6 Liter verfügt, besitzt die zitierte 75jährige Frau nur noch 2,7 Liter. Ihre Sauerstoffabgabe ist dementsprechend auch auf ungefähr die Hälfte zurückgegangen. Die Relationen Blutmenge zu Körpergewicht, Plasma zu Körpergewicht, auch die Beziehungen zwischen Sauerstoffumsatz und Körpergröße, Körpergewicht, Alter (nach HARRIS und BENEDICT berechnet) halten sich zwar nahe der „Norm", das periphere Gewebe ist aber nicht mehr aufnahmefähig. Der senile Körper erscheint wohl noch *formal* bis zu einem gewissen Grade proportioniert, funktionell versagen aber die Organe, die gewöhnliche Reaktionsweise gegenüber der Außenwelt ist nicht mehr möglich.

Das Altern der Zirkulationsorgane an sich ist sicherlich nicht der primäre Grund für den Rückgang der Peripherie. Die Abnahme der oxydativen Potenz der Gewebe verlangt von der Zirkulation immer weniger. Dem Altern der Gewebe geht die Abnahme von Herzgröße, Minutenvolum, Gesamtblutmenge parallel. Ein intakter Zellstoffwechsel wird durch Störungen der Blutzufuhr keineswegs ohne weiteres zur „Involution" gebracht, vielfache Regulationsmechanismen greifen ein, durch die sich einstellende Polyglobulie, Plethora vera, die Herabsetzung der Strömungsgeschwindigkeit des Blutes, die Steigerung des arteriellen Druckes kommt es doch zu annähernd genügender Sauerstoffversorgung. Im Alter sieht man nichts von allen diesen Ausgleichsbestrebungen.

Bei der *Behandlung* des senilen Herzgefäßsystems hat man sich in erster Linie an die Peripherie zu wenden. Es muß alles versucht werden, die Oxydationskraft der Zelle zu heben. Wenn man den trainierten Muskel ausgezeichnet findet durch dunkle Farbe, d. h. wahrscheinlich besonders starkem Cytochromgehalt, durch die Anwesenheit von besonders viel Glutathion und Ascorbinsäure, so fehlt es dem senilen Gewebe an derartigen, die Oxyreduktionen fördernden Fermentprozessen. Der unmittelbare Nachweis dafür steht zwar noch aus, die Bradytrophie (BÜRGER) der senilen Gewebe ist aber der Ausdruck einer derartigen Verlangsamung des Umsatzes. Sekundär erst atrophiert das Herzgefäßsystem.

Auf medikamentösem Wege, d. h. durch Gaben von Muskelextrakten (Typus Lacarnol) dürfte weniger zu erreichen sein als durch physikalisch-therapeutische Maßnahmen und eine bestimmte diätetische Einstellung.

Massage, Diathermie, Lichtbestrahlung begünstigen die bessere Durchblutung der Gewebe unter Verbesserung des Sauerstoffangebots. Warme Bäder mit nachfolgender Frottierung bezwecken dasselbe. Durch eine sorgfältige Beachtung der Magen-Darmfunktion, eine Unterstützung der Magensekretion durch Pepsin und Salzsäure, der Darmtätigkeit durch Zugabe von Pankreon, eine zweckmäßige Beeinflussung des Bakterienwachstums durch Yoghurt, saure Milch, Kefir sucht man die Resorptionsverhältnisse günstig zu gestalten. Fleischzufuhr ist weniger zu empfehlen als Milch und Milchprodukte. Eine salzarme Zubereitung der Speisen unter reichlicher Verwendung von Citronen, Meerrettich und den Suppenkräutern ist wohl am Platze, sollte aber nicht übertrieben werden. Der Organismus verträgt Einseitigkeiten in der Ernährungsweise schlechter als ein junger, mit den vielfachen Regulationsmechanismen versehener Körper. Von größter Bedeutung ist die Aufrechterhaltung der inner-sekretorischen Leistungen, unterstützt durch eine richtige Vitaminzufuhr. Die Vitamine B$_2$ und C sind zur Verstärkung der Oxyreduktionsvorgänge von besonderer Bedeutung, d. h. die Zufuhr von Leber, Niere, Hirn neben derjenigen von Fruchtsäften, Citrone, Orangen und von reichlich Blattgemüse.

Literatur.

ABBOTT, LEWIS u. BEATTIE: Zit. nach A. SCHOTT. — ARNOLD: Körperuntersuchungen an 1556 Leipziger Studenten. Z. Konstit.lehre 15, 43 (1930). — Körperentwicklung und Leibesübung. Leipzig: Johann Ambrosius Barth 1931. — ASCHOFF: Lectures on Pathology. New York: Höber 1924. — ASSMANN: Die klinische Röntgendiagnostik der inneren Erkrankungen, 5. Aufl. 1934.

BARBIER, LEBÉE et MONQUIN: Pouls lent permanent coexistant avec une communication interventriculaire chez un enfant de 15 ans. Presse méd. 30, 84 (1922). Soc. de Pédiatrie, Ref. Zbl. Herzkrkh. 14, 132. — BARDELEBEN: Das Klappendistanzgesetz. Jena. Z. Naturwiss. 14, 515 (1880). — BAUER, J.: Phänomenologie und Systematik der Konstitution. BETHES Handbuch der normalen und pathologischen Anatomie, Bd. 7, S. 1041. 1926. — BENEKE, B.: Über Entstehung und Erhaltung der Norm bei krankhaften Herzklappenformen. Med. Klin. 1910 II. — Über Herzbildung und Herzmißbildung als Funktionen primärer Blutstromformen. Beitr. path. Anat. 67, 1 (1920). — BENEDICT and ROOT: The potentialities of extreme old age. Proc. Acad. Sci. Washington 20, 389 (1934). — BENNINGHOFF: Über die Beziehungen des Reizleitungssystems und der Papillarmuskulatur zu den Konturfasern des Herzschlauchs. Anat. Anz. 57 (1923) (Erg.-Heft). — Über die Formenreihe der glatten Muskulatur und die Bedeutung der BOUGETSchen Zellen und der Capillaren. Z. Zellforsch. 4, 125 (1926). — Über die Beziehung zwischen glattem Gerüst und glatter Muskulatur in der Arterienwand und ihre funktionelle Bedeutung. Z. Zellforsch. 6, 348 (1927). — BEWBY: Endocardite septique ayant prise naissance au niveau d'un retrecissement pulm. cong. Proc. roy. Acad. med. Irland, Sect. Path., 12. Febr. 1909. — BLOCH: Der jetzige Stand der Pigmentlehre. Zbl. Hautkrkh. 8, H. 1, 2 (1923). — Allgemeine Pigmentlehre. Handbuch der Haut- und Geschlechtskrankheiten, Bd. 1, 1, S. 434. 1927. — BÖGER u. WEZLER: Die Elastizität des arteriellen Windkessels während der verschiedenen Lebensperioden des Menschen. Z. Kreislaufforsch. 28, 553 (1936). — BRAHN u. SCHMIDTMANN: Pigmentstudien. Zur Kenntnis des Melanins und des braunen Atmungspigments. Virchows Arch. 227, 137 (1920). — BRETTAUER: Drei Fälle von Persistenz des Ductus art. Botalli. Diss. Zürich 1905. — BRUGSCH: Biologie der Person, Bd. 2, S. 78. 1931. — BÜRGER: Die chemischen Altersveränderungen im Organismus und das Problem ihrer hormonalen Beeinflußbarkeit. Kongreßzbl. inn. Med. 46, 314 (1934).

CAMP, DE LA: Familiäres Vorkommen angeborener Herzfehler, zugleich ein Beitrag zur Diagnose der Persistenz des Ductus art. Botalli. Berl. klin. Wschr. 1903 II. — CEELEN: Über Herzvergrößerung im frühen Kindesalter. Med. Klin. 1920, 10, 268. — COFFEY-BROWN: Surgical treatment of angina pect. Arch. of Med. 4 (1924). — CORNING: Lehrbuch der Entwicklungsgeschichte des Menschen, 2. Aufl. 1921. — CORVAN: Zit. nach H. MÜLLER: Dtsch. Arch. klin. Med. 133, 316 (1920). — CRUVEILHIER: Traité d'anatomie pathologique générale, Vol. 2, p. 466. Paris 1852. — CUNHA, DA: Beitrag zur Beurteilung der Volumbolometrie. Korresp.bl. Schweiz. Ärzte 1917, Nr 46.

DANIELOPOLU: Der normale und pathologische Tonus des Zirkulationsapparates des Menschen. Wien. Arch. inn. Med. 20, H. 1, 157, 159, 232 (1930). — Die viscerographische Methode. Berlin 1930. — Considération sur la pathogénie de l'angine de poitrine. Wien. med. Wschr. 1924 I, 17—22. — DARROW, SOULE and BUCKMAN: J. clin. Invest. 5, 243 (1928). — DIETLEN: Über Größe und Lage des normalen Herzens. Dtsch. Arch. klin. Med. 88, 55 (1906). — Ein Fall von Herzdivertikel bei gleichzeitigem Situs inversus. Z. Kreislaufforsch. 20, 225 (1928). — DILG: Virchows Arch. 91 (1863). Zit. nach H. MÜLLER.

EBNER, V.: Gefäße. KÖLLIKERs Handbuch der Gewebelehre, Bd. 3. 1902. — EFRON: Über angeborene idiopathische Herzhypertrophie. Diss. Zürich 1903. — EISENMENGER: Die angeborenen Defekte der Kammerscheidewand des Herzens. Z. klin. Med. 32, Suppl.-H. (1897). — ENGEL: Beiträge zur normalen und pathologischen Histologie des A-V-Bündels. Beitr. path. Anat. 48, 499 (1910). — ERBEN: Wien. klin. Wschr. 1918 I.

FABER: Wie verhält sich die sog. „Wachstumshypertrophie des Herzens" und die „juvenile Arteriosklerose" im späteren Lebensalter? Dtsch. Arch. klin. Med. 103, 580 (1911). — FELDMANN: The principles of antenatal and postnatal child physiology. London: Longmans 1920. — FISCHER u. SCHMIEDEN: Experimentelle Untersuchungen über die funktionelle Anpassung der Gefäßwand. Vers. dtsch. Naturforsch. 1908 II, 38. — FLACK: Zit. nach MÖNCKEBERG. HENKE-LUBARSCHs Handbuch der speziellen pathologischen Anatomie und Histologie, Bd. 2, 3. — FLEISCH, A.: Gestalt und Eigenschaften der peripheren

Gefäße. BETHES Handbuch der normalen und pathologischen Anatomie, Bd. 7,2, S. 865. 1927. — FRANKLIN: Zit. nach BENNINGHOFF. — FREY: Das Wachstum nach konstanten Proportionen. Klin. Wschr. **1930 II**, 1897. — Reifung und Altern von Lungen und Herz. Jkurse ärztl. Fortbildg **1932** (Febr.). — Zur Beurteilung der Herzgröße. Schweiz. med. Jb. **1933**. — FROMBERG: Studien über den Ductus arteriosus. Arb. path.-anat. Inst. Tübingen 9 (1914).

GAMNA: Über einen Fall von mehrfachen Mißbildungen des Herzens und der großen Gefäße. Zbl. Herzkrkh. **13**, 297 (1914). — GEHRI, G.: Gibt es bei Schilddrüsenkranken ein pathognomonisch charakteristisches Capillarbild? Schweiz. med. Wschr. **1930 II**, 1084. — GEWERT, M.: Über die Schwankungen des Herzgewichts in den verschiedenen Lebensaltern unter normalen und pathologischen Verhältnissen. Jena: Gustav Fischer 1929. — GRÖDEL: Die Röntgendiagnostik der Herz- und Gefäßerkrankungen. Berlin 1912. — Vereinfachte Ausmessung des Herzorthodiagramms nach THEO GRÖDEL. Münch. med. Wschr. **1918 I**, 397. — Grundriß und Atlas der Röntgendiagnostik. München 1921. — GUKELBERGER: Über die Lokalisation der diphtheritischen Myokarditis. Z. exper. Med. **1935**.

HART: Über die Defekte im oberen Teil der Kammerscheidewand des Herzens mit Berücksichtigung der Perforation des häutigen Septums. Virchows Arch. **181**, 51 (1905). — Konstitution und Disposition. Erg. Path. **20**, 1 (1922). — HEDINGER: Primäre angeborene Herzhypertrophie. Virchows Arch. **178**, 264 (1902). — HERTWIG: Das Cytoplasma. Handbuch der mikroskopischen Anatomie, Bd. 1,1, S. 212. 1929. — HERTWIG, G. u. P.: Regulation des Wachstums. BETHES Handbuch der normalen und pathologischen Physiologie, Bd. 16,1, S. 871. 1930. — HERXHEIMER: Mißbildungen des Herzens und der großen Gefäße. Handbuch der Morphologie der Mißbildungen des Menschen und der Tiere, Bd. 3,2, S. 339. 1909. — HOCHSINGER: Über Diagnostik angeborener Herzfehler bei Kindern. Wien. klin. Wschr. **1891 I**. — HÖPFNER: Ergebnisse der kapillarmikroskopischen Untersuchungen an 3100 Kasseler Kindern. Dtsch. Z. Nervenheilk. **87/88**, 218 (1925). — HUCHARD: Les maladies du coeur et leur traitement. Paris 1908. — HUECK: Pigmentstudien. Beitr. path. Anat. **54**, 68 (1912). — Die pathologische Pigmentierung. Handbuch der allgemeinen Pathologie, Bd. 3,2, S. 298. 1921.

ISAKOWITZ: Herzmuskelschädigung nach Durchtrennung extrakardialer Nerven. Zb. Herzkrkh. **1926**, Nr 6, 105.

JAENSCH: Über psychophysische Konstitutionstypen. Münch. med. Wschr. **1921 II**, 1101. Schwachsinn und Neurosen im Lichte psychophysischer Schuluntersuchungen. Dtsch. Z. Nervenheilk. **87/88**, 208 (1925). — JONNESCO u. JONESCU: Z. exper. Med. **48**, 490 (1926).

KAUFFMANN: Einfluß des hydrostatischen Drucks auf die Blutbewegung. BETHES Handbuch der normalen und pathologischen Physiologie, Bd. 7,2, S. 1414. 1927. — KAUP: Ein Körperproportionsgesetz zur Beurteilung der Längen-, Gewichts- und Indexabweicher einer Populationsgruppe. Münch. med. Wschr. **1921 II**, 976. — Konstitution und Umwelt im Lehrlingsalter. München: J. F. Lehmann 1922. — Untersuchungen über die Norm. Münch. med. Wschr. **1922 I**, 189. — Korrelationskoeffizient und funktionale Abhängigkeit von Körpermassen. Sitzgsber. Ges. Morph. u. Physiol. Münch. **1923**. — Gestaltlehre des Lebens und der Rasse. Leipzig: Johann Ambrosius Barth 1935. — KAUP u. GROSSE: Energetisches Oberflächengesetz oder ein neues Funktionsgesetz der inneren Organisation? Klin. Wschr. **1927 II**. — KEITH: The auriculo-ventricular bundle of His. Lancet **1906 I**. — Malformations of the heart. Lancet **1909 II**, 359. — KIRCH: Über gesetzmäßige Verschiebungen der inneren Größenverhältnisse des normalen und pathologischen Herzens. Z. angew. Anat. **7**, 234 (1920). — KLOTZ: Arch. Anat. u. Entw.gesch. **1887**, 159. — KOLLER-AEBY: Ein angeborenes Herzdivertikel in einer Nabelschnurhernie. Arch. Gynäk. **82**, 184 (1907). — KRECKER: Über das Zusammentreffen von offenem Ductus Botallo mit zahlreichen anderen Mißbildungen. Zbl. Herzkrkh. **13**, Nr 16 (1921). — KREHL: Beitrag zur Kenntnis der Füllung und Entleerung des Herzens. Abh. sächs. Ges. Wiss., Math.-physiol. Kl. **17**, 341 (1891). — Erkrankungen des Herzmuskels. NOTHNAGELS Handbuch der speziellen Pathologie und Therapie. Wien 1901. — KROMPECHER: Die Entwicklung der elastischen Elemente der Arterienwand. Z. Anat. **85**, 704 (1928). — KUCZYNSKY: Von den körperlichen Veränderungen beim höchsten Alter. Krkh.forsch. **1** (1925).

LAUBRY et PEZZI: Maladies congénitales du coeur. Baillère 1920. — LETULLE: Malformations congénitales du coeur. Presse méd. **45** (1914). — LEWIS and LANDIS: Observations upon the vascular mechanism in acrocyanosis. Heart **15**, 229 (1930). — LITTEN: Blausucht. Berl. klin. Wschr. **1896 II**, 1009. — LOMMEL: Krankheiten des Jünglingsalters. Erg. inn. Med. **6**, 293 (1910). — LUBARSCH: Über das sog. Lipofuscin. Virchows Arch. **239**, 491 (1922). — LÜTHJE: Beitrag zur Frage der systolischen Geräusche am Herzen und der Akzentuation des 2. Pulmonaltones. Med. Klin. **1906 I**.

MACK: Zit. nach BENEKE. — MACKENZIE: Zur Frage des Koordinationssystems im Herzen. Dtsch. path. Ges. **14**, 90 (1910). — MALL: On the developpement of the human heart. Amer. J. Anat. **13** (1912). — MARANON: Acrocyanose et glandes génitales. C. r. Congr. franç. med. **1930**; Kongreßzbl. **76**, 55. — MARCUS: Lungenstudien III. IV. Gegenbauers Jb. **59**, 297 (1928). — MARTINOTTI: Zit. nach MÖNCKEBERG. — MIESCHER: Die Pigmentgenese im Auge nebst Bemerkungen über die Natur des Pigmentkorns. Arch. mikrosk. Anat. **97** (1921). — MÖNCKEBERG: Erkrankungen des Myokards. HENKE-LUBARSCHs Handbuch der speziellen pathologischen Anatomie und Histologie, Bd. 2, S. 290. 1924. — Der funktionelle Bau des Säugetierherzens. BETHEs Handbuch der normalen und pathologischen Physiologie, Bd. 7,1, S. 85. 1926. — MORISON: On the innervation of the sino-auricular node and the auriculo-ventricular bundle. J. of Anat. **46**, 319 (1912). — MÜLLER, E.: Jb. Kinderheilk. **72**, Suppl. 176 (1910). — MÜLLER, H.: Zur Klinik und pathologischen Anatomie des unkomplizierten offenen Septum ventriculare. Dtsch. Arch. klin. Med. **133**, 316 (1920). — Die kongenitale Aortenstenose. Schweiz. med. Wschr. **1924 II**, 702. — MÜLLER, W.: Die Massenverhältnisse des menschlichen Herzens, 1883.

OBERHAMMER: Zur Frage der angeborenen Herzvergrößerung (idiopathische Herzhypertrophie). Z. Kreislaufforsch. **1927**, 441. — OPPEL: Über die gestaltliche Anpassung der Blutgefäße. Mit Beigabe von W. ROUX (Theorie der Gestaltung der Blutgefäße). Vorträge über Entwicklungsmechanik, H. 10. 1910. — OPPENHEIMER: Chemische Grundlagen der Lebensvorgänge. Leipzig: Georg Thieme 1933.

PALTAUF: Dextrokardie und Dextroversio cordis. Wien. klin. Wschr. **1901**, 1032. — PARRISIUS: Veröff. Med.verw. **1930**, H. 4, 29. — PETRANYI: Zit. nach SECKEL. — PEZZI: Radiologia clin. del cuore dei grossi vasi. Milano 1928. — PLAUCHU u. GARDÈRE: Maladie bleu; malformat. cong. du coeur. Lyon méd. **110**, 897 (1908). — PLESCH: Zur Diagnose der kongenitalen Vitien. Berl. klin. Wschr. **1909 I**, 390. — POIRIER: Leçons sur le développement du coeur. Gaz. Hôp. **1902**.

RAAB, WEISS, LÖWBER u. RIHL: Wien. Arch. klin. Med. **7** (1924). — RABINERSOHN: Die Korrelation zwischen Thorax und den Thoraxorganen. Diss. Bern 1935. — RENYI: Studies on pigment genesis. J. Morph. a. Physiol. **1924**, 392. — RETZER: Some results of recents investigations on the mammalian heart. Amer. J. Anat. **13**, 3 (1912). — ROEDER: Die Histogenese des arteriellen Gangs. Arch. Kinderheilk. **38**. — RÖSSLE: Der Pigmentierungsvorgang im Melanosarkom. Z. Krebsforsch. **2** (1904). — Wachstum und Altern. Erg. Path. **18**, 677 (1917); **20** (1923). — RÖSSLE u. BÖNING: Das Wachstum der Schulkinder. Jena 1924. — RÖSSLE u. ROULET: Über die Bedeutung von Zahl und Maß in der Pathologie. Berlin: Julius Springer 1932. — ROGER: Recherches cliniques sur la communication congénitale des deux coeurs par inoclusion du septum interventriculare. Acad. Med. Paris II. sect. 8, 1074 (1879). — ROHRBOEK u. KISS: Zit. nach SECKEL. — ROMBERG: Krankheiten des Herzens und der Blutgefäße. Stuttgart 1921. — Über Störungen der Arterienfunktion. Med. Klin. **1930 II**, 1317. — ROKITANSKY: Die Defekte der Scheidewände des Herzens. Wien 1875. — ROSTAN: Contributions à l'étude de l'embolie croisée, consécutives à la persistance du trou de Botalle. Genf 1884. — ROUBIER: Un cas de rétrécissement pulmonaire congénital compliqué d'endocardite végétante des valvules du coeur droit. Province méd. Paris **1909** (Janv.). — ROUX: Theorie der Gestaltung der Blutgefäße einschließlich des Kollateralkreislaufs. Vortr. Entw.mechan. **1910**, H. 10. — Über kausale und konditionale Weltanschauung. Leipzig 1913. — Bemerkungen zur Analyse des Reizgeschehens und zur funktionellen Anpassung. Arch. Entw.mechan. **46**, 485 (1920). — ROWNTREE: Studies in blood volume with the dye methode. Ann. int. Med. **1**, 890 (1928). — ROWNTREE and BROWN: The volume of the blood and plasma. London 1929. — RUBNER: Stoffwechsel bei verschiedener Temperatur. Beziehung zur Größe und Oberfläche. BETHEs Handbuch der normalen und pathologischen Physiologie, Bd. 5, S. 154. 1928.

SACHS: Zit. nach J. BAUER. — SAHLI: Lehrbuch der klinischen Untersuchungsmethoden, Bd. 1, S. 293. Berlin-Wien: Franz Deuticke 1928. — SALKOWSKI: Über die Darstellung und einige Eigenschaften des pathologischen Melanins. Virchows Arch. **227**, 121 (1920). — SCHITTENHELM: Ductus Botalli apertus. Dtsch. med. Wschr. **1920 II**, 1157. — SCHITTENHELM u. KAPPIS: Weitere Erfahrungen mit der chirurgischen Behandlung der Ang. pect. Münch. med. Wschr. **1925 I**, 19. — SCHMIDTMANN: Zur Kenntnis der braunen Pigmente von Leber und Herz. Z. Anat. **2**, 75 (1917) (Festschr. E. GASSER). — SCHMINCKE: Kongenitale Herzhypertrophie bedingt durch diffuse Rhabdomyombildung. Beitr. path. Anat. **70**, 515 (1922). — SCHOTT: Nachtrag zu MÖNCKEBERG: Herzmißbildungen und deren Folgen für den Kreislauf. BETHEs Handbuch der normalen und pathologischen Physiologie, Bd. 7,1, S. 131. 1926. — SCHRÖTTER: Über eine seltene Ursache einseitiger Rekurrenslähmung, zugleich ein Beitrag zur Symptomatologie und Diagnose des offenen Ductus Botalli. Z. klin. Med. **43**, 160 (1901). — SECKEL: Blutmengenuntersuchungen im Kindesalter. Klin. Wschr. **1930 I**, 441. — SIDLAUER: Zit. nach BUDDE: Die klinische Diagnose des Ductus arteriosus Botalli persistens. Zbl. inn. Med. **42**, Nr 6 (1921). — SIMMONDS: Über kongenitale primäre Herzhypertrophien. Münch. med. Wschr. **1899 I**, 108. — SPITZER: Über die Ursachen und den Mechanismus der Zweiteilung des Wirbeltierherzens. Arch. Entw.mechan. **45** (1919). — Über den Bauplan des normalen und mißbildeten Herzens. Virchows Arch. **243**, 81 (1923). — STERNBERG: Über selbständige Persistenz des Ductus

Botalli. Dtsch. path. Ges. 14, 357 (1910). — STRASBURGER: Über den Einfluß der Aorten-elastizität auf das Verhältnis zwischen Pulsdruck und Schlagvolumen des Herzens. Dtsch. Arch. klin. Med. 91, 378 (1907). — STRASSMANN: Anatomische und physiologische Unter-suchungen über den Blutkreislauf beim Neugeborenen. Berl. klin. Wschr. 1894 I. — STRATZ: Lebensalter und Geschlechter: Stuttgart 1926. — STUDNICKA: Schematische Dar-stellung zur Entwicklung einiger Gewebe. Anat. Anz. 22, 537 (1903). — SZILY: Über die Entstehung des melanotischen Pigments usw. Arch. mikrosk. Anat. 71 (1911).

TALLQUIST: Ist das hypoplastische Herz einer kompensatorischen Hypertrophie fähig? Kongreßzbl. inn. Med. 34, 219 (1922). — TANDLER: Anatomie des Herzens. Jena 1913. — THOMA: Untersuchungen über die Größe und das Gewicht der anatomischen Bestandteile des menschlichen Körpers, 1882. — Über die Strömung des Bluts in der Gefäßbahn und die Spannung der Gefäßwand. Beitr. path. Anat. 66 (1919). — THOMAS: L'acrocyanose dans la période scolaire. Schweiz. Rdsch. Med. 17, 193 (1921).

UHLENBRUCK: Untersuchungen an einem autoptisch kontrollierten Fall von Pulmonal-stenose. Z. Kreislaufforsch. 19, 601 (1927).

VANNOTTI u. PFISTER: Die Blutversorgung des ruhenden Muskels am trainierten Tier. Arb.physiol. 7, 127 (1933). — VAQUEZ: Maladies du coeur. Baillère 1928. — VAQUEZ u. BORDET: Herz und Aorta im Röntgenbild. — VIRCHOW: Zellularpathologie.

WÄTJEN: Isolierte Sklerose der Pulmonalarterie im jüngsten Kindesalter. Dtsch. med. Wschr. 1924 I, 713. — WEISSENBERG: Das Wachstum des Menschen. Stuttgart 1911. — WIDEROE: Die Massenverhältnisse des Herzens unter pathologischen Zuständen. Chri-stiania 1911. — WITTNEBEN: Unsere Ergebnisse auf dem Gebiet der Schwachsinnforschung. Halle 1923. — WOLKOW: Arterienrigidität und Aortenenge. Kongreßzbl. inn. Med. 1910. — WYSS, O.: Zit. nach EFRON.

ZAHN: Thrombose de plusieures branches de la veine cave inf., avec embolies consécituves dans les artères pulm., splénique, rénale et iliaque droite. Rev. méd. Suisse rom. 1881, No 4. — ZIMMERMANN: Der feinere Bau der Blutcapillaren. Z. Anat. 68, 29 (1923). — ZONDEK: Das Myxödemherz. Münch. med. Wschr. 1918 II, 1180. — Die Krankheiten der endokrinen Drüsen. Berlin: Julius Springer 1926.

C. Indurative Schädigungen. Sklerosen.

Während der sog. stabilen Wachstumsperiode machen sich im Bereich des Herzgefäßsystems wie an anderen Organen gewisse Zeichen degenerativer Art bemerkbar, zunächst besitzt der Organismus aber noch die Fähigkeit zur Aus-bildung kompensierender Mechanismen.

Es kommt zum Umbau der Strukturen, die jugendlichen Proportionen zwischen den einzelnen Organteilen machen einer neuen Organisation Platz. Den von dem Gesamtkörper an den Zirkulationsapparat gestellten Anforderungen kann durch Einsatz von Reserven, durch kompensierendes Weiterwachsen be-stimmter Gewebsteile als Ersatz für den funktionellen Rückgang anderer wenig-stens einigermaßen entsprochen werden.

Während der Periode des stabilen Wachstums halten sich zwar noch Assi-milation und Dissimilation die Waage, stetig zunehmend kommt es aber zur Qualitätsverschlechterung der Gewebe. Vielfach kompensiert und maskiert, aber doch fortschreitend, läßt die funktionelle Leistungsfähigkeit der paren-chymatösen Teile nach. Man kann über die Ursachen verschiedener Meinung sein, an der Tatsache zweifelt keiner.

Im Mittelpunkt des Geschehens stehen *Störungen des Muskelchemismus*, am Herzen wie an den Gefäßen.

Der exakte Nachweis der muskulären Minderleistungsfähigkeit ist schwer zu erbringen, verschiedene Indizien lassen aber darauf schließen.

1. Ein untrügliches Symptom ist einmal die *Zunahme der braunen mela-notischen Pigmente*. Normalerweise schützen Reduktasen, unter anderem die Ascorbinsäure, die adrenalinartigen Stoffe vor Oxydation, beim Nachlassen der fermentativen Aktivität fallen dann diese Stoffe als Pigmente aus. Man spricht mit Recht von „Abnutzungspigmenten". Der allgemein merkliche Rückgang

der Sauerstoffaufnahmefähigkeit des Organismus äußert sich auch lokal, und zwar in erster Linie an dem stets tätigen Herzmuskel.

2. Weiterhin sieht man mit dem Alter zunehmend bestimmte *degenerative Veränderungen* der Muskelfasern.

Grobkörnige parenchymatöse Verfettungen des Herzmuskels, mit Zerfall der Fasersysteme, Nekrose mit oder ohne Verkalkung, kombiniert mit Ödembildung und cellulärer Reaktion im Bereich des Interstitiums, sind die Folgen schwererer ischämischer Störungen. Aber auch ohne eine solche kommt es wenigstens zu den feineren Graden von Verfettung. Der Nachweis feiner Fetttröpfchen zwischen den Fibrillen, in longitudinalen oder transversalen Reihen, gehört in späteren Lebensjahren gewissermaßen zur Norm, während der jugendliche, speziell der fetale Herzmuskel nach den Untersuchungen von EYSELIN, PUPKO, REINECK (entgegen ASCHOFF und HOFBAUER) kein sichtbares Fett enthält. Die Verfettung mag in gewissen Fällen einer alimentären Fettinfiltration (WEGELIN) entsprechen, aber auch dieses Liegenbleiben von Fett wäre nicht physiologisch. Dieser Vorgang dürfte ebenfalls mit dem Nachlassen der oxydativen Gewebsleistung in Zusammenhang stehen.

Prinzipiell dasselbe gilt für die Gefäße. Auch hier finden sich alle Abstufungen von der fettigen (lipoiden), hyalinen, schleimigen Degeneration bis zur Verkalkung und Verknöcherung. JORES betont, daß sich speziell die lipoide Degeneration ihrer Lokalisation nach an die immer gleichzeitig vorhandenen sklerotischen Hyperplasien der Gefäßwand halte, unabhängig von den cellulären bzw. muskulären Elementen. Wahrscheinlich steht das Auftreten der Cholesterinfettsäureester mit einer vermehrten Durchlässigkeit des Gefäßendothels in Zusammenhang, lipoidhaltiges Blutplasma scheint namentlich bei erhöhtem arteriellem Druck direkt eingepreßt werden zu können (VANNOTTI und LUTHI). Bei normalem Zellchemismus dürften diese eingedrungenen Stoffe weiter umgesetzt werden. Ihr Liegenbleiben spricht in jedem Fall für einen funktionellen Rückgang der Zelltätigkeit. Der Verkalkungsprozeß erweckt ebenfalls den Verdacht auf das Vorhandensein einer regressiven Ernährungsstörung.

3. Die muskuläre Insuffizienz kommt schließlich in der ganz gewöhnlich nachweislichen *Überdehnung* zum Ausdruck. Die Elastizität des muskulären Gewebes ist nicht mehr so vollkommen wie in jugendlichem Alter. Das Herz wie die Gefäße werden ganz gesetzmäßig — die mechanisch stärker belasteten Stellen besonders bevorzugt — weiter. Die Herzvergrößerung ist keinesfalls eine Anpassungserscheinung bei arteriell erhöhtem Druck, kein physiologisches Wachstum, sie entspricht vielmehr einer Schädigung der Kontraktilität im Sinne einer myogenen Dilatation.

Die neue Situation verlangt einen *strukturellen Umbau*. Die aus der Vermehrung des braunen Abnützungspigments, dem Auftreten degenerativer Veränderungen und der Herabsetzung des muskulären Tonus ersichtliche relative Insuffizienz des muskulären Apparats geht Hand in Hand mit der Entwicklung bestimmter Kompensationsmechanismen:

Die *elastisch bindegewebige Hyperplasie* der Gefäße erscheint als Reaktion auf den Rückgang der muskulären Leistungsfähigkeit. Die kolloidalen Strukturen altern, die Dispersität der Eiweißstoffe verändert sich, die für die ganze Fermenttätigkeit wichtigen Muskelfasergrenzschichten erfahren langsam zunehmende Veränderungen. Die elastisch bindegewebige Hyperplasie ist die Antwort darauf, ein ausgesprochener Kompensationsprozeß, eine Wachstumserscheinung wie man sie ganz gewöhnlich beim Rückgang parenchymatöser Leistungen zustande kommen sieht. Am Herzmuskel fehlt die bei den Gefäßen auftretende bindegewebig elastische Hyperplasie vielfach. Der Muskel wird häufig histologisch völlig normal gefunden. Hier kommt es zunächst zu einer richtig proportionierten Entwicklung im Sinne einer *muskulären Hypertrophie*. Bei hohen Blutdruckwerten ist das ohne weiteres verständlich, aber auch ohne Hypertension pflegt eine Dickenzunahme der Muskulatur nachweislich zu sein. Die Hypertrophie des Herzmuskels findet Ausdruck in der beigegebenen Abbildung von RÖSSLE (Abb. 28). Das Maximum des Herzgewichts liegt zwischen 50 und 60 Jahren. Auch diese Veränderung stellt eine Reaktion dar auf Mängel der eigenen muskulären Leistungsfähigkeit. Das Herz braucht eine größere Muskelmasse zur Leistung derselben Arbeit. Die normale dynamische Belastung wirkt dem veränderten Herzmuskel gegenüber wie eine Überlastung. Das Herz reagiert wie immer in solchen Fällen mit Dickenzunahme. In späteren Stadien findet sich dann aber auch ein gewisser Grad von *Myofibrose*. Hypertrophie und Myofibrose sind einander koordiniert (MÖNCKEBERG). Mit Entzündung (E. ALBRECHT) hat dieser Befund nichts zu tun, die Myofibrose ist wie bei künstlich gesetzter Aorteninsuffizienz die Folge einer intrakardialen Stauung, oder sie steht, ähnlich wie die Verdickung der bindegewebigen Intimaschicht an den Arterien, mit einer Abnahme der muskulären Leistungsfähigkeit in Zusammenhang. Schließlich sieht man auch eine *Verstärkung des elastischen Fasersystems* in den muskulären Septen und um die einzelnen Fasern herum (MILLER und PERKINS). Überall dort, wo das Bindegewebe stärker angehäuft ist, sind nach BENNINGHOFF auch die elastischen Fasern vermehrt. Die meisten elastischen Fasern bilden sich nach A. MAIR (Untersuchungen an Hund und Pferd) in der Nachbarschaft der fibrösen Faserringe, in den Papillarmuskeln sowie in der Nähe der Klappenursprünge und an der Herzspitze. Die bindegewebige Hyperplasie schützt wohl vor weiterer Überdehnung, die kollagenen Fasern besitzen aber nur geringe elastische Vollkommenheit.

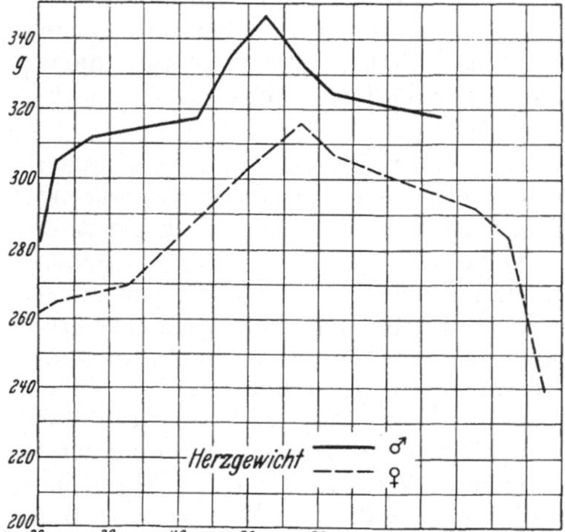

Abb. 28. Das Herzgewicht im Erwachsenenalter.
(Nach RÖSSLE und ROULET 1932.)

Demgegenüber fangen die elastischen Fasern den Stoß bei der diastolischen Füllung des Herzens nicht nur auf, sie verwenden die dabei gesammelte potentielle Energie im Beginn der Systole zur Entleerung der gefüllten Herzteile.

Der Rückgang der muskulären Leistungsfähigkeit, bewiesen durch die sichtbaren Veränderungen des Zellstoffwechsels, wird durch die Hyperplasie bindegewebig elastischer und muskulärer Elemente nur ungenügend kompensiert. Die Bindegewebsvermehrung speziell hindert sogar den normalen Stoffaustausch. Man könnte von einem Circulus vitiosus sprechen, der den vielfach auffällig progressiven Charakter der Störung erklärlich macht. *Die Induration erscheint als bestimmender Faktor bei einer großen Gruppe cardiovasculärer Schädigungen.*

Im folgenden werden die Veränderungen am Herzen, den Arterien und Venen gesondert dargestellt, die über das „normale" Altern der Organstruktur hinaus allmählich die Krankheit, das vielgestaltige Bild der *Arteriosklerose* und *Atheromatose* charakterisieren.

Man kann unter dem Begriff *Kardiosklerose* die Aortensklerose, die Endosklerosen und die mit der Entwicklung einer Coronarsklerose in Zusammenhang stehenden Erscheinungen der Myodegeneratio unter einheitlichen Gesichtspunkten betrachten. Dazu kommt die *Arteriosklerose* und die *Phlebosklerose*.

Der sklerosierende Prozeß erscheint nicht selten als generalisierter Vorgang, der neben dem Herzgefäßapparat auch noch andere Organe befällt. Die Erkrankung hat aber ihre Prädilektionsorte. Die sklerosierenden Veränderungen, die sich in immer rascherem Tempo und auch in immer größerer Ausbreitung bemerkbar machen, führen je nach ihrer Lokalisation doch zu bestimmten differenten charakteristischen Erscheinungen. Die einzelnen Formen der Gewebssklerose greifen vielfach ineinander über, sie müssen aber auch im einzelnen dargestellt werden.

I. Kardiosklerose.

Am Bulbus und anderen Stellen der *Aorta* kommen schon bei Kindern von 3—4 Jahren Verfettungen vor als Prädilektionsorte für die Festsetzung der späteren Arteriosklerose, speziell am Ansatz des Ductus Botalli, an den Abgangsstellen der Intercostalarterien. Im zweiten Jahrzehnt werden Lipoidflecke mit geringer Verdickung der Intima in Form von Streifen und Klappen an den Innenflächen der Aorta und der größeren Arterien nach JORES schon recht häufig angetroffen. Gegen das Ende der stabilen Wachstumsperiode, zwischen 50 und 60 Jahren, gehört die Feststellung einer Arteriosklerose der Aorta fast zur Regel bei den Obduktionen. An der Aorta ist die Belastung des Gefäßsystems durch den intravasculären Druck, die Füllung und die dynamische Kraft der vorbeiströmenden Blutmenge besonders stark. Der Einfluß mechanischer Faktoren mit fast ausschließlichem Betroffensein der Aorta thoracica ist bei der luischen Mesaortitis besonders auffällig, kommt aber auch bei gewöhnlicher Arteriosklerose bis zu einem gewissen Grade zum Ausdruck.

Die Intima verdickt sich, das Netz elastischer Fasern und Lamellen wird lückenhaft, es zeigen sich degenerative Veränderungen am Bindegewebe, den elastischen Fasern und an den fixen Zellen. Es kommt zur Atherombildung und zur Verkalkung. Die spärlichen Muskelfasern der Media verfetten und verschwinden mehr und mehr. Das elastische Gewebe wird durch Bindegewebe ersetzt. Auch hier etabliert sich der atheromatöse Prozeß.

Das *Endokard* ist genetisch und histologisch die Fortsetzung des aortalen Gefäßrohrs, die innere Bindegewebsschicht des Endokards der Adventitia gleichzusetzen. Es ist schon physiologisch am dicksten in der direkten Fortsetzung der ein- und ausmündenden Gefäße, links dicker als rechts und an der Ausflußbahn wesentlich dicker und komplizierter geschichtet als im Bereich der Einflußbahn (BENNINGHOFF). Die beiden unteren Hälften der Einfluß- und Ausflußbahn zeigen mittlere Entwicklung. Im Spitzenteil ist das Endokard dünn, die Muskelfasern bilden nicht mehr deutliche Bündel wie in der Aortenausflußbahn, die elastische Grenzschicht ist nicht immer vorhanden (NAGAYO). Mit steigendem Alter nimmt die Dicke der Bindegewebeschicht wie die der Muskelfaserschicht zu. Die elastischen Fasern in der inneren Bindegewebeschicht und in der sog. elastischen Grenzschicht (NAGAYO) werden reichlicher. Jedes Alter hat seinen „normalen" Bestand an elastischen Fasern (MILLER und PERKINS).

Man erkennt den Einfluß hämodynamischer Faktoren. Mit steigendem Druck in Aorta und Pulmonalis, wie er sich im Laufe der Jahrzehnte einstellt, nimmt die Dicke des Endokards zu, speziell an den obengenannten Herzabschnitten. Bemerkenswert ist aber die viel größere Endokarddicke im Bereich der Vorhöfe im Vergleich mit der der Ventrikel (KÖNIGER, NAGAYO). Das Endokard der Vorhöfe hat den Innendruck allein zu tragen, an den Ventrikeln findet es eine Unterlage und mechanische Stütze in der mächtig entwickelten Muskulatur. Die Struktur des Endokards verändert sich nicht nur entsprechend der hämodynamischen Belastung, sie ist offenbar auch abhängig vom Zustand und der Leistungsfähigkeit des Myokards. Aus der im Bereich der Ventrikel sich allmählich einstellenden bindegewebig elastischen Hyperplasie des Endokards kann man auf eine zunehmende Minderwertigkeit des Myokards schließen, auch wenn dieselbe histologisch nicht ohne weiteres nachweisbar ist.

Die verdickte innere Bindegewebsschicht ist die Prädilektionsstelle für die später sich entwickelnde Atheromatose. An den Aortenklappen sind die atherosklerotischen Prozesse bei Individuen, die das 35. Altersjahr überschritten haben, mit solcher Regelmäßigkeit anzutreffen, daß sie nach E. ZIEGLER „fast als physiologisch" angesehen werden können (RIBBERT). Am häufigsten finden sich die Veränderungen an der dem Sinus valsalvae zugekehrten basalen Schicht der Klappe als „aufsteigende Klappensklerose", eine Folge von Läsionen, die die Ansatzlinie der Klappe beim Zurückströmen des Blutes in der Diastole treffen (RIBBERT). In weiter vorgeschrittenen Fällen breiten sich die Veränderungen auf die Klappen aus und gehen auch auf die benachbarten Partien des zentralen Bindegewebsapparats und auf das vordere Mitralsegel über (annuläre Sklerose, DEWITZKY). Hier sind schon im Kindesalter bei 22% der Fälle (MARTIUS) als „weißer Fleck" imponierende Lipoidinfiltrationen vorhanden. Sie werden mit dem Alter deutlicher, es kann Kalkimprägnation hinzukommen, Verfettung und Erweichung, mit Übergreifen des Prozesses auf das Septum membranaceum und die Sehnenfäden. Sklerotische Veränderungen am parietalen Endokard sind für die Ernährung der tieferen Schichten des Endokards und der anliegenden Myokardteile nicht gleichgültig.

Mit der Sklerose der Coronargefäße in Zusammenhang steht die Myosklerose des Herzens. Nicht selten erkranken die Kranzgefäße zuerst oder am schwersten, häufiger ist aber die Mitbeteiligung des Coronarsystems bei vorhandener Aortensklerose.

Man kann hier nicht, wie bei den Nieren, dem Pankreas, der Milz, zwischen einer Erkrankung der großen und einer solchen der kleineren und kleinsten Gefäße unterscheiden. Eine Arteriolosklerose als generalisierte Gefäßerkrankung, mit diffuser Inanspruchnahme des Organs, gibt es nicht. Die größeren Gefäße erscheinen in erster Linie affiziert, der herdförmige Charakter der Erkrankung ist vorherrschend, mit Veränderungen der Papillarmuskeln, des Septum interventriculare und der Herzwandung selbst. Unter dem Einfluß der Ischämie kommt es zu Schädigungen der Muskelfasern mit reaktiven Veränderungen im interstitiellen Gewebe, unter Ausbildung der Herzschwielen. Nicht periarteriell, entzündlich bedingt sitzen die sklerotischen Plaques, sondern paraarteriell, im weiteren Bereich der

Endausbreitungen der Arterie. HUCHARD legt schon auf diese charakteristische Anordnung der Läsion besonderes Gewicht: In der Mitte (HUCHARD TRAITÉ, Abb. 61, Bd. 1, S. 243) das sklerosierte Gefäß, weiter nach außen, das Gefäß manschettenartig umgebend, ein Kranz intakter Muskelfasern und schließlich in der Peripherie die Bindegewebsentwicklung mit *Trümmern von Muskelfasern und den Zeichen entzündlich-cellulärer Reaktion.* Das Auftreten derartiger Herde marche toujours de pair avec la lésion vasculaire. La sclérose cardiale est gouvernée, dominée par les lésions coronariennes (HUCHARD). Sie finden sich besonders oft in den zentralen basalen Partien des Herzens, häufiger links als rechts. Die Papillarmuskeln der Mitralis werden, wie auch KÖSTER betont, am häufigsten ergriffen, dann die Gegend des Foramen interventriculare, die linke Herzwandung und zuletzt der rechte Ventrikel. Von den linken Papillarmuskeln ist der vordere, nur von der Art. coronaria sinistra versorgte, besonders gefährdet. Der hintere erhält Blut von beiden Coronargefäßen. Wenn sich die Sklerose im Herzkammermuskel lokalisiert, so sitzen die stärksten Veränderungen an der Spitze, bald vorn, bald hinten. Die Topographie der Erkrankung steht in stärkster Abhängigkeit von der Gefäßversorgung. Wenn der linke Ventrikel besonders häufig ergriffen wird, so besteht andererseits die Tatsache, daß die Sklerosierung des linken Coronargefäßes weit häufiger ist als die des rechten. HUCHARD notiert unter 44 Fällen von Kardiosklerose 31 mit hervorragender Atheromatose der Art. coronaria sinistra, 7 mit den stärksten Veränderungen an der Coronaria posterior, d. h. dem Ramus descendens der Art. coronaria dextra, und 6 mit ungefähr gleich starken Läsionen im Bereich der beiden arteriellen Gefäße. Das Vorhandensein arterieller Anastomosen ist von großer klinischer Bedeutung. Gerade die Papillarmuskeln besitzen aber nach AMENOMIYA (397) keine arteriellen, sondern nur Capillaranastomosen und diese nur in beschränkter Zahl. Hier kann man also tatsächlich von Endarterien im COHNHEIMschen Sinne sprechen.

Die äußere und innere Konfiguration des Herzens ist die Folge der genannten strukturellen histologischen Veränderungen.

Die Aortensklerose führt im *Röntgenbild* (vgl. Abb. 26, S. 73) zum Hochsteigen des Arcus, die Aorta ascendens wird randbildend, links verläuft die Kontur der Descendens auch in mehr oder weniger stark geschwungenem Bogen abwärts. Die Verlängerung des ganzen Gefäßteils ist besonders gut im II. schrägen Durchmesser zu sehen. Im I. schrägen Durchmesser orientiert man sich über die Lage der Aorta im Verhältnis zur Wirbelsäule. Bei Endosklerose und eingetretenem Klappendefekt zeigt die Röntgensilhouette im Bereich der Ventrikel die Charakteristika des bestehenden Klappenfehlers. Den Unterschied gegenüber Aorten-Klappenfehlern entzündlicher Genese gibt das Verhalten der Aorta. Ischämisch bedingte Myokardaffektionen führen zu Erweiterung des betroffenen Herzabschnittes, mit Tendenz zur Abrundung der Ventrikelsilhouette. Die Veränderungen sind dieselben wie bei entzündlicher Myokarditis. Differentialdiagnostisch versagt das Röntgenverfahren bis auf die oben erwähnten Unterschiede in dem Aussehen der Aorta. Auch ist hervorzuheben, daß der mehr herdförmige Charakter der ischämischen Myokardschädigung wenigstens in leichteren Fällen zu lokalisierten Alterationen auch im Röntgenbild führen kann, besonders häufig zu linksseitiger Ventrikeldilatation. Dann hat man röntgenologisch das „typische" Aortenherz vor sich: Vorspringender linker Ventrikelbogen, intakte Herzbucht (linker Vorhof), breite, elongierte Aorta. Verstärkt wird dieser Eindruck bei bestehender abdomineller Adipositas oder abdominellem Meteorismus mit Hochdrängung des Zwerchfells und Querlagerung des Herzens.

Die *innere Konfiguration* des Herzens eines 50jährigen weicht gegenüber dem Bau eines jugendlichen Herzens deutlich ab. Die vier großen Ostien vergrößern sich im Verlauf der Jahre immer mehr, die Ausflußbahnen verlängern sich, so daß die arteriellen Ostien mehr und mehr über die venösen Ostien emporsteigen. Dazu kommt, daß nach KIRCH der Spitzenteil des Herzens schon vom 4. Dezennium ab eine ständig zunehmende Verkleinerung zeigt. Die Distanz zwischen dem Ursprung der Papillarmuskeln und der Ventrikelspitze nimmt allmählich ab. KIRCH spricht von Atrophie der Ventrikelspitzenteile. Die relativ ungünstige Blutversorgung dieses Herzabschnittes dürfte für diesen Rückgang der Muskelmasse verantwortlich zu machen sein. Kommt es zu einem Klappenfehler, so ändert sich die innere Struktur in charakteristischer Weise (vgl. S. 95), der Einfluß der Dilatation bei ischämischer Myokardschädigung macht sich desgleichen in bestimmter Weise bemerkbar (vgl. S. 113).

Die *Pathogenese* ist für die genannten Formen der Cardiosklerose dieselbe. Überernährung, mechanische Überarbeitung, Infektionskrankheiten sowie Übererregbarkeit sind die wesentlichen Ursachen, die neben dem Faktor der hereditären Disposition bei der Entwicklung der Affektion in Betracht fallen. Nicotinabusus ist ebenfalls wichtig. Bei gleichzeitiger peripherer Sklerose mit allgemeiner Hypertension liegt die relativ frühzeitige Entstehung einer aortalene Cardiosklerose nahe. Über die näheren Bedingungen für die Ausbildung der verschiedenen Formen der Cardiosklerose ist nichts Bestimmtes bekannt.

1. Aortensklerose.

ROMBERG betont mit Recht, die Sklerose der Aorta, für die Feststellung einer annullären Endosklerose und der Coronarsklerose sehr wichtig, sei im Leben viel seltener erkennbar als die syphilitische Aortitis. ROMBERG konnte in seiner Münchener Klinik die letztere etwa dreimal häufiger nachweisen, dabei ist die Sklerose zum mindesten nicht seltener, im allgemeinen sogar weit häufiger.

Die Diagnose stützt sich im wesentlichen auf das oben geschilderte Verhalten des Röntgenbildes, weiterhin auf die Resultate der perkutorischen Untersuchung, der Auskultation und bis zu einem gewissen Grade auf die Ergebnisse der Pulsuntersuchung.

Bei der *Perkussion* sucht man nach einer Dämpfung vorne rechts seitlich gegen den oberen Teil des Brustbeins und hinten, der Aorta descendens entsprechend, zwischen linker Scapula und Wirbelsäule. Man weiß, wie oft die Perkussion dabei im Stich läßt, weil auch ein erweitertes verlängertes Gefäß, sobald es von der Brustwand abliegt, keine Dämpfung zu machen braucht. Fühlbare Pulsationen rechts im 2. Intercostalraum neben dem Sternum, an sich immer das Zeichen einer Anomalie von seiten der Aorta, fehlen meist. Von klinischer Bedeutung ist die fühlbare Pulsation des Arcus im Jugulum und das Emporsteigen der Arteriae subclaviae mit gut fühlbarer Pulsation und mehr oder weniger harter Gefäßwandung. Differenzen der Pulsfüllung sowie des systolischen und diastolischen Druckes in der Radial- bzw. Brachialarterie finden sich nicht so selten, sind aber für das Vorhandensein einer Aortensklerose, d. h. einer Verziehung oder eines teilweisen Verschlusses der von der Aorta abgehenden Gefäßmündungsstellen nicht beweisend. Nur zu oft stören periphere sklerotische Veränderungen die diagnostische Urteilsmöglichkeit, mit Ausweitung oder Verengerung des untersuchten Gefäßes, Ausbildung neuer kollateraler Bahnen. Die Pulsfüllung kann auf der kranken Seite vergrößert oder verkleinert scheinen.

Ein systolisches, in die Carotiden fortgeleitetes *Geräusch* rechts oben vom Sternum oder gar ein systolisches fühlbares Frémissement sprechen immer für eine Anomalie im Bereich der Aorta. Ebenso ist ein zweiter klingender Aortenton diagnostisch wichtig, vor allem wenn der Blutdruck nicht erhöht ist und umgekehrt ein unreiner nicht verstärkter zweiter Ton bei einmal bestehender Hypertension. Häufig führt aber die Aortensklerose zu keinerlei auskultatorisch faßbaren Veränderungen, und wenn sie vorhanden sind, so beweisen sie auch nicht immer die Existenz einer Aortensklerose. Es kann sich um eine Veränderung an den Aortenklappen allein handeln. Bloße Dehnung und Verlängerung der Aorta können an sich auch schon zum Auftreten eines systolischen Geräusches Anlaß geben.

Der *systolische Druck*, an der Radialarterie gemessen, ist bei mangelhaft gewordener Elastizität der Gefäßwandung meist etwas erhöht. Es hängt die Druckhöhe aber stark ab von der bestehenden Leistungsfähigkeit des Herzens und außerdem von dem mit der Funktion des N. depressor zusammenhängenden regulierenden Einfluß der Gefäßwandung selbst. Die experimentelle Physiologie hat auf diesem Gebiet in den letzten Jahren wichtige Daten zutage gefördert. Nicht nur die Aorta ascendens kommt für die Druckregulierung in Frage, sondern auch der Conus aortae unterhalb der Aortenklappen und weiter peripher vor allem der Sinus caroticus. Unter der Führung von TSCHERMAK, DANIELOPOLU, HERING und HEYMANS kam man zu der Erkenntnis, daß intravasale Druckerhöhung durch Reizung des Parasympathicus auf dem Umweg über die zentral nervösen Apparate zu einer Verminderung des Vasomotorentonus führt und umgekehrt eine Druckerniedrigung im Bereich der Aorta und der Carotis zur Steigerung des arteriellen Gefäßtonus. Denervierung der sensiblen cardioaortischen Gefäßteile verbunden mit einer Denervierung des Sinus caroticus, führt zu dauernder Hypertension mit Tachykardie und weitreichenden Änderungen in dem zwischen Sympathicus und Parasympathicus bestehenden Gleichgewicht. Die Gefäßnervenzentren befinden sich unter dem tonischen Einfluß der Aorten- und Sinus caroticus-Nerven. Nach den Untersuchungen von H. E. HERING, HEYMANS sind nicht nur mechanische, sondern auch chemische Faktoren wirksam. Kohlensäureanreicherung wirkt wie lokal an der Aorta gesetzte Druckverminderung mit dem Effekt, daß der allgemeine arterielle Druck gesteigert wird. Umgekehrt entspricht einer durch Hyperventilation gesetzten Abnahme der Blutkohlensäure eine lokale Drucksteigerung mit einer allgemeinen Drucksenkung als Gegenwirkung. Es fragt sich, wieweit diese experimentellen Daten für die Klinik und die menschliche Pathologie von Bedeutung sind. Die Klinik hat sich bisher sehr abwartend verhalten, die durchgeführten anatomischen Untersuchungen hatten eher ein negatives Ergebnis. Die histologischen Untersuchungen von OGURO 1909, sowie von E. LUDWIG 1912 fanden bei Aortensklerose die zu erwartenden degenerativen Veränderungen des N. depressor nicht, und auch KEELE 1933 betont, daß keinerlei Beziehungen bestehen zwischen dem Grad atheromatöser Veränderungen im Bereich der Aorta bzw. des Sinus caroticus und der Höhe des Blutdruckes. Nervöse Schädigungen pflegen sich erst in einer Zunahme, erst später in einer Abnahme der nervösen Empfindlichkeit zu äußern. Sowohl arterielle Hypotension als auch eine Neigung zu Hypertension können demnach die Folge einer durch Aortensklerose bedingten Gefäßschädigung sein. Für die Annahme einer rein aortalen Hypertension, die einer totalen Denervierung entsprechend würde, fehlen bisher genügende Anhaltspunkte. Von klinischem Interesse sind eher Fälle von arterieller Hypotonie ohne kardiale Insuffizienzerscheinungen. Man denkt an innersekretorische Anomalien, aber auch unter Umständen an ein Eingreifen des durch anatomische aortale Wandveränderungen in seiner Empfindlichkeit gesteigerten Nervensystems. Verständlich ist auch die nicht selten zu beobachtende auffällige Labilität des Blutdruckes.

Der *diastolische Druck* pflegt bei Aortensklerose weniger anzusteigen als der systolische; die Blutdruckamplitude ist öfters auffällig hoch. Man kann diese Erscheinung mit der eingetretenen Ausweitung des Windkesselsystems in ursächlichen Zusammenhang bringen. Auf rein nervösem Wege zustande gekommene Hypertensionen zeigen diese Vergrößerung der Druckamplitude nicht.

Eindrucksvoller als die erwähnten physikalisch-diagnostischen Zeichen ist der charakteristische *Schmerz* der Aortensklerose.

Der N. depressor dürfte nicht bloß Reflexnerv sein, sondern auch, wie es auch schon CYON vermutete, Schmerzempfindung direkt vermitteln. Die

Verhältnisse sind anatomisch bei verschiedenen Tierarten verschieden und an sich schwierig zu beurteilen. K. F. WENCKEBACH verweist aber darauf, daß alles, was die Herztätigkeit anregt, das Schlagvolumen vergrößert und damit wohl auch den Druck in der Aorta erhöht, den Schmerzanfall auslöst; wo das Herz versagt, hört der Schmerz auf. Dieselben Faktoren, die den Depressor erregen und zu den oben besprochenen depressorischen Effekten führen, sind in der Klinik auch als Ursachen einer Aortalgie bekannt. Nitroglycerin erweitert die Peripherie des Kreislaufs, der Blutdruck sinkt und der Schmerz schwindet. WENCKEBACH betrachtet den N. depressor als den ersten afferenten Weg des Schmerzimpulses. EPPINGER und HOFER vermochten durch Exstirpation des Depressor in der Tat in verschiedenen Fällen die Schmerzanfälle zu beseitigen. Von praktischer Bedeutung ist nun die Tatsache, daß auch an der Aortenwand inserierende und von da via Ganglion cervicale inf.—Ganglion thoracicum prim.—Rückenmark zum Gehirn aufsteigende *sympathische* Fasern die Schmerzempfindung leiten. Es genügt also zur Behandlung der Aortalgie nicht, die schwierig aufzufindenden peripheren Depressor-Fasern zu beseitigen, oder wie TSCHERMACK beiläufig erwähnt, eine Thermo- oder Galvanopunktur der zugehörigen Zellen in der Dorsalregion des Ganglion jugulare N. vagi vorzunehmen, oder eine Durchtrennung des Vagusstamms an der Schädelbasis. Die afferente Innervation der Aorta ist offenbar eine doppelte, eine vorwiegend medullare, vermittelt durch den Depressor und andererseits eine sympathische. So hat man die Angina pectoris auch durch die Exstirpation der cervicalen Ganglien zu beseitigen versucht, ein recht heroisches Verfahren, bei dem auf die muskuläre Leistungskraft der sympathisch innervierten Herzmuskulatur nicht viel Rücksicht genommen wurde.

Nach THOMA sitzen sensible Endapparate (VATER-PACCINIsche Körperchen) in der Wand aller Teile der arteriellen Bahn, und zwar in den äußersten Schichten der Adventitia und dem unmittelbar anliegenden Bindegewebe. SCHEMMETKIN stellte in der Adventitia, aber auch in der Intima eine große Zahl sensibler Endplättchen fest. Nach R. L. MÜLLER und GLASER liegen Ganglienzellen immer nur in den äußeren Partien der Adventitia, Nervennetze finden sich aber bis in die Intima hinein. Bei Vorhandensein einer Atheromatose der Aorta sind also die Verhältnisse ohne weiteres günstig dafür, daß die Nervenendigungen in Mitleidenschaft gezogen werden können, direkt im Bereich der erkrankten Intima oder indirekt in den äußeren Gefäßschichten unter dem Einfluß der pathologischen Gefäßdehnung. Negative Versuche mit Dehnung der Aorta beim gesunden Tier (SINGER) beweisen nicht viel. SCHRETZENMAYR konnte auf onkometrischem Wege den Nachweis leisten, daß die Hypertension tatsächlich zur Aortendehnung führt.

Der Aortenschmerz sitzt höher als der Ventrikelschmerz. Man kann LAMBERT darin folgen, daß die Aortalgie sich in den vier oberen Halssegmenten bemerkbar macht (Hinterhaupt, Nacken, Schlund, Kiefer), während die Herzschmerzen die Gegend zwischen dem 8. Cervicalsegment und dem 5. Dorsalsegment bevorzugen (3.—4. Rippe, Schulter, Innenfläche des linken Arms).

Von besonderem Interesse sind die bei der Aortensklerose nicht selten auftretenden *Atemstörungen*.

Die Reizung des N. depressor übt eine Reflexwirkung auf das medulläre Atemzentrum aus, die automatische Rhythmik wird verlangsamt und sowohl nach der exspiratorischen wie nach der inspiratorischen Seite hin gehemmt (TSCHERMAK, weitere Literatur vgl. KOCH und MARK). Auch beim Menschen fanden JONNESCO und JONESCU bei Reizung eines für den Aortennerven gehaltenen Nervenzweiges Frequenzabnahme mit Zunahme der Atemausschläge. Reizung der Sinusnerven ergab wechselnde Effekte, erst die Versuche am beiderseitig isolierten Sinus nach KOCH führten zu klaren Ergebnissen. Bei künstlicher Druckerhöhung im Carotissinus kommt es in der Regel wie an der Aorta zu einer reflektorischen Hemmung der Atembewegungen mit Abnahme der Amplitude und der Frequenz, unter Umständen minutenlangem Atemstillstand. Andeutungen eines derartigen Effekts sieht man auch im Carotissinusdruckversuch. Von der Aorta und der Carotis her wird die Erregbarkeit der Atemzentren tonisch beeinflußt. In besonders eleganter Weise zeigte HEYMANS, daß als adäquater Reiz nicht nur die intravasale Drucksteigerung, sondern auch eine chemische Alteration der Blutflüssigkeit, eine Kohlensäureanreicherung (Erstickungsblut), wirken kann. Desgleichen bewirken eine lokal im Bereich des Carotissinus gesetzte Vermehrung oder Verminderung der H-Ionenkonzentration eine Erregung bzw. Hemmung der Atemzentren. Bei künstlicher Denervierung der sensiblen Zonen im Bereich der Aorta und des Carotissinus kommt es nicht selten zum plötzlichen Tod, bedingt durch Herzflimmern, extreme Blutdrucksenkung, Herzstillstand, aber auch gelegentlich hervorgerufen durch einen plötzlichen Atemstillstand. TSCHERMAK erinnert daran, daß auch andere Vaguszweige reflektorische Effekte auf das Atemzentrum zeigen, allerdings anderer Art: so führt Reizung des zentralen Stumpfes des Laryngeus sup. zur Minderung der Inspiration bis zum exspiratorischen Stillstand, Reizung des zentralen Lungenvagus zur Beschleunigung der Atemfrequenz, Hemmung der Exspiration bis zum inspiratorischen Stillstand.

Bei dieser Sachlage ist verständlich, daß es bei Krisen von Hypertension zu einer Art großer Atmung kommen kann, mit langsamen tiefen Atemzügen. Die Form dieser Dyspnoe unterscheidet sich grundsätzlich gegenüber dem Asthma cardiale mit seiner Lungenstauung und der dadurch bedingten Tachypnoe. Sie unterscheidet sich auch gegenüber dem weiter unten zu besprechenden Asthma bronchiale, hat aber Ähnlichkeiten mit dem zentrogen bedingten Asthma. Auffällig ist in der Hinsicht die Feststellung von KOCH und MARK, wonach nach Ausschaltung der beiden Aorten- und Sinusnerven meist das bekannte periodische CHEYNE-STOCKESsche Atmen auftritt. Wenn man auch im allgemeinen dabei an eine lokale Schädigung des Atemzentrums denkt, so hat man andererseits auch das Fehlen normaler, die Erregbarkeit des Atemzentrums regulierenden Einflüsse mit in Betracht zu ziehen. In jedem Fall handelt es sich hier um eine abnorme Ermüdbarkeit und Funktionsminderung des Atemzentrums.

Schmerzen brauchen bei dieser aortalen Form der Dyspnoe nicht da zu sein. Auch das Gefühl von Luftmangel ist lange nicht so ausgesprochen wie bei pulmonaler cardiogener Dyspnoe.

Nicht unerwähnt sollen gewisse Fälle bleiben, bei denen das Bild der Aortensklerose mit einem scheinbar typischen *Asthma bronchiale* kombiniert erscheint. Solche Kranke wissen nichts von asthmatischen Anfällen in früheren Jahren, zeigen aber bei der sich entwickelnden Aortensklerose neben einer meist bestehenden Hypertension Neigung zu Asthma bronchiale mit exspiratorischer langsamer Atemstörung. Solche Fälle können diagnostisch Schwierigkeiten darbieten, lassen sich nicht selten aber durch Hypophysin und Adrenalin günstig beeinflussen, den beiden mächtigsten Mitteln, die man zur Milderung eines Bronchialmuskelkrampfes zur Verfügung hat. Die Erklärung gibt das Tierexperiment. Wie an anderen parasympathisch innervierten Organen, so äußert sich der Depressorreiz unter Umständen auch an der Bronchialmuskulatur. HERING legt in verschiedenen Arbeiten besonderen Nachdruck darauf, daß mit der Zunahme des Blutdruckes eine Hypertonie der Bronchoconstrictoren, mit der Abnahme des Blutdruckes ein Nachlassen des Bronchoconstrictorentonus verbunden ist.

In entsprechender Weise ist das häufige Vorkommen von *Herzarhythmien* zu verstehen.

Seit langem kennt man die Bradykardie nach der Depressorreizung. Zweifellos bedingt eine Hypertension auch aus rein zentralen Gründen nicht selten eine Pulsverlangsamung, dazu braucht es aber hohe Druckwerte. Reflektorisch von der Aorta her wird das Vaguszentrum schon früher erregt, mit Verminderung der Herzsinusfrequenz. Der Pulsus rarus der Aortenstenose dürfte der Erregung nervöser Fasern im Conus aortae seine Entstehung verdanken. Weiterhin ist man nach der Lage der experimentellen Daten auch gezwungen, Extrasystolien, Überleitungsstörungen, Herzflimmern, selbst die immer noch etwas hypothetische Hypotonie des Herzmuskels als aortal reflektorisch bedingt wenigstens mit in Betracht zu ziehen. Die fördernde Wirkung der Vagusreizung auf das Einsetzen von Extrasystolen und das Flimmern, namentlich der Vorhöfe, ist bekannt. Die Verkürzung der refraktären Base begünstigt das Hervortreten heterotoper Reizbildungszentren und fördert auch das Zustandekommen der für das Flimmern verantwortlich zu machenden Erregung heterotoper Zentren in den Vorhöfen. An sich steht der Extrasystolie sowohl wie dem Flimmern die mit einer parasympathischen Depressorerregung verbundene Tonusherabsetzung auf sympathischem Gebiet entgegen, die genannten Arhythmien setzen aber ein, wenn es bei noch bestehender parasympathischer aortaler Überinnervation zu einer plötzlichen stärkeren sympathischen Einwirkung kommt (körperliche Leistung, seelische Erregungen). Der Akzent liegt übrigens vielfach auf dem Zustand der sympathischen Innervation. So sah REGNIERS Extrasystolen und Anfälle von ventrikulärer Tachykardie am Kaninchen bei *Hypotension im Sinus caroticus*, zu beseitigen durch Ergotamin. Die Beziehungen zwischen Herzrhythmus und Aorta dürften auch in klinischen Fällen ganz verschieden liegen. Steht der Organismus unter der Einwirkung von Pharmaca, die als Sensibilisatoren der tertiären Reizbildungszentren des Herzens bekannt sind, wie Morphium, Strophantin, so tritt die Extrasystolie besonders leicht auf (SCHOTT, KISCH).

KISCH lenkt die Aufmerksamkeit auf die bei Kreislaufinsuffizienz nicht selten bestehende *Hypotonie der Magen- und Darmmuskulatur*, gelegentlich verbunden mit *Hypacidität* des Magensaftes. Im Tierversuch kann man sich von der Irradiation autonomer parasympathischer Reflexe wohl überzeugen. Drucksteigerung in der Aorta führt zu Steigerung des Darmtonus und umgekehrt. Es scheint wohl möglich, daß bei Reizung der Depressoren und der Sinusnerven reflektorische Steigerungen des Tonus der Darmmuskulatur gesetzt werden, bei Herzinsuffizienz mit niedrigem Aortendruck das umgekehrte. Aus den Untersuchungen von DANIELOPOLU geht hervor, daß auch *reflektorische Beeinflussungen der Bewegungen des Colon und der Blase* von den Receptoren des Carotissinus aus möglich sind. Schließlich ist von SPYCHALA in den Verhandlungen der Deutschen Gesellschaft für Kreislaufforschung 1933 über die Herabsetzung des Quadriceps-Sehnenreflexes bei Druckerhöhung im Carotissinuspräparat berichtet worden. Der Effekt wird zurückgeführt auf die gesetzte Irradiation parasympathischer Einflüsse, verbunden mit einer Abnahme des Sympathicotonus. Das Ergebnis dieser am Hund durchgeführten Versuche steht in Übereinstimmung mit den Mitteilungen von KOCH: Durch eine Druckerhöhung im Carotissinuspräparat wird nicht nur die *reflektorische Erregbarkeit, sondern auch die aktive Motilität und der Tonus der Skeletmuskeln verringert,* das ganze Tier in einen weniger lebhaften, dem Schlafen entsprechenden Zustand versetzt.

Es zeigt sich somit, daß die Aorten- und Carotissinusnerven nicht nur der reflektorischen Selbststeuerung des Blutkreislaufs (KISCH) dienen, sondern zu einer sehr weit reichenden Reflexirradiation auf den Gebieten des Sympathicus und Parasympathicus führen können.

Hinsichtlich des *Verlaufs* unterscheidet sich die Aortensklerose stark von demjenigen der luischen Aortitis. Trotz starker Veränderungen, wie man sie bei der Obduktion zu sehen bekommt, können nennenswerte subjektive Störungen fehlen. Das Leiden neigt wohl zur Progression, dieselbe erstreckt sich aber über lange Jahre.

Von *lokalen Komplikationen* ist neben der Etablierung infektiöser Prozesse bei Allgemeininfektionen und der thrombotischen Obliteration, einem sehr seltenen Vorkommnis, vor allem die Spontanruptur der Aorta zu nennen. Nach körperlichen Anstrengungen, die an sich gar nicht besonders groß zu sein brauchen, wie z. B. nach Defäkation, kann es zu den bekannten Querrissen unmittelbar oberhalb der Aortenklappen kommen. Der Tod tritt sehr bald ein, oder aber erst im Laufe von Stunden oder Tagen, wenn sich unter dem Bild des Aneurysma dissecans das Blut seinen Weg bahnt von der Rißstelle der Aorta entlang nach den arteriellen Halsgefäßen oder über die Aorta thoracica und abdominalis hin bis in die Iliacalarterien. Man diagnostiziert eine akute Herzschwäche, denkt an eine Coronarembolie mit Herzinfarkt oder eine cerebrale Blutung und wird bei der Obduktion von der nichterkannten Tatsache überrascht. Nicht selten findet das Blut den Weg in den Perikardialraum und führt zur Herztamponade. Perforation nach der Trachea und den Bronchien, in die Pleurahöhlen und den Oesophagus kommen vor. Der retrosternale Schmerz, zusammen mit der Plötzlichkeit des Ereignisses ist immer zu beachten, zugleich mit dem Nachweis eines nichtdilatierten Herzens und dem Fehlen von Stauungsorganen.

Im übrigen stehen etwaige Komplikationen mit der *Ausbreitung des sklerotischen und atheromatösen Prozesses nach dem Klappenapparat und in die Coronargefäße* hinein in Zusammenhang. Es ist das der gewöhnlichste Entwicklungsmodus, auch in diagnostischer Hinsicht spielt die Trias der Coronarsklerose, der annulären Endosklerose und der Aortensklerose eine bedeutsame Rolle. Ohne Coronarsklerose kann sich der linke Ventrikel trotz höchster Blutdruckwerte oft erstaunlich lange halten. Bleibt die Blutversorgung des Muskels noch in genügendem Maße erhalten, so kann der linke Ventrikel zunächst hypertrophieren, dann allmählich in der Involutionsperiode atrophieren, aber ohne nennens· werte Zeichen von kardialer Insuffizienz. Das Hinzukommen einer sklerotisch bedingten Mitralinsuffizienz ändert an dieser Situation meist nicht viel, entscheidend ist für den weiteren Verlauf vielmehr die atheromatöse Erkrankung der Kranzgefäße. Nicht selten kommt es bei Aortensklerose zum plötzlichen Tod, aus scheinbar völliger Gesundheit heraus. Die Obduktion zeigt die Atheromatose der Aorta, die unmittelbare Todesursache ist aber nicht feststellbar. Man hat in solchen Fällen von Sekundenherztod an reflektorische Einflüsse zu denken, die, von der Aortenwand ausgehend, die Zentralapparate der Atmung und der Herzrhythmik momentan stillzustellen vermögen. Diese Erklärung des Sekundenherztodes dürfte richtiger sein als die Annahme eines reflektorisch gesetzten Herzkammerflimmerns, weil in diesem Fall neben der Pulslosigkeit der Erstickungssymptomenkomplex in Erscheinung tritt, der aber bei dem plötzlichen Tod, der den Kranken mitten aus dem Gespräch herausreißt oder nach Schreck oder Freude eintreten kann, durchaus fehlt.

Die *Behandlung* der Aortensklerose ist oft sehr erfolgreich. Die einmal vorhandenen atherosklerotischen Wandveränderungen wird man kaum zum Verschwinden bringen können, subjektive Besserung sieht man aber häufig, und objektiv läßt sich ein gewisser Stillstand in der Weiterentwicklung des Leidens erzielen.

Bei dem ganzen Leiden, dem Beginn und dem Fortschreiten des Prozesses spielt der intraaortale Blutdruck die Hauptrolle. Im Experiment führt eine künstlich gesetzte Herabsetzung des Druckes in der Aorta und vor allem im Bereich des Sinus caroticus zur Blutdrucksteigerung, die Denervierung des

Gefäßrohrs zur Dauerhypertension, klinisch dürfte eine derartige Entwicklung aber nicht vorkommen. In der menschlichen Pathologie liegen Ursache und Wirkung umgekehrt, nicht die Wandveränderung führt zur Hypertension, sondern vielmehr der arterielle Hochdruck zur Atherosklerose. Will man die Therapie erfolgreich gestalten, so müssen alle Mittel versucht werden, um den arteriellen Druck zu verringern. Nicht nur die lokal in Erscheinung tretenden Dehnungsschmerzen können dann verschwinden, sondern auch die zahlreichen Fernwirkungen, aortale Dyspnoe, Bronchialasthma, Darm- und Magenstörungen, selbst die fatalen reflektorischen Rückwirkungen von der Aorta auf die Herzrhythmik und die Coronargefäße können sich dann wenigstens mildern lassen.

Die wichtigste Maßnahme ist das Verordnen von körperlicher Ruhe, genügend Schlaf, Liegen nach dem Essen, Vermeiden von ermüdenden Spaziergängen, von manuellen Kraftanstrengungen. Entscheidend ist vielfach die Regelung der Diät mit extremer Salzbeschränkung (Maximum 4 g NaCl in 24 Stunden durch den Harn ausgeschieden), die Flüssigkeitsbeschränkung (1000—1200 ccm Flüssigkeitszufuhr, die rohen Früchte als Wasser gerechnet), die Vermeidung cholesterinreicher drüsiger Organe. Eine calorisch knappe lactovegetarische Diät vermag in vielen Fällen das Bild schlagartig zu ändern. Die genannten Maßnahmen vermindern die zirkulierende Blutmenge und entlasten die Aorta, die Vermeidung von Nahrungsmitteln mit resorbierbarem Cholesterin hindern die Imbibition der zur Atheromatose disponierten Gefäßwand. Kaffee, Alkohol, Tee schaden viel weniger qualitativ als durch die Menge. Durch Meerrettich, Sellerie, Senf, Spuren von Pfeffer, sowie durch reichliche Verwendung der vielfachen Suppenkräuter kann die Nahrung sehr wohl schmackhaft gemacht werden. Blähende Nahrungsmittel (frisches Brot, Grünkohl, größere Mengen von Kartoffeln) sind zu meiden, ebenso Stoffe mit langer Verweildauer im Magen, speziell die Fritures.

Von den Medikamenten sind ·die akut wirkenden, gefäßerweiternden Mittel Nitroglycerin, Amylnitrit, Erythroltetranitrat, bei der Aortensklerose weniger am Platze als die langsamer wirkenden Theobrominpräparate (Calciumdiuretin, Theominal, Theocin, Euphylin). Besonders interessant und praktisch wirksam scheinen die verschiedenen Organextrakte mit Adenylsäure als wirksamer Substanz (Lacarnol, Padutin, Eutonon). Die Jodtherapie hat an Ansehen gegenüber früher eingebüßt. Gefäßerweiternd wirken Jodsalze nicht, Blutdruckherabsetzungen kommen dabei nicht zur Beobachtung, auch die Viscositätsverminderung des Blutes ist nicht immer nachweisbar. In Alpenländern muß man mit der Jodzufuhr äußerst vorsichtig sein. Während man im Norden Deutschlands einen Arteriosklerotiker ohne Bedenken mit Jodkali behandeln kann (3—5mal 0,2 g täglich), so darf man das in unserem Lande nicht riskieren. Der endemische Kropf ist jodempfindlich, auf ganz kleine Dosen kann ein schwerer allgemeiner körperlicher Zerfall eintreten.

Periphere Massage fördert die Capillarisierung der Haut des Unterhautzellgewebes und der Muskulatur, bekämpft die lokale Gewebsazidose und vermindert von dem ischämischen Gewebsbezirk ausgehende reflektorische Blutdrucksteigerungen. Kohlensäurebäder, periphere Wärmeprozeduren (Diathermie, warme Teilbäder, heiße Wickel) führen zu einer Blutverschiebung, begünstigen die Depotbildung von Blut und können wenigstens in gewissen Fällen herzentlastend wirken. Aderlässe können den Blutdruck wenigstens zeitweise herabsetzen und die Mobilisation und Ausscheidung retinierter harnfähiger Stoffe begünstigen. Zur Regelung der Darmtätigkeit sind vor allem salinische Abführmittel geeignet. Sie fördern den Gallenabfluß, die Tätigkeit des Pankreas und helfen mit, den Körper von retiniertem Wasser zu befreien.

2. Valvuläre Sklerose.

Das Endokard entspricht seinem ganzen Aufbau nach der arteriellen Intima und Media, die subendokardiale Schicht der Gefäßadventitia.

Nach Nagayo unterscheidet Ribbert beim gesunden Herzen Erwachsener folgende Schichten des Endokards: 1. Endothelschicht und subendotheliale Schicht, die sehr zart ist und nur spärliche, äußerst feine Bindegewebsfibrillen und einzelne relativ große Zellen enthält, während elastische Fasern ganz fehlen. 2. Innere Bindegewebsschicht, die bei älteren Individuen dann stärker entwickelt gefunden wird und reichlich elastische Fasern enthält. 3. Elastische Grenzschicht, bestehend aus dicht aufeinanderliegenden längsverlaufenden elastischen Fasern. 4. Schicht der glatten Muskelfasern, die zahlreiche verschieden große Bündel bilden und entweder direkt unter der elastischen Grenzschicht oder innerhalb aufgesplitterter elastischer Fasern liegen. 5. Äußere Bindegewebsschicht mit spärlichen, aber dicken elastischen Fasern, zahlreichen Capillaren und einzelnen kleinen Blutgefäßen. Diese letztere Schicht wird als subendokardiale Schicht bezeichnet und der Gefäßadventitia gleichgestellt. Hervorzuheben ist, daß das eigentliche Klappenendokard normalerweise völlig gefäßlos ist.

Prinzipiell dieselben Veränderungen, die sich an den Gefäßen als Arteriosklerose und Atheromatose abspielen, zeigen sich auch am Endokard. Es kommt zu bindegewebig-elastischer Hyperplasie, muskulärer Hyperplasie und allmählicher Entwicklung degenerativer Prozesse an den mechanisch am stärksten beanspruchten Partien des Endokards. Die bindegewebige elastische Hyperplasie disponiert immer zur Imprägnierung mit Kalksalzen und Cholesterinfettsäureestern. Die Sklerosierung führt zu vermehrter Dehnung, bei Entwicklung atheromatöser Prozesse wird die endokardiale Oberfläche unregelmäßig, an den usurierten Stellen lagern sich Blutplättchen und die anderen morphologischen Bestandteile des Blutes unter Bildung eines Thrombus an. Die Organisation dieser Thromben trägt weiterhin zu der Verunstaltung der endokardialen Innenfläche bei, dieselbe geht bis zur Ausbildung höckeriger kalkiger Excrescenzen.

Prädilektionsstellen sind das Herzskelet unter Beteiligung der Aortenklappen und des vorderen Mitralsegels, dann auch die das Hissche Bündel bedeckenden Teile des Septum membranaceum. Diese besondere Lokalisation des sklerosierenden Prozesses findet sich angedeutet schon normalerweise. Die Bindegewebsschicht und auch die elastischen Lamellen sind schon in der Norm sehr verschieden stark ausgebildet, parietal am linken Ventrikel stärker als rechts, im Bereich der Ausflußbahn stärker als an der den venösen Ostien benachbarten Einflußbahn. Auch die glatte Muskulatur ist an der Ausflußbahn reichlicher vorhanden. Die Semilunarklappen enthalten keine Muskulatur, dagegen reichlich Bindegewebe, wenigstens an der den großen Arterien zugekehrten Seite. Die Atrioventrikularklappen stellen nach Beitzke endokardiale Duplikaturen dar, in welche sich vom zentralen Herzskelet her faseriges Bindegewebe bis zum freien Rand vorschiebt. Alle diese stärker bindegewebigen Partien neigen auch zu pathologischer Sklerosierung und Atheromatose. Bekannt ist in der Hinsicht speziell der weiße Fleck im großen Mitralsegel.

Das amerikanische Comittee on Cardiac Clinic (1923) vertritt die Ansicht, daß selbst bei einer Sklerose der Aorta und der Coronararterien die Klappen, obwohl sie ausgiebig deformiert sein können, nur selten derart befallen sind, daß ein Klappenfehler entsteht. Nach Uhlenbruck, Romberg, Guttmann, Fatianoff sind aber doch 6—13% der Klappenfehler sklerotischer Natur.

Die Endosklerosen entsprechen dem Typ vasculair der cardiopathies arterielles von Huchard. Der Autor war, gestützt auf die Arbeiten seiner Schüler Deguy und Weber, von der Vascularisation normaler Klappen überzeugt und brachte folgerichtig die Klappensklerose mit einer Sklerosierung der kleinen Klappengefäße, lokalen kleinen Blutungen (hämorrhagischen Infarkten), Endarteritis obliterans in ursächlichen Zusammenhang. Die Endokardsklerose wird von den

Franzosen als Endocardite chronique artérielle bezeichnet. Wenn man absieht von der nicht zutreffenden Bezeichnung „Endokarditis", so wird das Wesen der Affektion, der innere Zusammenhang mit völlig gleichartigen Veränderungen am arteriellen Gefäßsystem durch das Wort „artérielle" gut gefaßt.

a) Sklerose der Aortenklappen.

Man hat nach den Feststellungen der pathologischen Anatomie auch von seiten der Klinik zwei Formen zu unterscheiden: 1. Die primäre aufsteigende Sklerose der Aortenklappen, mit sekundärem Erkranken der Aorta, unter Umständen auch des Herzskelets, 2. die sekundäre absteigende Form der Aortenklappensklerose, bei der eine Sklerose der Aorta die Aortenklappen in Mitleidenschaft zieht.

Bei der *primären* Aortenklappensklerose bleibt der Schließungsrand der Klappen lange Zeit intakt. Der Aufprall der aortalen Blutmasse spannt und belastet während der Diastole vor allem die Ansatzlinie der Klappen, hier entsteht die Sklerose zuerst, um nach der Aorta aufwärts zu steigen oder seitlich nach dem Septum membranaceum oder dem vorderen Mitralsegel hin sich geltend zu machen.

Der Gang der Entwicklung kann auch der umgekehrte sein: Eine Sklerosierung des vorderen Mitralsegels greift auf die basalen Teile der Aortenklappen über. Hierhin gehört das „Rétrécissement sousaortique" der Franzosen, die sklerotische Veränderung des Infundibulum aortae, des Conus aortae unterhalb der Klappen. Vor allem ausgehend vom vorderen Mitralsegel kommt es unter Mitbeteiligung des Septum membranaceum zu Sklerosierung und Atheromatose, bei intakten Klappen. VULPIAN machte schon 1868 auf diese Läsion aufmerksam und HUCHARD schenkt der Klinik der Veränderung besondere Beachtung. Die gleichzeitige Beteiligung von Mitralis und Aorta führt zur Entstehung eines systolischen Geräusches von annähernd derselben Stärke an der Herzspitze wie an der Herzbasis. Leidet die Reizleitung im Bereich des Septum membranaceum, so entstehen die verschiedenen Formen des atrioventrikulären partiellen bzw. totalen Blocks.

Systolische *Stenosengeräusche* sind das erste, was festzustellen ist, recht selten breitet sich der Prozeß von der Klappenbasis nach dem Schließungsrand aus, um hier zu sklerotisch-atheromatösen Veränderungen zu führen, die eine Insuffizienz der Aortenklappe bedingten. Die systolischen Geräusche haben ihr Maximum im 2. Intercostalraum rechts und sind fortgeleitet bis zu den Carotiden hin hörbar. Die Zeichen eigentlicher Aortenstenose mit mechanischer Behinderung des Blutstroms, Pulsus tardus, parvus, rarus sind nur selten vorhanden. Ist das Geräusch laut, so kann es auch an den übrigen Ostien bzw. den Auskultationsstellen derselben gehört werden. Im Vergleich mit einem Mitralgeräusch erscheint der erste Ton vor dem systolischen Geräusch deutlich unterscheidbar, das Geräusch entsteht erst im Beginn der Austreibungszeit des Herzens. Gelegentlich ist das Geräusch als frémissement fühlbar, läßt sich unter Umständen sogar besser palpieren als hören. Der zweite Aortenton verhält sich verschieden, bald ist er verstärkt klingend und bald wieder, namentlich bei stärkerer mechanischer Stenosierung, abgeschwächt. Der linke Ventrikel ist hypertroph, aber mehr dem Alter entsprechend als in Abhängigkeit von der Klappenläsion. Die Aorta pflegt weder röntgenologisch noch perkutorisch in nennenswertem Maße dilatiert zu sein. Der Puls erscheint voll, kräftig, das periphere Arterienrohr meist mehr oder weniger verdickt und verhärtet. Die Zeichen der ausgesprochenen Aortenstenose mit mechanischer Behinderung der Blutströmung, Pulsus parvus und tardus, fehlen. Der systolische arterielle Druck braucht gar nicht erhöht zu sein, auch der diastolische Druck verhält sich wenig charakteristisch, so daß über das Verhalten der Druckamplitude nichts Bestimmtes gesagt werden kann.

Bei der *sekundären Sklerose* der Aortenklappen sind die klinischen Symptome mannigfaltiger. Einmal pflegt eine Ausweitung oder Verlängerung der Aorta ascendens sowohl perkutorisch wie röntgenologisch nachweislich zu sein. Während der rechte untere Bogen der Herzsilhouette ganz unverändert erscheint und auch perkutorisch in dieser Gegend nichts Besonderes wahrzunehmen ist, stößt man bei der Perkussion aufwärts im Bereich des 3. und 2. Interkostalraums auf eine Dämpfung. Zuweilen sind hier auch Pulsationen palpatorisch wahrnehmbar Der Arcus aortae steht hoch, man kann die Pulsationen im Jugulum fühlen. Ist die Aortenklappe noch schlußfähig, so entsprechen die übrigen Symptome denen der primären Aortensklerose, nicht selten kommt es aber bei längerer Dauer des sklerotisch degenerativen Prozesses am Schließungsrand zum Symptomenkomplex der *Aorteninsuffizienz.* Nach dem systolischen Aortengeräusch wird ein mehr oder weniger deutliches kurzes oder langgezogenes, gießendes diastolisches Geräusch hörbar mit Maximum im 3. Intercostalraum links oder abwärts davon. Das Geräusch entsteht in der Höhe des 3. Intercostalraums, d. h. an der hier befindlichen Aortenklappe, um von dem während der Ventrikeldiastole die defekten Aortenklappen durchdringenden Blutstrom spitzenwärts mitgenommen zu werden. Im Gegensatz zu einem Mitralstenosengeräusch hat das Aorteninsuffizienzgeräusch ausgesprochenen Decrescendocharakter, das Mitralstenosengeräusch findet sich auch so gut wie immer maximal über der Herzspitze. Ein systolisches Geräusch ist fast immer gleichzeitig hörbar, die Ausweitung der Aorta ascendens begünstigt dessen Entstehung auch ohne Vorhandensein einer stenosierenden Klappenveränderung. Als FLINTsches Geräusch wird ein präsystolisches Crescendogeräusch bezeichnet, maximal an der Herzspitze (THAYER, D. GERHARDT), angeblich hervorgerufen durch eine Verlagerung des vorderen Mitralsegels beim Rückstrom des Blutes in der Diastole. Die Mitralklappe braucht dabei keine Veränderungen zu zeigen. Die Verwechslung mit einer Mitralstenose liegt nahe, praktisch kommt dem FLINTschen Geräusch aber eine sehr geringe Bedeutung bei. Ein so erfahrener Autor wie ROMBERG hat sich von der Anwesenheit eines solchen Geräusches nie überzeugen können, ich möchte mich ähnlich äußern. Der zweite Ton ist meist verwischt, gelegentlich aber trotz bestehender Aorteninsuffizienz klingend und verstärkt. Der linke Ventrikel ist immer mehr oder weniger stark vergrößert, der Spitzenstoß rückt nach außen und unten in den 6. Intercostalraum. Es besteht neben einer gewissen Hypertrophie ausgesprochene Dilatation. Die Herzbucht ist gut erhalten, die rechte Herzkontur zeigt wenigstens unten nichts Besonderes. In der Peripherie sucht man nach dem Pulsus celer, dem Capillarpuls, den Tönen der peripheren mittleren Arterien (Brachialis) und dem DUROZIEZschen Doppelgeräusch an der Femoralis. Besteht eine stärkere periphere Sklerose, so können sämtliche periphere Symptome fehlen, die Gefäßwand ist zur Entstehung derselben zu wenig schwingungsfähig. Trotz des Vorhandenseins eines Pulsus celer mit starker systolischer Füllung ist die Haut der Aorteninsuffizienzkranken blaß, der starke Verlust während der Diastole ist Veranlassung zu einem regelwidrigen Rückströmen des Blutes und einer tatsächlichen Herabsetzung der peripheren Zirkulationsgröße. Außer der Radialis pflegen alle sichtbaren arteriellen Gefäße kräftig zu pulsieren, auch die Arteriae subclaviae sind außergewöhnlich gut palpabel, sie machen die mit der Verlängerung des Aortenbandes verbundene Aufwärtsbewegung des Arcus mit. Der systolische Druck ist meist erhöht, der diastolische erniedrigt, die Blutdruckamplitude abnorm groß.

Die Aortenklappensklerose greift häufig auf das vordere Mitralsegel über und führt dann zu komplizierender Mitralinsuffizienz (s. u.). Seltener ist eine Beteiligung des Reizleitungssystems am Septum membranaceum. Die lockere fibröse Scheide des Crus commune des Atrioventrikularsystems pflegt an den sklerosierenden Veränderungen, wie MÖNCKEBERG und RIBBERT betonen, nicht teilzunehmen, sie bleibt locker und kernreich und ermöglicht so ein Ausweichen des Bündels vor herdförmigen, aus der Nachbarschaft vordringenden Verkalkungen. Immerhin kommen atrioventrikuläre Überleitungsstörungen doch vor.

Die *Differentialdiagnose* der sklerotischen Aortenfehler hat sich vor allem mit der Abgrenzung gegenüber den entzündlichen Klappenerkrankungen zu befassen.

Akustisch sind die beiden nicht nur genetisch, sondern auch prognostisch und therapeutisch so verschiedenen Affektionen nicht zu unterscheiden. Gewisse Aufschlüsse gibt das Alter und das Verhalten der Peripherie, die Sklerose der peripheren Gefäße. Trotz bestehender Aorteninsuffizienz können unter diesen Umständen Pulsus celer, Capillarpuls und die anderen peripheren Zeichen der Aorteninsuffizienz fehlen. Die Schwingungsfähigkeit des Gefäßsystems reicht zur Fortleitung der dazu nötigen starken Wellenbewegung nicht aus. Ein wichtiges Unterscheidungsmerkmal liegt in dem differenten morphologischen Verhalten des Herzens. Die ventrikuläre Ausflußbahn verlängert sich in jedem Fall, wenn sich die Klappenläsion überhaupt mechanisch geltend macht, bei Stenose wie bei Insuffizienz, sklerotischen oder entzündlichen Veränderungen der Klappen. Wichtig ist aber die Verlängerung der Aorta ascendens mit dem hochstehenden Arcus bei Sklerose im Gegensatz zu akuten oder chronischen entzündlichen Klappenläsionen. Die Lage der Aortenklappen läßt sich bei der Durchleuchtung annähernd ermitteln, wenn man den Drehpunkt im Bereich der linksseitigen Herzkontur, das Hervortreten der Arteria pulmonalis gegenüber dem linken Ventrikelbogen mit der Höhe der Pulmonalklappe identifiziert und von diesem Punkt eine Senkrechte auf den Längsdurchmesser des Herzens fällt. Der Schnittpunkt beider Linien fällt wenigstens annähernd zusammen mit der Lage der Aortenklappen. Die Distanz Aortenklappe-Arcus ist für die Frage einer vermehrten Längsdehnung des Gefäßes zu verwerten, wie andererseits die Distanz Aortenklappe-Ventrikelspitze die Länge der Ausflußbahn angibt. Dieses letztere Maß ist wichtig für die Annahme einer Sklerose der Aortenklappen ohne Ventilläsion. Die Aorta ascendens ist bei Aorteninsuffizienz immer mehr oder weniger erweitert, organisch oder funktionell bedingt, bei Sigmoidsklerose wie bei Sigmoiditis. Die Verlängerung ist das Zeichen der Sklerose. Die klinische Diagnostik muß mit aller Vorsicht gehandhabt werden, ein hochstehender Arcus genügt nicht zur Annahme einer Aortenverlängerung, eine solche kann zudem auch bei Aortitis luetica vorkommen. Umgekehrt steht bei Arteriosklerose der Aorta der Arcus auch nicht immer hoch. Das Verhalten der zweiten Töne kann differentialdiagnostisch von Bedeutung werden. Eine Akzentuation sagt bei erhöhtem arteriellem Druck wie er systolisch auch bei entzündlicher Aorteninsuffizienz vorkommt, nichts aus, ohne Hypertonie ist die Akzentuation und vor allem das Klingen des zweiten Aortentons aber beweisend für das Vorliegen einer Sklerose.

In den Fernwirkungen unterscheiden sich sklerotische und entzündliche Klappenläsionen deutlich, solange der entzündliche Prozeß als solcher noch erkenntlich ist. Fieberhaft erhöhte Temperaturen, die Neigung zu Tachykardie und zu Schwitzen, die den entzündlichen Veränderungen und der Aorta oft koordinierten entzündlichen Reaktionen im Bereich der Gelenke, der Nierengefäße (Nephritis), an den serösen Häuten und an der äußeren Körperhaut (Erythema nodosum, Erythema exsud. multiforme, HEBERDENSche Knoten,

Veränderungen an dem Sehnen- und Bandapparat, der Muskulatur) sowie die entzündlichen Erscheinungen nach Art der Arteriitis und Phlebitis sind beim Fehlen komplizierender entzündlicher Erkrankungen anderer Art bei der Aortensklerose nicht vorhanden. Auch die Trommelschlegelfinger sieht man nur bei Erkrankungen auf entzündlicher Basis. Hypertension, ischämische periphere Symptome, Rigidität der palpablen Arterien sprechen andererseits bis zu einem gewissen Grad für die sklerotische Natur des Prozesses.

Prognostisch stehen die sklerotischen Prozesse im allgemeinen besser da als die entzündlich bedingten. Die Neigung zum Rezidiv ist ein Grundzug der akuten und chronischen Endokarditis, das schubweise Fortschreiten des Lokalprozesses, oft über Jahre sich erstreckend, immer sehr zu befürchten. Die sklerotischen Aortenveränderungen können sich beim Hervortreten atheromatöser, ulceröser degenerativer Prozesse auch mit Thrombenbildung komplizieren, zu arteriellen Embolien in die verschiedensten Organe führen, bleiben aber meist doch lange Zeit verborgen. Die Sklerose der Aortenklappen kann so jahrelang an klinischer Bedeutung gegenüber einer gleichzeitig vorhandenen Arteriosklerose der Coronargefäße, der Arterien in Hirn, Niere, Pankreas durchaus zurücktreten. Deutlicher macht sich das Leiden bei Mitbeteiligung der Aorta, der Coronararterien bemerkbar, sowie bei Eintreten einer eigentlichen Klappeninsuffizienz. Die Gefahr droht aber oft mehr von außen, von der erwähnten Erkrankung anderer innerer Organe. Die sklerotische Aorteninsuffizienz disponiert wohl zu Endokarditis, wird als solche aber relativ gut ertragen.

Die *Therapie* ist bei sklerotischen Veränderungen grundsätzlich anders zu handhaben als bei chronisch entzündlicher Endokarditis.

Die Hauptsache ist die Bekämpfung des sklerotisch degenerativen Prozesses im allgemeinen. Vor allem andern ist dabei auf die Ernährung zu achten. Bei einer sehr salzarmen Kost (maximal 4 g NaCl pro die), Reduktion der Flüssigkeitszufuhr (Maximum 1200 ccm täglich, Früchte eingerechnet), Herabsetzung der Zufuhr von animalischem Eiweiß, das Milcheiweiß ausgenommen, und Beschränkung der gesamten Calorienzufuhr kommt es zu einer Entlastung des ganzen Gefäßsystems, Sinken des arteriellen Druckes, Verkleinerung der zirkulierenden Blutmenge und wenigstens zur Verlangsamung der an sich zur Progredienz neigenden endosklerotischen Schädigung. Bei einer lacto-vegetarischen, an grünem Gemüse reichen, basenreichen Ernährung fühlen sich die Kranken wohler. Von zweifellosem Erfolg begleitet sind auch die Anordnungen zur Verbesserung der peripheren Arterialisation, Massage, passive Bewegung, Teilbäder, Wärmeprozeduren, CO_2-Bäder. Wichtig ist die Sorge für Darmentleerung durch Verordnung salinischer Abführmittel, unterstützt durch pflanzliche Laxantien oder durch Verabfolgung von Klysmata. Von den Medikamenten stehen die Theobrominpräparate und die Muskelextrakte, Lacarnol, Padutin obenan.

Besteht eine Aorteninsuffizienz, so wird der Patient erst eigentlich zum Herzkranken. Über die angedeuteten therapeutischen Maßnahmen hinaus kommt eine wenigstens periodische Behandlung mit Digitalispräparaten in Frage. Hypertension ist keine Kontraindikation. Bei intravenöser Strophantinverabreichung muß man sich vor größeren Dosen (mehr als 0,5 mg) hüten, weil eine stärkere Bradykardie das diastolisch abnorm stark gefüllte Herz weiter belastet und Arteriosklerotiker Digitalis gegenüber überhaupt besonders empfindlich sind.

b) Mitralsklerose.

Die Bemerkung von HUCHARD über die Subordination de la grande valve mitrale au système aortique kennzeichnet die Situation. Sklerotische Prozesse greifen von der Ansatzstelle der Aortenklappen gerne auf das vordere Mitralsegel über und umgekehrt. Die région mitroaortique — anneau sigmoidien und großes Segel der Mitralklappe — imponieren als anatomische Einheit, zur Sklerosierung disponiert.

Die Auffassung der französischen Autoren wird von der deutschen klinischen Literatur nicht geteilt. RIBBERT befaßt sich aber im Handbuch der speziellen pathologischen Anatomie sehr genau mit der Mitralsklerose. Neben einer stärkeren Ausprägung des weißen Fleckes am vorderen Segel, einer schon im frühen Alter auftretenden endokardialen Lipoidinfiltration, kann es zur Entwicklung der anatomisch wohl definierten „annulären Mitralsklerose" kommen. Die Sklerosierung nimmt ihren Ausgang vom Ansatzrand der Atrioventrikular-klappen, breitet sich von hier aus diffus oder streifig auf die Segel aus und ist vergesell-schaftet mit analogen atherosklerotischen Veränderungen im zentralen Bindegewebsapparat, namentlich den Annuli fibrosi. Zu der bindegewebigen Verdickung kommen Verfettungen der Intracellularsubstanz und der Zellen sowie Ablagerungen von Kalk. Oft reichen, wie RIBBERT nach BEITZKE bemerkt, vom Annulus fibrosus aus gelbe, sehr derbe Zacken bis hinein in die eigentliche Klappe. In seltenen Fällen wird der ganze Annulus fibrosus sinister in einen starren Klappenring umgewandelt, mit höckerigen Knoten und Balken bis zur Dicke eines kleinen Fingers. Im Bereich des Septum membranaceum kommt es nicht selten zu Störungen der atrioventrikulären Reizleitung, wenn schon die lockere bindegewebige Scheide andrängenden Kalkmassen gegenüber, wie MÖNCKEBERG hervorhebt, einen gewissen Schutz gewährt.

Welche *klinische Symptome* entsprechen diesen Veränderungen?

A priori kann man erwarten, daß bei so stark ausgebildeten Läsionen, wie sie oben geschildert sind, eine gewisse Hinderung des diastolisch vom Vorhof her einströmenden Blutes zustande kommen wird. Tatsächlich entwickelt sich auch dabei in gewissen Fällen das klinische Bild einer *Mitralstenose*.

Die Klappen selbst sind nicht oder nur wenig in Mitleidenschaft gezogen. Die Ansatzstelle derselben ist durch die in der muskulär-elastischen Schicht gelegenen Lipoide und Kalkherde vorgewulstet, aber, wie MÖNCKEBERG ausführt, nur streckenweise, mit Unterbrechungen. Es fehlt die Verlötung der Klappen-ränder, die lückenlose Umklammerung des Ostium, die Verkürzung und Ver-dickung der Sehnenfäden wie bei endokarditischer Mitralstenose. Klinisch erkennbare Mitralstenosen sind bei älteren arteriosklerotischen Individuen eine Seltenheit. Findet man sie, so denkt man in erster Linie an einen abgelaufenen endokarditischen Prozeß. ROMBERG erwähnt die sklerotische Mitralstenose gar nicht, KÜLBS, HENSCHEN, GEIGEL, LIEBERMEISTER (HOCHHANS), BRUGSCH, MORAWITZ in dem neuen Lehrbuch der inneren Medizin (J. Springer), MATTHES in seiner Differentialdiagnose innerer Krankheiten, WILLIAM DUNCAN REID in „Heart in modern practice" ebensowenig. VAQUEZ, LAUBRY diskutieren neben der entzündlichen Ätiologie die Bedeutung einer tuberkulösen Infektion, früher namentlich von TEISSIER, POTAIN vertreten, es wird die auf scheinbar hereditärer Grundlage beruhende DUROZIEZsche Krankheit besprochen, eine arteriosklerotische Mitralstenose aber nicht erwähnt. HUCHARD behandelte aber schon die Affektion als „rétrécissement mitral artériel", die sorgfältigste Behandlung des Themas findet sich in dem Traité de Pathologie médical von SERGENT, RIBADEAN-DUMAS, BARDONNEIX Paris 1926, unter VAQUEZ und LIAN. HUCHARD hält das Leiden für nicht so selten, die Stenosierung des Ostiums pflege aber anatomisch im allgemeinen wenig ausgesprochen zu sein. Die infolge der Hypertension öfters vorhandene Dilatation des linken Ventrikels hindert das Zustandekommen einer eigentlichen klinisch faßbaren Stenosierung. Die akustischen Symptome sind unsicher. Die Akzentuation des zweiten Pulmonal-tons wird oft ausgeglichen durch eine solche des zweiten Aortentones. Ein präsystolisches Geräusch kann durch einen präsystolischen dritten Ton, der bei allgemeiner Arteriosklerose häufig zu konstatieren ist, verdeckt werden. An Stelle einer Atrophie sieht man eine Hypertrophie des linken Ventrikels, es be-steht keine arterielle Hypotension wie in der Regel bei Mitralstenose. «Cette maladie hybride est faite de constrastes» (HUCHARD).

Nach den Feststellungen der modernen pathologischen Anatomie (MÖNCKE-BERG, RIBBERT) hat man aber alle Veranlassung, auf derartige Krankheits-bilder zu achten. Die *Differentialdiagnose* ist schwierig, weniger die Abgrenzung einer einmal erkannten Mitralstenose gegenüber einer entzündlich endokardi-tischen Veränderung, als die Diagnose der Mitralstenose selbst. Besondere Wichtigkeit dürfte dem Verhalten des ersten Mitraltones zukommen. Bei Hyper-tension ist die Akzentuierung des ersten Tones etwas Gewöhnliches, ein harter erster Mitralton bei nicht oder wenig erhöhtem arteriellem Druck ist aber immer verdächtig. Ferner ist auf die Pulsfüllung zu achten. Ein Pulsus parvus spricht für Mitralstenose, wenn eine kardiale Insuffizienz fehlt und keine Zeichen einer Aortenstenose nachweisbar sind. Auskultiert man genau über der Herzspitze, so ist wenigstens zeitweise ein präsystolisches Geräusch doch hörbar, auch bei gleichzeitig vorhandenem präsystolischem dritten Ton.

Verlauf und *Prognose* sind durch das für eine linksventrikuläre Hypertrophie, und arterielle Hypertension frühzeitige Hervortreten von pulmonaler Dyspnoe gekennzeichnet. Wenn sich bei Hinzukommen einer homogenen linksventriku-lären Hypertrophie ein gewisser Antagonismus zwischen den physikalischen Zeichen der Hypertension und der Mitralstenose geltend macht, unter Ver-wischung der Symptome, so addieren sich andererseits geradezu die *Auswir-kungen* beider Alterationen. HUCHARD betont das auch ausdrücklich: «les deux maladies s'associent pour s'aggraver». Die Folgen der arteriellen Überlastung verbinden sich mit den Erscheinungen der pulmonalen Stauung. Zu cerebraler zentraler, arteriosklerotisch bedingter Atemstörung kommt dann die typisch pulmonale Dyspnoe. Coronarsymptome, Angina pectoris, Herzmuskelver-änderungen, bei gewöhnlicher Mitralstenose selten, sind bei den „mitraux arterio-scléreux" häufig. Totale Irregularität mit Vorhofsflimmern ist als Folge der Vorhofsüberdehnung häufig. Mit arteriellen wie pulmonalen Embolien hat man zu rechnen. Komplizierende arteriosklerotische Erkrankungen anderer innerer Organe, von Cerebrum, Nieren, Pankreas spielen eine wichtige Rolle.

Im Gegensatz zu der schon im Hinblick auf die Lücken in der Literatur unsicheren Situation bei der Diagnose einer arteriosklerotischen Mitralstenose ist das Vorkommen einer *Mitralinsuffizienz* bei Arteriosklerose etwas ganz Gewöhnliches. Die Sehnenfäden pflegen zwar an dem Prozeß nicht teilzunehmen, sie sind nicht verkürzt, die Ansatzstelle an den Klappen wird aber bei der annu-lären Sklerose doch häufig miterfaßt. Die alterierten Klappen geben dem nor-malen, meist sogar abnorm hohen intraventrikulären Druck leichter nach.

Wichtig ist immer die Frage, wie weit in solchen Fällen Grund für die Annahme einer organischen Klappenveränderung besteht im Gegensatz zur Diagnose einer myogenen funktionellen Insuffizienz der Mitralklappen.

Ist der linke Ventrikel dilatiert, so neigt man zur Annahme der letzteren, ohne immer bei der Obduktion Recht zu bekommen. Eine einmalige Unter-suchung genügt hier nicht. Gelingt es, eine Asystolie therapeutisch zu beheben, die linksventrikuläre Dilatation zu beseitigen, so pflegt auch ein myogenes funktionelles Mitralinsuffizienzgeräusch zu verschwinden. Das organisch be-dingte Mitralinsuffizienzgeräusch erfährt unter diesen Umständen eher eine Verstärkung. Findet man bei nicht dilatiertem linken Ventrikel ein systoli-sches Spitzengeräusch, so ist die Diagnose einer organischen Mitralinsuffizienz gesichert. Verwechslungen mit akzidentellen über der Pulmonalis maximalen systolischen Geräuschen sind kaum möglich. Die Abgrenzung gegen frische endokarditische Läsionen ist nicht schwierig. Bei chronisch endokarditischen, abgeheilten narbigen Prozessen muß man sich auf die Anamnese verlassen. Der Kombination von primärer mitraler Arteriosklerose mit alter Endokarditis steht man diagnostisch meist machtlos gegenüber. Für die sklerotische Natur einer Mitralinsuffizienz spricht immer bis zu einem gewissen Grad eine Hypertension, solange dieselbe nicht renaler Art ist.

Die Prognose der Mitralinsuffizienz ist nicht schlecht, sie kann jahrelang weiterbestehen, ohne deutliche Änderung des Befundes. HUCHARD sagt, mitrales par le souffle, aortiques par la maladie. Entscheidend ist der Verlauf der letzteren. Die Herzaffektion ist an sich benigen, ausschlaggebend der Zustand der arteriellen Gefäße in den andern innern Organen und am Herzen. —

Die *Therapie* der Mitralsklerose deckt sich mit der der Aortenklappensklerose, soweit es sich um Diät, laxierende Maßnahmen und die Sorge für eine genügende periphere Zirkulation handelt. Besondere Beachtung verdienen immer die Lungen. Mitralkranke werden leichter dyspnoisch, die chronisch pulmonale Stauung disponiert zu chronischer Bronchitis. Ob broncho-pneumonische Prozesse hier häufiger sind, ist fraglich, es gibt jedenfalls Fälle mit vieljährigem Bestehen eines sklerotischen Mitralfehlers ohne auffällige Häufung von Lungenkomplikationen. Die Stauung ist der Entwicklung entzündlich bakterieller Prozesse offenbar ebensowenig günstig wie der Ausbreitung einer tuberkulösen Lungenaffektion. Mitralstenosen sind immer heikler als eine Mitralinsuffizienz. Hier ist meist eine periodische oder dauernde Digitalisierung (mit kleinen Dosen) nicht zu vermeiden, bei Dekompensation ergänzt durch Diuretica, Aderlaß. Wieder sei auf die Bedeutung der Therapie mit Lacarnol und den andern gefäßerweiternden Organextrakten verwiesen.

3. Coronarsklerose.

Die sich am Herzmuskel während der „stabilen" Lebensperiode abspielenden Prozesse stehen in engstem Zusammenhang mit der Durchblutung des Herzmuskels, d. h. mit dem Vorhandensein oder Fehlen einer Coronarsklerose.

In der französischen Literatur (VAQUEZ und LIAN, LAUBRY) wird das Krankheitsbild der Coronarsklerose in genetischer, symptomatologischer, prognostischer und therapeutischer Hinsicht nicht als nosologische Einheit behandelt. Man findet die zugehörigen Erörterungen in den Abschnitten über Angina pectoris unter der Überschrift «Angors d'origine cardioarterielles», sowie in dem Abschnitt «Syndromes myocardites de la dyscrasie de la cinquantaine». Die Monographie des Amerikaners SUTTON ist aber überschrieben: «Deseases of the coronary arteries (Myocarditis).» LEWIS faßt zusammen: «Coronary arteries und cardiac ischaemia. Coronary thrombosis. Angina pectoris.»

Die deutsche Literatur stellt durchwegs die Coronarsklerose als besonderes Krankheitsbild hin, in mehr oder weniger enger Beziehung zur Aortensklerose und zu den chronischen Herzmuskelaffektionen. Wenn Pathogenese und formale anatomische Veränderungen als Einteilungsprinzip anerkannt werden, so erscheint der deutsche Standpunkt als der richtige. Angina pectoris kann bei Coronarsklerose vorhanden sein oder fehlen. Myokardschädigungen sind zwar fast immer nachweisbar, treten aber gerade bei den schwersten, plötzlich durch Coronarembolie zum Tode führenden Fällen ihrer Bedeutung nach ganz zurück. Von der Atherosklerose der Kranzgefäße hängt alles weitere ab, der ischämische Schmerz wie etwaige Zustandsänderungen des Herzmuskels. Das Leiden gehört seinem ganzen Verlauf nach zur Arteriosklerose, deutlich verschieden von funktionellen Störungen der Coronarzirkulation wie auch von primär entzündlichen myokarditischen Prozessen.

Die Art der bei Sklerose der Coronargefäße zu beobachtenden Gewebsveränderungen ist abhängig von Intensität und Dauer der gesetzten Schädigung. In leichten Fällen kommt es zu parenchymatöser Verfettung ohne jede Beteiligung des Interstitiums, als Ausdruck einer cellulären Stoffwechselalteration geringen Grades. Je schwerer der krankhafte parenchymatösc Prozeß, um so deutlicher die interstitielle Reaktion — wenn derselben zu ihrer Entwicklung überhaupt Zeit gelassen wird —, mit schließlichem Ausgang in Vernarbung („bindegewebige Schwiele"). Ersatz zugrunde gegangener Muskelfasern durch

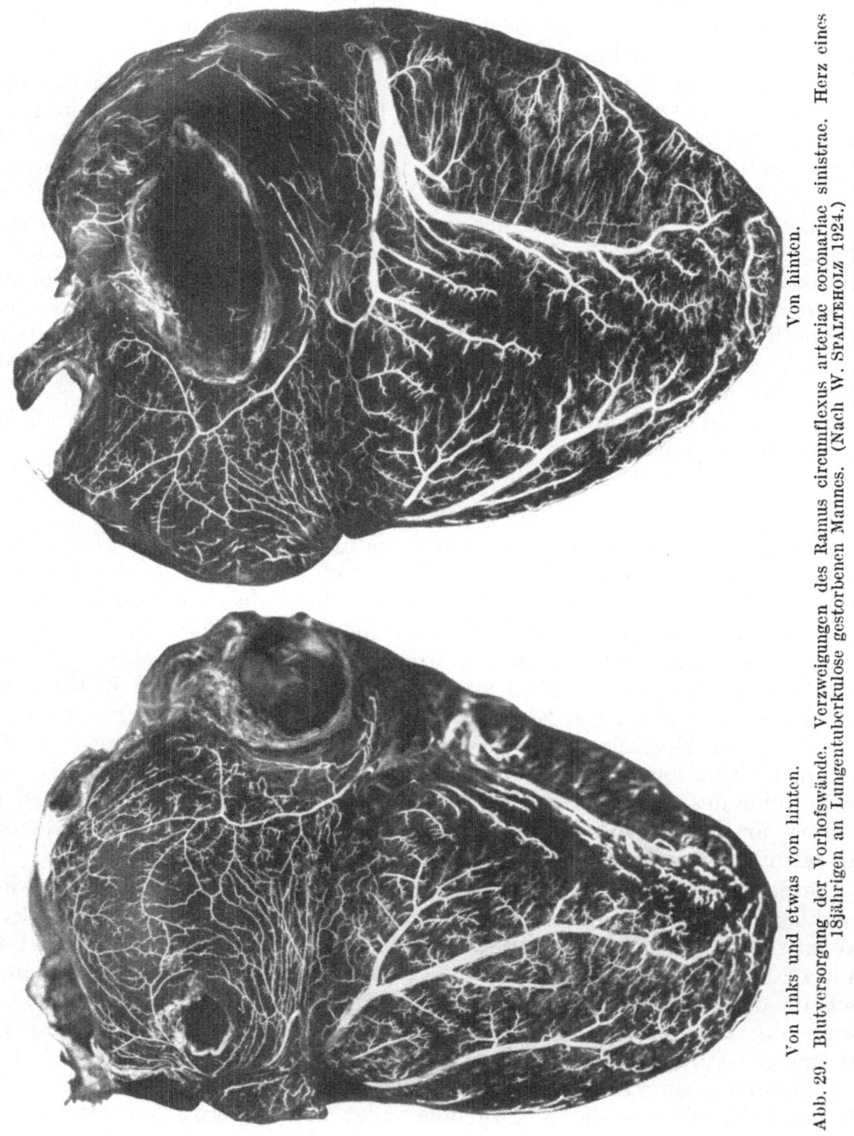

Abb. 29. Blutversorgung der Vorhofswände. Verzweigungen des Ramus circumflexus arteriae coronariae sinistrae. Herz eines 18jährigen an Lungentuberkulose gestorbenen Mannes. (Nach W. SPALTEHOLZ 1924.) Von hinten. Von links und etwas von hinten.

neue kommt höchstens in jugendlichem Alter vor. Über „Regenerationsanläufe" hinaus mit Bildung muskulärer Riesenzellen, Kernvergrößerung, Kernvermehrung sowie Hyperchromatose der Kerne gelangt das Regenerationsbestreben der Herzmuskulatur nicht. Nekrose der muskulären Elemente, der „anämische Infarkt", disponiert zum Herzaneurysma und zur Herzruptur.

Prädilektionsstellen für die Ausbildung einer Coronarsklerose sind einmal die Abgänge der Coronararterien an den beiden Sinus valsalvae. Ferner ist der linke Ventrikel immer stärker gefährdet, die Spitzengegend und das obere Drittel der Hinterwand in besonderem Maße. Wichtig ist die große Häufigkeit nekrotischer und schwieliger Prozesse an den Papillarmuskeln des linken Ventrikels.

An der *Blutversorgung des rechten und linken Vorhofs* beteiligen sich beide Coronararterien, aber nicht einfach derart, daß die linke Coronararterie zum linken, die rechte zum rechten Vorhof gehörte. W. SPALTEHOLZ zeigt, daß der Ramus circumflexus der *linken* Coronararterie vorn, seitlich und hinten (Ramus

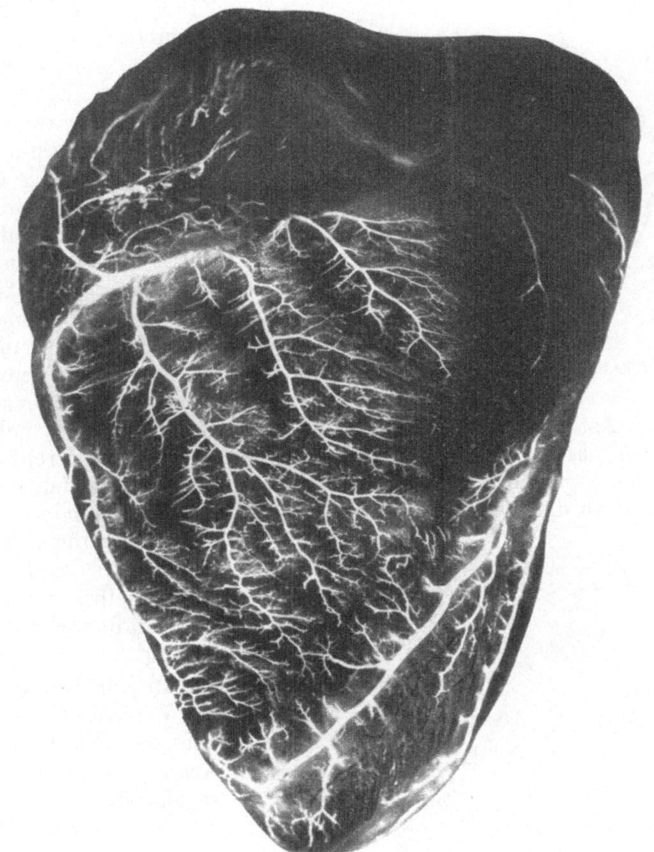

Abb. 30. Blutversorgung der Vorhofswände. Äste der Arteria coron. dextra. Herz eines 19jährigen Mädchens (Suicid). Von vorn und etwas von rechts. (Die Gegend des Conus arteriosus unvollständig injiziert.) (Nach W. SPALTEHOLZ 1924.)

atrialis sinister ant., intermedius, posterior) neben der Wandung des linken Vorhofs auch das Septum atriorum versorgt und nicht selten auch die dorsale und rechte Fläche des rechten Vorhofs. Der linke Vorhof bekommt also seine Blutzufuhr wohl im wesentlichen von der linken Coronararterie, wenn dieselbe aber kurz ist wird die Zwerchfellfläche des linken Vorhofs auch von der Art. coronaria dext. versorgt, entweder von Ästchen, die sich zunächst am rechten Vorhof aufzweigen, oder von einem besonderen Ast, der von der Art. coronaria dext. abgeht (vgl. Abb. 29). Die *rechte* Coronararterie gibt sehr regelmäßig einen Ramus atrialis dext. ant. ab für die Versorgung der Aortenfläche des rechten Vorhofs, des rechten Herzohrs, andererseits aber auch des Vorhofseptums, sogar des linken Vorhofs im Bereich seiner vorderen oberen Fläche.

Unter der Einmündung der Cava sup. teilt sich dieser Ramus atrialis dext. ant. in zwei Äste, die die obere Hohlvene umgreifen. Ein zweiter Nebenast der rechten Kranzarterie, der Ramus atrialis dext. int. verzweigt sich an der ganzen oberen und rechten Fläche des rechten Vorhofs, häufig auch nach hinten hin bis zur Gegend der Einmündung der V. cava inf. (vgl. Abb. 30).

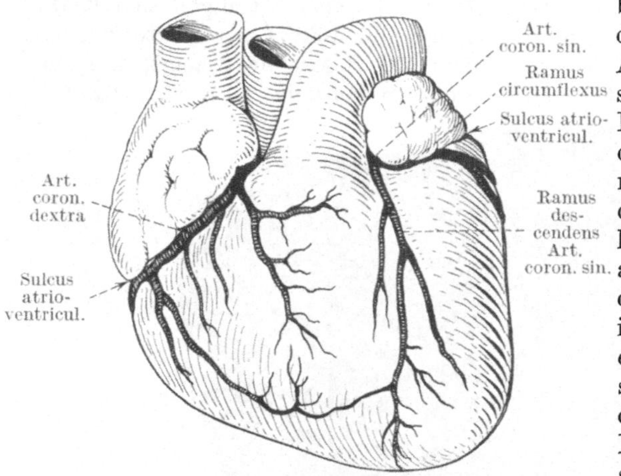

Abb. 31. Vorderfläche des Herzens. (Nach SUTTON und LUETH.)

An der Zwerchfellfläche entspringt, mit Ausnahme der Fälle, in welchen die Art. coron. dext. besonders kurz ist, meistens ein Ramus atrialis dext. post. Er ist häufig nur klein und verzweigt sich dann am rechten Vorhof in der Nähe der Einmündung der V. cava inf. Wenn er größer ist, kann er auch weiter greifen und sich sogar an der Blutversorgung des linken Vorhofs beteiligen. Ist die Art. coronaria sinistra sehr kurz, so kann die rechte Coronararterie vom Anfang des Ramus descendens post. noch einen starken Ast in den links vom Sulcus longitudinalis post. gelegenen Teil des Sulcus coronarius senden mit Abgabe eines Astes zur Zwerchfellfläche des linken Vorhofs (vgl. Abb. 30). Die beiden Kranzarterien greifen in ihren Endverzweigungen an den beiden Vorhöfen also vielfach übereinander. Die Vorhöfe sind, jeder für sich genommen, funktionell und anatomisch keine selbständigen Gebilde. Die Gefäße verbinden sich netzförmig.

An der Einmündungsstelle der V. cava sup. in den Vorhof, dem sog. Cavatrichter, sind die Arterienverhältnisse nicht so regelmäßig wie bisher angenommen wurde. Ein geschlossener Arterienring (KEITH und FLACK, KOCH) konnte von SPALTEHOLZ nur in etwa einem Drittel der Fälle gefunden werden, für die Genese des Vorhofflimmerns von Bedeutung.

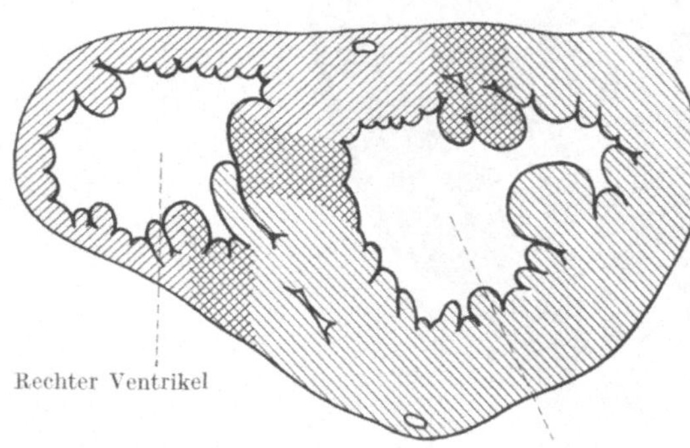

Abb. 32. Blutversorgung der Herzmuskulatur.
linke Coronararterie,   rechte Coronararterie, Versorgung durch beide Coronararterien.
(Nach SUTTON und LUETH.)

Die Arterie des Cavatrichters stammt annähernd ebenso häufig aus nur einem Zweig der rechten oder nur aus einem solchen der linken Coronararterie.

Die dem Werke von GROSS entnommenen Abb. 31 und 32 (SUTTON und LUETH 1932) demonstrieren die Blutversorgung der *Ventrikel*. Ein kleiner Teil des rechten Ventrikels wird von der linken, Teile des linken Ventrikels von der rechten Coronararterie ernährt.

Von der Oberfläche des linken Ventrikels ziehen zahlreiche Äste annähernd senkrecht in die Tiefe und bilden innerhalb der Muskulatur, namentlich unter dem Endokard, vielfach Anastomosen. Jeder Papillarmuskel erhält nach

SPALTEHOLZ wenigstens zwei, meistens mehrere zuführende Arterien, welche vielfach durch der Längsachse parallel laufende Anastomosenbögen miteinander zusammenhängen und deren Äste auch an der Spitze des Papillarmuskels bogenförmig ineinander übergehen. Abb. 33 gibt von der Anastomosierung

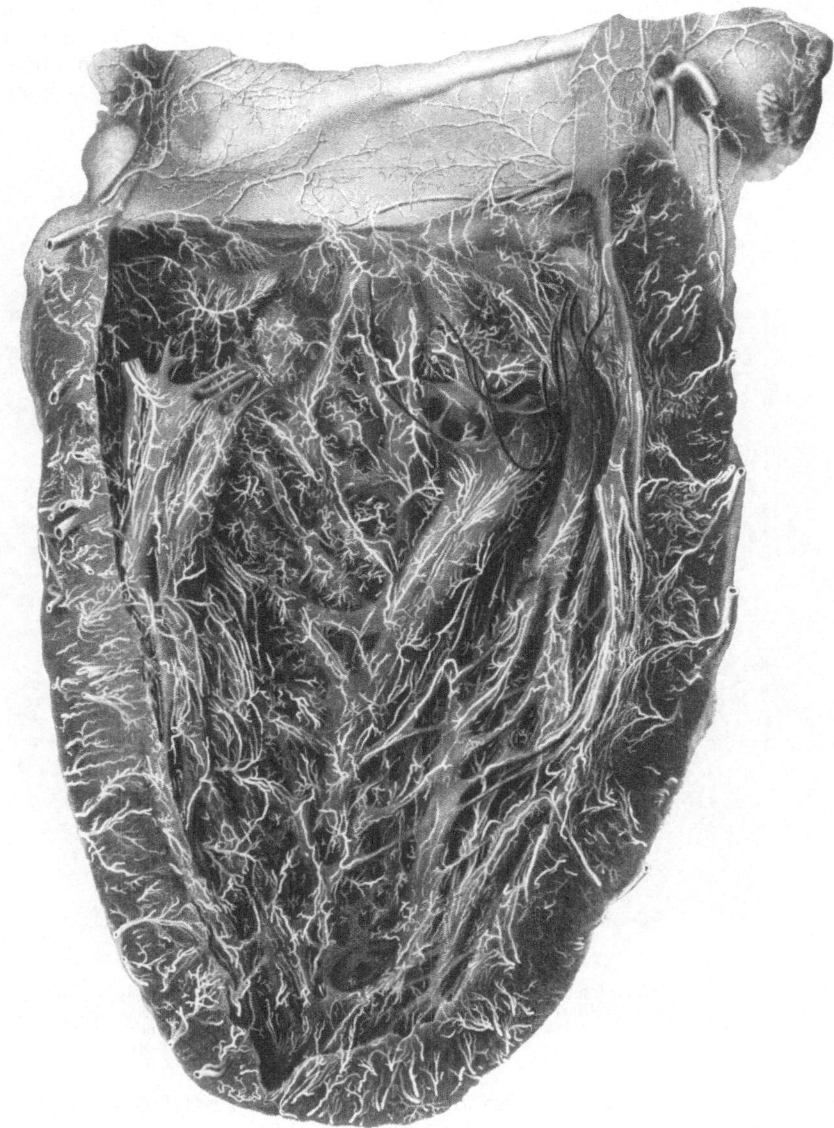

Abb. 33. Anastomosierung der arteriellen Verästelungen an der Innenwand des linken Ventrikels. (Nach W. SPALTEHOLZ 1924.)

ein anschauliches Bild, Abb. 34 zeigt die Verhältnisse im Bereich der Papillarmuskeln. Der rechte Ventrikel besitzt an der Innenfläche seiner freien Wand und an seinen Papillarmuskeln die gleichen Anastomosenbögen und -netze wie der linke. Da seine Wanddicke aber eine wesentlich geringere ist, so sind sich das äußere (oberflächliche) und innere Netz sehr nahe, oft kann man überhaupt nur von *einem* Netz sprechen. Die inneren Netze der Kammern hängen mit denjenigen der Vorhofwände zusammen (vgl. Abb. 33).

Zur Kammerscheidewand ziehen von den in der vorderen und hinteren Längsfurche verlaufenden Arterien eine größere Zahl von Ästen, im allgemeinen leicht spitzenwärts abgebogen. Die Äste der Coronaria sinistra (Ramus descendens) verzweigen sich (Abb. 35) ungefähr in den vorderen zwei Dritteln, diejenigen des Ramus descendens (oder des

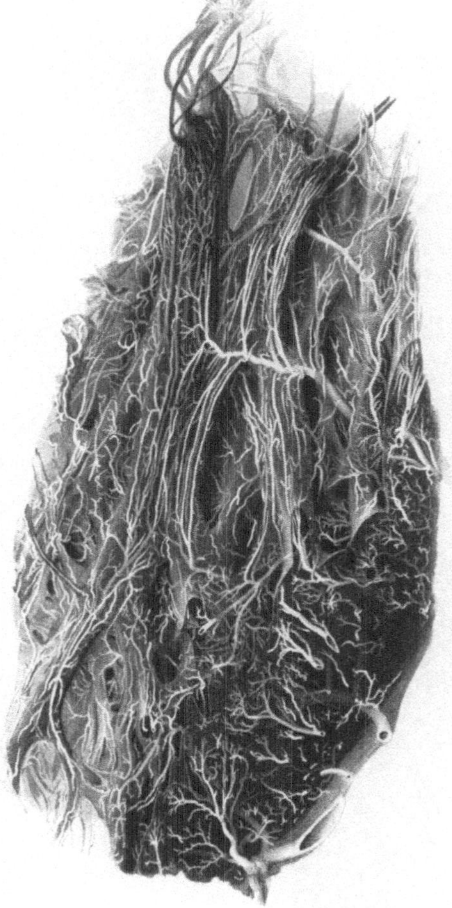

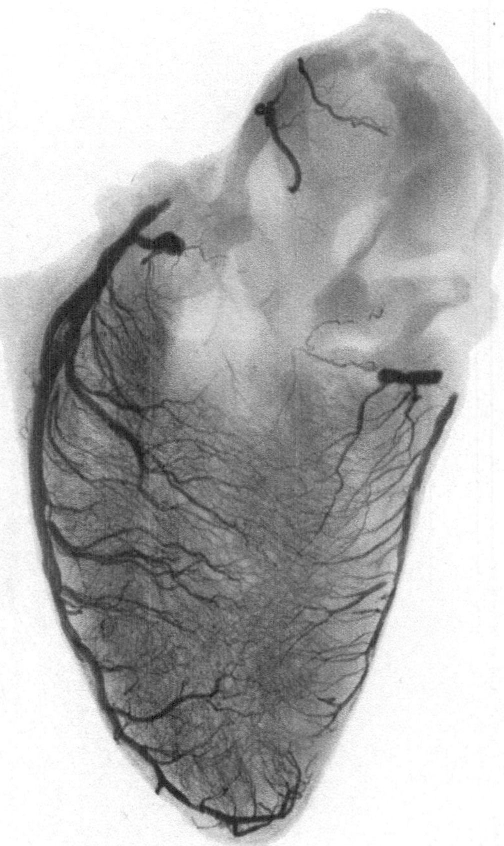

Abb. 34. Arterielle Gefäßanastomosen im Bereich des hinteren linken Papillarmuskels. (Nach W. SPALTEHOLZ 1924.)

Abb. 35. Blutversorgung des Septum interventriculare (von links gesehen). 53jähriger Mann mit Mitralinsuffizienz und Stenose, Hypertrophie und Dilatation. (Nach JAMIN und MERCKEL 1907.)

Stamms) der Art. coronaria dextra in dem hinteren Drittel des Septums. Die Äste sind in ihrem Verlauf im allgemeinen unabhängig von dem der Muskelzüge und anastomosieren. Eine Netzbildung ist wahrscheinlich. Die stereoskopischen Röntgenbilder von JAMIN und MERCKEL illustrieren die Verhältnisse besonders schön. Abb. 34 ist von SPALTEHOLZ dem erwähnten Atlas entnommen.

Das atrioventrikuläre *Reizleitungssystem* wird, wie vor allem die Untersuchungen von KEITH, KOCH, HAAS ergeben haben, in seinen verschiedenen Abschnitten von verschiedenen Gefäßsystemen versorgt. Die Herkunft der Arterien variiert beträchtlich. Nur der atrioventrikuläre *Knoten* zeigt eine konstante

Beziehung zu einem bestimmten, von hinten her kommenden Gefäß (Ramus septi fibrosi, HAAS). Dasselbe stammt in den meisten Fällen aus der rechten Coronararterie, kann aber, wie SPALTEHOLZ betont, auch ein Ast der linken Coronararterie sein. So können also pathologische Veränderungen sowohl der rechten wie der linken Coronararterie zu Schädigungen des atrioventrikularen Systems führen. In jedem Fall tritt das ernährende Gefäß *von hinten* an den TAWARA-Knoten heran. MAHAIM bestätigt das, vorn gelegene Läsionen lassen den Knoten intakt. Für das *Crus commune* sind die Verhältnisse schon etwas anders, MÖNCKEBERG betont jedenfalls die Möglichkeit einer Schädigung des Crus comm. bei vorn gelegenen anämischen Infarkten. Die Vascularisation des

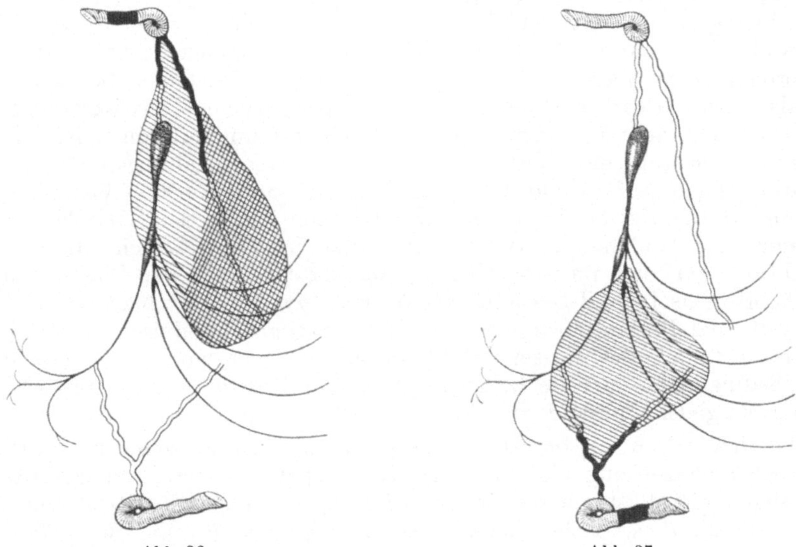

Abb. 36.   Abb. 37.

Abb. 36. Verlegung der von hinten das Septum versorgenden Gefäße. Gestrichelt: Hochsitzende Störung mit Schädigung des Knotens und des Crus commune. Quadriert: Tiefe Schädigung mit ausschließlicher Beteiligung der hinteren Aufzweigungen des linken Schenkels. (Nach MAHAIM 1931.)

Abb. 37. Verlegung der vorderen Gefäßteile. Schädigung des rechten Schenkels und von vorngelegenen Teilen des linken Schenkels.

linken Schenkels ist nach MAHAIM eine doppelte, die nach hinten gehenden Verzweigungen, wenig zahlreich, sind von hinteren, die vorderen Aufsplitterungen des PURKINJEschen Systems von vorderen perforierenden Gefäßen beliefert. Im Gegensatz dazu geschieht die Vascularisation des *rechten Schenkels* nur von vorderen Arteriae perforantes. MAHAIM gibt zwei Figuren (Abb. 36 und 37), in denen die hintere bzw. vordere Ischämie mit ihren Folgen für das Reizleitungssystem klar zum Ausdruck kommt.

Am Herzen gibt es *keine Arteriolosklerose als „Systemkrankheit" wie bei der Niere*.

Der Organstoffwechsel scheint sich nicht wie dort so leicht in ungünstigem Sinne bemerkbar machen zu können. Während der Systole werden die Capillaren wohl komprimiert, der Blutzutritt zu den Muskelfasern behindert. Man kann sich von dem Erblassen des Herzmuskels während der Systole leicht überzeugen, bei Anwendung guter Capillarfärbungsmethoden (A. JORES) sieht man auch, daß bei Herzstillstand in schlaffem und weichem Zustand die Capillaren gut und reichlich gefüllt sind, dagegen sehr viel enger erscheinen und schwach injiziert, wenn das Herz stark kontrahiert stillsteht und sich hart anfühlt. Man hat vielfach nicht genügend zwischen Arterien und Capillaren des Coronarsystems unterschieden. Zweifellos steigt im Moment der Systole der Druck in den größeren Arterien (STEPP, HOCHREIN) und auch die Strömungsgeschwindigkeit des Blutes, gemessen mit dem BRÖMSERschen Differentialmanometer, steigt während der Systole im Bereich der aortennahen Gefäßteile (HOCHREIN). Das beweist aber an sich noch nichts für das Verhalten der Capillaren. ANREP schreibt: ,,Es besteht zu Recht, daß die Stromkurven in den großen Coronararterien eine systolische und eine diastolische Zunahme besitzen. Diese Beobachtung bedeutet aber nicht, daß die Durchströmung des Herzmuskels in beiden Phasen eine Zunahme erfährt. Während der Systole erzeugt die Kontraktion des Herzmuskels einen Widerstand, der groß genug ist, um den Durchströmungsdruck eines systolischen Aortendruckes von beträchtlicher Höhe auszugleichen. Die systolische Zunahme der Stromkurve wird auf eine elastische Ausdehnung der Coronararterienwand während des systolischen Einstroms bezogen. Das Herz als ganzes Organ wird sowohl bei einer periodischen Durchströmung von der Aorta aus als auch bei einer isolierten Durchströmung mit konstantem Druck nur in der Diastole mit Blut versorgt.'' Diesen Anschauungen möchte ich namentlich auch auf Grund der von A. JORES ausgeführten Versuche beipflichten. In der Systole findet eine Kompression und in der Diastole eine Erweiterung der Capillaren statt. Während der Systole geschieht die Muskelkontraktion aber auch im wesentlichen anoxydativ, erst in der Diastole ist der Muskelstoffwechsel zur Beseitigung der Abbau- bzw. Spaltprodukte auf stärkere Sauerstoff- und Blutzufuhr angewiesen. Die rhythmische, durch Pausen unterbrochene Tätigkeit des Herzens stellt an sich außerordentlich günstige biologische Bedingungen dar, die Lebensfähigkeit der Herzmuskelelemente ist denn auch im Vergleich mit anderen Organen auffallend groß [1].

Neben der Bedeutung der Diastole für den Erholungsprozeß dürfte auch die starke Anastomosierung eine wichtige Rolle spielen. Die Myokardschwielen finden sich am häufigsten in der Nähe der Herzspitze und an den Papillarmuskeln und gerade für diese Teile scheinen die Bedingungen für die Blutzufuhr am ungünstigsten zu liegen. Während der linke hintere Papillarmuskel von beiden Coronararterien Äste empfängt und auch seltener schwielig verändert gefunden wird, wird der linke vordere Papillarmuskel, der nach AMENOMIYA als der Lieblingssitz der Schwielenbildung anzusehen ist, nur von der linken Kranzarterie versorgt. Im Gegensatz zu den sonstigen Abschnitten des Herzens sollen nach

---

[1] Die Verhältnisse lassen sich jetzt nach experimentellen Versuchen von A. VANNOTTI noch klarer darstellen. VANNOTTI brachte die Herzen (Kaninchen) durch kleine Dosen von Calcium aceticum und Natr. fluorat. zu systolischem Stillstand und benützte das Verfahren von SJÖSTRAND, die Färbung der Erythrocyten, zur Darstellung der Capillaren. Durch die systolische Druckerhöhung in den Coronararterien und die reflektorische Erweiterung der Arteriolen entsteht im Myokard eine aktive Blutdurchströmung in den mittleren Schichten des Herzmuskels (Ringmuskulatur), während die Anastomosen durch die Verdickung der kontrahierten Muskelfasern gedehnt und unwegsam gemacht werden. Am Ende der Systole entsteht dann durch Verschlechterung der Abflußmöglichkeiten im venösen System eine Hinderung der Capillardurchblutung mit Andeutung von Blutstauung. Die Nebenbahnen, die eine wichtige Rolle im Abtransport des Blutes spielen, versagen. Während der Diastole wird der Tonus der Capillarwand durch die lokal entstandenen Stoffwechselprodukte herabgesetzt, die Capillaranastomosen, entlastet, lassen sich wieder mit Blut füllen, es kommt zu einer Zunahme des Blutgehalts des Myokards, besonders in den Papillarmuskeln und an den oberflächlichen Schichten. Während der systolischen arteriellen Drucksteigerung füllen sich die Gefäße der mittleren Schichten und diejenigen des Ventrikelseptums, in der Diastole dagegen die querverlaufenden Anastomosen, die Capillaren der oberflächlichen und subendokardialen Schichten und diejenigen der Papillarmuskeln. Durch die Vergrößerung der Capillaroberfläche (Lumenerweiterung und Vermehrung der Capillaren) und durch die nachweisliche Verlangsamung des Blutstromes werden die *Austauschvorgänge zwischen Blut und Geweben in der Erholungsphase des Herzens besonders begünstigt.*

AMENOMIYA in den Papillarmuskeln nur Capillaranastomosen und wenig präcapillare Anastomosen vorhanden sein.

Die sklerotischen Veränderungen sitzen meist *im Bereich der größeren Gefäßabschnitte*, bis hinauf zur Abgangsstelle der Coronargefäße von der Aorta. Die Druck- und Strömungsverhältnisse in der Aorta übertragen sich besonders leicht auf das Coronarsystem. 8—12% des Herzminutenvolums passieren die Coronargefäße (BROEMSER). 50% dieser Blutmenge entfallen nach KRAYER auf den Ramus circumflexus, 30% auf den Ramus descendens der Art. coron. sin. und 20% auf die Art. coronaria dextra. Bei zunehmendem arteriellen Druck und gesteigerter Herzfrequenz steigt die Durchblutung des Herzens. Jede körperliche Leistung geht deshalb mit einer Vermehrung der Coronardurchblutung einher. Auch emotionelle Einflüsse sind wesentlich, sympathische Reize öffnen die Strombahn, steigern die Durchblutung, parasympathische Erregungen drosseln die Durchströmung. Im letzteren Fall kommt es wohl zu einer Entlastung der Gefäßabschnitte unterhalb des arteriellen Spasmus, aber gleichzeitig zu einer unzweckmäßigen Drucksteigerung oberhalb. Aorta und Coronargefäßsystem sind *denselben* Gefahren ausgesetzt, unzweckmäßig starke mechanische Belastung begünstigt das Entstehen der Sklerose. Bei experimenteller Cholesterinatheromatose (SCHMIDTMANN) kommt es wohl zu peripherer Arteriosklerose, erst bei funktioneller Belastung des Herzgefäßsystems (Lauftrommel) stellt sich aber bei der Ratte neben ausgesprochener Muskelhypertrophie eine Atheromatose der Kranzarterien ein mit Schwielenbildung in der Herzmuskulatur.

Das *klinische Bild* der Coronarsklerose ist in hohem Maße davon abhängig, ob der zur Strömungsbehinderung führende Gefäßprozeß plötzlich eintritt oder langsam. Plötzlicher Verschluß einer zuführenden Arterie bedingt den *Infarkt*, langsame Absperrung die *Atrophie*. Der plötzliche Verschluß durch Thrombose oder Embolie oder spastische Tonusveränderungen der Gefäße allein führt zu mehr oder weniger bedrohlichen subjektiven und objektiven Herzstörungen, nicht selten zu *plötzlichem Tod*. Bei langsamer Entwicklung der Unwegsamkeit ist die Gefahr weit geringer, es bleibt in diesem Fall genügend Zeit zum vikariierenden Eintreten kollateraler Bahnen.

Die Thrombose, auch die bei Loslösung eines usurierten Gefäßstückes sich gelegentlich einstellenden Embolien, erscheinen nicht als notwendige, aber besonders häufige Komplikation einer Coronarsklerose.

Die *Ursachen der Zirkulationsstörungen* sind, wie schon angedeutet, anatomischer, aber auch funktioneller Art.

Die Sklerosierung, der Elastizitätsverlust eines arteriellen Gefäßes bildet an sich schon ein Strömungshindernis. Dasselbe verstärkt sich beim Zustandekommen der Intimaverdickung. Kommt es zur Atheromatose mit Bildung der gelben Plaques und unregelmäßiger rissiger Gestaltung der Gefäßinnenhaut, so ist alle Gelegenheit zum Ansetzen von Thromben gegeben. Das Eingreifen nervöser Impulse andererseits ist für das Zustandekommen funktioneller Änderungen der Gefäßweite verantwortlich zu machen. Der Sympathicus erweitert, der Vagus verengt die Kranzgefäße. Wenn ein allgemeiner Erregungszustand auf sympathischem Gebiet mit Steigerung des gesamten arteriellen Druckes reflektorisch von der Aorta her den Parasympathicus mit erregt, so dürfte die damit verbundene Tendenz zur Verengerung der Coronargefäße durch den an sich erweiternden Einfluß der sympathischen Innervation bis zu einem gewissen Grade ausgeglichen werden. Eindeutig sind aber die Folgen psychisch bedingter parasympathischer Erregung. Schreck und Angst lösen nicht selten schon bei scheinbar gesunden Herzen Unbehagen in der Herzgegend aus, bei einem Arteriosklerotiker kommt es unter diesen Umständen nicht selten zum Symptomenkomplex der Angina pectoris.

In vielfacher Weise machen sich auch parasympathische Reizwirkungen *von der Peripherie her* geltend. Im Vordergrund steht der Magen-Darmtractus, eine nach dem Essen zustande kommende Überfüllung und Gasbildung bedingt nicht selten eine reflektorisch gesetzte spastische Kontraktion der Kranzgefäße. Zweifellos spielt dabei die resorbierte Flüssigkeit mit Vermehrung des zirkulierenden Stromvolums, Erhöhung des arteriellen Druckes, auch der Salzgehalt der Speisen eine Rolle; mit rein nervösen reflektorischen Einflüssen hat man aber auch zu rechnen. Der von ROEMHELD besonders hervorgehobene gastrokardiale Symptomenkomplex dürfte in erster Linie ein Reflexphänomen sein, weniger die Folge einer vom Magen her veranlaßten Verlagerung des Herzens bei Zwerchfellhochdrängung. Sämtliche Baucheingeweide samt dem Peritoneum können der Ausgangspunkt derartiger Erregungen werden. Im Bereich des Kopfes gehen vor allem von der Nasenschleimhaut leicht parasympathische Erregungen aus. Der Kältereiz ist dem nicht abgehärteten Arteriosklerotiker unangenehm, auf dem Umweg über eine reflektorisch gesetzte arterielle Drucksteigerung oder auch ohne eine solche kommt es gelegentlich zu einem Coronarspasmus. Charakteristisch ist der anfallsweise Verlauf der Störung. Nur selten resultiert ein Dauerzustand. Es kann zwar auch hier zur tödlichen Katastrophe kommen, meist sind die Störungen aber passager. Sie sind einer schon bestehenden funktionellen Insuffizienz aufgepfropft, treten aber auch unter Umständen als erstes Signal einer zugrunde liegenden organischen ernsten Gefäßalteration in Erscheinung und können dann gegenüber rein nervös-spastischen funktionellen Coronarstörungen differential-diagnostische Schwierigkeiten bereiten.

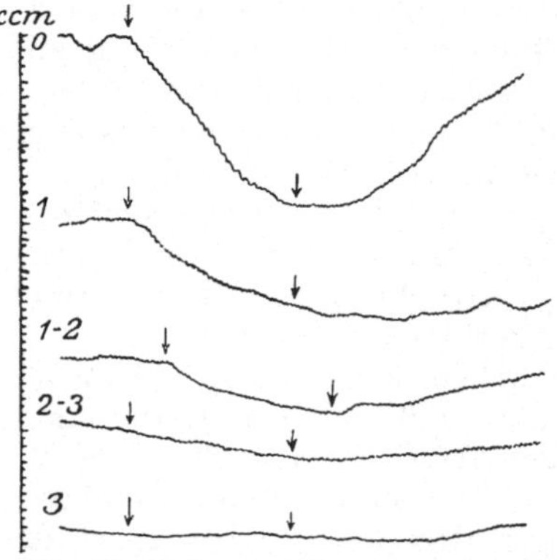

Abb. 38. Vorderarmplethysmogramme bei Kälteeinwirkung. Oberste Kurve: normale Reaktion; *1—3* zunehmende Grade von arterieller Sklerose.
(Nach ROMBERG: Kongr. inn. Med. 1904.)

Krampfgifte wie Nicotin wirken auf dem Umweg über das vegetative Nervensystem oder greifen auch wie Strophantin und Digitalis an der Gefäßwandung selbst an. Arteriosklerotiker werden dem Nicotin gegenüber zunehmend empfindlicher. Bei Verabreichung von Digitalis nehmen die von dem Patienten geäußerten Herzschmerzen gelegentlich eher zu, wenn man nicht von vornherein mit der Konzentration vorsichtig umgeht. Von innersekretorischen Produkten ist das Adrenalin von besonderer Wichtigkeit, dessen blutdrucksteigender und damit zu aortaler Coronarkonstriktion disponierender Effekt durch den direkt dilatierenden Einfluß auf die Coronargefäße in zweckmäßiger Weise ausgeglichen wird. Das Vasopressin der Hypophyse kann zu unzweckmäßiger Blutdrucksteigerung und von der Aorta her zum Coronarspasmus führen, nach Injektion größerer Dosen von Pituitrin treten nicht selten Kollapse auf mit Pulsverlangsamung und Herzschmerzen.

Man spricht vielfach von einer besonderen Empfindlichkeit der arteriosklerotischen Gefäße gegenüber nervösen Reizen. Eine derartige Annahme ist bei der anatomischen Veränderung, der Verhärtung und Unbeweglichkeit der Gefäßwände an sich sonderbar. Die Reaktion sklerotischer Arterien auf Kalt- und Warmreize erfolgt wie die plethosmographischen Versuche vom ROMBERG (Kongreß 1904) zeigen (Abb. 38), um so weniger ausgiebig und um so träger, je stärker die Arterien erkrankt sind. Auf nervöse Impulse dürfte die Reaktion der sklerotischen Gefäße ebenfalls vermindert sein. Möglicherweise besteht eine vermehrte Empfindlichkeit im *Beginn* des ganzen Krankheitsprozesses, sie erscheint dann aber mehr als *Ursache* der sich allmählich einstellenden Sklerosierung. Der Arteriosklerotiker ist allen den blutdrucksteigernden Einflüssen gegenüber deshalb empfindlich, weil die normalerweise sofort in Gang gesetzten regulierenden Mechanismen nicht mehr genügend spielen. Der Fehler liegt in der mangelhaften Ausweitbarkeit der Gefäße, nicht in einer besonderen Neigung zur Konstriktion. Wenn die Schrumpfnierenkranken zu abnorm starken Blutdruckschwankungen disponieren, so reichen die von der Aorta und dem Sinus caroticus aus reflektorisch normalerweise zustande kommenden vasodilatierenden Einflüsse nicht aus, um gegenüber der vorhandenen gewaltigen Hypertension zur Geltung zu kommen. Jedes Individuum reagiert auf Kälte mit einer gewissen Blutdrucksteigerung, stärkere Grade erreicht dieselbe beim Arteriosklerotiker infolge des Versagens seiner Regulationsmechanismen. Von einer gewissen Bedeutung mögen auch konträre Reaktionen sein. Je nach der verabreichten Dosis reagieren die vegetativ innervierten Organe häufig verschieden und andererseits ist die Reaktion bei ein und derselben Dosis auch von dem Zustand des Substrats abhängig. Bei vagotonischer Einstellung (Asthma bronchiale, Anaphylaxie) führt die intravenöse Injektion von $^1/_{100}$ mg Adrenalin nicht wie gewöhnlich zur Blutdrucksteigerung, sondern zur Druckherabsetzung (TONIETTI). Ähnlich mag es sich mit der Reaktionsweise der Coronargefäße bei parasympathisch eingestellten Individuen handeln, die dann nicht nur auf parasympathische, sondern auch auf sympathische Reize mit Vasokonstriktion reagieren. Die Ursache dieses Verhaltens ist aber nicht die sklerotische Beschaffenheit der Gefäßwandung, sondern, soweit sich das jetzt sagen läßt, der besondere Zustand des gesamten vegetativen Nervensystems überhaupt.

Bei Störungen der Coronarzirkulation pflegt die *Angina pectoris* das führende Symptom zu sein.

Von den 66 autoptisch festgestellten Fällen mit Coronarsklerose hatten nach WILLIUS und BROWN 60% eine Angina pectoris, R. KAUFMANN konstatierte in 62%, EDENS unter 91 Fällen bei 17,5% eine Angina pectoris. Von den 127 obduzierten Fällen von CABOT zeigten 33 (25%) die Symptome einer Angina pectoris, 11 Fälle mit Angina pectoris hatten allerdings keine Coronarsklerose.

Diese letztgenannte Beobachtung zeigt schon, daß Angina pectoris keine Diagnose, kein Krankheitsbild sui generis darstellt, vielmehr ein *Symptom*. Im Mittelpunkt steht, wie noch weiter unten auseinandergesetzt wird, das Coronarsystem, die zur Angina pectoris führenden Veränderungen desselben können aber sehr verschiedener Art sein. Sklerotische, atheromatöse Veränderungen mit oder ohne Thrombenbildung, arteriitische, vor allem luische, chronisch entzündliche Prozesse können das Bild der Angina pectoris bedingen, aber auch rein spastische Kontraktionen sind in der Lage, wenigstens leichtere Anfälle einzuleiten.

Die Erklärung des Schmerzanfalls begegnet immer noch gewissen Schwierigkeiten.

Die Annahme von WENCKEBACH, die Angina pectoris entspreche einem von dem supravalvulären Aortenabschnitte ausgelösten Vorgang, ist nicht mehr aufrechtzuerhalten. Man hat zwischen Aortalgie und Angina pectoris zu unterscheiden. Die bei der Aortensklerose vorkommenden Schmerzen breiten sich als viscerosensorischer Reflex (MACKENZIE) von der Sternalgegend nach dem Hals, dem Hinterhaupt, Nacken, Schlund, Kiefer zu aus, die Schmerzen der Angina pectoris sitzen dagegen mehr in der Herzgegend selbst, um von da in die linke Schulter und die Innenfläche des linken Arms auszustrahlen. Die Aortalgie ist ein Dehnungsschmerz, in strikter Abhängigkeit vom aortalen Blutdruck, ohne die Angst und das Vernichtungsgefühl der Angina pectoris. Objektiv läßt sich bei Angina pectoris nicht selten eine Hyperästhesie für Berührung, Schmerz,

Kälte und Druck im Bereich des 8. Cervicalsegments bis in die Gegend des 5. Dorsalsegments nachweisen, bei der Aortalgie sieht man das nicht. Auch die Hypästhesien und Parästhesien, das Geschwollensein, Eingeschlafensein der Finger, das Erblassen der Finger, selbst des ganzen Arms kommen nur bei der richtigen Angina pectoris vor im Gegensatz zu der Aortalgie. Eine Angina pectoris kann sich ohne jede Blutdrucksteigerung einstellen.

Die Diskussion konzentriert sich zur Zeit ausschließlich auf die Frage, in welcher Weise das Coronargefäßsystem an dem Zustandekommen des Schmerzes beteiligt sei. Geht der Schmerz von den überdehnten oder abnorm kontrahierten Arterien selbst aus oder aber von dem nicht mehr genügend mit Blut versorgten Muskel ?

Die Gefäßkontraktion an sich scheint nicht schmerzhaft zu sein. Lokale Adrenalinapplikation führte in Versuchen von SINGER zum Erblassen der freigelegten Coronargefäße beim leicht narkotisierten Hund, ohne Schmerzäußerung. Auch die Ligatur der Coronargefäße war schmerzlos. Überdies zeichnen sich die sklerotischen Gefäße mit ihrer starren Wandung gerade durch eine Schädigung ihrer contractilen Eigenschaften aus. Wichtiger ist die Frage eines *Dehnungsschmerzes*. In Analogie zur Aorta könnte man sich vorstellen, daß eine abnorm starke Füllung des Gefäßes nicht nur von gewissen druckregulierenden Gefäßreflexen begleitet wäre, sondern auch schmerzhafte Sensationen veranlaßte. KUTSCHERA-AICHBERGEN macht darauf aufmerksam, daß proximal von den sklerosierenden stenosierenden Gefäßabschnitten Überdehnungen häufig vorkommen. Der Autor hat derartige Überdehnungen im Schnittpräparat an der Streckung der elastischen. Fasern und der Verdünnung und Ausweitung der Muscularis zu erkennen geglaubt. EDENS verweist darauf, daß man am leichtesten, sichersten und deutlichsten Herzschmerzen erzeugen kann durch mechanische Reizung der in der Adventitia gelegenen Nerven. SINGER hat sich in ähnlicher Weise geäußert. Demgegenüber ist aber bemerkenswert, daß SCHRETZENMAYER bei künstlich gesetztem arteriellen Verschluß keine Dehnung des vor der Stenose gelegenen Arterienabschnittes beim Hund und der Katze mittels seiner onkometrischen Methode nachzuweisen vermochte. Das Druckgefälle ist im Verlauf der relativ kurzen Coronararterie minimal, ein ins Gewicht fallender Druckanstieg war dementsprechend auch im Modellversuch bei akutem Verschluß des „Gefäß"-rohrs nicht zu verzeichnen. Vom physikalischen Standpunkt dürfte auch ein Sperr- und Bremsdruck, der sich beim Aufprallen der Pulswelle auf die stenosierte Stelle dem systolischen Druckanstieg aufpfropfen sollte, nicht eintreten, da die bewegte Masse zu gering ist. Auffällig ist die geringe Empfindlichkeit des freipräparierten Coronargefäßes gegenüber mechanischen und elektrischen Reizen. Bei einem arteriellen Verschluß der peripheren Extremitätenarterien sitzt der Schmerz auch gar nicht etwa am oberen Ende des Thrombus, zentral von der Stenosierung, sondern oft weit entfernt in der Peripherie der Extremitäten. Diese letzte Feststellung beweist die *Bedeutung der Muskulatur beim Zustandekommen des Schmerzes*. SINGER hatte zwar gezeigt, daß bei Abschnürung und Anämisierung des Beines im Selbstversuch kein Schmerz auftritt. LEWIS, PICKERING und ROTHSCHILD kamen aber, ebenfalls in Selbstversuchen, gerade zum gegenteiligen Ergebnis, wenn die betreffende Extremität Arbeit zu leisten hatte. Läßt man das Bein oder den Arm bei durch Anlegen einer Blutdruckmanschette pulslos gemachter Extremität ruhig liegen, so traten selbst im Verlaufe von 10 und mehr Minuten keinerlei Schmerzen auf. Sobald aber am Ergometer gearbeitet wurde, begannen nach etwa 30—35 Sekunden Schmerzen, die sich bald zu großer Intensität steigerten. Die Schmerzen traten immer nur in der Muskelgruppe auf, mit der gearbeitet wurde, und zeigten eine verblüffende Abhängigkeit von der Größe der geleisteten Arbeit. Die Gefäße des betreffenden

Gliedes waren während der Schmerzperiode weit offen, wie auf plethysmographischem Wege festzustellen war. Lewis, Pickering und Rothschild beziehen die Schmerzen auf das Austreten von Reaktionsprodukten der Muskelarbeit aus den Muskelfasern und eine dadurch hervorgerufene Reizung sensibler Nervenendigungen in den interfibrillären Spalträumen. Es liegt nahe, die Schmerzen der Angina pectoris als Muskelschmerzen zu bezeichnen. In eigenen Versuchen an Kaninchen, deren untere Extremität nur noch durch die erhaltenen Nervenstränge mit dem übrigen Körper in Verbindung war, konnten am tief narkotisierten Tier bei Injektion Milchsäure-Harnstoff- und kohlensäurehaltiger Lösungen reflektorische Blutdruckschwankungen erzeugt werden. Es beweist das die Empfindlichkeit des peripheren Gewebes für die genannten Stoffe. Es ist wohl richtig, daß Herzmuskelschädigungen vielfach ohne alle Schmerzen verlaufen. Entzündliche Herzmuskelherde pflegen z. B. schlecht durchblutet zu sein (Singeisen), sind aber nicht schmerzhaft. Wenckebach bemerkt nun sehr treffend: ,,Was den Herzmuskel schädigt, wirkt der Angina pectoris entgegen.'' Man hat zu unterscheiden zwischen einem noch lebenden, arbeitleistenden Gewebe und der abgestorbenen Muskulatur. Nur die Arbeit führt zur Ermüdung und nur die contractile Leistung bzw. der Arbeitsstoffwechsel zum Auftreten von Ermüdungsstoffen. Beteiligt sich ein Herzabschnitt einmal nicht mehr an der contractilen Leistung des Organs, so brauchen Schmerzen nicht vorhanden zu sein, tatsächlich sieht man bei totalem Verschluß eines arteriellen Astes nach dem Überstehen einer Zeitperiode lebhafter Schmerzen die Beschwerden allmählich abnehmen und verschwinden. Singer vermißte das Auftreten von Schmerzen bei Injektion von Lycocodiumkörnern oder Quecksilber in das Coronargefäßsystem. Ich hatte mich selbst auch über die Wirkungslosigkeit der Injektion saurer Lösungen, speziell auch von milchsäurehaltigen Lösungen, überzeugt. Bei der nun erwiesenen starken Ausbildung capillarer Anastomosen braucht man sich darüber nicht mehr zu wundern. Die Kranzgefäße sind keine Endarterien. Ich möchte mich durchaus der von Danielopolu geäußerten Ansicht anschließen: «L'accès angineu est principalement un syndrome sensitivomoteur du à l'intoxication du myocarde par les produits de la fatigue». Zwischen einer Angine d'effort und einer Angine de décubitus (Vaquez) zu unterscheiden, scheint mir unnötig. Die normale Arterie paßt die Blutzufuhr dem Blutbedarf des Organs ohne weiteres an, bei abnormer Gefäßstruktur kommt es zur Ischämie und zum ischämischen Muskelschmerz bei Ruhe oder erst bei der Arbeit, je nach dem Grad der vorhandenen Stenosierung.

Gleichzeitig mit dem Einsetzen eines Anfalls von Angina pectoris sind nicht selten eigentümliche Erscheinungen von seiten anderer Organe zu beobachten, Übelkeit, Erbrechen, Speichelfluß, Stuhl- und Harndrang, vor allem auch vermehrte Schweißsekretion. Hochrein erklärt diese Erscheinungen mit Recht deren Einsetzen reflektorischer Einwirkungen, von dem geschädigten Herzen ausgehend, im Sinne von Organreflexen. Es ist mir und anderen zwar immer wieder aufgefallen, wie unempfindlich das Herz und auch das Epikard für alle möglichen Reizeinwirkungen sind. Ähnlich wie an den Abdominalorganen kann man mechanische, elektrische, chemische, ganz intensive Einwirkungen setzen, ohne daß das Versuchstier mit dem Blutdruck und der Atmung irgendwie reagiert. Der Ermüdungsreiz läßt sich aber experimentell nicht nachahmen. Als ,,adäquater'' Reiz wirken in erster Linie die muskulären Ermüdungsstoffe.

Spastische Kontraktionen der Coronargefäße können, wie schon bemerkt, eine durch organische Läsion bedingte Angina pectoris vortäuschen. Man muß derartigen Diagnosen aber mit großer Vorsicht und gebührendem Mißtrauen gegenüberstehen. In den meisten Fällen ist das Coronarsystem beim ausgesprochenen Bild der Angina pectoris nicht mehr anatomisch intakt. Spasmen

dürften auch bei den momentanen Verschlechterungen einer einmal vorhandenen
Coronarsklerose weniger in Betracht kommen als das Einsetzen einer relativen
Ischämie bei ungenügender Regulation und Anpassungsfähigkeit der Herzdurch-
blutung.

Besondere Beachtung verdient das bei Coronarsklerose so häufige *Asthma
cardiale*.

Mehr oder weniger plötzlich und unerwartet stellt sich Atemnot ein, Luftmangel bis zum Gefühl der Erstickung. Die Atmung erscheint beschleunigt,
meist angestrengt, vertieft. Die Patienten werden cyanotisch, erscheinen zugleich
blaß, mit ängstlichem Gesichtsausdruck. Die arterielle Pulsfüllung ist herabgesetzt, der arterielle Druck auch niedriger als in anfallsfreien Zeiten, der Puls
beschleunigt. Es stellt sich Husten ein mit dem charakteristischen schaumigen
oft rötlichen, serösen, nichteitrigen Sputum. Die pfeifende Atmung kann übergehen in Trachealrasseln, das ödemartige schaumige Sputum kann sich in Massen
aus Mund und Nase entleeren. Die Lungen erscheinen bald gedämpft, vor allem
in den abhängigen Partien, hier ist dann auch zuerst der feinblasige Katarrh
hörbar. Die Veränderungen können sich in bedrohlichen Fällen rasch steigern,
so daß vorn wie hinten weit hinaufreichend die ominösen mehr oder weniger
klingenden feinblasigen Geräusche hörbar werden.

Der Anfall kann den Kranken im Schlaf überraschen oder aber er schließt
sich an eine körperliche Anstrengung an. Psychische Erregungen sind nicht
selten die äußere Veranlassung. Nach dem Essen kann sich eine dem Kranken
gewohnte leichte Oppression einmal zu dem vollen Bild des bedrohlichen Asthma
cardiale steigern.

Es handelt sich dabei immer um eine Insuffizienz des linken Ventrikels mit
Lungenstauung.

Bei körperlicher Überlastung, ungewohnter Arbeitsleistung kann die Steigerung des arteriellen Druckes, aber auch die Mehrzufuhr von venösem Blut aus
den nunmehr entleerten Blutdepots zu einer Überlastung des Herzens führen.
Die Blutversorgung des Herzmuskels genügt für den Blutbedarf des Organs in
Ruhe, bei stärkerer Beanspruchung kommt es aber zur relativen Ischämie. Mit
oder ohne Angina pectoris wird der Herzmuskel insuffizient. Normalerweise
werden selbst starke Grade von Sauerstoffmangel und Sauerstoffverarmung des
arteriellen Blutes ertragen, wenn das Herz aber bei gestörter Coronarzirkulation
mit eben noch hinreichender Blutversorgung arbeitet, so erscheint der Herzmuskel einer Verstärkung der Ischämie gegenüber empfindlich und reagiert
mit Abnahme der Kontraktilität. Die beim Essen zustande kommende Vermehrung der zirkulierenden Blutmenge kann aus rein hämodynamischen Gründen
zum Versagen des Herzens führen, wenn nicht vom Magen aus reflektorisch
die Kontraktilität geschädigt wird. Auf parasympathische Reflexerregungen hin
kann der Tonus der Herzgefäße in unzweckmäßiger Weise gesteigert werden,
unter Behinderung der Blutströmung, unter Umständen schädigt der Vagus-
reflex auch die Muskelkontraktilität direkt. Wenn man in der Klinik der rein
nervös bedingten Kontraktilitätsschwäche mit Recht skeptisch gegenübersteht,
so ist die Hypodynamie des Herzmuskels bei experimenteller Vagusreizung doch
eine feststehende Tatsache. Auch der für Sauerstoffmangel unempfindliche
Froschmuskel reagiert dabei mit Herabsetzung der Kontraktilität. Der gastrokardiale Symptomenkomplex ist, wie schon bei Besprechung der Angina pectoris bemerkt wurde, weit eher die Folge nervöser gastrogener Reflexwirkungen
als das Resultat einer mit Zwerchfellhochstand verbundenen Querlagerung des
Herzens. Für den starken Einfluß des Nervensystems sprechen die während
der Ruhe im Schlaf einsetzenden Anfälle von Asthma cardiale. Die mechanischen Momente, die liegende Position im Gegensatz zu der aufrechten Haltung

dürften dabei keine große Rolle spielen. Die Zirkulation, speziell der venöse Blutzustrom, ist im Liegen und im Schlaf keinesfalls größer. Eine Senkung des arteriellen Druckes könnte wohl die Blutdurchströmung des Herzmuskels verringern, sie entlastet aber zugleich auch den linken Ventrikel. Das schädliche Moment liegt in dem gefäßverengernden Einfluß des Vagus. Ebenso wie die Gallensteinanfälle und die Magenspasmen mit besonderer Leichtigkeit in der Nacht einzusetzen pflegen, so führt auch der Rückgang des Sympathicotonus mit dem Überwiegen des Vagus bei einem der Ischämie nahen Herzmuskel leicht zur paroxysmalen linksventrikulären Insuffizienz.

Differentialdiagnostisch kommt in solchen Fällen die Abgrenzung gegenüber einem *Asthma bronchiale* in Frage. Im allgemeinen ist die Unterscheidung ohne weiteres zu machen. Das Asthma bronchiale ist durch eine langsame, exspiratorische Dyspnoe charakterisiert, mit tiefstehenden Lungengrenzen, vollem Lungenschall, mit spärlichem, zähem Sputum und den zugehörigen, meist trockenen, giemenden und brummenden Lungengeräuschen. Das Asthma cardiale verhält sich sozusagen in jeder Hinsicht gegenteilig: Die Lungengrenzen sind nicht ausgeweitet, der Schall über den Lungen häufig verkürzt, das Sputum schaumig, flüssig, reichlich und vor allem die Art der Atmung eine charakteristische Kurzatmigkeit. Wohl kommen gelegentlich beide Formen des Asthma nebeneinander zur Beobachtung, nach dem Essen stellen sich nicht nur gewisse Zustände von Herzschwäche ein, sondern reflektorisch bedingt auch typische Anfälle von Bronchialasthma; bei alleinigem Vorkommen der einen oder anderen Form ist die Unterscheidung aber nicht schwierig. Im Abschnitt über die Aortensklerose wurde über die sog. *aortale Dyspnoe* gesprochen. Namentlich im Zusammenhang mit arterieller Drucksteigerung sieht man Paroxysmen von langsamer, an die KUSSMAULsche große Atmung erinnernde Zustände von Dyspnoe. Schon der Atemtyp gibt also das differentialdiagnostisch entscheidende Merkmal dazu pflegt bei der aortalen Atemstörung die Aortalgie nicht zu fehlen. Gegenüber einer *renalen urämischen Dyspnoe* ist die Unterscheidung im allgemeinen ebenfalls einfach, auch hier handelt es sich um eine typische cerebrale Form der Dyspnoe mit langsamer, vertiefter Atmung. Es sei betont, daß sich gleichzeitig mit oder als Folge von kardialer Insuffizienz, d. h. im Zusammenhang mit dem kardialen Asthma, gewisse Anzeichen einer zentralen Dyspnoe nicht selten bemerkbar machen können. Ebenso wie das CHEYNE-STOKESsche Atmen als Ausdruck einer lokalen Ischämie des Atemzentrums mit dem Einsetzen einer kardialen Insuffizienz gelegentlich in Erscheinung tritt, so kann sich eine Schwäche des linken Ventrikels mit den Zeichen einer cerebralen Dyspnoe kombinieren. Der Atemtyp des kardialen Asthmas hat dann nicht mehr die Charakteristika der pulmonalen Tachypnoe, die Atmung ist nicht mehr oberflächlich, sie nähert sich vielmehr der großen Atmung, der zentrogenen Form der Dyspnoe. Gegenüber der *chronischen Lungenstauung* bei linksventrikulärer Insuffizienz mit ihrer mehr oder weniger dauernd vorhandenen Kurzatmigkeit, hebt sich das kardiale Asthma durch den krisenhaften Charakter der Störung ab.

Die Coronarsklerose führt über kurz oder lang zur *kardialen Insuffizienz*.

Der herdförmige Charakter der gesetzten Störungen bedingt zunächst auch mehr oder weniger umschriebene funktionelle Läsionen. Als Prädilektionsstellen für die Entwicklung einer Coronarsklerose wurden oben genannt: die Abgänge der Coronararterien von der Aorta, die Gegend der Herzspitze und der Ansatzstellen der Papillarmuskeln. Immer ist der linke Ventrikel mehr gefährdet als der rechte. Schwielige Veränderungen an den Vorhöfen spielen keine Rolle. Ganz gewöhnlich wird das Bild beherrscht durch eine Insuffizienz des linken Ventrikels, die rechtsventrikulären durch eine Schädigung der Coronaria dextra veranlaßten Schädigungen und Insuffizienzen sind seltener. Während als

Komplikation bei der linksventrikulären Insuffizienz die Mitralinsuffizienz in großer Häufigkeit hervortritt, sieht man bei rechtsventrikulären Alterationen nicht selten Überleitungsstörungen.

Der häufigste Fall, die linksventrikuläre Insuffizienz, ist perkutorisch und röntgenologisch ausgezeichnet durch das Vorspringen des linken Ventrikelbogens. Der Spitzenstoß rückt nach außen und nach unten in den 6. Intercostalraum. Fast immer erscheint auch die linke Vorhofgegend perkutorisch nicht normal, bei Bestehen einer Insuffizienz der Mitralis erfährt der linke Vorhof eine abnorm starke Füllung, die Herzbucht verstreicht. Rechts können die perkutorischen Verhältnisse lange Zeit völlig normal sein. Geringgradige Vergrößerungen des rechten Ventrikels entgehen leicht der Diagnose, weil sich das Herz dabei eher nach links verschiebt als das Mediastinum nach rechts verdrängt. Die Aortendämpfung verhält sich verschieden, je nachdem eine Aortensklerose gleichzeitig vorhanden ist. Wichtig ist eine Durchleuchtung in den schrägen Durchmessern, vor allem im ersten schrägen Durchmesser, zur Kontrolle des linken Vorhofs.

Auskultatorisch finden sich sehr häufig leise oder lautere systolische Geräusche an der Herzspitze. Die akzidentellen systolischen Pulmonalgeräusche hört man seltener als im jugendlichen Alter, die Lungen liegen zwischen der vorderen Thoraxwand und der pulsierenden Arteria pulmonalis. Über dem ganzen Verlauf der Aorta ascendens finden sich aber sehr oft die systolischen Geräusche der Aortensklerose. Der erste Mitralton kann bei bestehender Hypertension abnorm laut erscheinen, ist aber ohne eine solche öfters mehr oder weniger abgeschwächt und verwaschen. Der zweite Aortenton zeigt auch ohne erhöhten Blutdruck meist den eigenartig klingenden Charakter. Die Spaltung des ersten Tons in der Gegend der Herzspitze kommt häufig vor, neben einem ungleichzeitigen links- und rechtsseitigen atrioventrikulären Klappenschluß kommt auch ein verspäteter Beginn der einen Ventrikelkontraktion in Frage. Das differente Verhalten des Myokards, der intraventrikulären Füllung und der Systolendauer im Vergleich von links zu rechts läßt weiterhin das häufige Vorkommen von Spaltungen der zweiten Töne an der Herzbasis verständlich erscheinen. Wichtig ist das Auftreten eines *Galopprhythmus*. Wie bei jeder Myokardschädigung hat man in dem protodiastolischen Galopp mit Auftreten eines neuen dritten Tones im Beginn der diastolischen Ventrikelfüllung das Zeichen einer abnormen Vorhofstauung. Die Füllung geschieht mit einer gewissen Heftigkeit, so daß die gesamte Umwandung des linken Ventrikels, die Atrioventrikularklappen inbegriffen, akut gespannt wird und zum Tönen kommt. Der präsystolische Galopp mit dem dritten Ton vor der Ventrikelsystole ist genetisch vieldeutig. Einmal bestehen Übergänge zu einer bloßen Spaltung des ersten Tons. Hört man diese Art des Galopps nach der Aorta hin, so ist daran zu denken, daß nicht nur in der Anspannungszeit, sondern auch im Beginn der Austreibungsperiode im Bereich einer sklerosierten Aorta ein Ton entstehen kann. Schließlich rückt nicht selten bei rascher Herztätigkeit mit kurzer Diastole ein protodiastolischer dritter Ton so nahe an den nächstfolgenden ersten Ton heran, daß diagnostische Zweifel entstehen können. Als Symptom einer linksventrikulären Herzschwäche ist vor allem der protodiastolische Galopprhythmus von Bedeutung.

Die Pulsfüllung steht bei Coronarsklerosen meist in einem auffälligen Mißverhältnis zu der Größe des Herzens. Desgleichen fällt der relativ niedrige arterielle Druck auf. Während in „gesunden" Tagen systolische Druckwerte über 200 mm Hg festgestellt wurden, findet man nun nahezu „normale" Werte. In solchen Fällen lohnt sich vor allem die gleichzeitige Bestimmung des diastolisches Druckes, an der geringen Pulsdruckamplitude erkennt man das geschwächte Schlagvolum. Sehr wichtig ist die Prüfung des Pulses auf Inäqualität. Normalerweise ist jeder Puls wie der andere, mit nur kleinen Unterschieder.

kaum abhängig von Inspiration und Exspiration. Ungleichmäßige Füllungen erwecken sofort den Verdacht auf das Bestehen einer linksventrikulären Herzschwäche. Sichergestellt wird diese Diagnose durch den *Pulsus alternans*. Auch ohne Registrierapparat kann man sich von dem Vorhandensein dieses Symptoms wohl überzeugen. Oft wechseln rasch hintereinander Pulsreihen mit alternierender Pulsfüllung ihren Rhythmus, eine ventrikuläre Extrasystole kann die periodischen Schwankungen herumwerfen, es kommt das aber auch ohne Extrasystole vor.

Unter den Organen, die sich bei kardialer Insuffizienz besonders leicht als verändert zeigen, spielen die *Lungen* die Hauptrolle bei der linksventrikulären Insuffizienz, die Leber, Nieren und das Gebiet der Beinvenen bei rechtsventrikulärer Herzschwäche. Die chronische Lungenstauung läßt leicht eine trockene oder feinblasige Bronchitis entstehen mit spärlichem, nicht selten bräunlichem pigmentzellenhaltigen Sputum. Die Vitalkapazität der Lungen ist herabgesetzt, ihr Ausdehnungsvermögen vermindert, der Gasaustausch verschlechtert. Für eine genügende Abventilierung der retinierten Kohlensäure sorgt ein noch funktionsfähiges Atemzentrum, die Behinderung der Sauerstoffaufnahme wird vom Organismus aber nicht kompensiert, es kommt zur arteriellen Hypoxämie. Infolge der bestehenden venösen Stauung wird vom Blut in den Geweben abnorm viel Sauerstoff abgegeben; die Ausnützung des Blutsauerstoffs steigt von 40 auf 60 und 70% (LUNDSGAARD). Das Blut strömt sauerstoffarm, dunkel zum Herzen zurück, kann aber auch hier bei der vorhandenen Pneumonose nicht in normaler Weise mit Sauerstoff gesättigt werden. Die Hypoxämie ist neben der Ausweitung peripherer Venen der Grund für das Auftreten der *Cyanose*. Dyspnoe und Cyanose sind bei der Lungenstauung regelmäßig kombiniert, wenn sie auch an sich ihrer Entstehung nach verschieden zu beurteilen sind. Hypoxämie an sich pflegt nicht Dyspnoe zu verursachen, nur auf die stärksten Grade von Sauerstoffverarmung des arteriellen Blutes reagiert das Atemzentrum mit vermehrter Tätigkeit. Dyspnoe ist das Symptom einer Anreicherung saurer Substanzen im Blut, vor allem bei Herzkranken von Kohlensäure, die Cyanose ist das Symptom der Sauerstoffverarmung. — Die *Nieren* reagieren bei rechtsventrikulärer Schwäche mit Albuminurie, aber auch gelegentlich mit deutlicher Hämaturie und der Abgabe hyaliner Zylinder. Gekörnte Zylinder sind verdächtig auf organische Nierenstörungen, die über die reine Stauung hinausgehen. Bei renaler Stauung ist die Harnmenge vermindert, mit dunkler Farbe und hohem spezifischen Gewicht. Es bilden sich leicht Sedimente von harnsauren Salzen oder Phosphaten. Die Stauungsniere ist an sich funktionell intakt, ein schon geschädigtes Organ kann aber durch das Einsetzen einer kardialen Insuffizienz insuffizient werden, mit dem Hervortreten der verschiedenen Anzeichen von Retention harnfähiger Stoffe. — Ödeme fehlen nur in den leichtesten Stadien der Herzinsuffizienz, vor allem auch bei einer Beschränkung der Störung auf den linken Herzabschnitt. Sie zeichnen sich durch den teigigen Charakter der Hautschwellungen in der Knöchelgegend, an den Adductoren und am Sacrum aus. Am Morgen sind sie häufig verschwunden. Die bei den Kranken nicht selten zu beobachtende Nykturie entlastet den Körper. Bei schwereren Störungen nehmen die Ödeme dann zu bis zu gewaltigen Anschwellungen der Beine, des Beckens, der Rücken- und Bauchhaut, sogar unter Beteiligung der Hände und Arme.

Die *Ursache der zu beobachtenden Insuffizienz liegt bei Coronarsklerosen im Herzen selbst.*

Die alarmierenden Feststellungen von EPPINGER, wonach bei beginnender Herzinsuffizienz das Schlagvolum erhöht und die dem Herzen von der venösen Seite zuströmende Blutmenge vermehrt sein sollte, hat sich als unrichtig herausgestellt. Das von EPPINGER und seinen Mitarbeitern angewandte Sauerstoffverfahren mit Benützung des FICKschen Prinzips führt bei Stauungslungen zu Irrtümern. Mittels der Kohlensäuremethode finden EWIG und HINSBERG aus der EPPINGERschen Schule beim Herzkranken, wie zu erwarten war, eine Verkleinerung vom Schlag- und Minutenvolum. Eine Erklärung dieser Differenz ist nach KROETZ am wahrscheinlichsten darin zu suchen, daß es bei Verwendung der Sauerstoffmethode infolge der niedrigen Diffusionskonstante des Sauerstoffs nicht gelungen war, zwischen Lungenblut und Alveolarluft das nötige Gleichgewicht der Sauerstoffspannungen herbeizuführen. So wurde die Berechnung der arteriovenösen Differenz in der FICKschen Gleichung auf falschen Versuchsdaten aufgebaut. LINDHARD hebt hervor, daß die meisten Kreislaufbestimmungen nach dem FICKschen Prinzip am Menschen an dem Fehler leiden, daß die Gasspannung im arteriellen und venösen Blut nicht gleichzeitig bestimmt werden könne. ,,Wenn man weiß, wie schnell sich der Kreislauf ändern kann, und welche großen und plötzlichen Schwankungen in den alveolaren Gasspannungen und damit in dem arteriellen Blut entstehen können, so ist es in Wirklichkeit erstaunlich, daß man auf diesem Weg überhaupt zu verwendbaren Kreislaufbestimmungen gelangen kann.'' Dazu kommen die künstlichen Veränderungen der Blutströmung bei den Atemmanipulationen zur Gewinnung der Alveolarluft. GROLLMAN kritisiert auch die von EPPINGER, PAPP und SCHWARZ angewandte Arterienpunktion, weil allein durch diesen Eingriff schon das ausgeworfene Herzvolum erheblich verändert werden kann.

Nach dieser Periode der Irrungen kann man, namentlich gestützt auf das GROLLMANsche Acetylenverfahren, mit Bestimmtheit sagen, daß bei kardialer Insuffizienz eine Herabsetzung der Zirkulationsgröße besteht. Die Peripherie ist von EPPINGER zu stark in den Vordergrund geschoben worden. Der periphere Muskelstoffwechsel verändert sich sekundär unter der sich entwickelnden venösen Stauung, trotz der starken Utilisation von Sauerstoff leiden die Oxydation und Wegschaffung der aus dem Stoffwechsel hervorgegangenen Abbauprodukte und damit auch die normalerweise sich einstellenden Resynthesen. Die im Blut nachweisliche Vermehrung der Milchsäure, die Verschiebung des Säure-Basengleichgewichts nach der sauren Seite mit Abnahme der Alkalireserve sind eine nicht unwichtige Folge, aber nicht die Ursache der Herzinsuffizienz.

Die Coronarsklerose führt auch im Bereich des Herzens selbst zur Ischämie, schädigt die oxydative Phase des Herzmuskelstoffwechsels. Die als Ermüdungsstoffe zu bezeichnenden Abbauprodukte bleiben ungenügend verbrannt liegen, die Resynthesebereitschaft leidet und damit die Reservekraft des Herzens. Fällt ein Herzbezirk bei vollständigem arteriellen Verschluß ganz aus, so kommt es bei akutem Geschehen zum Infarkt, bei langsamem Verlauf zur Atrophie. Der Grad der allgemeinen Herzstörung hängt ab von der Lokalisation des Herdes und dessen Ausdehnung. Kleine Herde können zwar im Bereich des Reizleitungssystems schweren Schaden stiften, brauchen aber sonst keine deutlichen Symptome zu machen. Vor allem bei langsamem Verschluß des zuführenden Gefäßes reicht die Ausbildung kollateraler Bahnen hin, um die Störung auszugleichen, selbst bei Verschluß größerer Gefäße kann der zugehörige Muskelabschnitt ganz intakt erscheinen. Die Diagnose eines Herzinfarkts stützt sich außer der Anamnese, dem Alter des Patienten, der Vergrößerung des Herzens und dem Auftreten von Stauungssymptomen auch auf den Nachweis umschriebener perikarditischer Reibegeräusche.

Sehr mannigfach sind die bei Coronarsklerose zu beobachtenden **Störungen der Herzrhythmik:**

Tachykardien fehlen selten. Schon in der Ruhe fällt der zwar regelmäßig aber mehr oder weniger stark beschleunigte Puls auf. Nach körperlichen

Bewegungen (Treppensteigen, Laufschritt an Ort, Kniebeugen) wird die Pulsbeschleunigung besonders deutlich, der Puls beruhigt sich weniger rasch als beim Normalen. Häufig ist das Gefühl des Herzklopfens mit dabei. Während bei ruhiger Aktion nur ausnahmsweise Herzklopfen besteht —- z. B. bei akutem Angstgefühl —, wird die beschleunigte Herzaktion fast immer mehr oder weniger empfunden.

Der Grund für die bei Coronarsklerose zu beobachtende Tachykardie ist im Einzelfall verschieden. Bei entzündlichen Komplikationen genügt gelegentlich die Temperatursteigerung zur Erklärung der Erscheinung, bei gleichzeitig bestehender typischer Labilität ist die Tachykardie mit der Ausdruck einer Herzneurose. Begleitende Umstände der Überfunktion der Schilddrüse treiben von sich aus die Pulsfrequenz in die Höhe. Von allen diesen extrakardialen Momenten abgesehen gibt es aber auch genügend Fälle, in denen das Herz selbst an dem Auftreten der Tachykardie in erster Linie beteiligt ist.

Organische Störungen im Bereich des Sinusknotens spielen keine wesentliche Rolle, es handelt sich vielmehr meist um reflektorisch zustande gekommene Erregungen der Reizursprungsstelle. Die Tachykardie ist ein wichtiges Symptom beginnender Herzschwäche. Eine Steigerung des venösen Druckes durch vermehrte Füllung der Venen führt beim intakten Tier zu einer Beschleunigung des Herzschlages (BAINBRIDGE, RIHL), die Tachykardie kommt nicht zustande, wenn die Vagi und Accelerantes durchtrennt sind. Ausgelöst wird der Reflex von beiden Vorhöfen, dann von der Einmündungsstelle der Venen in die Vorhöfe, aber nicht von den peripheren Venen selbst. Die Tachykardie schützt das Herz als zweckmäßiger Regulationsmechanismus vor Überfüllung. Bei geschädigter Kontraktilität der Ventrikel mit erhöhtem Restvolum begegnet die Entleerung der Vorhöfe einem abnormen Widerstand; dieses Moment genügt zur Auslösung einer Pulsbeschleunigung. Während eine Überfüllung der venösen Seite des Herzens zur Pulssteigerung führt, hat andererseits eine Druckabnahme im Bereich der Aorta und des Carotissinus denselben Effekt. Venöse Drucksteigerung und arterielle Hypotonie gehen meistens Hand in Hand, jeder der beiden Faktoren kann bei der Auslösung einer Tachykardie mit im Spiele sein.

Seltener ist die Neigung zu *Bradykardie*.

Läßt sich durch die Gesamtuntersuchung des Individuums ein vagotonischer Reizzustand ausschließen, so kommt eine organische Schädigung der Reizursprungsstelle sehr in Frage. Fehlt bei bestehender Bradykardie die leichte Ansprechbarkeit der Pulsfrequenz bei tiefer Atmung (respiratorische Arrhythmie), fehlt auch die normalerweise beim Aufsitzen, Stehen und Bewegungen zu beobachtende Pulsbeschleunigung, so verdient das Symptom der Bradykardie ernstliche Beachtung. Das alternde Herz ist an sich durch einen Rückgang der Pulszahlen gekennzeichnet, fixierte Frequenzen unter 50 sind aber immer auffallend. Über die reguläre Bradykardie bei totaler atrioventrikulärer Leitungsunterbrechung s. unten.

Extrasystolen können von verschiedenen Herzabschnitten ausgehen, man unterscheidet ventrikuläre, aurikuläre und nodale (atrioventrikuläre).

Bei *ventrikulärer* Extrasystole bleibt der Vorhofrhythmus, d. h. der vor der Extrasystole beim Zählen des Pulses oder bei der Auskultation des Herzens festgestellte Rhythmus unberührt. Am Puls fühlt man meist die verfrühte systolische Welle, immer ist sie wesentlich kleiner als die Normalschläge oder kann ganz ausfallen. Solche Intermittenzen können bei bloßer Pulsbetrachtung nicht unterschieden werden von atrioventrikulären Überleitungsstörungen; auskultiert man aber das Herz, so hört man bei der Extrasystole deutlich den der Extrasystole zugehörigen überstürzten ersten, oft auch ganz leise den zweiten Ton, während bei einer Leitungsstörung alles ruhig bleibt. Die Extrasystolen werden öfters unangenehm empfunden. Die Kranken geben an, das Herz hätte sich herumgedreht und beschreiben damit annähernd richtig den Ablauf der peristaltischen Kontraktionswelle über das Herz hin. Weshalb die extrasystolische Kontraktion gefühlt wird, die normale nicht, ist nicht bestimmt zu sagen. Für die allgemeine Zirkulation ist das Auftreten ventrikulärer Extrasystolen im allgemeinen belanglos, nur bei sehr gehäuften derartigen Unregelmäßigkeiten kommt es zu einer gewissen Opression und Kurzatmigkeit. Die *aurikulären* Extrasystolen unterscheiden sich grundsätzlich durch das Fehlen einer kompensierenden Pause. Das vom Sinusknoten bis zum Auftreten des aurikulären Extrareizes gebildete Reizmaterial wird von der Extrasystole vernichtet, so daß der Sinusknoten mit seiner Reizbildung gewissermaßen von vorne anfangen muß. Zwischen aurikulärer Extrasystole und der folgenden Normalkontraktion liegt ein Intervall von normaler Länge, nur wenig vergrößert, entsprechend der Zeit, die verstreicht, bis der Extrareiz die normale Reizursprungsstelle erreicht hat. Bei der Untersuchung des Pulses wie bei der Auskultation des Herzens trifft man also auf eine völlig andere Situation als bei ventrikulärer Extrasystolie. Die aurikulären Extrasystolen werden nicht empfunden, die Ventrikel kontrahieren sich auf den ihnen zugehenden Vorhofreiz hin in gewöhnlicher Weise. Die Allgemeinzirkulation wird nicht tangiert. Nicht selten sind aurikuläre Extrasystolen die Vorläufer oder Überbleibsel des Vorhofflimmerns. *Atrioventrikuläre* nodale Extrasystolen setzen von der Kammervorhofgrenze aus Vorhöfe und Ventrikel nahezu gleichzeitig in Aktion. Post extrasystolisch ist das Intervall wie bei einer ventrikulären Extrasystole kompensierend oder nicht. Retrograd wird der Sinusknoten nicht selten mitergriffen. Bei dieser Form der Extrasystolie leidet die Zirkulation noch am meisten. Der systolische Venenpuls ist das Zeichen der verkehrten Kontraktionsweise des Herzens, gehäufte nodale Extrasystolen führen zu kardialer Stauung.

Bei der Beurteilung einer Extrasystole schwankt man stets zwischen der Annahme einer rein nervösen oder aber einer organischen Herzalteration.

Von den extrakardialen Nerven versorgt der Accelerans die Vorhöfe wie die Kammern. Für den Vagus ist der negativ inotrope Einfluß auf die Kammern beim Kaltblüter- wie beim Warmblüterherzen sichergestellt, fraglich ist nur der Einfluß auf die ventrikuläre Reizbildung und Reizleitung. Von ROTHBERGER wird darauf hingewiesen, daß Verzögerungen des Erregungsablaufs in Form von Verlängerungen der Systole oft vorkommen; die negativ dromotrope Wirkung manifestiert sich aber fast ausschließlich an jenen Stellen, an welchen die Überleitung der Erregung von einer Herzabteilung auf die andere erfolgt, vor allem an der Atrioventrikulargrenze. Während verschiedene Autoren nicht abgeneigt sind, das Auftreten atypischer Elektrokardiogramme während faradischer oder toxischer Vagusreizung durch die Annahme einer Blockierung des Erregungsvorgangs in den Schenkeln des Verbindungsbündels zu erklären, kam ROTHBERGER nach eigenen Versuchen zu keiner Bestätigung dieser Auffassung. Eine Vagusreizung begünstigt durch Hemmung der führenden Reizbildung das Hervortreten heterotoper Reizbildungszentren. Die nach Vagusdruck auftretenden Extrasystolen werden denn auch als „escaped beats" (LEWIS) bezeichnet. Sie sind, wenn es sich um ventrikuläre Extrasystolen handelt, ein Ausdruck von Kammerautomatie und werden durch den Vagus nicht nur nicht unterdrückt, sondern geradezu hervorgerufen. Man steht also vor der Tatsache, daß beide extrakardialen Nerven bei ihrer Erregung das Zustandekommen von Extrasystolen begünstigen.

Die Klinik gibt dieser auf experimentelle Erfahrungen begründeten Auffassung Recht. Einseitig orientierte Erregungszustände, nur im Bereich des Sympathicus oder nur solche des Vagus, lassen Extrasystolen keineswegs häufig in Erscheinung treten. Weder bei der nervös bedingten thyreotoxischen Tachykardie noch der Vagusbradykardie brauchen Extrasystolen vorhanden zu sein. Ein gleichzeitig auf beiden Gebieten bestehender abnorm starker Erregungszustand begünstigt aber die Extrasystolie in hohem Maße.

Im Hinblick auf organische Herzläsionen ist die Tatsache wichtig, daß intrakardiale Drucksteigerungen experimentell zum Einsetzen von Extrasystolen disponieren (HERING). Diese Extrasystolen gehen, wenn man die Aorta komprimiert, vom linken, bei Verschluß der Pulmonalis aber vom rechten Ventrikel aus (ROTHBERGER und WINTERBERG). Möglicherweise spielt dabei die Empfindlichkeit des Carotissinus eine größere Rolle als man früher annahm. Auch die Dehnung der isolierten Herzmuskelfaser allein steigert deren Erregbarkeit. Besonders eindrucksvoll ist die Häufigkeit aurikulärer Extrasystolen und von Vorhofsflimmern bei Mitralfehlern, mit Rückstauung des Blutes in die Vorhöfe, bei insuffizienter Kammertätigkeit. Bei Coronarsklerosen mit schwieliger Herzmuskelveränderung kommt diesem Moment als Ursache für eine vorhandene Extrasystolie zweifellos große Bedeutung zu. Die Versuche, nach dem Aussehen des Elektrokardiogramms eine Extrasystole in den als geschädigt betrachteten Herzabschnitt zu lokalisieren, sind nicht immer erfolgreich. Die extrasystolischen elektrokardiographisch registrierten Herzkontraktionen sind ihrem Ausgangspunkt nach nicht immer zu identifizieren. Extrasystolen vom Typus der linksventrikulären ES können gerade so gut vom linken wie vom rechten Ventrikel abgehen, wenn der rechte Ventrikel in vergrößertem Zustand den linken Ventrikel nach hinten verdrängt, so daß Teile des rechten Ventrikels links von der elektrischen Herzachse zu liegen kommen.

Schließlich kommt als ursächliches Moment bei einer festgestellten Extrasystole eine Schädigung der Herzmuskulatur selbst in Frage. Die intramyokardialen Partien der Herzwand, auch die basalen Anteile der Papillarmuskeln dürften zwar als Ausgangspunkt extrasystolischer Kontraktionen keine wesentliche Rolle spielen, weil sie keine Reizleitungsapparate enthalten (TAWARA), dafür aber um so mehr das PURKINJEsche Fasersystem. Auch ROTHBERGER betont, daß die spontanen Extrasystolen von den verschiedenen Teilen des Reizleitungssystems ausgehen. Erkrankung dieser Teile oder benachbarter Herzabschnitte mit gestörtem muskulären Stoffwechsel und der Ansammlung schlecht oxydierter Spaltprodukte können so für das Auftreten abnormer Reizbildungsvorgänge Veranlassung werden. ANDRUS und CARTER demonstrierten die starke Abhängigkeit der Reizbildung und Reizleitung von der H-Ionenkonzentration der Durchströmungsflüssigkeit im Tierversuch. Ein Anstieg des p_H begünstigt die Reizbildung. Der Milchsäure und Phosphorsäure kommt dabei möglicherweise eine besondere Bedeutung zu. Noch ungeklärt sind die vom Sinusknoten und dem TAWARAschen Knoten abgegebenen reizsteigernden aktiven Substanzen in ihrer Bedeutung für die Frage der klinischen Extrasystolie (vgl. DEMOOR, SCHÜRMANNS und REMY, HABERLANDT). RIGLER und SINGER leugnen die Spezifität des HARLANDTschen Stoffes. Sie fanden im besonderen im Gegensatz zu einem Grundversuch HABERLANDTs, daß die Wirkungen auch von Lösungen zu bekommen sind, in denen die Kammerspitze künstlich zum Schlagen gebracht war. Ferner konnten sie auch aus anderen Organen Extrakte gewinnen, mit genau der gleichen Wirkung, vor allem auch hinsichtlich der Frequenz.

Die Extrasystolen können sporadisch auftreten, scheinbar ohne jede Gesetzmäßigkeit, oder aber periodisch wiederkehren, systematisch gruppiert, unter dem Bild der *Allorhythmie.* Als gekuppelte kontinuierliche Extrasystolen (vgl. Abb. 39 a—k) bezeichnet man solche Formen, bei denen die Extrasystolen nicht nur in regelmäßigen Intervallen, sondern auch immer in festem zeitlichem Verhältnis zur vorhergehenden Systole auftreten. „Es zeigt das Herz dabei mehr oder weniger Zwillingstätigkeit, eine Bigeminie, weil jede normale Systole

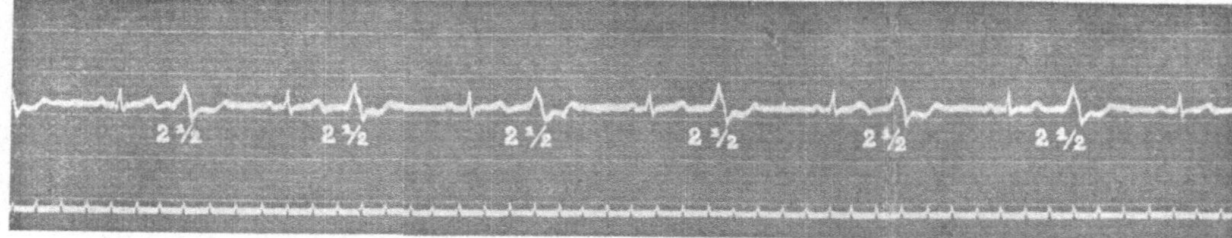

Abb. 39 a. Rechtsventrikuläre Extrasystolen, gekuppelt.

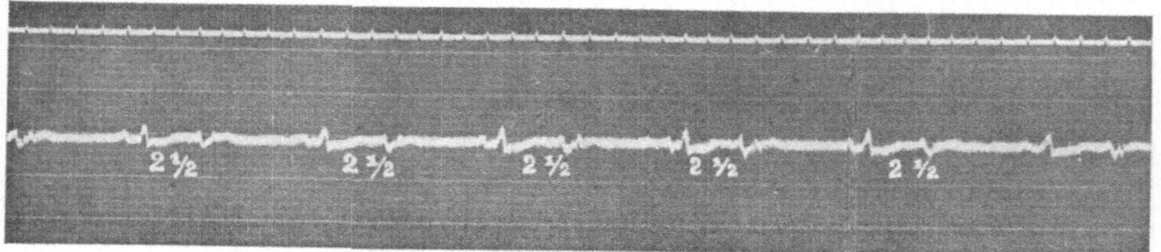

Abb. 39 b. Linksventrikuläre Extrasystolen, gekuppelt.

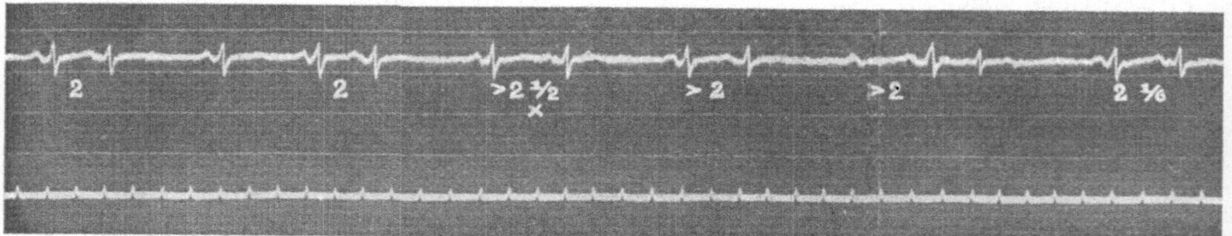

Abb. 39 c. Aurikuläre Extrasystolen, meist gekuppelt (× fragliche extrasystolische Kontraktion).

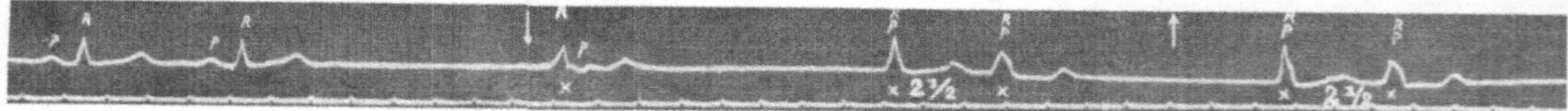

Abb. 39 d. Atrioventrikuläre Automatie nach Vagusdruck (↓) Dazu A.-O. Extrasystolen, gekuppelt.

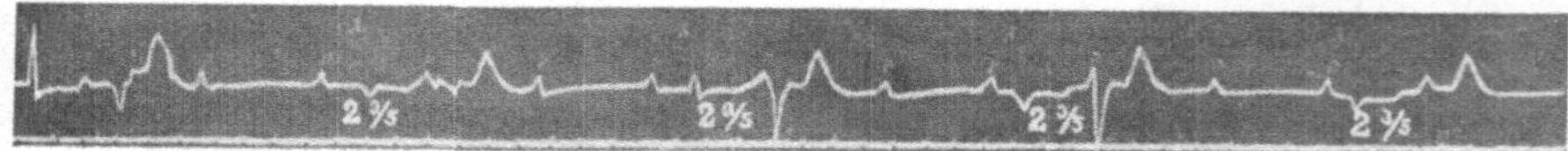

Abb. 39 e. Totaler atrioventrikulärer Block. Linksventrikuläre Extrasystolen, gekuppelt.

eine Extrasystole mit sich bringt" (WENCKEBACH). Es können auch mehrere extrasystolische Kontraktionen einem Normalschlag folgen.

Die intrakardiale Drucksteigerung kommt dabei als auslösendes Moment wieder in Frage, andererseits aber auch die z. B. von ESTABLE und FERREIRA studierte Zugwirkung tätiger und sich kontrahierender Muskelbündel auf ihre Umgebung. Diese Zugwirkung führt dort zu einer Steigerung der Reizbildung. Besteht eine Blockierung zwischen dem primär reizbildenden Zentrum und gewissen während des Ablaufs einer Systole in Ruhe verharrenden Herzteilen, so könnte die

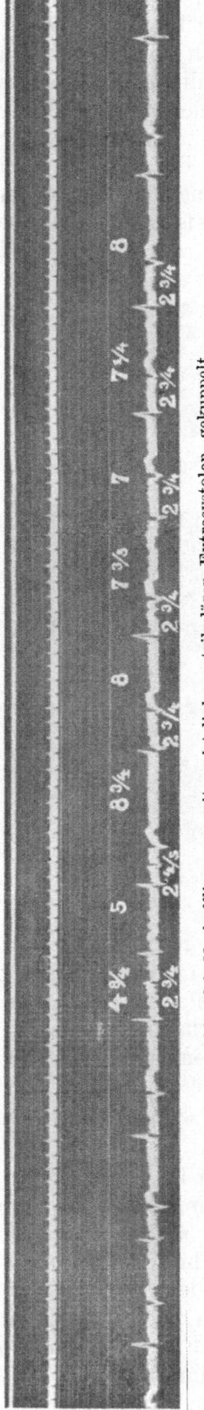

Abb. 39 f. Vorhofflimmern mit meist linksventrikulären Extrasystolen, gekuppelt

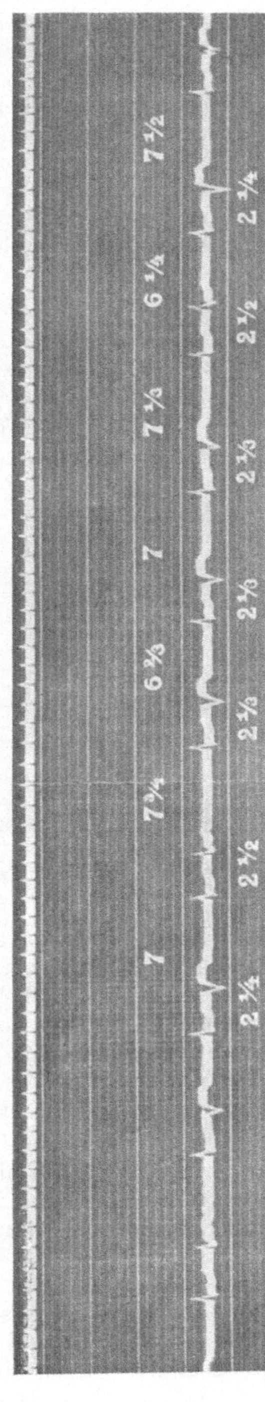

Abb. 39 g. Vorhofflimmern mit rechts- und linksventrikulären Extrasystolen gekuppelt.

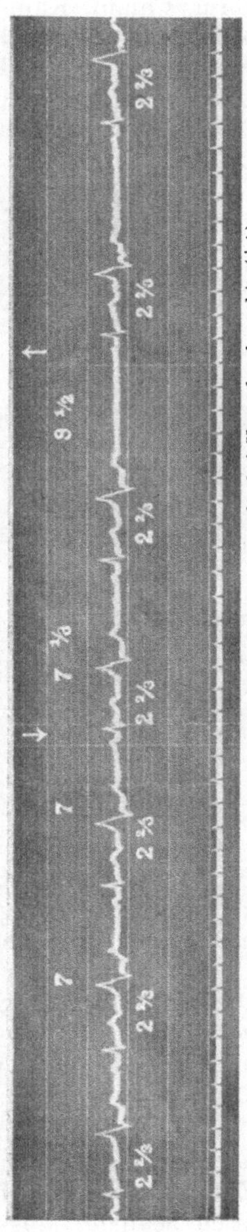

Abb. 39 h. Rechtsventrikuläre Extrasystolen, gekuppelt, bei Vagusdruck rechts (↓↑).

normale Systole sekundär zur Veranlassung einer abnorm starken Reizbildung in anderen Herzteilen werden, mit dem Auftreten mehrfach sich folgender, salvenartiger Extrasystolen. Die Beobachtungen von ISHIHARA und PICK an isolierten PURKINJEschen Fäden beweisen nicht nur deren außerordentlich starke Vitalität in bezug auf Reizbildung und Kontraktilität, ihre Empfindlichkeit gegenüber Strophantin, Coffein, Campher, Adrenalin sowie den hemmenden Stoffen Chloroform, Chinin, Kalium und dem Calciummangel, sondern vor allem auch ihre Abhängigkeit von dem Sauerstoff- und Kohlehydratumsatz des Muskels. Die PURKINJEschen Fäden an sich sind zwar gegen Sauerstoffmangel sehr widerstandsfähig, um so leichter scheint aber die Übergangszone zwischen spezifischer Muskulatur und eigentlicher Herzmuskulatur geschädigt zu werden. Die

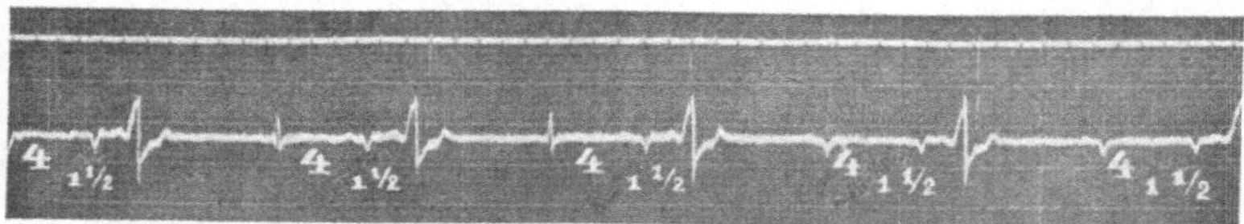

Abb. 39 i. Atrioventrikulär-rechtsventrikuläre Extrasystolen, gekuppelt.

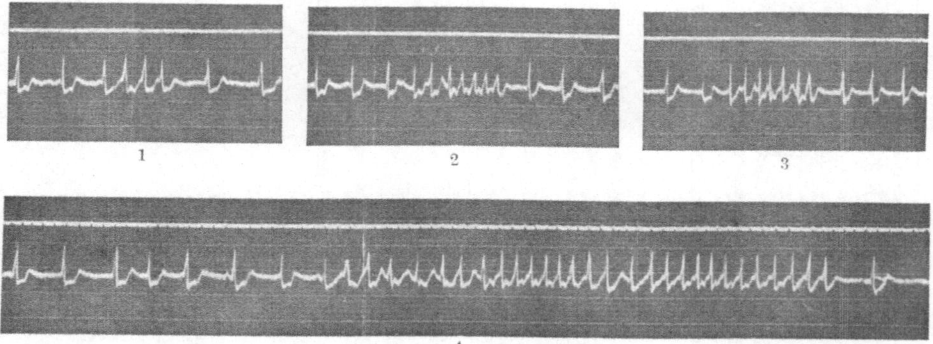

Abb. 39 k. Salvenartig gehäufte atrioventrikuläre Extrasystolen.

PURKINJEschen Muskelzellen und die Herzmuskelzellen müssen in ihrer Erregbarkeit wie zwei Stimmgabeln aufeinander abgestimmt sein, sonst geht die Erregung nicht durch. Ähnlich dem LANGLEYschen Nervenmuskelzwischenstück sind diese Übergangszonen der Angriffspunkt nicht nur bestimmter Pharmaca, sondern auch der endogener Stoffwechselprodukte. Spuren von Traubenzucker und auch von Insulin können bei geschädigter Tätigkeit sofortige Besserung mit sich bringen. Ein lokal gestörter Muskelstoffwechsel ist danach sehr wohl in der Lage, die erwähnte Blockierung zu bewerkstelligen.

Die klinische Forschung ist in der Hinsicht noch nicht zu bestimmten Auffassungen gekommen, man hat aber allen Grund, beim Vorkommen gekuppelter Extrasystolen an tiefer gehende, nicht nur nervös funktionell, vielmehr anorganisch bedingte Muskelschädigungen zu denken. Die klinische Erfahrung bestätigt auch, daß derartige gekuppelte Extrasystolen nicht leicht zu nehmen sind. Ähnlich verhält es sich mit den in größeren Abständen wiederkehrenden Extrasystolen, der sog. Parasystolie (KAUFMANN und ROTHBERGER), mit der Existenz zweier unabhängig voneinander tätiger Reizbildungszentren (vgl. Abb. 40a und b). Auch hier sind vielfach Blockierungen im Spiel, mit Verdacht auf „organische" Schädigung.

Man wird sich nun davor hüten, die vereinzelt vorkommenden Extrasystolen als nervös bedingt ohne weiteres den gekuppelten Extrasystolen gegenüberzustellen. Auffällig war das Ergebnis eigener Untersuchungen, wonach bei vereinzelt auftretenden Extrasystolen ähnlich wie bei den gekuppelten das präextrasystolische Intervall, welches die Extrasystole von dem vorangehenden Normalschlag trennt, bei ein und demselben Fall meist auffallend konstant gefunden wird. Auch wenn die Extrasystolen weit auseinanderliegen und wenn die Intervalle zwischen den Extrasystolen in keinerlei zeitliche Beziehung zueinander zu bringen sind, so differieren die präextrasystolischen Intervalle nur wenig. Man sieht sich demnach genötigt, auch für eine größere Zahl von Fällen mit vereinzelten Extrasystolen bezüglich ihrer Entstehung ähnliche Voraussetzungen gelten zu lassen, wie für das Zustandekommen der gekuppelten Rhythmen. Auch für diese sporadischen Extrasystolen scheint der Normalschlag, der normale Reiz des führenden Zentrums, verantwortlich zu sein für das Auftreten des Extrareizes und der extrasystolischen Kontraktion. Endogen bedingte Blockierungen dürften auch in diesen Fällen der regulären Ausbreitung des Reizes, der Vernichtung des gesamten vorhandenen Reizmaterials im Moment der Systole, hinderlich sein. Auch die sporadischen Extrasystolen sind auf Vorhandensein einer Herzmuskelalteration immer verdächtig.

Nicht selten kommt es bei Coronarsklerose zu *Leitungsstörungen*.

Wenn man *Reizung* mit Veränderungen der Zelldurchlässigkeit infolge Polarisation der Zellgrenzschichten identifiziert (LILLE), den Zustand des *Erregtseins* mit einem Austausch von Ionen zwischen Innen und Außen, Stoffwechseländerungen und elektrischen Erscheinungen (Aktionsstrom) verbunden sieht, so beruht die *Erregungsleitung* darauf, daß dieser initiale Erregungsprozeß auf die Nachbarschaft übergreift. Die eingetretene Änderung der Ionenkonzentration führt zur Auflockerung der dem Initialprozeß anliegenden kolloidalen Membranen, das Erregtsein pflanzt sich wellenartig fort.

Die Erregung folgt den Zellkomplexen mit besserer Erregbarkeit. Je kürzer die refraktäre Phase, d. h. je besser die Anspruchsfähigkeit, um so rascher der Vorgang des Erregungsablaufs. Die Vorhofmuskulatur leitet mit einer Geschwindigkeit von 1000—1200 mm/sec (LEWIS, MEAKINS und WHITE), das HISsche Bündel abwärts vom TAWARA-Knoten mit einer Geschwindigkeit von 1500 bis 5000 mm/sec (LEWIS und ROTHSCHILD). Am schlechtesten leitet die Ventrikelmuskulatur mit 300—500 mm/sec (LEWIS und ROTHSCHILD). Eine ventrikuläre Extrasystole dauert bekanntlich wesentlich länger als eine durch das PURKINJEsche System vermittelte Normalkontraktion.

Die verschieden gute Erregbarkeit der einzelnen Herzteile scheint mit Unterschieden in dem Glykogengehalt der Fasern in Zusammenhang zu stehen, der in den PURKINJEschen Fasern am größten ist, in den gewöhnlichen Kammermuskelfasern gering, während die Vorhofmuskelfasern in der Mitte stehen. Am wenigsten glykogenhaltig ist der TAWARA-Knoten. Die für die Leitfähigkeit geltende Reihenfolge: PURKINJE-Fasern, Vorhof-Kammer, TAWARA-Knoten ist die

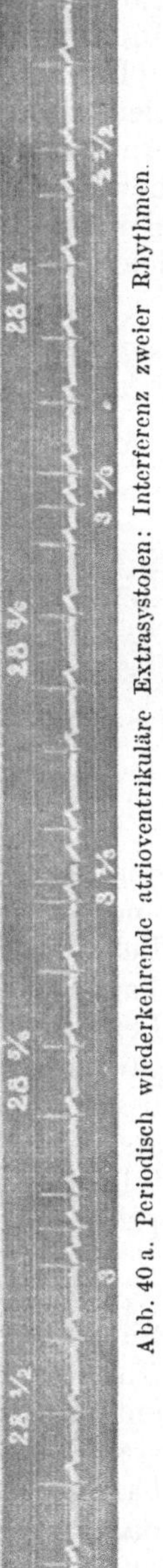

Abb. 40 a. Periodisch wiederkehrende atrioventrikuläre Extrasystolen: Interferenz zweier Rhythmen.

umgekehrte wie für die Refraktärphase. Deshalb ist nach LEWIS der TAWARA-
Knoten die natürliche Blockierungsstelle. Außer dem Glykogengehalt ist für
das Leitvermögen die H-Ionenkonzentration wichtig. DRURY und ANDRUS fanden
beim Kaltblüter- und Warmblüterherzen die Geschwindigkeit der Erregungsleitung in saurer Lösung schlechter als in alkalischer Lösung. Steigerung der
H-Ionenkonzentration bewirkt eine Verkleinerung der Potentialdifferenz, eine
Abschwächung des Aktionsstroms und eine Verlangsamung der Reizleitung.
In Übereinstimmung damit schädigt Sauerstoffmangel die Leitung bis zu
völliger Unterbrechung, das Liegenbleiben nicht oxydierter, nicht syntheti-
sierter saurer Stoffwechselprodukte dürfte dafür verantwortlich zu machen sein.
An sterbenden Herzen beobachtet man alle möglichen Formen von Störungen
der Reizüberleitung (vgl. SCHELLONG). Die Überbeanspruchung schädigt die
Erregungsleitung aus denselben Gründen, bei hohen Reizfrequenzen kommt es
leicht zu atrioventrikulären Leitungsstörungen, die relativ langsame Aktion

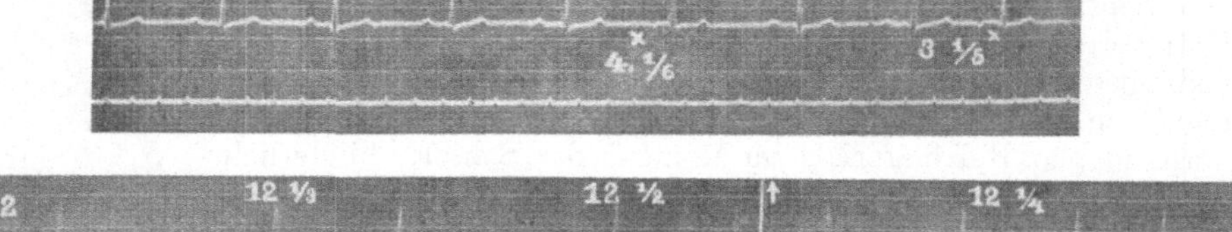
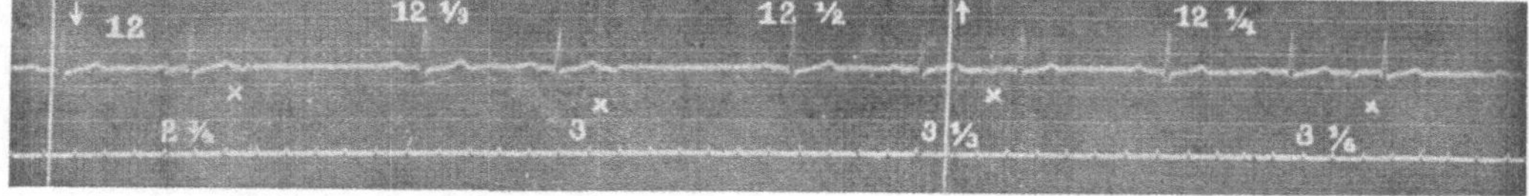

Abb. 40 b. Periodisch wiederkehrende aurikuläre Extrasystolen ×): Interferenz zweier Rhythmen.
Vagusdruck rechts.

der Ventrikel bei Vorhofflimmern ist ein Beispiel dafür. Sympathicusreizung
und Adrenalin steigern das Leitungsvermögen so stark, daß man bei der
Behandlung von Blockzuständen davon Gebrauch machen kann. Für den
Vagus liegen die Verhältnisse komplizierter, indem zwar die Erholung der
Leitfähigkeit verzögert wird, gelegentlich aber durch eine Dämpfung des
ganzen Erregungsvorgangs mit Verkürzung der Refraktärphase sogar eine
bessere Leitfähigkeit erzielt werden kann. Die blockerzeugende Wirkung des
als zentrales Vagusreizmittel bekannten Morphins und vor allem der Digitalis, beruhen offenbar auf der erwähnten Hemmung der cellulären Erholungs-
prozesse.
    Aus dem Gesagten geht hervor, daß Störungen in der Blutversorgung
(vgl. S. 101) für die Leitfähigkeit von großer Bedeutung sein müssen. Der
Sinusknoten ist nicht so sehr gefährdet, weil der Ramus cristae terminalis
(SPALTEHOLZ), in etwa zwei Dritteln der Fälle der rechten Coronararterie
entspringend, auch mit Ästen aus der linken Coronararterie in Verbindung
steht. Nach KEITH und FLACK soll in der Regel ein arterieller Ring vorhanden sein, welcher die Ernährung des Sinusknotens sicherte. Dazu kommt,
daß der Abgang der Arterie, welche den Ramus cristae terminalis liefert,
meist im Anfangsteil der rechten oder linken Coronararterie liegt, wo sich
Coronarthrombosen nur ausnahmsweise bilden. Einer ischämischen Schädigung ist auch der linke Schenkel des HISschen Bündels (vgl. S. 105) weniger
ausgesetzt, weil er von vielen kleinen Arterien, vorderen und hinteren Septumarterien sein Blut bekommt, von Ästen der linken wie der rechten Coronararterien. Der rechte Schenkel des HISschen Bündels wird dagegen nur von

der Art. limbi dextri durchblutet, einem Zweig des Ramus descendens der linken Coronararterie und andererseits der TAWARA-Knoten mit dem Anfangsteil der beiden Schenkel nur von der Art. septi fibrosi, einem meist von der rechten Coronararterie stammenden kleinen Gefäß. In der Klinik sind denn auch die atrioventrikulären Leitungsstörungen mit Schädigung des TAWARA-Knotens oder dann solche des rechten Schenkels weitaus die häufigsten.

Man unterscheidet zwischen einem sinoaurikulären, atrioventrikulären und einem intraventrikulären (Schenkel-) Block.

Die *sinoaurikuläre Leitungsstörung* kommt selten vor und wenn man sie einmal beobachtet, so bestehen meistens Schwierigkeiten in der Abtrennung gegenüber einer gewöhnlichen Sinusarrhythmie. An sich sind die anatomischen Vorbedingungen einer Leitungsstörung zwischen dem KEITH-FLACKschen Knoten und den Vorhöfen kaum realisierbar, weil ein distinktes Fasersystem für die Erregungsleitung ähnlich den Verhältnissen beim Ventrikel nicht vorhanden ist. Der Erregungsvorgang breitet sich gleichmäßig vom Sinusknoten nach allen Richtungen über die Vorhöfe hin aus. Aus nervösen Gründen kann andererseits die Sinusfrequenz plötzlich so stark schwanken, daß eine eigentliche Leitungsstörung bei Fortgang des Sinustempos vorgetäuscht wird. LEWIS verlegt denn auch die Störung bei der zu beobachtenden Arrhythmie in den Sinusknoten selbst. REID möchte den Begriff sinoaurikulärer Block ersetzt wissen durch „abortive sinoauricular beats". Immerhin ist zu beachten, daß sich die Störung nicht selten gleichzeitig mit wahren atrioventrikulären Überleitungsstörungen findet.

Bei der Untersuchung des Herzens und des Pulses fallen Intermissionen auf, ein Aussetzen der Herzaktion während der Dauer von annähernd zwei Normalintervallen. Über dem Herzen ist es während dieser Zeit ganz ruhig und auch der Puls ist dabei nicht tastbar. Nach der Intermission ist der Puls, wie leicht verständlich, besonders voll. Die allgemeine Zirkulation wird durch das Phänomen nicht beeinflußt.

Die Störung ist am ehesten nach Digitalis oder Morphium zu beobachten und pflegt dann auch nach Atropin zu verschwinden. Wie bei anderen Sinusarrhythmien, so ist auch hier ein abnorm starker Vagustonus die auslösende Ursache. Anatomische Veränderungen sind bei dieser Form der Arrhythmie nicht bekannt.

Bei der *atrioventrikulären Leitungsstörung* hat man den totalen und den partiellen Block auseinanderzuhalten.

Das klinische Bild des *totalen Blockes* ist völlig verschieden, je nachdem die Unterbrechung der Erregungsleitung von den Vorhöfen zu den Kammern plötzlich auftritt oder ob man den totalen Block bei einem Kranken als Dauerzustand vorfindet.

Bei plötzlicher totaler Leitungsunterbrechung kommt es zu dem bekannten ADAMS-STOKESschen *Symptomenkomplex* mit der charakteristischen Trias: Pulslosigkeit, Bewußtseinsverlust, epileptiforme Krämpfe. Die genannten Erscheinungen sind die unmittelbare Folge des Ventrikelstillstandes. VAQUEZ gibt an, bei einem Kranken nach einer Pause von 3 Sekunden das Auftreten von Schwindel beobachtet zu haben, nach einer Pause von 8 Sekunden die Ohnmacht, nach 15 Sekunden apoplektiforme oder epileptiforme Attacken. Hat man Gelegenheit, derartige Zustände von Anfang bis zu Ende zu kontrollieren, so sieht man plötzlich den Puls ausbleiben, der Patient erblaßt, wird ohnmächtig, um schließlich unter den Zeichen gewaltiger Dyspnoe in klonische und tonische Zuckungen zu verfallen. In günstigen Fällen nehmen die Ventrikel ihre Tätigkeit dann wieder auf, nach einer Pause von 10—20—30 Sekunden erscheint ein mächtiger Puls, weitere Schläge folgen, das Gesicht des Patienten rötet sich rasch,

er erwacht und gibt auf Fragen klar Bescheid. Derartige Zustände können
sich alle 5—10 Minuten den ganzen Tag hindurch folgen.

Abweichend von dieser Schilderung kommt es hinsichtlich der Schwere des
Verlaufs zu dem Extrem nach beiden Richtungen, nur ganz vorübergehenden
Zuständen mit leichtem Schwindelgefühl und leichter Dyspnoe, als Reizüber-
leitungsstörung schwer zu diagnostizieren, oder aber zum plötzlichen Tod. Im
letzteren Fall findet das Herz seine Automatie nicht wieder, der Kranke stirbt
unter den Erscheinungen der Erstickung. Dadurch unterscheiden sich derartige
Zustände grundsätzlich von dem sog. Sekundenherztod, bei dem Herz und
Atmung gleichzeitig stillstehen.

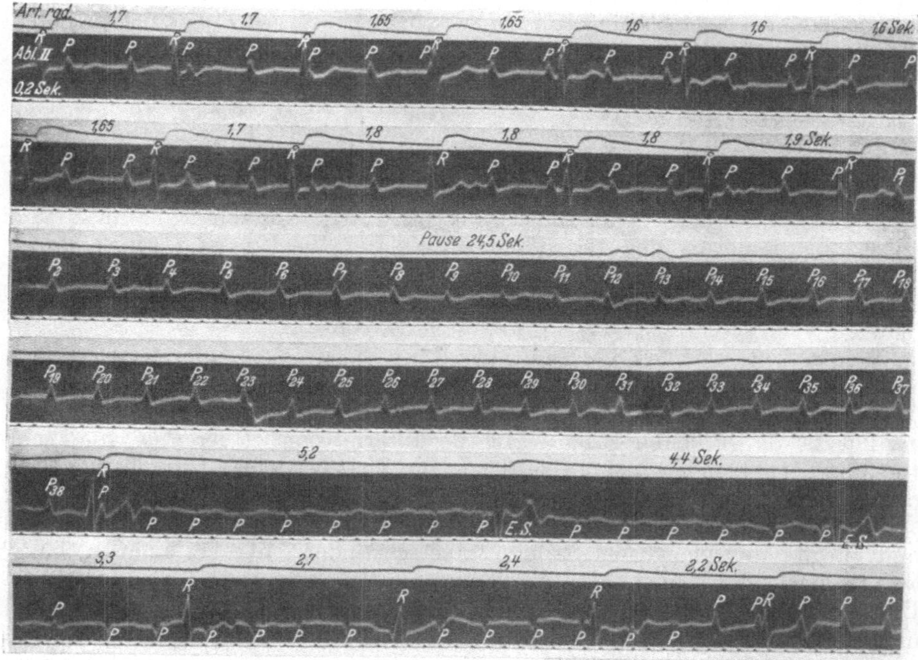

Abb. 41. Ventrikelstillstand bei schon bestehender totaler atrioventrikulärer Dissoziation.

Der Grund für den Ventrikelstillstand kann einmal in dem Übergang eines
partiellen in den totalen Block liegen. Eine momentane Behinderung der an
sich schon geschädigten Durchblutung, meist unter nervösen Einflüssen, kann
die Leitungsstörung komplett machen. Der gefäßkonstringierende Einfluß des
Vagus ist dabei von höchster Bedeutung. Ein Ventrikelstillstand kann sich aber
auch bei schon vorhandenem totalem Block einstellen. An sich schädigt eine
totale Leitungsunterbrechung mit extremer Bradykardie der Ventrikel die
Arbeitsfähigkeit erheblich. Die Zirkulation geht gewissermaßen ruckweise vor
sich, was mit einer nennenswerten Organleistung nicht vereinbar ist, und weiterhin
ist die Loslösung der automatisch tätigen Ventrikel von dem regulierenden Einfluß des vegetativen Nervensystems auch nicht zweckmäßig. Immerhin können
derartige Kranke jahrelang bei leidlichem Wohlbefinden verharren. Kommt
es dann zu den Symptomen des ADAMS-STOKESschen Anfalls, so kann der
Grund einmal in Störungen der Reizbarkeit der Muskulatur liegen. Man kann
bei derartigen Kranken unvermittelte Ventrikelsystolenausfälle bei erhaltenem
Eigenrhythmus der Ventrikel finden. Die Störungen des Ventrikelrhythmus

stellen keine unregelmäßigen systemlosen Schwankungen dar, es treten vielmehr Systolenausfälle ein, mit Pausen der Ventrikeltätigkeit, welche annähernd die doppelte oder die dreifache Zeit einer gewöhnlichen Ventrikelperiode umfassen. Ferner kann die automatische Reizbildung abnorm labil sein. His spricht von derartigen Schwankungen der Pulsfrequenz: „Der Puls sank, ohne daß Übelkeit vorausgegangen, rasch von 36 auf 18, erhob sich auf 36, fiel wieder auf 12 und stieg dann auf 24." In solchen Fällen dürfte die reizbildende automatisch tätige Stelle im Ventrikel mitgeschädigt sein. Schließlich kommen auch periodische Rhythmusschwankungen des automatisch tätigen Ventrikels vor, ähnlich den Lucianischen Perioden des Vorhofrhythmus. Abb. 41 und 42 zeigen eine Störung des Rhythmus mit immer wiederkehrendem, mehr oder weniger lang dauerndem Ventrikelstillstand und den typischen Adams-Stokesschen Anfällen. Man sieht die Entwicklung des Anfalls, den 24 Sekunden dauernden Ventrikelstillstand

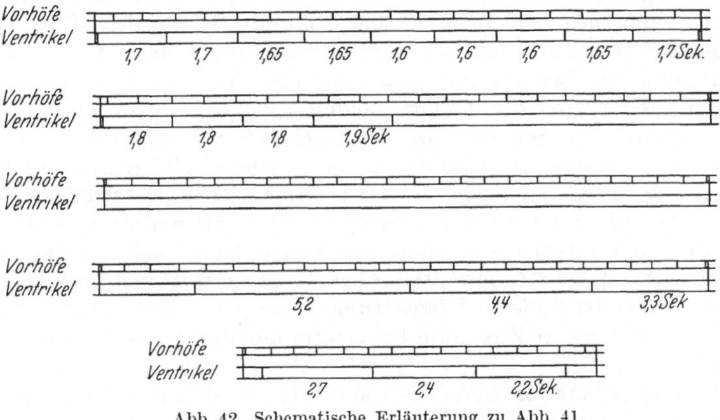

Abb. 42. Schematische Erläuterung zu Abb. 41.

und die Rückkehr der Ventrikelaktion zu seiner gewöhnlichen Frequenz. Man kann den Beginn des Anfalls voraussagen. Nach einem Anfall erholt sich der Ventrikel, die Schläge folgen sich in immer kleineren Intervallen und stehen schließlich in zeitlichen Distanzen von 1,6 Sekunden voneinander ab. Dann kommt es schrittweise zu einer Verlängerung der Intervalle, erst auf 1,6, dann auf 1,7, 1,8, 1,9 Sekunden und schließlich steht der Ventrikel still. Die Vorhöfe schlagen die ganze Zeit hindurch ungehindert weiter. Dieses An- und Abschwellen der Ventrikelfrequenz war stundenlang zu beobachten. Aus den Hisschen Kurven kann man genau dieselbe Erscheinung herauslesen und auch Erlanger berichtet Ähnliches. Es dürfte sich entsprechend den bei den Lucianischen Perioden im Bereich des Sinusknotens abspielenden Vorgängen um eine Funktionsstörung innerhalb des automatisch tätigen Ventrikelzentrums handeln.

Während des Bestehens einer totalen Dissoziation als Dauerzustand schlägt der Vorhof im Tempo von 60, 80 oder mehr rhythmischen Schlägen, völlig unabhängig davon die Ventrikel in einer Frequenz unter 40 Schlägen. Die Aktion der Ventrikel ist dabei im allgemeinen absolut regelmäßig. Die Pulse sind voll, der systolische Druck meist etwas erhöht, der diastolische wegen der langen Ventrikelpause niedrig. Der Venenpuls ist bei der Beobachtung des Kranken entscheidend. Man erkennt hier normalerweise bei ruhiger Herzaktion häufig drei Wellen, den präsystolischen Vorhofschlag, gefolgt von der systolischen Welle und dann hinterher während der Diastole noch eine Erhebung. Schlägt der Ventrikel dissoziiert von den Vorhöfen, so stimmt auf alle Fälle, auch wenn die einzelnen Erhebungen schwer erkennbar sind, der Rhythmus des Venenpulses

nicht überein mit dem der Ventrikelaktion. Das Elektrokardiogramm oder
die graphische Registrierung des Venenpulses schaffen dann Klarheit. Bei
der Auskultation des Herzens ist ein erster und ein zweiter Ton hörbar, entsprechend der Ventrikelaktion. Verschiedene Autoren, auch VAQUEZ, berichten
über die Möglichkeit, gleichzeitig noch die frequentere Vorhofsaktion hören
zu können, ich war dazu aber nie in der Lage. Das Herz ist immer mehr
oder weniger vergrößert, schon wegen der infolge der Bradykardie zustande
kommenden starken diastolischen Herzfüllung.

Die anatomische Grundlage eines totalen Blocks sind arteriosklerotische Veränderungen, Verkalkungen, anämische Herde, die syphilitische Endarteriitis,
Gummen, rheumatische entzündliche Störungen. Die Arteriosklerose spielt weitaus die größte Rolle, der ganze Wechsel der klinischen Symptome wird durch
derartige Gefäßstörungen auch besonders gut erklärt. MAHAIM betont, daß ein
permanenter Block immer organisch bedingt sei. In der Literatur enthaltene
Beobachtungen über negative histologische Befunde bei totalem Block dürften
auf ungenügender Durchuntersuchung des Herzens beruhen. Dasselbe Bild wie
die Unterbrechung des TAWARA-Knotens oder des Stammes des Bündels oberhalb der Bifurkation gibt die Läsion beider Schenkel. Man muß also auch
den ganzen Verlauf der Schenkel in Serienschnitten kontrolliert haben. Die
makroskopische Beurteilung genügt nicht, namentlich Erkrankungen des
rechten Schenkels entgehen nach MAHAIM dabei der Konstatierung. Immer
wieder wird darauf aufmerksam gemacht, daß zwischen dem Grad der
Symptome und der Stärke der anatomischen Läsion keine Kongruenz zu
bestehen braucht. MAHAIM berichtet über 2 Fälle mit fast völliger Unterbrechung der atrioventrikulären Überleitung ohne jede Störung klinischer Art.
Umgekehrt können schwere Zustände bei relativ leichten anatomischen Läsionen
vorkommen.

Seit MORGAGNI (1765) versuchte man zu unterscheiden zwischen einer nervös
bedingten totalen Leitungsunterbrechung und dem totalen Block auf anatomischer Grundlage. Ein dauernder Reizzustand im Bereich des Vagus sollte auch
einen totalen Block herbeiführen können. BRUGSCH erwähnt einen Varix in
der Medulla oblong., der auf Accessorius und Vagusfasern drückte, ein Gummi
im mittleren Kleinhirnschenkel, Erkrankungen der Gefäße in der Medulla oblong., Umwachsungen des Vagus. MAHAIM ist aber auf Grund seiner sorgfältigen
Studien zu der Ansicht gekommen, daß die sämtlichen Fälle von neurogener
totaler atrioventrikulärer Leitungsunterbrechung diagnostisch unsicher sind. Es
wäre an sich schwer verständlich, daß eine Vagusreizung, deren Effekt sich im
Tierexperiment bekanntlich leicht erschöpft, beim Menschen eine atrioventrikuläre totale Leitungsunterbrechung dauernd aufrechtzuerhalten vermöchte.
Ein inkompletter Block kann durch Vaguseinflüsse vorübergehend total werden,
ein permanenter Block dürfte aber durch nervöse Reizwirkung allein niemals
zustande kommen.

Der *partielle Block* ist dadurch gekennzeichnet, daß von Zeit zu Zeit ein
Ventrikelschlag ausfällt, bei erhaltenem Vorhof- bzw. Sinusrhythmus. Während
der Intermission sind über dem Herzen keine Töne hörbar, der Radialpuls fehlt,
der Venenpuls geht aber weiter. Die Kranken pflegen von der Störung nichts
zu bemerken, die Allgemeinzirkulation leidet nicht.

Die Störung kann in bestimmten Zeitabständen wiederkehren unter dem
Bilde der sog. WENCKEBACHschen Perioden. Das atrioventrikuläre zeitliche
Intervall verlängert sich dabei von Schlag zu Schlag, bis schließlich der Vorhofreiz gar nicht mehr übergeleitet wird und der entsprechende Ventrikelschlag ausfällt. Nach der Intermission wiederholt sich der ganze Vorgang, es kommt so zu
einer sehr charakteristischen systematisch gruppierten Arrhythmie. Andererseits

gibt es auch eine Form der partiellen Leitungsunterbrechung, bei der *unvermittelte* Ventrikelsystolenausfälle zustande kommen, ohne vorherige Verlängerung des Vorhofkammerintervalls. WENCKEBACH erklärte die zuerst genannte Form durch Annahme einer Ermüdung der Leitungsfunktion des Bündels mit zunehmender Verringerung der Leitungsgeschwindigkeit. SCHELLONG hat neue Beweise für die Richtigkeit dieser Ansicht beigebracht. Auch die von WENCKEBACH geäußerte Vorstellung, daß sich das geschädigte Gewebe während des Kammerausfalls erholt und die nächste Erregung deshalb wieder rascher zu leiten vermag, besteht vollkommen zu Recht. Bei den Ventrikelausfällen ohne vorherige Verlängerung der Reizüberleitungszeit liegen die Verhältnisse allerdings anders, hier kommt man ohne die Annahme der von STRAUB und KLEEMANN in den Vordergrund gestellten Schädigung der Reizbarkeit nicht aus.

In ätiologischer Hinsicht kommen dieselben Faktoren in Frage wie beim totalen Block. Neben sklerotischen Störungen spielen entzündliche Prozesse eine große Rolle. MAHAIM betont auch für diesen Fall die Möglichkeit eines Gegensatzes zwischen dem Grad der anatomischen Läsion und demjenigen der klinisch feststellbaren Leitungsstörung.

Noch häufiger als beim totalen Block kommt eine rein nervöse Genese beim partiellen Block in Frage. Bei nachweislicher Übererregbarkeit des Vagus hat man die neurogene Komponente sehr zu beachten. Der sog. positive Atropinversuch ist zwar trügerisch, weil auch bei organischer Leitungshemmung unter Atropin die Störung verschwinden kann. Dasselbe gilt für den Bulbusdruckversuch, eine gewisse nervöse Komponente ist bei organischen Läsionen immer mit dabei. Verwertbar sind eher die negativen Ergebnisse, das Unbeeinflußtbleiben der atrioventrikulären Leitungsstörung nach Atropin, die Unabhängigkeit des partiellen Blockes vom Bulbusdruck. Dasselbe gilt auch für den Versuch mit Amylnitrit, dem Test von JOSUÉ und GODLEWSKI. Normalerweise kommt es nach Inhalation von 5—10 Tropfen Amylnitrit zu Blutdrucksenkung, Entlastung des Sinus caroticus und reflektorisch bedingter Tachykardie. Bleibt ein partieller Block durch Amylnitrit unbeeinflußt, so spricht das auch eher für eine organische Läsion. VAQUEZ warnt aber mit Recht vor der ausschließlichen Berücksichtigung dieser nervösen Belastungsproben.

In differentialdiagnostischer Hinsicht müssen bei Vorhandensein von Intermissionen vor allem die ventrikulären Extrasystolen gegenüber dem partiellen Block abgegrenzt werden. Das Fehlen jeglicher Ventrikeltätigkeit bei der Auskultation ist das Entscheidende. Durch eine Pulsuntersuchung allein läßt sich eine ventrikuläre Extrasystole gegenüber einem partiellen Block nicht unterscheiden.

Als *Schenkelblock* bezeichnet man die Läsion des PURKINJEschen Fasersystems von der Verzweigungsstelle unterhalb des TAWARAschen Knotens bis zu den Endausbreitungen im Myokard der Ventrikel.

Die Störungen beziehen sich fast ausschließlich auf Veränderungen des rechten Schenkels und sind hier, wie das Material von MAHAIM beweist, ausschließlich arteriosklerotischer Natur. Die den rechten Schenkel versorgende Art. limbi dextri hat wenig Anastomosen, kommt funktionell einer Endarterie gleich. Dazu wird die Art. coronaria ant., aus der die den rechten Schenkel des Leitungsbündels versorgende kleine Arterie entspringt, an sich häufig sklerotisch verändert gefunden. Bei der Seltenheit entzündlicher Tricuspidalaffektionen kommt eine Läsion entzündlicher Art kaum jemals in Frage, ganz im Gegensatz zu den Schädigungen des linken Schenkels. Die wenigen Fälle von einseitigem linksseitigem Schenkelblock sind durch das Übergreifen entzündlicher Aorten- und

Mitralklappenveränderungen zustande gekommen, öfters unter gleichzeitiger Mitbeteiligung des Hisschen Bündels unterhalb des Tawaraknotens. Die Ernährungsbedingungen für den linken Schenkel sind weit günstiger als für den rechten, weil der linke Schenkel, wie oben erwähnt, von vielen kleinen Arterien mit Blut versorgt wird, vorderen wie hinteren Septumarterien, Ästen der linken wie der rechten Coronararterie.

Bei gewöhnlicher physikalischer Untersuchung ist die Diagnose auf Schenkelblock nicht zu stellen. Perkutorisch und auch auskultatorisch bietet sich nichts Charakteristisches, die etwa vorkommende Verdopplung der ersten und zweiten Töne ist zu vielsagend und nicht verwertbar. Entscheidend ist das Aussehen des Elektrokardiogramms. Die Ventrikelschwankung hat Ähnlichkeiten mit dem Aussehen einer ventrikulären Extrasystole. Der Reiz wird auch tatsächlich auf dem Weg des gesunden Schenkels in normaler Weise dem einen Ventrikel zugeführt, um dann als peristaltische Welle über den seines Leitungsbündels beraubten Ventrikel hinzulaufen. VAQUEZ nennt als charakteristisch für einen Schenkelblock folgende Momente: Verbreiterung des QRS-Komplexes mit einer Dauer von mehr als 0,1 Sekunden, Aufsplitterungen der R-Zacke, die T-Schwankung mit entgegengesetzter Richtung zu der R-Schwankung. MAHAIM findet in seinen anatomisch kontrollierten Fällen von Blockierung des rechten Schenkels eine Zeitdauer von QRS auch von weniger als 0,1 Sekunden, trotz totaler Leitungsunterbrechung. Nur in 3 von 6 Fällen war QRS länger als 0,1 Sekunden (0,11—0,16 Sek.). Die vielfach betonte Vergrößerung von R_1 beim rechtsseitigen Schenkelblock braucht gar nicht da zu sein. Sie fehlt begreiflicherweise bei gleichzeitiger Beteiligung des linken Schenkels aber auch dann, wenn die Masse des linken Ventrikels sich links von der elektrischen Achse hält. Es ist das zwar meist nicht der Fall, bei den arteriosklerotischen Individuen ist der linke Ventrikel ganz gewöhnlich vergrößert, mit Drehung des Herzens nach rechts, die Vergrößerung von R_1 ist aber jedenfalls nicht obligatorisch. Auch bei einer linksventrikulären Extrasystole ist das Verhalten von R_1 verschieden, je nachdem der linke Ventrikel über die Herzachse nach rechts hinüberreicht oder nicht. MAHAIM bestätigt dagegen die in der Literatur vertretene Annahme über das Verhalten von T im Gegensatz zu R_1; ist R_1 hoch, so erscheint T stark negativ, bei geringer Amplitude von R auch negativ, aber nur wenig unter die isoelektrische Linie herabreichend. Prognostisch stehen die Fälle von Schenkelblock schlecht da, die Läsionen der ernährenden Gefäße machen sich nicht nur am Reizleitungssystem, sondern auch an der von ihnen ernährten Muskulatur der Ventrikel bemerkbar.

Bei Schädigungen der Endausbreitungen der Schenkel spricht man nach OPPENHEIMER und ROTHSCHILD von *Arborisationsblock*. QRS erscheint auch hier verbreitert, aufgesplittert, scheinbar charakteristisch, mit sehr geringer Amplitude. Die klinischen und experimentellen Nachuntersuchungen von DRURY, SMITH, WILSON und HERMANN kamen zu keiner überzeugenden Bestätigung der Angaben von OPPENHEIMER und ROTHSCHILD. MAHAIM kritisiert auch hier die Unvollständigkeit der anatomischen Untersuchungsweise. Die anatomischen Veränderungen sind weder auf die Endausbreitungen eines Schenkels beschränkt, noch auf die terminalen Endigungen als solche. Man hat allen Grund, den von OPPENHEIMER und ROTHSCHILD beschriebenen elektrokardiographischen Typ mit einer mehr oder weniger diffusen, schweren myokardialen Alteration als solcher in Zusammenhang zu bringen.

Die bei Coronarsklerose so häufig zu beobachtende totale Herzirregularität beruht wie in Fällen entzündlicher oder nervöser Genese auf dem Bestehen von *Vorhofflattern oder Vorhofflimmern*.

Die klinischen Erscheinungen bei Vorhofflattern unterscheiden sich gegenüber denen bei Vorhofflimmern, dem Wesen nach stehen sich beide aber sehr nahe. Lewis bespricht das Flattern im Kapitel „Tachykardien" zusammen mit der einfachen Sinustachykardie und der paroxysmalen Tachycardia, das Vorhofflimmern dagegen besonders, mit der Bezeichnung „Irregular Tachykardie". Für manchen Fall mag diese starke Trennung berechtigt sein, auf den elektrokardiographischen Kurven findet man aber so häufig reguläres Flattern abwechselnd mit irregulärem Flimmern, daß man an der genetischen Zusammengehörigkeit beider Erscheinungen nicht zweifeln kann.

Bei Vorhofflattern folgen sich die Vorhoferhebungen in einer Frequenz von 160—300, eine Welle im Elektrokardiogramm der Form nach wie die andere, in gleichen Zeitabständen. Die Ventrikel können zwar Vorhoffrequenzen bis zu etwa 180 Schlägen noch mit reiner Kontraktion beantworten, bei rascherer Vorhofstätigkeit gehen aber nicht mehr alle Reize über. Meist stellt sich ein 2 : 1 - Rhythmus ein, es kann aber auch eine unregelmäßige Ventrikeltätigkeit resultieren. Das ist vor allem bei den hohen Vorhoffrequenzen der Fall, denen gegenüber die Anspruchsfähigkeit und das Leitvermögen des atrioventrikulären Reizleitungsbündels leicht gewisse Schwankungen zeigt. Der Puls ist also regelmäßig oder irregulär mehr oder weniger beschleunigt. Besondere Sensationen sind nicht vorhanden, die Leistungsfähigkeit des Herzens ist aber beschränkt. Stauungsorgane finden sich der ganzen Situation entsprechend häufig, aber nicht als unmittelbare Folge der abnormen Vorhoftätigkeit. Bei vorgeschritteneren Schädigungen mit Läsion des Leitungsbündels ist die periphere Zirkulation gelegentlich noch besser, die Beschwerden geringer als bei intaktem Bündel, weil im letzteren Fall mehr Reize übergehen und die damit verbundene Ventrikeltachykardie störend wirkt. Gerät der Vorhof in den Zustand des Flimmerns, so ist die zugehörige Ventrikeltätigkeit und auch der Puls — von Komplikationen mit totalem A-V-Block abgesehen — immer total irregulär. Je nach dem Zustand des Leitungsbündels ist die Frequenz der Ventrikel wieder rasch oder langsam, und auch hier schafft das lokale Fortschreiten eines Erkrankungsprozesses mit Schädigung der Reizleitung für die Gesamtzirkulation oft günstigere Bedingungen. Im Gegensatz zum Vorhofflattern sind die flimmernden Vorhöfe mechanisch wirkungslos. Mackenzie überzeugte sich von dem Fehlen der Vorhofwelle im Venenpuls und nahm an, daß die Vorhöfe stillstehen. Erst das Elektrokardiogramm zeigte, daß sich im Gegenteil die Vorhöfe im Zustand stärkster Tätigkeit befinden, aber mit einer Kontraktionsweise, die der Blutförderung in keiner Weise zugute kommt. Die Vorhöfe wühlen und wogen hin und her, eine rhythmische Aktion, die den Vorhöfen zukommende präsystolische Ventrikelfüllung fehlt. Für die Gesamtzirkulation ist dieses Vorkommnis von geringer Bedeutung, nur selten sieht man nach Chinidin, mit gelungener Regularisierung der Vorhoftätigkeit, etwaige Stauungserscheinungen verschwinden. Die Vorhöfe dienen der zweckmäßigen Reizbildung, sie vermitteln die Beziehungen zwischen Herz und Peripherie, sind aber mechanisch von geringer Bedeutung. Die Pulsfrequenz kann bei Vorhofflimmern der Zahl der Ventrikelschläge entsprechen, häufig gehen aber die kleineren Ventrikelkontraktionen verloren, man spricht dann von frustranen Kontraktionen. Die Auskultation ergibt in solchen Fällen eine höhere Frequenz als die Pulszählung. Im Venenpuls fehlt die Vorhofserhebung, die in der V. jugularis zu beobachtenden Wellenbewegungen beginnen mit der Carotiszacke, dem Anschlag der Carotis an die V. jugularis oder — wie andere meinen — der Rückstauung des Blutes vom rechten Vorhof her im Moment des Beginns der Kammersystole, wobei die Tricuspidalklappe ruckartig nach hinten vorgewölbt wird. Man muß diesen systolischen Venenpuls nicht verwechseln mit dem Venenpuls bei Tricuspidalinsuffizienz. Auch hier ist der Venenpuls ein systolischer, die Vorhofwelle pflegt auch zu fehlen, weil derartige Herzen mit ihrer starken Überdehnung des rechten Vorhofs zu flimmern pflegen; die systolische Erhebung im Venenpuls ist aber bei Tricuspidalinsuffizienz viel stärker. Es wird tatsächlich Blut durch die insuffiziente Klappe in das venöse Gefäßsystem zurückgeworfen. Die Venen pulsieren ähnlich wie die Arterien, sind erweitert, überfüllt, zugleich besteht dann auch ein Pulsieren der Leber. Die Herzgröße wird an sich weder durch Vorhofflattern noch durch Vorhofflimmern wesentlich alteriert, jedenfalls gibt es genug Fälle mit völlig normaler Herzkontur im Röntgenbild. Sind die Vorhöfe vergrößert, so verdanken sie das der zugrunde liegenden Herzstörung, nicht dem Flimmern. Bei der Auskultation imponiert die total irreguläre Ventrikelschlagfolge. Ob eine reine Extrasystole vorliegt mit sehr gehäuftem ventrikulären oder auch aurikulären Extrakontraktionen, oder aber eine totale Irregularität bei Vorhofflimmern, ist mitunter schwierig zu entscheiden. Der Elektrokardiograph muß dann die Aufklärung bringen.

Vorhofflattern und Vorhofflimmern kommen als Dauerzustand vor oder aber als Paroxysmus. Krisenartig einsetzende Zustände von Herzklopfen sind oft die Vorläufer der Arrythmia perpetua. Bei Vorhofflattern kann dabei die Ventrikeltätigkeit ganz regelmäßig sein, aus diesem Grunde wird das Vorhofflattern denn auch zu der paroxysmalen Tachykardie gerechnet. Die subjektiven Erscheinungen sind beim Vorhofflattern meist unangenehmer, die Ventrikelfrequenzen nicht selten höher, während umgekehrt im Bereich der Vorhöfe die Frequenz der Kontraktionen beim Flimmern weit höher ist (4—600 und mehr). Derartige Paroxysmen können das erste Signal einer Herzstörung sein. Wird die richtige Diagnose gestellt, so lassen sich Rückfälle auf lange Zeit hin vermeiden, wenn nicht, so werden die anfallsfreien Intervalle immer kürzer, bis eines Tages das Flimmern als Dauerzustand angesprochen werden muß. Die Ursachen für derartige Anfälle liegen nicht selten auf nervösem Gebiet. Psychische Erregungen können als unmittelbar auslösendes Moment angesprochen werden. Mechanische Überlastungen des Herzens kommen ursächlich ebenfalls in Frage, nicht selten stellt sich aber ein solcher Anfall in der Nacht während des Schlafes ein.

Damit kommen wir zur Besprechung des Wesens der Störung.

Es stehen sich im wesentlichen zwei Theorien gegenüber, die Annahme der sog. Circus contractions von Lewis, des Kreisens einer sich einseitig fortpflanzenden Erregungswelle im Bereich der Vorhöfe, und andererseits die Theorien der monotopen oder multiplen tachysystolischen Reizbildung im Bereich der Vorhofmuskulatur, unabhängig vom Sinusknoten. Der Theorie von Lewis, die sich nach den Arbeiten von Lewis, Drury und Iljescu fast allgemeine Anerkennung verschafft hatte, sind in den letzten Jahren ernstliche Schwierigkeiten erwachsen. Die Theorie der Kreisbewegung nimmt an, es kreise eine Erregungswelle in einer die obere Hohlvene, die Taenia terminalis und die untere Hohlvene umgreifenden Bahn, von der aus die übrigen Teile der Vorhöfe zentrifugale Erregungen erhalten würden. Die Erregungswelle stößt im Bereich der Vorhöfe auf organische oder funktionell bedingte Hindernisse, wird dadurch in ihrem Verlauf gehemmt und findet den Reizursprung nach Durchlaufen der kreisförmigen Bahn schon wieder erregbar. Sonderbar ist dabei das der Theorie zugrunde liegende Postulat der einseitigen Erregungsausbreitung, anatomisch und funktionell schwer verständlich. Ein innerer Widerspruch liegt auch darin, daß das fortwährende Kreisen der Erregung eine Hemmung der Leitfähigkeit der einzelnen Elemente zur Voraussetzung hat, im Bereich des Reizursprungs aber eher eine Steigerung der Anspruchsfähigkeit mit Verkürzung der refraktären Pase. Vagusreizung begünstigt das Zustandekommen des Flimmerns, obschon die dabei auftretende

Herabsetzung der refraktären Phase die Geschwindigkeit der Kreisbewegung so stark beschleunigen könnte, daß der Reizursprung noch unerregbar angetroffen wird. Sehr wichtig sind vor allem die von SCHERF, sowie BRAMS und KATZ erhobenen Einwände: experimentelle Störungen der von LEWIS supponierten Erregungsbahn im Bereich der Taenia terminalis durch Ligaturen, auch das Abbinden des interaurikulären Bündels beendigen ein bestehendes Flattern nicht. In zwei Versuchen an Hunden ging das bestehende Flimmern weiter, obwohl zwei Quernähte über den Sinusknoten, eine weitere Naht über das interaurikuläre Bündel, eine vierte über den Torus Loweri gelegt worden war und schließlich der Sinusknoten seiner ganzen Länge nach mit drei Klemmen abgeklemmt war. Umgekehrt zeigte sich eine Veränderung der Flatterwellen sofort, sobald die Erregungsausbreitung in den Vorhöfen gestört wurde (SCHERF). Bei bestehendem Ventrikelflimmern verhindert auch eine vollkommene Durchtrennung des Herzens entlang dem interventrikulären Septum das Weiterflimmern beider Teile nicht. Quetscht man einen Vorhof gegenüber dem andern ab, so geht das Flimmern beider Vorhöfe weiter (BRAMS und KATZ). Bei dieser Sachlage hat man allen Grund, sich den von ROTHBERGER und WINTERBERG, HERING-KISCH, HABERLANDT vertretenen Ansichten anzuschließen, wonach das Vorhofflimmern mit der abnormen Reizbildung im Bereiche eines oder mehrerer heterotoper Zentren in Zusammenhang steht. Der Grund für die gesteigerte Reizbildung, im einzelnen nicht bekannt, liegt in besonderen Stoffwechselverhältnissen des einzelnen Muskelelements. Seit langem weiß man, daß die mechanische Dehnung die Erregbarkeit und die Flimmerbereitschaft der Herzmuskulatur steigert, durch die Arbeiten von FRANK, KOZAWA, JOFFE, TEITEL-BERNARD, JULLIEN und MORIN ist der Nachweis geleistet, daß bei der Tätigkeit der Herzmuskulatur frequenzsteigernde aktive Stoffe an die Umgebung abgegeben werden. Ein das Flimmern außerordentlich begünstigendes Moment ist die Asphyxie, bei Coronarsklerose von besonderer Bedeutung.

Über die anatomischen Verhältnisse bei Vorhofflimmern gibt die Darstellung von MÖNCKEBERG einen guten Überblick. MÖNCKEBERG kommt nach eingehender Analyse des in der Literatur vorliegenden Beobachtungsmaterials zu dem Schluß, daß in auffallend vielen Fällen Läsionen des Sinusknotens festgestellt werden können, die entweder in entzündlichen und sklerosierenden Prozessen oder in Überdehnungen infolge hochgradiger Erweiterung des rechten Vorhofs bestehen. HEDINGER berichtet schon 1910 über mikroskopische Befunde bei 9 eigenen und 11 Fällen von SCHÖNBERG mit Arhythmia perpetua. Alle zeigten Veränderungen im Bereiche der beiden Cavatrichter. Bevorzugt waren von den Veränderungen das WENCKEBACHsche Bündel und der untere Cavatrichter. Es fanden sich die Zeichen einer chronischen bald mehr diffusen, bald circumscripten Myokarditis. Viele Fälle zeigten nur interstitielle Veränderungen, das Myokard und die PURKINJEschen Fasern waren intakt; in andern zeigte sich dagegen Atrophie, Schwund und Ersatz durch Bindegewebe am Parenchym. Die Sulcusarterien waren meist ohne Veränderungen. An den Nerven und Ganglien wurden recht oft Lymphocytenansammlungen oder zellreichere Herde, die sich aus Spindelzellen und Lymphocyten zusammensetzten, festgestellt. Der Atrioventrikularknoten war in allen Fällen normal oder kaum verändert. Ähnliche Beobachtungen sind später noch öfters gemacht worden (FREUND, DRAPER, COHN, HUME, FALCONER und DEAN, BERGER, COHN und HEARD, SUTHERLAND und COOMBS, ROMEIS, JARISCH, HOCHHAUS und DRESEN), bei den Untersuchungen anderer Autoren (KOCH, PRICE und MACKENZIE, LEWIS) waren sie vermißt oder in ihrer Bedeutung angezweifelt worden. Die oftmals festgestellte Läsion des Sinusknotens verdient aber nach den Entdeckungen von L. HABERLANDT besondere Beachtung: HABERLANDT, DEMOOR, DEMOOR und RYLANT, SCHUERMANS und REMY,

TONESCO und BERNARD, DELOYERS, CLARKE, BAIN finden in dem wässerigen oder alkoholischen Extrakt des Sinusknotens sowie der subendokardialen Vorhofschicht und im Tawaraknoten aktive Stoffe, die ein stillstehendes Herz wieder zur Tätigkeit zu bringen vermögen. Ein arhythmisch schlagender Herzabschnitt, mit dem Extrakt in Zusammenhang gebracht, schlägt wieder rhythmisch. Die Begünstigung der Automatie steht im Gegensatz zu der Hinderung der Flimmerbewegung. Das Nachwühlen des Froschherzens nach faradischer Reizung wird durch den Zusatz des sog. Herzhormons verringert. Die normale Funktion des Sinusknotens und offenbar auch anderer Abschnitte des Reizleitungssystems scheint der heterotopen Reizbildung entgegenzustehen, Schädigungen des Sinusknotens dürften dem Hervortreten der Flimmerbewegung förderlich sein. Über das Hypothetische hinaus ist man jetzt noch nicht gekommen, es bestehen aber alle Aussichten, die biologischen Befunde mit den anatomischen Feststellungen in Übereinstimmung zu bringen.

Die Differentialdiagnose des Vorhofflimmerns gegenüber anderen Formen von Arhythmie ist nicht schwer, wenn man Ruhe und genügend Zeit hat, um den Ablauf der Rhythmik sorgsam zu untersuchen. Überleitungsstörungen und Extrasystolen sind immer systematisch gruppierte Irregularitäten, währenddem es beim Vorhofflimmern mit totaler Irregularität kein System gibt. Mit einer respiratorischen Arrhythmie ist die Erscheinung nicht zu verwechseln, die Pulsfrequenz zeigt bei Vorhofflimmern keinerlei Abhängigkeit von den Atmungsphasen. Schwierigkeiten können gegenüber der Erkennung des Vorhofflimmerns bei sehr langsamer Ventrikelaktion auftreten, weil dann die zeitlichen Intervalle zwischen den einzelnen Ventrikelschlägen nur wenig differieren. Unüberwindliche Schwierigkeiten bereiten beim Fehlen graphischer Registrierapparate oft Fälle von Vorhofflimmern mit regulärer Ventrikelaktion. Es läßt sich denn nicht ohne weiteres sagen, ob eine bloße Tachykardie besteht oder aber eine Vorhoftachysystolie von doppelt so hoher Frequenz wie die Schlagzahl der Ventrikel. Die Erkennung des Vorhofflimmerns läßt den Rückschluß zu, daß es sich wahrscheinlich um eine organische Herzstörung handelt, während Extrasystolen ebensogut rein nervös bedingt sein können. Die Feststellung des Vorhofflimmerns ist weiterhin praktisch wichtig, weil man wenigstens in Anfangsstadien alle Aussichten hat, die Störung vermittels der Chinidintherapie zu beseitigen.

Die *Therapie* der Coronarsklerose vermag bestehende anatomische Schäden wohl nicht zu beseitigen, ist aber sehr wohl in der Lage, einem Fortschreiten des Prozesses entgegenzutreten.

Körperliche Ruhe setzt die Anforderungen an die Herzleistung herab und stellt dementsprechend an die Durchblutung der Muskulatur geringere Ansprüche. Das Mißverhältnis zwischen Verbrauch und Zufuhr wird gemildert. Man wird den schweren Angina pectoris-Anfall nicht abwarten, sondern als Arzt entsprechende Ratschläge erteilen, sobald auch nur die leichtesten sensiblen Reizerscheinungen angegeben werden. Nun hört man nicht selten von den Kranken, leichtere muskuläre Anstrengungen würden ihnen Erleichterung bringen. Es mag sich dabei um günstige Fernwirkungen des Muskelstoffwechsels handeln, mit Ausschwemmung gefäßdilatierender adenosinartiger Stoffe (FREY), andererseits ist aber der gefäßerweiternde Einfluß des Sympathicus nicht zu unterschätzen. Das vegetative Nervensystem spielt für die Durchblutung des Herzens jedenfalls bei momentanen Änderungen der Belastung neben dem Aortendruck die wichtigste Rolle. Unangenehme psychische Sensationen erreichen auf dem Wege des Vagus die Coronargefäße, führen zu Vasokonstriktion und umgekehrt frohe, dem Aufbau förderliche psychische Impulse sympathischer Art zu Vasodilatation. Ein gänzliches Fernhalten zerstreuender muskulärer Beschäftigung ist also nicht immer das richtige. Kurz nach dem Einschlafen werden die Patienten oft wieder unter unangenehmen Herzsensationen wach. Das im Schlaf bestehende Überwiegen des Vagus ist der Durchblutung des Herzmuskels hinderlich. Die Anwendung medikamentöser Mittel muß in solchen Fällen auf die Abendstunden konzentriert werden.

In pharmakologischer Hinsicht spielen die gefäßerweiternden Stoffe die erste Rolle, bei akuter Ischämie des Herzmuskels die rasch wirkenden Nitrite, in der Zwischenzeit die Muskelextrakte Theobrominderivate, Papaverin. In beiden Fällen liegt der Angriffspunkt der Stoffe an den Arteriolen. Bei herabgesetztem Tonus der Arteriolen kommt es auch an den Capillaren zu einer vermehrten Durchblutung, die atmende Capillaroberfläche wird größer und der Gasaustausch sowie die Ernährung des Muskels mit organischem Material erleichtert. Durch Beteiligung außerhalb des Herzens gelegener Gefäßgebiete wird der allgemeine arterielle Druck immer mehr oder weniger herabgesetzt, die verminderte Unterstützung des Coronardurchflusses von der Aorta her aber durch den direkt dilatatorischen Effekt der Substanzen mehr als ausgeglichen. Die Erniedrigung des arteriellen Druckes dient der Erholung des Herzmuskels. Nicht selten sieht man speziell nach Lacarnol eine Senkung der Pulsfrequenz. Als Vagusreizeffekt braucht man diese Erscheinung nicht zu deuten, die weitreichende arterielle Gefäßdilatation mit Erweiterung der Capillaren und Venen führt zu einer gewissen Verschiebung der Blutmenge nach der Peripherie mit einem Rückgang des venösen Zustroms und relativ geringer Herzfüllung. Auf die Abhängigkeit des Herzrhythmus vom Dehnungszustand der Herzmuskelabschnitte wurde schon oben hingewiesen, ohne jede nervöse Intervention kann einer Minderdehnung zu einem Absinken der Reizfrequenz Anlaß geben.

Neben der Durchblutung hat man dann auch in geeigneter Weise für den Zustand des Herzmuskels selbst zu sorgen. Im Falle der muskulären Insuffizienz ist vor der Gabe von Campher, Cardiazol, Coramin eine vorsichtige Digitalisierung am Platz. Jede brüske Einwirkung ist zu vermeiden, weil der Vagus dabei leicht anspricht und durch Coronarkonstriktion, Extrasystolen, Anfälle von Vorhofflimmern, schwere Komplikationen mit sich bringen kann. Die perorale oder rectale Einverleibung ist der Injektion von Digitalisstoffen, namentlich der intravenösen Injektion vorzuziehen. Sieht man sich bei einem Lungenödem einmal doch zu einer intravenösen Strophantininjektion veranlaßt, so ist die gleichzeitige Einverleibung von Theobrominderivaten (Euphyllin, Coffein) unbedingt indiziert. Außerdem muß in solchen Fällen äußerst langsam injiziert werden. Im Hinblick auf den Herz-Muskelstoffwechsel, bei dem es zu einem Verbrauch von Glykogen und einer Inanspruchnahme der Vorräte an Nucleotiden (Adenosinphosphorsäure) und des Phosphokreatins kommt, muß für eine sorgfältige Ergänzung des Verbrauchten gesorgt werden. Die Zufuhr von Muskelextrakten fördert nicht nur die Herzdurchblutung, sie ist zugleich eine wichtige Ersatztherapie für ungenügend resynthetisiertes nucleoidartiges Rerservematerial. Intravenöse Traubenzuckerinjektion (20—50 ccm 10—20%ig) (RÜDINGEN) gehören zu den wichtigsten Maßnahmen bei sklerotischer Myokardschädigung. Perorale Zuckergaben haben nicht denselben Erfolg, in der Leber wird der ganze Zucker doch abgefangen. Bei rectaler Verabreichung des Zuckers kann man keine hohen Konzentrationen anwenden und ist demzufolge durch die zu großen nötigen Flüssigkeitsmengen behindert. Narkotica sind bei eingetretener Herzinsuffizienz unentbehrlich. Morphium wirkt zwar auf den Schmerz sehr günstig, die bald sich einstellende Gewöhnung steht aber der Anwendung des Mittels entgegen. Bei höheren Dosen kann sich der vagusreizende Effekt auch der Coronarzirkulation gegenüber ungünstig bemerkbar machen. Scopolamin und

Bromsalze sind geeigneter. Auffallend günstig wirkt oft konzentrierter Alkohol. Zur Dauertherapie eignen sich vor allem die Barbitursäureabkömmlinge, wie z. B. Nirvanol, Luminal, Veronal. Bei Zuständen von Asthma bronchiale kommt das Adrenalin in Frage. Der günstige Effekt auf die Coronardurchblutung empfiehlt die Anwendung des Mittels, man muß aber diesem äußerst stark wirksamen sympathischen Reizmittel gegenüber bei Übererregbarkeit und Flimmerbereitschaft des Herzens die größte Vorsicht walten lassen. Besondere Aufgaben stellen die Arhythmien. Überleitungsstörungen werden meist nicht empfunden, stören die Gesamtzirkulation nicht und sind an sich nicht Veranlassung zur Einleitung einer speziellen Therapie. Extrasystolen können aber lästig werden. Nicht die Pause wirkt störend, vielmehr die darauffolgende verstärkte Kontraktion. Gerade bei langsamerer Sinustätigkeit, beim Einschlafen, überhaupt beim Liegen, treten derartige Extrasystolen hervor. Am besten wirken demgegenüber die Chininderivate und dann das Calcium. Bei Applikation organischer Kalkverbindungen wird die allgemeine nervöse Erregbarkeit herabgesetzt. Chinin mur. in der Dosis von 0,05—0,2 g pro dosi kann die Extrasystolie beseitigen. Chinidin 0,2 g 1—3mal täglich kann denselben Zweck erfüllen, ist dem Chinin selber bei Behandlung einer Extrasystolie aber nicht überlegen. Chinidin gehört zu den therapeutischen Maßnahmen bei Vorhofflimmern (FREY). Nicht zu empfehlen ist die Einleitung einer Chinidintherapie, wenn eine totale Herzirregularität schon lange besteht und auch nicht bei vorhandener Herzinsuffizienz. Sehr günstig kann sich das Chinidin in der Dosis von 3—5mal 0,2 g bei anfallsweise auftretendem Vorhofflimmern auswirken. Vorhofflattern pflegt nicht zu reagieren.

In diätetischer Hinsicht ist wie bei jeder Arteriosklerose zu einer salzarmen, flüssigkeitsarmen Kost zu raten. Eine zu große zirkulierende Blutmenge ist in gleicher Weise zu bekämpfen wie zu hoher arterieller Druck. Der schädigende Einfluß der Hypertension auf die Entstehung und das Fortschreiten einer Arteriosklerose steht außer Zweifel. Wenn man die gewaltige Entwicklung der Arteriosklerose beim Kaninchen nach Ausschaltung des Carotissinus gesehen hat und den Effekt einer Isthmusstenose der Aorta mit stärkster Entwicklung der Gefäßveränderungen oberhalb des Hindernisses, bei völlig freien Gefäßbezirken unterhalb, so wird man dem Faktor der Drucksteigerung immer große Beachtung schenken. Auf die deutliche Abhängigkeit des arteriellen Druckes von der Salzzufuhr ist schon früher vgl. Pulver hingewiesen worden. Pro die sollten bei intakter Diurese nicht mehr als 5 g NaCl zur Ausscheidung kommen, die tägliche Flüssigkeitszufuhr, rohe Früchte inbegriffen, sollte nicht über 1000—1200 gehen. Ein absolutes Fleischverbot ist nicht richtig, nicht nur wegen der Gefahr des Appetitverlustes, sondern auch im Hinblick auf die Bedeutung des Muskelfleisches und der drüsigen Organe als Ersatzmaterial. Kohlehydratartige Nährstoffe stehen im Vordergrund, wenn man auch immer auf den Zustand des Magens und Darms zu achten hat. Bei Neigung zu Gärung und Meteorismus wird man vorsichtig sein und die in Eiweiß eingehüllten stärkehaltigen Nährstoffe meiden. Die Fettzufuhr spielt keine entscheidende Rolle, immerhin muß das Körpergewicht niedrig gehalten werden. Bei vielen Kranken ist die Sorge für eine tägliche ausgiebige Stuhlentleerung besonders wichtig, beim Hervortreten des gastrokardialen Symptomenkomplexes kommen Magenspülungen in Frage.

Physikalisch therapeutische Maßnahmen sind nicht zu vergessen. Sorgfältige Hautpflege, Kohlensäure- und Solebäder, Massage der peripheren Muskulatur, Bauchmassage mit Besserung der Magen-Darmmotilität werden angenehm empfunden. Die sich einstellende periphere Hyperämie entlastet das Herz (FREY) und beseitigt die Ermüdungsstoffe.

II. Arteriosklerose.

1. Allgemeine Histo- und Pathogenese.

Entgegen den Vorstellungen von Virchow, Köster, Cohnheim, überhaupt des vorigen Jahrhunderts (Jores), wonach die Arteriosklerose den entzündlichen Gewebsveränderungen zuzurechnen wäre, definiert man seit Marchand (1904) die Arteriosklerose als eine Ernährungsstörung der Gefäßwand.

Vasa vasorum finden sich in stärkster Ausbreitung an der Adventitia, bilden gegen die Media hin ein Capillarnetz, dringen aber auch in das äußere Drittel der Media ein. Thoma spricht von Gefäßtoren, die, von elastischen Fasern umrahmt, einen Durchbruch der Muskulatur darstellen. Köster führte den Nachweis, daß die vasa vasorum die ganze Muscularis durchsetzen. Die äußeren Lagen der Media sind zweifellos gefäßreicher als die inneren, doch konnte Benninghoff in der Aorta des Ochsen Vasa vasorum bis dicht an die Intima feststellen. An den größeren Gefäßen liegt nach Plotnikow die Grenze der mikroskopisch feststellbaren Gefäßschlingen im äußeren Drittel der Media, bei kleineren Gefäßen (Art. femoralis, brachialis ulnaris, radialis) zwischen Adventitia und Media. Bei Untersuchung mittelgroßer und kleiner Arterien fand Goldmann aber bis zum Ende des Wachstums Vasa propria außer in der Adventitia ebenfalls in der oberflächlichen Mediaschicht. Grundsätzliche Differenzen zwischen großen und kleinen Arterien bestehen demnach nicht. Die sichtbaren Gefäße verlieren sich gegen die Mitte der Media hin, von da ab bis zur Intima geschieht die Ernährung des Gewebes auf dem Wege von Saftlücken und fensterartigen Öffnungen der elastischen Membranen.

Petroff kommt auf Grund experimenteller Untersuchungen zu der Ansicht, die arteriellen Gefäße würden nicht nur von der Adventitia mittels der Vasa vasorum, sondern auch vom Gefäßlumen her mit Ernährungsflüssigkeit versorgt. Nach intravenöser Injektion kolloidaler Farbstoffe färbte sich nicht nur die äußere elastische Membran, sondern auch die innere Membrana elastica elektiv. Die Mitte der Media erhielt am wenigsten Farbstoff. Die Färbung der äußeren Schichten an der Kaninchenaorta war allerdings stärker. Die Versuche sind für ein Diffundieren des Farbstoffes durch das Endothel der Intima nicht unbedingt beweisend, weil auch bei einem Zustrom des Farbstoffes von der Adventitia her beide elastischen Membranen den Farbstoff durch Adsorption festhalten könnten. Lange bemüht sich neues Beweismaterial dafür herbeizubringen, daß die Ernährung der arteriellen Gefäße von beiden Seiten her geschieht. Er zeigt einmal bei Fällen mit Aneurysma dissecans, daß eine Trennung der einzelnen Gefäßschichten die nach innen zu gelegenen Teile nicht zugrunde gehen läßt. Diese inneren Wandschichten brauchen aber keineswegs durch Diffusion vom Aortenlumen her ernährt worden zu sein, das in dem gebildeten Sack zwischen äußeren und inneren Schichten zirkulierende Blut dürfte für die Ernährung der inneren Teile genügt haben. Ebensowenig beweisend sind die Fälle von Periarteriitis nodosa und Lues mit schweren Veränderungen der Adventitia und Media ohne nachweisliche Schädigung der Intima. Entzündliche Gewebsschichten brauchen der Blutdurchströmung keinen stärkeren Widerstand entgegenzusetzen. Die versuchte Ausschaltung der adventitiellen Blutzufuhr durch Umscheidung der Arterien mit Wachs schädigt allerdings die Intima nicht, die Zirkulationsverhältnisse im Bereich des Systems der Vasa vasorum liegen auch da aber zu wenig klar. Bei Unterbindung einer Aorta fanden sich nach Injektion chinesischer Tusche in die arterielle Strombahn dicht oberhalb der Unterbindungsstelle in der Media reichlich Tuschekörner. Die Körnchen liegen im Gewebe so, daß sie sich den Wellen der Elastinfasern anschließen. Die Durchsetzung der Media mit den Tuscheklümpchen reichte genau bis an die Adventitia. Aus dem Lumen des Gefäßes muß die Tusche also ihren Weg in die Aortenwand bis zur Media-Adventitia-Grenze gefunden haben. Derartige Versuchsbedingungen können aber mit Verhältnissen in vivo nicht ohne weiteres in Parallele gesetzt werden.

Sehr auffällig ist die Mitteilung von Duff. Nach intravenöser Injektion von 1% Trypanblau färbte sich vor allem der adventitielle Teil der Aorta, und zwar wie das schon Lange und Petroff gesehen hatten, speziell die elastischen Lamellen. Schädigung des Gefäßes von außen durch Crotonöl, Erhitzen ergaben eine stärkere Färbung im Zusammenhang mit der Ausbildung einer entzündlichen Hyperämie. Die ganzen Versuche sprachen dafür, daß der Farbstoff von außen nach innen diffundiert, in Abhängigkeit von der Güte der Vascularisation. Die Lokalisation der maximalen Färbung in den Versuchen von Duff scheint große Übereinstimmung zu zeigen mit der von Robertson neuerdings festgestellten Gefäßverteilung in der arteriellen Wandung. Die Capillarendothelien scheinen den Farbstoff eher durchzulassen als die endotheliale Schicht der Intima.

A. Vannotti kam bei Anwendung derselben Methode zu neuen wichtigen Feststellungen. Die Ernährung der arteriellen Gefäßwand, speziell diejenige der Aorta, geschieht wohl von beiden Seiten her, die adventitielle Versorgung ist aber stärker, sie erfolgt auch rascher

als die Intimadiffusion. Die einzelnen Gefäßteile verhalten sich im übrigen verschieden.
Die Intimaimbibition geht in der Aorta abdominalis, in der das Endothel am durchlässigsten
ist, am leichtesten vor sich. Im Bereich der Aorta thoracica, besonders des Arcus und des
Zwerchfellabschnittes, ist diese Versorgungsart nicht so ausgeprägt, da das Endothel hier
infolge der stärkeren mechanischen Belastung von seiten des Blutstromes weniger durch-
lässig ist. An diesen Stellen ist dafür die adventitielle Versorgung besonders ausgeprägt.
Am Arcus aortae macht sich die adventitielle Versorgung so stark bemerkbar, daß die
beiden Imbibitionsströme fast zur Konfluenz kommen. Kurz nach experimentell gesetzter
Hypertension (Ausschaltung der Blutdruckzügler am Kaninchen) zeigt sich eine auffällige
Färbung der Brustaorta, unter diesen Umständen wird der Farbstoff an denjenigen Stellen
in die Aorten*intima* hineingepreßt, die unter dem stärksten hämodynamischen Druck
stehen. Bei länger dauernder Hypertension geht die vom Gefäßlumen aus zustande
kommende Gefäßfärbung dann deutlich zurück. Die Intima der Brustaorta erscheint
blasser als bei normalen Tieren, mit zunehmender Verdickung des Endothels dringt der
Farbstoff immer langsamer und unregelmäßiger ein. Mit dem Einsetzen der Hypertonie
und mit der starken Dehnung der Aortenwand geht auch die *adventitielle* Blutversorgung,
die normalerweise prävaliert, zurück. Die vikariierende Tätigkeit der Vasa vasorum ist
bei der Verschlechterung der Intimaimbibition nicht mehr zu finden. Die starke Dehnung
und Vergrößerung des Lumens führt besonders an der Peripherie zu einer starken Spannung
mit Gefäßkompression und Hinderung des Zu- und Abflusses im Bereich der Vasa vasorum.
Unter diesen Umständen muß es — im Sinne von MARCHAND — zu Ernährungsstörungen
namentlich im Bereich der Media kommen.

Die mittleren und inneren, relativ wenig durchbluteten Schichten der Arterie
sind allen möglichen Schädigungen in erster Linie ausgesetzt.

Rein mechanisch muß der intravasculäre Druck zur Kompression der Saftlücken führen und die Ernährung behindern. Abnorm starke Blutdrucksteigerungen und eine besondere Lage von Gefäßteilen mit stärkerer mechanischer
Beanspruchung müssen sich in diesem Sinne bemerkbar machen. Primär wird
die Durchströmung der medialen Schichten dann bei jeder Vasokonstriktion
gehindert, sei sie nervös oder chemisch bedingt. Die entzündliche Quellung
und als Gegenstück dazu die Entquellung und Induration der kolloidalen Strukturen im Alter kommen ebenfalls praktisch sehr in Betracht. Die Ursachen sind
sehr verschieden, der Effekt aber ein ähnlicher, der Stoffaustausch gerade der
mittleren Gefäßteile wird gefährdet.

Als typisch für eine Arteriosklerose gilt eine Verbindung bestimmter degenerativer und andererseits hyperplastischer Vorgänge. JORES erklärt die Arteriosklerose als *komplexen Vorgang, ·in dem Degenerationen und regenerativ kompensatorische Hyperplasien* der Gefäßwand miteinander vereinigt sind. Er führt
zu erweiterten und geschlängelten, in ihren inneren Wandschichten diffus und
umschrieben verdickten Arterien, in denen gleichzeitig lipoide hyaline und
schleimige Degenerationen und Verkalkungen zustande kommen.

Regenerativ kompensatorischen Charakter haben diese Veränderungen, wenn
man die gegebene Definition hinsichtlich der Nomenklatur betrachtet, eigentlich nicht. Eine bindegewebige Hyperplasie ist zur Kompensation einer funktionellen Gefäßschädigung nicht geeignet, der ursprüngliche Gefäßzustand wird
auch nicht regeneriert.

Von den degenerativen Veränderungen spielen neben der hyalinen Entartung die Verfettung und Verkalkung die wichtigste Rolle.

Bei der **Verfettung** handelt es sich nicht, wie man früher annahm, um eine
lokale Umwandlung von Gewebsmaterial in Fett, sondern so gut wie ausschließlich um eine Fettinfiltration. Dafür spricht neben der Tatsache, daß gar nicht
die Zellen, sondern die Grundsubstanz verfettet, auch die Natur der Fettstoffe
selbst. Es besteht eine Cholesteatose (ASCHOFF), nicht eine Verfettung mit
Neutralfett. Die Fettflecken der atheromatösen Aorta enthalten 55—60% Chole-
sterinester, 23—26% freies Cholesterin und im Maximum 5,7% Phosphatide
(SCHÖNHEIMER). Die in der Gefäßwand auftretenden Lipoide sind überwiegend
doppelbrechend. Nun ist eine Synthese des Cholesterins im menschlichen

Organismus und in der Gefäßwand speziell trotz der Einwände von Thannhauser, Beumer immer noch fraglich (vgl. Fürth), das Cholesterin muß jedenfalls zum ganz überwiegenden Teil von außen bezogen sein. Ein Sichtbarwerden oder Ausfallen vorher in gelöster Form vorhandener Cholesterinmengen kommt auch nicht in Frage, weil die in der atheromatösen Aorta von Windaus gefundenen Cholesterinmengen viel größer sind als der Gehalt in der normalen Aorta:

Tabelle 16. Cholesteringehalt der normalen und atheromatösen Aorta.

	g	Ätherextrakt g	Freies Cholesterin	Gebundenes Cholesterin
Atheromatöse Aorta. . . .	76	3,09	0,341 g = 0,449%	0,285 g = 0,375%
,, ,, ...	78	3,27	0,578 g = 0,741%	0,821 g = 1,053%
,, ,, ...	64	2,52	0,431 g = 0,673%	0,507 g = 0,792%
Normale Aorta	57	0,78	0,068 g = 0,119%	0,027 g = 0,047%
,, ,, ...	31	0,49	0,032 g = 0,103%	0,010 g = 0,032%

Es handelt sich also zweifellos um eine Ablagerung exogener lipoider Fettsubstanzen.

Aschoff, Ribbert, Anitschkow sprechen von Infiltration mit der Vorstellung, daß das Lipoid vom Gefäßlumen her hineingepreßt werde. Bei gesteigertem Blutdruck und abnorm durchlässiger Gefäßwand kommt es zu einer Imprägnation mit lipoiden Substanzen.

Die Lokalisation der Verfettung gibt den erwähnten Autoren recht. Die stärkeren Grade lipoider Degeneration finden sich ganz vorwiegend in den tieferen Schichten der Intima. Der atheromatöse Herd liegt, wie die klassische Darstellung von Jores zeigt, unter der Ringmuskulatur, mit Zerstörung der elastisch-hyperplastischen Schicht der Intima und auch der elastisch muskulösen Längsschicht derselben. In den elastisch hyperplastischen Lagen sitzen auch meist die Anfänge der lipoiden Degeneration. Von Jores wird die fettige Degeneration der elastischen Fasern besonders betont, obschon nicht bestritten wird, daß lipoide Degenerationen auch in den kollagenen, bindegewebigen, elastinarmen Schichten der Intima vorkommen. Dem Hineingepreßtwerden dürfte die kolloide Natur der Lipoide kaum hinderlich sein. Die Beweise für eine Ernährung der Gefäßwand vom Endothel der Intima her (Vannotti) zerstreuen weitere Zweifel an der Richtigkeit der Infiltrationshypothese. Es ist allerdings immer noch sehr diskutabel, ob die besondere Lokalisation der Verfettung nicht auch bei der Annahme einer Ernährung und Versorgung mit lipoidhaltigem Material von der Adventitia her möglich sei.

Die Untersuchungen von Bürger sind für die ganze Frage von besonderer Bedeutung.

Bürger berichtete am Kongreß für innere Medizin 1926 über den quantitativen Cholesterin- und Stickstoffgehalt des *Knorpels* in den verschiedenen Lebensaltern als Beispiel für eine Reihe anderer ähnlich gebauter und funktioneller verwandter Gewebe. Zu diesen Geweben, die in bezug auf den Prozeß des Alterns ähnlichen Veränderungen unterliegen, sind neben bestimmten Wandschichten der großen Gefäße die Linse, die Hornhaut, das Trommelfell, der Knorpel zu rechnen. Bürger faßt diese Gewebe unter den Begriff der „bradytrophen" Gewebe zusammen. Er versteht darunter solche Organabschnitte, die nur eine spärliche oder gar keine Capillarversorgung besitzen, die wichtigsten Nährstoffe per diffusionem durch eine mehr oder weniger breite Gewebsstrecke zugeleitet bekommen und Abbauprodukte auf demselben Wege wegführen.

Mit zunehmendem Alter wird der Knorpel immer wasserärmer, dagegen reicher an Stickstoff (Eiweiß) und Cholesterinestern.

Der jugendliche Knorpel ist fast frei von Cholesterin, es kann sich deshalb in den älteren Stadien der Entwicklung nicht einfach um eine zunehmende

Konzentrierung infolge Wasserverarmung der Gewebe handeln. Es wird offenbar, wie BÜRGER bemerkt, in das dichtere Gewebe infolge der veränderten Lösungsbedingungen Cholesterin eingelagert. Die Aorta wird gleichfalls mit zunehmendem Alter allmählich an Cholesterin reicher.

Tabelle 17. Chemie des Knorpels in verschiedenem Alter. (Nach BÜRGER 1926.)

De-zennium	100 g Feuchtsubstanz Knorpel enthalten				100 g Trockensubstanz Knorpel enthalten		
	Trockensubstanz	Stickstoff	Calcium	Cholesterin	Stickstoff	Calcium	Cholesterin
1	22,1	2,70	40,3	22,5	11,1	166,4	53,9
2	33,2	4,13	44,5	52,2	12,8	129,2	134,2
3	34,9	4,38	76,9	117,0	12,9	228,5	325,4
4	41,5	4,75	166,3	133,9	11,6	445,5	243,1
5	44,0	5,39	507,1	133,5	12,0	1171,1	373,8
6	39,5	5,10	517,0	102,0	13,5	1229,4	250,1
7	41,9	5,27	598,6	143,0	12,8	1397,4	325,6

Der Durchblutungsgrad ist für die Lokalisation des ausgefallenen Cholesterins von großer Bedeutung. Im Bereich des Knorpels kann man nach BÜRGER deutlich eine subperichondrale Zone der Cholesterinanreicherung unterscheiden gegenüber einer zweiten um die zentrale Vascularisationszone herum. Das Cholesterin diffundiert von den nächst gelegenen Gefäßgebieten in das Knorpelgewebe hinein und kommt hier zur Ausfällung. Ganz ähnlich liegen die Verhältnisse am Arcus lipoides des Trommelfells und der Cornea. BÜRGER bemerkt, es sei für die Ablagerung von Cholesterin in diesen bradytrophen Geweben nicht nötig, daß ihr degenerative Veränderungen vorausgehen. Sie sind vielmehr durch die Eigenart ihrer Struktur zu *Cholesterinfängern* prädisponiert.

Die ungünstigen Ernährungsverhältnisse im Bereich der mittleren und inneren arteriellen Schichten können zu Störungen des oxydativen Stoffumsatzes führen. Fettablagerung ist im Gesamtorganismus und auch lokal ein Zeichen funktioneller Minderleistung, häufig verbunden mit Herabsetzung des normalen oxydativen Umsatzes. An eine schlechtere Oxydation des Cholesterins ist zwar nicht zu denken, weil das Cholesterin als unangreifbare Stoffwechselschlacke ausgeschieden wird. WACKER und HUECK weisen aber darauf hin, daß schon eine schlechtere Oxydation der Fette bzw. Fettsäuren zu einer Vermehrung der Cholesterinfettsäureester führen kann. Auch ohne Hemmung der Oxydationen ist eine Anreicherung an Cholesterin überdies verständlich. Die Verlangsamung der Saftströmung durch vermehrten intravasculären Druck, Dehnung, das Altern der Gefäße kann bei dessen schwerer Löslichkeit ein Ausfallen von Cholesterin zur Folge haben, sogar ohne die Annahme eines „Hineingepreßtwerdens" von der Blutbahn her. Eine Verschiebung der Gewebsacidität nach der sauren Seite mag das Zustandekommen einer Cholesterinablagerung erleichtern (SCHMIDTMANN und HÜTTICH). HUECK spricht von Saftstauung und bekennt sich zu der Auffassung, daß es im Gewebe der Gefäßwand selbst liegende Gründe sind, die hier ein Ausfallen der Lipoide bewirken. Arterienbezirke, die stärkeren Bewegungen ausgesetzt sind, wie die Gefäße in der Kniekehle, der Schenkelbeuge, Knöchel- und Achselgegend pflegen bei schwerer allgemeiner Gefäßschädigung auffallend wenig an Atheromatose zu erkranken.

Bei der **Verkalkung** von Geweben spielt die Intensität des lokalen Stoffwechsels immer eine entscheidende Rolle. Der physiologische Verkalkungsprozeß stellt sich ein, wenn die Intensität des Gewebsstoffwechsels nachläßt. Substanzen mit freier Aminogruppe, z. B. Aminosäuren und Harnstoff, bilden mit Kalk schlecht dissoziierende Komplexsalze, die Anwesenheit derartiger, einem normalen Gewebsabbau entstammenden Stoffe hindert den Verkalkungsvorgang. Die rhachitische Verkalkungsstörung ist ein Beispiel dafür. Gewebe mit ruhendem Stoffwechsel disponieren dagegen zu Verkalkung.

Dasselbe Moment, das für den Verfettungsprozeß in erster Linie verantwortlich zu machen ist, der *Rückgang der schon normalerweise wenig günstigen Zirkulationsverhältnisse in den mittleren und inneren Schichten der Arterie, ist auch für den Verkalkungsvorgang verantwortlich* zu machen. Dazu kommt die bei vorangegangener Verfettung größere Menge vorhandener Fettsäuren, die unter Bildung von Kalksalz Calcium festhält.

Hinsichtlich der Lokalisation bestehen wichtige Unterschiede zwischen großen und kleinen peripheren Arterien. Im Bereich der großen Gefäße ist die Lokalisation der Verkalkung dieselbe wie die der Verfettung, der Verkalkungsprozeß sitzt im wesentlichen im Bereich der Intima, in der Peripherie verkalken die Arterien aber nicht selten unter dem Bild der Mediaverkalkung. Die Verkalkung der Intima, ganz gewöhnlich verbunden mit Verfettung, ist der Ausdruck einer Gewebsdystrophie, und es fragt sich, ob die Mediaverkalkung der Extremitätenarterien in derselben Weise zu erklären ist.

HUECK betont, daß der Vorgang die Media befällt ohne vorherige Verfettung. Die Muskelfaser selbst verkalkt nicht, im Gegensatz zu den Verhältnissen nach Adrenalinvergiftung, sondern die Grundsubstanz verkalkt. Dabei ist nun von besonderem Interesse, daß, wie bei der Verfettung, auch die Membrana elastica interna zur Verkalkung besonders disponiert erscheint. Hier schlägt sich der Kalk am ehesten nieder in Form grober Bröckel oder Schollen. HUECK hält deshalb den Begriff Mediaverkalkung für nicht exakt. „Daneben (ob auch völlig unabhängig von der ersten Form, wage ich nicht zu behaupten) sieht man den Kalk in Form meist allerfeinster Körnchen in dem die Muskulatur der Media umspinnenden Bindegewebsnetz." Später bilden sich große Haufen und Platten in der Muskulatur.

Die Verkalkung beginnt also nach HUECK in genau der gleichen Substanz, die auch zuerst der Verfettung unterliegt. Nicht der Untergang muskulärer Elemente ist das Primäre mit folgender Verkalkung, die Körnchen und Schollen treten in der Grundsubstanz auf. Im Bereich der Media verkalkt das Grundgewebe in späteren Stadien besonders stark. Das Krankheitsbild der Myositis ossificans progressiva multiplex zeigt die Neigung der *quergestreiften* Muskulatur zur Kalkablagerung. Auch die *glatte* Muskulatur der Gefäße liefert offenbar günstige Bedingungen zur stärkeren Ausprägung des Verkalkungsprozesses. Man kann zur Erklärung dieser Tatsache an die starke Beanspruchung der Gefäßmuskulatur in einer arbeitenden Extremität denken, an den Faktor der Ischämie, es besteht aber auch die Möglichkeit, daß der spezifische Muskelstoffwechsel mit seinem starken Bedarf an Phosphat eine Überführung des sauren Calciumphosphats in das tertiäre, schlecht lösliche Calciumphosphat begünstigt.

Der Verkalkungsprozeß der Intima großer Gefäße wie die Mediaverkalkung stehen in starker Abhängigkeit von der Durchblutung der Gefäße. Im Bereich der großen Gefäße imponiert die Verkalkung im Zusammenhang mit den meist vorhandenen Verfettungsprozessen ohne weiteres als dystrophische Störung. An den kleinen Gefäßen bekommt der Verkalkungsprozeß unter dem Einfluß des Muskelstoffwechsels sein besonderes Gepräge, auch hier hat man aber mit Störungen der Saftzirkulation als dem wichtigsten auslösenden Faktor zu rechnen.

Von besonderer Bedeutung ist die **bindegewebig elastische Hyperplasie der Intima.**

In jugendlichem Alter überwiegt im Bereich der Intima das elastische Gewebe, etwa vom 4. Dezennium an kommen dann stärkere Lagen kollagener Substanz hinzu. Später bildet starker Kollagengehalt der Grundsubstanz die Regel. Die Verdickung des elastischen Rohrs ist nach ASCHOFF ein Anpassungsprozeß an erhöhte Anforderungen; „jede dauernde Erhöhung der Spannung des elastischen Gewebes bedingt Zuwachs der elastischen Gewebe". Durch gleichzeitige Vermehrung der übrigen Wandelemente bleibt der physiologische Aufbau proportioniert bis zu der sog. absteigenden Periode der Gefäßentwicklung, mit immer stärkerem Einbau von kollagenem Material.

JORES ist zwar der Auffassung, die vom 4. Jahrzehnt ab fast regelmäßig wahrnehmbare Veränderung der Intima sei nicht eine Folge des Alterns an sich, Erkrankungszustände verschiedener Art seien dafür in erster Linie verantwortlich zu machen. Die überwiegend elastisch-hyperplastische Intimaverdickung wird aber doch von den Autoren übereinstimmend als Hypertrophie aufgefaßt, ein durch funktionell mechanische Momente bedingter Wachstumsvorgang.

Der mechanische Faktor, unbeeinflußt durch Sklerose oder Atheromatose, kommt in den ersten Jahrzehnten deutlich zum Ausdruck. Die elastischen Lamellen verdicken und vermehren sich, die muskulären Elemente nehmen ebenfalls an Dicke zu. Die Vergrößerung der zirkulierenden Blutmenge belastet die Gefäßwand in zunehmendem Maße und veranlaßt ein richtiges proportioniertes Wachstum der gesamten Wandschichten.

Arteriosklerotische Gefäße zeigen in den oberen Lagen ihrer gewucherten kollagenen Intimaschicht nur wenig reichlich elastische Fasern in Form dünner oder mittelstarker Elemente. *Elastisch hyperplastisch sind die tieferen Lagen, wie in älteren Gefäßen ohne Arteriosklerose.* Hier beginnt auch der Verfettungsprozeß.

Wenn man für die allmählich sich einstellende Verstärkung der elastischen Gewebe in der postembryonalen Periode mechanische Faktoren verantwortlich macht, so kommt diesem Faktor auch bei Beurteilung der arteriosklerotischen Gefäßstruktur besondere Bedeutung zu. Die elastische Hyperplasie ist ein Zeichen maximaler funktioneller Inanspruchnahme, die gerade hier zuerst sichtbare Verfettung verdächtig auf *funktionelle Überlastung,* mit Schwierigkeiten in der Aufrechterhaltung des normalen Gewebsstoffwechsels. Eine Ausweitung der Arterien ist das erste sichtbare Zeichen einer Arteriosklerose. Der wachsende arbeitende Organismus stellt an die Zirkulation immer größere Ansprüche. Die nervösen vasoconstrictorischen Insulte mehren sich. Verstärkter Tonus der besonders empfindlichen kleinen peripheren Arterien führt zu Drucksteigerung in den zentraleren Gefäßen. Die Blutmenge steigt, nicht nur infolge unzweckmäßiger diätetischer Lebensweise, Mobilisation von Depotblut bei körperlicher Arbeit, sondern unter Umständen auch kompensatorisch zum Ausgleich der verschlechterten Utilisation der Nährstoffe in der Peripherie. Die Induration der Organe führt zu einer steigenden mechanischen Belastung des Herzgefäßsystems.

Die genannten Faktoren bedingen zunächst eine elastische Hyperplasie, später degenerative Veränderungen. An den Orten maximaler Funktion kommt es auch zuerst zu funktioneller Insuffizienz, mit Anomalien des Gewebsstoffwechsels.

JORES betrachtet die Bindegewebswucherung der Intima als eine Folge der fettigen Degeneration. ASCHOFF betont aber, es gebe zweifellos Arteriengebiete, wo die stärkste Intimawucherung ohne Verfettung und stärkere Verkalkung der Wandschichten vorhanden sei.

Handelt es sich um ältere Personen, so findet sich neben der bindegewebigen Verdickung eine Vermehrung elastischer Fasern, in jüngerem Alter fehlt aber auch diese. HALLENBERGER beschreibt drei Fälle von beginnender juveniler Arteriosklerose mit zum Teil beträchtlicher Intimaverdickung kollagener Art ohne jede Veränderung an der Elastica interna.

Die bindegewebige Hyperplasie dürfte nicht ohne Beziehungen zu den übrigen Gefäßschichten entstanden sein. HALLENBERGER spricht von primären, histologisch nicht faßbaren degenerativen Veränderungen im Bereich des *elastischen* Gewebes, ASCHOFF von mikrodestruktiven Vorgängen an den *elastisch muskulösen* Strukturen der verschiedenen Wandschichten, welche reaktiv — im Sinne von THOMA — die bindegewebige Wucherung auslösten.

Die perithele Gefäßwand imponiert funktionell als Ganzes, über die den einzelnen *Teilen* innewohnenden Eigenschaften, die ihnen im Gesamtplan zugewiesenen Aufgaben weiß man aber wenig Tatsächliches.

Man denkt an eine Verteilung der einzelnen Leistungen entsprechend den Beziehungen der Gewebsqualität zur Beanspruchung. Die kollagenen Fasern sind zugfest, quellbar, aber praktisch nicht dehnbar. Sie umhüllen als feine Bündel und Maschen *alle* Bestandteile der Gefäßwand, haben aber in der Adventitia eine selbständigere Bedeutung und treten auch in der Intima als besondere Schicht hervor. Dazwischen liegt der elastisch-muskuläre Gewebskomplex. Die elastischen Fasern sind dehnbar und vollkommen elastisch. Die glatte Muskulatur ist auch dehnbar, aber weniger vollkommen elastisch, eher plastisch, anpassungsfähig bei verändertem Widerstand. Indem sich die Muskelfasern an die elastischen Elemente ansetzen, werden sie zu Spannmuskeln (BENNINGHOFF) der letzteren. Die Media erscheint als Funktionseinheit mit veränderlicher Elastizität, innen und außen begrenzt von relativ stark bindegewebigen Gewebsschichten.

Muskuläre und elastische Elemente sind als funktionelle Einheit in der Lage, den wachsenden Ansprüchen des Organismus jahrzehntelang zu genügen. Gerade in den Gefäßen mit stärkster mechanischer Beanspruchung, den zentralen Arterien, sind beide Elemente zu *einem* System verkuppelt, ohne die Schichtenbildung peripherer Arterien. *Die kollagene Faserung spielt zunächst keine große Rolle. Erst nach Abschluß der Entwicklungsperiode tritt sie mehr hervor, um schließlich zu dominieren.*

Blickt man auf andere Organe, so liegen die Verhältnisse ähnlich. Der *Gegensatz Parenchym zu interstitiellem Gewebe* in alternden Organen ist bekannt. Funktioneller Rückgang des einen führt zu vermehrtem Wachsen des anderen Teiles. Epithelien und Fibroblasten stehen sich in der Gewebskultur im allgemeinen gegensätzlich gegenüber. Embryonale oder erwachsene Bindegewebe passen sich den Kulturbedingungen am leichtesten an und überwuchern alle anderen Gewebe, falls nicht mit geeigneten Methoden die epithelialen Elemente abgetrennt werden (ERDMANN, MITSUDA, CHLOPIN).

Es fragt sich, ob entsprechende Gleichgewichtsverhältnisse auch zwischen Muskulatur einerseits und Bindegewebe der arteriellen Gefäße andererseits bestehen.

Auffällig scheint, daß eine Schädigung des Perithels immer von einer Wucherung der intimalen Bindegewebsschicht beantwortet oder begleitet wird. Die Versuche von LANGE geben darüber klaren Aufschluß. Schon die nach Umscheidung einer Arterie mit Wachs sich infolge der Mediaschädigung ausbildende Tonusherabsetzung und Ausweitung der Gefäße führt zu einer Intimahyperplasie. Ist nur die eine Hälfte des Gefäßes ausgeweitet, so ist die Intima auch nur in diesem Bereich verdickt, die bindegewebige Hyperplasie der Intima liegt dann halbmondförmig der Elastica interna des erweiterten Teils der Arterie auf. Wo die Intima verdickt ist, verläuft die Elastica interna in flacheren Wellen, ein Hinweis auf die hier vorhandene größere Mediadehnung. Zug an einem arteriellen Gefäß mit Abknickung der Media nach außen führt auch bei intakter Adventitia zu einer Hyperplasie der Intima gegenüber der Abknickungsstelle. In solchen Fällen besteht kein Zweifel darüber, daß die lokale Dehnung der Media das primäre, die lokale Intimahyperplasie das sekundäre Ereignis gewesen ist. Nach Quetschung einer Arterie sieht man ebenfalls Intimahyperplasie, ebenso nach Ätzung der arteriellen adventitiellen Oberfläche mit Argentum nitricum. Die Intima ist wieder dort hyperplastisch, wo die Arterie durch Schädigung der Media erweitert ist. Bei Applikation von Adrenalin tritt kein vermehrtes Intimawachsen auf, wenn eine Medianekrose zustande gekommen ist, dagegen sehr deutlich, in Bestätigung der Versuche von BRAUN, bei geringerer Mediaschädigung ohne Nekrose. Die Media erscheint dann aufgelockert, mit Vakuolen und Ablagerung einer körnig-fädigen Masse zwischen den Elementen der Media. Bei Schädigung des Perithels scheint das Endothel gesetzmäßig mit bindegewebiger Hyperplasie zu reagieren.

Quergestreifte Muskelfasern werden in der Gewebskultur von Fibroblasten im Wachstum behindert, das Bindegewebe erscheint als funktioneller Antagonist auch gegenüber dem Muskel, im Sinne von CHAMPY (Craciun). Kulturen von Herzmuskelfasern werden ebenfalls überwuchert von Fibroblasten, «les fibroblastes finissent par étouffer les myoblastes et restent seules vivants». Die von CARREL und EBELING während 15 Jahren durch immer neue Passagen am Leben erhaltene Fibroblastenkultur wurde an sich aus embryonalen

Hühnerherzfragmenten gezüchtet, die Fibroblasten hatten auch hier die Myoblasten bald überwuchert. ERDMANN hatte permanente Kulturen mittels Serienpassagen aus Meerschweinchen- und Mäuseherzen dargestellt und beobachtet, daß in den ersten Passagen eine Auswanderung von Myoblasten stattfindet; in den folgenden Passagen wird die Zahl der Muskelelemente aber immer geringer, die der Fibroblasten größer, so daß nach 7 Passagen die Kulturen des Meerschweinchenherzens ausschließlich aus Fibroblasten besteht (BISCEGLIE und JUHASZ-SCHÄFER).

Bei Berücksichtigung der genannten experimentellen Daten kann man vermuten, daß auch in vivo das normal funktionierende, elastisch glattmuskelige Perithel ein stärkeres Wachstum bindegewebiger Elemente in der Intima verhindert und eine *bindegewebige Intimahyperplasie erst dann deutlicher in Erscheinung tritt, wenn das Perithel in seinen funktionellen Leistungen nachläßt.*

Die Daten der Gewebskultur bilden eine gewisse Ergänzung zu der klinischen Erfahrung. Klar liegen die Verhältnisse aber keineswegs, weil zwischen Epithelien und Bindegewebe nicht nur hemmende, sondern auch gewisse fördernde Beziehungen bestehen. Einzelne Zellen lassen sich weniger leicht kultivieren als Zellverbände, dem Bindegewebe kommen unter Umständen formative Reize für das Wachstum des Epithels zu. Man wird aber auf bestimmte Wechselbeziehungen zwischen Endothel und Perithel zu achten haben. Abnorme Stoffwechselprodukte geschädigter muskulärer Elemente könnten wie die Nekrohormone von HABERLANDT das Wachsen der bindegewebigen Schichten in der Intima begünstigen.

Die Analyse der zur Erklärung der arteriosklerotischen Degenerationsvorgänge wie auch der hyperplastischen Veränderungen in Betracht kommenden Faktoren läßt den Schluß zu, daß die von MARCHAND betonte *Ernährungsstörung der Gefäßwand beim Zustandekommen der als typisch angesehenen arteriosklerotischen Veränderung die wesentliche Rolle* spielt. *Die vorhandenen degenerativen Prozesse sowohl wie die bindegewebige Hyperplasie* — von der regeneratorischen Hyperplasie über verfetteten Stellen abgesehen — *erscheinen als Ausdruck einer funktionellen Insuffizienz der perithelen Gefäßschichten, speziell der Media.* Es entspricht das der seit 1889 von THOMA vertretenen Auffassung und den Befunden von WEGELIN, FABER, der großen Häufigkeit feintropfiger Verfettung und fleckiger Verkalkung in der Media des Menschen, namentlich in den inneren Schichten derselben.

Die Verteilung von elastischen und muskulären Geweben ist in zentralen und peripheren Gefäßen eine verschiedene, sie bilden aber gemeinsam eine funktionelle Einheit. *Maximale funktionelle Belastung führt zu harmonisch geordneter proportionierter Hyperplasie, Überbelastung oder ein primäres Versagen bei eingetretener Schädigung zum Auftreten degenerativer Veränderungen mit gleichzeitigem Hervortreten der bindegewebigen Elemente.* Die Ursachen für das Versagen der perithelen Schichten, der eigentlichen Träger der „Funktion", sind verschieden, der Endeffekt aber derselbe. Maximale, wiederholte oder während langer Zeit fortwirkende Belastung disponiert zu Insuffizienz. Ausschlaggebend ist vielfach die Güte der Durchblutung. Ein Mißverhältnis zwischen Durchblutung und Beanspruchung muß mit der Zeit zu geweblichen Störungen führen. Die geringe Durchblutung gerade der inneren der Media benachbarten Intimaschichten ist letzten Endes der Grund für die große Häufigkeit des Krankheitsbildes der Arteriosklerose.

2. Pulmonale Arteriosklerose.

Man hat, besonders bei Betonung der klinischen Verhältnisse und der Notwendigkeit, intra vitam eine möglichst genaue Diagnose stellen zu können, folgende vier Formen zu unterscheiden:

1. Senile Pulmonalsklerose.

2. Stauungssklerose des pulmonalen arteriellen Systems.

3. Pulmonalsklerose bei direkter Kommunikation zwischen arteriellem und venösem Gefäßsystem.

4. Primäre, autochthone Pulmonalsklerose.

Die **senile Pulmonalsklerose** ist in anatomischer Hinsicht von LJUNGDAHL besonders eingehend untersucht worden. Schon makroskopisch zeigt sich, daß die Art. pulmonalis der Einwirkung des Alterns nicht so völlig entzogen ist, wie man es vielfach annimmt. In etwa der Hälfte von Individuen über 50 Jahre, ohne Herzfehler und chronische Lungenkrankheiten, finden sich gelbe, meist sehr kleine (stecknadelkopfgroße) oberflächliche Knoten oder schmale Streifen in den Hauptästen der Pulmonalarterie. Ihrem histologischen Bau nach sind die Veränderungen ganz der typischen Arteriosklerose im Sinne von JORES zuzurechnen.

Es handelt sich in der Pulmonalarterie wie in der Aorta um diffuse und umschriebene Verdickungen, die zu fettiger Entartung neigen. Im großen ganzen ist die Struktur der Verdickungen dieselbe wie in der Aorta, wenn auch zu beachten ist, daß schon normalerweise der Unterschied zwischen elastischen und muskulösen Gefäßbezirken im Bereich des Lungenkreislaufs weniger ausgesprochen ist als an den Arterien des Körperkreislaufs. Die Pulmonalis hat als Windkessel relativ mehr Muskulatur und die peripheren Arterien relativ mehr elastische Fasern. Auf der Bahn der Lungenarterien sind nach BENNINGHOFF die notwendig aufeinanderfolgenden Abschnitte des Windkessels und der lumenändernden Ringmuskelarterien ineinander geschoben und ihre Unterschiede mehr verwischt. Scharfe Grenzen zwischen beiden gibt es im Lungenkreislauf nicht. Die Unterschiede in der Lokalisation der bindegewebig-elastisch-hyperplastischen und degenerativen Prozesse, wie man sie bei Entwicklung der Atherosklerose an der Aorta, überhaupt den Arterien vom elastischen Typ, gegenüber den muskulösen Arterien findet, ist im Lungenkreislauf nicht vorhanden. HORNOWSKI hebt hervor, die Verfettung sei wohl am stärksten in der hyperplastischen Schicht der Intima, dringe aber tiefer in die Media ein, „als ob sie auf die Media überginge oder aus den der Media am nächsten liegenden Schichten herausträte". Die arteriosklerotischen Veränderungen, wie sie sich mit zunehmendem Alter an der arteriellen pulmonalen Strombahn finden, sind meist in den Hauptästen und in ihren ersten Verzweigungen am deutlichsten ausgesprochen (COSTA), wie auch im Aortensystem die zentralen Gefäße in erster Linie leiden.

Die senile Sklerose der Lungenschlagader nimmt niemals die schweren Formen an, wie man sie oft im Aortensystem antrifft, die Veränderungen sind, wie LJUNGDAHL bemerkt, oft erst bei der mikroskopischen Untersuchung zu entdecken. Sie kommt niemals isoliert vor, immer sind auch zugleich Aorta oder andere Gefäße des großen Kreislaufs arteriosklerotisch verändert. Mit höherem Alter wird die senile Pulmonalsklerose immer gewöhnlicher, nach dem 70. Jahre ist sie eine fast konstante Erscheinung. Das männliche Geschlecht ist etwas mehr befallen als das weibliche.

Klinisch tritt die senile Pulmonalsklerose nicht hervor. Ohne gleichzeitig vorhandene Stauung kommt es nicht zu schwereren Schädigungen. Die Unterschiede gegenüber den Stauungssklerosen verwischen sich allerdings, weil Emphysem und chronische Bronchitis im Alter außerordentlich häufig sind.

Die Ursachen der sog. **Stauungssklerose** sind sehr verschiedenartig, im Endeffekt stehen sich die verschiedenen Krankheitsgruppen aber doch sehr nahe.

Meist erscheinen die großen Gefäßabschnitte in erster Linie beteiligt, nach der Peripherie zu nimmt die Schwere der Gefäßschädigung gewöhnlich ab, obschon sehr bedeutende Verdickungen der Intima auch in den kleinsten arteriellen Verzweigungen anzutreffen sind. Es handelt sich um typische arteriosklerotische Intimaveränderungen wie im Bereich des großen arteriellen Kreislaufs. Die bindegewebige Hyperplasie mit degenerativen Veränderungen, namentlich Verfettung, betrifft in erster Linie die Intima. Die Grenze gegenüber der Media ist dem differenten Bau der Lungenarterien entsprechend nicht so scharf wie an deren Körperarterien. Auch die elastische Hyperplasie äußert sich nicht nur in der Verstärkung einer bestimmten Schicht zwischen Intima und Media, die mittleren in Gefäßschichten sind mitbeteiligt. Die Muscularis ist hypertroph oder verdünnt (LENART), je nach dem Stadium der Entwicklung. In frühen Stadien erscheint die *Media* verdickt, mit Verfettung, die Intima im allgemeinen nicht so stark beteiligt. Später kommt es dann umgekehrt zur Verdickung der *Intima,* mit sehr beträchtlichen degenerativen Veränderungen, während die Media dünner wird und weniger alteriert erscheint (HORNOWSKI). Auf die Arbeitshypertrophie folgt die Atrophie. Die Gefäße sind dementsprechend in verschiedenen Gefäßbezirken verschieden stark ausgeweitet. Eine Dilatation des Hauptstammes pflegt immer mehr oder weniger stark ausgesprochen zu sein. Der rechte Ventrikel reagiert auch meist mit Hypertrophie, obschon die Windkesselfunktion von Teilen des pulmonalen Gefäßsystems so gut auf sich genommen wird, daß die rechtsventrikuläre Hypertrophie trotz des Vorhandenseins von ausgesprochener Lungenarteriosklerose zuweilen auffallend gering ist.

Bekannt ist der Einfluß von chronisch schrumpfenden entzündlichen Lungenprozessen, des Emphysems, der Kyphoskoliose und von Pleuraverwachsungen für eine besonders frühzeitige Entwicklung des atherosklerotischen Prozesses (vgl. BRÜNING, FISCHER). Die Einengung der pulmonalen Strombahn von außen her belastet die arterielle Lungenzirkulation und prädisponiert zur Arteriosklerose. Bei einem großen Teil der Fälle von *Lungenemphysem* findet sich eine Erweiterung der Lungenschlagader. Dabei brauchen noch keine stärkeren atherosklerotischen Veränderungen vorhanden zu sein, den Ausspruch von SCHEEL, der höchste Grad von Arteriosklerose trete bei den am meisten erweiterten Gefäßen auf, hält LJUNGDAHL nicht für richtig. Chronische Bronchitis disponiert zu pulmonaler Stauungssklerose (AYERZA, PAINE und PLATT). Unter fünf Fällen mit *Kyphoskoliose* fand LJUNGDAHL bei vier die typischen Veränderungen der Gefäßwand. Wenn dabei auch gelegentlich das Alter mitspielt, so sieht man sie doch schon bei Individuen unter 50 Jahren. Die Zeichen gestörter Zirkulation im kleinen Kreislauf pflegen dann nicht zu fehlen. Die Kompression *einer* Lunge führt nicht zu Pulmonalsklerose. Chronisch-pneumonische Prozesse sind nur ausnahmsweise von Einfluß, bei der Lungentuberkulose kommen sklerotische Veränderungen gelegentlich vor, sind aber immer nur geringgradiger Natur. Praktisch wichtig ist bei der Fülle der kausal bedeutsamen Faktoren die Existenz *pleuraler Schwartenbildung*, wie CORBINI, SCHUHMACHER hervorheben. Hierhin gehört z. B. auch der in der Literatur vielfach als primäre Pulmonalsklerose bezeichnete Fall von AUST, mit aneurysmatischer Ausweitung der Pulmonalis nach arteriosklerotischen Veränderungen der ganzen arteriellen Strombahn vom Anfangsteil der Pulmonalis bis in die kleinsten Äste hinein. Die großen und mittleren Äste erschienen ausgeweitet, die kleinen dagegen verengt. Links war die Pleurahöhle völlig obliteriert, rechts fanden sich strahlenförmige Adhäsionen. Dazu bestand allerdings auch eine Verengerung der Lungenvenen, ferner war die Aorta des 25jährigen Mannes kaum für den kleinen Finger durchgängig).

Als Überlastung der Lungenzirkulation scheint auch eine allgemeine *Plethora* ursächlich in Frage zu kommen. Die Beobachtung von KITAMURA über Sklerose der Pulmonalarterien bei fortgesetztem übermäßigem Biergenuß zeigte eine Beteiligung der großen und kleinen Lungenarterien. Dabei erscheint nicht nur der rechte, sondern auch der linke Ventrikel hypertrophisch. Die alte Auffassung wonach bei linksventrikulärer Überlastung mit arterieller Hypertension der Lungenkreislauf und damit auch das rechte Herz unbeteiligt bleiben, ist nur für einen Teil der Fälle richtig. Die Zunahme der Muskeldicke im Bereich des rechten Ventrikels in Fällen von Schrumpfniere und auch z. B. bei experimenteller Aorteninsuffizienz (VANNOTTI), zeigt, daß die Überlastung von der linken sich auffallend leicht auf die rechte Herzseite übertragen kann. Das Capillargebiet in den Lungen stellt einen weit geringeren Widerstand dar als die Capillaren des großen Kreislaufs, so daß jede Überfüllung vom linken Herzen her den Druck in der Arteria pulmonalis leicht steigert. GEHRHARDT hat die experimentellen Beweise für dieses besondere Verhalten des pulmonalen Capillarsystems geliefert.

Die häufigste Ursache einer pulmonalen Stauungssklerose sind *Mitralfehler,* namentlich die Mitralstenose. Aortenfehler und Myokardaffektionen kommen seltener in Betracht (vgl. POSSELT). Bei Mitralinsuffizienz vermag ein funktionstüchtiger rechter Ventrikel immer noch einen Ausgleich herbeizuführen und das systolisch in den Lungen zurückgeworfene Blut dem linken Ventrikel wieder zuzuführen. Bei Stenosierung des Mitralostiums nützt alle vermehrte Leistung des rechten Herzens nur wenig, die bindegewebig verdickten Klappen setzen auch dem unter Druck gesetzten Blutstrom immer noch einen starken Widerstand entgegen. Es wird denn auch bei zur Obduktion gekommenen Mitralstenosen eine Pulmonalsklerose so gut wie niemals vermißt. Es kommt zu diffusen und umschriebenen Verdickungen der Intima beide in erster Linie in den größeren Ästen der Pulmonalis und im Hauptstamm. Aber auch die kleineren Äste können mitunter, wie LJUNGDAHL hervorhebt, eine deutliche diffuse Verdickung aufweisen, als kleine, weit offene, rigide, weiße oder gelbe Röhren ragen sie dann über die Schnittfläche hervor. In der Tiefe findet sich oft fettige Entartung, auch Verkalkung.

Die Venen sind dem Überdruck in erster Linie ausgesetzt, zeigen aber, wie schon BRÜNING betont, ungleich viel geringere Veränderungen. Nur in einem der von LJUNGDAHL untersuchten 25 Fälle mit Mitralfehler war makroskopisch eine Fettentartung zu konstatieren, sonst konnte nur eine mehr oder weniger erhebliche diffuse Verdickung der Venenwand wahrgenommen werden. Die Intima ist dann trüb, weiß und von ähnlichem Aussehen wie das verdickte Endokard des linken Vorhofs. In den kleinsten Venenästen sieht man höchstens lange weiße, fibröse Streifen, die nach den Abgangsstellen venöser Äste verlaufen. Die Lungenvenen sind durch das pulmonale Capillarsystem geschützt gegenüber der systolischen Drucksteigerung. Kommen Venen unter den Einfluß der systolisch verstärkten arteriellen Strömung wie bei arteriovenösen Aneurysmen, so reagieren sie mit einem vollkommenen Umbau ihrer Struktur. Die Lungenvenen sind bei Mitralfehlern wohl überfüllt, vermehrt gedehnt, stärkere Drucksteigerung gibt es hier aber nicht.

Die bei Mitralfehlern gesehenen Veränderungen der Lungenschlagader sind nach LJUNGDAHL im großen ganzen ähnlich der senilen Pulmonalsklerose, nur ist die Verdickung bei Herzfehlern ungleich stärker. Der Unterschied ist also mehr quantitativer Art. Bei Herzfehlern kommt es meist erst dann zu Verfettung, wenn die Bindegewebswucherung eine gewisse Höhe erreicht hat, in den senilen Fällen aber schon bei sehr geringer Dicke der Intima oder überhaupt ohne Vorhandensein einer bindegewebigen Hyperplasie. Bei ausgesprochener Stauung im kleinen Kreislauf läßt sich immer eine mehr oder weniger ausgesprochene Sklerose der Intima nachweisen. LENART betont die Verdickung der Mediamuskulatur bei brauner Induration. Bei hypertropher Media kommt es leicht zu Mediafibrose, fribröser Umwandlung der arteriellen Muskulatur (ELIASCHEWITSCH). In den Lungenpartien mit besonders ausgesprochener Stase sind die sklerotischen Prozesse am stärksten (GIULIANINI). Thrombosierung ist häufig (BRENNER).

Von Bedeutung scheint auch eine *Verengerung der Lungenvenen-Einmündungsstelle* zu sein. Der als primäre Pulmonalsklerose viel zitierte Fall von ROMBERG schien ätiologisch unaufgeklärt, beachtenswert ist aber doch, daß das Foramen ovale offen gefunden wurde, und dann der im Sektionsprotokoll enthaltene Vermerk: „Die Venae pulmonales sind an ihrer Einmündung in den linken Vorhof eng, für einen dünnen Bleistift eben durchgängig." Es handelt sich um einen 24jährigen, 156,5 cm großen Gärtner. In dem von LJUNGDAHL erwähnten Fall von „primärer" Sklerose der Lungenschlagader ist ebenfalls eine auffallende Engigkeit sämtlicher Stämme der Pulmonalvenen vermerkt. HART und ebenso HORNOWSKI, ZUR LINDEN, WÄTJEN betonen die Bedeutung einer Verengerung der Lungenvenen für die Entstehung einer isolierten Sklerose der Pulmonalarterien. LJUNGDAHL betrachtet zwar dieses anormale Verhalten der Lungenvenen als sekundär bedingt, als eine unmittelbare Folge von primär gehinderter,

pulmonaler Durchströmung. Bei der starken Bedeutung mechanischer Momente
für die Entstehung einer Pulmonalsklerose wird man dem Verhalten der Lungenvenen aber doch alle Beachtung zu schenken haben. LJUNGDAHL kann man
entgegenhalten, die zahlreichen Fälle von Pulmonalsklerose bei Emphysem,
Kyphoskoliose hätten eine Verengerung der Pulmonalvenen, die man an sich bei
der behinderten pulmonalen Durchströmung erwarten könnte, auch nicht
nachweisen lassen.

Die Ursachen einer Stauungssklerose sind somit sehr verschiedenartig, die
Hinderung der Blutzirkulation stromabwärts vom Capillargebiet der Lungen
kann entweder im Bereich der Lungen selbst gelegen sein (Emphysem), oder
die Lungen von außen komprimierend einwirken (Kyphoskoliose, Pleura-
schwarte), als Entwicklungsanomalie (Verengerung der Pulmonalvenen) in
Erscheinung treten oder schließlich die Folge funktioneller Insuffizienz der
linksseitigen Herzabschnitte sein (Mitralfehler, speziell Mitralstenose).

Das klinische Bild wird dabei einheitlich beherrscht von der Anschoppung
des Blutes im capillaren Stromgebiet der Lungen mit Einengung der Alveolen,
Neigung zu Katarrh und Dyspnoe. Die Lungen sind entspannt, im Gegensatz
zu den Verhältnissen bei Bronchostenose, Asthma bronchiale und reagieren
bei intaktem Lungenvagussystem mit Tachypneu. Die *Kurzatmigkeit* ist das
häufigste und schon früh auftretende Symptom. Der *Katarrh* kann zeitweise
völlig fehlen, in dem spärlichen Sputum finden sich aber oft Herzfehlerzellen,
Hämoptysen sind nicht selten (LAUBRY und THOMAS). Im Röntgenbild
erscheinen die unteren Partien der Lungen luftarm, mit starker Gefäßzeichnung
und dichtem, breitem Hilus. Das Herz ist verbreitert, und zwar ganz vorwiegend
rechtsventrikulär. Bei Mitralfehlern ist die Vergrößerung des linken Ventrikels
meist weniger ausgesprochen, sie fehlt bei Mitralstenose ganz, fast die gesamte
Herzfläche wird dann vom rechten Ventrikel und dem rechten Vorhof einge-
nommen. Der Conus und der Stamm der Arteria pulmonalis sind meist ausgeweitet, mit Ausfüllung der sog. Herzbucht. Wieviel bei einer abnormen
Lage des Pulmonalisbogen auf eine wirkliche Ausweitung, wieviel andererseits
auf eine Verlagerung und Drehung des Pulmonalisbogens bei Vergrößerung
des rechten Ventrikels zu beziehen ist, muß eine genaue Untersuchung ergeben.
Bei der Auskultation ist der zweite Pulmonalton in der Regel akzentuiert. Bei
Mitralfehlern finden sich zugleich die charakteristischen Geräusche über der
Herzspitze oder in dem Raum zwischen linkem Sternalrand und äußerer Herzbegrenzung. Systolische Geräusche über der Pulmonalis bedingen große diagnostische Schwierigkeiten. Sind sie stark von der Atmung abhängig, um beim
Inspirium zu verschwinden, so kann man sie als akzidentell bedingt auffassen,
ist das nicht der Fall, so hat man neben relativer Insuffizienz der Tricuspidalis
an lokale Wirbelbildung bei veränderter Innenkontur des pulmonalen Gefäß-
stamms zu denken. Sehr wichtig ist dann der Nachweis einer Fortpflanzung
der Geräusche in die oberen Lungenteile und den Rücken. Die als Folge der
rechtsventrikulären Überlastung im Laufe der Zeit eintretende Stauung im
Gebiet der großen Körpervenen und der Leber ist bei Stauungssklerose der
Pulmonalarterien in derselben Weise vorhanden wie bei den anderen Formen.
Die Cyanose und Ausweitung der Venen hält sich meist in mäßigen Grenzen,
kann aber auch kombiniert mit Polycythämie sehr stark sein.

Bei **Pulmonalsklerose mit abnormer Kommunikation zwischen arteriellem
und venösem Gefäßsystem** ist das pulmonale Stromgebiet überfüllt und steht
meist auch unter abnorm hohem Druck. Eindrucksvoll ist der Fall WÄTJEN
mit Pulmonalsklerose im Säuglingsalter bei *Transposition der großen Gefäße*.
An den großen und mittleren Gefäßen fand sich eine Elasticahyperplasie der
Media, nur selten geringe Intimahyperplasie, meist ohne Lipoid. Die kleineren

und kleinsten Arterien waren aber typisch lipoidsklerotisch. Das für eine relativ kleine Funktion angelegte pulmonale System reagiert nicht mit normalem Wachstum und aortenähnlichem Umbau seiner Wandschichten, es wird atherosklerotisch. Ähnlich liegen die Verhältnisse bei *offengebliebenem Ductus Botalli.* WÄTJEN berichtet ebenfalls über einen derartigen Fall, eine isolierte Sklerose der Pulmonalarterien bei einem 11 Monate alten Säugling. Die größeren und mittleren Äste zeigten wieder eine Vermehrung und Verstärkung der elastischen Wandelemente. Die kleineren Arterien fielen auf durch oft unvermittelt auftretende Wandverdünnung mit starker Erweiterung und der Bildung sinusartig ausgedehnter Bluträume. Die engen Teile dieser kleinen Arterien zeigten starke produktive Wucherung und Verfettung. Schon KREYIG hatte auf das Vorkommen einer „Verknöcherung" der Lungenarterie bei solchen Mißbildungen des Herzens hingewiesen, die eine freie Kommunikation zwischen dem linken und rechten Herzen schaffen. LJUNGDAHL zitiert aus der Literatur 15 Fälle von Offenbleiben des Ductus arteriosus Botalli mit Pulmonalsklerose, ferner 6 Fälle von Pulmonalsklerose bei Defekt des Septum ventriculorum und auch einige Fälle bei offenem Foramen ovale. LJUNGDAHL beschreibt einen eigenen Fall mit Entwicklung einer Lungensklerose, hauptsächlich in der nächsten Umgebung der Ductuseinmündungsstelle. Es kann hier zu aneurysmatischen Ausweitungen kommen. Die klinische Bedeutung eines *offenen Foramen ovale* ist sehr fraglich. In einem Viertel normaler Fälle ist das Foramen ovale nicht völlig geschlossen. Ist die Kommunikation sehr weit, so wird wohl Blut vom linken in den rechten Vorhof übertreten können, mit konsekutiver, mehr oder weniger starker Überfüllung des Blutkreislaufs. Ob ein derartiger vermehrter Blutzustrom das Einsetzen einer Pulmonalsklerose veranlassen kann, ist aber noch nicht gesagt. OKKELS und THERKELSEN publizieren einen Fall von pulmonaler Sklerose mit aneurysmatischer Ausweitung der Pulmonalarterie bei offenem Foramen ovale. Auffallend war hier aber eine hochgradige Verjüngung der Aorta vom Bogenteil abwärts bis gegen den Abgang des Tripus halleri, wo sie nur eine Breite von 23 mm aufwies. Wieder fragt man sich, ob diese Aortenanomalie die einfache Folge einer verschlechterten Lungenzirkulation sei, hat aber auch der möglichen Bedeutung einer Bildungsanomalie Rechnung zu tragen, mit primär zu geringer Entwicklung der linksseitigen Herzabschnitte.

Klinisch sind die Fälle von Pulmonalsklerose mit abnormer Kommunikation zwischen dem arteriellen und venösen Stromgebiet im allgemeinen gut charakterisiert. Eine *Cyanose fehlt,* weil das Blut von links nach rechts strömt, nur unter ganz besonderen komplizierenden Bedingungen von rechts nach links, und damit zur Ausbildung einer Mischcyanose Anlaß gibt. Der vorhandene geringe Grad von Cyanose richtet sich nach dem Grad der bestehenden rechtsventrikulären Insuffizienz. *Dyspnoe fehlt ebenfalls,* weil das capillare pulmonale Gebiet nicht gestaut ist, im Gegenteil zu wenig Blut bekommt. Eine gewisse Dyspnoe stellt sich zwar bei körperlicher Leistung immer ein, eine Folge der Lungenüberfüllung, die Fälle unterscheiden sich aber deutlich gegenüber der Stauungssklerose der Pulmonalarterie. Die einzelnen Ursachen dieser Form von Pulmonalsklerose machen sich im übrigen in typischer Weise geltend. Ein Offensein des Ductus arteriosus Botalli führt zu charakteristischen Symptomen, und ebenso ist ein offenes Foramen interventriculare wohl zu erkennen. Ein offenes Foramen ovale kann man allerdings im allgemeinen nicht diagnostizieren, die Störung macht weder formale röntgenologisch oder perkutorisch erkenntliche Erscheinungen, noch ist die Anomalie auskultatorisch faßbar.

Die Arteriosklerose der Pulmonalis wird in solchen Fällen als Nebenbefund betrachtet. Funktionell und prognostisch dürften diese Veränderungen aber sehr wesentlich sein und zu dem Versagen des rechten Ventrikels sehr mit beitragen.

Die Fälle von **primärer juveniler Pulmonalsklerose** haben von jeher das Interesse der pathologischen Anatomie und der Klinik auf sich gelenkt.

Es handelt sich hier um jugendliche Individuen mit typisch atherosklerotischen Prozessen vor allem in den kleinsten Lungenarterien. Die Veränderungen sind oft erst bei der mikroskopischen Untersuchung in ihrer vollen Ausdehnung richtig zu bewerten. Die Wucherung der Intima mit Neubildung feinster elastischer Elemente mit oder ohne Verfettung kann zu vollständiger Stenosierung der Gefäße führen. Die größeren Gefäßabschnitte sind viel weniger befallen. In dem Fall 2 von RÖSSLE erschien die Pulmonalisintima bis in die größeren Verzweigungen fleckenlos, die Wand der Pulmonalis im ganzen hypertrophisch, derb, auch mikroskopisch aber ohne Verfettung. Alle Lungenarterienäste von bestimmtem Kaliber, nämlich von 0,5—0,4 cm Umfang, zeigten dann eine außerordentlich intensive, fleckige Veränderung ihrer Wand in Form von gelben Herden und Streifen. Die Verdickung der feinsten Lungenarterienäste im Lungenparenchym war, wie in dem Fall von SANDER, mit bloßem Auge zu sehen.

Die Klinik der primären isolierten Arteriosklerose der Lungenschlagader beginnt sich differentialdiagnostisch schärfer abzuzeichnen.

Für sich betrachtet und *ausgeschieden* müssen die im Bereich der kleinsten Lungenarterien vorkommenden *entzündlichen Gefäßschädigungen* werden, Fälle von unspezifischer Arteriitis, Periarteriitis, Arteriolitis mit oder ohne Thrombenbildung (ARRILAGA, KUNTSCHIK, STERNBERG, STEINBERG, SCHÜTTE, OBERNDORFER, LÖWENSTEIN, LANG), sowie die Fälle auf luischer Basis (CHENEY, CLARKE, LAUBRY und THOMAS). Beiseite stehen auch die fribrinös eitrigen Entzündungen der arteriellen pulmonalen Strombahn (vgl. SALZER). In gleicher Weise wie bei grauer Hepatisation Capillarthromben und Thromben der Arteriolen zu den regelmäßigen Befunden gehören, mit toxisch infektiöser Schädigung des Endothels als dem wesentlichen ursächlichen Faktor, so gibt es auch andere infektiöse Einwirkungen mit isolierter Schädigung der kleinsten arteriellen Lungengefäße. Der Annahme von SIGNORELLI, ROGER, es handle sich dabei vorwiegend um luische Störungen, kommt jedenfalls keine allgemeinere Bedeutung zu. Die gewöhnlichen Eitererreger kommen eher in Frage. Von LANG stammt eine Beobachtung mit Verdickung und Hyalinisierung (Nekrose) sämtlicher Wandschichten, teilweiser Aufsplitterung der elastischen Lamellen, lymphocytärer Infiltration und Thrombenbildung an den kleinen bis präcapillaren Arterien nach Fleckfieber. KUNTSCHIK berichtet über ein 15jähriges Mädchen (verstorben unter dem Bild der sog. primären Pulmonalsklerose) mit Arteriitis auf rheumatischer Basis. Die kleinen und kleinsten Gefäße zeigten zweifellos entzündliche Veränderungen, die größeren Äste typisch atherosklerotische Läsionen. Es scheint nicht unwahrscheinlich, daß die peripheren entzündlichen Schädigungen das Primäre, die stromaufwärts vorhandene Arteriosklerose dagegen sekundär entstanden wäre, infolge des durch die periphere Erkrankung bedingten arteriellen Überdruckes. Anatomisch finden sich gelegentlich Übergänge zu der eigentlichen JORESschen Arteriosklerose (Fall 2 von KRUTZSCH!), dann auch mit hyaliner Umwandlung der ganzen Gefäßwand, ähnlich dem Bild der Nierenarteriolosklerose (STEINBERG).

Klinisch imponieren diese entzündlichen Schädigungen der Lungenarterien durch die auffällig starke Vergrößerung der rechtsseitigen Herzabschnitte, mit Erweiterung der Pulmonalarterie und den Zeichen der peripheren venösen Stauung (Leberschwellung, Ödeme, evtl. Ascites). Über Dyspnoe und Cyanose lauten die Angaben verschieden. Nach LÖWENSTEIN und STEINBERG kann die Dyspnoe sehr stark sein, LÖWENSTEIN spricht von dyspnoischen Anfällen. Der von STEINBERG beobachtete Fall 1 hatte Atemnot bei den geringsten Anstrengungen, bei gleichzeitig bestehender Cyanose. In dem Fall von KUNTSCHIK wird auch betont, daß bei einer gewissen Cyanose der Füße und Lippen auch Kurzatmigkeit bestanden hätte, doch wäre die Dyspnoe nie hochgradig. Während des stationären Aufenthalts ist das Fehlen einer Dyspnoe besonders vermerkt, bei bestehender blasser Cyanose. In dem Falle von LANG war die Dyspnoe wieder sehr ausgesprochen, immerhin waren außer Anasarka, Ascites und Atemnot eine hochgradige, die übrigen Symptome an Stärke übertreffende Cyanose zu konstatieren.

Die Symptome der entzündlichen Schädigungen der Pulmonalarterie sind ähnlich wie die der eigentlichen arteriosklerotischen primären Pulmonalsklerose. Herzhypertrophie und venöse Stauung sind dieselben. Auch die bei Verlegung der kleinen Lungengefäße sich einstellende Cyanose ist kein Symptom, das die arteriosklerotische Form besonders auszeichnen würde. Naturgemäß ist der Grad der Cyanose ein verschiedener je nach dem Grad der Erkrankung, es können sowohl entzündliche wie arteriosklerotische Gefäßschädigungen mehr herdförmig oder mehr diffus vorkommen und damit den Gasaustausch weniger oder in stärkstem Maße behindern. Eine Polyglobulie kann zur Verstärkung der Erscheinung beitragen. Von MOBITZ wird aber mit Recht bei vorhandener primärer Pulmonalsklerose auf den oft sehr eindrucksvollen Gegensatz zwischen der geringgradigen Dyspnoe und stärkster Cyanose hingewiesen. Das Fehlen der Dyspnoe beruht auf dem Fehlen einer eigentlichen Lungenstauung, wie man sie bei linksventrikulärer Insuffizienz in typischer Weise vor sich sieht. Die Lungen sind nicht entspannt durch gestaute Blutmassen von der Seite der Lungenvenen her, die Alveolen sind nicht komprimiert, luftleer, sondern vielfach ganz unbeteiligt an dem ganzen Vorgang. Das Strömungshindernis liegt *vor* den Alveolen und den Capillaren. Der Gasaustausch ist wohl geschädigt, das Atemzentrum unter dem Einfluß chemischer, auf dem Blutweg zugeführter Atemreize sensibilisiert und in vermehrte Tätigkeit gesetzt, es fehlt aber die nervös bedingte Tachypneu. Bei intaktem Lungenvagus reagiert das Individuum auf alle Einflüsse, die zu Entspannung der Lungen führen, mit Kurzatmigkeit, auf Momente mit vermehrter Lungenspannung (Bronchostenose, Asthma bronchiale) mit verlangsamter Atmung, Bradypneu. Es ist daher verständlich, daß bei primärer Lungenarteriosklerose trotz starker Cyanose *keine wesentliche Dyspnoe* — wenigstens in der Ruhe — vorhanden zu sein braucht. Trommelschlegelfinger fehlen. Ein scharfer Unterschied zwischen entzündlichen und arteriosklerotischen Schädigungen kann zwar nicht aufgestellt werden, immerhin scheinen die entzündlichen Veränderungen eher zu der üblichen Dyspnoe zu disponieren. Es dürfte die von ROMBERG zuerst betonte Gegensätzlichkeit zwischen starker Cyanose und geringer Dyspnoe als wichtiges Symptom einer primären Lungen-Arteriosklerose auch weiterhin sehr zu beachten sein, obschon, wie die Angaben von MÖNCKEBERG zeigen, Cyanose und Dyspnoe auch gleichzeitig stark ausgesprochen sein können.

Während die Stauungssklerose durch Dyspnoe ausgezeichnet ist, mit oder ohne Cyanose, die Lungensklerose bei arteriovenöser Kommunikation weder stärkere Cyanose noch nennenswerte Dyspnoe aufweist, tritt die *primäre Pulmonalsklerose durch starke Cyanose bei auffällig geringer Dyspnoe* hervor.

Der *Verlauf* des Leidens ist ein eigenartig rascher. In den Fällen von MÖNCKEBERG, RÖSSLE, MOBITZ dauerte die Krankheit keine 2 Jahre. Es sagt dieses Datum zwar nichts aus über die Entwicklung der anatomischen Läsion als solcher, man vermag danach höchstens zu erkennen, wie lange es dauert, bis der überlastete und insuffizient werdende rechte Ventrikel vollkommen versagt. Venöse Stauung, Hypoxämie, Polycythämie summieren sich in dem Zustandekommen einer extremen Cyanose („cardialeo Negros", AYERZA 1901).

Über die *Ätiologie* ist nichts Bestimmtes zu sagen. Die Isoliertheit der Störung legt den Gedanken an eine Lungenparenchymaffektion als primäre Schädigung nahe. Die Lungen selbst erscheinen bei der Obduktion zwar intakt, der Beginn des Leidens ist aber in Dunkel gehüllt. Eine infektiöse Arteriitis könnte sehr wohl zur späteren Entwicklung einer typischen Arteriosklerose Anlaß geben. Die Lues als Ursache der primären Pulmonalsklerose wird immer wieder hervorgehoben (SIGNORELLI, PESCADOR und BAQUÉ). Bemerkenswert ist die Feststellung von BRÜNING, der arteriosklerotische Prozeß finde sich wohl am häufigsten und hochgradigsten in den Lungenarterien, aber auch manchmal in den Bronchialarterien, bei nur geringer Beteiligung der Pulmonalvenen und gänzlichem Freibleiben der Bronchialvenen. Die stärksten Veränderungen der Bronchialarterien neben geringerer Pulmonalarteriosklerose zeigten in dem Material von BRÜNING drei alte Luetiker. Die sklerotischen Prozesse an den Pulmonalarterien, Bronchialarterien und Pulmonalvenen treten nach BRÜNING in den meisten Fällen gleichzeitig auf. Brüning bemerkt, es müßten sich Zirkulationsschwierigkeiten innerhalb der Lungen, welche von Veränderungen des Lungengewebes ausgehen, auch in den Bronchialarterien geltend machen. Es hält sich der pathologische Prozeß jedenfalls nicht immer an das pulmonale Stromgebiet. Die Lungen selbst scheinen bei der Entwicklung der Krankheit eine wichtige, zur Zeit aber noch nicht näher zu präzisierende Rolle zu spielen.

Betrachtet man die bei den verschiedenen Formen von Pulmonalsklerose einzuschlagende *Therapie,* so scheidet die senile Sklerose, die sich als Nebenbefund, ohne lokal größeren Schaden zu stiften, langsam weiter entwickelt, zunächst aus.

In Fällen von Stauungssklerose ist die Bekämpfung der linksventrikulären Insuffizienz durch Herabsetzung der Flüssigkeitszufuhr, Ruhe, kräftige Digitalisierung das Gegebene. Bei arteriovenöser Kommunikation versucht man durch dieselben Maßnahmen der Überlastung des rechten Herzens zu begegnen. Bei primärer Pulmonalsklerose gilt dasselbe, hier muß aber durch Anwendung gefäßerweiternder Mittel der drohenden Sperrung des pulmonalen Kreislaufs entgegengetreten werden. Tatsächliche eigene Erfahrungen besitze ich nicht, und auch von bestimmten Beobachtungen in der Literatur ist nichts bekannt. Wie bei arteriosklerotischen Prozessen im großen Kreislauf, so dürfte aber auch bei Behandlung der Arteriosklerose der Lungenschlagader den adenosinhaltigen Muskelextrakten große Bedeutung zukommen.

3. Sklerose des arteriellen Windkesselsystems.
(Große und mittlere Arterien.)

Große und mittlere Arterien bis hinab zu den Arteriolen haben funktionell einheitlichen Charakter und dienen mehr oder weniger demselben Zweck. Sie gehören zu den sog. Verteilerröhren (PETERSEN), ohne deutliche aktive oder passive Lumenänderung. Im Gegensatz zu den kleinen Arterien bleiben die größeren Gefäße post mortem weit, woraus man bis zu einem gewissen Grade den Schluß ziehen kann, daß ihre konstringierenden Qualitäten auch in vivo geringe sind (BENNINGHOFF). Die Muskulatur der Gefäßwand hat die Eigenschaften der Halte- bzw. Spannmuskulatur im Gegensatz zu der Bewegungsmuskulatur der Arteriolen. Auf vermehrte intravasal bei der Systole zustande kommende Spannung reagiert die elastische Rohrwandung mit nur geringer Dehnung, der elastische Widerstand ist relativ groß; diese geringe Formänderung genügt aber, um, in der Diastole wieder rückgängig gemacht, den Blutstrom in peripherer Richtung vorwärts zu treiben. Das ganze arterielle System ist mit

Energie in der Form von Formänderungsarbeit geladen" (PETERSEN). Erst wenn das der Fall ist, kommt der Kreislauf in Gang, wird die Druckverteilung konstant und ein regulärer Betrieb jeder einzelnen Arterienstrecke möglich. Die Energieladung der gespannten Wand wird ständig abgegeben und durch die Pulswelle wieder aufgefüllt. Die registrierbare Pulswelle entspricht einer rhythmisch sich wiederholenden intravasalen Druckschwankung, einem rhythmischen Alternieren von Spannungszuwachs und Spannungsabnahme. Die großen und mittleren Arterien sind einem Windkessel vergleichbar, der während der Systole Energie speichert, um sie als Strömungsantrieb in der Diastole wieder abzugeben.

Das System der Verteilerröhren ist histologisch verschieden konstruiert. Die Unterteilung von RANVIER in einen elastischen und einen muskulären Typ ist nach BENNINGHOFF so zu verstehen, daß bei dem ersteren eine gleichmäßige gerüstartige Durchflechtung der drei Gewebe (elastisches, muskuläres und Bindegewebe) stattfindet, während sich bei dem zweiten Typ die Muskulatur in der Media zusammengedrängt findet. Würde man z. B. die elastischen Fasermassen der Adventitia, wie sie in Eingeweidearterien vorkommen, mit der Muskulatur vermischen, so entstünde nach BENNINGHOFF ein Gefäß von elastischem Typ. Zu der Aorta, dem hauptsächlich studierten Gefäß vom elastischen Typ, gehören (vgl. Abb. 43) auch die Aa. carotis comm., anonyma, subclavia, der Truncus thyreocervicalis, die ersten Abschnitte der Iliaca communis, der Carotis interna, vertebralis und Mammaria interna. Weiter peripher bekommt die Gefäßstruktur Ähnlichkeiten mit dem Bau der muskulären Arterien. Die Grenze gegen die muskulären Arterien ist meist fließend.

Die großen Arterien sind nicht geschichtet, im Gegensatz zu den peripheren Gefäßen. PETERSEN verweist darauf, daß nach den Erfahrungen der technischen Mechanik in relativ dünnwandigen Gefäßen, in denen die Wanddicke klein ist im Verhältnis zum Durchmesser des Gefäßes, die Wandspannungen gleichmäßig über die ganze Dicke der Wand verteilt sind. So verhält es sich bei der Aorta und ihren Verzweigungen. Ist die Dicke der Wand groß im Verhältnis zum Durchmesser wie in der Peripherie, so nehmen nach den Regeln der technischen Mechanik die Wandspannungen von innen nach außen ab. Mit dieser verschiedenen mechanischen Inanspruchnahme scheint die strukturelle Differenzierung der einzelnen Gefäßabschnitte innerhalb des arteriellen Windkesselsystems zusammenzuhängen. Die nach der Peripherie zunehmende Aufsplitterung des arteriellen Rohrs zerteilt das systolisch ausgeworfene Blutquantum, mit jeder größeren Astabgabe verkleinert sich der Durchmesser des leitenden Hauptgefäßes, die spezifische Wandbelastung nimmt deshalb nach der Peripherie zu stark ab (FLEISCH). Aus diesem Grunde vermag sich in der Peripherie eine Schichtung zu entwickeln, während sie in den zentralen Gefäßen fehlt. Weniger in der Masse der Muskulatur unterscheiden sich die zentralen von den peripheren Gefäßen, als in der Verteilung derselben innerhalb der Gefäßwand.

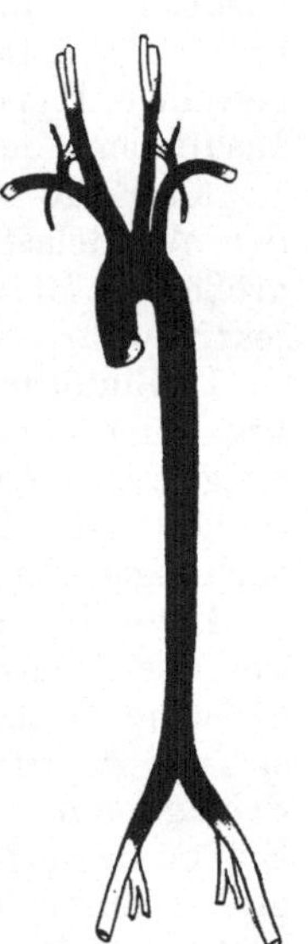

Abb. 43. Übersicht über die Ausbreitung der Arterien vom elastischen Typ (schwarz). (Nach A. BENNINGHOFF 1930.)

Mit einer verschieden starken motorischen Innervation steht der differente histologische Aufbau der einzelnen Arterienabschnitte nicht im Zusammenhang. Die gesamte arterielle Strombahn — mit wenig Ausnahmen (s. unten) — ist motorisch innerviert. Zweifellos ist der blutdrucksteigernde Effekt einer Vasokonstriktion an den kleinen Arterien weit stärker als einer Tonussteigerung im Bereich der zentralen Gefäße. In der Peripherie gilt das POISEUILLEsche Gesetz, in engen Röhren ist der Druck umgekehrt proportional zur vierten Potenz des Radius. In der Aorta und ihren Verzweigungen sind aber auch sympathische wie parasympathische Fasern nachzuweisen (LJETNIK). Die plethysmographischen Versuche von SCHREZENMAYR zeigen, daß die Tonusreaktion der großen Arterien bei Applikation von Adrenalin und anderen Gefäßgiften grundsätzlich dieselbe ist wie die der kleinen Arterien. Der elastische Typ zentraler Arterien, das Zurücktreten muskulärer Elemente, beruht nicht auf dem Fehlen einer motorischen Innervation der zentralen Gefäße. Trotz fehlender Innervation zeigen übrigens die arteriellen Gefäße des zentralen Nervensystems reichlich Muskulatur.

Das Bild der Atherosklerose ist verschieden bei Gefäßen vom elastischen und solchen vom muskulären Typ, pathogenetisch ist aber der Vorgang derselbe. Die physiologisch differente Struktur der Media bedingt naturgemäß eine besondere, in großen und mittleren Arterien verschiedene Lokalisation der degenerativen

Prozesse. Cholesterinesterverfettung und -verkalkung sind, wie schon bemerkt, beide die Folge einer Ischämie, einer Ernährungsstörung der alternden Gefäßwand. Die besonders auffällige Anhäufung von Kalk in der Media kleiner Gefäße kann mit den Eigentümlichkeiten des Muskelstoffwechsels in Zusammenhang stehen, mit dem starken Bedarf der Muskulatur an Phosphat, ähnlich den Verhältnissen bei der Verkalkung quergestreifter Muskulatur. Die bindegewebige Hyperplasie hält sich an den Ort der Verfettung bzw. der Verkalkung, wo solche vorhanden sind, andererseits sieht man Bindegewebsvermehrung ganz allgemein dort, wo der parenchymatöse Teil eines Organs funktionell zurückgeht. In den kleinen Arterien erscheint die Muscularis der Media verkalkt und fibrös entartet (STÄMMLER), in den größeren Gefäßen findet sich die bindegewebige Hyperplasie in der Intima als Ausgleichsvorgang bei funktioneller Insuffizienz der muskulären Wandbestandteile.

Als Folge einer Windkesselsklerose zeigen sich Anomalien des Blutdruckes, der Wandelastizität, der Pulsform, der Pulsgröße, Veränderungen der Herzgröße und Herzform, begleitet von mehr oder weniger charakteristischen subjektiv wahrnehmbaren Sensationen.

1. Blutdruck. Im Gegensatz zu der Arteriolosklerose, überhaupt der Erkrankung der kleinen Arterien mit Hinderung des arteriellen Durchstroms, steigt der *systolische Druck* bei Atherosklerose des Windkesselsystems nur wenig. So lautet das Ergebnis der seit Jahrzehnten erfolgreich weiter geführten Untersuchungen der ROMBERGschen Schule (SAWADA, GROEDEL, HARPUDER).

Diese klinisch wichtige Tatsache, deren Richtigkeit die tägliche Praxis und die Kontrolle sezierter Fälle beweist, ist zunächst befremdend, weil bei gleichem Schlagvolumen ein rigideres, weniger dehnbares Leitungssystem an sich zu deutlicher systolischer Drucksteigerung führen sollte. Nun geht das Schlagvolumen aber im Zusammenhang mit dem sich in höherem Alter zeigenden Sinken des peripheren oxydativen Umsatzes eher zurück. Das Herz wird wohl größer durch Zunahme der Muskelmasse, auch unter Umständen durch Vergrößerung des bei der Systole in den Ventrikeln zurückbleibenden Restvolums, die Zirkulationsgröße nimmt aber ab. Die systolische Dehnung des sklerotisch gewordenen arteriellen Rohrs dürfte schon aus diesem Grunde weniger stark ausfallen. Dazu kommt die vermehrte Weite der sklerotischen Arterien. Das Fassungsvermögen des arteriellen Leistungsrohrs ist abnorm groß geworden.

Ein weiteres Moment kommt aber noch hinzu: Sämtliche direkten und indirekten Methoden zur Bestimmung des systolischen Druckes, mit Ausnahme der Oszillographen von RECKLINGHAUSEN, A. MÜLLER, PLESCH messen nicht den wahren, sondern den gestauten Pulsdruck (vgl. WOLF und AURIN, FRANZ MÜLLER, R. STÄHELIN und A. MÜLLER, MERKE und MÜLLER). Bei jedem Manschetten- oder Pelottenverfahren führt der Anprall der Pulswelle bei eben verschlossener Arterie, sobald der Manschettendruck den intravasalen systolischen Druck übersteigt, zur Erhöhung der Anfangswelle und zum Sprengen des Verschlusses. Der Puls passiert solange, bis ein immer höher getriebener Manschettendruck schließlich auch diesen „Stauüberdruck" (RECKLINGHAUSEN) überwindet. Erst in dem Moment, d. h. nach Durchschreiten einer Zone des gestauten Druckes mit immer noch großen Oszillationen gerät man bei Anwendung eines die Wandbewegung registrierenden Oszillographen plötzlich in die Zone kleiner Pulsationen. Nun fehlt diese Zone des gestauten Druckes bei Arteriosklerose häufig. Unvermittelt folgen auf die Zone des ungestauten Druckes — soweit man das zur Zeit nach dem Verhalten der Pulswellenform behaupten kann (RECKLINGHAUSEN) — die kleinen Pulsationen als Ausdruck des endgültigen, durch keine Anprallwelle wieder geöffneten Gefäßverschlusses. Normalerweise bestimmt man bei Festlegung des systolischen

Druckes den Staudruck mit, bei der Arteriosklerose aber nicht. Schon aus technischen Gründen mußte deshalb der systolische Druck bei Arteriosklerose relativ niedrig erscheinen.

Der *diastolische Druck* ist bei Arteriosklerose auffällig niedrig. Die Druckamplitude ist wohl vergrößert, aber weniger durch Erhöhung der systolischen als durch eine Erniedrigung der diastolischen Druckwerte (vgl. LUKACS). Technische Fehler scheinen hier nicht im Spiele zu sein, der diastolische Druck wird nach den üblichen Verfahren von RIVA ROCCI, KOROTKOFF, EHRET richtig erfaßt (v. RECKLINGHAUSEN). Zur Erklärung kann die relative Verkleinerung des Schlagvolums herangezogen werden, wichtiger ist aber die oben erwähnte vermehrte Weite der sklerotischen Arterien. Auch bei gleichbleibendem Schlagvolum und unverminderter Zirkulationsgröße wird dadurch ein relativ niedriger diastolischer Druck resultieren.

Unklar ist der Einfluß des Sinus caroticus. Als sensibler Bezirk reagiert dieser Gefäßabschnitt auf jede Änderung des arteriellen Innendruckes. Vermehrte Dehnung des Sinus caroticus führt zu ausgleichender Drucksenkung und umgekehrt. Spricht dieser Mechanismus zu leicht an, so kommt es zum Symptomenkomplex der Hypotonie, reagiert die Gefäßwand ungenügend zu Hypertension. Beides ist bei arteriosklerotisch veränderter Gefäßwand denkbar. Anatomische Untersuchungen ergeben, daß bei Hypertension keine charakteristischen Veränderungen des Sinus caroticus vorliegen. Auch ohne nachweisliche Schädigung kann aber die Rigidität der inneren Wandschichten einer Fortleitung des adäquaten physiologischen Reizes, einer Perception der intravasalen Druckreize, hinderlich sein. Die seit den Untersuchungen von ROMBERG bekannte schlechte Reaktionsfähigkeit der sklerotischen Gefäßwand wird sich auch an der Aorta so auswirken können, daß die normalen Dehnungen ausbleiben und damit der druckregulierende Einfluß des Sinus caroticus. Zu der aus rein mechanischen Gründen entstandenen geringen systolischen Drucksteigerung dürfte im Laufe der Zeit, mit zunehmender Erkrankung der aortalen Gefäßwand, also leicht eine nervös bedingte weitere Drucksteigerung hinzukommen. Der Angriffspunkt des vom Sinus caroticus aus in Gang gesetzten und beherrschten Regulationsmechanismus liegt in erster Linie in der Peripherie, unterhalb der als „Windkessel" funktionierenden Arterienabschnitte. Bei der geringen Weite der kleinen Arterien und Arteriolen macht schon eine kleine Zunahme des Constrictorentonus viel aus. Unter diesen Umständen steigt dann nicht nur der systolische, sondern, wie wieder die ROMBERGsche Schule gezeigt hat, auch der diastolische Druck.

Große Amplitude mit niedrigem diastolischem Druck spricht für Sklerose des Windkesselsystems, große Amplitude mit deutlich erhöhtem systolischem Druck und abnorm hohem diastolischem Druck für eine gleichzeitig (oder isoliert?) bestehende periphere Verlegung der arteriellen Strombahn. Ob der renale Faktor dabei mitspricht, hat eine Funktionsprüfung der Nieren zu ergeben. Ob es sich um rein reflektorische spastische Vasokonstriktion oder schon eingetretene anatomische Veränderung der kleinen Arterien handelt, ist schwer zu entscheiden. Maßgebend ist dabei das funktionelle Verhalten der peripheren Organe.

Auch bei erheblicher Arteriosklerose wird die Amplitude relativ klein gefunden, sogar niedriger als beim Normalen (MARTINI), wenn die Herzkraft nachläßt.

Als „*mittleren*" *Druck* bezeichnet VAQUEZ nicht etwa das arithmetische Mittel zwischen systolischem und diastolischem Druck, vielmehr diejenige mittlere Druckhöhe, die der konstante, nicht pulsierende, arterielle Blutstrom besäße, um die in einem bestimmten Fall bestehende periphere Zirkulationsgröße zu erzeugen.

Der Ausdruck ist dasselbe wie der „optimale Druck", mit dem SAHLI auf volumbolometrischem Wege das wahre Pulsvolumen zu erfassen suchte. Der VAQUEZsche „mittlere" Druck entspricht auch dem, was PACHON als „Pression éficace" oder „Moyenne dynamique" bezeichnet. Der sog. mittlere Druck wird dann abgelesen, wenn bei variablem Außendruck (Manschette) das Oszillometer die größten Ausschläge zeigt.

GLEY und GOMEZ zeigen, daß der VAQUEZsche mittlere Druck tatsächlich mit der Druckhöhe eines Quecksilbermanometers übereinstimmt, wenn man durch Einschalten eines mit Quecksilber gefüllten größeren Raumes die einzelnen Oszillationen unterdrückt.

Der mittlere Druck hat keine bestimmte Beziehungen zum systolischen Druck. Beim Menschen mit 150 mm Hg systolischem Druck liegt der mittlere Druck bei 80—90 mm Hg. Der mittlere Druck entspricht auch nicht, wie MAREY glaubte und PACHON zuerst annahm, dem diastolischen Druck, der in der Höhe von etwa 60 mm Hg liegt.

Im Bereich des mittleren Druckes, d. h. bei Anwendung eines Manschettendruckes, der die maximalen Oszillationen hervorbringt, zeigt die Arterienwand ihre größten pulsatorischen Exkursionen. Die während der Diastole unter dem Einfluß des Manschettendruckes stark verbogene Wand schwingt unter der Einwirkung des Pulsstoßes zurück, die Arterie öffnet sich. Wie stark die Wand komprimiert wird und wieweit sie zurückfedert, ob nur bis zur Nullform des Gefäßes in unbelastetem Zustand oder sogar darüber hinaus mit Überdehnung des Gefäßes, ist unklar. Wahrscheinlich reicht die pulsatorisch bedingte Dehnung der Gefäßwand in das dritte Elastizitätsgebiet (CHRISTEN) hinein. In bestimmter Weise faßbar ist aber der Punkt, bis zu dem der Pulsstoß die arterielle Wand vor sich her schiebt, nicht.

Dieser offenkundige Mangel, der RECKLINGHAUSEN zu der Bemerkung veranlaßt, die größten Oszillationen würden sich an einer je nach den Zufälligkeiten des verwendeten Apparats und der Anatomie des Gliedes verschiedenen höheren oder tieferen Stelle im Bereich seiner Zone der großen Oszillationen (s. u.) finden, wird nun unter Umständen praktisch doch aufgewogen durch den Vorteil, der Bewegung der Wandung gewissermaßen Folgen und Schädigungen der Wandelastizität damit besonders gut erkennen zu können.

VAQUEZ zeigt, daß der mittlere Druck krankhaft erhöht sein kann, auch wenn der systolische Druck nichts Abnormes erkennen läßt. Fälle von Herzvergrößerung bei normalem systolischem Druck — vorausgesetzt, daß keine Herzinsuffizienz vorliegt — wären damit einer Erklärung zugänglich gemacht. VAQUEZ spricht von einem «phénomène initial de l'hypertension». Der mittlere Druck soll weniger schwanken als der systolische. Das Herz reagiert mit Hypertrophie eher auf den mittleren Druck als auf die immer nur rasch vorübergehenden maximalen systolischen Druckhöhen. Eklampsien, Bleiintoxikationen zeigten häufig eine systolische Drucksteigerung, aber keine Herzhypertrophie, bei normal hohem mittlerem Druck. VOLTERRA bestätigt die Angaben von VAQUEZ und dessen Schülern. Über das Verhalten des mittleren Druckes bei isolierter Windkesselsklerose liegen noch keine Mitteilungen vor, sie dürften von hohem klinischem Interesse sein.

Der wahre *ungestaute systolische Druck* kann mittels der von RECKLINGHAUSEN, A. MÜLLER, R. STAEHELIN und A. MÜLLER, PLESCH angegebenen graphischen Verfahren ermittelt werden, durch das Studium der bei wechselndem Manschettendruck auftretenden charakteristischen Pulsformen. Im folgenden ist speziell das technisch einfache Verfahren von RECKLINGHAUSEN (vgl. auch GOSMANN, MEYER) näher berücksichtigt.

Am Übergang der anakroten zu den katakroten Pulsbildern liegt der Grenzpunkt für den ungestauten systolischen Druck (Abb. 44).

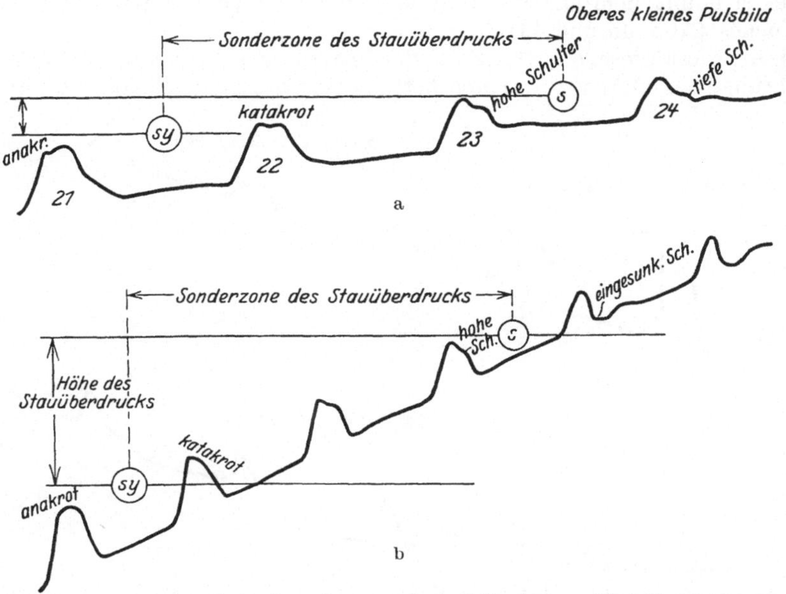

Abb. 44. Pulsformen vor und nach der Zone des „ungestauten" Druckes *sy*. (Nach RECKLINGHAUSEN 1930.)

Steigert man den Manschettendruck über diesen Punkt hinaus, so gerät man in die Zone des Stauüberdruckes, dessen obere Grenze *s* durch die plötzliche Verkleinerung und die bei weiterer Drucksteigerung nicht mehr wesentlich

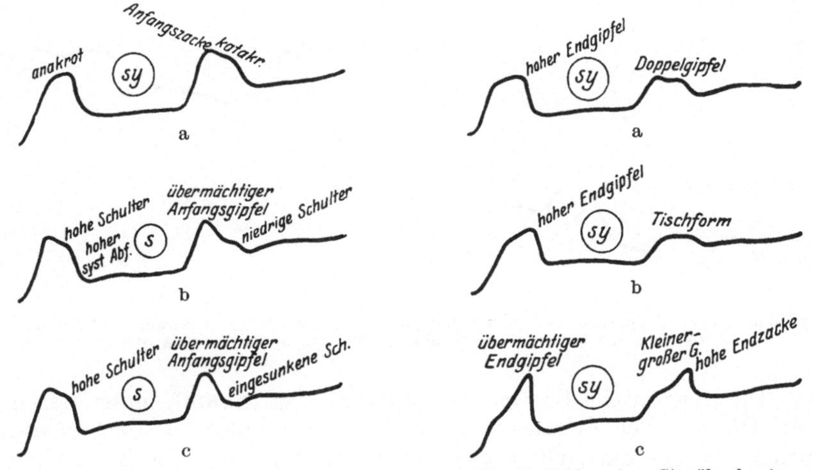

Abb. 45. Ungestauter (*sy*) und gestauter (*s*) systolischer Druckwert.   Abb. 46. Fehlen eines Stauüberdruckes. *sy* der maximale systolische ungestaute Druckwert. (Nach RECKLINGHAUSEN.)

veränderliche Form der Pulse und vor allem durch das Auftreten der sog. „tiefen Schulter" im absteigenden Schenkel mit niedrigem systolischem Abfall gekennzeichnet ist. Der hohe Abfall ist der Ausdruck dafür, daß die gestaute Pulswelle einen Teil des komprimierten Arterienstückes noch zu öffnen vermochte, um dann, zurückgeworfen, eine besonders rasche Entleerung der Arterie herbeizuführen. Fehlt der hohe Abfall, so war die Arterie auch nicht geöffnet, man befindet sich mit dem angewandten Manschettendruck oberhalb des gestauten Blutdruckes (Abb. 45 und 46).

Bei Arteriosklerose mit Starrheit der Wandung ist die systolische Volumvermehrung des durch die Manschette komprimierten Gefäßrohrs abnorm

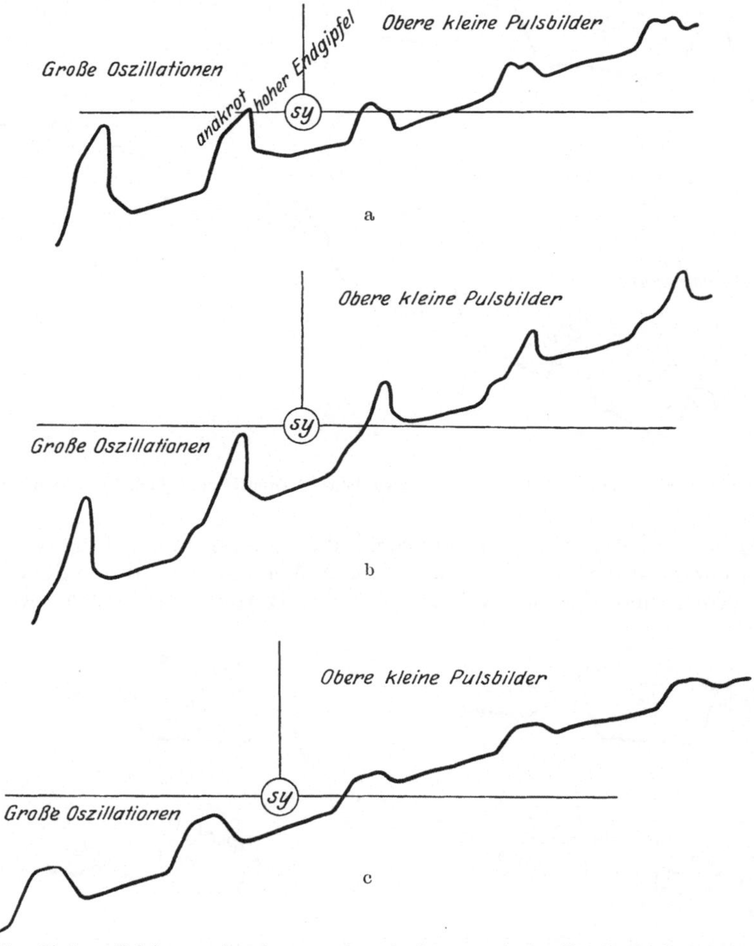

Abb. 47. Verschiedene Pulsformen (a—c) vor und nach dem ungestauten Druckwert (sy) bei wandsteifen Gefäßen mit Fehlen eines Stauüberdrucks. (Nach RECKLINGHAUSEN.)

gering. Die dynamische Energie, der Wasserschlag (SAHLI), unter dessen Einfluß die Öffnung der Arterie oberhalb des Grenzpunkts für den ungestauten Blutdruck von der Stauwelle erzwungen wird, ist gering. Die Stauwelle selbst hat zu geringes Volum. Die Pulse des Stauüberdruckes fehlen bei Arteriosklerose, der Grenzpunkt für den ungestauten systolischen Blutdruck fällt mit demjenigen des gestauten Druckes, wie wir ihn *vor* den Arbeiten von RECKLINGHAUSEN ausschließlich zu bestimmen vermochten, zusammen (Abb. 47).

Ferner ist ein Kriterium der Gefäßsklerosierung die besonders stark ausgesprochene Anakrotie. Das von der Manschette umschlossene, in seiner Weitbarkeit geschädigte Arterienstück füllt sich relativ rasch. Der entspannende

Einfluß der Manschettenkompression macht sich weniger geltend als in der Norm, der Pulsanstieg erscheint steiler. Außerdem sieht man die dikrote Welle im Zusammenhang mit der erhöhten Fortpflanzungsgeschwindigkeit der Pulswellen näher an den Hauptgipfel heranrücken, wie das schon die älteren Autoren (v. FREY, MAREY, VEIEL, RIEGEL) bei Verwendung der gewöhnlichen Sphygmographen festgestellt hatten. Die sekundären Wellen im absteigenden Teil der Pulskurve fehlen häufig, die Schwingungsfähigkeit der Wandung ist zu gering. Die Wandsteifigkeit verhindert die Registrierung eines Stauüberdruckes und bringt nach dem Hauptgipfel eine „zweite Falte" (RECKLINGHAUSEN) hervor.

Die praktische Bedeutung des RECKLINGHAUSENschen Verfahrens ist noch nicht klar. Der Stauüberdruck fehlt wohl häufig bei sklerotischen Gefäßen, ist aber andererseits auch bei besonders schlaffen Arterien, deren abnorme Dehnbarkeit *oberhalb* der komprimierten Manschette eine Stauwelle im Manschettensystem selbst nicht zustande kommen läßt, nicht vorhanden. Immerhin scheint es möglich zu sein, mit Hilfe des neuen Verfahrens bei bestehender Hypertension eine stärkere Sklerosierung an dem Wegfall des Stauüberdruckes erkennen zu können.

2. Wandelastizität. Die Wandelastizität ist neben dem Schlagvolum der wichtigste Faktor für die Höhe des systolischen wie des diastolischen Druckes, ihr Verhalten charakterisiert aber auch den Zustand der Gefäßwand selbst.

Elastische Körper sind nicht kompressibel, aber deformierbar. Abhängig ist die Art, das Ausmaß der Deformation, von dem Verhältnis der deformierenden Kraft zu der von dem elastischen Körper ausgehenden Gegenkraft, von Druck und Gegendruck. Druck erzeugt in dem elastischen Körper eine primäre „Druckspannung", Zug eine primäre „Zugspannung" (CHRISTEN).

Die Querschnittsform eines elastischen Schlauches hängt ab von den Drucken, die auf den Schlauch einwirken, vom Innendruck und Außendruck, außerdem aber auch von der im Schlauch erzeugten Druckspannung. Die Größe dieser Druckspannung steht in Beziehung zum Material des Schlauches, zur histologischen Beschaffenheit eines Gefäßes. *Die Messung dieser Gegenspannung ist das Problem,* für die Klinik von großem Interesse.

Bei gleich starkem Druck von außen wie von innen besitzt das Gefäß seine „Nullform". Überwiegt der Außendruck, so entsteht eine Verbiegung des Schlauches, bei Überwiegen des Innendruckes eine Überdehnung. Der Differenz zwischen Außendruck und Innendruck wirkt die Spannung der Wandung entgegen (Wanddruck, CHRISTEN), bei Verbiegung des Schlauches als eine von innen nach außen wirkende Kraft, bei Überdehnung umgekehrt von außen nach innen.

Zur Messung des Wanddruckes kann man das Gefäß auf Überdehnung beanspruchen oder aber durch Steigern des Außendruckes die Arterie verbiegen und die in jedem Fall auftretenden Volumänderungen feststellen. Im einen Fall bestimmt man den kubischen Dehnungskoeffizienten, im andern den kubischen Biegungskoeffizienten.

a) Bestimmung des Biegungskoeffizienten. Der Außendruck läßt sich beim Anlegen einer Manschette beliebig verändern, der durch die Einwärtsbewegung der Wand erzeugte Raum ist dann gleich der Volumschwankung, die im Moment der Pulsfüllung im Manschettensystem entsteht. Die pulsatorisch ihrer Ausgangsform zustrebende Wand drängt das registrierende Manschettensystem gewissermaßen vor sich her.

Trägt man die angewandten Außendrucke und die dabei registrierten Volumina in ein Koordinatensystem ein, so erhält man das „dynamische Pulsdiagramm" (CHRISTEN). Ist der elastische Widerstand der Wandung sehr gering, so fällt das Gefäß bei dem kleinsten äußeren Überdruck zusammen, das pulsatorisch gebildete Volum ist maximal. Die Arterienwand legt den ganzen Weg zwischen völliger Kompression und völliger Entfaltung zurück. Ist der elastische Widerstand der Gefäßwandung, d. h. der Wanddruck, groß, so gehört zu einem relativ großen Außendruck ein relativ kleines Volum. Der Verlauf der Volumkurve ist somit abhängig von der elastischen Qualität der Wandung. Je steiler der Anstieg der Volumkurve, um so geringer der elastische Widerstand der Arterien.

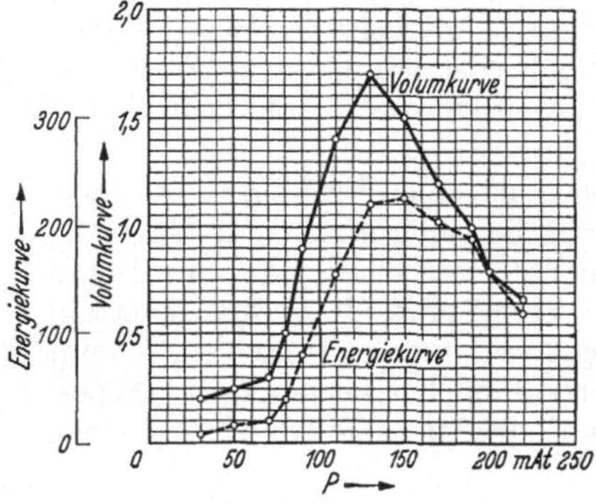

Abb. 48. Dynamisches Pulsdiagramm nach TH. CHRISTEN (1914). Volumkurve bei steigendem Außendruck (Energometrie). Energiekurve errechnet aus Volum × Druck.

Betrachtet man ein derartiges CHRISTENsches Diagramm, so fällt auf, daß „bei kleinen Druckwerten die Volumina durch ein längeres Druckgebiet nur wenig zunehmen. Dann plötzlich beginnen sie zu wachsen und bewegen sich dabei meist auf einer ziemlich geraden Linie" (Abb. 48).

Bei geringen, aber steigenden Außendrucken wird die arterielle Wand von ihrem normalerweise etwas überdehnten Zustand zunächst bis zur Nullform gebracht. Der Außendruck ist dabei immer noch kleiner als der während der Diastole herrschenden Innendruck. Vom Moment an, wo der Außendruck die Gefäßwand über ihre Nullform hinaus nach innen verbiegt, werden die pulsatorischen Volumina größer. Auf der Volumkurve entsteht ein „Knie". Die Feststellung dieses Knies ist wichtig, an diesem Punkt besitzt die Arterie ihre Nullform. Von hier ab wird das Gefäß bei steigendem Außendruck auf Verbiegung beansprucht. In jedem Punkt des aufsteigenden Schenkels des dynamischen Diagramms ist der elastische Widerstand der Wand dann gleich der Horizontaldistanz vom Knie. Der kubische Biegungskoeffizient ergibt sich als Quotient Vol/Druck, entsprechend der trigonometrischen Tangente des Neigungswinkels des aufsteigenden Schenkels. Beträgt das pulsatorisch erzeugte Volum vom Knie an gemessen 0,5 ccm bei einem elasti-

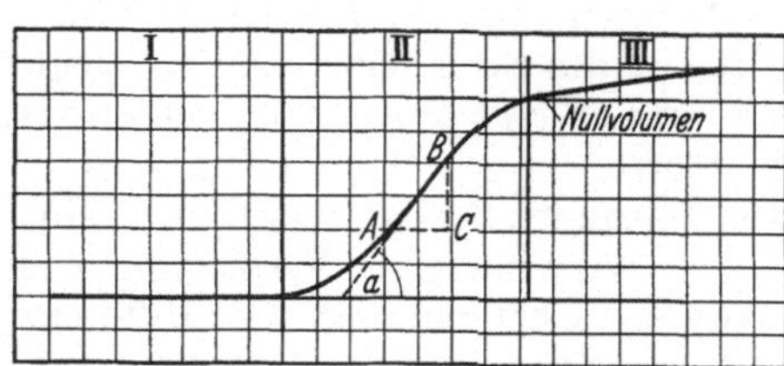

Abb. 49. Volumkurve mit langsamem Anstieg bei arteriosklerotischen Gefäßen. (Nach CHRISTEN.)

schen Widerstand der Wand (Wanddruck) von 20 m At [1], so ist der kubische Biegungskoeffizient

$$\frac{0,5 \text{ ccm}}{20 \text{ m At}} = 25 \frac{\text{mm}^3}{\text{m At}}.$$

Bei Arteriosklerose wird dieser kubische Biegungskoeffizient, wie zu erwarten, abnorm klein gefunden. Hindernd ist bei der Bestimmung, daß gerade bei sklerotischen Gefäßen das Knie nicht immer deutlich zum Ausdruck kommt. Die Volumkurve nimmt häufig einen S-förmigen Verlauf, wie man das auch entsprechend den Untersuchungen von O. FRANK bei widerstandsfähigen elastischen Schläuchen sieht. CHRISTEN versucht, dieser Schwierigkeit dadurch zu begegnen, daß durch die Mitte der S-förmig gekrümmten Volumkurve eine Gerade gezogen wird. Dieselbe schneidet den flach verlaufenden Anfangsteil

---

[1] 1 Milliatmosphäre = 1 cm Wasser (Druck).

der Kurve in einem Punkt, der dem Nullvolum der Arterie naheliegt (Abb. 49). Genaue Werte gibt diese Prozedur allerdings nicht. Ferner ist die Größe des kubischen Biegungskoeffizienten, wenn das Knie und das Maximum der Volumkurve der Berechnung zugrunde gelegt werden, abhängig von der Weite der Gefäße. Der Biegungskoeffizient ist groß bei weiten, an sich klein bei engen Arterien. Ein recht störendes Moment.

Der Gipfel des normalen Diagramms liegt nach CHRISTEN ungefähr bei 150 m At und beträgt normalerweise höchstens 175 m At. Bei Arteriosklerosen werden Werte zwischen 200 und 300 m At gemessen. Der „Verschlußdruck", die Horizontaldistanz vom Knie nach rechts bis zu der dem Gipfelpunkt entsprechenden Ordinate, ist für sklerotische Arterien abnorm groß.

Drei Beispiele werden illustriert durch Abb. 50 (nach CHRISTEN).

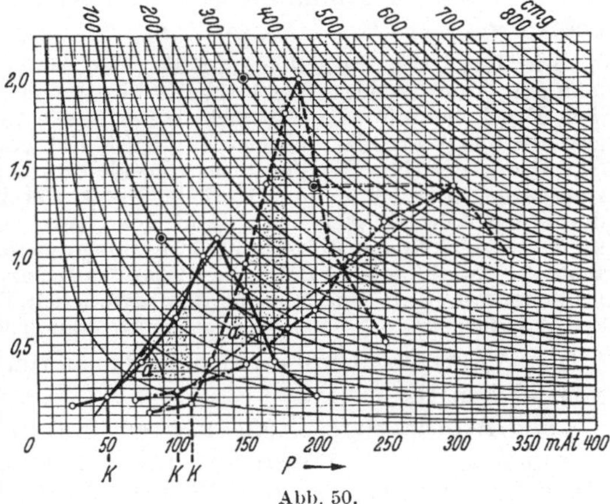

Abb. 50.

Der Berechnung des kubischen Biegungskoeffizienten $\dfrac{\text{Vol. ccm}}{\text{m At}}$ sind die dunkel gezeichneten Dreiecke zugrunde gelegt.

Tabelle 18.

Es betrug	Die Arbeit des Wanddruckes im Gipfel des dynamischen Diagramms	Der kubische Elastizitätskoeffizient $b = tg$
bei einem gesunden Individuum (1. Kurve)	$140{-}100 = 40 \text{ g} \cdot \text{cm}$	$\dfrac{0,5 \text{ cm}^3}{50 \text{ m At}} = 11 \dfrac{\text{mm}^3}{\text{m At}}$
bei einer Aorteninsuffizienz (2. Kurve)	$380{-}200 = 90 \text{ g} \cdot \text{cm}$	$\dfrac{1,3 \text{ cm}^3}{50 \text{ m At}} = 26 \dfrac{\text{mm}^3}{\text{m At}}$
bei einer dekompensierten Arteriosklerose (3. Kurve)	$420{-}280 = 140 \text{ g} \cdot \text{cm}$	$\dfrac{0,3 \text{ cm}^3}{50 \text{ m At}} = 6 \dfrac{\text{mm}^3}{\text{m At}}$

Der Verschlußdruck beträgt bei dem normalen Individuum und bei der Aorteninsuffizienz je 80 m At, bei der Arteriosklerose dagegen 200 m At.

An ein und demselben Patienten lassen sich spontane oder therapeutisch bedingte Schwankungen des arteriellen Tonus mit dem CHRISTENschen Verfahren gut erkennen, Vergleiche werden aber vor allem durch die differente Weite der Arterien erschwert.

b) Bestimmung des Wanddruckes. Nach CHRISTEN ist der Wanddruck die Differenz Verschlußdruck — Pulsdruck. Den letzteren errechnet CHRISTEN nach der Formel $\dfrac{w}{2}$, wobei w dem bei vollständiger Kompression des Gefäßes auftretenden Druckzuwachs entsprechen soll, d. h. der Horizontaldistanz Knie—Gipfelpunkt. Die Energiewerte werden dann an den zugehörigen Hyperbeln abgelesen (vgl. Abb. 50, Tab. 18).

HOTZ versucht ohne weiteres aus der Energie des Verschlußdruckes $\left(\dfrac{\text{Druck} \cdot \text{Volum}}{2}\right)$ bei Anwendung der CHRISTENschen Energometrie auf die elastischen Qualitäten der Arterienwand zu schließen.

Beim gesunden Kind beträgt nach Hotz die Energie des Wanddruckes im Durchschnitt 11% der Bruttoenergie des gesamten Pulsstoßes. Unter Adrenalin steigt der Wert auf rund 16%. Die verschiedene Weite der Gefäße macht sich auch hier bei Vergleichsmessungen störend bemerkbar.

De Vries de Reilingh geht zur Bestimmung des Wanddruckes folgendermaßen vor:

Die Hand des Patienten umfaßt einen Wiersmaschen Plethysmographen. Steigert man den Druck in der Armmanschette über den systolischen und geht dann ein wenig mit dem Druck herunter, so füllt sich das arterielle Gefäßsystem, der Zeiger des Plethysmographen steigt an. Der abgelesene Druck (A) entspricht dem Pulsdruck vermehrt um den Druck der ihrer Nullform zustrebenden verbogenen Wand (MBd + Aw). Dann wird zugewartet bis sich dieser arterielle Druck durch die Capillaren und Anastomosen in die Venen fortgepflanzt hat. Geht man jetzt mit dem Manschettendruck allmählich herunter, so sinkt der Zeiger am Plethysmographen plötzlich, d. h. sobald das venöse Blut zentralwärts abfließen kann. Die Höhe des Druckes in den Venen (V) ist nach De Vries de Reilingh in diesem Moment dem arteriellen Druck gleichzusetzen, ohne Mitwirkung des Wanddruckes. A—V ist der gesuchte Wanddruck.

De Vries de Reilingh findet bei normalen Fällen einen Wanddruck (Aw) von 19 mm Hg.

Bei Arteriosklerose mit starren und unelastischen Gefäßwandungen erscheinen die Werte erniedrigt. Im Mittel findet der Autor bei Arteriosklerose einen Wanddruck von nur 13 mm Hg. Die starren Gefäße sind nicht mehr tonisch gespannt.

Im Gegensatz dazu stehen die Fälle von akuter Nephritis, von chronischer Nephritis, Graviditätsnephritis und essentieller Hypertension mit abnorm hohen Werten.

De Vries de Reilingh gibt folgende Zahlen:

Tabelle 19.

	MBd + Aw	mBd[1] + Aw	Aw	MBd	mBd
Akute Nephritis.	180	120	25	155	95 mm Hg
Chron. parench. Nephritis	173	122	24	149	98 ,,
Chron. interst. Nephr. . .	230	152	33	197	119 ,,

Bei essentieller Hypertension sind folgende Werte gefunden worden:

	MBd + Aw	mBd + Aw	Aw
Im Mittel	253	170	38 mm Hg
Höchste Werte . .	288	190	48 ,,
Niedrigste Werte .	220	130	60 ,,

Durch die Bestimmung des Wanddruckes nach De Vries de Reilingh gelingt es also scheinbar, die beiden Formen der arteriellen Hypertension, die Sklerose im Gegensatz zum Hypertonus, zu differentiieren. Je stärker die Erniedrigung des Wanddruckes (Aw), um so weniger elastisches Gewebe ist vorhanden.

Das Verfahren kann nur dann zu richtigen Ergebnissen führen, wenn sich der Druck in den Venen bei Freigeben des arteriellen Zuströmens allmählich auf die Höhe des arteriellen Druckes einstellt. Nach A. Müller ist das tatsächlich der Fall. Die Differenzen des Venendruckes gemessen nach Moritz-Tabora-Chantraine im Vergleich mit dem Druck, der im Moment des plötzlichen Kleinerwerdens der plethysmographischen Kurve abgelesen wird, im Zusammenhang mit dem Abströmen des gestauten Venenbluts, sind gering. Der Ausgleich zwischen arteriellem und venösem System erfolgt wohl weniger durch Vermittlung der Capillaren als auf dem Weg der sog. derivatorischen Kanäle (Hoyer).

A. Müller findet im Gegensatz zu De Vries, daß der Wanddruck in der Norm nur 7—5 mm Hg beträgt, und Schwankungen nur in der Breite von

---

[1] mBd = minimaler Blutdruck.

2—4 mm aufweist. Bei Arteriosklerose der peripheren Gefäße ohne Hypertonie sei der Wanddruck normal, bei Hypertonikern mit einem Maximaldruck von über 180 mm Hg mit oder ohne Arteriosklerose beträchtlich erhöht, die Durchschnittswerte sind 12—42 mm Hg, im Mittel 22 mm. Die Schwankungen sind in den einzelnen Fällen sehr groß, bewegen sich zwischen 5 und 35 mm. Bei Nephritikern ist der Wanddruck ebenfalls stark erhöht (15—35 mm Hg, im Mittel 21 mm), in den einzelnen Fällen sind aber keine wesentlichen Schwankungen vorhanden.

Aus diesen Beobachtungen folgert A. MÜLLER, daß arteriosklerotische Veränderungen der Arterienwand an sich von keinem Einfluß auf den Wanddruck sind, daß derselbe vielmehr ausschließlich durch den Tonus der Gefäßmuskulatur bestimmt wird. Starke Tonusschwankungen seien charakteristisch für die nicht nephrogene Hypertonie im Gegensatz zur nephrogenen.

Das Verhalten des Wanddruckes geht im allgemeinen dem Blutdruck parallel, doch finden sich auch Abweichungen, sogar bei ein und derselben Person.

c) Bestimmung des Dehnungskoeffizienten nach dem Verhalten der arteriellen Pulswellengeschwindigkeit (BRAMWELL und HILL). Wenn man den Dehnungskoeffizienten bestimmt, d. h. den Längenzuwachs eines elastischen Körpers bei bekannter Belastung, so steht dieser Wert in Abhängigkeit von der elastischen Qualität des untersuchten Materials.

Die bei bestimmtem Innendruck in einer Arterie entstehende Volumvermehrung ist in vivo nicht direkt meßbar, kann aber[1] errechnet werden nach der Formel

$$v = \frac{3,57}{\sqrt{\dfrac{V}{dV/dp}}},$$

wobei v = Pulswellengeschwindigkeit in Meter pro Sekunde, V = Volum der Arterie, p = arterieller diastolischer Druck.

Der Wert $\dfrac{V}{dV/dp}$ entspricht dem Elastizitätsmodul E, d. h. der Volumzunahme einer Arterie pro Millimeter Hg Druckzunahme.

Obige Gleichung kann auch geschrieben werden

$$v = \frac{3,57}{\sqrt{\%\ \text{Vol. Zuwachs pro mm Hg Drucksteigerung}}}.$$

Kennt man v, so beträgt der im Nenner befindliche Elastizitätskoeffizient

$$E = \frac{12,7}{v^2}.$$

Ohne Kenntnis des Elastizitätskoeffizienten, des Radius und der Wanddicke der Arterie, ist so eine Bestimmung der Dehnbarkeit des Gefäßes möglich.

Die Pulswellengeschwindigkeit ist zwar — bisher klinisch gar nicht berücksichtigt — außer von der Gefäßelastizität auch abhängig von der Geschwindigkeit der Blutströmung. Der Fehler scheint gering, beträgt doch die Strömungsgeschwindigkeit in der Aorta nach BRAMWELL und HILL etwa 0,75 m/sec, in der Carotis 0,25 m und weiter peripher zweifellos noch weniger. Unter pathologischen Bedingungen können die Verhältnisse allerdings anders liegen. Dies ist ein wunder Punkt des Verfahrens.

Die Bestimmung der Pulswellengeschwindigkeit ist an sich ein recht grobes Verfahren zur Beurteilung der elastischen Qualitäten einer Arterienstrecke. Intakte und erkrankte Teile werden summarisch zusammengefaßt, die verschiedene Elastizität verschieden dicker und verschieden weiter Gefäße (vgl.

---

[1] Die Dichtigkeit des Blutes zu 1,055 genommen.

EDGREEN, ferner FULTON und McSWINEY), in den meisten Publikationen nicht einmal die diastolische Druckhöhe mitberücksichtigt. Die praktisch verwertbaren Ergebnisse des Verfahrens sind denn auch zunächst gering.

Man weiß (WEITZ und HARTMANN, BRAMWELL und HILL), daß die Pulswellengeschwindigkeit und damit der elastische Widerstand der Gefäße (HOCHREIN) mit steigendem Alter gesetzmäßig zunimmt. BRAMWELL, HILL und McSWINEY bringen folgende Tabelle:

Tabelle 20.

Alter	5	10	15	20	30	40	50	60	70	80
Mittlere Geschwindigkeit (v)	5,2	5,55	5,9	6,2	6,75	7,2	7,6	8,0	8,3	8,55
Mittlere Elastizität (E)	0,47	0,41	0,36	0,33	0,28	0,24	0,22	0,20	0,18	0,17

Vor dem 30. Jahr ändert sich die Pulswellengeschwindigkeit stärker als später. Dementsprechend nimmt die Dehnbarkeit zwischen 5 und 30 Jahren rasch ab, später weniger, geht sie aber doch immer mehr zurück.

Bei Inspiration mit abnehmender arterieller Füllung ist sie geringer als während der Exspiration (HICKSON und McSWINEY), im Stehen geringer als im Liegen, ebenso nimmt die Wellengeschwindigkeit beim Heben des Arms ab (O. FRANK). Beim Atemanhalten (Erstickung) nimmt sie zu (O. FRANK).

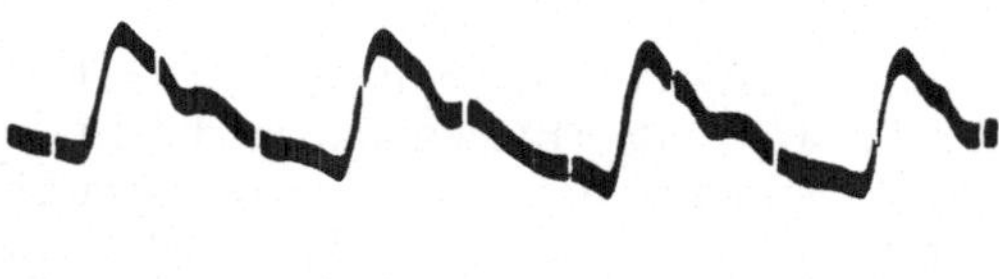

Abb. 51. Radialpuls des Menschen (38jähriger Mann). Lufttransmissionssphygmograph. (Nach O. FRANK, 1904).

Während bei Normalen der für den Elastizitätsfaktor E in erster Linie maßgebende Faktor $\dfrac{V}{A}$, wobei $A =$ Druckamplitude, $V =$ Schlag- bzw. Pulsvolum, nach GABBE 3,1—1,3 beträgt, liegt dieser Wert bei Fällen ohne Hypertension zwischen 1,02 und 0,48. STRASBURGER fand in seinen Leichenversuchen bei einer Steigerung des Innendruckes von 4 auf 24 mm Hg an der normalen Aorta einen Volumzuwachs von 37%, bei beginnender Arteriosklerose von nur 26,7%. Bekannt sind die Dehnungsversuche von THOMA und seinen Schülern (THOMA und KÄFER, LUCK, KÄFER, LUNTZ) mit der Feststellung, daß „angiomalacische", d. h. beginnend sklerotische Arterien weniger dehnbar und weniger vollkommen elastisch sind als normale.

Bei erhöhtem diastolischem Druck erscheint die Dehnbarkeit herabgesetzt. Nun ist bei Sklerose des arteriellen Windkesselsystems der diastolische Druck erniedrigt, trotzdem aber die Pulswellengeschwindigkeit erhöht. Die Ursache dafür liegt in der veränderten histologischen Struktur der Gefäßwandung. Verdickung der elastisch muskulösen Schicht vermindert die Dehnbarkeit, erhöht die Pulswellengeschwindigkeit wie das der Fall ist bei einem dicken elastischen Rohr im Vergleich mit einem dünnwandigen Gummischlauch. Ob der Gehalt der Wandung an Muskulatur anders wirkt als ihr Bestand an elastischem Gewebe, ist nicht untersucht, unbekannt auch der wohl grundsätzlich andersartige Einfluß des Bindegewebs. Auffällig ist der an isolierten arteriellen Gefäßen von HOCHREIN erhobene Befund, daß der elastische Widerstand mit der Entfernung vom Herzen zunimmt. Die Arteria pulmonalis zeigt hinsichtlich ihres Elastizitätsmoduls eine Mittelstellung zwischen Arterien und Venen. Im Aortengebiet ist die Pulswellengeschwindigkeit nach EISMAYER am kleinsten im Bereich der Arme schon wesentlich höher, die größten Werte geben die Beinarterien.

3. Pulsdruck (Sphygmogramm).

VON FREY schreibt in seiner Monographie „Die Untersuchung des Pulses und ihre Ergebnisse in gesunden und kranken Zuständen": „Im allgemeinen

läßt sich sagen, daß jede Arterie unter normalen Verhältnissen ihre besondere Pulsform hat und daß die örtlichen Verschiedenheiten sich nicht allein auf die Pulsgröße, sondern auch auf die Zahl, die zeitliche Folge und die relative Größe der einzelnen Gipfel beziehen.'' Dieser Satz zeigt die großen Schwierigkeiten, die der Deutung sphygmographischer Kurven entgegenstehen.

Im allgemeinen hat der mit einem Instrument von mindestens 20 Eigenschwingungen aufgenommene Puls die Form von Abb. 51.

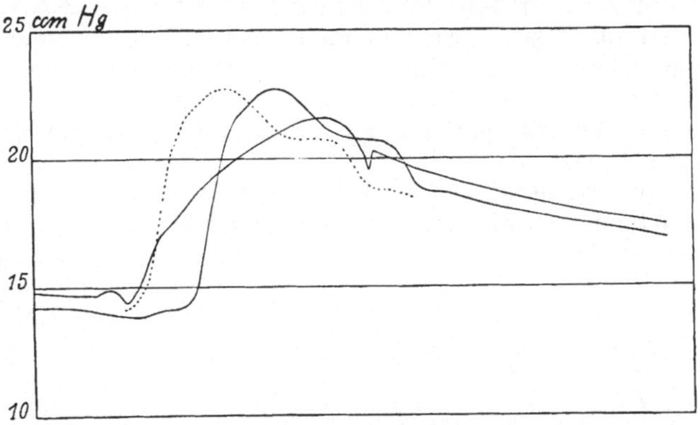

Frank unterscheidet mit v. Kries zwischen Haupt- und Nebenschlag sowie der davor

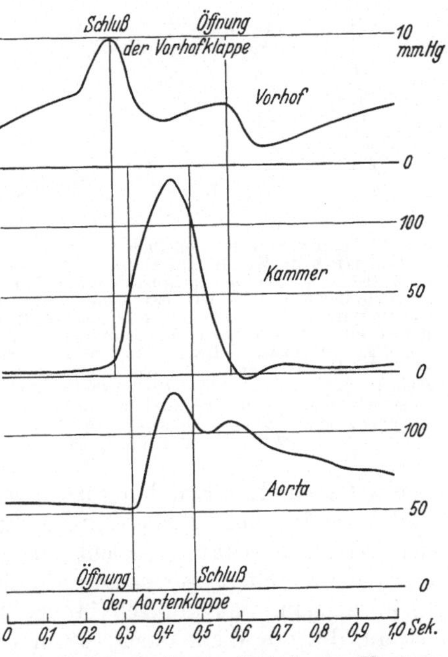

Abb. 52. Zentraler Puls (mit deutlicher Incisur), peripherer Puls (punktiert), dazwischen der Femoralispuls. Deformierung des zentralen Pulses durch Wellenreflexion mit Phasenumkehr. (v. Frey, 1927.)

gelegenen Incisur. Zwischen Haupt- und Nebenschlag erscheint meist noch der reflektorisch bedingte „Zwischenschlag".

Die Höhe des bei „optimalem" Gegendruck aufgenommenen *Hauptgipfels* ist abhängig vom Innendruck, sehr beeinflußbar vom Wanddruck, d. h. dem elastischen Widerstand der Gefäßwandung selbst, aber auch abhängig von Reflexwellen, die sich als „Nase" dem Hauptgipfel aufsetzen. Die primäre Pulswelle kann bei stark komprimierender Manschette oder Pelotte gerade an dieser Stelle gestaut und angeworfen werden, oder aber auch weiter peripher reflektiert dem Ort der Registrierung zugeleitet sein. Abb. 52 zeigt die starke „Überhöhung" des Druckes im Anfang des Femoralpulses und des Pulses in peripheren Arterien (punktiert über dem zentralen Ort eingezeichnet) im Vergleich mit dem zentralen Puls. Der Vorgang spielt sich gerade so ab, wie wenn die Wellen an einer festen Wand reflektiert werden. Man sieht also, daß die Höhe der Pulskurve außer von der Ventrikelleistung in besonderem Maße von peripheren Faktoren, nicht zuletzt auch von der Art der angewandten Technik abhängig ist.

Der *Anstieg* der Pulskurve erscheint steil, wenn die Entleerung des linken Ventrikels rasch erfolgt, d. h. wenn der dem linken Ventrikel entgegenstehende

Abb. 53. Druckpulse des Vorhofs, der Kammer und der Aorta mit Angabe der Klappenschlüsse. (v. Frey, 1892.)

Aortendruck niedrig ist und umgekehrt. Von besonderem Einfluß sind der Wanddruck, die Biegsamkeit der arteriellen Wand und die Größe des angewandten Manschetten- oder Pelottendrucks. Die nach innen verbogene Wand

schwingt beim Ankommen der Pulswelle zurück, zu dem Druck der Blut-
strömung addiert sich der von innen nach außen wirkende Wanddruck, die
Arterie wird mehr oder weniger rasch in ihre Nullage zurückgebracht. Bei hohem
Wanddruck entsteht im aufsteigenden Schenkel leicht eine kleine Zacke, eine
„anakrote" Welle. Sie entspricht aber an sich der vom Herzen her zugeleiteten
Hauptschwingung, während der Gipfel eine periphere Stauwelle ist. Anakrote
Wellen finden sich nur bei besonders gut schwingungsfähigen Arterien und
rascher Ventrikelentleerung. Im allgemeinen ist der Radialpuls ein „Endpuls"
ohne Anakrotie.

Im *absteigenden* Schenkel kommt wieder in erster Linie der intravasale
Druckabfall sowie die Schwingungsfähigkeit der Arterienwand zur Geltung,
vor allem steht dieser Pulsteil aber unter dem Einfluß peripherer Reflexwellen. A. FICK hat zuerst 1886 bei gleichzeitiger Registrierung der
Druck- und der plethysmographi-schen Stromkurve auf das Vorhandensein derartiger Reflexwellen hin-gewiesen. Wie die der Monographie
von v. FREY entnommene Abb. 53 zeigt, entfernen sich nach dem Klappenschluß die Kammer- und Aorten-druckkurven sehr rasch und beträchtlich voneinander. Weiter peri-pher kommt es zu noch stärkerer
Umformung der Pulskurve.

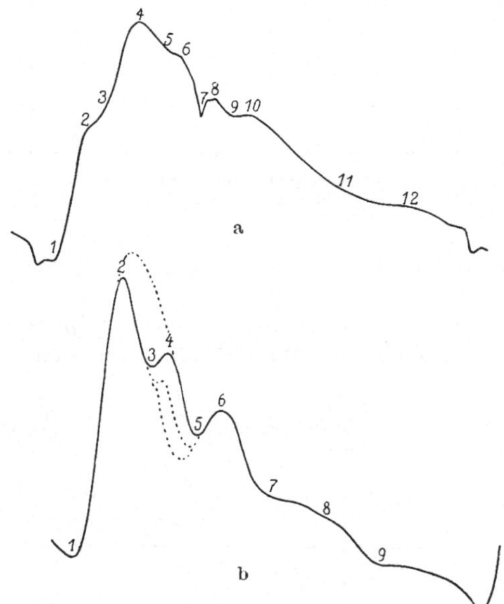

Abb. 54. Pulstypus beim Menschen. a zentraler Puls
(Subclavia); b Radialpuls. Im zentralen Puls bedeuten
die Zahlen: *1* Vorschwingung (Anspannungswelle); *2* An-
fangsschwingung (Beginn der Austreibungszeit); *3* von der
Carotis stammende Reflexwelle; *4* „Grundschwingung",
Reflexwellen von den großen Extremitätenarterien her;
5 u. *6* Rückströmung; *7* Incisur (Aortenklappenschluß);
8—12 Nachschwingungen. Die Kurve des Radialpulses
zeigt die Lage der den einzelnen zentralen Erhebungen
entsprechenden Wellen. Die gestrichelten Linien deuten
an, welche Veränderungen nötig sind, um eine Dikrotie
zu erzeugen. (Nach v. FREY, 1927.)

Die größte der im absteigenden Schenkel auftretenden Wellen, die
„*dikrote*" Erhebung, fällt zeitlich nur ungefähr mit der „Incisur" der Pulskurve zentraler Arterien zusammen, d. h. mit dem diastolischen Klappenschluß. Die Welle wurde von LANDOIS 1872 als „Rückstoßelevation" bezeichnet. VON FREY hebt hervor, die erste sekundäre Erhebung könne
höher werden als der systolische Gipfel, und diese Tatsache sei für
sich allein schon entscheidend gegen die Auffassung der dikroten Welle
als Klappenschlußelevation. Diese „erste" sekundäre Erhebung ist aber nicht dasselbe wie die später im absteigenden Schenkel befindliche dikrote Welle. VON FREY berücksichtigt den Einfluß
der Wandelastizität vielleicht zu wenig, wenn er von einer Klappenschlußelevation verlangt, sie hätte bei hohem arteriellem Druck groß, bei niedrigem
klein zu sein, was klinisch in der Tat nicht zutrifft. Trotz niedrigem Druck
ist die dikrote Welle hoch, wenn die Schwingungsfähigkeit der Wand besonders gut ist. Die dikrote Welle ist, wie von LANDOIS, MAREY angenommen
wurde, abhängig von dem im Beginn der Ventrikeldiastole stattfindenden
Klappenschluß, sie entspricht einer zentrifugalen Wellenbewegung. Weitgehend modifiziert wird dieser Wellengang allerdings durch zentripetal laufende
Reflexwellen. O. FRANK betrachtet überhaupt die Reflexion der Wellen in
der Peripherie und ihre Interferenz mit zentrifugalen Wellenzügen als

wesentliche Ursache für das Aussehen der peripheren Pulskurve. Durch periphere Reflexion entstehen vor und nach der dikroten Welle („Nebenschlag")weitere „sekundäre"Erhebungen.

Abb. 54 zeigt nach O. FRANK den Ablauf des zentralen und des Radialpulses, der Hauptgipfel des peripheren Pulses erscheint nach vorn gerückt und auffallend spitz. Zu der zentrifugalen Hauptschwingung sind Reflexwellen hinzugekommen. Die Incisur erscheint ebenfalls durch Reflexwellen deformiert.

Um das Studium der Pulsform bei *Arteriosklerose* haben sich O. FRANK und vor allem die ROMBERGsche Schule (VEIEL, MÜLLER und WEISS) Verdienste erworben.

O. FRANK hat schon 1904 darauf hingewiesen, daß zwar bei Jugendlichen der Einfluß der peripheren Reflexion besonders stark sei mit Entstellung des zentralen Pulses, während im Greisenalter der periphere Puls annähernd die Form des zentralen Pulses besitzt.

„Die Arteriosklerose ist bestrebt, die sekundärenWellen auszulöschen"(VEIEL). v. FREY charakterisiert das Pulsbild bei Arteriosklerose folgendermaßen: steile und hohe Aszensionslinien, die sekundären Erhebungen nahe der Spitze zusammengedrängt. Die erste überragt die Spitze häufig (anakroter Puls) oder vereinigt sich mit ihr zu einem abgerundeten Gipfel (vgl. LUKACS, GABBE). v. FREY spricht von einem Pulsus rotundus. Er verwirft für den Greisenpuls die Bezeichnung tardus, da der Anstieg des Druckes in sklerotischen Arterien oft sehr celer sei. Das Hinaufrücken der sekundären Welle zur Spitze erscheint als Folge der gesteigerten Fortpflanzungsgeschwindigkeit der Pulswellen bei sklerotischen Arterien. Bei vermehrtem arteriellem Tonus (kühle Bäder, Nephritis, Digitalisierung) treten die sekundären Wellen auch ohne das Vorhandensein von Arteriosklerose vermehrt und deutlicher hervor (VEIEL).

Die nebenstehenden der Arbeit von VEIEL (Lufttransmission, FRANKsche Kapsel) entnommenen Kurven sind sehr instruktiv:

Abb. 55 zeigt den Einfluß des kühlen Bades. Kurve 1 vor dem Bad, 2 sofort nach Einlaufen eines Vollbads von 25⁰ C, 3 12 Minuten später, 4 15 Minuten später.

Abb. 56 demonstriert das Verhalten der Pulsform bei chronischer Nephritis ohne nachweisbare Arteriosklerose bei einem 29 Jahre alten Landwirt (Blutdruck 177/97).

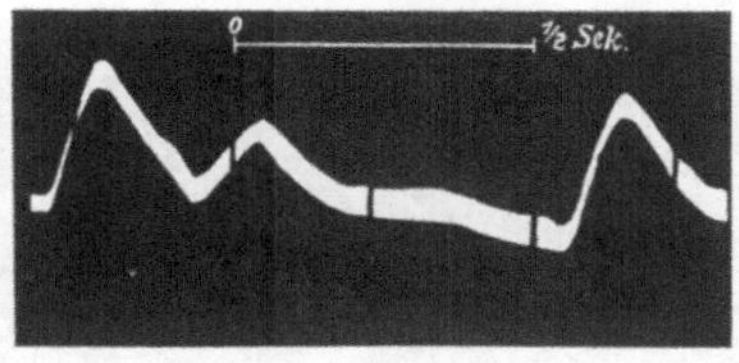
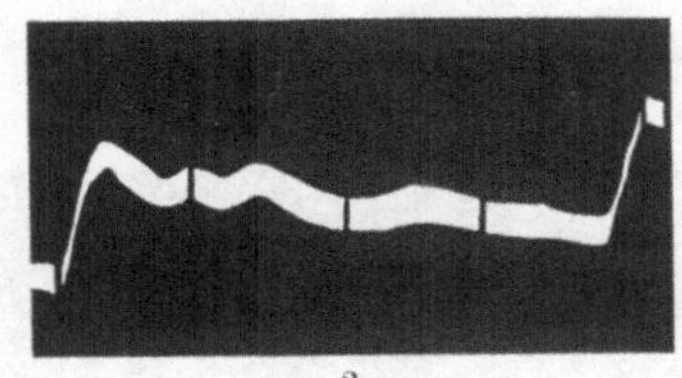
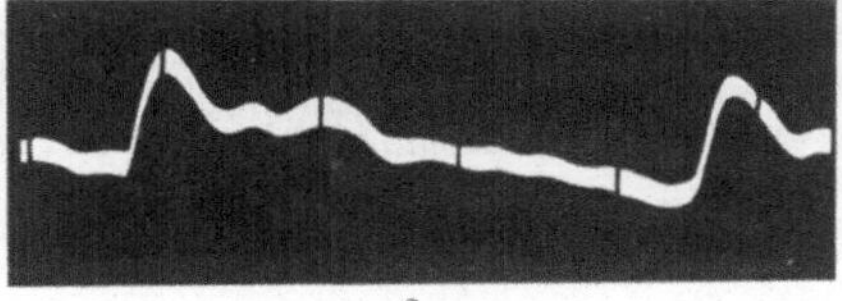
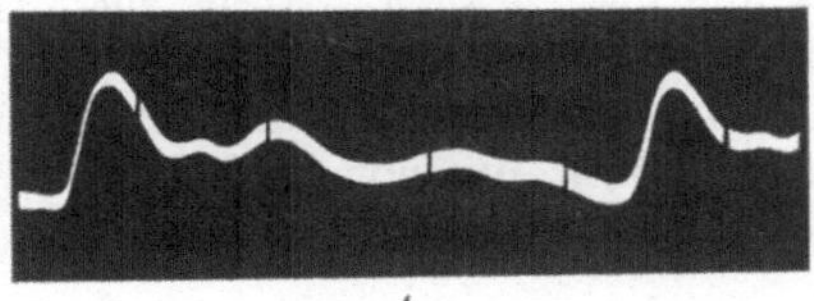

Abb. 55. Kühles Bad (25⁰ C).

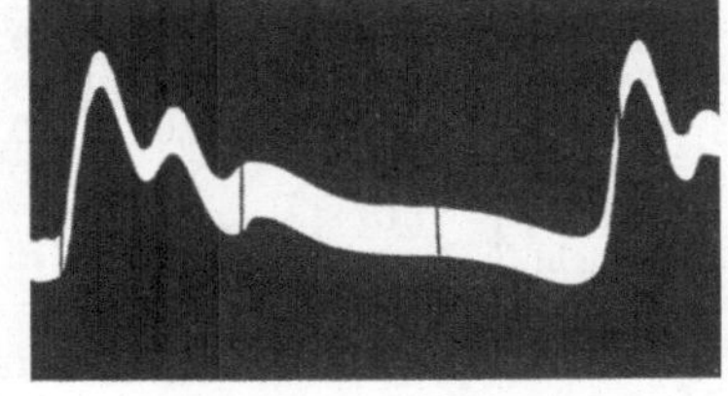

Abb. 56. Chronische Nephritis.

Das Verhalten des Pulses bei einem 79jährigen Arteriosklerotiker zeigt Abb. 57. Sämtliche peripheren Arterien waren stark sklerotisch verändert. Blutdruck 133/81. Herz o. B. Kurve 1 bezieht sich auf die Registrierung des Pulses rechts, Kurve 2 zeigt den Puls der linken Radialarterie.

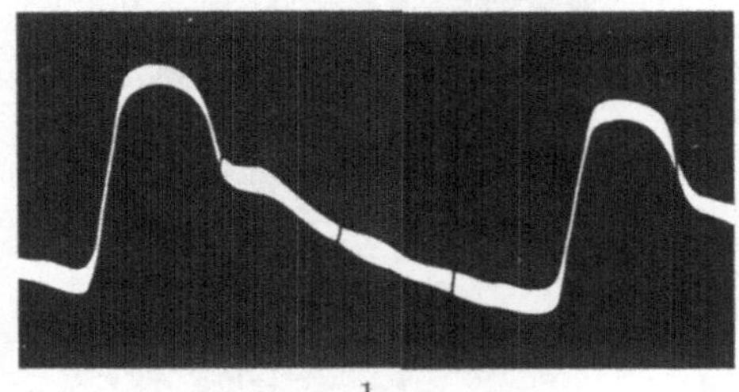

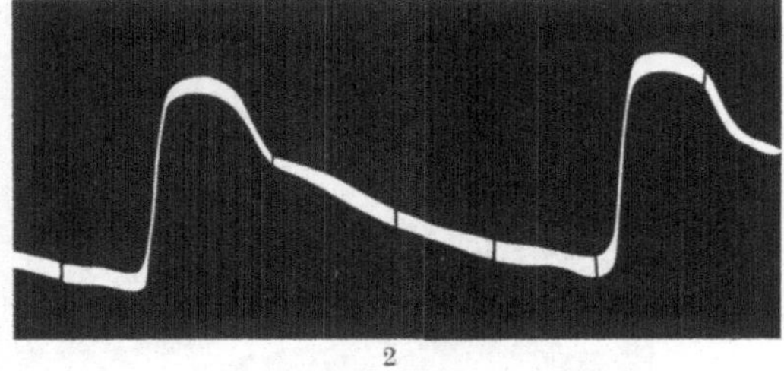

Abb. 57. Arteriosklerose.
1 rechte, 2 linke Art. radialis.

4. Pulsgröße. Zur Bestimmung des Pulsvolums bedient man sich der Volumbolometrie von SAHLI, des prinzipiell ähnlichen Verfahrens von MÜNZER oder auch der Energometrie von CHRISTEN.

Man bestimmt das Volum, welches die von außen durch eine Manschette oder Pelotte nach innen bis zur Berührung mit der Gegenseite verbogene Arterienwand in dem Manschettensystem erzeugt, wenn die Arterie sich unter dem Einfluß der ankommenden Pulswelle öffnet.

Vorbedingung ist ein isotonisch reagierendes System und außerdem eine Versuchsanordnung, bei der die diastolisch völlig geschlossene Arterie systolisch wieder zu völliger Entfaltung kommt. Das erste Postulat ist bei den angegebenen Methoden nicht sicher erfüllt, fraglich auch die Leistung der Verfahren hinsichtlich des zweiten Punktes. Bei optimalem Außendruck bekommt man wohl optimale, d. h. maximale Pulse, der Ausgangspunkt und das Ende dieser Wandbewegung ist aber nicht exakt zu definieren. Mit optimalem Gegendruck unterbrechen wir wohl die Wellenbewegung, bleiben aber über das Verhalten der Blutströmung im unklaren. Der Fußpunkt der optimalen Pulskurve braucht nicht einer völligen Kompression der Arterie zu entsprechen. In welcher Lage sich die Arterienwand im Moment der maximalen Erhebung der Kurve befindet, ob die Arterie dabei ihre Nullform besitzt oder darüber hinaus gedehnt erscheint, ist nicht klar. Man wird aber immerhin bei Anwendung der genannten Verfahren den wahren Verhältnissen nahekommen.

Tabelle 21. Pulsvolumina (Art. radialis).

Alter	Männer		Frauen	
	Einzelpulsvolumen (Mittelwert)	Einzelpulsarbeit (Mittelwert)	Einzelpulsvolumen (Mittelwert)	Einzelpulsarbeit (Mittelwert)
10—15	0,05	6,0	0,05	5,7
16—19	0,08	9,8	0,07	9,6
20—29	0,09	10,3	0,07	8,6
30—39	0,1	12,4	0,08	11,1
40—49	0,1	12,6	0,078	11,3
50—59	0,12	15,9	0,12	18,2
60 und mehr	0,13	16,6	0,11	23,3

DA CUNHA gibt für gesunde Kinder beiderlei Geschlechts im Alter von 6—9 Jahren als Mittel des Einzelpulsvolums in der Radialis einen Wert von 0,06 ccm an.

Für erwachsene Normale gelten obige Werte (Tabelle 21). Die Pulsvolumina und ebenso die Pulsarbeitswerte (Volum × Druck) nehmen mit steigendem Alter zu.

Selig findet mit dem Manschettenverfahren von Münzer, daß das Pulsvolumen bei gesunden Männern zwischen 20 und 30 Jahren etwa 0,5 ccm beträgt,
wobei 0,4 als untere und 0,6 ccm als obere Grenze bezeichnet werden. Die Werte
bei gesunden Frauen liegen etwas niedriger. Mit zunehmendem Alter über das
40. Lebensjahr hinaus findet Selig ebenfalls eine Zunahme der Pulsvolumina,
in höherem Alter werden Werte von 0,8—1,0 ccm oder noch höhere Werte
registriert. Die Differenzen gegenüber den da Cunhaschen Angaben sind auf
die abweichende Art der Technik zurückzuführen, da Cunha mißt das Volum
einer 5 cm langen Radialarterie, Münzer mit der Manschette die Füllung eines
erheblich größeren Arterienbezirks. Übereinstimmend finden beide Autoren
das Anwachsen der Pulsvolumina mit steigendem Alter.

Die genannten Veränderungen sind auf die zunehmende Sklerosierung der
Gefäße zurückzuführen. Die Arteriosklerose führt zu Ausweitung der Arterien
im Bereich des Windkesselsystems.

Christen registriert bei kompensierten Arteriosklerosen mittels seines
energometrischen Verfahrens Pulsfüllungen am Unterschenkel von 3,1 ccm,
während die Normalzahl etwa bei 2,4 liegt. Dubois fand bei seinen Untersuchungen an klinischem Material mittels der Sahlischen Volumbolometrie bei
Schrumpfnieren mit Arteriosklerose sehr hohe Pulswerte, die größten Zahlen,
denen er überhaupt begegnete.

Der Puls des Arteriosklerotikers ist nicht nur gespannt, steil ansteigend,
mit rundem Gipfel, sondern auch auffällig groß.

5. Herzgröße und Herzform. Im allgemeinen ist das Herz im Bereich der
sog. stabilen Wachstumsperiode größer als beim Jugendlichen. Trotz des Rückgangs der Grundumsatzwerte mit Herabsetzung des peripheren Sauerstoffverbrauchs stellt sich eine gewisse linksventrikuläre Hypertrophie ein. Der
maßgebende Faktor ist die Herabsetzung der Gefäßelastizität mit Zunahme
des arteriellen Gegendrucks. Bei ausgesprochener Windkesselsklerose braucht
der systolische Druck aber nicht wesentlich erhöht zu sein, der diastolische
Druck ist häufig eher erniedrigt, der linke Ventrikel hypertrophiert dann auch
nicht. Die durch Hypertrophie bedingte Herzvergrößerung ist somit weniger
eine direkte Folge der peripheren Sklerose als abhängig von dem Bestehen oder
Fehlen einer arteriellen Hypertension.

Herzvergrößerungen können nun auch mit einer vermehrten Füllung des
Herzens in Zzsammenhang stehen. Man spricht von Dilatation, kann die vorhandene Ausweitung der Herzhöhlen aber auch als kompensatorischen zweckmäßigen Vorgang betrachten, ohne Gedanken an eine verminderte Leistungsfähigkeit des Herzens. Eine Zunahme der zirkulierenden Blutmenge muß sich
auch an der Herzgröße bemerkbar machen, wenn nicht eine Tachykardie das
Einzelschlagvolum herabsetzt. Eine Vermehrung der roten Blutkörperchen
allein, die Erythrämie, geht häufig mit Herzvergrößerung einher, aber nicht als
Folge einer vermehrten Füllung des Herzens, sondern in deutlicher Abhängigkeit
von der größeren Viscosität des Bluts mit Steigerung des arteriellen Druckes.
Ob eine Plethora vera mit normaler Blutzusammensetzung als Dauerzustand
existiert, ist noch nicht erwiesen. Die Blutmenge hält sich auffällig konstant,
momentane Änderungen der Blutmenge werden durch das regulierende Eingreifen der Niere und wohl auch der Lungen mit vermehrter oder verminderter
Wasserausscheidung rasch ausgeglichen. Selbst bei stärkster Anämie erscheinen
die Blutmengen meist normal. Bei Arteriosklerose mit ihrer Tendenz zur Herabsetzung der peripheren Zirkulation (vgl. Lauter und Baumann, Lange) ist an
sich kein Grund zu vermehrter Füllung und Vergrößerung des Herzens gegeben.
Der Gedanke einer arteriellen Hyperzirkulation, die einer verschlechterten

peripheren Sauerstoffabgabe entgegentreten sollte, ist durch tatsächliche Feststellungen noch nicht genügend gestützt.

Die Herzform braucht bei Sklerose des Windkesselsystems, wenn eine Hypertrophie nicht vorhanden ist, nicht weiter alteriert zu sein. Häufig findet sich aber doch ein liegendes Herz. Diese besondere Konfiguration ist in Einzelfällen durch einen Meteorismus mit Zwerchfellhochstand bedingt, ist aber häufig die Folge einer Aortensklerose mit Verlängerung des Aortenbandes und einem Herabsinken der Herzbasis. Der linke Ventrikel springt dann auch ohne hypertroph oder dilatiert zu sein, auffällig nach links vor, die Herzbucht ist besonders ausgesprochen. Ein derart liegendes Herz, dessen Spitzenstoß außerhalb der Mammillarlinie liegen kann, bringt in seiner Abgrenzung gegenüber einer wahren linksventrikulären Hypertrophie erhebliche diagnostische Schwierigkeiten mit sich.

Innerviert sind sämtliche Arterien, so daß bei überdehnter Wandung im ganzen Bereich des Windkesselsystems *nervöse Reizerscheinungen* auftreten könnten. Man ist über diese Verhältnisse schlecht orientiert, nimmt aber an, daß von kleineren und mittleren Arterien keine Schmerzempfindungen ausgelöst werden. Wo Schmerzen in den Extremitäten vorhanden sind, im Bauch oder im Kopfgebiet, deutet man sie als ischämische Organschmerzen. Einzig der Aortenschmerz tritt klinisch in bestimmter Weise hervor.

Die *Aortalgie* ist schon S. 109 als Symptom der aortalen Kardiosklerose besprochen worden. Sie läßt sich gegenüber dem Ventrikelschmerz wohl abgrenzen. Der Aortenschmerz sitzt hinter dem Brustbein, um in die vier oberen Halbsegmente, d. h. Hinterhaupt, Nacken, Schlund, Kiefer, auszustrahlen. Er ist mehr oder weniger dauernd fühlbar als unbestimmter Druck oder als Schmerz von mehr klemmendem Charakter, ohne den ausgesprochen paroxysmalen Charakter des Herzmuskelschmerzes.

Prophylaktisch läßt sich der im Verlauf der sog. stabilen Wachstumsperiode so gut wie regelmäßig sich einstellende Sklerosierungsprozeß, das Altern der Gefäße, schlecht beeinflussen. Immerhin disponiert eine ungünstige Lebensweise zu früherem Auftreten der Arteriosklerose und gibt auch Veranlassung zu rascherer Entwicklung und schwereren Symptomen der einmal eingetretenen arteriosklerotischen Störung. Schädigend wirken vor allem das Blei (Malergewerbe, Schriftsetzer) und dann eine überreichliche fleischhaltige Ernährungsweise, wie sie wieder bei gewissen Berufsarten (Metzger, Gastwirte) üblich ist. Das Blei erhöht den Tonus der Gefäßmuskulatur mit direktem Angriffspunkt an der Muskulatur, die erwähnte unzweckmäßige Ernährung ist in ihren Folgen schwerer zu beurteilen. Der nach Eiweißnahrung sich einstellende besonders starke Sauerstoffverbrauch des Organismus mit Steigerung der Zirkulationsgröße dürfte kaum hinreichen, um das Gefäßsystem so schwer zu schädigen. Von Wichtigkeit ist die bei Fleischernährung gleichzeitig starke Kochsalz- und Flüssigkeitszufuhr, d. h. der Einfluß einer zwar vorübergehenden, aber häufig sich einstellenden Plethora. Neben diesen Ernährungseinflüssen spielt die bakteriell toxische Gefäßschädigung eine noch schwer übersehbare, aber wohl sehr wesentliche Rolle. Das Rekonvaleszenzstadium infektiöser Krankheiten darf nicht zu kurz bemessen werden.

Zur *Therapie* einer vorhandenen Sklerose des Windkesselsystems ist die dynamische Entlastung der Gefäße der leitende Gesichtspunkt. Bei spastischer Hypertension sind Spasmolytica am Platz wie Acetylcholin, die Muskelextrakte Kallikrein (Padutin), Lacarnol, sowie die Theobrominderivate. Von gutem Effekt sind in größeren Zeitabständen wiederholte Aderlässe. Unerläßlich ist immer eine Regelung der Diät mit Beschränkung der Kochsalzzufuhr auf Maximal 5 g, der Flüssigkeitszufuhr auf maximal 1000—1200 ccm bei vorwiegend lactovegetarischer Einstellung. Kaffe und Tee sind gestattet, Alkohol aber höchstens in kleinen Mengen. Bei nervösen Individuen mit vasomotorischer Erregbarkeit müssen Sedativa gegeben werden. Kälte macht sich im allgemeinen ungünstig bemerkbar, Wärme in jeder Form wirkt wohltuend. Abgesehen von einem milden windfreien Klima sind die verschiedenen physikalisch-therapeutischen Verfahren zu versuchen, warme protrahierte Bäder mit oder ohne Solezusatz, Kohlensäurebäder, Diathermie, Langwellenbestrahlung (Sollux), Kataplasmen. Trockene Wärmepackungen führen nicht zu unangenehmer Wärmestauung. Die obengenannten Maßnahmen bedingen eine Hyperämie der oberflächlichen Körperteile mit Entlastung der größeren Gefäßbezirke. Massage, Abreibungen mit oder ohne chemische Hautreizmittel, unterstützen den Vorgang. Kräftige Stuhlentleerungen mit Beseitigung des Meteorismus sind der abdominellen Zirkulation förderlich. Heiße Fußbäder und Wadenwickel können bei arteriosklerotischen Kopfschmerzen angezeigt sein.

4. Sklerose der Organarterien (Arteriolosklerose).

Pathogenetisch hat die Sklerose der kleinsten Organarterien, der Arteriolen, ihre besondere Note. Die Organfunktion spricht stark mit, bei der Entstehung wie bei dem weiteren Fortgang des Sklerosierungsprozesses.

Die Arteriolen oder präcapillaren Arterien sind, wie BENNINGHOFF bemerkt, anatomisch nur willkürlich abzugrenzen. Wenn man die kleinsten Arterien mit Intima, gelockerter einfacher Muscularis, ohne Elastica und ohne eigentliche Adventitia zu den Arteriolen rechnet, so gehen diese doch ohne scharfe Grenze allmählich in Capillaren und aufwärts in Arterien mit geschlossener Muskelschicht über. Funktionell sind die präcapillaren Gefäße von größter Bedeutung, ihr Tonus regelt die Blutzufuhr zum Organ und ist, wenigstens bei Beteiligung größerer Gebiete, für die Höhe des Druckes im Windkesselsystem von ausschlaggebendem Einfluß. Ihre Innervation dient zentrifugalen wie zentripetalen von der Peripherie her kommenden Impulsen. Die Arteriolen sind keine bloßen „Verteilerröhren" wie die kleinen bis großen Arterien, PETERSEN bezeichnet sie richtig als „Stellröhren". Aktiv tätig mit propulsatorischer Vorwärtsbewegung des Blutes (HASEBROEK) sind die Arteriolen nicht (vgl. W. R. HESS), sie sind aber hinsichtlich Tonus und Weite sehr veränderlich und deshalb in hohem Maße geeignet, die Durchblutung den Bedürfnissen des Organs anzupassen. „Nutritionsreflexe" (W. R. HESS) sorgen für die nötige funktionelle Korrelation. Chemische Stoffwechselprodukte sind die adäquaten Reize mit direktem Angriffspunkt an der Gefäßmuskulatur selbst, oder Erregung reflexvermittelnder sensibler Nerven.

Krankhafte Erregbarkeit der Arteriolen stört die Hämodynamik stromaufwärts im Bereich des Windkesselsystems wie ein unrichtig funktionierendes Stauwehr, sie gefährdet aber auch die funktionelle Leistungsfähigkeit des Organs selbst.

Die für die Entstehung einer Arteriolosklerose maßgebenden Faktoren dürften in jedem Organ wieder verschieden sein. Steigende Leistung steigert die Blutzufuhr. Die *Produkte der Zelleistung* sind — soweit man Einsicht hat in diese verwickelten Verhältnisse — zugleich die *adäquaten Reize zur Regelung der Durchblutung* der Organe. Die aus dem Gewebsstoffwechsel stammenden Säuren, unter anderem auch die Kohlensäure, verschaffen sich durch Erweiterung der venösen Capillaren besseren Durchtritt, mit Steigerung des Durchflußvolums (FLEISCH, ATZLER und LEHMANN). Bei normaler Reaktion des Blutes wirkt schon eine Verschiebung der Reaktion nach der sauren Seite um p_H 0,1 bis 0,2 vasodilatatorisch (FLEISCH). Sauerstoffmangel mit Herbeiführung einer ischämischen „Azidose" hat denselben Effekt. Milchsäure (GEIGER und LOEWI), Adenylsäure (FREUND und ZIPF), Adenosinphosphat (FLEISCH), unter Umständen auch Histamin (VANNOTTI und GUKELBERGER) wirken als Produkte des Muskelstoffwechsels zugleich hyperämisierend. An der Niere geht eine vermehrte Wasserausscheidung mit vermehrter Durchblutung einher, mittelbar, durch Vermittlung der Hydrämie steigern auch der Harnstoff und das Kochsalz die Durchblutung. Über die Beziehungen zwischen Leberfunktion und Durchblutung dieses Organs ist nicht viel bekannt, die Gallensäuren besitzen aber eine besonders intensive vasodilatierende Wirkung (FLEISCH), während der sekretorischen Arbeit der Bauchspeicheldrüse verstärkt sich sowohl der Abfluß der Lymphe (BAINBRIDGE) als auch der Blutabfluß (BURTON, OPITZ, BABKIN). Kleinste Adrenalinmengen wirken meist dilatierend, über das Verhalten speziell der Nebennierengefäße ist allerdings nichts bekannt. Thyroxin wirkt nicht direkt dilatierend, eine kräftig funktionierende Schilddrüse ist aber jedenfalls blutreich. Gesteigerte Funktion geht somit ganz allgemein, vom Nervensystem abgesehen, mit vermehrter Durchblutung der Organe einher. Abnorm starke Beanspruchung eines Organs disponiert zu Überlastung des Gefäßapparates und zu Arteriosklerose.

Daneben mögen sich exogene nutritive bakterielle und abakterielle, toxische Einflüsse in schädigendem Sinne geltend machen, wie bei der Sklerose der kleinen bis großen Arterien auch. Lokalisierte Infekte wie z. B. bei der Hydronephrose der Niere gegenüber, können auch lokalisierte Intimahyperplasie und Arteriosklerose hervorrufen.

Im Gegensatz zu der Sklerose der größeren Arterien erscheint die Arteriolosklerose nicht als Folge einer bestehenden Blutdrucksteigerung (FAHR, JORES).

Die Arteriolosklerose geht nicht wie im Windkesselsystem mit Erweiterung der Gefäße einher, die Veränderung äußert und entwickelt sich im Gegenteil progressiv und eindeutig in der Richtung der *Gefäßverengerung*. Ischämie ist die Folge, mit Schädigung parenchymatöser Leistungen und Strukturen. An die Stelle der in verschiedener Weise degenerativ veränderten parenchymatösen Elemente setzt sich schließlich die bindegewebige Narbe. Klinisch resultiert das Bild der Organcirrhose, mit mehr oder weniger starkem Funktionsausfall.

Für die pathogenetische Auffassung dieser Krankheiten, ihre Abgrenzung gegenüber chronisch entzündlichen Zuständen, ist der Begriff der Arteriolosklerose fruchtbar geworden. Die Arbeiten von JORES, FAHR, VOLHARD auf dem Gebiet der Nierenaffektionen sind für die Pathologie sämtlicher Organgebiete von besonderem Interesse. In prognostischer und therapeutischer Hinsicht ist die Unterscheidung arteriosklerotischer und chronisch entzündlicher parenchymatöser Schrumpfungsprozesse von großer Bedeutung. Ob ein primär arteriosklerotisch geschädigtes Organ, in seiner Widerstandskraft und Leistungsfähigkeit geschwächt, sekundär zu entzündlicher Erkrankung disponiert entsprechend der „Kombinationsform" von VOLHARD, bleibt zu erörtern. Es wird sich auch zeigen, in welchem Grade die Organe durch kompensatorische Hypertrophie und Hyperplasie den Untergang benachbarter Teile auszugleichen vermögen.

1. Niere. Die Arteriolosklerose entwickelt sich entweder herdförmig unter dem Bild der „roten Granularniere" (benigne Nephrosklerose) oder aber sie befällt rasch und in großer Ausdehnung die kleinsten arteriellen Gefäße der Niere, ohne oder mit Verkleinerung des Organs, mit starker fettiger Degeneration, selbst Nekrose der Arteriolen (maligne Nephrosklerose).

Im letzteren Fall sollten nach VOLHARD und FAHR entzündlich toxische Schädigungen (Blei, Lues unter Umständen sogar akute Polyarthritis, Streptokokkenaffektionen) zu der primären Arteriolosklerose hinzugekommen sein. JORES lehnt das Vorhandensein eigentlich entzündlicher Veränderungen im Sinne einer „Kombination" oder Komplikation ab und bringt das auffällige Hervortreten degenerativer Störungen mit einem besonders raschen Verlauf des arteriosklerotischen Prozesses in Verbindung. Die Entscheidung dieser Frage ist Sache der pathologischen Anatomen, klinisch ist aber jedenfalls von den Symptomen eines akut entzündlichen Prozesses kaum jemals etwas zu bemerken. Hämaturie, stärkere Albuminurie, Cylindrurie fehlen, wenn nicht eine kardiale Insuffizienz mit hineinspielt. Diese negativen Feststellungen sprechen zwar nicht unbedingt gegen den entzündlichen Charakter der zu beobachtenden Arteriolenveränderung, bei der gleichzeitig dabei vorhandenen Glomerulusschädigung mit Kernvermehrung und Zellproliferation müßte aber das wichtigste Zeichen einer vermehrten Capillardurchlässigkeit, die Hämaturie, doch nachweisbar werden, wenn dem Prozeß wirklich ein entzündlicher Charakter zukäme. Die Besonderheit der Fälle liegt mehr in dem Verlauf als in dem Auftreten neuer Symptome. Das Leistungsvermögen der Niere sinkt rasch, die Konzentrierkraft nimmt ab, es kommt zu Hyposthenurie und Isosthenurie. Der Blutdruck zeigt systolisch und diastolisch besonders hohe Werte. Die Retention harnfähiger Stoffe wird immer ausgesprochener, der Symptomenkomplex der Urämie läßt nicht lange auf sich warten.

Die Arteriosklerose der großen Nierenarterien, verbunden oft mit den schwersten Veränderungen am Windkesselsystem, kann in schärfstem Gegensatz stehen zu einer relativen Intaktheit der Nierenarteriolen. Anatomisch und klinisch imponieren die Arteriosklerose der kleinen und die der kleinsten Nierengefäße nicht selten als zwei ganz verschiedene Krankheiten, prognostisch auch durchaus verschieden. Übergänge kommen wohl vor, namentlich führt eine längere Zeit bestehende Arteriolosklerose immer zu mehr oder weniger deutlicher Sklerose der Leitungsröhren und zu den verschiedenen Formen der Kardiosklerose, das umgekehrte, ein „Weiterkriechen" vom Windkesselsystem auf die Nierenarteriolen ist aber keineswegs das gewöhnliche. Die Erkrankung des Windkesselsystems ist neben dem Altern der Gefäße vorwiegend bedingt durch mechanische Momente, d. h. die Höhe des intravasculären Druckes, die Arteriolosklerose dagegen durch funktionelle Überlastung der Niere selbst.

Gull und Sutton hatten angenommen, es handle sich bei der Arteriolosklerose der Nieren um einen an sich generalisierten, das ganze System der kleinsten Arterien des Organismus umfassenden Prozeß. Außer der Niere sind auch die Milz und das Pankreas gleichzeitig häufig beteiligt, wirklich generalisiert im Sinne einer Systemerkrankung sind die Veränderungen aber nicht. An erster Stelle steht der Häufigkeit nach die Arteriolosklerose der Milz (Roth), mit vorwiegender Erkrankung der Pulpa- und Zentralarterien. Möglicherweise spielen infektiöse Schädigungen in diesem Organ eine besonders wichtige Rolle (Fahr). Unter 10 Jahren sieht man sie nur ausnahmsweise, zwischen 10 und 40 Jahren bei etwa der Hälfte der Fälle und später ist die Arteriolosklerose fast ein regelmäßiger Befund. Eine allgemeine Hypertonie braucht dabei nicht vorhanden zu sein. Roth betont im Anschluß an Herxheimer und Fahr, daß hier wie bei der Arteriolosklerose der Niere „von irgendeiner allgemeinen irgendwie stärkeren Arteriolosklerose nicht die Rede" sei. Außer an Milz und Niere findet sich die Arteriolosklerose relativ häufig noch am Pankreas sowie an Leber, Gehirn, Retina, Darm. Seltener an der Haut, der quergestreiften Muskulatur, dem Fettgewebe und Hoden. In allen diesen Organen bedingt die Arteriolosklerose nur lokale Erscheinungen. Speziell an der Niere besteht nach Roth keinerlei Parallelismus zwischen allgemeiner Arteriosklerose und Häufigkeit sowie Intensität der Nieren-Gefäßveränderungen. Die Arteriolosklerose ist hier wie an andern Organen ein lokalisiertes Leiden.

Unter den Krankheitserscheinungen dominieren bei Nephrosklerose denn auch die speziellen Nierensymptome: Hyposthenurie, Retention harnfähiger Stoffe (Harnstoff im Blut, Kochsalz und Wasser im Gewebe), Blutdrucksteigerung mit Herzhypertrophie. Die Hämaturie der primär glomerulären entzündlichen

Erkrankung fehlt. Die Albuminurie ist geringfügig, nur beim Hinzukommen kardialer Stauung etwas stärker.

Das *Ansteigen des Reststickstoffs* im Blut mit positiver Indican- und Xanthoproteinreaktion findet sich meist erst nach jahrelanger Dauer der Affektion. Die Störung beginnt im allgemeinen herdförmig, um erst allmählich auf die Gesamtniere überzugreifen, unter merklicher Schädigung der Nierenfunktion. Eine Ausnahme bildet die sog. maligne Form mit schnellerer Entwicklung und schwerer degenerativer Arteriolenschädigung. Die Folgen einer Harnstoffretention spielen sich vor allem im Bereich des Nervensystems ab, mit Trübung des Sensoriums. Mit der Blutdrucksteigerung hat die Harnstoffretention direkt nichts zu tun. Die peripheren nervösen Reizerscheinungen sind ihrer Genese nach unklar, sie könnten mit der nicht selten vorhandenen relativen Azidose des Blutes in Zusammenhang stehen.

Die *Blutdrucksteigerung* ist eines der am frühesten faßbaren Symptome. In fortgeschrittenen Fällen erscheint sie durch die mittlerweile entstandene Atherosklerose des Windkesselsystems, der Arteriolen, selbst der Capillaren (VANNOTTI), mitbeeinflußt zu sein, im Anfang ist die Hypertonie aber, wie auch VOLHARD betont, von spastischem Charakter. Jede Dauerhypertonie hat überhaupt ein mehr oder weniger deutlich ausgesprochenes, auch verschieden langes Stadium der spastischen, funktionellen paroxysmalen Hypertonie hinter sich. Auch die atherosklerotischen Gefäße mit ihrer geschädigten Elastizität und schlechten Ansprechbarkeit auf Reize, sind zuerst übererregbar. Das zeigt wohl nicht die Literatur, aber die tägliche praktische Erfahrung. Fraglich ist dabei allerdings immer, wodurch

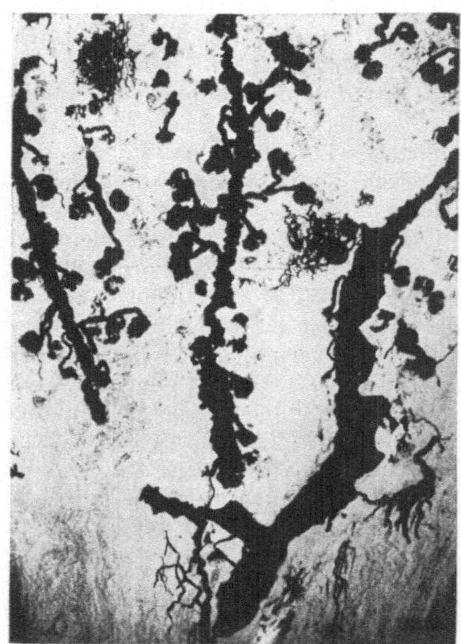

Abb. 58. Benigne Arteriosklerose der Nieren. (GÄNSSLEN, 1932.)

diese passagere Hypertension bedingt ist, cerebral, vom Windkesselsystem aus, von den Arteriolen als Gesamtsystem oder von der Niere. Und weiter bei einmal festgestellter Nierenschädigung (Albumen, Zylinder) äußerst schwierig die Entscheidung, ob schon geringfügige Sklerose der Nierengefäße ohne funktionelle Behinderung der Niere zur Entstehung einer arteriellen Hypertension Anlaß geben kann.

Diese letztere Frage läßt sich zur Zeit noch nicht genau beantworten. Die Injektionsversuche von GÄNSSLEN zeigen, daß die arteriosklerotischen Nierenerkrankungen den groben Aufbau des Gefäßapparates in der Niere mehr intakt lassen als die entzündlichen Nierenschädigungen. Bei der benignen Nephrosklerose sind vor allem die größeren Gefäße, arciformes und interlobulares, betroffen (Abb. 58). Ihre reiche geschwungene Form ist verlorengegangen und ihr Aussehen erinnert an „starre Besenreiser", die ehemals glatte Kontur hat sich in eine Säge mit feineren und gröberen Zacken verwandelt. Überall ragen Knoten und Höcker ins Lumen vor, so daß dieses oft stark eingeengt wird; vor solchen Engen liegen dann aneurysmatische Erweiterungen. Bei der malignen Form (Abb. 59) sind die feineren Gefäße verändert. Die Arteriolosklerose führt hier zu einer charakteristischen „Wipfeldürre" mit Lumenverengerung und Schrumpfung.

Der herdförmige Charakter der Störung ist bei der benignen Nephrosklerose noch sehr ausgesprochen vorhanden, vikariierend treten intakte Bezirke ein. Auch hinsichtlich der Durchblutung scheint in diesem Stadium der Erkrankung noch ein Ausgleich zwischen erkrankten und gesunden Partien stattzufinden. Bei der Durchspülung von Leichennieren mit physiologischer Kochsalzlösung findet KIMMELSTIEL, daß eine geringe oder selbst mittelgradige Arteriosklerose keinen wesentlichen Einfluß hat auf die passive Durchströmungsfähigkeit des Organs. Die Strömungsbehinderung in einzelnen Organteilen scheint durch Erweiterung anderer Gefäße kompensiert zu werden. Es wäre das eine Art Kollateralkreislauf, wie er von W. R. HESS besonders studiert und mit nervösen Regulationsmechanismen in Zusammenhang gebracht worden ist. Von Interesse ist nun die Feststellung von KIMMELSTIEL, daß bei den Fällen von beginnender Arteriolosklerose mit wechselnder Beteiligung der größeren Gefäße, der Blutdruck im allgemeinen höher liegt, als bei der Arteriosklerose der Nieren ohne Beteiligung der Arteriolen. Auch das Herzgewicht erscheint dabei erhöht. KIMMELSTIEL erklärt, es bestehe unzweifelhaft unabhängig von der Sklerose der mittleren Gefäße eine gewisse Parallelität zwischen Hochdruck und Herzhypertrophie auf der einen und Arteriolosklerose auf der andern Seite. Über das funktionierende Organ hinaus scheint schon in Fällen von geringer oder mittelstarker, herdförmig ausgebreiteter Arteriolosklerose das Gesamtgefäßsystem in Mitleidenschaft gezogen zu werden. Von einer direkten mechanischen Blutstauung nach dem arteriellen System hin kann keine Rede sein, ebensowenig kommt ein Einfluß

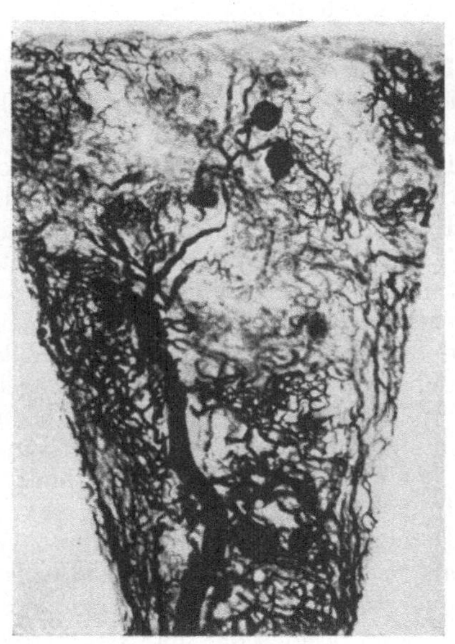

Abb. 59. Arteriosklerose der Nieren. (GÄNSSLEN, 1932.)

toxischer retinierter harnfähiger Substanzen in Frage. Man hat mit LICHTWITZ ernstlich die Möglichkeit einer Reflexhypertension in Erwägung zu ziehen mit reflektorischer Erregung zentraler vasomotorischer Apparate bei behinderter Durchströmung der Niere. Vom Nierenbecken aus sind nervöse Reizwirkungen mit reflektorischer Blutdruckänderung bekannt, die Frage einer renalen reflektorischen Hypertension bleibt noch zu bearbeiten. Bei maligner Arteriolosklerose mit diffuser Beteiligung der kleinsten Nierengefäße und fehlender kompensierender Ausweitung intakt gebliebener Gefäßbezirke, müßte sich der Einfluß auf das extrarenale arterielle System besonders stark bemerkbar machen. Bei maligner Sklerose sind in der Tat die Blutdruckwerte ekzessiv hoch.

VOLHARD unterscheidet zwischen einem roten und einem blassen Hochdruck. Die Hautfarbe ist der Ausdruck der Durchblutungsgröße, speziell wichtig die Capillardurchströmung. Bei rotem Hochdruck sind die Capillaren denn auch gut durchblutet, 67% der Fälle zeigen die spastisch atonische Form mit engem arteriellem und weitem oft direkt varikösem venösem Schenkel und erweitertem subpapillärem Plexus (O. MÜLLER). Bei blassem Hochdruck finden sich an Haut und Schleimhäuten nur kontrahierte, feinste Gefäße jeder Art. In weniger fortgeschrittenen Stadien der Nephrosklerose mit spastischer Kontraktion oder beginnender Sklerose der Arteriolen extrarenaler Gefäßbezirke kann die Haut noch gut durchblutet sein mit dem Bild des roten Hochdruckes. Bei stärkerer Entwicklung der Sklerose werden aber die Capillaren mitergriffen, es kommt zur eigentlichen Capillarsklerose mit gewucherter Adventitia, Schlängelung der Capillaren, langsamer körniger Blutströmung und sehr ungleicher Füllung der Capillaren (Vannotti). Oft sieht man ganz leere Capillarschlingen mit weißen, stark reflektierendem Saum. Unter diesen Umständen besteht ein „blasser" Hochdruck.

Gleichzeitig mit der arteriellen Hypertension ist auch ganz gewöhnlich eine *Herzhypertrophie* nachweisbar. Bei benigner herdförmiger Arteriolosklerose mäßig ausgesprochen zeigt sie bei maligner, diffuser, schwer degenerativer Schädigung mit maximalen Blutdruckwerten zugleich auch die höchsten Grade der Entwicklung. Zu dem Nierenleiden kommt binnen kurzem die Herzkrankheit. Der hypertrophe relativ wenig arterialisierte Herzmuskel ist funktionell weniger leistungsfähig, zu der tonogenen Dilatation gesellt sich immer mehr oder weniger deutlich erkennbar die Kardiosklerose mit Veränderungen an der Aorta, den Herzklappen, Coronargefäßen mit organischer Schädigung der Herzmuskulatur. Stauung im kleinen Kreislauf (pulmonale Tachypnoe, Neigung zu chronischer Bronchitis, Bronchopneumonie), Anschoppung des Blutes auf der venösen Seite (Leberschwellung, Lebercirrhose mit Pfortaderstauung, Leberinsuffizienz, Ödeme) finden sich kombiniert mit dem großen Symptomenkomplex der kardialen paroxysmalen Ischämie (Angina pectoris, Asthma cardiale). Die Insuffizienz der Niere erfährt durch den Rückgang der arteriellen Zirkulationsgröße eine unheilvolle Verstärkung. Die rasche Progredienz des Leidens steht nicht nur im Zusammenhang mit der besonderen Art der Arteriolenschädigung, sie ist auch in stärkstem Maße mit bedingt durch die sich einstellende kardiale Insuffizienz.

Über das hinaus macht auch an andern Organen der arteriosklerotische Prozeß abhängig von der bestehenden Hypertension rasche Fortschritte. Im Bereiche des Gehirns mit der Gefahr der Thrombose, Embolie, Hämorrhagie, am Pankreas mit Schädigung des Inselapparates und weiterhin an Retina, Darm, quergestreifter Muskulatur, dem Fettgewebe der Haut.

Die *Behandlung* der Arteriolosklerose der Niere deckt sich weitgehend mit derjenigen einer nephritischen Störung. Der degenerativ sklerotische Prozeß der kleinsten Gefäße kann an sich nicht beeinflußt werden, man ist aber wohl in der Lage, durch funktionelle Schonung des Organs auch eine Entlastung des Gefäßapparates herbeizuführen. Die Lokalisation der entzündlichen Schädigungen ist wohl eine andere als die der Arteriosklerose, funktionell bilden aber doch die sezernierenden und rückresorbierenden Tubuli mit dem Filtrationsapparat der Glomeruli und Arteriolen eine Einheit.

Die Wasserzufuhr wird im allgemeinen niedrig gehalten, obschon man bei Nachlassen der funktionellen Suffizienz zur Vermeidung von Retentionserscheinungen Konzessionen machen muß. Das Durstgefühl des Kranken ist der Maßstab dafür, wie weit man in der Flüssigkeitsbeschränkung gehen darf. Eine tägliche Zufuhr von 1000—1200 schont nicht nur die Niere, sondern auch den extrarenalen arteriellen Gefäßbezirk sowie das Herz.

Die Flüssigkeitszufuhr läßt sich nur auf niedrige Werte herabsetzen, wenn der Salzkonsum stark eingeschränkt wird. 5 g NaCl täglich bedeuten keine Demineralisation und werden durch den Kranken bei sorgfältiger Zubereitung der Kost mit geschmackskorrigierenden kleinen Mengen von Essig, Citronen, Zwiebeln, Knoblauch, Meerrettich, selbst von etwas Senf, mit ausgiebiger Benützung sog. Suppenkräuter jahrelang gut ertragen. Der Blutdruck wird günstig beeinflußt, die Herztätigkeit erleichtert, eine Ödembereitschaft gemildert. Die Publikation von Pulver bringt überzeugendes Material. Wohl ist die essentielle Hypertonie das Gebiet, auf dem mit kochsalzarmer Kost besonders rasche Erfolge erzielt werden; bei Arteriolosklerose der Nieren sind der Blutdruck, der Zustand des Herzens und das Allgemeinbefinden schwerer zu beeinflussen, man wird aber auf die Forderung einer kochsalzarmen Zusammensetzung der Kost in solchen Fällen nie verzichten. Ernährt man kochsalzfrei, mit weniger als 0,5 g (ALLEN) oder 0,8 g (VOLHARD) NaCl im Harn von 24 Stunden, so kommt es nicht selten zu urämischen Symptomen. L. BLUM machte zuerst darauf aufmerksam, daß die Harnstoffwerte im Blutserum durch rigorosen Kochsalzentzug in die Höhe getrieben werden können. Durch die Herbeiführung einer effektiven Demineralisation kommt es zur Zellschädigung und vermehrtem Eiweißzerfall aus extrarenalen Gründen. Bei einer Ausscheidung von 4—5 g NaCl braucht man das aber nicht zu befürchten.

Von besonderer Wichtigkeit ist dann die Herabsetzung der Eiweißzufuhr.

In zahlreichen Arbeiten hat NEWBURGH darauf hingewiesen, daß eine eiweißreiche Nahrung beim Versuchstier (Kaninchen, Ratte, Hund) zu Albuminurie, Cylindrurie, und histologisch nachweislichen Nierenschädigungen bis zur ausgesprochenen Schrumpfniere führen kann.

Tabelle 22. Harnbefund bei verschieden eiweißreicher Kost (NEWBURGH).

Eiweißgehalt der Nahrung in %	Zahl der Tiere	Albumin %	Zylinder	Zahl der Tiere	Albumin %	Zylinder
	240 Tage			480 Tage		
12	3	0	0	5	0,2	4
18	11	0	3	10	0	4
25	8	0	0	6	0,6	83
32	7	0	44	12	0,8	351
39	9	0,2	52	10	0,4	652
75	15	0,3	1412	4	1,4	4705

Die obige Tabelle 22 bringt das Ergebnis von Versuchen an der Ratte.

EVANS und RISLEY, ISHIYAMA sowie POLVOGT, McCOLLUM und SIMMONDS kamen zu ähnlichen Ergebnissen. TOLSTOI macht demgegenüber geltend, daß beim Menschen eine „exclusive meat diet" zu keinerlei Nierenstörungen führe, die angeführten zwei Individuen (Eskimos) ernährten sich aber zu 80% mit Fett und nur mit 100—140 g Eiweiß.

Die festgestellte Schädigung der Niere scheint nicht abhängig zu sein von der auszuscheidenden Harnstoffmenge. An sich bedeutet zwar jede stärkere Harnstoffzufuhr einen diuretischen Reiz, im Experiment kommt es aber

Tabelle 23.
Rattenversuche. Harnbefund beim Vergleich von Casein mit Muskeleiweiß (NEWBURGH).

	240 Tage		450 Tage	
	Albumin %	Zahl der Zylinder	Albumin %	Zahl der Zylinder
Ernährung mit 30% Eiweiß.				
Casein	0,1	37	0,1	312
Rindfleisch	0,3	60	1,1	1444
Ernährung mit 75% Eiweiß.				
Casein	0,2	783	0,5	992
Rindfleisch	0,5	2130	1,5	5999
Leber	3,0	8900		

nach Zufuhr selbst großer Harnstoffmengen zu keiner mikroskopisch nachweisbaren Nierenschädigung (HINMAN, OSBORNE, MENDEL, PARK und WINTERSTEIN, ADDIS und McKAY).

Die beigegebene Tabelle 23 zeigt, daß Casein weniger schädlich wirkt als Muskelfleisch und dieses weniger als Leber. Casein führte nur in größeren Mengen zu histologisch nachweislichen Nierenschädigungen und nur in Versuchen, die länger als 1 Jahr gedauert hatten. Die negativen Ergebnisse von ADDIS und McKAY, DRUMMOND, CROWDEN und HILL, JACKSON und RIGGS, OSBORNE, MENDEL, PARK und WINTERSTEIN scheinen auf der zu geringen Versuchsdauer oder unrichtigen Zusammensetzung der verabreichten Ernährung zu beruhen.

Nach Exstirpation einer Niere bekamen MOISE und SMITH schon nach 90 bis 150 Tagen mit einer eiweißreichen 85% Casein enthaltenden Nahrung isolierte, aber auch diffuse Nierenschädigungen mit Proliferation der Kapselepithelien, fibröser Verdickung der Kapsel und fibröser Umwandlung der Glomeruli, degenerativen Veränderungen der Tubuli, interstitieller Bindegewebsvermehrung, wobei 88 Tage nach Beginn des Versuchs Zylinder und Eiweiß im Harn zu finden waren.

Über die Art des schädlichen Stoffes befindet man sich noch im unklaren. NEWBURGH denkt an die Wirkung bestimmter Aminosäuren. Glycin, Alanin, Phenylalanin, Glutaminsäure, Leucin, Arginin sind nach NEWBURGH, MARSH, CLARKSON und CURTIS ohne Effekt, Asparaginsäure, Lysin, Histidin und vor allem Cystin, Thyrosin und Tryptophan wirken aber im Experiment schädigend. Hinsichtlich des Cystins ist zu sagen, daß in den positiven Versuchen von COX, SMITH und FISHBECK nur junge Tiere reagierten und in den Versuchen von LEWIS an Kaninchen nur nach Versuchen mit 1—4 g Cystin täglich die Zeichen akuter parenchymatöser Degeneration nachweisbar wurden. Die geringen mit der Milch eingeführten Mengen Cystin (vgl. JONES, GERSDORF und MÖLLER) erscheinen bedeutungslos.

Vielleicht handelt es sich gar nicht um eine Giftwirkung einzelner bestimmter Aminosäuren, sondern um die Belastung der desamidierenden Funktion der Niere im allgemeinen. Die Niere bildet Ammoniak, diese Tatsache ist seit den Publikationen von NASH und BENEDICT, BENARD sichergestellt. Als Ursprungssubstanz des Ammoniaks kommen nicht nur die Abbauprodukte des Eiweißumsatzes, sondern auch die aus dem Kernstoffwechsel stammenden amidierten Purinkörper in Betracht. Bei organischen Nierenschädigungen liegt die Ammoniakzahl, d. h. das Verhältnis des im Harn ausgeschiedenen Ammoniakstickstoffs zum Gesamtstickstoff stark unter der Norm. Nach intravenöser Injektion von 10 ccm einer sauren Phosphatlösung (NaH_2PO_4 9% 30,0, Na_2HPO_4 9,6% 70,0) steigt beim Normalen die Ammoniakzahl ausnahmslos stark an, durchschnittlich auf das Doppelte des Wertes vor der Injektion (NEUHAUS). Der Nierenkranke reagiert schwach, gar nicht oder er beantwortet die Säurezufuhr sogar mit einem Absinken der Ammoniakzahl (KALBERMATTEN). Ein Nierenkranker kann normale Blutdruckwerte haben, keine Retention harnfähiger Stoffe, normalen Konzentrations- und Verdünnungsversuch ergeben und doch abnorm reagieren auf eine mit saurer Kosteinstellung (täglich 200 g Hafer, 150 g Butter, 50 g Speck mit möglichst wenig Zucker und kochsalzfrei zubereitet, mit saurem Mineralwasser als Flüssigkeitszufuhr) kombinierte intravenöse Säurebelastung. Jede Zufuhr von Eiweiß oder purinreichem Material (Leber!) muß die Niere funktionell belasten und bei übermäßiger Einwirkung schädigen. Harnstoff wird nicht desamidiert als solcher ausgeschieden und wirkt wie die Angaben von OSBORNE, MENDEL, PARK und WINTERSTEIN, ADDIS und McKAY, HINMANN und auch die Versuche von NEWBURGH selbst zeigen auch nicht toxisch.

Auf eine basenreiche Kost ist Wert zu legen, weniger aus Furcht vor einer cerebral reizenden Säurewirkung, als aus Rücksicht auf die bei Säurezufuhr regulatorisch besonders stark angespannte Nierenfunktion.

Die Hypertonie ist weitgehend von der Nierenfunktion abhängig und damit bis zu einem gewissen Grade diätetisch beeinflußbar. In welcher Weise das erkrankte Organ den Tonus der arteriellen Gefäße zu erhöhen vermag, ist noch nicht klar, möglicherweise handelt es sich, wie LICHTWITZ meint, in erster Linie um reflektorisch nervöse Einflüsse nach Art eines ausgleichenden Regulationsmechanismus. Die reflektorisch entstandene Hypertension erscheint damit als unterstützender Faktor zur Verbesserung der gefährdeten Nierendurchblutung. Man sieht sich vor die Frage gestellt, ob eine künstlich herbeigeführte Senkung des Blutdruckes überhaupt indiziert ist. Man wird jedenfalls (vgl. BROWN) im Gegensatz zu dem Vorgehen bei extrarenal bedingter Hypertonie von rigorosen Maßnahmen (große Aderlässe, intravenöse Injektionen von Acetylcholin, Euphyllin) absehen. Sedativa (Baldrian, Brom, Luminalderivate), die Muskelextrakte Lacarnol, Padutin, intravenöse Traubenzuckerinjektionen (10 ccm 20%ige Lösung) können aber guten Effekt haben.

Eine trotz eingehaltener Diät sich einstellende kardiale Insuffizienz verlangt die Durchführung einer Digitalis- oder Strophantintherapie. Diuretica sind zu vermeiden, auch meist wirkungslos. In schweren Fällen muß punktiert werden, wo sich Flüssigkeitsretention bemerkbar macht. Entzündliche Lungenkomplikationen sind vor allem lokal mit physikalisch wirkenden Maßnahmen, Schröpfen, Senfpflaster, Kataplasmen, Antiphlogistin zu behandeln.

Die „Frühbehandlung" einer benignen Arteriolosklerose der Niere ist sehr aussichtsvoll, bei der malignen Form die Progression der Erscheinungen aber kaum aufzuhalten. Nicht zu unterschätzen ist dabei wie bei allen arteriosklerotischen Störungen das hereditäre Moment (vgl. MORTENSEN).

2. Pankreas. Äste der Art. pancreatico-duodenalis versorgen im wesentlichen den Kopf, Äste der Art. lienalis die Hinterfläche und den oberen Rand des Drüsenkörpers (BRAUS). Die Venae pancreatico-duodenales und pancreaticae führen das mit dem Drüsenparenchym in Berührung gekommene Blut durch die Pfortader der Leber zu, Vasa lymphatica stehen andererseits mit den Nodi coeliaci in der Umgebung der Art. coeliaca in Verbindung. Das Pankreas hat die ausgedehnteste regionäre Ableitung der Lymphe von allen Bauchorganen.

Über die Einzelheiten der Blutversorgung, besonders auch des Blut- und Lymphabflusses im Bereich der beiden entwicklungsgeschichtlich zwar zusammengehörigen, aber funktionell bestimmt differenzierten Teilen, Drüsenalveolen und Inselapparat, ist man nur unzureichend orientiert. Die beigegebene Abb. 60 (KRAUS) zeigt, wie sich ein arterielles Gefäß aufteilt und in gleicher Weise das eigentliche Drüsenparenchym wie die Inseln mit feinen Verästelungen versieht. Im Bereich der Inseln ist die Zahl der Capillaren besonders groß. Venöses Blut und Lymphe kommen von den Drüsenteilen wie vom Inselapparat her. Welcher Weg von den cellulären Stoffwechselprodukten der beiden Organteile bevorzugt wird, die Pfortader oder das Lymphgefäßsystem bzw. der Ductus thoracicus ist nicht klar. Der Abfluß des Insulins erfolgt sowohl auf dem Blut- wie auf dem Lymphweg. Das Blut der V. pancreatica duodenalis ist unter Bedingungen, welche zu Insulinsekretion führen, insulinreich (STAUB). Die Ductus thoracicus-Lymphe gesunder Hunde verursacht bei intravenöser Zufuhr an Kaninchen oder an pankreasexstirpierten Hunden aber auch Blutzuckerabfall (STAUB). Die Inselcapillaren gehen in interacinöse Capillaren über. Die abführenden Venen stehen ebenfalls mit interacinösen Venen in Zusammenhang. Ein eigenes Inselgefäßsystem besteht also nicht (BECK und BERG).

Im Bereich der acinösen Teile spielt die Arteriosklerose eine relativ geringe Rolle, hier überwiegen entzündliche, von den Pankreasgängen ausgehende Einflüsse. Von Wichtigkeit ist aber die Arteriosklerose bzw. Arteriolosklerose der Inseln.

FAHR wies schon 1913 auf die Sklerose besonders der kleinen Pankreasarterien hin und die dadurch bedingte hyaline Sklerose der Inselcapillaren. Er verglich den Erkrankungsvorgang mit der Arteriolosklerose der Nieren und brachte die Schädigung der kleinen Gefäße mit funktioneller Überlastung des Organs in Zusammenhang. Die Arteriolosklerose des Pankreas erschien als ein peripher lokalisiertes bis zu einem gewissen Grade organspezifisches Leiden, weitgehend unabhängig von der Sklerose des Windkesselsystems oder den verschiedenen Formen der Cardiosklerose. Die Sklerose der Windkesselarterien hängt stark ab vom Tonus der kleinen Arterien, der Höhe des Blutdruckes, auf die Entstehung einer Arteriolosklerose des Pankreas sind diese Faktoren aber ohne Einfluß. Bei sekundärer Schrumpfniere mit chronisch erhöhtem Blutdruck fehlt in weiten Bezirken jegliche Affektion des Gefäßsystems, und auch am Pankreas sind die Veränderungen auffällig gering (FAHR). JORES hebt ebenfalls hervor, daß man eine arteriosklerotische Schädigung der kleinen Organarterien

regelmäßig und weit verbreitet nur dann findet, wenn die Blutdruckerhöhung
sehr hoch ist, 200 mm Hg Rt. und darüber.

Eingehend diskutiert und begründet wird die Frage einer Sonderstellung
der Arteriolen und der Arteriolosklerose dann in den Arbeiten von HERX-
HEIMER. Der Autor betont, daß die Veränderungen der kleinsten Arterien
und Capillaren in den Fällen von Pankreassklerose mit Diabetes im Vordergrund stehen und daß diese Arteriolosklerose in der Hochgradigkeit und Verbreitung, wie sie zu beobachten ist, keine gewöhnliche Alterserscheinung ist.

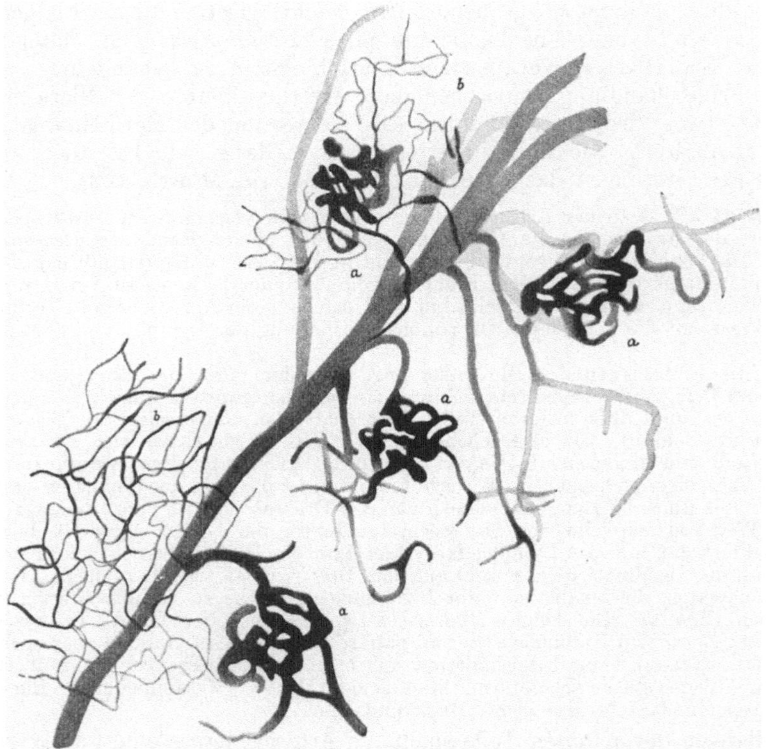

Abb. 60. Pankreas. Arterielle Blutversorgung der Alveolen (b) und Inseln (a). (KRAUS, 1929.)

HERXHEIMER erklärt die schwerste Sklerosierung der Bauchspeicheldrüse gerade bei Veränderungen der kleinen Gefäße gesehen zu haben. Ein großer
Teil der Sklerosierungen und hyalinen Degenerationen der Zellinseln erscheint
als Folge der Capillarveränderung. HERXHEIMER spricht von einer Pancreato-
cirrhosis arteriolosclerotica. In einem Teil der Fälle finde sich diese neben
einer Nierenarteriosklerose, mit Hochdruck und Diabetes, meistens besteht
aber die Nierenveränderung und Hypertonie nicht, die Pankreasarteriolenver-
änderung erscheint als mehr selbständiges Leiden. Die Arteriolosklerose sei
keineswegs immer verbunden mit Veränderungen der großen Gefäße. Auch in
der Festschrift für M. B. SCHMIDT 1923 bringt HERXHEIMER Beweismaterial für
die selbständige Entwicklung einer Arteriolosklerose. TERBRÜGGEN findet eine
Arteriosklerose der kleinen Pankreasarterien bei über 85% aller Diabetesfälle.

Eine einheitliche Stellungnahme der pathologischen Anatomie ist noch
nicht erfolgt. Analog den Verhältnissen bei der Niere wird man in erster Linie
auf die besondere Art der Arteriolenveränderung achten. Hyalinisierung der

Inselcapillaren findet sich speziell bei Arteriolosklerose, hydropische Degeneration bei jugendlichem Diabetes ohne Arteriosklerose und Atrophie der Inselepithelien mit Sklerosierung bei senilem Marasmus. Außerdem kommt es auch auf die Ausdehnung des Prozesses an. Vom Windkesselsystem aus auf die Arteriolen übergegangene Störungen werden mehr herdförmigen, vom Organ selbst ausgehende Einwirkungen mehr diffusen Charakter haben.

Zur Beurteilung der Verhältnisse sind die Arbeiten von HOPPE-SEYLER wichtig, weil hier Anatomie und Klinik in gleicher Weise sorgfältig berücksichtigt sind. HOPPE-SEYLER machte schon 1893 und seither immer wieder auf die Bedeutung einer Sklerose des Pankreas für die Entstehung eines Diabetes aufmerksam. Zwischen Arteriolen und Arterien wird nicht unterschieden. Eine scharfe Trennung zwischen diffuser und herdförmiger Schädigung ist nicht möglich, immerhin scheint eine diffuse, histologische, nachweisbare Inselschädigung immer mit Diabetes verknüpft zu sein. Herdförmige Sklerosierungen brauchen keinerlei Symptome zu machen, nicht einmal zu alimentärer Glykosurie zu führen, sind dann also gar nicht zu diagnostizieren. Auch bei herdförmigen Prozessen kann es aber zu diabetischem Koma kommen, wenn toxische, diffus schädigende Einflüsse (Pneumonie, Prostataabsceß, Sepsis) hinzukommen. Infekte schädigen leicht die Inselfunktion, die Zuckertoleranz ist bei akuten Infektionskrankheiten häufig herabgesetzt (vgl. z. B. WILLIAMS und DICK).

Wie bei der Niere, so könnte auch beim Pankreas ein besonders rasches Tempo, die starke Progressivität eines Diabetes bei älteren Individuen für das Vorliegen eines arteriolosklerotischen Prozesses sprechen. Ob diese bösartige Verlaufsweise mit einer Gefäßveränderung entzündlicher Art oder einer der Nekrose nahen Degeneration zusammenhängt, ist bei der Niere schon nicht entschieden, bei den Erkrankungen des Pankreas kaum diskutiert. In beiden Fällen ist die funktionelle Schädigung sehr schwer. Dazu kommt der diffuse Charakter der Störung. Schließlich wird auch die Regenerationsbereitschaft des Gewebes (vgl. TERBRÜGGEN) eine verschiedene sein. Bei der „malignen" Nephrosklerose ist sie gering, wie sie sich bei Arteriosklerose des Pankreas verhält, nicht bekannt.

Wir sind noch weit entfernt von einer Systematik der Pankreasaffektionen, wie sie in so glänzender Weise für die Nieren durch VOLHARD und FAHR geschaffen wurde. Immerhin ist hervorzuheben, daß sich degenerative, isolierte, das Inselsystem betreffende Erkrankungen ganz vorwiegend bei Jugendlichen finden, gröbere, entzündliche oder arteriosklerotische, das ganze Pankreas (einschl. Inselapparat) in Mitleidenschaft ziehende Störungen bei älteren Leuten (v. NOORDEN). Arteriosklerotische Prozesse sind besonders häufig. Ob es sich beim Bestehen diabetischer Stoffwechselstörungen um eine fortgeschrittene Sklerose größerer Arterienäste handelt oder einen von vornherein diffus verteilten arteriolosklerotischen, durch Überanstrengung der funktionellen Leistungsfähigkeit des Organs „aus lokalen Gründen" entstandenen Prozeß, ist nicht zu entscheiden.

Der Diabetes älterer Individuen verläuft, wie auch HOPPE-SEYLER ausführt, im ganzen milde. Die Toleranz gegen Kohlehydrate ist verhältnismäßig gut, schwerere Komplikationen wie Azidose und Koma treten nicht so rasch ein und der Ernährungszustand zeigt sich nicht so stark geschädigt wie bei Jugendlichen. Die arteriosklerotische Störung erscheint als ein relativ benignes Leiden. Ob nicht auch eine „maligne" Form vorkommt, entsprechend einer arteriolosklerotischen Schädigung des Pankreas, ist nicht bekannt. Es fehlt an anatomischen und den klinischen Befund ergänzenden, alle Einzelheiten berücksichtigenden Untersuchungen.

Die *Behandlung* hat in erster Linie das minder leistungsfähige Organ vor funktioneller Belastung zu schützen.

Der hauptsächliche Anreiz zu vermehrter Insulinproduktion ist normalerweise die Kohlehydratzufuhr: „Im Hunger wie nach längerer Kohlehydratkarenz besteht Insulinmangel, durch Kohlehydratzufuhr wird die Hormonabgabe oder Hormonproduktion der Bauchspeicheldrüse angeregt" (STAUB). Der zeitliche Beginn der Insulinmehrproduktion hängt von der Art der Kohlehydratzufuhr ab; nach einer reichlichen stärkehaltigen Mahlzeit ist nach $2^1/_2$ Stunden eine vermehrte Insulinabgabe ins Blut nachweisbar. Neben einer direkten Reizung des Inselapparats durch hyperglykämisches Blut spielen auch nervöse Reize als Ursache einer Aktivierung der Bauchspeicheldrüse eine wichtige Rolle. Der Vagus erscheint nach den Versuchen von AHLGREN, ZUNZ und LA BARRE, BRITTON, als Sekretionsnerv der LANGERHANSschen Inseln. Auch nach Adrenalin als sympathischem Reizstoff kommt es zu vermehrter Insulinproduktion, und zwar scheint dieser Erfolg unabhängig zu sein von der Adrenalinhyperglykämie. Auch bei direkter Injektion des Adrenalins in die Art. pancreatico duodenalis sieht man sie zustande kommen (GRAFE und MEYTHALER). Wieweit dieser sympathische Reiz unter physiologischen Bedingungen wirksam ist, kann noch nicht gesagt werden. Der nervöse Faktor, psychische, zentralnervöse Erregungen sind aber zweifellos wirksam.

Die Neigung zu cerebraler Ischämie, deren Symptome beim Arteriosklerotiker auf den verschiedensten Territorien der cerebralen Leistung mehr oder weniger deutlich, zunächst aber immer im Sinne einer Reizbarkeitssteigerung, in Erscheinung treten, geben Veranlassung, diesem nervösen Faktor bei Behandlung einer arteriolosklerotischen Pankreasaffektion besondere Beachtung zu schenken. Auch wenn die besprochene Veränderung der kleinen Pankreasarterien mit allgemeiner Arteriosklerose in keinem direkten Zusammenhang steht, so nimmt doch die Häufigkeit beider Erkrankungsformen mit steigendem Alter zu. Eine zweckmäßig inszenierte psychische Ruhigstellung erleichtert die Wirksamkeit diätetischer Maßnahmen. Körperliche Übungen verbunden mit Hydrotherapie tragen zur Verbesserung der Zirkulationsverhältnisse bei. Auch bei der Arteriolosklerose des Pankreas scheint Diathermie von gutem Effekt zu sein.

3. Milz. HERXHEIMER berichtete 1917 im Anschluß an die damals festgelegten anatomischen Daten für den Begriff der arteriolosklerotischen Schrumpfniere über entsprechende Veränderungen auch an anderen Organen. Über die Gehirngefäße äußert er sich sehr zurückhaltend, bestätigt aber die FAHRschen Feststellungen bezüglich der Arteriolosklerose des Pankreas und beschäftigt sich dann eingehend mit der Arteriolosklerose der Milz.

Unter 1140 Sektionen von Personen aller Altersstufen und verschiedener Krankheiten zeigten 600 = 53% Veränderungen der kleinen Milzgefäße. Insbesondere handelte es sich dabei um die kleinen Arterien in den Trabekeln nach ihrer pinselförmigen Aufteilung und um die kleinsten präcapillären Arterien. Die Gefäßwand erschien nach innen zu stark verdickt, aufgequollen, hyalin umgewandelt. Bei ganz kleinen Gefäßen grenzt an die hyalinen Massen außen etwas Bindegewebe, bei den etwas größeren Arterien kann man die Muscularis außen von der hyalinisierten Partie als komprimierte Schicht erkennen. In solchen Fällen mag das Hyalin, wie HERXHEIMER bemerkt, bindegewebigen Ursprungs sein. Zu allermeist erscheint aber die Muskelschicht selbst hyalin umgewandelt. Besonders bei hoher Ausbildung der Veränderungen sehen diese Milzgefäße ganz wie die entsprechend veränderten Arteriolen der Niere aus. Die beschriebene hyaline Degeneration fand sich stets an einer großen Zahl von Gefäßen, an Ausdehnung allerdings oft wechselnd. In der großen Mehrzahl der Fälle, welche die Veränderung in stärkerem Maße zeigten, sind fast keine kleinen Gefäße völlig verschont geblieben.

HERXHEIMER hat seine Fälle dem Alter nach geordnet, die Veränderungen in Prozent ausgedrückt (Tabelle 24).

Die Zahl der positiven Fälle, d. h. derjenigen mit Gefäßveränderungen, nimmt fast in direkter Linie mit vorschreitendem Alter zu. Und auch was die Intensität betrifft, so sieht man die mittleren und ausgesprochen starken Veränderungen auch fast in direkter Linie an Zahl zunehmen, wenn auch die Verteilung in den letzten Dezennien eine mehr gleichmäßige bleibt.

Bei dem Versuch, die Veränderungen einzelnen Krankheiten zuzuordnen, ergaben sich keine Gesetzmäßigkeiten. Eine stärkere allgemeine atherosklerotische Veränderung der großen Gefäße braucht bei der Arteriolosklerose der Milz keineswegs vorhanden zu sein. Auch die größeren Milzgefäße zeigten dabei keine Atherosklerose, wenigstens braucht das nicht die Regel zu sein. Die Verhältnisse liegen ähnlich wie bei der Niere. In das Gebiet der gewöhnlichen Atherosklerose gehört die hyaline Veränderung der kleinen Milzgefäße nicht. HERXHEIMER spricht von funktioneller Abnutzungs- bzw. Anpassungserscheinung in Zusammenhang mit der starken hämodynamischen Beanspruchung der Milz. Als physiologisch könne man die Veränderung trotz ihrer Häufigkeit nicht ansehen, mit bestimmten Krankheiten würde sie aber auch nicht zusammenhängen.

Tabelle 24. Das Verhalten der Milzarterien in verschiedenem Alter. (Nach HERXHEIMER 1917).

Alter Jahre	Keine Gefäßveränderungen	Gefäßveränderungen	Geringgradig	Mittel	Stark
1—10	85	15	10	3	2
10—20	58	42	28	9	5
20—30	57	43	20	13	10
30—40	48	52	20	20	12
40—50	34	66	23	25	18
50—60	20	80	24	24	32
60—70	25	75	14	17	44
70—80	12	88	20	31	37
über 80	8	92	20	36	36

Ich habe mich großenteils wörtlich an die Ausführungen von HERXHEIMER gehalten, um die Basis aufzuzeigen, auf der das Ganze ruht. LUBARSCH verweist darauf, daß VON RECKLINGHAUSEN bereits 1883 hyaline Ablagerungen in der Wandung der Milzarterien beschrieben hätte. HERXHEIMER kommt aber doch das Verdienst zu, die grundsätzliche Bedeutung der Frage zuerst zur Diskussion gestellt zu haben.

1922 berichtete MATSUNO unter C. STERNBERG über Wandveränderungen der kleinen Milzarterien. In 75,5% der untersuchten 323 Fälle fanden sich qualitativ die Veränderungen wie sie HERXHEIMER beschrieben hatte. Der Einfluß des Alters, tabellarisch zusammengestellt, zeigte sich in ganz derselben Weise. Die Art der bei den Fällen festgestellten Erkrankungen erschien von keinem nennenswerten Einfluß. Die bereits frühzeitig auftretende, so überaus häufige und in zunehmendem Alter fast regelmäßig vorhandene Angiofibrose der kleinen Milzarterien erschien dem Autor als kompensatorischer Vorgang gegenüber funktioneller besonders starker Inanspruchnahme. Hyalinisierung ist eine Folge der Angiofibrose. Zumeist waren alle Gefäße (Balken, Zentral- und Pinselarterien, 128 Fälle) in gleicher Weise betroffen, besonders häufig aber nur die Follikel- und Pinselarterien (100 Fälle), ohne Beteiligung der Balkenarterien.

NAKONETSCHNY befaßte sich 1923 unter ANITSCHKOW ebenfalls mit den pathologischen Arterienveränderungen in der Milz. Es fanden sich bei den untersuchten 50 Fällen hyperplastische Veränderungen an den größeren Milzarterien (Trabekelarterien, seltener Zentralarterien), andererseits Hyalin- und Fettablagerung in den kleinen Arterien (Äste des Penicillus, der Follikel- und Pulpaarterien). Die elastisch-hyperplastischen Vorgänge stellen eine gewöhnliche Alterserscheinung dar, Anpassungserscheinungen an die funktionelle Belastung, wie an andern Gefäßabschnitten an Alter zunehmend. In den Trabekelarterien beobachtet man Prozesse ähnlich denen in der Art. lienalis, das bekannte Bild der Atherosklerose. Die Hyalinablagerung erscheint als selbständiger Vorgang, wie er „bekanntlich nur den kleinen Arterien der Organe" eigen sei, scharf abzutrennen gegenüber dem Begriff der Atherosklerose. Die Hyalinablagerung in den kleinen Milzarterien innen von der Lamina elastica interna, mit Verdrängung und Atrophie der Media, ohne Veränderung der Lamina elastica interna und der Muscularis im Sinn der Hyperplasie, stellen genetisch etwas Besonderes dar.

Seither ist es in der Literatur still geworden. LUBARSCH erwähnt zwar in seinem Handbuch 1927, daß seine Untersuchungen im wesentlichen zu gleichen

Ergebnissen führten wie diejenigen von MATSUNO und NAHONETSCHNY. Am häufigsten wären die Lymphknötchenarterien an dem Prozeß der Hyalinisierung beteiligt, daneben recht häufig auch die Pinsel- und Balkenarterien. LUBARSCH spricht von einem Ablagerungs- und Einpressungsvorgang aus dem Blut. Die „Fleckmilz" (FEITIS, RAKE, SPIER, WILTON, ADOLPHS) scheint eher einer Arteriolonekrose zu entsprechen und gehört also kaum hierher.

Über die funktionelle Bedeutung der einzelnen Milzabschnitte besitzt man nur wenig bestimmte Vorstellungen.

Auf der einen Seite haben wir das System der Follikelzellen, die Abgabe lymphatischer Zellelemente an die Blutbahn. Eine myeloische Zellbildung kommt beim Erwachsenen nicht mehr vor. Die um die Zentralarterien gelagerten Follikel sind die Bildungsstätten der Lymphocyten, auf dem Wege über die Flutkammern der Pulpa und die Milzvenensinus verlassen sie das Organ. Auf der andern Seite steht die Milzpulpa. Pulpagewebe und Follikelzellen verhalten sich postfetal häufig antagonistisch (NAEGELI).

HUECK bezeichnet innerhalb der Milzpulpa das bindegewebige Reticulum mit den Pulpasträngen als Flutkammern, im Gegensatz zur Ausmündung dieser Räume in die Venensinus, den Flutröhrchen. Der Blutgehalt der Flutkammern beträgt etwa 200 g, d. h. etwa $^1/_{20}$ der Gesamtblutmenge. BARCROFT versucht analog den Verhältnissen beim Tier die Milz als ein *Blutreservoir* hinzustellen, dessen Entleerung und Füllung unter nervösen und hormonalen Einflüssen zu einer Vermehrung, bzw. Herabsetzung der zirkulierenden Blutmenge führt. An der Tatsache der Milzkontraktion unter sympathischen Einflüssen ist kein Zweifel, zusammen mit TONIETTI habe ich an der isolierten Milz auch den Einfluß der parasympathischen Innervation nachweisen können. Versuche an der in THYRODEscher Lösung bei 38⁰ suspendierten Milz von Hunden und Kaninchen ergaben eine Kontraktion des Organs bei Zusatz von Adrenalin, eine Hemmung derselben durch Cholin, Ergotamin (Gynergen). Die beiden vegetativen Nerven wirken als Antagonisten. Adrenalin wirkt noch in Verdünnungen bis zu 1 : 20000 mg. Ein Zusatz von 10 Tropfen 1%iges Cholin zu 100 ccm Thyrodelösung hemmt die durch Zusatz von $^1/_{200}$ mg Adrenalin auftretende Kontraktion. Es kommt dem Effekt dieser Substanzen biologische Bedeutung zu. Nach $^1/_2$—1 mg Adrenalin subcutan steigen beim Menschen normalerweise die Lymphocyten des Bluts um etwa 20%, bei Zuständen mit erhöhtem Vagustonus (Anaphylaxie) fehlt die Adrenalinlymphocytose. Die Lymphocytose sowohl wie die Entleerung des Organs vom Blut überhaupt stehen unter regulierendem vegetativem Einfluß. Normalerweise nimmt das in der Milz eingeschlossene Blutquantum an der allgemeinen Zirkulation des Bluts nicht teil, stellt vielmehr eine wertvolle Reserve dar, auf die der Organismus bei erhöhtem Bedarf an Blut, z. B. bei körperlicher Arbeitsleistung Schwitzprozeduren (EPPINGER), zurückgreift. Kein anderes Organ ist so gut contractil und zugleich so blutreich wie die Milz. Auch wenn vegetativ gesteuerte Sperren den Zustrom des venösen Bluts zum Herzen und damit das Quantum der gesamten zirkulierenden Blutmenge im Interesse des Gesamtorganismus in besonders hervorragendem Maße zu regulieren vermögen, so ist auch die Rolle der Milz als Blutreservoir im Sinne von BARCROFFT zweifellos von Bedeutung.

Während sich unter diesen Umständen der Inhalt der Pulpa in voller Abhängigkeit vom Kontraktionszustand der glatten Muskulatur in Milzkapsel und Trabekeln befindet, kommen den cellulären Bekleidungen des Reticulums bekanntlich auch ausgesprochen aktive Leistungen zu. In erster Linie gehört hierhin die *hämolytische Funktion* der Milz, mit Auflösung schon geschädigter Erythrocyten, Umwandlung des Hämoglobins in Bilirubin und Ablagerung von Eisen. Eine Funktionsänderung der Milz im Sinne der Hypersplenie, einem aktiven, übermäßig starken Eingreifen der phagocytierenden und hämolysierenden Reticulumzellen gegenüber völlig normalen Erythrocyten ist sehr fraglich. Die hämolysierende Funktion der Milz steht prinzipiell auf derselben Stufe wie die Tätigkeit der KUPFERschen Zellen in der Leber. In den Referaten von HUECK und NAEGELI auf dem Kongreß für innere Medizin 1928 kommt das klar zum Ausdruck. HIJMANS VAN DEN BERGH zeigte, daß die Milzvene mehr Bilirubin enthält als die Arterie, von NAEGELI bestätigt. Auch der Abbau des Hämoglobins ist somit sichergestellt. Im Zusammenhang mit der reticuloendothelialen Eigenschaft der Pulpazellen steht auch das Vermögen einer *Phagocytose von Bakterien,* der *Abgabe von Immunkörpern* im Zusammenhang mit den *antibakteriellen Resistenz des Gesamtorganismus.* Auch diese Qualitäten des Organs sind keine spezifisch lienalen Leistungen, aber doch von klinischer Bedeutung. Der akute oder chronische Milztumor bei verschiedenen Infektionskrankheiten spricht für die Bedeutung des Organs. Die Milz verhält sich den verschiedenen Erregern gegenüber verschieden, aus der Monographie von LAUDA geht aber die Bedeutung der Milz für die Immunkörperbildung und für den Grad der erworbenen Immunität klar hervor. Splenektomierte Tiere besitzen eine schwächere Antikörperproduktion und sind weniger widerstandsfähig. Besonders auffällig ist die schützende Rolle, die die Milz der Bartonellen-Infektion der Ratte gegenüber zu spielen vermag. In derselben Richtung liegt das Speicherungsvermögen der Reticulumzellen für nicht bakterielle Stoffwechselprodukte. MITSUBA spricht von einer *entgiftenden Funktion* der Milz, nicht nur nach Einführung von Bakterientoxiken, sondern auch bei der normalen Verdauung. Nach der Milzexstirpation erfährt die Menge der gepaarten Schwefelsäure und Glukuronsäure im Harn wenigstens eine Zeitlang eine erhebliche Vermehrung. Die Milz scheint somit an der Zerstörung von Eiweißspaltprodukten mitbeteiligt. Die am Menschen ausgeführten Untersuchungen konnten zwar eine Beeinflussung der Stickstoffausscheidung durch die Entmilzung beim Normalen nicht feststellen. Das hindert nicht, daß bei der Gesamtschädigung des Organismus eine Minderleistung der Milz im Sinne einer Bindung giftiger Eiweißspaltprodukte doch bemerkbar werden kann. Milzsaft verdaut die JOCHMANNsche Serumplatte, der Saft „aktivierter septischer Milzen" löst Gelatine, Leim, Sekrete aus Eiereiweiß auf (RÖSSLE). Von besonderem Interesse sind die Beziehungen zwischen Milzfunktion und Fett- bzw. Lipoidstoffwechsel. Die Milz *speichert Cholesterin* nach fettreicher Mahlzeit und intravenöser Injektion von Cholesterinlösungen. Die Krankheitsbilder der GAUCHER-Milz und der NIEMAN-PICKschen Affektion mit Speicherung von Cerasin bzw. Neutralfetten und Lecithin sind ein Beispiel dafür. Zwischen Hämolyse und Cholesterinablagerung bestehen nach der Ansicht von KUSUNOKI bestimmte feste Beziehungen. Außerdem berichten DERMAN und LEITHES über eine *Spaltung* eingeführter Fette bzw. Lipoide im Milzgewebe. Lungen, Leber und Milz verhalten sich ähnlich. Diese Organe spielen im Fett- und Lipoidstoffwechsel scheinbar eine aktive Rolle, wobei möglicherweise aus den Spaltungsprodukten andere Fette und Lipoide entstehen. Milzexstirpation führt zu einer Vermehrung des Blutcholesterins (Literatur bei LAUDA). Über die lipoidspeichernde und lipoidspaltende Funktion der Milz hinaus steht noch die *cholesterinbildende* Funktion zur Diskussion. ABELOUS und SOULA, sowie LAPORTE und SOULA finden das Femoralvenenblut während der Reizung motorischer Nerven bei milzhaltigen mit Cholesterin angereichert, beim splenektomierten Tier nicht. Desgleichen finden sie den Blutcholesterinspiegel nach Injektion von Salzsäure in das Duodenum bei Hunden und Kaninchen gesteigert, nach Splenektomie oder nach Unterbindung der Zirkulation der Milz bleibt der Anstieg aber aus. Den gleichen Autoren soll der Beweis gelungen sein, daß sich Milzbrei in einer 2%igen Natriumfluoridlösung im Brutschrank mit Cholesterin anreichert. ABELOUS und SOULA konstatierten in der Milzvene einen höheren Cholesteringehalt als in der Milzarterie. Demgegenüber fand BEUMER selbst bei langfristiger steriler Autolyse einen völlig unveränderten Cholesteringehalt der Milz. Die Frage, ob die Milz lediglich an der Cholesterinelimination Anteil hat oder direkt am Cholesterinaufbau teilnimmt, ist noch nicht entschieden, verdient aber gerade im Hinblick auf die Beziehungen zwischen den verschiedenen Phenanthrenderivaten und der Vitaminbildung im Körper alle Beachtung.

Abgesehen von lokalen Funktionsäußerungen der Milz kommen auch bestimmte *Fernwirkungen* des Organs in Betracht. Erwiesen scheint der hemmende Einfluß gegenüber der erythrocytenbildenden Knochenmarkstätigkeit. Nach Milzexstirpation kommt es in einer gewissen Phase nicht nur zu einer Vermehrung der myeloischen Elemente und der Thrombocyten, sondern auch zur Mobilisation junger Erythrocyten mit vital färbbarer basophiler Granulation (HIRSCHFELD) und Jollykörpern. NAEGELI fand noch 25 Jahre nach der Milzexstirpation wegen Milzcyste in sehr zahlreichen Zellen kleinste Jollykörper und besonders häufig 3—4 kleinste Kernreste als Zeichen der abnormen Tätigkeit des Knochenmarks nach dem Milzausfall. Die osmotische Resistenz dieser jungen Zellelemente ist ganz gewöhnlich erhöht (Literatur bei LAUDA).

Hämolyse, Bilirubinbildung, Phagocytose von Bakterien und Bakterienprodukten, Abgabe von Immunkörpern an den Organismus, die Speicherung, unter Umständen auch die Spaltung und Bindung cholesterinartiger Stoffe, *diese sämtlichen Vorgänge sind als celluläre Leistungen der Milzpulpa* zu bewerten. Sie werden im Rahmen der dem reticuloendothelialen Zellsystem ganz allgemein zufallenden Aufgaben verständlich. O. NAEGELI unterscheidet zwischen Reticulumzellen und Sinusendothelien und bezeichnet die letzteren als ganz besonders differenzierte Zellen, wie sie überhaupt nur in der Milz vorkommen. Er beschreibt sie bei kombinierter Giemsafärbung als Zellen mit einem sehr großen, typisch endothelial gefärbten Kern, nahe verwandt den Kernen der Gefäßendothelien und einem Protoplasma, das nach zwei Richtungen außerordentlich ausgezogen ist, bei Krankheiten öfters kleine Eisenkörner enthält und bei kombinierter Giemsafärbung eine charakteristische spärliche azurophile Granulation besitzt. MOLLIER hält die Sinusendothelien aber doch nur für Reticulumzellen, auf die Flächen der Sinus in besonderer Weise ausgebreitet.

In klinischer Hinsicht ist es bisher nicht gelungen innerhalb des reticuloendothelialen Zellsystems der Pulpa besondere Differenzierungen vorzunehmen.

Welche Folgen hat die hyaline Degeneration der Milzarteriolen für die Milzfunktion und den Gesamtorganismus?

HARTMANN zitiert das unveröffentlichte Ergebnis von Versuchen von STUBENRAUCH mit Unterbindung der Arteria lienalis. Die rote Pulpa schrumpft allmählich zusammen, während das lymphoide Gewebe wohl erhalten bleibt. Auch bei arteriellen Embolien mit anämischem Infarkt bleiben die Follikel in der toten Masse noch am längsten erhalten (E. KAUFMANN). ROSSI fand, daß die Unterbindung der Milzarterie allein zu einer langsam zunehmenden Atrophie des Organs sowie Verdickung der Kapseln und des Trabelsystems führt, wobei aber auch der lymphoide Apparat der Milz allmählich in Mitleidenschaft gezogen werde. Die Unterbindung der Vene allein hatte außer einer anfänglich nicht sehr hochgradigen Stauung keinerlei Veränderungen zur Folge. Wurden beide Gefäße abgebunden, so gingen nach dem Zitat von A. HARTMANN die Tiere entweder sehr rasch ein, oder es kam zu einem schnelleren und intensiveren Schwund des Parenchyms, der rote und weiße Pulpa in gleicher Weise betraf.

Nach diesen experimentellen Daten könnte man erwarten, daß die Lymphocytenproduktion von seiten der Milz bei einem in den Arteriolen sich geltend machenden Zirkulationshindernis jedenfalls weniger rasch leide als die Gesamtheit der Pulpafunktionen. Weiteres ist aber nicht bekannt. Wir stehen vor einem völlig unbearbeiteten Terrain. Die Folgen einer Milzarteriolosklerose mit Funktionsschädigung der Pulpa dürften schwer erkennbar sein, weil andere Organe und Zellgebiete als Teil des reticuloendothelialen Systems vikariierend einzutreten pflegen. Zu einer Erkrankung des Gesamtorganismus dürfte die Arteriolosklerose der Milz deshalb kaum Anlaß geben.

Am wichtigsten scheinen noch die Beziehungen zwischen Milz und Knochenmark, mit der Frage einer *ätiologischen Bedeutung der Arteriolosklerose der Milz bei erythrocytärer Polyglobulie*. ZADEK hebt hervor, daß beim Morbus Vaquez kein verminderter Blutabbau besteht, vielmehr die Symptome von gesteigertem Blutzerfall in der Regel nachweisbar sind. Im Blut fehlen zwar Erythroblasten, Jollykörperchen, polychrome Zellen, die Zahl der Reticulocyten ist nicht vermehrt, die Sauerstoffzehrung der Erythrocyten auch nicht verstärkt. Dagegen zeigt sich die Hyperaktivität der blutbildenden Organe deutlich an der Erhöhung der Gesamtleukocytenzahl, der Vermehrung der Granulocyten mit Auftreten unreifer Formen. Das Knochenmark befindet sich in einem Zustand vermehrter Tätigkeit, läßt aber keine jugendlichen unreifen Erythrocyten ins Blut übertreten. Es handelt sich bei der Polycythämie um reife Zellformen. Das Knochenmark ist hyperämisch, dunkelrot. Die Milz spielt klinisch in dem Krankheitsbild eine große Rolle, es ist aber noch nicht gelungen, bestimmte Läsionen des Organs als primäre Störung herauszuheben. LUBARSCH schildert den starken Blutgehalt des Organs mit Zurücktreten der Lymphknötchen, berichtet über die Häufigkeit der venösen Thrombosen und der Infarkte. Von Interesse sind Befunde, die „mehr mit dem Alter als der Krankheit zusammenhingen — Lipoidablagerungen in Kapsel, Bälkchenfasern und -zellen, sowie die lipoid hyaline Sklerose vorwiegend der Lymphknötchenarterien". Das Alter mag an dem Zustandekommen der hyalinen Sklerose unter Umständen mitbeteiligt sein, es fragt sich aber, ob diese Veränderung als nebensächlich beiseite geschoben werden darf. Es wird wohl verschiedene Ursachen für das Krankheitsbild der Erythrämie geben, Schädigungen der Milzfunktion werden aber am ehesten zu einer dauernden Überfunktion des Knochenmarks führen. Man muß die weitere Entwicklung des Problems abwarten, dem Vorhandensein einer lienalen Arteriosklerose aber besondere Beachtung schenken.

III. Phlebosklerose.

Mit fortschreitendem Alter nehmen in der Venenwand die kollagenen und elastischen Elemente an Masse zu. Wie im arteriellen, so kommt es auch im venösen Gefäßsystem in erster Linie, etwa vom 25. Altersjahr ab, zu einer Hyperplasie der Intima. Vom 40. Jahr ab ist die Intimaproliferation regelmäßig festzustellen. BENDA betrachtet die diffuse Sklerose der Venen als die Folge einer senilen Atrophie der Muscularis. Damit stände die Phlebosklerose genetisch prinzipiell auf derselben Stufe wie die Arteriosklerose, bei deren Entstehung der funktionelle Rückgang der Mediamuskulatur von großer Bedeutung ist. Eigentliche Atherosklerose des Venensystems mit Verfettung und Verkalkung kommt nur selten vor.

Funktionell muß sich der Prozeß in einer *Abnahme der Dehnbarkeit* äußern, bei gleichbleibender Füllung müßte zunächst mit einer Steigerung des Innendrucks gerechnet werden.

Methoden mit Kompression der zu prüfenden Venen von außen her durch Gewichte (MAREY), Pelotten (VON BAASCH, VON RECKLINGHAUSEN, HOOKER) sind ungeeignet, weil sich der Widerstand der Haut und der Gefäßwandung zu stark bemerkbar macht. ELPERS arbeitete mit dem Verfahren von MORITZ und TABORA. Eine Abhängigkeit des Venendruckes vom Alter war nicht festzustellen. RÖTHLISBERGER benutzte eine Armmanschette und notierte sich den Moment, d. h. die Druckhöhe, bei der sich die Venen des Handrückens füllten. Es ergab sich Tabelle 25.

Tabelle 25.

Alter Jahre	Arterieller systol. Druck mm Hg	Venöser Druck mm Hg
20	120	14
45—50	130	10
70—75	150	6

RÖTHLISBERGER kommt zum Schluß, zwischen den Werten des systolischen Druckes und dem Venendruck würde mit steigendem Alter die Differenz immer größer, und zwar nicht nur durch das Ansteigen des systolischen Druckes, sondern bemerkenswerterweise auch durch einen *Rückgang des Venendruckes.*

Weitere ausgedehntere Untersuchungen wären erwünscht, die Angaben von RÖTHLISBERGER stehen aber in Übereinstimmung mit dem funktionellen Verhalten der sklerotischen Arterien. Die bei Arteriosklerose vergrößert gefundene Druckamplitude kommt weniger durch einen Anstieg des systolischen als ein Nachlassen und einen Rückgang des diastolischen Druckes zustande. Die venösen Gefäße werden mit zunehmendem Alter nicht nur dickwandiger, sondern auch *weiter.* Der Umfang der V. cava superior sowohl wie auch deren Querschnitt nehmen jedenfalls bis zum 40. Jahre (vgl. RÖSSLE) zu. Ähnlich liegen die Verhältnisse bei der V. cava inferior. Die an der oberen Hohlvene gefundenen Werte sind von besonderem Interesse, weil der Einfluß des hydrostatischen Druckes hier nicht in Betracht kommt.

Für den Gesamtorganismus sind die geschilderten Veränderungen im allgemeinen von keiner wesentlichen Bedeutung, eine Phlebosklerose kann sich bei einmal geschädigter Zirkulation aber wohl bemerkbar machen. Der Rückgang der Gefäßelastizität in den postcapillären Venen hindert den capillären Blutabfluß. Werden die Venen nicht nur rigider, sondern allmählich auch weiter, so leidet andererseits bei dem zu niedrig gewordenen Druck die Herzfüllung. Das venöse Blutreservoir ist zu weit geworden, zu der verminderten Aspirationskraft des Thorax kommt noch die Abnahme des venösen Blutzuflusses. Im allgemeinen werden sich derartige Veränderungen erst in höherem Alter geltend machen, während der Periode der allgemeinen Organrückbildung, sie können aber einmal auch früher auftreten.

In *therapeutischer Hinsicht* stehen die physikalischen Maßnahmen oben an. Durch Wärme und Kälte wird der Tonus der venösen Gefäße nachweislich herabgesetzt und erhöht, gleichbedeutend mit einer funktionellen Übung der Gefäße. In ausgezeichneter Weise wirkt die Massage und die muskuläre Bewegung. In beiden Fällen wird der venöse Inhalt ausgepreßt, die Stagnation von venösem Blut beseitigt, unter Verstärkung der Herzfüllung und Steigerung der gesamten Zirkulationsgröße.

Literatur.

ABELOUS: La fonction cholesterinogénique de la rate. C. r. Acad. Sci. Paris **178**, 1850 (1924). — ABELOUS et SOULA: Fonction cholesterogénique de la rate. Nouvelles épreuves. C. r. Soc. Biol. Paris **93**, 1466. — ADDIS, McKAY: The effect on the kidney of the long continued administration of diets containing an excess of certain food eliments. J. of biol. Chem. **71**, 139 (1926). — ADOLPHS: Drei neue Fälle von Fleckenmilz mit besonderer Berücksichtigung der dabei vorhandenen Nierenveränderungen. Frankf. Z. Path. **41**, 435 (1931). — AHLGREN: Skand. Arch. Physiol. (Berl. u. Lpz.) **15**, 535 (1925). — ALBRECHT: Der Herzmuskel und seine Bedeutung etc. Berlin: Julius Springer 1903. — AMENOMIYA: Über die Beziehungen zwischen Koronararterien und Papillarmuskulatur des Herzens. Virchows Arch. **199** (1910). — ANDRUS and CARTER: The development and propagation of the excitation process in the perfused heart. Heart **11**, 97 (1924). — ARRILAGA: Bull. Mém. Hôp. Paris **48**, 292, 1230 (1924). — ANITSCHKOW: Über die Atherosklerose der Aorta b. Beitr. path. Anat. **59**, 306 (1914). — Zur Ätiologie der Arteriosklerose. Virchows Arch. **249**, 73 (1924). — ANREP: Zit. nach HOCHREIN. — ASCHOFF: Fettinfiltration und fettige Degeneration. Dtsch. med. Wschr. **1911 I**, 1151. — Lectures on Pathology, Kap. VI Atherosclerosis. New York: Höber 1924. — Über Atherosklerose. Vorträge über Pathologie. Jena 1925. — Arteriosklerose. Ein Ernährungs- und Abnutzungsproblem. Med. Klin. **1930 I**, Beih. 1. — ATZLER: Über den Einfluß der H.-Ionen auf die Blutgefäße. Dtsch. med. Wschr. **1923**, 31, 1011. — ATZLER u. LEHMANN: Pflügers Arch. **190**, 118 (1921). — AUST: Kasuistische Beiträge zur Sklerose der Lungenarterien. Münch. med. Wschr. **39**, 689 (1892). Zit. nach KRUTZSCH. — AYERZA: Zit. nach PAINE u. PLATT.

BAASCH, V.: Wien. med. Presse **1904**. — BABKIN: Die sekretorische Tätigkeit der Verdauungsdrüsen. BETHES Handbuch der normalen und pathologischen Physiologie, Bd. 3, S. 777. 1927. — BAIN: Les substances actives du coeur de mammifère. C. r. Soc. Biol. Paris **109**, 953 (1932). — BAINBRIDGE: On the relation of metabolism to lymph formation. Brit. med. J. **2**, 776 (1902). — J. of Physiol. **50**, 65 (1915). — The relation between respiration and pulse rate. J. of Physiol. **54**, 192 (1920). — BARCROFT: Die Stellung der Milz im Kreislaufsystem. Erg. Physiol. **25**, 818 (1926). — Some factors involved in the concentration of blood by the spleen. J. of Physiol. **66**, 231 (1928). — BECK and BERG: The circulatory pattern in the islands of Langerhans. Amer. J. Path. **7**, 31 (1931); Kongreßzbl. inn. Med. **62**, 569. — BEITZKE: Über die weißen Flecken am großen Mitralsegel. Virchows Arch. **163**. — BENARD et JUSTIN-BESANÇON: Recherches sur la formation de l'ammoniaque dans le rein. C. r. Soc. Biol. Paris **100**, 638, 713 (1929). — BENDA: HENKE-LUBARSCHS Handbuch der speziellen pathologischen Anatomie und Physiologie. — BENEKE: Anatomische Folgen reflektorischer Angiospasmen. Münch. med. Wschr. **1931 II**, 1773, 1831, 1869, 1902. — BENNINGHOFF: Über die Beziehung zwischen elastischem Gerüst und glatter Muskulatur in der Arterienwand und ihre funktionelle Bedeutung. Z. Zellforsch. **6**, 348 (1927). — Über das elastische Gerüst der Aorta. Anat. Anz. **66**, 244 (1928) Erg.-Heft. — Bau der Arterien verschiedener Größe. MÖLLENDORFS Handbuch der mikroskopischen Anatomie, Bd. 6,1, S. 69. 1930. — Blutgefäße und Herz. MÖLLENDORFS Handbuch der mikroskopischen Anatomie, Bd. 6,1. 1930. — BERGER: Anatomische Untersuchungen bei Puls. irreg. perp. Dtsch. Arch. klin. Med. **112** (1913). — BERNARD, LAUDAT et MAISLER: Néphrite aigue mercurielle. Etude sur les rapports de l'azotémie, de la chlorémie et de la réserve alvaline. — BEUMER: Cholesterinbilanz und Cholesterinumsatz. Z. exper. Med. **35**, 328 (1923). — Gibt es einen intermediären Cholesterinstoffwechsel? Dtsch. med. Wschr. **1925 I**, 230. — BEUMER u. LEHMANN: Über die Cholesterinbildung im Tierkörper. Z. exper. Med. **37**, 274 (1923). — BISCEGLIE u. JUHASZ-SCHÄFER: Die Gewebszüchtung in vitro, S. 82. Berlin: Julius Springer 1928. — BRAMS and KATZ: The nature of exp. flutter and fibrill. of the heart. Amer. Heart J. **7**, 249 (1932). — BRAMWELL and HILL: The velocity of the pulse wave in man. Proc. roy. Soc. Lond. ser. B **93**, 298 (1922). — Velocity of transmission of the pulse-wave. Lancet **1922 I**, 891. — BRAMWELL, HOLE and McSWINEY: The velocity of the pulse wave in man in relation to age as measured by the hot-wire sphygmogr. Heart **10**, 233 (1923). — BRAMWELL, McDOWALL and McSWINEY: The variation of arterial elasticity with blood pressure in man. Proc. roy. Soc. Lond. ser. B **94**, 450 (1922). — BRAUN: Münch. med. Wschr. **1905**. — BRAUS: Anatomie des Menschen, 1934. — BRENNER: Sclerosis of the pulm. artery with thrombosis. Lancet **1931 I**, 911. — BRITTON: Amer. J. Physiol. **74**, 281 (1925). — BROEMSER

u. RANKE: Die physikalische Bestimmung des Schlagvolums des Herzens. Z. Kreislauf.forsch. **25**, 11 (1933). — BROWN: Modern aspects of nephritis. Brit. med. J. **1929**, Nr 3565, 797. — BRÜNING: Untersuchungen über das Vorkommen der Angiosklerose im Lungenkreislauf. Beitr. path. Anat. **30**, 457, 505 (1901). — BRUGSCH: Lehrbuch der Herz- und Gefäßkrankheiten. Berlin: Stilke 1929. — BÜDINGEN: Grundzüge der Ernährungsstörungen des Herzmuskels und ihre Behandlung mit Traubenzuckerinfusionen. Dtsch. med. Wschr. **1919**, Nr 3. — BÜRGER: Über den quantitativen Cholesterin- und N-Gehalt des Knorpels in den verschiedenen Lebensaltern usw. Kongreßzbl. inn. Med. **38**, 352 (1926). — BURTON-OPITZ: Über die Blutversorgung des Pankreas und Duodenums. Wien. med. Wschr. **1920 II**, 1737.

CABOT: Facts on the heart. London 1926. — CARREL u. EBELIN: Zit. nach BISCEGLIE und JUHASZ-SCHÄFER. — CHENEY: Amer. J. med. Sci. **174**, 34 (1927). — CHRISTEN: Die dynamische Pulsuntersuchung. Leipzig: F. C. W. Vogel 1914. — CLARKE: J. of Physiol. **47** (1913). — CLARKE, COOMBS, HADFLIED and TODD: Quart. J. Med. **21**, 51 (1927). — COHN: The post partem examination of horses hearts from cases with auricular fibrill. Heart **4**, 221 (1913). — COHN and HEARD: A case of auricular fibrill etc. Arch. int. Med. **11**, 630 (1913). — COHN and LEWIS: Auricular fibrillation and complete heart block. Heart **4**, 15 (1912). — COHNHEIM: Vorlesungen über allgemeine Pathologie, 1877. — COOMBS: Observat. on the etiolog. corresp. between anginal pain and cardial infarction. Quart. J. Med. **23**, 233 (1930); Amer. Heart J. **5**, 813 (1930). — CORBINI: Contributo alla conoscenza ed alla patogenesi dell'arterosclerosi polmonare. Ref. Z. Kreislaufforsch. **25**, 571 (1933). — COSTA: Neue systematische Untersuchungen über die Arteriosklerose der Pulmonalis mit Berücksichtigung der sog. primären Sklerose bei der AYERZASCHEN Krankheit. Clin. med. ital. **49**, 3 (1928); Z. Kreislaufforsch. **1930**, 270. — COX, SMYTKE, FISHBACK: The nephropathogenic action of cystine. J. of biol. Chem. **82**, 95 (1929). — CRACIUN: La culture des tissus en biologie exp. Paris: Masson & Co. 1931. — DA CUNHA: Beitrag zur Beurteilung der Resultate der SAHLISCHEN Volumbolometrie nach Untersuchungen bei Gesunden. Korr.bl. Schweizer. **1917**, 46, 1537. CYON: Die Nerven des Herzens. Berlin 1907.

DANIELOPOLU: Reflexogene Zonen der Carotis. Z. exper. Med. **63**, 139 (1928). — Über den diphasischen respiratorischen sinocarotischen Reflex. Z. exper. Med. **81**, 273 (1932). — DANIELOPOLU, MARCON et BOCA: Sur le refl. respir. sino-carotidien. C. r. Soc. Biol. Paris **106**, 734 (1931). — DELOYERS: Rôle de l'endosous-endocarde et du tissu nodal dans l'action des substances actives cardiaques. C. r. Soc. Biol. Paris **98**, 328 (1928). — DEMOOR: C. r. Soc. Biol. Paris **85**, 1091 (1921). — DEMOOR et RYLANT: Bull. Acad. Méd. Belg. **1924**. — DEMOOR, SCHÜRMANS et REMY: L'histamine n'est pas l'agent efficace des „substances actives" du coeur. C. r. Soc. Biol. Paris **111**, 157 (1932). — DEWITZKY: Über den Bau der chronischen Veränderungen der Herzklappen. Virchows Arch. **199**. — DRAPER: Pulsirreg. perp. with fibrosis of the sinous node. Heart **3**, 13 (1911). — DRUMMOND, CROWDEN and HILL: J. of Physiol. **56**, 413 (1922). — DRURY: Arborisationsblock. Heart **8**, 23 (1921). — DRURY u. ANDRUS: Heart **11**, 389 (1924). — DUBOIS: Sphygmobolometische Untersuchungen bei Gesunden und Kranken. Dtsch. Arch. klin. Med. **120**, 79 (1916). — DUFF: Vital staining of the rabbits aorta in the study of arteriosclerosis. Amer. J. Path. **8**, 219 (1932).

EDENS: Krankheiten des Herzens und der Gefäße, 1929. — EDGREN: Cardiographische und sphygmographische Studien. Skand. Arch. Physiol. (Berl. u. Lpz.) **1**, 67 (1889). — EHRET: Über eine einfache Methode zur Bestimmung des diastolischen Drucks. Münch. med. Wschr. **1909 I**. — EISMAYER: Die Pulswellengeschwindigkeit in verschiedenen Gefäßgebieten, I. Z. exper. Med. **96**, 233 (1935). — ELIASCHEWITSCH: Über ungewöhnliche Lungenarterien und Herzveränderungen bei Mitralstenose. (Zugleich ein Beitrag zur Kenntnis der Endokardverdickung und des Endokards selbst.) Virchows Arch. **279**, 436 (1930). — ELPERS: Zit. nach RÖTHLISBERGER. — EPPINGER: Zur Pathologie der Kreislaufkorrelationen. BETHES Handbuch der normalen und pathologischen Physiologie, Bd. 16, 2, S. 1289. — Milz und Kreislauf. Kongreßzbl. inn. Med. **40**, 537 (1928). — EPPINGER u. HOFER: Ther. Gegenw. **25**, 166 (1923). — EPPINGER, KISCH u. SCHWARZ: Das Versagen des Kreislaufs. Berlin 1927. — EPPINGER, v. PAPP u. SCHWARZ: Über das Asthma cardiale. Berlin 1924. — ERDMANN: Die Eigenschaften des Grundgewebes (Bindegewebe im weiteren Sinn) nach seinem Verhalten in der in vitro Kultur. Naturwiss. **12**, 4, 31, 627. — ERDMANN u. DEMUTH: Gewebezüchtung. BETHES Handbuch der normalen und pathologischen Physiologie, Bd. 18, S. 381. — ERLANGER: Blood pressurs estimation by indirect methods II. Amer. J. Physiol. **40**, 82 (1916). — ESTABLE et FERREIRA: Distension automatique des fibres musculaires dans la coordination du rhythmie cardiaque. C. r. Soc. Biol. Paris. **107**, 1550 (1931). — EVANS and RISLEY: California u. West Med. **23**, 437 (1925). Zit. nach NEWBURGH. EWIG u. HINSBERG: Über die Bestimmung des Minutenvolums. Klin. Wschr. **1930 I**, 647. Neue Methode zur Bestimmung des Herzminutenvolumens. Z. klin. Med. **115**, 677 (1931). — Kreislaufstudien II. Z. klin. Med. **115**, 693 (1931). — EYSELIN: Untersuchungen über den Fettgehalt der Herzmuskulatur. Virchows Arch. **218**, 30 (1914).

FABER: Die Arteriosklerose. Jena 1912. — FAHR: Pankreasdiabetes. Dtsch. path. Ges. 16, 289 (1913). — Über Gefäßveränderungen am Pankreas. Ein Beitrag zur Frage der Arteriosklerose an den kleinen Organarterien und ihrer Beziehung zur Blutdrucksteigerung. Dtsch. path. Ges. 16, 295 (1913). — Handbuch der speziellen pathologischen Anatomie und Histologie. — Diabetesstudien. Virchows Arch. 215, 247 (1914); 223, 193 (1917). — FALCONER and DEAN: On a case presenting a long a—c Interval etc. Heart 4, 137 (1912). — FEITIS: Über multiple Nekrosen in der Milz. Beitr. path. Anat. 68, 297 (1921). — FICK, A.: Die Druckkurve und die Geschwindigkeitskurve in der Art. rad. des Menschen. Verh. physik.-med. Ges. Würzburg 20, 53 (1887). — FISCHER: Sklerose der Pulmonalarterien. Dtsch. med. Wschr. 1909 I, 996. — FLEISCH: Gestalt und Eigenschaften des peripheren Gefäßapparates. BETHES Handbuch der normalen und pathologischen Physiologie, Bd. 7,2, S. 865. — Die Regulierung des Stromvolumens nach dem Blutbedarf. BETHES Handbuch der normalen und pathologischen Physiologie, Bd. 16,2, S. 1235. 1931. — Die Anpassung des Blutstroms an den Blutbedarf. Schweiz. med. Wschr. 1932 II, 873. — Über nutritive Kreislaufregulierung. Arch. Sci. biol. 18 (1933). — FLEISCH u. SIBUL: Über nutritive Kreislaufregulierung II. Die Wirkung von p_H, intermediären Stoffwechselprodukten und anderer biochemischen Veränderungen. Pflügers Arch. 231, 787 (1933). — FLEISCH, SIBUL u. TONOMARCO: Über nutritive Kreislaufregulierung I. CO_2- und O-Mangel als auslösende Reize. Pflügers Arch. 230, 814 (1932). — FRANK: Die Grundform des arteriellen Pulses. Z. Biol. 37, 483 (1899). — Der Puls in den Arterien. Z. Biol. 46, 441 (1905). — Die Theorie der Pulswellen. Z. Biol. 85 (1926). — Der arterielle Puls. Sitzgsber. Ges. Morph. u. Physiol. Münch. 1926 (März). — Die Elastizität der Blutgefäße II. Z. Biol. 88, 105 Sep. (1928). — Die physikalischen Probleme der Arterienelastizität. Sitzgsber. Ges. Morph. u. Physiol. Münch. 1926 (März). — FRANK, O. u. WEZLER: Zur Bestimmung des Blutdrucks beim Menschen. Z. Biol. 91, 439 (1931). — FREUND: Klinische und pathologisch-anatomische Untersuchungen bei Arrhythmia perpetua. Dtsch. Arch. klin. Med. 106 (1912). — FREY, V.: Die Untersuchung des Pulses. Berlin: Julius Springer 1892. — FREY: Das klinische Bild der primären Sklerose der Pulmonalarterien. Münch. med. Wschr. 1922 II, 1743. — Fernwirkungen des Muskelstoffwechsels. Mitt. Naturf. Ges. Bern 1932. — Chinidin bei Vorhofflimmern. Ther. Halbmh. 1921, Nr 7. — Dtsch. Arch. klin· Med. 136 (1921). — Z. Ges. exper. Med. 25 (1921). — Zur physikalischen Therapie der Herz- und Gefäßkrankheiten. Schweiz. med. Wschr. 1934, 721. — FREY u. TONIETTI: Der Einfluß der vegetativen Nerven auf die Milz und die Lymphocyten des Bluts. Z. exper. Med. 44, 597 (1925). — FÜRTH: Lehrbuch der physiologischen und pathologischen Chemie. Leipzig: F. C. W. Vogel 1928. — FULTON and McSWINEY: The pulse wave velocity and extensibility of the brachial and radial Art. in man. J. of Physiol. 69, 386 (1930).

GABBE: Über die Beurteilung der Elastizität (Windkesselfunktion) der Arterien aus der Blutdruckamplitude und dem Schlagvolumen. Münch. med. Wschr. 1931 II, 2069. — Zirkulation und Utilisation des Blutes in der Peripherie. Verh. dtsch. Ges. Kreislaufforsch. 5, 192 (1932). — GÄNSSLEN: Über den Gefäßaufbau gesunder und kranker menschlicher Nieren. Verh. dtsch. Ges. Kreislaufforsch. 5, 272 (1932). — GEIGEL: Lehrbuch der Herzkrankheiten. München: J. F. Bergmann 1920. — GEIGER u. LÖWE: Z. Biochem. 127, 174 (1922). — GERHARDT, D.: Über die Kompensation von Mitralfehlern. Arch. f. exper. Path. 45 (1901). — Zur Lehre von der Mechanik der Klappenfehler. Kongreßzbl. inn. Med. 192 (1905). — GIULIANINI: Contributo allo studio patogenetico dell'arteriosclerosi del piccolo circolo. Ref. Kongreßzbl. inn. Med. 62, 685 (1931). — GLEY et GOMEZ: La détérmination de pression moyenne et minima par la méthode oscillometr. Presse méd. 1931 I, 284. — La détermination de la pression moyenne par la méthode oscillometr. J. Physiol. et Path. gén. 29, 38, 217 (1931). — GOLDMANN: Studien zur Biologie der bösartigen Neubildung. Bruns' Beitr. 72 (1911). — GOMEZ: Le problème de la pression minima. Presse méd. 1931 II, 1768. — GOSMANN: Beurteilung der arteriosklerotischen (Starrheits-) Komponente bei den Blutdruckanomalien. Kongreßzbl. inn. Med. 1930, 181. — Der v. RECKLINGHAUSENsche Grypotonograph. Kongreßzbl. inn. Med. 1930, 187. — GRAFE u. MEYTHALER: Arch. f. exper. Path. 128, 96 (1928). — GROEDEL: Über den Wert der Blutdruckmessung für die Behandlung der Arteriosklerose. Kongreßzbl. inn. Med. 1904, 115. — GROLLMAN: The effect of variation in posture on the output of the human heart. Amer. J. Physiol. 86, 285 (1928). — GROSS: The blood supply to the heart in its anatomical and clinical aspects. New York 1921. — GULL and SUTTON: On the pathology of the morbid state commonly called Bright's disease. Med. Chir. Transact. 55, 273 (1872). — GUTTMANN: Zur Statistik der Herzklappenfehler. Diss. Breslau 1891.

HAAS: Über die Gefäßversorgung des Reizleitungssystems des Herzens. Zit. nach SPALTEHOLZ. — HABERLANDT: Das Hormon der Herzbewegung. Berlin 1927. — Über Spezifität. Klin. Wschr. 1927 II, 2144. — Gewinnung und Nachweis des Herzbewegungsstoffes usw. ABDERHALDENS Handbuch der biologischen Arbeitsmethoden, Abt. 5, Teil 8, H. 2, Lief. 264. — Über den Herzautomatiestoff usw. Klin. Wschr. 1928 I, 942. — Nachwirkung und Wirkung eines Kreislaufhormons usw. Münch. med. Wschr. 1928 I, 1079. —

Über das Hormon der Herzbewegung. Warmblüter-Versuche mit dem Herzhormonpräparat. Pflügers Arch. **220**, 203 (1928); Med. Klin. **1928 I**, 575. — HALLENBERGER: Über die Sklerose der Art. radialis. Dtsch. Arch. klin. Med. **87**, 62 (1906). — HARPUDER: Arteriosklerose, Schrumpfniere und Blutdruck. Dtsch. Arch. klin. Med. **129**, 74 (1919). — HART: Über die isolierte Sklerose der Pulmonalarterien. Berl. klin. Wschr. **1916 I**, 304. — HARTMANN: Die Milz. MÖLLENDORFs Handbuch der mikroskopischen Anatomie, Bd. 6,1, S. 529. 1930. — HASEBROEK: Über den extrakardialen Kreislauf des Blutes. Jena 1914. — HEDINGER: Über Herzbefunde bei Arrhythmia perpetua. Frankf. Z. Path. **5**, 296 (1910). — HENSCHEN: Diagnostik und Klinik der Herzklappenfehler. Berlin: Julius Springer 1916. — HERING: Die Carotissinusreflexe auf Herz und Gefäße. Dresden 1927. — Herznerventonus und Gefäßnerventonus mit Rücksicht auf das Hochdruckproblem. Münch. med. Wschr. **1930 I**, 7. — Der Blutdruck regelt vermittels der Blutdruckzügler den Tonus des Parasympathicus. Dtsch. med. Wschr. **1931 I**, 528. — HERXHEIMER: Niere und Hypertonie (Arteriolosklerose der Pankreasgefäße). Dtsch. path. Ges. **15**, 211 (1912). — Über das Verhalten der kleinen Gefäße der Milz. Berl. klin. Wschr. **1917 I**, 82. — Der jetzige Stand der Pathogenese des Diabetes mit besonderer Berücksichtigung des Pankreas. Dtsch. med. Wschr. **1920 I**, 522. — Zur Frage der Arteriolosklerose. Zbl. Path. **33** (Sonderbd. **111**) (1923). — Pankreaszellinseln und Insulin nach Unterbindung der Ausführungsgänge der Bauchspeicheldrüse. Klin. Wschr. **1926 II**, 2298. — Insulinmehrbildung bei Unterbindung der Pankreasgänge. Dtsch. med. Wschr. **1927 I**, 715. — HESS: Über die funktionelle Bedeutung der Arterienmuskulatur. Korresp.bl. Schweiz. Ärzte **32**, 993 (1914). — HEYMANS, BOUCKAERT, REGNIERS: Le sinus carotidien. Paris: Gaston Doin 1933. — HICKSON and McSWINEY: The effect of variations in blood pressure on pulse wave velocity etc. J. of Physiol. **59**, 217 (1924). — HIJMANS VAN DEN BERGH: Zit. nach NAEGELI. Kongreßzbl. inn. Med. **40**, 517 (1928). — HILL: The meaning of records made with the hot-wire sphygmograph. J. of Physiol. **54** (1921). Proc. CXVII. — HINMAN: Zit. nach NEWBURGH. — HIRSCHFELD: Disk. Kongreßzbl. inn. Med. **40**, 609 (1928). — HIS: Ein Fall von ADAMS STOKEscher Krankheit. Dtsch. Arch. klin. Med. **64**, 316 (1899). — HOCHHAUS u. DRESEN: Vorkommen und Bedeutung von anatomischen Veränderungen des Herzmuskels bei Herzschwäche. Akad. prakt. Med. Köln **1915**, 384. — HOCHREIN: Über Arterienelastizität bei der Tuberkulose. Münch. med. Wschr. **1926 II**, 1512. — Zur Frage der Blutdruckanomalien. Arch. f. exper. Path. **119**, 193 (1927). — Die Blutgeschwindigkeit in den Arterien. Dtsch. Arch. klin. Med. **158**, 129 (1928). — Experimentelle Untersuchungen des Blutstroms in den Koronararterien. Kongreßzbl. inn. Med. **1931**, 291. — Der Koronarkreislauf. Monogr. **1932**. — HOFBAUER: Die physiologische Fettinfiltration des fötalen Herzens. Anat. Anz. **27**, 426 (1905). — HOOKER: The influence of age upon the venous blood pressure in man. Amer. J. Physiol. **40**, 43 (1916). — HOPPE-SEYLER: Über anatomische und chemische Pankreasveränderungen besonders bei Diabetes infolge von Arteriosklerose und von Syphilis. Münch. med. Wschr. **1924 I**, 260. — Pankreasveränderungen bei Arteriosklerose. Zbl. Path. **34**, 615 (1924). — Über die chemische Zusammensetzung des Pankreas usw. Dtsch. Arch. klin. Med. **146**, 187 (1924). — HORNOWSKI: Untersuchungen über Atherosclerosis. Virchows Arch. **215**, 280 (1914). — HOTZ: Energometrische Untersuchungen über die Wirkung des Adrenalins auf den Kreislauf nebst Bemerkungen über den Wanddruck der Arterien. Dtsch. Arch. klin. Med. **138**, 257 (1922). — HOYER: Zit. nach KROGH. Anatomie und Physiologie der Kapillaren, 1924. — HUCHARD: Traité. — HUCHARD et JAQUET: Formes cliniques de l'artériosclérose. Congr. franç. Méd. **1908**, 10, 5. — HUECK: Wesen und Ursache der Atherosklerose. Münch. med. Wschr. **1920 I**, 535. — Chronische Milzvergrößerungen. Dtsch. path. Ges. **23**, 6 (1928). — Die normale menschliche Milz als Blutbehälter. Kongreßzbl. inn. Med. **40**, 472 (1928). — HUME: A polygraphic study of four cases of diphtheria. Heart **5**, 25 (1913).

ISHIYAMA: Über physikochemische Veränderungen des Blutes und histologische Veränderungen der Nieren bei experimentellen Nephritiden. I Nephritiden inf. übermäßiger Eiweißfütterung. Z. exper. Med. **63**, 699 (1928).

JACKSON and RIGGS: J. of biol. Chem. **67**, 101 (1926). — JAMIN u. MERCKEL: Die Koronararterien des menschlichen Herzens in stereoskopischen Röntgenbildern. Jena 1907. JARISCH: Zur pathologischen Anatomie des Pulsus irregul. perpet. Dtsch. Arch. klin. Med. **1914**, 115. — JOFFE: Action des produits du metabolisme du coeur sur le travail de cet organe. C. r. Soc. Biol. Paris **106**, 1271 (1931). — JONES, GERSDORFF u. MÖLLER: J. of biol. Chem. **62**, 183 (1924). — JONESCO et BERNARD: Contributions à l'étude des substances actives du coeur. Arch. internat. Physiol. **30**, 267 (1928). — JORES: Disk. Dtsch. path. Ges. **16**, 295 (1913) (betr. Arteriolosklerose). — Arterien. HENKE-LUBARSCHs Handbuch der speziellen und pathologischen Anatomie und Histologie, Bd. 2, S. 607. 1924. — JOSUÉ et GODLEWSKI: Zit. nach VAQUEZ. Appareil circulatoire **1926**, 542. — JULLIEN et MORIN: Contribut. à l'étude de l'automatisme cardiaque etc. C. r. Soc. Biol. Paris **108**, 465, 1242 (1931).

KALBERMATTEN: Prüfung der ammoniakbildenden Funktion der Niere unter pathologischen Verhältnissen. Diss. Bern 1932. — KAUFMANN: Lehrbuch der speziellen pathologischen Anatomie, 1931. — KAUFMANN, R.: Kranke mit Stenokardie und Lungenödem. Wien.

med. Wschr. **1923 I**, 598. — KAUFMANN u. ROTHBERGER: Über Extrasystolen und das Hervortreten der Automatie untergeordneter Zentren. Klin. Wschr. **1922 II**, 2150. — KEELE: Pathological changes in the carotid sinus and their relation to hypertension. Ref. Kongreßzbl. inn. Med. **71**, 115. — KEITH and FLACK: The forme and nature of the muscular connections between the prim. divisions of the vertebrate heart. J. Anat. a. Physiol. **41**, 172 (1907). — KIMMELSTIEL: Benigne Nephrosklerose und arterieller Hochdruck. Virchows Arch. **290**, 425 (1933). — KIRCH: Über gesetzmäßige Verschiebung der inneren Größenverhältnisse des normalen und pathologischen veränderten menschlichen Herzens. Z. angew. Anat. **7**, 235 (1921). — KISCH: Die Änderung der Funktion der extrakardialen Herznerven infolge Änderung der Blutzirkulation. Pflügers Arch. **198**, 65, 86 (1923). — KITAMURA: Über Sklerose der Pulmonalarterien bei fortgesetztem übermäßigem Biergenuß. Z. klin. Med. **65**, 14 (1908). — KOCH: Zur pathologischen Anatomie der Rhythmusstörungen des Herzens. Berl. klin. Wschr. **1910 I**, 1108. — Welche Bedeutung kommt dem Sinusknoten zu? Med. Klin. **1911 I**, 447. — Die Orte der Reizbildung und Reizleitung im menschlichen Herzen. Z. exp. Path. u. Ther. **16** (1913). — Z. Kreislaufforsch. **21**, 587 (1929). — Die reflektorische Selbststeuerung des Herzens. Dresden 1931. — Die Irradiation der Pressoreceptorischen Kreislaufreflexe. Klin. Wschr. **1932 I**, 225. — KOCH u. MARK: Über die reflektorische Beziehung zwischen Blutdruck und Atmung vermittels der Blutdruckzügler. Z. Kreislaufforsch. **23**, 319 (1931). — KOENIGER: Histologische Untersuchungen über Myocarditis. Arb. path. Inst. Lpz. **1903**, H. 2. — KÖSTER: Zit. nach JORES, 1903. — KOROTKOW: C. r. Acad. imp. Méd. milit. **12**, No 2 u. 4 (1905). — KOZAWA: J. of Physiol. **49** (1914). — KRAUS, E. J.: Die pathologisch-anatomischen Veränderungen des Pankreas bei Diabetes mellitus. Handbuch der speziellen pathol. Anatomie. HENKE-LUBARSCH Bd. 5,2, S. 622. 1929. — KREYIG: Zit. nach LJUNGDAHL. — KRIES, v.: Über die Beziehung zwischen Druck und Geschwindigkeit, welche bei der Wellenbewegung in elastischen Schläuchen entstehen. Freiburg. naturf. Ges. Festschr. **1883**, 67. — Monogr. **1892**. — KROETZ: Messung des Kreislaufminutenvolums mit Acetylen als Fremdgas. Klin. Wschr. **1930 I**, 966. — KRUTZSCH: Über rechtsseitige Herzhypertrophie durch Einengung des Gesamtquerschnitts der kleinen und kleinsten Lungenarterien. Frankf. Z. Path. **23**, 247 (1920). — KÜLBS: Handbuch der inneren Medizin. v. BERGMANN-STÄHELIN, Bd. 2/1. 1928. — KUNTSCHIK: Zur Kenntnis der sog. „primären Pulmonalsklerose". Z. Kreislaufforsch. **23**, 183 (1931). — KUSUNOKI: Beziehungen zwischen Hämolyse und Fettablagerung. Beitr. path. Anat. **59**, 564 (1914). — KUTSCHERA: Über Herzschwäche. Wien u. Berlin: Urban & Schwarzenberg 1929.

LAMBERT: Cardiac pain. Amer. Heart. J. **2**, 18 (1926). — LANG: Zur Frage der Thromb-arteriolitis pulm. Dtsch. Arch. klin. Med. **143**, 359 (1924). — LANGE: Funktionsprüfung der Arterien mit einer kapillarmikroskopischen Methode. Dtsch. Arch. klin. Med. **148**, 58 (1925). — Die Funktion der Blutstrombahn bei Arteriosklerose. Dtsch. Arch. klin. Med. **157**, 320 (1927). — Das Herz bei Arteriosklerose. Kongreßzbl. inn. Med. **1934**, 239. — LANGE, F.: Studien zur Pathologie der Arterien, insbesondere zur Lehre von der Arteriosklerose. Virchows Arch. **248**, 463 (1924). — LAPORTE et SOULA: Fonction choléstérinogénique de la rate. Mouvements propres de la rate et modifications des éléments figurés du sang, pendant la période d'activité sécrétoire. C. r. Soc. Biol. Paris **83**, 660 (1920). — LAUBRY: Maladies du coeur et des vaisseaux. Traité Pathol. int. Paris: Gaston Doin 1930. — LAUDA: Physiologie der Milz. Wien und Leipzig: Urban & Schwarzenberg 1933. — LAUDA and HAAM: Importance of the spleen as a reservoir for red blood cells. Proc. Soc. exper. Biol. a. Med. **29**, 260 (1931); Kongreßzbl. inn. Med. **65**, 297. — LAUTER u. BAUMANN: Über den Kreislauf bei Hochdruck, Arteriosklerose und Apoplexie. Z. klin. Med. **109**, 415 (1929). — LENART: Beobachtungen über das Verhalten der glatten Muskulatur der kleinen Luftwege bei verschiedenen Erkrankungen. Zbl. Path. **34**, 202 (1923). — LEWIS: Observations upon flutter and fibrillation. IX. The nature of auricular fibrill. as it occurs in pat. Heart **8**, 193 (1921). — The mechanism and graphic registration of the heart, 6. Aufl. London 1925. — Herzkrankheiten. Berlin: Julius Springer 1935. — LEWIS, DRURY and ILJESCU: Further observations upon the state of rapid reexcitation of the auricles. Heart **8**, 311 (1921). — Demonstrat. of circus movement in clinical fibrillation of the auricles. Heart **8**, 341, 361 (1921). — LEWIS, MEAKINS and WHITE: Philos. trans. roy. Soc. Lond. ser. B **205**, 393 (1914). — LEWIS and PICKERING: Observations relevant to so-called Raynauds disease. Heart, N.F. **1934 I**, 327. — LEWIS, PICKERING and ROTHSCHILD: Centripetal paralysis arising out of arrested blood flow to the limb. Heart **16**, 1 (1933). — LICHTWITZ: Nierenerkrankung. BETHES Handbuch der normalen und pathologischen Physiologie, Bd. 4, S. 510. 1929. — LIEBERMEISTER: Die Krankheiten des Herzens und der Gefäße. Berlin: Julius Springer 1922. — LINDEN, ZUR: Isolierte Pulmonalsklerose im jüngsten Kindesalter. Virchows Arch. **252**, 229 (1924). — LINDHARD: An attempt of statistical treatment of results from circulation experiments. Skand. Arch. Physiol. (Berl. u. Lpz.) **35**, 117 (1918). — LJETNIK: Die Verteilung der Nervengeflechte in der Adventitia der Gefäße. Anat. Anz. **59**, 467 (1925). — LJUNGDAHL: Untersuchungen über die Arteriosklerose des kleinen Kreislaufs. Wiesbaden 1915. — Löwenstein: Über Thrombarteriitis pulm. Frankf. Z. Path. 27, 226 (1922). — Lubarsch: Pathologische Anatomie der Milz. Henke-Lubarschs Handbuch der speziellen pathologischen Anatomie und Histologie, Bd. 1, S. 373. 1927. — Pathologische Anatomie der Milzvergrößerung. Kongreßzbl. inn. Med. 40, 527 (1928). — Ludwig, E.: 1912. Zit. nach Hering. Münch. med. Wschr. 1925 I, 340. — Lukacs: Über den Pulsdruck bei Arteriosklerose und seine Verwendung zur funktionellen Prüfung der Art. Dtsch. Arch. klin. Med. 135, 240 (1921). — Lundsgaard: Zit. nach Gabbe.

Mackenzie: Diseases of the heart. London 1908. — Mahaim: Maladies organiques du faisceau de His-Tawara. Paris: Masson & Co. 1931. — Mair: Vergleichende Untersuchungen über die elastischen Fasern des Herzens von Hund und Pferd. Diss. med. vet. Bern 1904. — Marchand: Über Arteriosklerose. Kongreßzbl. inn. Med. 21, 23 (1904). — Marey: La circulation du sang, 1881. — Martini: Blutdruckamplitude und Elastizitätsmodul bei normalem Gefäßsystem und bei Aortensklerose. Kongreßzbl. inn. Med. 1930, 179. — Martius: Beitrag zur Entstehung der weißen Flecke des Mitralsegels. Z. Frankf. Path. 5, 15. — Matsuno: Über Wandveränderungen der kleinen Milzarterien. Virchows Arch. 240, 69 (1922). — Matthes: Differentialdiagnostik innerer Krankheiten. Berlin: Julius Springer 1929. — Meyer, A.: Beitrag zum Studium der oszillographischen Pulskurve. Graphische und optische Nachprüfungen. Diss. Bern 1936. — Miller and Perkins: Elastic tissue of the heart in advancing age. Amer. J. Anat. 39, 205 (1927). — Miller u. Weiss: Über die Topographie, die Entstehung und die Bedeutung des menschlichen Sphygmogramms. Dtsch. Arch. klin. Med. 105, 320 (1912). — Mobitz: Die klinische Diagnose der schweren, durch eine isolierte primäre Arteriosklerose der Lungengefäße hervorgerufene Herzinsuffizienz. Dtsch. Arch. klin. Med. 142, 115 (1924). — Mönckeberg: Über die genuine Arteriosklerose der Lungenarterie. Dtsch. med. Wschr. 1907 II, 1243. — Die Erkrankung des Myokards und des spezifischen Muskelsystems. Henke-Lubarschs Handbuch der speziellen pathologischen Anatomie und Histologie, Bd. 2, S. 290. 1924. — Moise and Smith: Effect of high protein diet on Kidneys. Arch. of Path. 4, 530 (1927). — Morawitz: Krankheiten des Kreislaufs. Lehrbuch der inneren Medizin. Berlin: Julius Springer 1931. — Mortensen: Is arteriosclerosis a hereditary constitutional disease? J. amer. med. Assoc. 85, 1696 (1925). — Müller, A.: Experimentelles zur Hydromechanik und Hämodynamik. Z. exper. Med. I.—VII, 39, 41, 67, 71 (1924—1930). — Über die klinische Bestimmung der Arterienwandspannung und ihre Bedeutung. Dtsch. Arch. klin. Med. 146, 118 (1925). — Müller, J.: Zur Funktionsprüfung der Arterien. Dtsch. med. Wschr. 1906 II. — Müller. L. R. u. Glaser: Die Lebensnerven. — Münzer: Berl. klin. Wschr. 48, 1422 (1921).

Naegeli: Die Klinik der chronischen Splenomegalien. Kongreßzbl. inn. Med. 40, 511 (1928). — Disk. Kongreßzbl. inn. Med. 40, 629 (1928). — Die klinische Analyse der Milzerkrankung. Jkurse ärztl. Fortbildg 20, H. 3 (1929). — Nagayo: Zur normalen und pathologischen Histologie des Endocardium parietale. Beitr. path. Anat. 45 (1909). — Nakoneschny: Über die pathologischen Veränderungen der Milz. Virchows Arch. 245, 564 (1923). — Nash and Benedict: The ammonia content of the blood and its bearing on the mechanism of acid neutralization in the animal. org. J. of biol. Chem. 48, 463 (1921). — Neuhaus: Die Nieren als Regulationsorgan des Säurebasengleichgewichts. Diss. Bern 1933. — Newburgh: The reproduction of Bright's disease by feeding high protein diets. Arch. int. Med. 24, 359 (1919). — Newburgh and Clarkson: Renal injury produced in rabbits by diets containing meat. Arch. int. Med. 32, 850 (1923). — Newburgh and Curtis: Production of renal injury in the white rat by the protein of the diet. Arch. int. Med. 42, 801 (1928). Ref. Kongreßzbl. inn. Med. 54, 338. — Newburgh, Falcon-Lesses and Johnston: The nephropathic effect in man of a diet high in beef muscle and liver. Amer. J. med. Sci. 179, 305 (1930). — Newburgh and Marish: Renal injuries by aminoacids. Arch. int. Med. 36, 682 (1925). — Newburgh, Marsh, Clarkson and Curtis: The dietetic factor in the etiology of chronic nephritis. J. amer. med. Assoc. 85, 1703 (1925). — Noorden, v.: Die Zuckerkrankheit und ihre Behandlung. Berlin: August Hirschwald 1917.

Oberndorfer: Über die pathologische Anatomie der influenzaartigen Epidemie 1918. Münch. med. Wschr. 1918 II, 811. — Oguro: 1909. Zit. nach Hering. Münch. med. Wschr. 1925 I, 341. — Okkels u. Therkelsen: Ein Fall von Atherosklerose pulm. mit Aneur. art. pulm. bei offenem Foramen ovale. Acta path. scand. (København.) 9, 214 (1932); Kongreßzbl. inn. Med. 66, 635. — Oppenheimer u. Rothschild: Anomalities in the QRS group of the EKG associated with myocardial involvement. Proc. Soc. exper. Biol. a. Med. 14, 57 (1916). — Osborne, Mandel, Park u. Winterstein: Amer. J. Physiol. 72, 222 (1925).

Pachon: Une orientation nouvelle de la sphygmomanometrie la pression minima étalon sphygmomanométrique. Presse méd. 1913, 229. — Paine and Platt: Pneumonary Art. scleros. Brit. med. J. 1931, Nr 3668, 698. Ref. Kongreßzbl. inn. Med. 62, 344 (1931). — Parkinson and Beford: Cardiac infarction and coronary Thrombosis. Lancet 1928 I, 4. —

PESCADOR u. BAQUÉ: Beiträge zum Studium der AYERZAschen Krankheit. Archivos Cardiol. **13**, 267 (1932); Kongreßzbl. inn. Med. **68**, 81. — PETERSEN: Über den funktionellen Bau der Gefäßwand. Tagg. Nauheim, 6. Jan. 1930. — PETROFF: Die Vitalfärbung der Gefäßwand. Beitr. path. Anat. **71**, 115 (1923). — PLESCH: Hämodynamische Studien. Berlin 1909. — Tonoscillogramm und Blutdruckkurve. Med. Klin. **1931** II, 1557. — Betrachtungen über tonoscillographische Blutdruckmessung und Arteriosklerose. Karlsbad. ärztl. Vortr. **12**, 57 (1931). — Die Arteriosklerose. Jkurse ärztl. Fortbildg **22**, 18 (1931). — Das Tonoscillogramm und über die Entstehung der Blutdruckkurve. Z. exper. Med. **76**, 34 (1931). — PLOTINKOW: Über Vasa Vasorum. Diss. Dorpat 1884. — POLVOGT, McCOLLUM and SIMMONDS: Zit. nach NEWBURGH. Bull. Hopkins Hosp. **34**, 168 (1923). — POSSELT: Die Erkrankung der Lungenschlagader. Erg. Path. **13**, 298 (1909). — Zur Pathologie und Klinik der primären Arteriosclerosis pulm. Wien. Arch. inn. Med. **11**, 357 (1925); Kongreßzbl. inn. Med. **42**, 150. — Zur Klinik und Pathologie der primären und sekundären Atherosclerosis pulm. usw. Wien. med. Wschr. **1931** II, 1093, 1465. — PRICE and MACKENZIE: Auricular fibrill. and heart block. Heart **3**, 233 (1912). — PULVER: Die Behandlung der Hypertonien mit ungesalzener Kost. Helvet. med. Acta **1**, 380 (1934). — PUPKO: Beitrag zur Kenntnis der Herzmuskelverfettung. Virchows Arch. **233**, 302 (1921).

RAKE: Multiple infarcts and necroses of the spleen (Fleckmilz). Amer. J. Path. **8**, 107 (1932); Kongreßzbl. inn. Med. **65**, 497. — RECKLINGHAUSEN, v.: Neue Wege zur Blutdruckmessung. Berlin 1931. — Z. klin. Med. **113**, I—V (1930). — Arch. f. exper. Path. **55** (1906). — REGNIERS: Nerfs cardio-aortiques et sino-carotidiens. Arch. internat. Pharmaco dynamie **39**, 371 (1930). — REID: The heart in modern practice. London 1928, Philadelphia 1928. — REINECKE: Über den Wandungsbau der Arterien usw. Arch. internat. Anat. **89**, 15 (1917). — REUTERWALL: Über die Elastizität der Gefäßwände und die Methode ihrer Prüfung. Stockholm 1921. — RIBBERT: Über die Genese der arteriosklerotischen Veränderungen der Intima. Dtsch. path. Ges. 8, 168 (1905). — Der Tod aus Altersschwäche. Bonn 1908. — Die Erkrankungen des Endokards. HENKE-LUBARSCHs Handbuch der speziellen pathologischen Anatomie und Histologie, Bd. 2, S. 184. 1924. — RIGLER: Das Vorhofkammerkreislaufpräparat. Arch. exper. Path. **163**, 296 (1932). — RIHL: Die Frequenz des Herzschlags. BETHEs Handbuch der normalen und pathologischen Physiologie, Bd. 7,2, S. 491. 1926. — RIVA ROCCI: Un nouveau sphygmomanometre. Gazz. méd. Torino 1896. — ROEMHELD: Der gastrokardiale symptomatische Komplex. Ärztl. Rdschau **1926**, Nr 7. — RÖSSLE u. ROSSLET: Über die Bedeutung von Zahl und Maß in der Pathologie. Berlin: Julius Springer 1932. — Über Hypertrophie und Organkorrelation. Münch. med. Wschr. **1908** I, 377. — Das Verhalten der Milz nach Blutungen. Kongreßzbl. inn. Med. **40**, 569 (1928). — ROETHLISBERGER: Sur une nouvelle méthode pour la détermination de la pression veineuse. Rev. méd. Suisse rom. **41**, 348 (1921). — ROGER: Zit. nach POSSELT. — ROMBERG: Über Sklerose der Lungenarterie. Dtsch. Arch. klin. Med. **48**, 197 (1891). — Kongreßzbl. inn. Med. **1904**. — Münch. med. Wschr. **1909**. — ROMEIS: Beiträge zur Arrhythmia perpetua. Dtsch. Arch. klin. Med. **1914**, 114. — ROSSI: Wirkung der Ligatur der Milzgefäße auf die Struktur und Funktion der Milz. Ann. ital. Chir. **6**, 127 (1927). — ROTH: Die Arteriosklerose. Klin. Wschr. **1925** I, 30. — ROTHBERGER: Physiologie des Kreislaufs. Handbuch der Herz- und Gefäßkrankheiten (Jagic), Bd. 2,1, S. 124. 1913. — Bemerkungen zur Theorie der Kreisbewegung bei Flimmern. Klin. Wschr. **1923** II, 1407. — Allgemeine Physiologie des Herzens. BETHEs Handbuch der normalen und pathologischen Physiologie, Bd. 7,1, S. 523. 1926. — ROTHBERGER u. WINTERBERG: Pflügers Arch. **132**, 253 (1910).

SAHLI: Lehrbuch 1928. — SALZER: Über 2 Fälle von eitriger Entzündung der Lungenschlagader. Zbl. Path. **41**, 100 (1928). — SANDERS: Prim. pulmonary arterioscler. with hypertrophy of the right ventricle. Arch. int. Med. **3**, 257 (1909). — SAWADA: Blutdruckmessung bei Arteriosklerose. Dtsch. med. Wschr. **1904** I. — SCHEEL: Zit. nach LJUNGDAHL. — SCHELLONG: Das Aufhören der Tätigkeit des menschlichen Herzens im Tode. Klin. Wschr. **1923** II, 1394. — Das Wesen der Leitungsstörungen im Herzmuskel, insbesondere der sog. WENCKEBACHschen Perioden. Klin. Wschr. **1929** II, 1889. — SCHEMMETKIN: Zit. nach ODERMATT. — SCHERF: Versuche zur Theorie des Vorhofflatterns und Vorhofflimmerns. Z. exper. Med. **61**, 30 (1928). — SCHMIDTMANN: Experimentelle Studien zur Pathogenese der Arteriosklerose. Virchows Arch. **237**, 1 (1922). — SCHMIDTMANN u. HÜTTICH: Die Bedeutung der Gefäßwandreaktion für die Atherosklerose. Virchows Arch. **267**. — SCHÖNHEIMER: Zur Chemie der gesunden und atherosklerotischen Aorta. Hoppe-Seylers Z. **160**, 60; **177**, 143. — SCHRETZENMAYR: Experimentelle Untersuchungen zur Dehnungstheorie der Angina pect. etc. Kongreßzbl. inn. Med. **44**, 255 (1932). — Über die Funktion der großen Arterien und ihre Bedeutung unter physiologischen und pathologischen Bedingungen. Z. Kreislaufforsch. **25**, 649 (1933). — Über die regulatorische Bedeutung der großen Arterien. Kongreßzbl. inn. Med. **1934**, 248. — SCHÜRMANN u. McMAHON: Die maligne Nephrosklerose, zugleich ein Beitrag zur Frage der Bedeutung der Blutgewebsschranke. Virchows Arch. **291**, 47 (1933). —

SCHUERMANS et REMY: L'histamine n'est pas l'agent efficace des „substances actives" du coeur. C. r. Soc. Biol. Paris 111, 157 (1932). — SCHÜTTE: Rechtsseitige Herzhypertrophie, hervorgerufen durch eine entzündliche Veränderung der kleinen Lungenarterien. Zbl. Path. 25, 483 (1914). — SCHUHMACHER: Zur Frage der Pulmonalsklerose. Diss. Jena 1912. — SELIG u. HELLER: Das Pulsvolum und dessen Beeinflussung. Zbl. Herzkrkh. 15, 218 (1923). — SIGNORELLI: Sindrome di Ayerza ed arteriosclerosi del piccolo circolo. Policlinico, sez. med. 39, 399 (1932). — SINGEISEN: Diss. Bern 1935. — SINGER: Experimentelle Ergebnisse über den Anginapectorisschmerz. Ges. Ärzte Wien, Juni 1925. Ref. Klin. Wschr. 1925 II, 1894. — Experimentelle Studien über die Schmerzempfindlichkeit des Herzens und der großen Gefäße usw. Wien. Arch. inn. Med. 13, 157 (1926). — Über die Schmerzempfindlichkeit des Herzens und der Aorta usw. Ges. Ärzte Wien, April 1926. Ref. Klin. Wschr. 1926 II, 1302. — SJÖSTRAND: Skand. Arch. Physiol. 68, 160 (1934). — SMITH: The ligation of coronary arteries with electrographic studies. Arch. int. Med. 22, 8 (1918). — SPALTEHOLZ: Die Arterien der Herzwand. Leipzig 1924. — SPIER: Über die Fleckmilz und ihre Beziehung zur Arteriolosklerose. Frankf. Path. 41, 160 (1931). — SPYCHALA: Über den Einfluß der pressorezeptorischen Reflexerfolge auf die Aktionsströme von Skeletmuskeln. Dtsch. Ges. Kreislaufforsch. 1933, 140. — STAEHELIN: Experimentelles zur Hydromechanik und Hämodynamik. Z. exper. Med. 39 (1924); 41 (1924); 46 (1925). — Theoretische Grundlagen der Blutdruckmessung. Klin. Wschr. 20, 841 (1932). — STÄMMLER: Moderne Anschauungen von der Entstehung der Arteriosklerose. Z. ärztl. Fortbildg 24, 732 (1923). — STAUB, H.: Pankreas. BETHES Handbuch der normalen und pathologischen Physiologie, Bd. 16,1, S. 556 (1930). — STEINBERG: Systematische Untersuchungen über die Arteriosklerose der Lungenschlagadern. Beitr. path. Anat. 82, 307, 443 (1929). — STEPP: Diskussion. Kongreßzbl. inn. Med. 1931, 359. — STERNBERG: Tödliche Lungenblutung infolge Perikarditis nodosa. Wien. klin. Wschr. 1925 II, 729. — STRAUB u. KLEEMANN: Dtsch. Arch. klin. Med. 123, 296 (1917). Partieller Herzblock mit Alternans. — STRAUB u. KROETZ: Zur Kritik der Pulsuntersuchung. Dtsch. Arch. klin. Med. 149, 234 (1925). — STUBENRAUCH: Münch. med. Wschr. 1929 I, 972. Zit. nach HARTMANN. MÖLLENDORFFS Handbuch der mikroskopischen Anatomie, Bd. 6,1, S. 546. 1930. — SUTHERLAND and COOMBS: A case of acute rheumatic carditis etc. Heart 5, 15 (1913). — SUTTON and LUETH: Diseases of the coronary arteries. St. Louis 1932.

TAWARA: Das Reizleitungssystem des Säugetierherzens. Jena 1906. — TEITEL-BERNARD: Hypodynamer Zustand und „Herzhormon". Pflügers Arch. 220, 212 (1928). — THANNHAUSER: Über den Cholesterinstoffwechsel. Dtsch. Arch. klin. Med. 141, 90 (1923). — THAYER: Zit. nach ROMBERG. — THOMA: Zit. nach ODERMATT. — Über die Strömung des Bluts in der Gefäßbahn und die Spannung der Gefäßwand. Beitr. path. Anat. 66, 259. — Die mittlere Durchflußmenge der Arterien usw. Pflügers Arch. 194 (1922). — Über die Elastizität der Arterien und die Angiomalacie. Virchows Arch. 236, 243 (1922). — Über die Genese und die Lokalisation der Arteriosklerose. Virchows Arch. 245, 78 (1923). — Über die Intima der Arterien. Virchows Arch. 230. — Die Gestalt der Gefäßlichtung bei der diffusen und knotigen Arteriosklerose. Virchows Arch. 216. — TIGERSTEDT: Die Physiologie des Kreislaufs, Bd. 3. — TOLSTOI: The effect of an exclusive meat diet lasting one year on the carbohydrate tolerance of two normal men. J. of biol. Chem. 83, 747, 753 (1929). — TONIETTI: Z. exper. Med. 45, 1 (1924). — TSCHERMAK: Über die afferente Innervation des Blutgefäßsystems. Wien. med. Wschr. 1924 I, 839. — Über den Nervus depressor interior aortae. Med. Klin. 1925 II, 995.

VANNOTTI: Die Capillarisierung und die Ernährung des Herzens und der großen Gefäße unter normalen und pathologischen Bedingungen, I—IV. Z. exper. Med. 99, 158, 159 (1936). VANNOTTI u. GUKELBERGER: Untersuchungen zum Studium des Trainiertseins. VII. Über die Kreislaufverhältnisse der Skeletmuskulatur des Kaninchens nach akuter und chronischer Histaminverabreichung. Arb. physiol. 8, 525 (1935). — VAQUEZ: Maladies du Coeur. Baillère 1928. — L'hypertension moyenne à l'effort et aptitude fonct. cardiaque. Presse méd. 1931 I, 281, 585; 1931 II, 1309, 1533. — Un syndrome hypertensif nouveau: l'hypertension moyenne solitaire. Presse méd. 1931 II, 1789. — VAQUEZ et GOMEZ: Pression moyenne et hypertension arterielle. Bull. Acad. Méd. Paris, III. s. 1931, 105, 234. — VAQUEZ et LIAN: Traité de Pathol. médicale et de therapeutique appliquée (E. SERGENT). IV. Appareil circulatoire. Paris: A. Meloine 1926. — VEIEL: Über die Bedeutung der Pulsform. Untersuchungen mit dem O. FRANKschen Spiegelsphygmogramm an gesunden und kranken Menschen. Dtsch. Arch. klin. Med. 105, 249 (1912). — VIRCHOW: Der atheromatöse Prozeß der Arterien. Wien. med. Wschr. 1856. — VOLHARD: Der arterielle Hochdruck. Kongreßzbl. inn. Med. 35, 134 (1923). — VOLHARD u. FAHR: Die BRIGHTsche Nierenkrankheit. Berlin: Julius Springer 1914. — VOLTERRA: Über den mittleren arteriellen Druck (POTAIN-VAQUEZ) und seinen klinischen Wert, besonders für die sog. essentielle Hypertonie. Zbl. inn. Med. 1931, 1153; Kongreßzbl. inn. Med. 65, 115. — VRIES DE REILINGH: Die Bestimmung des Widerstandes der Arterienwand als klinische Untersuchungsmethode. Z. klin. Med. 83, 251 (1916).

WACKER u. HUECK: Münch. med. Wschr. **1913 I**, 38. — WÄTJEN: Isolierte Sklerose der Pulmonalarterien im jüngsten Kindesalter. Dtsch. med. Wschr. **22**, 713 (1924). — Zur Kenntnis der Pulmonalsklerose im Säuglingsalter. Zbl. Path. **37**, 544 (1926). — WEGELIN: Über alimentäre Herzmuskelverfettung. Berl. klin. Wschr. **1913 II**, 2125. — Über die Arteriosklerose. Schweiz. med. Jb. **1935**. — WEITZ u. HARTMANN: Über die Geschwindigkeit der Pulswelle beim Menschen. Dtsch. Arch. klin. Med. **137**, 91 (1921). — WENCKEBACH: Die unregelmäßige Herztätigkeit und ihre klinische Bedeutung. Leipzig: Wilhelm Engelmann 1914. — Klinik und Wesen der Angina pectoris. Wien. klin. Wschr. **1924 I**, 621. — WILLIAMS and DICK: Decreased dextrose tolerance in acute infections diseases. Arch. int. Med. **50**, 801 (1932). — WILLIUS u. BROWN: Coronary sclerosis. Amer. J. med. Sci. **168**, 165 (1924). — WILSON and HERMANN: An exp. study of incomplete bundle branch block etc. Heart 8, 274 (1921). — WILTON: Die Fleckmilz (Feitis) und ihre Pathogenese. Frankf. Z. Path. **31**, 110. — WINDAUS: Zit. nach KAWAMUDA. Die Cholesterinesterverfettung. Jena: Gustav Fischer 1911. — WOLF u. AUBIN: Der Einfluß der Pulsdrosselung auf das Ergebnis der Blutdruckmessung. Z. exper. Med. **93**, 740 (1934).

ZADEK: Zur Pathogenese des Morbus Vaquez. Dtsch. med. Wschr. **1926 II**, 1466. — ZIPF: Die Bedeutung der adenosinartigen Stoffe für den Kreislauf. Kongr. inn. Med. 1932, S. 70. — ZUNZ et LA BARRE: C. r. Soc. Biol. Paris **97**, 1184 (1927).

D. Bakteriell toxische Schädigungen.

I. Allgemeine Pathogenese.

Infektion beruht auf der Ansiedlung pathogener Keime im Organismus.

Bakterien schädigen nur ausnahmsweise auf mechanischem Weg durch ihre Anwesenheit als Fremdkörper; das gewöhnliche ist vielmehr eine Vergiftung des Organismus durch Abgabe bestimmter *Antigene.*

Es handelt sich dabei um körperfremde Stoffe, auf die der Organismus mit Bildung spezifischer Antikörper reagiert. „Die biologische Reaktionsfähigkeit der Organismen, die sich in der Antikörperbildung kundtut, erscheint als Ausdruck des Bestrebens des Organismus, seine Arteigenheit oder seine Individualität aufrechtzuerhalten" (H. SACHS). Die Gifte werden, wie man annimmt, nicht zerstört, aber „neutralisiert". Chemische und physikochemische Vorgänge sorgen für die Entgiftung. Unter den Antigenen spielen die bakteriellen eine besonders wichtige Rolle, weil die Anwesenheit lebender, sich vermehrender pathogener Keime zu immer neuer Antigenproduktion führt.

Die Antigene, Toxine wie Endotoxine, kommen an den Körperzellgruppen zur Anlagerung, stören die Struktur, den Stoffhaushalt der Zelle und bedingen damit bestimmte funktionelle Alterationen.

Die chemische Zusammensetzung der bakteriellen Antigene ist nicht genau bekannt, grundsätzlich wichtig aber die Tatsache, daß es sich offenbar regelmäßig um *Komplexe* von Partialantigenen handelt. Unter diesen spielen, wie bei den Fermenten, *eiweißartige* Körper eine besonders wichtige Rolle. Die Untersuchungen von DOCHEZ und AVERY, BERGER zeigen, daß z. B. in den FRÄNKELschen Pneumokokken zwei Antigene enthalten sind, Polysaccharide als typenspezifische Antigene und Proteine als Kollektivantigen für die ganze Klasse der Pneumokokken. Aus Antraxbacillen, Choleravibrionen, Tuberkelbacillen sind, wie HAUROWITZ ausführt, Antigene mit hoher Spezifität zu gewinnen, aber erst durch ihre Verbindung mit artfremdem Eiweiß werden die typenspezifischen Antigene „vollwertig", zur Antikörperbildung geeignet. Ohne Eiweißanteil reagiert auch ein Lipoid in vitro wohl als Hapten spezifisch mit dem zugehörigen Antiserum, zur Antikörperbildung gegen Lipoide ist neben dem Lipoid selbst aber die Anwesenheit von artfremdem Eiweiß notwendig. Das eigenartige der bakteriellen Infektion beruht ganz wesentlich auf dem Eiweißgehalt der Antigene. Die Bemühungen um die Assimilation der körperfremden Eiweißstoffe geben der Symptomatologie der Infektionskrankheiten ihr charakteristisches Gepräge.

Als Vollantigen kommen die verschiedensten chemischen Verbindungen in Betracht. LANDSTEINER und seinen Mitarbeitern gelang es durch Anwendung der PAULYschen Diazoreaktion, zahlreiche chemische Substanzen an Eiweiß zu binden, Peptide, Zucker, organische Säuren, auch künstliche Produkte wie Sulfosäuren, Arsinsäuren, aromatische Carbonsäuren und ihre Nitro-, Amino- und Halogensubstitutionsprodukte. Mit allen diesen Stoffen bekommt man Immunsera von hoher Spezifität. LANDSTEINER berichtet über 33 Verbindungen aromatischer Aminosäuren an Eiweiß, gegen jedes dieser 33 Azoproteine erhielt er ein spezifisch präzipitierendes Immunserum. Die Spezifität geht soweit, daß man rechts- und linksdrehende Formen derselben Verbindung unterscheiden kann.

Die Bindung dieser verschiedenen chemisch genau definierten Stoffe an Eiweiß führt zur Bildung spezifischer Antikörper. Das Eiweiß spielt nach SACHS, KLOPSTOCK und WEIL die Rolle eines „Schleppers". Das Eiweiß wirkt dem spezifischen Antigenanteil gegenüber wie ein Schutzkolloid, unter seiner Führung werden als Antigen wirksame Lipoide, Kohlehydrate, Peptide an die Zellen herantransportiert.

Die *vor* der Injektion in vitro adsorptiv vorgenommene Bindung des spezifischen Antigenanteils an Eiweiß genügt zur Erzeugung eines Vollantigens. Saure Farbstoffe werden nur gespeichert, wenn sie quantitativ an Eiweißkörper des Blutplasma adsorbiert sind (SIEGMUND). Typische Adsorbentien wie Kaolin, Blutkohle, können Eiweiß nicht ersetzen (LANDSTEINER). Nur elektronegative Stoffe werden von den Zellen des Reticuloendothels gespeichert, neben sauren Farbstoffen z. B. kolloidale Metallhydrosole, kolloidale Stoffwechselprodukte wie Hämoglobin, Lipoide, Serumeiweißkörper, aber auch rote Blutkörperchen, Bakterien und Protozoen.

Das art- oder zellfremde Eiweiß verändert, unangetastet auf dem Wege der Blutbahn an die Zellen herangebracht, von sich aus die kolloidale Struktur der Zellplasmahaut. Man kann das aus dem Auftreten von Fieber, der Vermehrung der Globuline und des Fibrinogens im Blut bei parenteraler Einverleibung der genannten artfremden Eiweißstoffe erschließen. Die Zellen werden offenbar durch das Eiweiß für die Aufnahme des mitgeführten spezifischen Antigenanteils sensibilisiert, jedenfalls in ihrer Reaktionsbereitschaft alteriert. Auf Verarbeitung von artfremdem Eiweiß sind die Zellen besonders eingestellt.

Bei der Verankerung der Antigene verändert sich die chemische und kolloidale Struktur der Zellen. Bei ungenügender Reaktionsfähigkeit bleibt das Antigen haften, die Zelle geht zugrunde. Überwiegt die Vitalität, das Abwehrvermögen der Zelle, so wird das Antigen samt der als Receptor funktionierenden Stoffgruppe abgestoßen und — soweit man aus Einzelfällen erschließen kann — aus dem Organismus entfernt. HAUROWITZ verwandte chemisch markierte arsenhaltige Antigene. 6 Stunden nach der Injektion war das Antigen zum größten Teil aus dem Blut verschwunden. Man findet zu dieser Zeit etwa 25—30% des Antigens in der Leber, etwa ebensoviel im Knochenmark. Die Milz enthielt 1—2% des Antigens. Größere Mengen enthielt die Niere als Ausscheidungsorgan. Im Laufe von 24 Stunden waren etwa 30% des Antigens ausgeschieden, vorwiegend durch den Harn, ein kleiner Teil durch den Kot. Binnen weiterer 8 Tage verschwand ein weiteres Drittel des Antigens aus dem Körper.

Die Beziehungen zwischen Antigen und *Antikörper* im Organismus selbst liegen nicht klar. Die Antikörper erscheinen aber jedenfalls als Produkt aktiver Zelleistung. Den Verlust der als Antikörper abgegebenen Zellstoffe gleicht der Organismus durch eigene Synthese nicht nur aus, die Zellen produzieren diese Stoffe entsprechend dem WEIGERTschen Regenerationsgesetz im Übermaß. Die Antigene haben spezifischen Charakter, haften nur an ganz bestimmten Organen und Organteilen, dementsprechend sind auch die abgegebenen Antikörper „spezifisch", sie reagieren in vitro nur mit dem betreffenden Antigen.

Die Antikörper befinden sich im Serum immunisierter Tiere in der Fraktion der *Globuline* und sind durch chemische Methoden von den normalen Globulinen des Serums nicht abzutrennen. Sie enthalten die chemisch spezifisch wirksame

Gruppe des Antigens nicht, wie die Versuche von HAUROWITZ beweisen. Die Antikörper sind nicht immer, wie EHRLICH annahm, präformiert vorhanden, sie entstehen vielmehr erst nach dem Eindringen des Antigens in die Zelle.

BREINL und HAUROWITZ stellen sich vor, daß schon normalerweise in den Zellen des reticuloendothelialen Apparates die Bildung normaler Serumglobuline aus ihren einfachen Bausteinen, den Aminosäuren, erfolgt. Dieser Prozeß der Globulinbildung werde durch das eingedrungene Antigen gestört. Die Aminosäuren würden als polare Gebilde durch die polaren Gruppen des eingedrungenen Antigens neu orientiert und in dieser neuartigen Stellung fixiert zum Globulinmolekül zusammengefügt. Das entstandene Globulin der Antikörper unterscheide sich von den normalen Serumglobulinen dadurch, daß es Gruppen von Aminosäuren enthält, die räumlich strukturell dem eingedrungenen Antigen angepaßt sind, wie eine Prägung ihrer Stanze, ihrer Matrize.

Die normalen Serumeiweißstoffe dürften ein Produkt jeder Zelltätigkeit sein, überschüssiges, stickstoffhaltiges Material. Albumine verlassen die Zellen als leicht lösliche stark dissoziierte Stoffe in größerer Menge als Globulin und Fibrinogen; der Quotient Albumin/Globulin beträgt normalerweise etwa 60/40. Unter dem Einfluß von Infekten bleibt das normale Eiweißverhältnis oft tagelang erhalten, z. B. beim Typhus abdominalis, trotz hoher Fieberreaktion und voller Ausbildung der Krankheitssymptome. Erst mit dem Einsetzen der Gegenaktion, mit dem Ingangkommen der Antikörperbildung steigen dann die Globuline im Serum. Nicht ein Zell*zerfall* ist hier die Veranlassung zur Globulinvermehrung, vielmehr eine verstärkte zweckmäßig gerichtete Zell*funktion*. In anderen Fällen scheint dann der Zellzerfall das bestimmende zu sein. Bekannt sind die zur Nephrose führenden schweren Gewebsschädigungen mit ihren hohen Globulinwerten im Blut. Der Prozeß hat unter diesen Umständen große Ähnlichkeit mit den Vorgängen bei der Organautolyse, der Auflösung, dem Tod des Gewebes mit Abbau der Eiweißstoffe bis zu wasserlöslichen abiureten Produkten. Beide Momente, Zellreaktion und Zellzerfall, biologisch ganz verschiedenwertig, sind chemisch-analytisch noch unklar.

Ort und **Art der Reaktion** sind im Einzelfall ganz verschieden.

Der Eigenstoffwechsel der Organe und Organteile gibt wechselnde Bedingungen zur Anlagerung der Antigene, deshalb hat jeder Infekt wieder seine besondere Symptomatologie. Die verschieden große Dispersität der Antigene bedingt auch eine ganz verschiedene Speicherung. Der von PÄSSLER geäußerte Gedanke einer Organspezifität der einzelnen bakteriellen Antigene verdient zweifellos alle Beachtung. ROSENOW setzt sich in zahlreichen Arbeiten experimenteller und klinischer Art für die Richtigkeit dieser Ansicht ein, und auch BIELING betont das elektive Lokalisationsvermögen von Streptokokkenstämmen. Die Wiederholung gleichartiger Organerkrankungen bei verschiedenen Scharlachepidemien, einmal die Häufung von Nephritiden, dann wieder von Otitis media oder Myokarditis erwecken auch bei dem Praktiker den Eindruck, daß die Individualität eines Streptococcus eine ganz verschiedene sein kann, so daß es unter Umständen an verschiedenen biologisch prädestinierten Orten in gesetzmäßiger Weise zu einem Haften der krankheitserzeugenden Erreger und Gifte kommt. Ähnlich wie der Streptococcus verhalten sich auch andere Erreger.

Im Mittelpunkt des Geschehens steht aber zweifellos das sog. *makrophage reticuloendotheliale Zellsystem.*

Das Reticuloendothel in Leber, Milz, Knochenmark, Lymphdrüsen befaßt sich vorzugsweise mit der Bindung von Antigenen.

Die oben erwähnten Versuche von HAUROWITZ sind ein Beispiel dafür, die Antigene werden in den ersten Stunden speziell in der Leber und im Knochenmark festgehalten. Dasselbe gilt für die Bakterien als solche, überhaupt corpusculäre Elemente (rote Blutkörperchen, metallische Kolloide), Farbstoffe wie Carmin, Trypanblau. In diesem Reaktionszentrum kommt es auch vor allem zur Abstoßung grob disperser Eiweißstoffe. Für das den Globulinen nahestehende Fibrinogen ist als Entstehungsort offenbar die Leber entscheidend. Choledochusverschluß, Phosphorvergiftung, Chloroform (zit. nach Canto), Tuscheblockade führen am Tier zu einem Rückgang der Blutfibrinogenwerte (Haurowitz). Auch nach der Hepatektomie erscheint das Fibrinogen bei Hunden herabgesetzt, meist unter Verschlechterung der Gerinnungsfähigkeit des Bluts. In den Versuchen von Canto betrug die Herabsetzung 3—4 Stunden nach vorgenommener Hepatektomie 36%, die Verminderung der Globuline 17%. Der Albumin-Globulinquotient fiel von 1,28 auf 1,03, der Nichteiweißstickstoff stieg durchschnittlich um 8% an. Das Verhalten der Globuline und des Fibrinogens kommt in der Senkungsgeschwindigkeit der roten Blutkörperchen und der Gerinnungsfähigkeit des Bluts zum Ausdruck, beides spielt bei der Beurteilung des Funktionszustands des reticuloendothelialen Systems eine wichtige Rolle.

Bei stärkerer Inanspruchnahme des Organismus oder vorangegangener Sensibilisierung, d. h. bei besonderer Disposition, zeigen sich dann Reaktionserscheinungen auch an Orten, wo physiologischerweise keine Speicherung und Stoffverarbeitung ersichtlich ist. Am Endokard, der Intima von Arterien und Venen, an den Gefäßendothelien der Lunge, Niere, der Haut und des Gehirns, dem serösen Überzug von Pleura, Perikard, Peritoneum, der Synovia der Gelenke, dem bindegewebigen Stroma überhaupt. Der Reaktionsort ist ganz verschieden, nicht nur abhängig von der Virulenz und Eigenart der Erreger, sondern vor allem auch von der Empfindlichkeit des cellulären Apparats. Beim Menschen spielt die Milz neben Leber und Knochenmark bei der Erfassung der eingedrungenen bakteriellen Erreger eine besonders große Rolle.

Übermäßige Beanspruchung des reticuloendothelialen Zellsystems führt über die zweckmäßige Reaktion hinaus zu irreversiblen Veränderungen, zur eigentlichen *Erkrankung*, mit allen Möglichkeiten degenerativer Zellschädigung bis zur Nekrose.

Die Art der Gewebsreaktion ist nicht nur an einzelnen Organen verschieden, sie ist auch stark abhängig von der Eigenart der Erreger und wechselt je nach dem Stadium der entzündlichen Affektion.

Nach erfolgter Infektion kommt es vielfach zu einer sehr raschen Überschwemmung des Körpers mit dem Erreger bzw. dem Antigen. Die erste der Infektion folgende Phase verläuft symptomlos: *Inkubationszeit*. Erst nach Ablauf dieser verschieden langen Zeitspanne, mit dem Einsetzen der verschiedenen Reaktionsweisen der Gewebe beginnt die sichtbare Krankheit.

Kolle und Evers weisen nach, daß Syphilisspirochäten bereits 5 Minuten nach der Verimpfung in die Scrotalhaut des Kaninchens in den Kniefaltendrüsen nachweisbar sind. Anatomische Veränderungen zeigen die Drüsen in dieser Zeit noch nicht. Ähnliche Ergebnisse bekam Schmidt-Ott mit verschiedenen Trypanosomenstämmen, 2—5 Minuten nach der Verimpfung waren die Erreger in den regionären Drüsen aufzufinden. Schweinerotlaufbacillen fanden sich 3—15 Minuten nach der Einverleibung in den regionären Drüsen. In den Organen kommen die Erreger dann zur Vermehrung. Die histologischen Studien von Gins an mit Gasbrandbacillen infizierten Meerschweinchen illustrieren die Verhältnisse. Nach intracutaner Infektion nicht vorbehandelter Tiere vergeht eine halbe Stunde ohne jede Veränderung der Injektionsstelle, die Quaddelbildung ist verschwunden, die Haut erscheint makroskopisch normal. Nach $3^1/_2$ Stunden ist eine beginnende Einschmelzung der Gewebepartien in der Nachbarschaft der Infektionsstelle zu bemerken, die Haut erscheint blaß. Mikroskopisch fällt der große Zellreichtum des ganzen Gebietes der Injektionsstelle und ihrer Umgebung auf. Während in dem nach einer halben Stunde entnommenen Präparat die Gasbrandbacillen bei dieser Vergrößerung kaum auszumachen sind, höchstens da, wo sie sehr dicht zusammenliegen, finden sich in dem Präparat nach $3^1/_2$ Stunden schon große Lager von dicht gedrängten Bakterien, welche die geradezu unheimlich schnelle Vermehrung der Gasbrandbacillen erkennen lassen. Die starke Vergrößerung zeigt das eindeutige Bild einer in schneller Entwicklung begriffenen Bakterienkolonie. Außerhalb der großen massiven Bacillenmassen finden sich Gasbrandbacillen zuerst in lockeren Häufchen und sehr bald nur noch ganz vereinzelt. Diese einzeln liegenden Bacillen finden sich dann meistens in schmalen Gewebslücken, in Lymphspalten, so daß also aus dieser Lagerung schon geschlossen werden kann, daß sie auch in den Blutkreislauf geraten können. Dort werden sie aber augenscheinlich bald unschädlich gemacht; denn im weiteren Verlauf der Gasbrandinfektion treten beim Meerschweinchen keine Erscheinungen auf, die auf eine Generalisierung der Infektion schließen lassen. Man erkennt das Einsetzen humoraler Abwehrkräfte bei ungenügender Tätigkeit der cellulären Elemente an der Eintrittspforte.

Auch beim Typhus abdominalis und bei der Vaccineinfektion sind die Erreger nur vor übergehend in der Zirkulation nachweisbar. Bci Variola vera und Masern gelingt der Nachweis des Virus im Blut zur Zeit des Exanthemausbruchs nicht mehr. Bakterielle Exotoxine kommen an den Zellen rascher zur Wirkung als Endotoxine.

Über die *Histologie der entzündlichen Reaktion* im allgemeinen orientiert die pathologische Anatomie. Es handelt sich, wie ASCHOFF, MARCHAND sich ausdrücken, um eine Verbindung von Alteration, proliferativer und exsudativ infiltrativer Vorgänge. Exsudation, Zellulation, Proliferation, Zellverschleiß und Regeneration finden auch im gesunden Gewebe fortwährend statt, Entzündung ist nur die Steigerung, die Komplexität, eines an sich physiologischen Geschehens (RÖSSLE). Mit der höheren Entwicklung nimmt in der Tierreihe die Zahl der Werkzeuge zu, es zeigt sich aber auch das Prinzip der sich vervollkommnenden Beschleunigung. Zu den dauernd mobilen Elementen (Zellen und bereits aktivierte Säfte des Blutes), die in kurzer Zeit am Ort des Angriffs versammelt werden, kommt die Reaktion der gefäßadventitiellen Zellen und ihnen schließen sich die noch trägeren ortsansässigen fixen zelligen Elemente an. So ergibt sich nach RÖSSLE eine Summation, eine Intensivierung durch kombinierte Wirkungen und eine Acceleration. *Der Organismus des Warmblüters erreicht das Ziel höchster Beschleunigung und stärkster Intensivierung der entzündlichen Reaktion nicht mehr durch Zunahme der sichtbaren Werkzeuge, sondern durch Erhöhung der Entzündungsbereitschaft in Form abgestimmter und unabgestimmter Allergien.* Die Art der Entzündungszellen wird immer mannigfaltiger. Nach HERZOG kommt es im entzündlichen Gewebe nicht nur zu Umwandlung von Gefäßendothelien in kleine Lymphocyten, sondern auch in granulierte bis gelappte kernige Elemente, Wanderzellen (Monocyten und Übergangsformen des Blutes), riesenkernige Elemente (Osteoplasten, Megakaryocyten).

Die durch bakterielle Infektion bedingten Veränderungen haben Ähnlichkeit mit der Reaktion des Darms bei der Resorption und Verarbeitung von Nahrungsstoffen. „Die Entzündung ist in einer Grundfunktion der tierischen Organismen verankert, der *Verdauung*" (RÖSSLE).

Im Hungerzustand ist das Stroma der Darmzotten zellarm, es finden sich außer Mastzellen und vereinzelten Lymphocyten nur wenig bindegewebige Elemente mit ovoiden oder länglichen nicht sehr stark färbbaren Kernen. Im gereizten Zustand sondern sich nach KUCZINSKY die Zellen aus dem Reticulum des Stroma, vermehren sich und „hypertrophieren". War zuvor das Plasma auf das zarte Netzwerk beschränkt, die Kerne unansehnlich, so findet man jetzt große, wohlumgrenzte Protoplasmen und mannigfaltig gestaltete Kerne, alle Übergänge von Ruhe zu Beweglichkeit, von Inaktivität zu höchster Aktivität mit Resorption von Hämosiderin, Phagocytose von Zellen aller Art, experimentell von Speicherung saurer Farbstoffe. Die einzelnen Kostformen (Speck, bzw. Olivenöl-Hühnereiweiß-Rohrzucker, bzw. Rübenzucker) ergeben am Darm keine sicheren Unterschiede im Verhalten des reticuloendothelialen Zellapparats. Eigelb-Milchfütterung führt aber doch über das gewöhnliche Bild hinaus zu auffälliger Einwanderung leukocytärer Elemente. KUCZINSKY spricht von „vermehrter Abwehrleistung". Eiweißreiches Material reizt das Gewebe am stärksten, eine Feststellung, die für das Verständnis der Gewebsreaktion auf bakterielle Antigene von Interesse ist.

Die Entstehung der Endokarditis, Phlebitis, Arteriitis ist im allgemeinen der Ausdruck einer Allergie, einer vermehrten Reizbarkeit des endothelialen und adventitiell bindegewebigen Zellsystems.

Der Ausgang der allergischen Reaktion ist verschieden, abhängig von der Toxizität der Antigene und dem Reaktionsvermögen des Gewebes.

Bei *hoher Reaktionsfähigkeit* des Körpers sieht man (DIETRICH) an der Niere eine Aufquellung der Endothelien einzelner Glomerulusschlingen mit teilweisem Untergang und hyaliner Verklumpung dieser Zellen neben geringer Leukocytenreaktion in angrenzenden Schlingen und in der Umgebung, das Bild der Glomerulonephritis. In anderen Fällen treten die Glomerulusveränderungen zurück, dagegen zeigen sich lymphoidplasmacelluläre Infiltrate in interstitiellem Gewebe. Aus dem Nebeneinander der verschiedensten Grade der Nierenveränderungen von interstitiellen Infiltraten und schon hyalin verödeten

Glomeruli, bis zu frischeren Endothelaufquellungen und leukocytären Reaktionen, schließlich Nekrosen und Abscessen kann man nach DIETRICH in einzelnen Fällen von chronischer Sepsis den schubweisen Verlauf der Allgemeininfektion unter dem Wechsel der Reaktionslage des Körpers geradezu wie an einer Kurve ablesen. Prinzipiell dasselbe gilt für die Lunge, die Gehirngefäße, und die Intima der Arterien. Das häufige Vorkommen umschriebener Gefäßnekrosen und Aneurysmen im Gehirn bei Sepsis lenta ist bekannt, sie sind aber nicht das Resultat bakterieller Embolien, vielmehr abhängig von der Aufnahmebereitschaft des bei chronischer Reizeinwirkung sensibilisierten Endothels. SIEGMUND konnte bei 21% der Fälle von Sepsis lenta eine ausgebreitete Beteiligung der Arterien in allen Körpergebieten nachweisen und experimentell bei fortgesetzter Infektion mit hochgetriebener Reaktionsfähigkeit der Gefäßelemente ganz ähnliche Arterienveränderungen erhalten. Die Periarteriitis nodosa ist keine pathogenetische Einheit, vielmehr ein Reaktionseffekt mannigfaltiger toxisch infektiöser Einwirkungen. Am Endokard kommt es nach den Versuchen von SIEGMUND mit wiederholter Staphylokokkeninfektion zu endokarditischen Auflagerungen. DIETRICH beschreibt, wie bei einer chronischen Staphylokokkensepsis unter dem Bild einer chronischen Thrombopathie der V. jugularis am Endokard der Tricuspidalklappe und an der Ventrikelwand fleckweise Endothelquellungen zu finden waren, epithelartige Umwandlungen und tropfige Bildungen. An anderen Stellen subepitheliale Aufquellungen und Anhäufung mononukleärer Zellen histiogener Herkunft. An derartigen Stellen traten Fibrinniederschläge auf, wie im Beginn der experimentellen Reaktion, mit anhaftenden Blutplättchen und Leukocyten. Diese Veränderungen führen dann unter Organisation und erneuter Anlagerung von thrombotischem Material zu polypösen Bildungen, die in ihrem Aufbau einer verrukös polypösen Endokarditis gleichkommen. Für die Venen und das wichtige Gebiet der Thrombophlebitis sind diese Auffassungen von entscheidender Bedeutung.

Bei *verminderter Reaktionsfähigkeit* des Körpers, herbeigeführt durch Anämie, Ernährungsstörungen, nach infektiösen Vorerkrankungen fehlen die genannten anatomischen Veränderungen oder sind, wie DIETRICH betont, nur geringfügig. Der hemmungslose Gewebsverfall herrscht vor, ohne Eiterbildung und ohne Blutleukocytose. Die Erreger vermehren sich ungehemmt, es fehlt die normale celluläre Reaktion und die humorale Antikörperbildung. Erschöpfung des aktiven Mesenchyms kann zu Amyloidose führen mit vorwiegender Veränderung von Leber, Milz und Niere. Das nicht assimilierte, von den Zellen nicht genügend umgewandelte oder von den Zellen auf dem Wege eines abnormen Abbaus gebildete Eiweiß wird als Fremdkörper im Gefäßbindegewebe niedergeschlagen, zum Teil unverwendet durch die Nieren ausgeschieden. Auch die Leukämie gehört zu den Erscheinungen von verminderter Reaktionsfähigkeit des mesenchymalen zur Blutbildung geeigneter Gewebe. Die entzündliche Erkrankung des Endokards, des Myokards und des peripheren arteriovenösen Leitungssystems der Gefäßbahn ist ein Ausschnitt aus der durch Infekte veranlaßten Reaktion der gesamten Gewebe mesodermal-mesenchymaler Abstammung. Die einzelnen Teile beteiligen sich in verschiedenem Maße, in jedem Fall handelt es sich aber um eine Systemreaktion.

Die **klinische Symptomatologie** geht weit über das hinaus, was man histologisch mikroskopisch bei Infekten vor sich sieht.

Zuerst reagieren Knochenmark, Milz, Lymphdrüsen und wohl auch die Leber. Mit diesem Reaktionszentrum stehen eine große Zahl von Symptomen in Beziehung, zeitlich und ihrer Intensität nach abhängig von den Vorgängen in den genannten Organen.

Das reticuloendotheliale Zellsystem der Leber ist für das Pfortadergebiet dasselbe wie Knochenmark, Milz und Lymphdrüsen für die Gesamtzirkulation. In beiden Fällen handelt es sich um die Beseitigung artfremder, vor allem eiweißartiger, auf dem Wege des Darms oder sonstwie parenteral in den Körper eingedrungener Stoffe. Durch Phagocytose corpusculärer Elemente, Umbau und Zerstörung der zellfremden Eiweißkörper sucht der Körper die Konstanz seiner Strukturen und Funktionen zu erhalten.

1. Leukocytäre Reaktion.

Die Reaktion des Knochenmarks, der Milz und Lymphdrüsen führt einmal zu den charakteristischen Veränderungen des *Blutbildes.*

Zuerst reagiert das Knochenmark mit Abgabe myeloischer, vor allem auch jugendlicher Zellelemente; dann steigen im Blut die Monocyten im Zusammenhang mit einer erhöhten Tätigkeit endothelialer Zellbezirke und schließlich die

Lymphocyten, in vermehrtem Maße in der Milz und in den Lymphknoten gebildet. Diese gesetzmäßige Reaktionsfolge der leukocytären Blutbestandteile (Abb. 61) findet sich bei akuten Infekten mit großer Regelmäßigkeit. Abweichungen stellen sich bei abnormer Reaktionsfähigkeit des Organismus ein: Einmal initiale myeloische Leukopenien bei schlechter Widerstandskraft des Körpers, ein Fehlen der monocytären Phase, wenn der ganze Reaktionsverlauf zeitlich zusammengedrängt die einzelnen Etappen nicht isoliert genug zur Darstellung kommen läßt und dann auch das Fehlen einer Lymphocytose bei nichterledigtem Infekt.

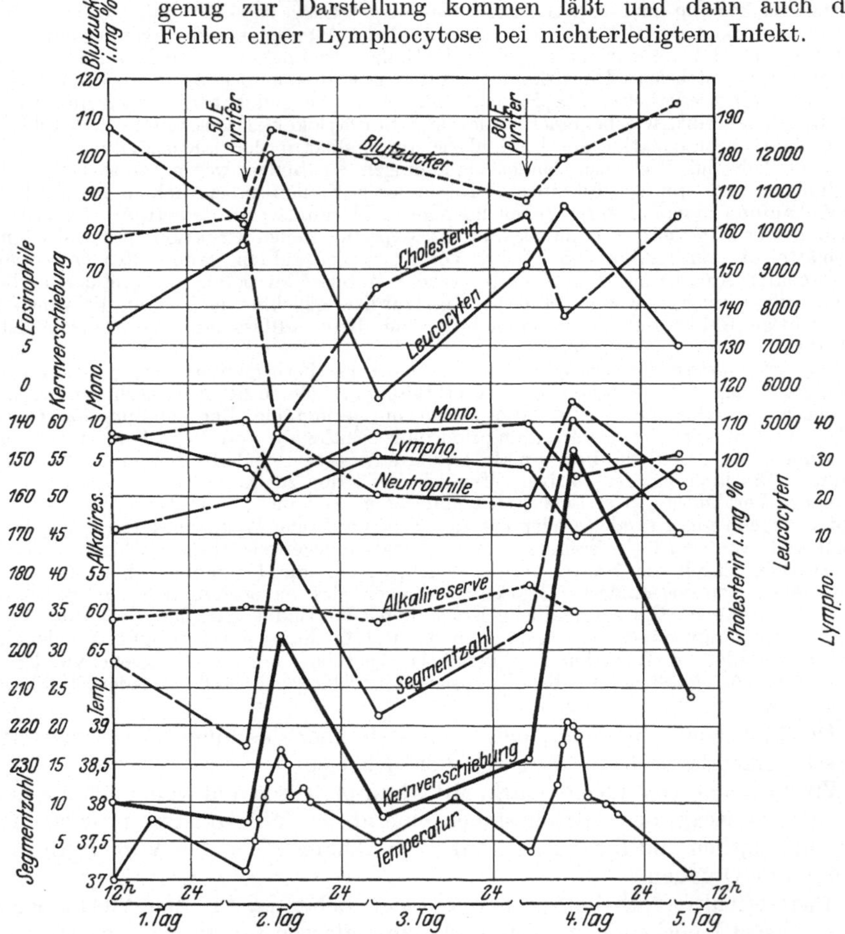

Abb. 61. Änderung des weißen Blutbildes und chemische Blutveränderungen nach Einspritzung von Bakterienstoffen (HOFF, 1934.)

Beim Fehlen einer initialen Leukocytose wird oft ein Minimum myeloischer Reaktion an dem Auftreten einer Linksverschiebung kenntlich werden. Höhere Dosen von Bakterienstoffen bedingen im Experiment gelegentlich auch eine Verminderung der myeloischen Zellelemente und erst nach Überwindung dieser Lähmungsphase kommt eine Leukocytose zustande, mit charakteristischer Vermehrung der Knochenmarkszellen und Linksverschiebung. Es handelt sich, wie HOFF hervorhebt, hier um eine zweiphasige Wirkung auf das Knochenmark (Abb. 62).

Eine Umkehr der Reaktion so, daß erst die Lymphocytose und erst später die myeloische Reaktion zustande kämen, scheint nicht vorzukommen. Die zweiphasige Adrenalinwirkung mit primärer Lymphocytose und nachheriger Vermehrung der Knochenmarkelemente läßt sich mit der Wirkung bakterieller Antigene nicht vergleichen, sie ist gewissermaßen ein Kunstprodukt, abhängig von der sympathischen Innervation der Milzmuskulatur mit Verkleinerung des Organs und passivem Übertreten der Lymphocyten in das abfließende Blut. Bei fehlender myeloischer Reaktion kommt es auch nicht zu der terminalen Lymphocytose.

Die myeloische Funktionssteigerung und ihr Verschwinden sind die Vorbedingung für ein stärkeres Funktionieren des lymphatischen Apparats. Näheres ist nicht genau bekannt.

Man spricht von vegetativ nervöser Regulation und einem fein abgestimmten Antagonismus zwischen myeloischem und lymphatischem System. In den Blutbildungsstätten,

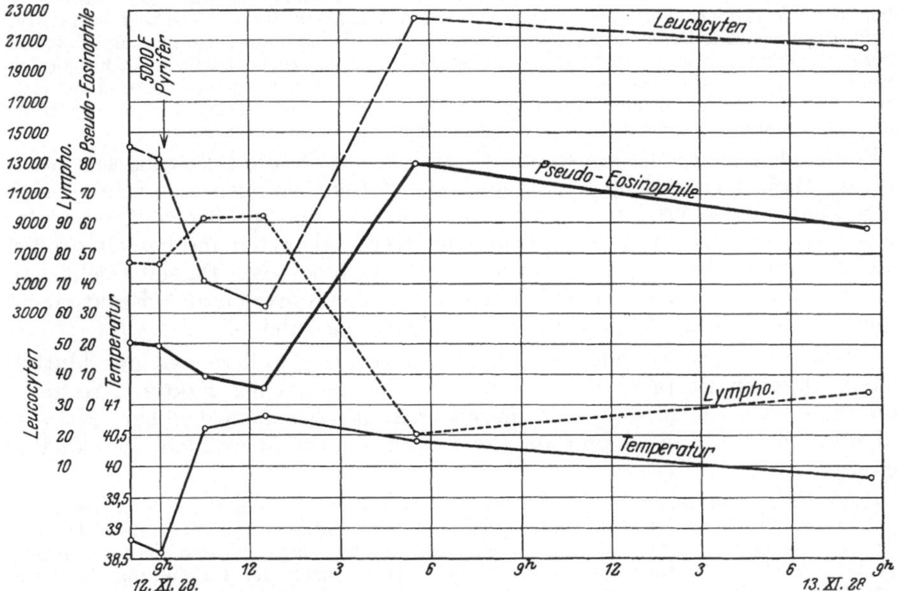

Abb. 62. Primäre myeloische Leukopenie (und sekundäre Leukocytose) bei starker experimenteller Dosierung von Bakterienstoffen. (HOFF, 1929.)

dem myeloischen, lymphatischen wie auch dem reticuloendothelialen System, ist eine Versorgung mit vegetativen Nervenfasern nachgewiesen. HOFF verweist auf die Neigung zu Lymphocytose und Eosinophilie bei vorwiegender parasympathischer Innervation (Asthma, Colica mucosa) und andererseits die myeloische Tendenz bei sympathischen Erregungszuständen, z. B. Vasokonstriktionskrisen. HOFF geht dieselben Wege wie schon EPPINGER und HESS, ohne die zahlreichen Ausnahmen von dieser sog. Regel bestreiten zu wollen. Bei parasympathischer Erregung soll eine Änderung des Säure-Basenhaushalts in alkalotischer Richtung eintreten, bei sympathicotonischen Zuständen eine Verschiebung in azidotischer Richtung, so daß eine Schwankung im Säure-Basengleichgewicht letzten Endes für das Auftreten einer myeloischen, bzw. lymphatischen Reaktion verantwortlich wäre. Zweifellos sind Säurevergiftungen von einem Anstieg der Knochenmarkszellen gefolgt (Salzsäure, Salmiak), das umgekehrte, eine Vermehrung der Lymphocyten durch Natrium bicarbonicum, läßt sich aber experimentell nicht erzeugen. Die von HOFF in den Ergebnissen der inneren Medizin 1928, Bd. 33, S. 239—242 wiedergegebenen Kurven könnten direkt als Gegenbeweis genommen werden. Ebenso wie die nervöse ist auch die innersekretorische Regulation ihrem Wesen nach unklar. Man kennt zwar seit langem die hemmende Wirkung der Milz auf das Knochenmark, nicht nur in bezug auf die Erythrocyten, sondern auch hinsichtlich der granulierten leukocytären Elemente, die Milzexstirpation sowohl wie auch das Zugrundegehen der Milzfunktion bei Megalosplenien (Milztuberkulose) führt zu Polyglobulie und polymorphkerniger Lymphocytose. Auch auf dem Umweg über die Thyreoidea ist ein hemmender Einfluß der Milz auf das Knochenmark nach den Arbeiten der ASHERschen

Schule anzunehmen. Dürftig ist aber das Beweismaterial in umgekehrtem Sinn, Schädigungen des Knochenmarks bedingen keineswegs eine Verstärkung der Funktion Lymphocyten produzierender Organe.

HOFF gibt in seiner Abbildung neben dem Verhalten des Blutbildes bei Infekten auch eine Reihe von *humoralen Veränderungen* wieder. Man findet eine erste Phase mit myeloischer Leukocytose in Kombination mit Fieber, Abfall der Alkalireserve, Anstieg des Gesamtstoffwechsels, Anstieg des Blutzuckers und Abfall des Blutcholesterins, und eine zweite Phase mit entgegengesetztem Verhalten der einzelnen Faktoren. Die Abbildung bezieht sich auf experimentelle Versuche beim Menschen mit Injektion von Pyrifer, entsprechende Veränderungen sind aber auch bei kurz dauernden spontanen Infekten wie beim Malariafieber zu beobachten.

HOFF spricht von einer humoral angreifenden chemischen Wirkung der Bakterien. welche diese Veränderungen auslöse, verweist auf den Einfluß der Azidose und betrachtet die initiale myeloische Reaktion als Teilerscheinung einer zentral ausgelösten sympathischen Erregung. Wenn man auch nicht soweit gehen will, und die zu beobachtenden humoralen Veränderungen in erster Linie mit einer besonderen Reaktion der Organe in Zusammenhang bringt, so ist doch das gleichzeitige Vorkommen von typischen Veränderungen des Blutbilds mit bestimmten Schwankungen des Blutchemismus von Interesse.

Für das Ergebnis eines künstlich gesetzten Infekts ist die Dosierung sehr maßgebend. Ganz kleine Mengen von Bakterienstoffen bedingen eine sehr geringfügige Leukocytose, größere eine erheblich stärkere, noch größere zeigen vor der Leukocytose die oben erwähnte Verringerung der Leukocyten und bei sehr großen Dosen kommt es überhaupt nicht mehr zu einer Leukocytose. Dasselbe sieht man auch in klinischen Fällen, das Fehlen einer initialen myeloischen Reaktion ist immer ein schlechtes Zeichen für den Verlauf des Infekts.

Schon normalerweise muß man mit der Existenz regulierender, den blutbildenden Organen übergeordneter, nervöser oder endokriner Faktoren rechnen, ohne diese wäre die Konstanz des normalen Blutbildes nicht denkbar. Nervöse und hormonale Einflüsse sind im Spiel, sich schwer übersehbar zweckmäßig ergänzend.

HOFF beweist in seinen Arbeiten, daß vom zentralen Nervensystem aus der ganze leukocytäre Abwehrapparat in Gang gesetzt werden kann, unter Auftreten der verschiedenen Reaktionsformen von der myelischen bis zur lymphocytären Zellvermehrung. Eine beigegebene Abbildung illustriert die Verhältnisse nach der Luftfüllung der Hirnventrikel beim Menschen. Der gleichzeitige Ablauf zahlreicher morphologischer und humoraler Blutveränderungen in phasenmäßiger Übereinstimmung mit dem gewöhnlich anzutreffenden leukocytären Reaktionsablauf ist auffällig. HOFF hatte schon vorher gezeigt, daß die an Kaninchen nach Injektion von kleinen Mengen von Bakterienstoffen sonst sehr schnell auftretende Leukocytose nach totaler Halsmarkdurchschneidung nicht mehr zustande kommt. HOFF betrachtet diesen Versuch als entscheidend für die Annahme, daß die Blutveränderungen eine Folge zentraler vegetativer Erregung sei, ähnlich wie das Fieber. HOFF gibt zwar selbst zu, daß auch nach Halsmarkdurchschneidung durch Herbeiführung einer starken Azidose wie auch nach Injektion von Bakterienstoffen leukocytäre Reaktionen auszulösen sind, es braucht dazu allerdings höhere Konzentrationen. Durch die Halsmarkdurchschneidung wird offenbar nicht nur ein vegetatives Zentrum vom übrigen Körper abgetrennt, sondern der Körper selbst in seiner Reaktionsfähigkeit schwer geschädigt.

An der Bedeutung nervöser Zentralapparate für die Tätigkeit der blutbildenden Organe im Rahmen einer regulierenden Funktion dieser nervösen Zentren neben endokrinen Einflüssen soll nicht gezweifelt werden, die morphologische Reaktion der blutbildenden Organe dürfte aber nach den Feststellungen der Histologie doch ganz vorwiegend peripher bedingt sein. *Trotz* der nervös endokrinen Regulation kommt es zu den Veränderungen des Blutbildes. In welcher Weise sich diese Regulation vollzieht, hemmend oder fördernd, durch welche Mittel die blutbildenden Organe im Zügel gehalten werden, durch das vegetative Nervensystem direkt oder durch Hormone innersekretorischer Drüsen, ist vorläufig nicht zu sagen.

Neben der morphologischen Reaktion kommt es im Bereich der blutbildenden Organe auch zur Abgabe antikörperartiger Stoffe. Das Erscheinen des BENCE-JONESschen Eiweiß bei Knochenmarksaffektionen ist ein Beispiel für die Möglichkeit einer eiweißbildenden Funktion des Knochenmarks. In der älteren Literatur wird mit der Produktion von Antikörpern in den hämatopoetischen Organen gerechnet. Diese Auffassung haben durch Versuche mit Milzexstirpation mit oder ohne gleichzeitiger Blockierung weiterer Teile des reticuloendothelialen Zellsystems eine Stütze erhalten, so daß auch SACHS der Auffassung beipflichtet, wonach der reticuloendotheliale Apparat und damit auch die blutbildenden Organe im Mittelpunkt des Geschehens bei der Antikörperbildung stehen. Über eine zentrale Regulation dieser Immunkörperproduktion ist nichts bekannt.

2. Stoffwechselreaktionen.

Der Angriff des Antigens führt nicht nur zu Proliferation, d. h. Vermehrung aktiver oder zur Aktion bereiter mesenchymaler Elemente, sondern, wie es die pathologisch-anatomische Definition ausdrückt, auch zu „Alteration" und „Exsudation".

Man erkennt diese Vorgänge im Mikroskop und findet die Spuren davon bei der chemischen Untersuchung des Blutes der Gewebe und der Ausscheidungen.

a) Im Vordergrund stehen Verschiebungen im Eiweißgehalt, Veränderungen im *Eiweißumsatz* der Zellen. Der Infekt ist nicht nur hinsichtlich der Zusammensetzung der Antigene ein Eiweißproblem, die klinische Symptomatologie steht auch in ausgesprochenem Maße in Abhängigkeit von Alterationen der cellulären Eiweißstruktur. Bei entzündlichen Prozessen verschiebt sich die Reaktion des Blutes und der Gewebe nach der Richtung des sauren, unter diesen Umständen kommt es besonders leicht zu autolytischer, hydrolytischer Eiweißspaltung, mit positiver Wärmetönung, die Annäherung an den isoelektrischen Punkt begünstigt auch die Entmischung der kolloiden Eiweißkörper.

Die Vermehrung der *Globuline* ist schon besprochen worden. Erhöhte Zelltätigkeit (Antikörperbildung) sowohl wie Zellzerfall sind die Ursachen derselben. Über den Ort der Globulinabgabe ist nichts Bestimmtes bekannt, Leber und Knochenmark spielen dabei eine wichtige Rolle. Wahrscheinlich liefern sämtliche Körperzellen wenigstens bei ihrem Zerfall Globulin, die als Antikörper funktionierenden Globuline dürften in erster Linie den reticuloendothelialen Elementen entstammen. Der Vorgang selbst ist in seinen Einzelheiten immer noch in Dunkel gehüllt. Die Wege, die über Aminosäuren, Polypeptide, Peptone zu der Bildung von Albumin, Globulin und Fibrinogen führten, werden auch bei ihrem Abbau in Betracht kommen. Grob disperse Komplexe werden zu immer stärker dissoziierten, wasserlöslichen Verbindungen, die die Zellen wenigstens zum Teil verlassen. Die Preisgabe der normalen Membrandichtigkeit läßt aber auch die wenig löslichen Kolloide, darunter speziell die Globuline, austreten. Eine zentrale Regulation der Eiweißstoffe an sich gibt es kaum. GRAFE und seine Mitarbeiter haben zwar die nach Halsmarkdurchtrennung auftretende Stickstoffvermehrung mit einer physiologischen Hemmung in Zusammenhang gebracht, die normalerweise von den Zwischenhirnzentren der Peripherie gegenüber ausgeübt wurde. Man kann aber den bei diesen Versuchen auftretenden Eiweißzerfall und die Stickstoffvermehrung ebensogut durch den Wegfall der Zuckermobilisation und Zuckeroxydation erklären, und außerdem ist es noch die Frage, ob sich bei so schweren Eingriffen beim Tier nicht auch infektiöse Prozesse in der Peripherie störend bemerkbar machen.

Klinisch äußert sich die Globulinvermehrung im Blut in der *Steigerung der Blutkörperchensenkungsgeschwindigkeit*. Die elektrische Ladung der Erythrocyten-

oberfläche geht zurück (Höber), die Erythrocyten agglutinieren rascher.
Die Bestimmung der Blutkörperchen-Senkungsgeschwindigkeit hat nach den
ersten Arbeiten von Fahräus aus dem Institut von Höber rasch große praktische Bedeutung erlangt. Es soll wieder betont werden, daß weniger ein Zellzerfall passiver Art als vielmehr eine veränderte Zellfunktion als Reaktion auf
den Infekt mit Abgabe antikörperartiger Stoffe zu der Beschleunigung der Blutkörperchen-Senkungsgeschwindigkeit führt. Es sei auch bemerkt, daß die Feststellung des Albumin-Globulinquotienten mittels Refraktometrie und Bestimmung der Viscosität keine verläßlichen Zahlen gibt, besser ist die Fraktionierung
der einzelnen Eiweißkörper mit Aussalzung bei bestimmtem p_H und nachheriger
Bestimmung des Stickstoffgehalts.

Das *Fibrinogen* findet sich im menschlichen Blut in einer Konzentration
von 0,1—0,4%. In krankhaften Zuständen können Steigerungen bis 1,5% beobachtet werden, das Fibrinogen kann aber auch stark abfallen, selbst ganz verschwinden. Das verschieden rasche Gerinnen von Punktionsflüssigkeiten steht
in erster Linie mit ihrem Gehalt an Fibrinogen in Zusammenhang. Als Produk-
tionsstätte des Fibrinogens figuriert vor allem die Leber (s. oben), Morawitz
und Rehn haben weiterhin dem Knochenmark eine besondere Bedeutung zu-
gewiesen. Die Werte von Fibrinogen und Globulin gehen keineswegs parallel
und sind für die klinische Symptomatologie auch von verschiedener Bedeutung.
Wenigstens ein Teil der hämorrhagischen Diathesen muß mit einer mangelhaften Fibrinogenbildung erklärt werden.

Der Bence-Jonessche *Eiweißkörper* kommt vor allem beim Myelom vor und
anderen Knochenmarkserkrankungen wie Osteomalacie, Carcinose des Knochenmarks, bei Carcinomen auch ohne Beteiligung des Knochenmarks, bei Leukämie,
aber auch bei entzündlicher, vor allem tuberkulöser Osteoarthritis. Das neufor-
mierte Eiweiß tritt in das Blut über, um als Fremdkörper unverwertet im Harn
ausgeschieden zu werden. Die täglichen Eiweißverluste können sehr groß sein,
bis zu 20 g betragen. Die Größe der Ausscheidung ist nicht abhängig von der
Menge zugeführter Eiweißkörper, sie ist vielmehr das Produkt endogener Zelltätigkeit und geht oft auffällig dem Fieber parallel. Der Bildungsort dieses Stoffes
liegt klar, über die zum Umbau des normalen Eiweiß führenden Faktoren ist
nichts Sicheres bekannt.

Die *Amyloidose* und Ausscheidung von amyloidotischem Eiweiß ist nicht selten
das Resultat von Infekten, namentlich länger dauernden infektiösen Schädigungen. Experimentell läßt sich (Domagk) Amyloidose durch Injektion von
Casein, Hühnereiweiß, aber auch von Kieselsäure erzeugen. Nicht die Art des
parenteral einverleibten Eiweißkörpers ist für das Auftreten der Amyloidose
entscheidend, vielmehr die Reaktionsweise reticuloendothelialer Zellsysteme.
Chemisch scheint es sich um ein Hyalin zu handeln, dem verschiedene Stoffe
beigemengt sind, unter anderem häufig die Chondroitinschwefelsäure. Das
Amyloid hat mehr basische Gruppen und färbt sich aus diesem Grunde besonders
leicht mit Kongorot. Die Bennholdsche Reaktion, das rasche Verschwinden
des injizierten Kongorots aus der Blutbahn ist zur Diagnose einer Organamyloi-
dose wertvoll. Gleich wie der Bence-Jonessche Eiweißkörper imponiert das
Amyloid als Fremdkörper, passiert den Organismus unausgenutzt und führt zu
hohen Albuminurien. Auch hier kann der Verlust an stickstoffhaltigem Material
sehr groß sein, Hypalbuminose mit dadurch bedingten Ödemen sind die Folgen.
Gleichzeitig mit der Amyloidose sind meist auch die Globuline und das Cholesterin im Blut vermehrt, ein Zeichen des allgemeinen Zellzerfalls.

Die *Gesamtstickstoffausscheidung* ist bei Fieber immer mehr oder weniger
erhöht. Diese Veränderung wird wohl durch die Unterernährung und den Wegfall
der Kohlehydratverbrennung in ihrem Zustandekommen begünstigt, ist aber

andererseits auch der Ausdruck des toxisch bedingten Zelluntergangs. Das Eintreten des Stickstoffdefizites ist in den einzelnen Stadien der Erkrankung verschieden, es besteht nicht immer eine Parallele zum Fieber, grundsätzliche Folgerungen, die zur Ablehnung des sog. toxogenen Eiweißzerfalls führen müßten, sind aber unnötig. GRAFE vertrat seinerzeit die Auffassung, wonach der Eiweißzerfall mit der Gesamtcalorienproduktion in Relation stehe, das hohe Stickstoffminimum im Fieber, überhaupt bei Infekten, zeigt aber die spezifische Beteiligung der Zellen an dem erhöhten Eiweißumsatz. Der Eiweißzerfall im Fieber steht in keinem Verhältnis zum Gesamtcalorienbedarf. Mit einer rein nervösen Einwirkung, der Störung einer normalerweise als Hemmung wirkenden Tätigkeit zentraler Apparate (FREUND und GRAFE), kann der Eiweißzerfall nicht erklärt werden.

Die Überschwemmung des Blutes mit *niederen Abbaustufen des Eiweiß* kann hohe Grade erreichen und zu Reststickstoffwerten führen wie bei der Urämie.

Fall 1. Leibundgut, Rosa. 60jähr. Gest. 18. 6. 33.

Erkrankung am 8. 6. 33 mit allgemeinem Unwohlsein, Gelbsucht. Am 11. 6. 33 Bauchschmerzen von heftigem krampfartigem Charakter. Schon früher ähnliche Schmerzzustände mit Gelbsucht. 1928 deswegen operiert, Entfernung der Gallenblase.

Beim Eintritt in die Klinik am 12. 6. 33 Fieber bis 37,7°, Pulsfrequenz 120, schlechter Allgemeinzustand, Sensorium getrübt. Leib aufgetrieben, etwas druckempfindlich. Leber: Rand palpabel, kaum vergrößert. Milz nicht fühlbar. Herz nicht vergrößert, mit systolischen und diastolischen perikarditischen Geräuschen. Blutdruck 100/75. Lungen ohne Besonderheiten. Atemfrequenz 40. Nieren nicht palpabel, im Harn Eiweiß +, Urobilinogen —, Urobilin +, Indican —, Sacchar. —, Aceton —, Bilirubin +, Diazo —, Chloride kompakt. Reaktion sauer. Im Sediment ikterisch gefärbte Zylinder und Leukocyten, keine Erythrocyten. Spezifisches Gewicht 1024. Urinmenge 100, 100. Im Blut 5,8 Mill. Erythrocyten, 95/70 Hämoglobin. Leukocyten 2500, wovon 70% segmentkernig, 3% stabkernig, 20% Lymphocyten, 7% Monocyten. Senkungsgeschwindigkeit 24, 55, 102 mm. Alkalireserve 48 Vol.-% Eiweißkonzentration (Refraktion) 8,02%.

Während des 6tägigen Aufenthalts in der Klinik trotz der eingeleiteten Therapie zur Bekämpfung der angenommenen Cholelithiasis und der Zirkulationsschwäche allmähliche Verschlechterung mit Auftreten von Muskelzuckungen im linken Arm, ausgesprochener Oligurie (Tagesmengen 30—50 ccm mit spezifischem Gewicht 1013—1017), absoluter Appetitlosigkeit und zunehmender Benommenheit mit Störung der Pupillenreaktion. Im Serum sinkt die Alkalireserve auf 39 Vol.-%. *Harnstoff 210 mg-%.* Bilirubin 2,9 mg-% (Reaktion direkt +). Indican stark vermehrt, Xanthoprotein 48 Skalenteile. Im Harn Ammoniak 0,009 g, Stickstoff 0,224 g, Ammoniakquotient 4,10.

Sektionsbericht: Cystitis und Pyelitis catarrhalis. Stein im Ductus choledochus, Dilatation des Ductus choledochus. Cholangitis catarrhalis. Status nach Cholecystektomie und Appendektomie. Peritonitische Adhäsionen, subphrenischer Absceß. Pericarditis serofibrinosa. Dilatation des rechten Vorhofs und Ventrikels. Klappensklerose, Arteriosklerose. Pleuritische Adhäsionen, Lungenemphysem, Lungenödem, lobuläre Pneumonie, Bronchitis catarrhalis. Gastritis und Enteritis catarrhalis. Hydrocephalus internus. Atrophie der Milz und Leber. Struma nodosa parenchymatosa et colloides.

Ergebnis der histologischen Untersuchung: Im Ductus choledochus grampositive Stäbchen, lange Ketten von grampositiven Streptokokken. Myokard verfettet. Niere mit normal großen Glomerulis, dieselben wenig bluthaltig, Endothelien leicht geschwellt, feintropfig verfettet. Hauptstücke erweitert mit viel geronnenem Eiweiß. Epithel der Schaltstücke und Schleifen stark verfettet. Arterien zart. An den Kanälchen des Marks einige hyaline und gekörnte Zylinder. Im Interstitium der Papillen geringe leukocytäre Infiltration.

Fall 2. Hofstetter, Karl. 54jähr. Gest. 31. 3. 33.

Am 22. 3. 33 in die dermatologische Klinik eingeliefert wegen Harnverhaltung bei Tabes dorsalis. Behandlung mit Syntharsan. Am 28. 3. bei der Cystoskopie eine Verletzung der Harnröhre mit folgender Blutung. Am folgenden Tag plötzlicher Temperaturanstieg auf 39,7 mit Schüttelfrost. Patient verfällt in einen komatösen Zustand und wird der medizinischen Klinik überwiesen.

Bei der Aufnahme am 30. 3. erscheint Patient pulslos, stark cyanotisch, Atmung „mühsam". Patient reagiert schlecht auf Anruf.

Temperatur 37,3°. Im Blut Erythrocyten 4,8 Mill. Hämoglobin 80/80, Leukocyten 26950, wovon 60% segmentkernig, 13% stabkernig, 1% jugendlich neutrophil, 13% Lymphocyten, 8% Monocyten, 5% Eosinophile, 1% basophil. Nieren nicht palpabel. Harn sauer, spezifisches Gewicht nicht bestimmt. Albumen Spur +. Sacch. —. Aceton negativ. Übrige Untersuchungen nicht möglich. Im Sediment sehr reichliche Leukocyten, mehrere Epithelien, Colibacillen. Herz nicht vergrößert, ohne Geräusche mit leisen Tönen. Blutdruck nicht meßbar. Pulsfrequenz 118. Lungen perkutorisch ohne Besonderheiten, Atemgeräusch vesiculär. Leber eben fühlbar, Milz nicht vergrößert fühlbar, Abdomen überall gut eindrückbar. Tonsillen nicht vergrößert, nicht entzündlich verändert. Zunge trocken. Sensibilität und Motilität nicht zu prüfen. Patellarreflexe +, Achillessehnenreflexe +, Fußsohlenreflex fraglich. Kein Babinski. Bauchdeckenreflex +. Pupillenreaktion auf Licht und Konvergenz fehlen. Pupillen sehr weit, entrundet, die rechte größer als die linke.

Am nächsten Tag Exitus. Im Serum Eiweißgehalt 7,9%, Alkalireserve 42 Vol.-%. *Harnstoff 91 mg-%.* Indican stark vermehrt.

Sektionsbefund: Tabes dorsalis mit Degeneration der Seitenstränge des Rückenmarks. Verletzung der Urethra. Cystitis purulenta, trabekuläre Hypertrophie der Harnblase, Prostatahypertrophie. Akute Milzschwellung. Leberverfettung. Lungenemphysem, Lungenödem, verkalkter tuberkulöser Primärinfekt in der rechten Lunge, Kalkherd in einer Bronchialdrüse rechts, Bronchitis catarrhalis, pleuritische Adhäsionen. Abgelaufene Endokarditis der Aortenklappen. Klappensklerose, Dilatation des rechten Vorhofs und Ventrikels, Arteriosklerose. Struma diffusa colloides. Gastritis chronica. Leptomeningitis chronica fibrosa. Verfettung des Myokards und der Nieren. Aortitis syphilitica.

In beiden Fällen finden sich im Blut die charakteristischen Veränderungen der Urämie mit Erhöhung des Harnstoffgehalts, Vermehrung des Indicans, positiver Xanthoproteinreaktion und mit niedriger Alkalireserve als Zeichen der Azidose. Die Nieren weisen keine wesentlichen Veränderungen auf. Makroskopisch erschienen die Nieren intakt. Die Vermehrung harnfähiger Stoffe ist nicht die Folge einer Niereninsuffizienz, sondern wenigstens vorwiegend bedingt durch den septischen extrarenalen Eiweißzerfall. Trotz des hohen Reststickstoffs im Blut ist in solchen Fällen der Blutdruck nicht erhöht, es besteht kein innerer Zusammenhang zwischen Reststickstofferhöhung im Blut und Hypertension.

Über den Ort des Eiweißzerfalls kann man sich nicht näher äußern, seit den Untersuchungen von HASHIMOTO und PICK, BIELING, FREUND und LAUBENDER, FREUND und RUPP ist aber bekannt, daß bei sensibilisierten Tieren (Meerschweinchen) speziell in der Leber der Reststickstoff vermehrt gefunden wird, während in Nieren, Milz, Gehirn und Blut ein vermehrter Eiweißabbau nicht zu konstatieren war. GOTTSCHALK fand bei unspezifischer Proteinkörperreizung eine Steigerung der oxyreduktiven cellulären Vorgänge (Verfahren nach LIPSCHITZ mit Dinitrobenzol) beim Meerschweinchen speziell in der Leber, dann auch in der Muskulatur, mit davon abhängiger Steigerung des Reststickstoffs im Blut. Der Leber dürfte beim Zustandekommen des pathologischen Eiweißabbaues auch bei Infekten eine besondere Rolle zukommen.

Die Ausscheidung von *Ammoniak* ist immer mehr oder weniger vermehrt, in bloßer Abhängigkeit von der Höhe des Eiweißumsatzes oder darüber hinaus als Ausdruck einer spezifischen Nierenleistung beim Einsetzen einer stärkeren Azidose. Nicht selten findet sich eine Vermehrung des *Indicans* im Harn, auch beim Fehlen einer ersichtlichen enteralen Störung. Der Anstieg der Indicanwerte im Blut bei den oben erwähnten Fällen von extrarenaler Urämie ist ein Beweis für die Möglichkeit einer Abgabe von Umwandlungsprodukten des Tryptophans aus dem Gewebe bei eintretender Zellschädigung. Urate und *Harnsäure* treten ebenfalls bei Infekten häufig in vermehrter Menge im Harn auf. Die Harnsäure erscheint als Endprodukt des Zerfalls von Nucleoproteiden, d. h. von Kernmaterial. Besondere Beachtung verdient schließlich die Ausscheidung des *Kreatins und Kreatinins.* Als Quelle des Kreatins kommt hauptsächlich das Phosphagen der quergestreiften Muskulatur in Betracht, BÜRGER hat vor allem auf den Parallelismus Muskelmasse und Kreatinbildung hingewiesen. 98% des Gesamtkreatins (Kreatinin inbegriffen) finden sich in der Muskulatur. Zerfall von Muskulatur geht mit einer vermehrten Ausscheidung von Kreatin und dem daraus gebildeten Kreatinin einher. Bei Scharlach, Diphtherie, Pneumonie, Erysipel,

parenteraler Eiweißzufuhr erscheint die ausgeschiedene Kreatin- und Kreatinin-
menge erhöht, bei gewöhnlicher Angina, akuter Enteritis, Milchfieber, Typhus,
Tuberkulose nicht (NEUBAUER). Hunger und Mangel an Kohlehydraten in der
Nahrung zeigen eine Kreatinvermehrung, ein Hinweis darauf, daß eine normale
Kohlehydratverbrennung die Abgabe stickstoffhaltiger Substanzen hindert und
umgekehrt. Die Leber ist auf die Kreatin- und Kreatininausscheidung ohne Einfluß. Die einzelnen Infekte verhalten sich ganz verschieden, ohne daß man
die näheren Gründe dafür angeben kann.

b) In engem Zusammenhang mit der bei Infekten erhöhten Abgabe von
Eiweißspaltprodukten und den Störungen in dem intermediären cellulären
Eiweißstoffwechsel überhaupt, steht der Einfluß mancher Infekte auf die
Kohlehydratreserven der Organe.

Im anaphylaktischen Shock sowohl wie bei parenteraler Proteinkörpereinverleibung kommt es in der Regel zu einer Erhöhung des Blutzuckers unter
gleichzeitiger Glykogenverarmung der Leber (O'NEILL, MANWARIN und MOY,
ZECKWER und GOODELL). Im Rahmen des gesamten einer Sympathicuserregung
entsprechenden Symptomenkomplexes bei akut gesetzter Infektion mit Fieber,
Abkühlung der Haut, Verschiebung des Wassers aus der Haut und dem Blut
in die Organe, der Neigung zu Blutdrucksteigerung, Tachykardie findet sich auch
die Hyperglykämie.

Bei den Veränderungen im Zuckerhaushalt kommt zweifellos der Leber die
größte Bedeutung zu, hier finden sich die Glykogenreserven, aus denen der
gesamte Organismus, auch die Muskulatur im Bedarfsfall schöpft. Vegetativ
nervöse sympathische Einflüsse scheinen die Leber direkt zur Zuckermobilisation zu veranlassen, das diastatische Ferment wird „freigelegt" (LESSER) und
außerdem kommen das Adrenalin, das Thyreoidin und auch die aus den beiden
Teilen der Hypophyse hervorgehenden Hormone bei der zu beobachtenden
Glykogenverarmung der Leber ursächlich in Betracht. Die Nebenniere ist vor
allem geeignet, bei akutem Bedarf an Zucker durch Mehrproduktion von Adrenalin wirksam einzugreifen, während Thyreoidea und Hypophyse nicht so rasch,
aber dafür um so nachhaltiger eine gewisse Tendenz zur Umwandlung von
Glykogen in Zucker mit sich bringen. Extrahepatische, vor allem zentral nervöse
Einflüsse sind also gerade bei akut einsetzenden Infekten bei der Glykogen-
medikation stark beteiligt. Man wird aber nicht so weit gehen, die Veränderung
ausschließlich, ähnlich dem Fieber, mit einer zentral nervösen Erregung zu erklären, die periphere Schädigung durch Antigene mit der Erhöhung des cellulären Stoffumsatzes zieht den Kohlehydratbestand der Zellen zweifellos auch
direkt in Mitleidenschaft. Bei chronisch infektiösen Zuständen wird dem peripheren Angriffspunkt der Gifte eine größere Bedeutung zukommen als dem
Eingreifen zentral nervöser Impulse.

c) Der *Fettstoffwechsel* kann bei Infekten ebenfalls einschneidende Veränderungen erfahren.

Die oft rapid einsetzende *Abmagerung* erklärt sich aus dem erhöhten Calorienbedarf bei Erschöpfung der Glykogenvorräte. In solchen Fällen kommt es dann
zu ähnlichen Erscheinungen wie beim Hunger, dem Auftreten von Acetonkörpern
im Harn. Der Schwund des Fettgewebes, in den ersten Stadien eines Infekts
durch Wasserretention verdeckt, kommt in der Rekonvaleszenz oft in überraschender Weise zum Vorschein.

Die *Verfettung der Organe* spielt unter den infektiösen Organveränderungen
eine große Rolle.

Man hat zwei Arten von Veränderungen völlig zu unterscheiden, die Vermehrung von Neutralfett in den Organen und andererseits die Anreicherung
oder den Verlust an Lipoiden.

Die alte Anschauung, wonach das nachweisbare *Neutralfett* in den Zellen einer Umwandlung von Zucker oder Eiweiß in Fett entspreche, ist theoretisch wohl verständlich, kommt praktisch aber kaum vor. Man verweist zwar immer auf die Leichenwachsbildung, bei der an Stelle der Muskulatur und der Weichteile eine Masse, bestehend aus freien Fettsäuren und fettsauren Salzen, gefunden wird. Wahrscheinlich handelt es sich aber auch hier eher um eine Umwandlung schon vorher vorhandener Neutralfette in Fettsäuren bzw. Fettseifen. FÜRTH bemerkt dazu, die Fettsäuren könnten erst durch das bei der Fäulnis gebildete Ammoniak in Lösung gebracht werden, als Ammoniakseifenlösung die Weichteile durchtränken und durchsickern und dann durch Umsetzung mit Calcium und Magnesiumsalzen zur Bildung schwerlöslicher Niederschläge Anlaß geben. Bei dem ganzen Vorgang spielt Bakterieneinwirkung stark mit. Es ist ein noch unerforschtes Problem, ob ähnliche Vorgänge auch in vivo vorkommen.

Weit häufiger entsteht die Verfettung der Organe zweifellos durch *Phanerose*, ein Sichtbarwerden von Fett in Tropfenform, nach einer Entmischung der Gewebsstoffe unter dem Einfluß des entzündlichen Prozesses. Fett ist normalerweise, wie angenommen wird, zum Teil an Eiweiß gebunden und entzieht sich in dieser Form dem histochemischen Nachweis. FANO beobachtete, daß Fett an Albumin gebunden durch Osmium nicht geschwärzt wird, es ist auch nicht mehr in Äther löslich (MANSFELD und MÜLLER). Die Verfettungsvorgänge bei Phosphor und Säurevergiftung sowie Hunger werden mit einer Lösung der Fetteiweißbindung in Zusammenhang gebracht, ähnlich kann es sich auch bei bakteriellen Einwirkungen verhalten. Von MANSFELD wird der Milchsäureanhäufung eine besondere Rolle beigemessen, Infusion verdünnter Milchsäure befähigt das im Blut an Eiweiß gebundene Fett unter Umständen die Capillarwände zu durchwandern, es wird unter dem Einfluß der Säure von seiner Bindung an Eiweiß freigemacht. FÜRTH zitiert Versuche von SAXL mit Injektion einer wäßrigen Suspension von gelbem Phosphor in einen Pfortaderast der isolierten Leber, worauf sich nach einer gewissen Zeit Organveränderungen einstellten, die histologisch dem Bilde der Fettdegeneration durchaus glichen. Man hatte es nicht mit einer Fettneubildung durch Umwandlung des Albumins zu tun, vielmehr mit einem durch Organautolyse bedingten histologischen Sichtbarwerden von schon vorhandenem, nicht sichtbarem Fett. Ähnliches gilt offenbar für Vergiftungen mit Arsen, Antimon, Chloroform, Alkohol. Weiterhin wird von FÜRTH der Hungerzustand erwähnt, der Phlorrhizin- und Pankreasdiabetes, alles Zustände mit mangelhafter Kohlehydratverwertung, wie sie auch bei länger dauernden Fieberzuständen vorkommen. Man hat es mit der Fettphanerose offenbar mit einem Vorgang zu tun, der normalerweise die erste Etappe zur weiteren oxydativen Verwertung der Fette darstellt.

Schließlich verdient bei der Erklärung der infektiös bedingten Organverfettung das Moment der Fett*infiltration* bei mobilisierten Fettdepots besondere Beachtung. Zwischen dem Fettbestand der peripheren Zellen und den Fettdepots müssen regulierende Beziehungen vorhanden sein, die den Nachschub dem veränderten Verbrauch anzupassen vermögen. Ob es sich dabei um innersekretorische oder vorwiegend um zentral nervöse Impulse handelt, ist noch nicht klargestellt. Von Interesse ist jedenfalls die Feststellung von MANSFELD und MÜLLER, daß bei hungernden Meerschweinchen nach Durchtrennung des Ischiadicus die gelähmte Extremität fettreicher bleibt, als die noch unter Nerveneinfluß stehende. WERTHEIMER zeigte auch, daß bei phlorrhizinvergifteten Hunden nach Durchschneidung des Rückenmarks in Höhe von D 1 bis D 7 die sonst zu beobachtende Fettmobilisation, d. h. die Fettvermehrung im Blut ausbleibt. Daß es sich um Einwirkung auf die Fettdepots handeln müsse, wird daraus erschlossen, daß Entnervung der Leber allein ohne Einfluß auf

Fettwanderung und Fettablagerung in der Leber ist (Isaac und Siegel). Das Zwischenhirn mit seinen Beziehungen zur Neurohypophyse steht sehr wahrscheinlich in Beziehung zu gewissen Fettdepots, bekannt ist die charakteristische Fettverteilung, d. h. die lokalisierte Anhäufung von Fett bei hypophysären Erkrankungen. Die Schilddrüsenhypoplasie führt zu *allgemeiner* Adipositas, zur Erklärung derselben wird man in erster Linie an den Rückgang des oxydativen Umsatzes im allgemeinen zu denken haben. Die mit der Menopause einsetzende Neigung zur Adipositas kann mit den Wechselwirkungen zwischen Ovarium und Hypophyse in Zusammenhang stehen.

Unter dem Einfluß von Infekten findet man nicht immer eine Vermehrung des Gesamtblutfettes, trotzdem kann eine vermehrte Fettwanderung bestehen. Ähnlich wie bei der Phanerose, dem Sichtbarwerden von vorher an Eiweiß gebundenem Fett in den Zellen selbst, kann auch in den Fettdepots ein Loslösungsprozeß vor sich gehen, der die Fette löslicher macht und zur Mobilisation derselben führt. Der bei Infekten oft auffällig niedrige respiratorische Quotient weist auf einen verstärkten Fettkonsum hin, als Verbrauchsort kommt weniger das periphere Fettgewebe als die Leber in Frage und damit erklärt sich auch die Fettwanderung. Das Glykogen der Leber wird häufig durch Fett ersetzt gefunden.

Bei der Anhäufung von *Cholesterin* in den Organen kommen Umwandlungsvorgänge nicht in Frage, um so mehr aber lokale Entmischungsprozesse mit Abgabe von Cholesterin durch die Gewebe.

Für das Vorkommen einer „Cholesterinphanerose" liegen zunächst keine Beweise vor, die von Bennhold u. a. nachgewiesene Bindung von Cholesterin an Globulin läßt es aber als möglich erscheinen, daß eine Lösung dieser Bindung in den Zellen zu einem Freiwerden des schlecht löslichen Lipoids führen könnte. Akute infektiöse Prozesse führen nicht zu Cholesterinverfettung der Organe, große Bedeutung beansprucht dagegen die Infiltration mit Cholesterin bei chronischen Zuständen, meist in Verbindung mit schweren Umbau- und Abbaustörungen der cellulären Eiweißkörper. Die Nephrose ist wie die Cholesterinesterverfettung anderer Organe die Folge einer Hypercholesterinämie und diese wieder der Ausdruck einer generalisierten destruktiven Zellschädigung.

Abgabe von *Lecithin* ist nicht nur bei Ermüdung (Clark), sondern auch bei manchen Herzschädigungen als Zeichen der Muskeldestruktion gefunden worden (Kutschera). Die Digitalis pflegt in solchen Fällen nicht zu haften. Zusammen mit dem Cholesterin sind dann auch die Lecithine im Blut vermehrt.

Bei der Bedeutung der Lipoide für die Zellpermeabilität ist diesen noch wenig bekannten Störungen vermehrte Beachtung zu schenken.

d) *Wasser- und Salzhaushalt.* E. Leyden erklärt in seinen Untersuchungen über das Fieber, 1869: „Der Verlust an Körpergewicht erreicht innerhalb fieberhafter Krankheiten eine sehr wechselnde Größe, fehlt aber nur in seltenen Fällen. Er ist weitaus am größten in dem kritischen Stadium, hört aber keineswegs mit der Beendigung des Fiebers auf, sondern erstreckt sich weit in die Rekonvaleszenz hinein. Dieser Umstand läßt mit großer Wahrscheinlichkeit schließen, daß im hohen Fieber eine Wasserretention im Körper stattfindet, vermutlich mit gleichzeitiger Retention von Exkretions- bzw. unvollkommenen Verbrennungsstoffen."

Die Nachuntersucher kritisierten mancherlei, der Standpunkt von Leyden hat sich aber schließlich doch als richtig erwiesen. Neben *Wasser* wird auch *Chlor* retiniert.

Die im Fieber zu beobachtende Wasserretention ist keine Folge von vermehrter Wasserzufuhr, hat auch nichts zu tun mit einer Schwäche der Zirkulationsorgane, sie ist vielmehr der Ausdruck einer Tendenz zu vermehrter Wasserbindung von seiten des Organismus bei stattgefundener Infektion.

14*

Schwenkenbecher und Inagaki bestimmten den Wassergehalt von Leber und Muskulatur bei Infektionskrankheiten und fanden den Wassergehalt dieser Organe erhöht.

Besonders instruktiv sind die Untersuchungen von Sandelowski bei *Pneumoniker*, aus denen das Auftreten einer Kochsalz- und Wasserretention klar hervorgeht. Der *Beginn* der Pneumonien ist zwar nicht erfaßt, es ist aus den Untersuchungen nicht ersichtlich, welcher der beiden Faktoren, die Kochsalzretention oder die Wasserretention, zuerst eintritt, die *nach* der Krise eintretende Kochsalzausschwemmung, die Entwässerung des Blutserums mit gleichzeitiger Abnahme des Körpergewichts sind aber sehr deutlich (Abb. 63). Die Zunahme der Refraktometerwerte ist ein Beweis dafür, daß der Rückgang des Körpergewichts einer Entwässerung entspricht, auch wenn die Urinmengen keine stärkere Vermehrung zeigen. Extrarenal, durch die Lungen, die Haut und den Darm, wird das während der Fieberperiode retinierte Wasser vor allem wieder abgegeben. Die Wasserabgabe geht der vermehrten Salzausscheidung öfters deutlich voran. Beim *Scharlach* findet Reiss während des Fiebers eine positive Kochsalzbilanz, das Körpergewicht konstant oder im leichten Steigen begriffen, während im Moment der Entfieberung das Gegenteil eintritt. In gewissen Fällen bewegen sich die Refraktometerwerte und das Körpergewicht nicht ganz parallel, es ist das aber ohne weiteres verständlich, weil das Blut zwischen Gewebe und Nieren eingeschaltet in seinem Wassergehalt von den genannten Organen her in gegensätzlicher Weise beeinflußt wird.

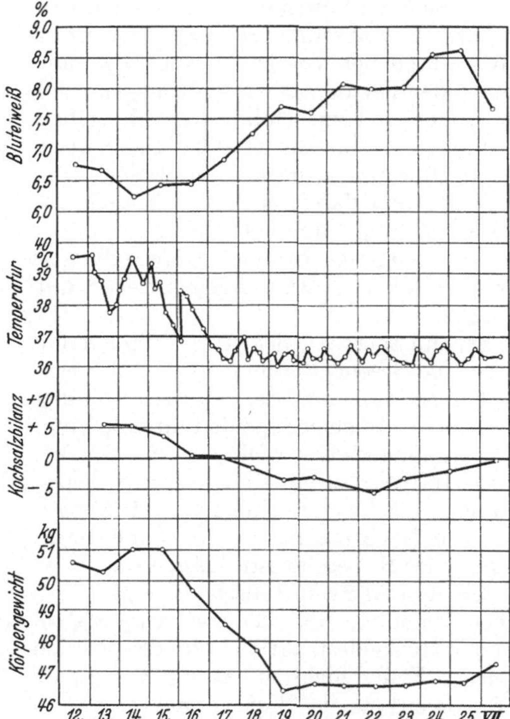

Abb. 63. Initiale Wasser- und Kochsalzretention bei lobärer Pneumonie (5. Krankheitstag). (Sandelowsky, 1909.)

Überwiegt die Wasserabgabe im Bereich der Nieren, so ergibt sich die Tendenz zur Bluteindickung, entledigt sich das Gewebe in erster Linie des retinierten Wassers, so kommt es eher zur Hydrämie. Im Hinblick darauf, daß ein fieberhafter Infekt den cellulären Stoffwechsel ganz allgemein beeinflußt, die Nieren sowohl wie das Gewebe (Leber), wird verständlich, daß die Blutanalysen allein nicht maßgebend sein können. Die Wasser- und Salzretention findet sich nach Fränkel besonders in der zweiten Krankheitsperiode, zwischen dem 15. bis 21. Tag. Dieselben Wasserverschiebungen wie bei Scharlach und Pneumonie finden sich nach Reiss auch bei *Gelenkrheumatismus, Typhus, Erysipel* und *septischen Affektionen*.

Neigung zu Wasserretention zeigen auch gewisse Fälle von *Tuberkulose*. Es war schon vor längerer Zeit aufgefallen (vgl. Meyer-Bisch), daß leichtere Fälle von Tuberkulose nach Tuberkulininjektionen, auch wenn diese zu diagnostischen Zwecken verabfolgt wurden, eine auffallende Besserung des Allgemeinbefindens zeigen. Saathoff machte auf erhebliche Gewichtszunahmen aufmerksam, die sich bei prognostisch günstig erscheinenden Tuberkulosefällen nach einer Tuberkulininjektion einstellen könne. Aus den Ausführungen von SAATHOFF geht schon hervor, daß der Grund für diese Erscheinungen in einer Wasserretention zu suchen ist. MEYER-BISCH widmete derselben Frage eingehende Studien. Normalerweise schwankt das Körpergewicht, d. h. der Wasserstand ist im Körper

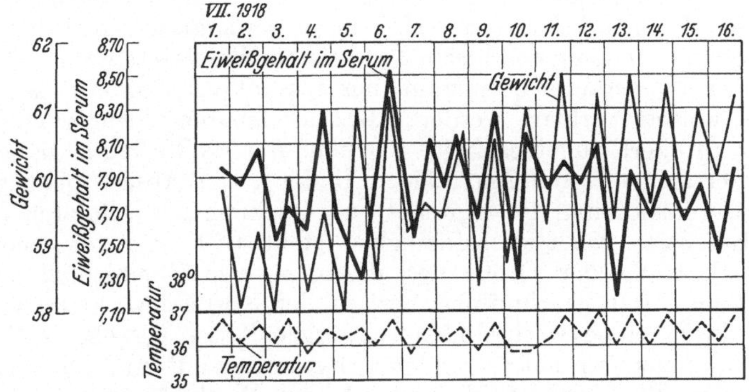

Abb. 64. Normale Tagesschwankungen des Wasserbestandes des Körpers. Bluteindickung bei Wasseransammlung im Gewebe. (MEYER-BISCH, 1920.)

zwischen einem Minimum in den Morgenstunden und einem Maximum am Abend. Die Differenzen (vgl. Abb. 64) können 500—1500 g betragen, die Körpergewichtskurven schwanken ähnlich wie die Körpertemperatur. Dabei ist die Eiweißkonzentration im Blutserum abends höher, das Wasser zieht sich aus dem Blut in die Gewebe zurück. Bei Tuberkulose ist die Gewichtskurve dieselbe (s. Abb. 65), die Refraktometerwerte, d. h. die Eiweißkonzentration im Blutserum ist abends

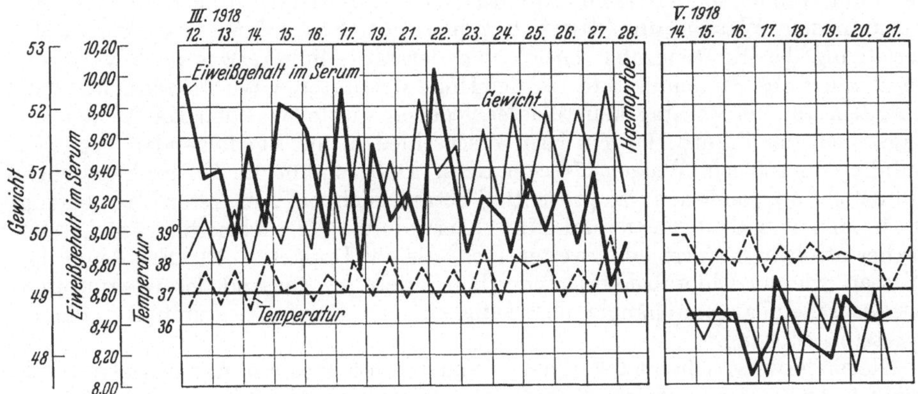

Abb. 65. Abnorme Wasserverteilung bei Tuberkulose. Hydrämie bei hohem Gesamtwasserbestand. (MEYER-BISCH, 1920.)

bei diesen Kranken aber oft niedriger. Das Wasser ist bei Tuberkulösen anders verteilt. Nach der Injektion von Tuberkulin kommen drei Reaktionsweisen vor: Typus I reagiert auf die Injektion mit Bluteindickung und Gewichtsabnahme. Typus II setzt vorübergehend unter Blutverdünnung Gewicht an, muß das gewonnene aber gleich wieder unter starker Bluteindickung abgeben. Typus III nimmt sofort und andauernd an Gewicht zu; die sofortige plötzliche Zunahme ist durch gleichzeitige Serumverdünnung charakterisiert. In einzelnen Fällen geht ein Teil der ersten starken Gewichtszunahme vorübergehend verloren, wird aber gleich wieder ersetzt. Die Tuberkulininjektion wirkt also bald wasserausschwemmend, bald so, daß das Wasserspeicherungsvermögen des Organismus in erheblicher Weise erhöht wird. Die als Typus I geschilderte Reaktionsweise ist bei den ungünstig verlaufenden Fällen zu beobachten, Typus III bei den prognostisch günstigen Fällen. Das Vorhandensein oder Fehlen von Fieber ist für den Ausfall der Reaktion nicht entscheidend. Die geschilderten Veränderungen des Wasserbestandes nach Tuberkulin sieht man nur bei tuberkulösen Individuen, ein Zeichen dafür, daß es sich um eine allergische Reaktion handelt.

Die im vorangehenden geschilderte Tendenz zu Wasserretention bei Infekten kann mit einer Wasseranreicherung in den erkrankten Geweben selbst nicht immer ohne weiteres erklärt werden. Bei der lobären Pneumonie wird das Wasser akut retiniert zu einer Zeit, wo man die größte Mühe haben kann, im Bereich der Lungen eine Anomalie zu finden. Ein Absceß geht wohl mit ödematöser Durchtränkung des Gewebes und Quellung der cellulären Elemente einher, die Retention von Gewebsflüssigkeit steht aber doch oft scheinbar in keinem Verhältnis zu der Größe des allgemein vom Organismus retinierten Wasserquantums. Der rhythmische Verlauf der Körpergewichtskurve, der in erster Linie durch einen wechselnden Wassergehalt der Gewebe bedingt wird und gewisse Ähnlichkeiten hat mit anderen rhythmisch auf- und ab verlaufenden Funktionen, dem Wach- und Schlafzustand, dem Wechsel von Tag und Nacht, verweisen auf das Eingreifen und die Bedeutung zentral nervöser Impulse. Beim Tuberkulösen verläuft die Kurve abnorm, aber doch rhythmisch. Bei den beobachteten Veränderungen des Wasserbestandes scheint es sich um Äußerungen einer zentral nervösen Regulation zu handeln.

Der bei akut einsetzendem Fieber in Erscheinung tretende Symptomenkomplex hat Ähnlichkeit mit dem Effekt einer Adrenalininjektion. Mit BULCKE und WELS habe ich 1917 festgestellt, daß nach Adrenalininjektion beim Menschen wie beim Tier die ausgeschiedene Harnmenge zurückgeht. Die Chlorwerte fallen nicht nur absolut, sondern auch prozentual. Die Adrenalinwirkung hat ihr Gegenstück in dem Wasser- und Salzstich von JUNGMANN und MEYER. Bei Stichverletzung der Rautengrube seitlich von der Mittellinie, etwas nach vorn zu, im Bereich des Funiculus teres in der Höhe des unteren Wurmendes, wurden, trotzdem am Versuchstag kein Wasser gegeben wurde, von den Kaninchen am Tage nach der Piqure 106 ccm Urin ausgeschieden und am folgenden Tage bei Zufuhr von 150 ccm Wasser 170 ccm Urin. Dabei nahm die Kochsalzausscheidung nicht ab, sondern sogar prozentual beträchtlich zu. Am ersten Tage betrug sie in den von JUNGMANN und MEYER erwähnten Versuchen das 5fache der vorher erreichten Norm, am zweiten mehr als das Doppelte. Die Erhöhung der Wasser- wie der Chlorabgabe ist von dem jeweiligen Zustand des Gesamtorganismus scheinbar unabhängig und lediglich eine Folge der durch die Piqure gesetzten Störung.

Normalerweise scheint der Wasser- und Kochsalzbestand der Gewebe durch zentral nervöse *sympathische Impulse* gehemmt zu werden, die nach der Piqure auftretende Polyurie und Kochsalzausschwemmung ist der Ausdruck einer zentralen Schädigung. Das ganze Bild eines akuten Infekts mit dem Fieber, der Neigung zu arterieller Gefäßkontraktion in der Haut, der Verminderung der Schweißsekretion und der Zuckermobilisation in der Leber sieht einer sympathischen Reizwirkung ähnlich, die eintretende Wasser- und Salzretention gehört scheinbar mit zu diesem Symptomenkomplex. Der Wasserhaushalt ist mit der Temperaturregulierung eng verkoppelt, zur Abgabe von Wärme bedient sich der Organismus der Schweißproduktion und der Mobilisation von Gewebswasser, bei Erhöhung des Wärmebestandes wie im Fieber wird Wasser umgekehrt zurückgehalten. Die im Fieber neben der Herabsetzung der Wärmeabgabe in Gang kommende Steigerung der Gewebsoxydationen, der vielfachen hydrolytischen

Spaltungsprozesse, känn diesen vermehrten Wasserbestand der Gewebe wohl gebrauchen.

Wenn man der KRAUSschen Schule (ZONDEK) folgt und annimmt, daß der sympathische Reizeffekt zu einer Anreicherung von Calcium im Gewebe führt, so muß dazu bemerkt werden, daß eine solche Anreicherung von *Calcium* bei fieberhaften Infekten im Gewebe nicht nachzuweisen ist. Dazu wird nach OEHME bei calciumreicher Ernährung Chlor keineswegs zurückgehalten, im Gegenteil überschüssig ausgeschieden. BRUMAN und JENNY kamen bei ihren langfristigen Versuchen mit Calciumgluconat Sandoz, wobei normale Personen nach einer längeren Vorperiode täglich 20,5 g (1,91 g Calcium), in einer zweiten Versuchsperiode 41,0 g (3,81 g Calcium) zu sich nahmen, zu entsprechenden Ergebnissen. Die Chlorausscheidung stieg von 4,28—5,86 g in der Vorperiode auf 7,28—11,20. Die Harnmengen nahmen auch deutlich zu. Diese Ergebnisse stehen mit den Verhältnissen bei akuten Infekten im Widerspruch, die dabei vorkommende Wasserretention kann nicht wohl mit einer Calciumretention erklärt werden. Die KRAUSsche Schule (DRESEL und KATZ) hat sich selbst davon überzeugt, daß Adrenalin wie dessen Antagonist Cholin *gleichartige* Schwankungen im Kationenbestand des Blutes zur Folge haben, nämlich eine Verminderung des Kaliumgehaltes. Die Beziehungen zwischen sympathischer Innervation und anorganischem Milieu der Peripherie sind nicht genügend übersichtlich, um bestimmte Schlüsse zuzulassen. Von BULCKE und WELS stammt aber die Feststellung, daß nach Adrenalininjektion nicht nur Wasser und Chlor, sondern auch bis zu einem gewissen Grade Stickstoff zurückgehalten wird. Phosphate und Harnsäure verhalten sich verschieden, in einzelnen Versuchen beim Menschen verläuft die Ausscheidung ähnlich der des Kochsalzes, gewöhnlich gehen die Werte den Harnmengen parallel. Unter dem sympathischen Effekt des Adrenalins werden also die gesamten harnfähigen Stoffe mehr oder weniger deutlich zurückgehalten. Der sympathische Reizeffekt dürfte mit Änderungen der peripheren Zirkulation in Zusammenhang stehen, die unter anderem auch zu einer Retention von Wasser disponieren.

In der *Peripherie* führt der entzündliche Vorgang von sich aus schon zu einer Anreicherung von Wasser. Neben zirkulatorischen Einflüssen mit Änderung der Transsudation und Resorption scheinen dabei vor allem auch Änderungen in der Quellbarkeit des Gewebes im Spiel zu sein, in auffälliger Abhängigkeit von der sich entwickelnden *Azidose*. Nach den Untersuchungen von AMBARD sind Hydratation wie Deshydratation des Organismus unter anderem von der Höhe der Alkalireserve abhängig. In vitro läßt sich eine Vermehrung des Blutkörperchenvolums unter dem Einfluß von Kohlensäure nachweisen (HAMBURGER). Beim Menschen steigen unter einer zu Ketonurie führenden Diät (Fleisch, Sahne, Butter ohne Zugabe von Kohlehydraten) die Hämatokritwerte von 44,7—46,3, in der Vorperiode auf 46,2, 46,8, 47,0, 47,5%. Der an den roten Blutkörperchen vor sich gehenden vermehrten Quellung der Eiweißkörper dürfte allgemeine Bedeutung zukommen. Azidotische Zustände mit Herabsetzung der Alkalireserve sind bei Infekten nicht immer vorhanden, die verschiedenen Regulationsmechanismen verdecken oder verhindern ihr Zustandekommen. Bei Malaria (HOFF) ist die Herabsetzung der Alkalireserve aber deutlich, ebenso im anaphylaktischen Shock, bei parenteraler Proteinkörpereinverleibung und nach Bestrahlungen (KROETZ). Lokal, im Bereich eines peripheren infektiösen Prozesses, ist die Störung des normalen Säure-Basengleichgewichts im Sinne einer Verschiebung nach der sauren Seite ohne weiteres nachweisbar (SCHADE). Auch für das Verhalten des Chlorion dürfte die sich entwickelnde Gewebsazidose entscheidend sein. Von AMBARD ist die Verschiebung von Chlor aus dem Plasma in die roten Blutkörperchen unter den verschiedensten Bedingungen, die zu einer

Tabelle 26. Anstieg des Blutkörperchen-Cl-Gehalts bei Erniedrigung der Alkalireserve; Nephritiker und Normale (AMBARD 1928).

	Blutharn-stoff $^o/_{oo}$	Alkali-reserve	Cl Erythr.	Cl Plasma	Quot. Erythr. Cl Plasma	
Sch.	0,72	52	1,86	3,42	0,55	Chlorfreie Nahrung
Umt.	0,60	54	1,98	3,57	0,55	desgl.
Weng	0,60	54	1,92	3,28	0,59	—
Bladt	0,70	37	1,98	3,50	0,59	—
Martz	3,17	14	2,04	2,58	0,78	—
			Normale			
Ortho.	0,34	55	1,76	3,64	0,48	—
Sc.	0,40	57	1,87	3,74	0,50	—
A.	0,22	56	1,80	3,50	0,51	—

Gewebsazidose führen, nachgewiesen worden. Die Verschiebung zeigte sich in Versuchen am Menschen bei Einatmung kohlensäurereicher Gasgemische, bei der Ausführung intensiver Muskelleistungen mit Anreicherung des Blutes an Milchsäure und weiterhin in zahlreichen pathologischen Zuständen, bei denen eine Herabsetzung der Alkalireserve zu konstatieren war. Die Erniedrigung der Alkalireserve geht gesetzmäßig mit einer Steigerung des Chlorgehalts der roten Blutkörperchen einher unter gleichzeitigem Rückgang der Chlorplasmawerte (Tabelle 26). Bei der Entwicklung einer puerperalen Eklampsie kommen die Verschiebungen besonders deutlich zum Ausdruck (Tabelle 27). Wie die roten Blutkörperchen, werden sich auch andere celluläre Elemente verhalten. Die Retention von Wasser sowohl wie diejenige von Chlor dürfte bei infektiösen Prozessen ganz vorwiegend mit der Entwicklung einer Gewebsazidose in ursächlichem Zusammenhang stehen.

Tabelle 27. Fälle von puerperaler Eklampsie. Azidose mit Anstieg der Blutkörperchen-Cl-Werte (AMBARD und REEB 1928).

Nr	Blut-harnstoff mg-%	Alkali-reserve Vol.-%	Cl Plasma	Cl Erythr.	Bemerkungen
1	0,32	54	3,50	1,79	9. Monat
2	0,36	52	3,56	1,83	9. ,,
3	0,30	51	3,60	1,82	8. ,,
4	0,36	48	3,65	1,81	8. ,,
5	0,40	45	3,26	1,77	3. ,,
6	0,60	44	3,42	1,83	8. ,,
7	0,43	43	3,60	1,81	$2^1/_2$,,
8	0,80	41	3,50	1,93	7. ,,
9	0,45	40	3,77	1,90	8. ,,
10	0,80	37	3,50	1,98	Beginnende Eklampsie
11	0,38	35	3,36	1,83	Volles Bild der Eklampsie

Fraglich ist der Ort der Wasser- und Salzretention. Im allgemeinen wird es sich um eine generelle Änderung kolloidaler Zellsubstanzen handeln, neben der Haut kommen aber Leber und Muskulatur besonders in Betracht. Von SCHWENKENBECHER und INAGAKI ist die Zunahme des Wassergehalts in Muskulatur und Leber direkt nachgewiesen worden, ohne daß die Hypalbuminose des Gewebes daran schuld wäre.

Man kann den Infekt mit der Wirkung einer parenteralen Proteinkörpereinverleibung vergleichen. MEYER-BISCH fand einen Rückgang der Kochsalz- und Wasserausscheidung im Harn nach Injektion von Prolan, Schwefel. KROETZ stellte nach Einwirkung von Proteinkörpern in einer ersten Phase bei der großen Überzahl der Fälle zunächst einen Wassereinstrom in das Blut fest, später dann eine Ausgleichsbewegung in umgekehrter Richtung, die vereinzelt über den Ausgangswert hinaus zu leichter Bluteindickung führte. Der Abstrom des Wassers in der zweiten Phase scheint bei den einzelnen Individuen verschieden gerichtet, bald zurück nach dem Gewebe hin, bald durch die Nieren nach außen. Natrium und Chlor erfahren im Blut „stürmische" Änderungen, 24—48 Stunden nach der Proteinkörpereinverleibung ist der normale Blutspiegel wieder hergestellt. KROETZ bringt diese Schwankungen des Mineralbestandes mit den Bestrebungen des Organismus zur Aufrechterhaltung der Elektroneutralität in Zusammenhang, als Reaktion auf den Einbruch saurer Valenzen. Ein azidotisches Frühstadium ist zwar nicht immer nachweisbar, meist nur bei hoher Dosierung der Proteinkörper und bei Fieber. Der zweiphasige Charakter der Reaktion stört die Beurteilung, die beiden gegensinnig verlaufenden Reaktionen spielen sich oft in so kurzer Zeit ab, daß sich Reaktion und Gegenreaktion überdecken. Ähnlich verhält es sich mit dem Symptomenkomplex des anaphylaktischen Shocks. Die auftretenden Schwankungen gehen zu rasch vor sich. In der Lymphe fanden PETERSON und HUGHS eine Zunahme von Calcium, bei Abnahme von Kalium ohne Veränderung des Chlorbestandes, wahrscheinlich der Ausdruck von Gegenreaktionen. Bei Serumkrankheit sieht man die als initialen Effekt zu bezeichnende Wasser- und Salzretention nicht selten (FRIEDEMANN und FRAENKEL).

Bei dem ganzen Geschehen könnten zentral nervöse Einflüsse mitwirken, ihr Einfluß läßt sich aber nicht erweisen. Die periphere Läsion dürfte auf alle Fälle entscheidend sein, unter Umständen *trotz* einer zentralen Regulation, der Tendenz zur Aufrechterhaltung der peripheren Gleichgewichte, in Erscheinung treten.

3. Fieber.

Das häufigste Symptom einer infektiösen Schädigung ist das *Fieber,* der Ausdruck einer Reizung nervöser Zellelemente in der Gegend des Zwischenhirns. Die reizenden Stoffe sind die Produkte der Gewebsentzündung, des Gewebszerfalls, vor allem Abbaustoffe von Eiweiß.

Daß dem reticuloendothelialen System im weiteren Sinn Zellkomplexe im zentralen Nervensystem zugehören, kann als erwiesen gelten. HERZOG macht auf spindelige und sternförmige Zellformen aufmerksam, die im zentralen Nervensystem besonders in der grauen Substanz, aber auch im Mark vorhanden sind. Sie liegen vielfach innerhalb der adventitiellen Scheide von Capillaren und auch von etwas größeren Gefäßen, ferner im Parenchym anscheinend frei oder im Zusammenhang mit kleinen Gefäßen. Sie fallen durch ihre phagocytische Eigenschaft auf und finden sich vorzugsweise an den Körpern von Ganglienzellen, die sie oft mit ihren Fortsätzen umgreifen oder auch längs den Neuriten. HERZOG betrachtet diese Zellen als Abkömmlinge der Gefäßwandzelle und bringt sie mit dem Saftstrom bzw. der Übermittlung des Stoffwechsels namentlich an die Ganglienzellen in Beziehung. Es sind das die Hortegazellen, die sich von der Neuroglia außer durch morphologisches Verhalten durch ihre Neigung zu Imprägnationen unterscheiden und, von bindegewebiger Abkunft, als Mesoglia bezeichnet werden. ASKANAZY schreibt die speichernde Funktion auch der ektodermalen Gliazelle zu, die neben der mesenchymalen Adventitiazelle die Organreinigung und -entgiftung zu besorgen habe. CREUZFELDT unterscheidet unter den Gliaelementen große plasmareiche und faserbildende Elemente von Fibroblastennatur, während die übrigen Gliazellen mehr dem reticuloendothelialen Apparat zuzuordnen wären.

Die Capillaren der Neurohypophyse und des Tubercinereum speichern in exquisiter Weise. GOLDMANN beschreibt in seinen Arbeiten über Vitalfärbung des Zentralnervensystems vor allem die Färbung des Plexus choreoideus, in dem sich die Plexuszellen selbst sowie die Zellen im Bindegewebe der Zotten an der Speicherung von Farbstoffen beteiligen, außerdem aber die Vitalfärbung der Hypophyse, sowohl im Bindegewebe des epithelialen Teils wie in der Neurohypophyse. Es ist das derselbe Ort, wo auch die eigentlichen Pigmente gespeichert werden. RACHMANOW zeigt, wie sich im normalen Zentralnervensystem stets die mesodermalen Elemente der Pia und der Gefäße vital färben. Die Zellen ektodermaler Herkunft sollen sich wie die Ganglien und Gliazellen in der Regel nicht färben, ausnahmsweise aber die Zellelemente des Tuber cinereum, die Ependymzellen des unteren Infundibularabschnitts, sowie die kubischen Zellen des Plexus chorioideus. Stets färben sich außerdem die Zellen des zusammengesetzten Organs der Hypophyse.

LUBARSCH rechnet zu dem makrophagen, d. h. dem reticuloendothelialen System nicht nur die zwischen den Epithelzellen der Nebenniere gelegenen spindeligen Zellen, die perivasculären Zellen der Umbauschicht der Nebennieren, die Reticulumzellen des Thymus, die peripheren vasculären Spindelzellen des Hodenzwischengewebes, die perivasculären Zellen in der Grenzschicht der Niere, die retikulären Elemente der Bauchspeicheldrüse zwischen den Drüsenläppchen und im Bereich der Blutgefäße der LANGERHANSschen Inseln, die peribronchial und perivasculär gelegenen adventitiellen Zellen der Lunge, sondern auch Gliazellen und perivasculäre Spindelzellen im Hinterlappen der Hypophyse, dem Linsenkern, des Globus pallidus und der Substantia nigra.

Hier liegen auch die Zentralorgane für die Wärmeregulation. KREHL und ISENSCHMID haben experimentell die Bedeutung des Zwischenhirns für die Wärmeregulation erwiesen, Stellen der grauen Substanz caudal und ventral von den Streifenkörpern. Auch die hinteren Partien der Sehhügel sind vielleicht daran beteiligt. Die hauptsächlichsten Stellen liegen aber im Grau ventral der Thalami, also in der Regio subthalamica im Tuber cinereum.

Die für die Wärmeregulation verantwortliche Gegend des Zwischenhirns ist zugleich der Sitz von Zellelementen, die sich durch ihre Vitalfärbbarkeit auszeichnen und als phagocytierende Makrophagen dem endothelialen Zellapparat angehören. Aus dem Eiweiß- bzw. Zellzerfall hervorgehende Abbaustoffe finden hier ihren Angriffspunkt, die Störung der Temperaturregulierung im Fieber, die Erhöhung des Wärmebestandes der Organe (GESSLER, BÜNGELER) sind im wesentlichen eine Folge von Funktionsänderungen im Bereich dieser Zellelemente.

Das **Herzgefäßsystem** vermittelt den Transport der Antigene, unter Umständen der Erreger selbst. Die Gefäße, dem Angriff besonders ausgesetzt, sind auch mit einer spezifischen Reaktionsfähigkeit ihrer Wandstrukturen ausgestattet. Der entzündliche Prozeß ist sicherlich nicht nur von den Gefäßen oder dem Gefäßnervenapparat abhängig, diese Gewebsteile spielen aber bei der Entstehung einer Entzündung wie auch bei dem ganzen Verlauf derselben eine große Rolle. RÖSSLE definiert Entzündung als krankhaft durch Reize gesteigerte Funktion des Bindegewebe-Gefäßsystems, mesodermaler Abkömmlinge, die geeignet erscheinen, die Organe von Fremdstoffen zu reinigen. Schon in den Lymphknötchen des Darms fällt das eigenartige Verhalten der Blutgefäße bei der Verdauung auf. KUCZINSKY vergleicht sie mit jungen Blutgefäßen aus frischem Granulationsgewebe. Das Gefäßepithel ist unregelmäßig, hoch, gewuchert und stark durchsetzt von Lymphocyten, die sich deutlich durch ihre starke Färbung abheben. Rings um die Gefäße ein lymphoblastisches Gewebe mit zahlreichen Zellteilungen. Hier findet also ein erhöhter Stoffumsatz statt, die Gefäße nehmen aktiv an dem gesteigerten Stoffwechsel der zu ihnen gehörenden Organe teil. Die Gefäßwandzelle regelt die Zufuhr von Nährmaterial, aber nicht spontan, sondern unter dem Einfluß der vermehrten Bedürfnisse des örtlichen Parenchyms.

Die Capillaren von Milz, Leber und Knochenmark, Lymphdrüsen reagieren bei Infekten zuerst, überhaupt die feinsten, mit den Organen funktionell aufs engste verbundenen Gefäßabschnitte, die Intima der größeren Arterien und Venen sowie das Endokard erst in zweiter Linie, unter besonderen Voraussetzungen. Diese letzteren Bezirke erkranken bei „Erstinjektionen" antigener Stoffe nur ganz ausnahmsweise, die Endokarditis, Phlebitis und Arteriitis, auch die rheumatische Myokarditis sind vielmehr im allgemeinen der Ausdruck „chronischer" wiederholter Reizwirkungen. Experimentell läßt sich eine Endokarditis selbst bei Verwendung massiver Dosen infektiösen Materials nicht erzielen, erst die vorangegangene Sensibilisierung läßt bei einer später vorgenommenen Reinjektion die Endokarditis entstehen, zusammen mit vielfachen entzündlichen Reaktionserscheinungen an Arterien, Venen und dem gesamten „aktiv" gewordenen bindegewebigen Stroma.

Obenan stehen die Phlebitiden, relativ selten sind die verschiedenen Formen der Arteriitis, in der Mitte steht die Karditis. Über die Lokalisation, das Haften der Erreger oder ihrer Toxine ist nichts Bestimmtes bekannt. Möglicherweise betrifft die Sensibilisierung und Schädigung den *gesamten* Endothelbelag und nur die weiteren Folgen sind im Bereich der einzelnen Abschnitte des Herzgefäßapparates verschieden, quantitativ wie qualitativ.

Die entzündlichen Veränderungen am Herzen, den Arterien und Venen werden im folgenden gesondert besprochen.

II. Karditis.

Entwicklungsgeschichtlich gehören Endokard, Myokard und Perikard nicht zusammen.

Dem Endokard, rein mesenchymaler Abstammung, der Fortsetzung des arteriellen Gefäßrohrs, erscheint das mesodermale Epikard mantelartig angelagert. Fraglich ist die Richtigkeit der von einigen Autoren (KÖNIGER, HERTEL) vertretenen Anschauung, wonach das Endokard, in funktioneller Relation mit dem Myokard, durch Hyperplasie unter Umständen eine Schwäche des Myokards auszugleichen vermöge. BENNINGHOFF betont, es sei eine derartige Unterstützung der Herzmuskulatur durch das Endokard höchstens im Bereich der Vorhöfe denkbar. Wenn an den Arterien von THOMA mit Recht ein funktionelles Gleichgewicht zwischen Intima und Media angenommen wird, so ist eben das Myokard nicht der Media gleichzusetzen. Das Endokard hat keinen Anteil an der Hauptfunktion des Myokards, der Kontraktion des Herzens. Das Endokard ist wie das Gefäßrohr zur reinen Leitungsbahn geworden, ohne Kontraktilität, Reizleitungsvermögen, Reizbarkeit, die charakteristischen Eigenschaften der myokardialen Elemente.

Wie verhält sich nun die Erkrankungsbereitschaft der einzelnen Herzteile.

JÜRGENSEN vertrat den Standpunkt, es gebe keine isolierten Formen der Entzündung, es handle sich vielmehr meist um eine Pankarditis. Auch KREHL kommt bei seinen Untersuchungen an Herzklappenfehlern zu dem Ergebnis, anatomische Veränderungen wären dabei überall nachzuweisen, am Perikard, Endokard, an der Muskulatur und an den Gefäßen. Demgegenüber stehen die Untersuchungen von HENSCHEN an mehr als 100 Fällen von Herzklappenfehlern. Es waren alle vier Herzhöhlen und dazu die Papillarmuskeln nachgesehen worden. In den Papillarmuskeln fand sich Myokarditis in 47 bzw. 48% der Fälle, in den Kammern bei 75% der Fälle, in den Vorhöfen bei 75 bzw. 80%. Perikarditis fand sich unter 300 Herzklappenfehlern nur bei 80 Fällen, also 26,7%. HUSTET fand bei Benutzung des Kieler Sektionsmaterials nur bei 7 von 491 Fällen mit Herzkrankheit eine Perikarditis. *Die perikarditischen Veränderungen erreichen jedenfalls lange nicht die Häufigkeit der myokarditischen Störungen und diese wieder kommen höchstens bei* $^3/_4$ *der Fälle von Herzklappen-*

fehlern vor. Bei vorhandener Perikarditis fehlt zwar nach HENSCHEN eine Myokarditis nie, umgekehrt braucht aber eine Myokarditis keineswegs immer mit Perikarditis einherzugehen.

Die einzelnen Formen der entzündlichen Herzaffektionen verhalten sich verschieden.

Bei den bakteriellen Endokarditiden, den septischen pyämischen Zuständen überhaupt mit ihrer starken Bereitschaft zu arterieller Embolie, kommen myokarditische Herde nicht selten zur Entstehung, gerade bei der Endokarditis lenta mit Anwesenheit des Streptococcus viridans steht aber die Myokarditis nicht nur nach dem Ergebnis der elektrokardiographischen Untersuchung (ROTHSCHILD, SACKS und LIBMAN), sondern auch wenigstens was den Grad der anatomischen Schädigung anbelangt, gegenüber dem schweren nekrotisierenden Vorgang an den Klappen stark zurück. Ganz für sich ist dann der Entwicklungsgang der parenchymatösen Myokarditis bei Diphtherie, Typhus, Scharlach. Hier kommt es weder zu Endokarditis, noch zu Perikarditis. Das fragliche Toxin hätte alle Gelegenheit, die sämtlichen Schichten der Herzwandung zur Erkrankung zu bringen, es passiert aber die Capillaren, ohne sie zu schädigen und haftet elektiv an der muskulären Substanz. *Einzig die rheumatischen Erkrankungen sind durch die Neigung zur Beteiligung sämtlicher drei Herzschichten ausgezeichnet.* Dabei handelt es sich aber nicht um ein Durchtreten des Toxins vom Endokard nach den äußeren Schichten des Herzens, auch nicht um ein primäres Miterkranken des Myokards, sondern um eine an sich gleichartige Reaktion des Mesenchyms in den verschiedenen Schichten des Herzens. Im Myokard und Epikard sitzt die Affektion perivasculär, im adventitiellen Bindegewebe, die mesodermalen Teile werden mehr sekundär in Mitleidenschaft gezogen.

Die einzelnen Teile des Herzens, Endokard wie Epikard, haben ihre verschiedene Entwicklungsgeschichte, ihre verschiedenen funktionellen Aufgaben und dementsprechend auch eine differente Erkrankungsbereitschaft.

1. Endokarditis.

In den gangbaren Lehrbüchern wird neben den abgelaufenen Formen zwischen einfacher und septischer, benigner und maligner Endokarditis unterschieden oder aber die Endocarditis verrucosa einer Endocarditis ulcerosa gegenübergestellt.

Das zuerst genannte Einteilungsprinzip entbehrt der Berechtigung. Gerade die benigne verruköse Endokarditis ist nie „einfach" im Sinne eines „rein örtlichen Prozesses ohne septische Allgemeininfektion", und andererseits gibt es ulceröse Formen, die in der Tat als auffällig lokalisierte Schäden imponieren, kaum das Myokard affizieren, ganz selten Perikarditis hervorrufen.

Es hat sich immer mehr gezeigt, daß der Endothelbelag des gesamten Herzgefäßsystems auf *Toxine* in annähernd derselben Weise reagiert. Die eintretenden klinisch faßbaren Erkrankungen haben wohl ihre Prädilektionsstellen, der Klappenapparat ist aus hämodynamischen Gründen besonders disponiert, in gewissen Venengebieten bleiben bei lädierter Gefäßinnenfläche Blutplättchen, Leukocyten und Erythrocyten besonders leicht hängen, die übrigen Gefäße pflegen aber auch nicht völlig intakt zu bleiben. Das zeigt in ausgesprochendstem Maße der rheumatische Infekt mit seiner Kombination von Endokarditis, Myokarditis und Perikarditis und der großen Mannigfaltigkeit entzündlicher Fernreaktionen, nicht nur im Bereich der Arterien und Venen, sondern auch dem Bindegewebe der Gelenke, Sehnenscheiden, Nervenscheiden, der Haut. Bei den selten einmal nach Scharlach, Erysipel, Parotitis epidemica, Typhus, Anginen auftretenden verrukösen Endokarditiden haben wir es fast immer auch mit deutlich sichtbaren Allgemeinreaktionen zu tun. Die leukocytäre Reaktion, die Schwellung der Milz und der Lymphdrüsen sind der Ausdruck von Funktionsänderungen in Organen mesenchymaler Herkunft, wo sich die Umsetzung zwischen Antigen und Zellstoffwechsel zuerst vollzieht. Den ulcerösen Formen kommt also hinsichtlich der Generalisation der Reaktionserscheinungen, der Vielseitigkeit des ganzen extrakardialen Symptomenkomplexes keine Sonderstellung zu. Die Bezeichnung Endokarditis simplex gehört zu einer Zeitperiode, während der das synthetische Denken, die Zusammenfassung der Symptome und die Beachtung des Organismus als funktionelle Einheit noch nicht üblich waren.

Die Ausdrücke *verrukös* bzw. *ulcerös*, in der pathologischen Anatomie seit langem in Gebrauch, können ohne weiteres auch zur klinischen Unterscheidung der Fälle von Endokarditis genommen werden.

Verrukös bleibt eine Endokarditis, wenn die ihr zugrunde liegende toxische Endothelschädigung geringgradig ist, zur bindegewebigen Organisation neigt, als entzündliche Gewebsschädigung zur Ruhe kommt und auf ihre Art „abheilt". Ulcerös wird der Prozeß, wenn die Klappenveränderung zum Siedelungsherd von Bakterien wird, mit örtlicher Zerstörung des Gewebes, Auflagerung großer Massen thrombotischen Materials und schlechter Heilungstendenz.

Zwei Momente sind für das Zustandekommen und die spezielle Verlaufsart einer Endokarditis also maßgebend, die Reaktionsweise des Klappengewebes und das Vorhandensein oder Fehlen bakterieller Krankheitserreger im Blute.

Bleibt der Infekt lokalisiert in den Tonsillen, im Bereich der Granulome, am Ort äußerer Infekte, dem Drüsenapparat, machen sich also nur *Toxinwirkungen* den Klappen gegenüber geltend, so bleibt eine Endokarditis verrukös. Wird die Barriere durchbrochen, kommt es zur *Bakteriämie,* zum Übertritt von Bakterien in das Blut, so besteht zum mindesten große Gefahr für die Entstehung einer ulcerösen Endokarditis.

Bei verrukösen Endokarditiden fällt die Blutkultur so gut wie immer negativ aus. Umgekehrt war der Nachweis der Erreger unter 24 Fällen der Klinik mit ulceröser Endokarditis jedesmal zu erbringen, wenn auch zum Teil erst bei der autoptischen Untersuchung der Organe.

Die Parallele zur Tuberkulose liegt auf der Hand. Im Stadium des Primäraffektes fehlt eine Dissemination der Erreger, die Generalisation mit Auftreten von Tuberkeln in der Peripherie hat ein Versagen der ersten Verteidigungslinie, der cellulären und humoralen Abwehrkräfte im Bereich der Eintrittspforte der Infektion zur Voraussetzung. Der „Primäraffekt" sitzt bei den entzündlichen Erkrankungen des Herzgefäßsystems ganz vorwiegend im Bereich der Mundhöhle, der Tonsillen, der Zähne, weniger häufig in den Nebenhöhlen und weiterhin unter Umständen in der Haut, dem Darm, dem Nierenbecken, der Gallenblase. Bleibt der Infekt lokalisiert, so entsteht keine ulceröse Endokarditis. Mit Toxinen allein sind auch auf experimentellem Wege keine ulcerösen Veränderungen an den Klappen zu erzielen.

Bekanntlich kommt es nun nicht immer unter dem Einfluß einer Toxinwirkung zur Entstehung einer verrukösen Endokarditis und auch nicht jeder Einbruch bakteriellen Materials führt zur Entstehung einer Endocarditis ulcerosa. Entscheidend ist in letzter Linie die *Reaktionsweise des Endokards.* DIETRICH erwähnt die geringe Häufigkeit der Endokarditis bei Wundinfektionen im Krieg. Sogar im pyämischen Stadium mit Metastasierung der Erreger in allen möglichen Organen sah man zwar Herzmuskelabscesse, aber Endokarditiden so gut wie gar nicht. Trotz intravenöser Injektion großer Dosen von Bakterienaufschwemmung kommt bei gesunden Versuchstieren keine Endokarditis zustande. Reinjektionen sind dazu nötig, d. h. eine Sensibilisierung der Gewebe.

Die *Allergie* spielt beim Zustandekommen einer verrukösen Endokarditis eine wesentliche Rolle, bis zu einem gewissen Grade aber auch bei der ulcerösen Form derselben. Einmal erkrankte Klappen neigen nicht nur zum Rezidiv, sondern auch zur malignen Verlaufsweise einer Neuerkrankung. Die mechanische Behinderung der Zirkulation ist nicht das wesentliche. Arteriosklerotische Unregelmäßigkeit der Gefäßwandung, auch die luischen Klappenläsionen disponieren keineswegs zu Endokarditis. Das Gewebe befindet sich vielmehr nach Überstehen des ersten endokarditischen Schubes wenigstens eine Zeitlang in einem Zustand der Überempfindlichkeit. Der akute Gelenkrheumatismus mit seiner entzündlichen Klappenschädigung disponiert vor allem zur Wiedererkrankung. Von 20 autoptisch kontrollierten Fällen mit Endocarditis recurrens hatten 10 einen akuten Gelenkrheumatismus in der Vorgeschichte. Bei 6 war die Art der Ersterkrankung nicht zu eruieren, in 1 Fall spielte eine Chorea die entscheidende Rolle, in 1 Fall ein offenbar früher erworbenes Erysipel, in 2 Fällen die Grippe. Bei allen diesen Affektionen ist die Neigung zu Rezidiven bekannt, das Rekurrieren des endokarditischen Prozesses ist prinzipiell dasselbe wie das Wiederaufflackern der Gelenkerscheinungen, von choreatischen Bewegungsstörungen, von Erysipelen, die leichte Wiedererkrankung an Grippe. *Speziell bei überstandenem Gelenkrheumatismus mit Endokarditis muß bei der Hälfte der Fälle mit einem Rezidiv gerechnet werden.* Die Ursache der Wiedererkrankung ist dann ganz verschieden, die noch vorhandene Überempfindlichkeit keineswegs eine spezifische. Als Ursache der Rezidive bei den erwähnten 20 Obduktionsfällen mit rekurrierender Endokarditis kamen in Frage: Tonsillitis (4), Phlebitis (4), äußerer Infekt (1), Urämie (2), lobäre Pneumonie (4), Lungentuberkulose (2), Gravidität (1), Leukämie (1) fraglich 1. Bei den Fällen mit früher überstandenem Gelenkrheumatismus kamen als Ursache des Rückfalls in Betracht: Lungentuberkulose (1), lobäre Pneumonie (2), Angina (3), Leukämie (1), Urämie (1) fraglich 2. Man wird wieder an die Verhältnisse bei der Tuberkulose erinnert, an die Bedeutung der Immunitätslage bei der Art und der Häufigkeit der Wiedererkrankung. Ein völlig inaktiv gewordener Prozeß braucht trotz evidenter Infektionsmöglichkeit gar nicht zu erkranken oder er reagiert bei noch bestehender Überempfindlichkeit stürmisch mit den Symptomen des Frühinfiltrats. Die Ursache der Wiedererkrankung braucht keineswegs eine Reinfektion mit Tuberkelbacillen zu sein, jedes artfremde Eiweiß, sogar der Zellzerfall nach exzessiver Sonnenbestrahlung kann den noch entzündungsbereiten Herd zum Wiederaufflackern bringen.

Erstinfektionen erledigen sich oft unter dem Bild einer Endocarditis verrucosa, der akute Gelenkrheumatismus mit seiner ausgezeichneten Heilungstendenz ist ein Beispiel dafür. Der Verlauf kann aber auch ein anderer sein. Ersterkrankung ist nicht einer „Erstinjektion“ beim Versuchstier gleichzusetzen. Eitrige Prozesse am Kiefer, den Tonsillen, der Prostata, nach Verletzungen der Harnröhre beim Katheterisieren oder nach Verletzung der Haut setzen täglich immer neue Infekte, derartige Ersterkrankungen bei einem vorher Gesunden entsprechen tatsächlich einer Reihe von *Reinfektionen.* Sie sensibilisieren das Gewebe wie die mehrmalige „Vorbehandlung“ des Versuchstieres mit Vaccinen, Proteinkörpern, Serum und führen dann nicht nur zu verrukösen, sondern unter Umständen zu den schwersten ulcerösen Formen der Endokarditis. Die Zustände der Normergie, der Hyper- und Anergie gehen oft ineinander über. Die Bedeutung einer Reinfektion ist verschieden. Es gibt viele Fälle mit abgelaufener Endokarditis, die trotz der Akquirierung einer entzündlichen Allgemeinerkrankung keinen neuen endokarditischen Schub bekommen. Mehr als

²/₃ der Autopsiefälle mit alter Endokarditis sind an entzündlichen Komplikationen gestorben, ohne frische Veränderungen an den Klappen aufzuweisen. Ist der Prozeß solide vernarbt, inaktiv geworden, so ist damit auch die Allergie verschwunden. Bei 10 Fällen mit abgelaufener Endokarditis auf der wahrscheinlichen Basis eines Gelenkrheumatismus war es 11, 13, 18, 20, 25, 26, 35, 36, 38, 47 Jahre vor dem Tod zur Erstinfektion gekommen. Liegt die Zeit des vorangegangenen Infekts aber noch nicht lange zurück, so besteht immer die Gefahr eines Rückfalls, mit der Möglichkeit, daß aus einer verrukösen eine ulceröse Form wird.

Heilung mit restitutio ad integrum ist denkbar, praktisch aber nicht erwiesen. Bei künstlicher Läsion der Klappen ist ein Verschwinden der Geräusche bei jugendlichen Tieren nicht selten, anatomische Kontrolluntersuchungen fehlen aber. Dazu ist das keine entzündliche Klappenerkrankung. Die Inaktivierung eines Prozesses ist aber ein häufiges Vorkommnis. „Abgelaufene" Endokarditiden finden sich bei der Sektion relativ häufig. Der Ventildefekt ist zwar vorhanden, wird aber durch kompensatorische Dilatation und Hypertrophie der Ventrikel in mechanischer Hinsicht ausgeglichen. Ein „alter" Klappenfehler ist nicht mehr überempfindlich. Dieser Gesichtspunkt ist sehr wichtig. Wenn es gelingt, eine Klappenläsion zur Inaktivierung zu bringen, so ist die Rezidivgefahr im allgemeinen nicht mehr groß. Die Gelenkrheumatismus-Endokarditis ist allerdings in der Hinsicht besonders hartnäckig. Unter 116 Fällen mit autoptisch festgestellter *abgelaufener* Endokarditis fanden sich nur 8 (6%) mit akutem Gelenkrheumatismus in der Vorgeschichte. Dieser auffallend geringe Prozentsatz kontrastiert zu der hohen Beteiligung des Gelenkrheumatismus in der Anamnese der Fälle mit rekurrierender Endokarditis (etwa 50%).

Die exakte *Diagnose* einer Klappenerkrankung gehört immer noch zum Schwierigsten auf dem Gebiet der inneren Medizin. Von 116 Obduktionsfällen der Klinik mit abgelaufener Endokarditis sind nur 61 (53%) erkannt worden, von 48 Fällen der letzten Jahre 30 (62%). Bei der Durchsicht der Autopsiefälle mit frischer verruköser Endokarditis ist von 33 Fällen 18mal (bei etwa 54%) der Klappenfehler erkannt worden, bei ulcerösen Formen unter 24 Fällen 19mal (bei etwa 78%). Auch bei der einmal gestellten Diagnose eines Klappenfehlers sind aber bei kombinierten Vitien große Irrtümer unterlaufen, in den seltensten Fällen sämtliche bei der Autopsie gefundenen Klappenläsionen erkannt worden.

Die Diagnose muß sich auf die Lokalisation der Schädigung erstrecken und die Art der bestehenden Veränderungen zu bestimmen versuchen. Es ist nicht gleichgültig, welche Klappen affiziert sind. Die linksseitigen Klappenfehler neigen eher zum Rezidiv und hier wieder sind die Aortenstenosen, die Mitralinsuffizienzen, wie das schon D. GERHARDT zeigte, günstiger als Aorteninsuffizienz und Mitralstenose. Am schlechtesten wird wohl mit Recht die Mitralstenose beurteilt, weil keine Digitaliswirkung das Stromhindernis zu bessern vermag. Andererseits ist auch die qualitative Beurteilung eines Herzfehlers von größter Bedeutung für den mutmaßlichen Fortgang der Erkrankung und die ganze Behandlungsweise. Ein abgelaufener Klappenfehler spricht auf Herzmittel leichter an als frisch entzündliche Veränderungen und unter den letzteren spielen die ulcerösen Formen wieder eine besondere Rolle wegen ihrer äußerst geringen Heilungsaussichten.

Die Untersuchung des Herzens allein genügt kaum jemals. Trotz des Vorhandenseins eines Klappenfehlers kann die Herzgröße normal und der auskultatorische Befund geringfügig sein. Frisch entzündliche Veränderungen sind durch Perkussion und Auskultation von alten inaktiven Prozessen an sich nicht abzugrenzen, eine Unterscheidung der verrukösen von der ulcerösen Form vollends unmöglich. Eine *Gesamtuntersuchung* des Organismus ist unerläßlich, mit sorgfältigster Berücksichtigung extrakardial gelegener Krankheitssymptome, unter denen die Herzveränderungen nicht selten völlig zurücktreten.

a) Endocarditis verrucosa rheumatica. Die zur Zeit herrschende funktionelle Betrachtungsweise in der inneren Medizin ist eine Folge der Fortschritte auf dem Gebiet der Physiologie, zur Beurteilung einer Momentansituation von entscheidender Bedeutung, aber nicht geeignet zu einer pathogenetischen Differenzierung. Hier kommt man ohne Anamnese, Krankengeschichte und vor allem ohne Kenntnis des zugehörigen histologischen Befundes nicht aus. Nur die Vereinigung morphologischer und funktioneller Daten kann zu wirklichen Fortschritten führen.

Die Bezeichnung verrukös charakterisiert die Benignität des Klappenprozesses. Rheumatisch ist der Ausdruck für eine generalisierte Reaktion des Organismus. Es soll damit nicht die Ätiologie, sondern der Charakter des ganzen pathologischen Geschehens präzisiert sein. „Rheuma" ist nicht unbedingt ein ätiologischer, aber zweifellos ein ganz bestimmter pathogenetischer Begriff. Das alte griechische Wort bezeichnet das Wesen der Sache, wenn man sich an das Moment der Generalisation hält, ganz gut. Im Rahmen einer entzündlichen Allgemeinreaktion stehen alle Fälle von Endocarditis verrucosa.

Die bei Gelenkrheumatismus, Chorea, ausnahmsweise auch einmal bei gewöhnlichen Streptokokkenanginen, Scharlach, Erysipel, Typhus und Paratyphus, Diphtherie auftretenden verrukösen Endokarditiden sind nicht nur in einem großen Prozentsatz der Fälle mit Myokarditis und Perikarditis verbunden, ganz gewöhnlich finden sich auch die bekannten Reizerscheinungen in der Muskulatur, an den Sehnenansätzen, in Form von Neuralgien an den Nervenscheiden, schließlich auch an der Haut als Erythema nodosum, Erythema exsudativa multiforme und anderen Exanthemen. Es handelt sich um eine ganz generalisierte Reaktion bindegewebiger Organteile als Antwort auf eine *Toxinwirkung*, ohne Ansiedlung von Erregern im betroffenen Gebiet. Eine fibrinoide Verquellung und Degeneration des Bindegewebes wird von KLINGE in den Mittelpunkt gerückt, gefolgt von Zellwucherung, der Ausbildung der ASCHOFFschen rheumatischen Granulome, vor allem im adventitiellen Gewebe der kleinen Gefäße. Der generalisierte Charakter der Störung, bei der die Endokarditis genetisch auf derselben Stufe steht wie die anderen entzündlichen Reaktionen, unterscheidet sie sofort von der ulcerösen Form der Endokarditis, die sich wohl häufig einer früher erworbenen rheumatischen Klappenschädigung aufpfropft, aber doch als bakterieller Prozeß mit Ansiedlung der Erreger in den Klappen selbst ein ganz anderes Gesamtkrankheitsbild hervorbringt.

Bei 32 Obduktionsfällen mit verruköser Endokarditis war die Verteilung der entzündlichen Veränderungen auf die einzelnen Klappen folgende:

Pulmonalis 2
Tricuspidalis 5
Aorta 17
Mitralis 28

Fast in jedem Fall von verruköser Endokarditis hat man also mit Veränderungen an der Mitralis zu rechnen. 15 von den 28 Mitralendokarditiden waren kombiniert mit Veränderungen an den Aortenklappen. Die Klappen des linken Herzens erkranken beim Erwachsenen weit häufiger als die des rechten. Die letzteren werden infolgedessen so gut wie regelmäßig nicht diagnostiziert, obschon es für die Prognose, für die Aussichten einer Digitalisbehandlung sehr wichtig wäre, eine derartige Schädigung des rechten Herzens zu kennen. Bei den angeführten Tricuspidalläsionen bestand zweimal eine rekurrierende Endokarditis bei Individuen unter 30 Jahren, die ihre Ersterkrankung scheinbar im 12. Altersjahr (akuter Gelenkrheumatismus) bzw. mit 2 Jahren durchgemacht hatten. Ein akut entzündlicher Prozeß hatte sich also im Kindesalter in diesen Fällen an den noch relativ stark belasteten rechtsseitigen Herzabschnitten festgesetzt. Bei den anderen 3 Fällen mit Tricuspidalschädigung handelte es sich aber um Neuerkrankungen im Alter von 14, 20, 27 Jahren. Zweimal war der Tricuspidalfehler kombiniert mit einer Mitralendokarditis, in dem dritten Fall fand sich eine frische Endokarditis der Tricuspidalis zusammen mit einer solchen der Mitralis und Aorta. Das rechte Herz ist also auch beim Erwachsenen nicht durchaus geschützt, vor allem eine im Kindesalter akquirierte Endokarditis kann bei späteren Reinfekten immer wieder aufflackern.

Perkutorisch sind die Läsionen der einzelnen Klappen im allgemeinen durch charakteristische Veränderungen der *Herzgröße und Herzform* ausgezeichnet. Es muß aber darauf hingewiesen werden, daß gerade bei der akuten, erstmalig entstandenen verrukösen Endokarditis bei der Perkussion alles normal erscheinen kann. Die Beteiligung der Peripherie an dem Gesamtinfekt führt oft zu einer so starken Verschiebung des Blutes nach der venösen Seite mit relativ geringer Herzfüllung, daß die zu erwartenden Größenänderungen ausbleiben. Dazu kommt speziell bei gleichzeitig vorhandener Organtuberkulose der starke Einfluß der allgemeinen Toxinwirkung auf die Muskelmasse des Herzens, mit Herbeiführung einer eigentlichen Atrophie. Trotz des Vorhandenseins einer frischen verrukösen Endokarditis wurde das Herz unter 33 Obduktionsfällen 7mal nicht vergrößert gefunden. In einem Fall handelte es sich um eine nach 7 Tagen ad exitum führende Diphtherie, in 1 Fall um eine eitrige Peritonitis bei Lebercirrhose, bei den übrigen 5 Fällen um tuberkulöse Individuen mit kavernöser Lungenphthise. Rekurrierende Endokarditiden sind an sich leichter zu erkennen, weil sich die frische Erkrankung einem alten formal schon umgestalteten Klappenfehler aufpfropft; die perkutorische Diagnose frischer Endokarditiden kann aber große Schwierigkeiten bereiten.

Bei dem Vorhandensein von *Geräuschen* hat man einmal die akzidentellen parakardialen Reibegeräusche von den eigentlichen endokardialen Geräuschen abzutrennen. Das Maximum der ersteren findet sich fast immer über der Auskultationsstelle der Pulmonalis, in deutlicher Abhängigkeit von Inspiration, Exspiration und Lagewechsel. Bei starker Geräuschbildung kann auch ein Frémissement fühlbar sein. Das durch das Anpulsieren der Art. pulmonalis an der vorderen Thoraxwand entstandene Geräusch kann sich wie das Geräusch einer eigentlichen Pulmonalstenose eine Strecke weit nach links oben fortleiten und kann außerdem über sämtlichen anderen Ostien hörbar sein. Für die Differentialdiagnose ist dann nicht nur die Feststellung des Geräuschmaximums wichtig, sondern auch die Beachtung des Geräuschcharakters. Akzidentelle Geräusche sind niemals singend oder pfeifend, auch seltener blasend, sie zeichnen sich vielmehr durch ihren mehr rauhen Charakter aus.

Ein akzidentelles systolisches Pulmonalgeräusch verdeckt nicht selten ein Aortengeräusch oder wird mit einem solchen verwechselt. Die beiden großen arteriellen Gefäße liegen dicht beieinander, gelegentlich dorsoventral fast hintereinander, so daß die Lokalisation des Geräuschmaximums an sich keine bestimmten Schlüsse erlaubt. Man kann sich vor Irrtümern dann nur schützen, wenn man die Fortleitungsart des Geräusches genau verfolgt und bei vorhandener Endokarditis der Aortenklappen ein systolisches Geräusch nach der rechten Clavicula hin oder gar in die Carotiden hinein verfolgen kann. Das Geräuschmaximum ist bei einer Aortenendokarditis kaum jemals über der Auskultationsstelle der Aorta im zweiten Intercostalraum rechts neben dem

Sternum zu finden, weit häufiger im dritten Intercostalraum links oder noch weiter abwärts entsprechend der Lage des linken Ventrikels und der Abgangsstelle der Aorta.

Aorteninsuffizienzgeräusche sind ebenfalls links vom Sternum hörbar, durch ihren gießenden Charakter aber mit nichts anderem zu verwechseln. Man muß allerdings oft den Atem anhalten lassen, um das Geräusch wahrzunehmen. Pulmonalinsuffizienzen sind so selten, daß man darauf nicht Rücksicht zu nehmen pflegt, sie kommen aber doch bei Mitralfehlern als Zeichen einer pulmonalen Überlastung gelegentlich einmal vor und fallen dann dadurch auf, daß die für eine Aorteninsuffizienz so charakteristischen peripheren Symptome (Pulsus celer, DUROZIERsches Doppelgeräusch, Capillarpuls, Tönen der mittleren Arterien) nicht vorhanden sind. Leicht sind im allgemeinen die Mitralinsuffizienzgeräusche zu diagnostizieren mit ihrem ausgesprochenen Sitz über der Herzspitze. Man muß allerdings manchmal die gesamte Gegend durchuntersuchen, bis man auf das Geräusch stößt. Am heikelsten ist der Nachweis der Mitralstenosengeräusche, die allerdings bei frischen, erstmalig aufgetretenen endokarditischen Veränderungen der Mitralklappe nur selten vorhanden sind. Besteht von früher her eine tatsächliche Stenosierung, so können diastolische Geräusche aber auch vollkommen fehlen. Es beruht das zuweilen auf dem geringen Grad der Stenosierung oder aber umgekehrt einer so starken Stenosierung, daß die Intensität des Blutstroms zu einer nennenswerten Wirbel- und Geräuschbildung nicht hinreicht.

Das Verhalten der *Töne,* speziell des ersten Tones, ist wichtig zur Abgrenzung eines Mitralfehlers gegenüber einer Myokardschwäche. Bei bestehender Mitralinsuffizienz ist der erste Ton durch ein Geräusch ersetzt, bei einer kardialen Insuffizienz ist er nur auffällig leise im Verhältnis zu dem nicht abgeschwächten oder verstärkten zweiten Ton. Bei Überlagerung des Herzens durch Lunge erscheinen beide Töne leise. Eine Mitralstenose kann sich durch den auffällig harten Charakter des ersten Tones auch bei Abwesenheit diastolischer Geräusche verraten, eine sichere Stellungnahme ist in solchen Fällen aber nie möglich. Man wird zu oft durch die Verstärkung eines ersten Tones bei erregter Herztätigkeit getäuscht. Die zweiten Töne sind über der Herzbasis bei Mitralfehlern oft verstärkt. Dieses Symptom fehlt aber bei einer herabgesetzten Kontraktilität des rechten Ventrikels und es findet sich eine Akzentuation des zweiten Pulmonaltones umgekehrt außerordentlich häufig bei den Individuen mit flachem Thorax und gleichzeitiger Ausbildung eines akzidentellen Pulmonalgeräusches. Der Unterschied in der Stärke eines zweiten Aortentones gegenüber einem zweiten Pulmonalton ist trügerisch, man muß mit Rückschlüssen auf ein besonderes Verhalten der Lunge bzw. Aortenkreislaufs wegen der oben erwähnten besonderen Lage der großen arteriellen Gefäße zum Thorax zurückhaltend sein. Bei Aortenstenose wie bei Aorteninsuffizienz pflegt der zweite Ton abgeschwächt zu sein, es gibt aber genug Fälle mit Aorteninsuffizienz, bei denen das vorhandene Klappenmaterial zur Ausbildung eines deutlichen, selbst eines verstärkten zweiten Tones genügt.

Der *Puls* zeigt bei florider Endokarditis immer erhöhte Frequenz, die nur bei gleichzeitig bestehender Myokarditis einer beängstigenden Bradykardie Platz machen kann. Wenn Fieber vorhanden ist, so kann man die Tachykardie mit zentralen toxischen Einflüssen erklären oder sie ist beim Fehlen von Fieber das Symptom des entzündlichen lokalen Prozesses, der sich von der angegriffenen Klappe den reizbildenden Zentren gegenüber bemerkbar macht. Es kommt dann auch gelegentlich zu Extrasystolie. Begleitende Phlebitiden können sich diagnostisch sehr störend bemerkbar machen, weil gerade bei der Phlebitis ohne jede Herzbeteiligung Pulsbeschleunigung aufzutreten pflegt.

Ähnlich verhält es sich mit der großen Zahl anderer möglicher Entzündungsherde in der Peripherie. Die Pulsfüllung hängt von der Suffizienz des Gesamtherzens und dann von der Lokalisation der Klappenschädigung ab. Mitralinsuffizienzen pflegen keine wesentliche Änderung der Pulsfüllung herbeizuführen, Aortenendokarditiden mit Aortenstenose nur in älteren Fällen mit stärkerer Hinderung der Blutströmung. Der Puls fällt dann trotz guter Suffizienz des Herzens durch seine Kleinheit auf, er ist auch tard. Sehr charakteristisch sind die Pulsveränderungen der Aorteninsuffizienz, wenn man sich auch hüten muß, die Celerität und den Capillarpuls bei Fieber mit dem Pulsus celer einer eigentlichen Aorteninsuffizienz zu verwechseln. Die Celerität des Aorteninsuffizienzpulses kommt bei Kombination von Mitralinsuffizienz mit Aorteninsuffizienz oft nicht zustande, auch nicht bei mangelhafter Elastizität der arteriellen Gefäße. Andererseits läßt sich aber eine Aorteninsuffizienz durch das charakteristische Verhalten des arteriellen Pulses gelegentlich auch dann noch feststellen, wenn der Herzbefund mit dem Versagen des Herzens ganz fraglich geworden ist. Die Druckverhältnisse der arteriellen Zirkulation sind bei florider Endokarditis weitgehend durch den Klappenfehler beeinflußt, die Aortenstenose mit ihrer kleinen Amplitude und die Aorteninsuffizienz mit der auffälligen Vergrößerung derselben heben sich besonders gut ab. Bei vorhandener Mitralstenose ist der Puls nicht nur wenig gefüllt, er hat auch eine geringe Amplitude.

Über den Venenpuls ist nichts Besonderes zu bemerken, die V. jugularis funktioniert wie ein Wassermanometer in bezug auf die Tätigkeit des rechten Vorhofes. Bei Stauung sind die Venen überfüllt, bei Läsion einer Tricuspidalis entstehen die starken systolischen Elevationen.

Röntgenologisch läßt sich manche Größen- und Formveränderung des Herzens bei akuten Klappenschädigungen feststellen, die perkutorisch und auskultatorisch zunächst unerkannt geblieben waren. Man muß sich allerdings nicht mit der dorsoventralen Strahlenrichtung begnügen, sondern auch in den schrägen Durchmessern die Größenverhältnisse der Vorhöfe zu beurteilen versuchen. Durch das Kymogramm lassen sich wichtige Rückschlüsse in bezug auf das Verhalten des Myokards stellen, die Verkleinerung der Ausschläge gerade im Spitzenteil des Herzens sind von besonderem Interesse.

Das *Elektrokardiogramm* steht in Abhängigkeit vom Zustand des Myokards und gibt wichtige Aufschlüsse zur Abgrenzung einer rechtsventrikulären gegenüber einer linksventrikulären Herzvergrößerung. Während man an sich bei verbreitertem Herzen nicht sagen kann, wieviel auf den rechten bzw. linken Ventrikel kommt, gibt das Elektrokardiogramm doch häufig klare Auskunft. Bei einer Vergrößerung des rechten Ventrikels mit Verdrängung des linken Ventrikels nach hinten, Drehung des Herzens, Hinzufügen von rechtsventrikulärem Potential zu der durch die Aktion der linksventrikulären Teile gebildeten Elektronegativität kommt es zur Vergrößerung von S_1 und einer Vergrößerung von R_3. Die linksventrikuläre Herzvergrößerung hat das Umgekehrte zur Folge. Myokarditiden finden sich nach HENSCHEN in etwa $3/4$ der Fälle mit Herzklappenfehlern. Die Erkrankung des Endokards hat wohl einen weitgehend selbständigen Charakter, sie ist aber doch außerordentlich oft mit einer entzündlichen Myokardschädigung verbunden. Die Diagnose bereitet Schwierigkeiten, weil im akuten Stadium der Erkrankung eine Vergrößerung des Herzens fehlen kann. Hier leistet die Elektrokardiographie ausgezeichnete Dienste. Nicht nur Veränderungen des P-R-Intervalls, Anomalien der R-Zacke und der ST-Strecke, sondern auch Negativitäten von T können zur Beobachtung kommen, ohne daß man auf andere Art die Diagnose Myokarditis zu stellen vermöchte. SWIFT fand eine Verlängerung des PR-Intervalls bei 70 von 81 Fällen (86,4%), ROTHSCHILD,

SACHS und LIBMAN stellten bei 52 von 65 Fällen (80%) irgendwelche Anomalien in dem Erregungsablauf, d. h. dem Aussehen von Q-R-S-T fest. Faßt man die gesamten elektrokardiographisch nachweislichen Störungen zusammen, so kommt man nach den Untersuchungen von ROTHSCHILD, SACKS und LIBMAN auf einen Prozentsatz von 93,8, in 61 von 65 Fällen war das Elektrokardiogramm abnorm. Die große Häufigkeit der Myokarditiden bei verruköser Endokarditis steht im auffallenden Gegensatz zu den Verhältnissen bei der Endocarditis ulcerosa.

Im weiteren spielen dann bei einer frischen verrukösen Endokarditis die sog. Fernsymptome eine sehr große Rolle.

Fieber bedingt der endokarditische Prozeß an sich nur in geringem Maße, die zur Endokarditis führenden infektiösen Ursachen sind für die Temperaturerhöhungen in erster Linie maßgebend. Einmal handelt es sich um den Einfluß eitriger Hautaffektionen, dann von Pneumonien, Lungentuberkulosen, serofibrinösen Pleuritiden, in einem Fall ist als Todesursache eine myeloische Leukämie verzeichnet, die man auch für die gefundene Temperatursteigerung bis zu 38,5° wenigstens zum Teil mitverantwortlich machen kann.

Die *Senkungsgeschwindigkeit* der roten Blutkörperchen verhält sich sehr verschieden und geht der Temperaturhöhe keineswegs parallel. Die für die Senkungsgeschwindigkeit maßgebende Menge globulinartiger Eiweißkörper ist nicht nur das Produkt eines passiven Zellzerfalls, Globuline werden außerdem auch als Antikörper als Resultat aktiver Zelleistung in das Blut hinein sezerniert. Die Höhe der Senkungsgeschwindigkeit kann im Verlauf eines endokarditischen Prozesses stark schwanken, der Allgemeinzustand ist auch hier in ganz erster Linie maßgebend. So findet sich bei einem 38jährigen Mann mit Mitralendokarditis bei eitriger Peritonitis nach Blinddarmentzündung zunächst ein Senkungswert von 137 mm in der ersten Stunde, gegen das Ende der ad exitum führenden Krankheit nur noch von 18 mm. Hohe Werte kann man auch lange in die Rekonvaleszenz hinein nachweisen, der sichere Ausdruck eines anormalen Zellchemismus, wobei aber die Endokarditis selbst als Entstehungsort der an das Blut abgegebenen Globuline gar nicht mehr in Frage zu kommen braucht.

Gut verlaufende Fälle zeigen im allgemeinen keine deutliche Leukocytose und innerhalb der Gesamtzahl nur angedeutet eine vermehrte Aktivität des myeloischen Apparates, mit Zurücktreten des prozentualen Lymphocytenwertes und Verschiebung von den reifen neutrophilen polymorphkernigen zu den stabkernigen Formen. Bei Verwendung von Sektionsmaterial trifft man in den Krankengeschichten dagegen häufig auf *Leukocytosen*, oft ekzessiv starke Vermehrung der Gesamtzahl der Leukocyten, in deutlicher Abhängigkeit von der die Endokarditis bedingenden Grundkrankheit. Wie die Senkungsgeschwindigkeit, so können auch diese Veränderungen im Verlauf der Erkrankung wechseln. Die bei abheilenden Fällen so gut wie regelmäßig eintretende relative Lymphocytose findet sich auch gelegentlich in der Krankengeschichte der Sterbefälle, bei denen der Tod an Herzschwäche oder allgemeiner Kachexie erfolgte, trotz einer gewissen Erholung der lymphocytenbildenden Organe. Die eosinophilen Zellen sind nicht in charakteristischer Weise vermehrt, wie man es bei anaphylaktischen Zuständen zu sehen gewohnt ist. Eine Schädigung des erythropoetischen Systems gehört nicht unbedingt zum Bild einer verrukösen Endokarditis, aber auch hier kann die Grundkrankheit sich bemerkbar machen, sei es eine Tuberkulose oder eine Schrumpfniere oder eine Lebercirrhose. Der Färbeindex zeigt nichts Besonderes, hyperchromen Charakter nehmen derartige Anämien nicht an.

Im Blut findet sich nicht selten eine Erhöhung des *Reststickstoffgehaltes*, ohne daß man aber diese Veränderung mit der vorhandenen Endokarditis in Zusammenhang bringen müßte. Meist handelt es sich um Fälle mit Niereninsuffizienz im Stadium der Urämie. Ein 49jähriger Mann mit Mitralendokarditis bei purulenter Peritonitis auf der Grundlage einer Lebercirrhose hatte aber einen Harnstoffgehalt von 60 mg-% bei intakter Niere, bei rekurrierender Endokarditis nach Gravidität ist der Harnstoffgehalt scheinbar auch leicht an der oberen Grenze der Norm, bei einem 55jährigen Mann mit Pulmonalendokarditis bei Bronchopneumonie und schwerer eitriger Cystitis infolge einer multiplen Sklerose fand sich ein Harnstoffwert von 148 mg-% bei einem Blutdruck von 130 mm Hg ohne Nierenschädigung. Es gibt also extrarenal bedingte Erhöhungen des Reststickstoffes, eine Art Pseudourämie, bei deren Zustandekommen die Nieren nicht in erster Linie beteiligt sind. Die Endokarditis selbst spielt bei dieser Frage keine Rolle.

In den Sektionsprotokollen ist nicht selten das Bestehen einer gewissen *hämorrhagischen Diathese* vermerkt, Blutungen der Magen-Darmschleimhaut, in Pleura und Perikard, Retina, dann auch in die Tracheal- und Bronchialschleimhaut, sogar in die Haut. Es sei an den Begriff der Purpura rheumatica erinnert. In Ausnahmefällen kommt es wohl zu derartigen Störungen, im allgemeinen verläuft die Endokarditis verrucosa aber ohne die Zeichen der hämorrhagischen Diathese. Die Grundkrankheit ist für das Auftreten derselben entscheidend. In den erwähnten Sektionsfällen mit hämorrhagischer Diathese kommt als Todesursache in Betracht: Chronische Glomerulonephritis, Miliartuberkulose, chronische kavernöse Lungentuberkulose, nekrotisierende Diphtherie, genuine Schrumpfniere, Angina mit Perikarditis und Pleuritis, Bronchopneumonie nach Lungenembolie bei Thrombophlebitis und Cystitis purulenta, Leukämie. In allen diesen Fällen ist die nachgewiesene Neigung zu Blutung weit eher auf die Todesursache zu beziehen als mit dem endokarditischen Prozeß in ursächlichen Zusammenhang zu bringen. Es bleiben allerdings einige Fälle übrig mit Blutungen in die Trachea, die Magen-Darmschleimhaut, das Epikard, auch Fälle mit subendokardialen Blutungen ohne das gleichzeitige Vorhandensein einer schwereren entzündlichen Allgemeinschädigung. Man muß hier an den Einfluß der kardialen Insuffizienzen denken mit der Begünstigung von Stauungsblutungen im kleinen wie im großen Kreislauf. Hautblutungen treten dabei aber nicht auf.

Die *Milz* wird bei der Obduktion in etwa der Hälfte der Fälle von Endocarditis verrucosa vergrößert gefunden. In vivo stößt dieser Nachweis auf große Schwierigkeiten, weil auch ein vergrößertes Organ den unteren Rippenrand nicht zu erreichen braucht. Die Lage der Milz ist zu sehr von der Füllung der Flexura lienalis und des Magens abhängig, andererseits verhindern perisplenitische Verwachsungen das Abwärtstreten des Organs auch in vergrößertem Zustand. Sehr wichtig wäre wieder wegen der Abgrenzung gegenüber einer Endocarditis ulcerosa die Möglichkeit, Milzinfarkte sicher nachweisen zu können. Wenn sie auch nicht häufig sind, so kommen sie bei verruköser Endokarditis doch zweifellos vor. Eine Vergrößerung des Organs braucht damit nicht verbunden zu sein, funktionelle Ausfallserscheinungen treten nicht auf. Das wichtigste sind noch die Schmerzen bei einem an der Milzoberfläche gelegenen, die Serosa mitbeteiligenden Prozeß.

Infarkte finden sich bei der verruökösen Endokarditis im arteriellen Stromgebiet schon (in 5 von 32 Fällen) neben der Milz auch in dem Gehirn, der Niere, häufiger aber in den Lungen. Bei 10 von 32 Fällen sind *Lungenembolien* im Sektionsprotokoll vermerkt mit dem gleichzeitigen Nachweis einer Thrombophlebitis im Bereich der Venen der unteren Extremitäten, des Plexus prostaticus bzw. uterini. Sind die Embolien klein und passieren sie die große Lungenschlagader mit der Ausbildung von Lungeninfarkten, so ist die Diagnose im allgemeinen möglich. Das blutige, nicht schaumige Sputum, der stechende Lokalschmerz, zusammen mit den perkutorisch und auskultatorisch nachweislichen Veränderungen des Lungengewebes, lassen die Diagnose einer Lungenembolie stellen, wenn auch der Ursprung der Thrombenbildung in vivo häufig nicht zu erkennen ist. Viele Fälle geben aber kein Sputum, verlaufen unter dem Bild einer gewöhnlichen Bronchopneumonie, um dann bei der Obduktion alte und frische Infarkte als peinliche Überraschung aufzuzeigen. Die großen Lungenembolien mit Verstopfung der großen Art. pulmonalis führen gelegentlich so rasch zum Tode, daß der dafür charakteristische Symptomenkomplex nicht zur Entwicklung kommt. Vergehen Stunden bis zum fatalen Ende, so läßt sich die Diagnose aber wohl stellen. Der Gegensatz zwischen der schweren Störung der arteriellen Zirkulation, der Pulslosigkeit, verbunden mit extremer Hautblässe und kaltem Schweiß und andererseits dem Fehlen von Lungenerscheinungen, ist immer sehr eindrucksvoll. Die Lungenatmung ist frei, ohne Katarrh, mit vesiculärem Atemgeräusch, die Lungen haben gut bewegliche Grenzen, keine Dämpfung, es besteht auch keine Tachypnoe. Die Patienten fühlen wohl den Ernst der Situation, sind aber völlig klar. Derartige pulmonale Embolien scheinen sich gelegentlich nicht nur halten, sondern in seltenen Fällen auch abheilen zu können. Die Prognose ist aber doch immer ernst.

Von der Infarktbildung wird die *Niere* nur selten heimgesucht, unter den 32 Fällen mit verruköser Endokarditis befinden sich 3 mit alten Niereninfarkten. Sie sind außerordentlich viel seltener als bei der Endocarditis ulcerosa, machen nur während kurzer Zeit Symptome und entgehen fast immer der sicheren Diagnosestellung. Hämaturie ist wie bei der Nephritis neben Schmerzen das führende Symptom, eine Abgrenzung gerade gegenüber einer embolischen, durch Bakterien bedingten Herdnephritis nicht möglich. Im übrigen finden sich ausnahmsweise chronische Nephritiden oder sekundäre Schrumpfnieren unter den Fällen mit verruköser Endokarditis, am Endokard sowohl wie an den Nieren spielen sich hier entzündliche Veränderungen ab, als nicht erledigte Reaktionen auf eine entzündliche Gesamtschädigung. Die verruköse Endokarditis erscheint hier eher als Komplikation einer schon jahrelang bestehenden Nierenschädigung. In keinem einzigen Fall meines Materials fand sich bei der Sektion eine frische verruköse Endokarditis neben einer frischen Nephritis. Auch klinisch fehlen bei akutem Gelenkrheumatismus ganz gewöhnlich die Zeichen einer Nephritis.

Der *Verlauf* einer verrukösen Endokarditis kann nicht genau definiert werden, weil man bei günstig ausgehenden Krankheiten über den genauen Zustand der Klappenveränderung nie recht im klaren ist und Sektionsfälle mit ihrer Häufung prämortaler Organkomplikationen schwer verwertbar sind. Wenn man sich an das Verhalten der Geräusche, die Herzfrequenz und die peripheren Zeichen hält, aus denen auf das Fortbestehen eines entzündlichen Prozesses geschlossen werden kann, so erkennt man, daß bei der Feststellung einer Endocarditis verrucosa zugleich immer auch mit einer langen Krankheitsdauer gerechnet werden muß. Es ist schon oben darauf hingewiesen worden, daß derartige Klappenveränderungen niemals die Folge einer einmaligen Infektion sind, die einen völlig gesunden Organismus treffen würde, man muß im Gegenteil annehmen, daß zahlreiche Reinfekte vorangegangen sind mit der Ausbildung einer schwer zu ändernden Gewebsallergie. Es braucht jedenfalls lange Monate bis sich der Prozeß beruhigt und zur Vernarbung schreitet. Ein Wiederaufflackern des endokarditischen Prozesses ist in jedem Stadium möglich. Die auf gleicher pathogenetischer Grundlage ruhende rheumatische Myokarditis und Perikarditis komplizieren das Bild, das Herz reagiert auf Reinfekte mehr oder weniger einheitlich und folgt als solches den vielfachen Schwankungen, denen der rheumatisch sensibilisierte Organismus ausgesetzt ist. Bekannt ist die Empfindlichkeit der Patienten gegenüber der Beseitigung eines Zahngranuloms, einer Tonsillektomie; sie zeigt sich aber auch schon gegenüber leichten Erkältungen. Die Endocarditis verrucosa wird auch als E. benigna bezeichnet, sie neigt in der Tat zur narbigen Abheilung, andererseits ist die Rezidivgefahr aber zunächst eine außerordentlich große. Der akute Gelenkrheumatismus steht, wie oben schon erwähnt, darin an erster Stelle. Mehr als die Hälfte der mir zur Verfügung stehenden Fälle autoptisch festgestellter Endocarditis verrucosa (19 von 32 Fällen) ließen neben frischen Veränderungen auch eine alte abgelaufene Endokarditis nachweisen. Kein Alter schützt vor dem Wiederaufflackern eines völlig abgelaufenen Prozesses. Das Rezidiv kann wieder in der Form einer verrukösen Endokarditis verlaufen oder aber einen malignen ulcerösen Charakter annehmen. Bei 13 von 24 Fällen mit ulceröser Endokarditis hatte schon vorher ein Klappenfehler bestanden, bei 7 von den 13 Fällen handelte es sich um eine alte Gelenkrheumatismus-Endokarditis.

Die *Behandlung* hat dieser besonderen Verlaufsweise und der ganzen Eigenart der endokarditischen Störung Rechnung zu tragen. Bettruhe, Vermeidung von körperlichen Anstrengungen sind die Vorbedingungen für den günstigen Ausgang einer Erkrankung. Man kann den schädigenden Einfluß von Extravaganzen am Herzen selbst meist nicht direkt nachweisen, wird aber durch das Verhalten der Körpertemperatur auf eine eingetretene leichte Aktivierung oftmals hingewiesen. Auch das Verhalten der Herzfrequenz ist wichtig, die, im Nüchternzustand gemessen, über die Vorgänge im Bereich des Herzens wenigstens im groben Aufschluß gibt. Die lange dauernden Liegekuren stellen an die Geduld der Patienten große Anforderungen, der Arzt darf aber hier keine Konzessionen machen. Das Publikum hat sich bei der Tuberkulosebehandlung an die Liegekuren gewöhnt, es folgt dem ärztlichen Rat bei Nierenkrankheiten, die Therapie der endokarditischen Störungen stößt oft noch auf Widerstand. Ohne Körperruhe, die das Herz unter Herabsetzung der Zirkulationsgröße entlastet und die mechanischen Bedingungen für das Ausheilen eines Prozesses günstiger gestaltet, nützt auch eine sonstige Therapie nicht viel. Hier steht die Diät im Vordergrund, zur allgemeinen Entlastung des Herzens ein kochsalzarmes flüssigkeitsarmes, calorisch eben hinreichendes Regime mit kleinen häufigen Mahlzeiten. Dazu eine besondere Berücksichtigung der Vitaminzufuhr, die sich bei Bewegung vegetabiler Nahrungsmittel optimal gestalten läßt. Die Forschungen sind auf diesem Gebiete noch nicht weit gediehen, man kennt die spezielle Bedeutung der einzelnen Vitamine zur Bekämpfung entzündlicher Schädigungen und der Endokarditis speziell nur ganz ungenügend (vgl. RINEHART und METTIER) und verzichtet zunächst auf eine Hervorhebung einzelner Vitamine, sorgt aber für eine reiche Zufuhr aller dieser katalytisch wirksamen Stoffe zum Ersatz ihres bei entzündlichen Vorgängen abnorm starken Verbrauches. Ungeklärt ist auch die Fleischfrage. Der Untergang von Gewebsmaterial betrifft nicht nur die als Betriebsstoffe in Betracht kommenden Kohlehydrate und Fette, sondern vor allem die an dem strukturellen Aufbau in erster Linie beteiligten Eiweißstoffe. Es ist wohl zu sagen, daß der Stoffumsatz im Bereich einer endokarditisch veränderten Klappe nicht groß sein wird, man kann sich darüber aber doch nicht bestimmt aussprechen, hat an die gleichzeitig nicht selten vorkommende Myokarditis zu denken und darf auch die extrakardial sich abspielenden entzündlichen Vorgänge nicht außer acht lassen. Quantitativ muß der Mehrverbrauch an Eiweiß ersetzt werden und qualitativ muß man für Wiederersatz sorgen, d. h. diejenigen Nahrungsstoffe bevorzugen, die, wie die Milchprodukte, das Eiweiß der Leber, der Nieren und des Herzens nicht nur reich sind an Vitaminen, sondern auch in ihrer Aminosäurenzusammensetzung zum Ersatz des verbrauchten Materials geeignet sind. Unter den Medikamenten haben die Salicylsäurederivate im Hinblick auf ihre gute Wirkung beim akuten Gelenkrheumatismus auch bei der Behandlung der Endokarditis immer eine gewisse Rolle gespielt. Bestimmtes läßt sich aber weder über die Wirkungsweise noch über die Aussichten einer derartigen Therapie sagen. Geschädigt wird durch eine Salicyltherapie das Herz sicherlich nicht, wieweit man in günstigem Sinne tatsächlich einzugreifen vermag, ist völlig unklar. Digitalis und andere kontraktilitätssteigernde Mittel sind in Fällen von Herzinsuffizienz indiziert, sonst aber nicht. Ihre Wirkung hat mit dem endokarditischen Prozeß nichts zu tun. Von Interesse ist die Zufuhr von anorganischen Stoffen, namentlich von Kalk und Phosphaten. Bei oberflächlich gelegenen entzündlichen Affektionen des Körpers kann man sich von dem guten Einfluß applizierter Calciumlösungen überzeugen, bei internen Erkrankungen ist die Beurteilung etwaiger Erfolge sehr schwierig. Man pflegt sich auf die biologisch sichergestellte dichtende Wirkung der Calciumionen zu verlassen, vertraut auch auf eine genügende Resorption von Calciumsalzen bei peroraler Darreichung und versucht auf diese Art antiphlogistisch einzuwirken, wobei außerdem mit einer Begünstigung des Digitaliseffektes gerechnet werden kann. Zugeführtes Phosphat hat ebenfalls keine unmittelbar ersichtliche Wirkung, sicher ist aber der Phosphatverlust des geschädigten Herzens (FREY und TIEMANN), so daß damit mindestens eine Ersatztherapie in zweckmäßiger Weise getrieben wird. Über die Wirkung von Muskelextrakten, z. B. Lacarnol, bei Myokardschädigung wird weiter unten gesprochen; die Endokarditis an sich bildet keine Indikation zur Anwendung dieser Mittel. Physikalisch-therapeutische Maßnahmen leisten nichts Wesentliches. Kühle Umschläge, auf die Herzgegend appliziert, wirken beruhigend, die Kälte dringt aber keinesfalls in die Tiefe ein, objektiv feststellbare Änderungen der Herztätigkeit werden damit nicht erzielt. Der Versuch von BIER, mit dem Glüheisen eine Art ableitender Therapie zu treiben, haben keine Nachahmung gefunden. Wärmeapplikation durch Diathermie kommt bei ischämischen Zuständen des Herzmuskels wohl in Frage, ist aber bei frisch entzündlichen Prozessen an den Klappen kontraindiziert. Aus demselben Grunde muß man auf jegliche parenterale Reiztherapie verzichten, auch wenn eine zu geringe Reaktionsfähigkeit des Körpers dadurch unter Umständen gebessert werden könnte. Die endokarditisch veränderten Klappen sind äußerst empfindlich, die Emboliegefahr ist zu groß.

b) Endocarditis ulcerosa. Im Gegensatz zu der Endocarditis verrucosa handelt es sich bei dieser Form der akut entzündlichen Klappenerkrankungen um einen destruktiven Prozeß, verbunden mit der Abgabe von Fibrin und Anlagerung von oft gewaltigen Massen thrombotischen Materials.

Die Klappenerkrankung dominiert, sie ist zum Ansiedlungsort der Bakterien geworden, von hier aus erfolgt die Embolisierung peripherer Organe.

Die Endocarditis ulcerosa erscheint nicht wie die verruköse Form als Glied einer langen Kette rheumatischer Gewebereaktionen, sie imponiert trotz der durch die Verschleppung der Krankheitserreger in peripheren Organen auftretenden Schädigungen nicht wie die verruköse Form als mesenchymal bindegewebige Systemkrankheit. Sogar die zunächst gelegenen Organteile, das Myokard und Perikard, werden auffallend wenig mitgeschädigt gefunden.

Bei 24 obduzierten Fällen der Klinik saß der ulceröse Prozeß an folgenden Klappen:

Pulmonalis 1
Tricuspidalis 3
Aorta 12
Mitralis 12

Es ist das nicht ganz die gleiche Verteilungsweise wie bei der verrukösen Endokarditis. Das linke Herz ist bevorzugt, die Aortenerkrankungen erscheinen aber nicht weniger häufig als diejenigen der Mitralis. Die engen räumlichen Beziehungen zwischen dem vorderen Mitralsegel und der Aorta begünstigen eine Ausbreitung des aggressiven destruierenden entzündlichen Prozesses von einer Klappe zur anderen. Bei den 3 Fällen mit Tricuspidalerkrankung handelte es sich um Infektionen mit hämolytischen Staphylokokken, in einem Fall war die bakteriologische Untersuchung unterlassen worden, in einem Fall fanden sich Streptokokken. Die Lokalisation im Bereich des rechten Herzens ist nicht von der Dauer einer Erkrankung abhängig, der eine Fall war nur 10 Tage krank, bei dem anderen dauerte das Leiden annähernd 2 Monate. Die ulceröse Tricuspidalendokarditis pfropfte sich auch nicht etwa einem alten abgelaufenen Prozeß auf, es handelte sich durchwegs um Neuerkrankungen. In einem der Fälle war die Tricuspidalis allein erkrankt (kavernöse Lungenphthise, käsige Pneumonie, Lungeninfarkte, Pericarditis serosa), in dem zweiten bestand neben der Tricuspidalerkrankung eine solche der Pulmonalis (Kieferabsceß nach Wurzelgranulom), im dritten neben der Tricuspidalschädigung eine frische Mitralendokarditis. Irgendwelche Gesetzmäßigkeiten bestehen also nicht, bei der Neigung des Endokards zu der ulcerösen Form einer Endokarditis ist die rechte Seite des Herzens nicht mehr gefährdet als bei der verrukösen Endokarditis.

Von besonderem Interesse ist die Frage der *Wiedererkrankung* einer schon vorher entzündlich geschädigten Klappe, wobei es nicht bei der Endokarditis recurrens verrucosa bleibt, sondern der nekrotische Faktor sich geltend macht. Mehr als die Hälfte (13 von 24) der Fälle hatten schon früher eine Klappenerkrankung durchgemacht. Die verruköse Form der rekurrierenden Endokarditis ist häufiger, bei den 32 Fällen mit frischer verruköser Endokarditis handelte es sich 20mal um ein Rezidiv. Die Verteilung auf die Altersklassen zeigt bei der ulcerösen Endokarditis ebensowenig wie bei der verrukösen Form besondere Unterschiede. Auch hier kann man sagen, daß kein Alter vor dem Auftreten einer ulcerösen Endokarditis schützt.

Bei der Ersterkrankung der rezidivierten Endokarditiden hatte es sich gehandelt um akuten Gelenkrheumatismus 7, Grippe 1, Angina 1, Pneumonie 1, fraglich 2. Unter 66 Fällen von bakterieller Endokarditis mit brauchbaren Anamnesen fanden ROTHSCHILD, SACKS und LIBMAN bei 34 in der Vorgeschichte rheumatisches Fieber oder Chorea, in 13 wiederholte Attacken von Tonsillitis oder Halsschmerzen, bei 9 Syphilis, bei 8 Scharlach. Bei den übrigen 5 hatte ein offener Ductus arteriosus BOTALLO bestanden. Die auslösende Ursache des Rezidivs selbst ist ganz verschieden, in dem mir vorliegenden Material handelte es sich um die Folgen einer akuten Gonorrhöe, Tonsillitis, Colitis ulcerosa, von Wurzelgranulomen, Erysipel, Phlebitis, äußeren Infekten. Bei den 7 Fällen mit früher akquiriertem Gelenkrheumatismus war die zum Tode führende Neuerkrankung eine Angina (2 Fälle), Colitis (1), Wurzelgranulom (2), Phlebitis (1), fraglich 1. Wenn man von noch bestehender Allergie der Klappen sprechen will, so ist das jedenfalls keine spezifische Überempfindlichkeit, es ist überhaupt fraglich, ob bei der ulcerösen Form der Endokarditis die Allergie dieselbe Rolle spielt wie bei der verrukösen Form. Die Ersterkrankung liegt nur in einem Teil der Fälle kurze Zeit zurück (Angina vor $^1/_2$ Jahr), einer der Fälle hatte 5 Jahre vor dem Tode eine schwere Malaria akquiriert, bei den anderen spielte sich die Ersterkrankung 14 und mehr Jahre vorher ab. ROTHSCHILD, SACKS und LIBMAN geben ein durchschnittliches Zeitintervall von 10 Jahren an. Man bekommt eher den Eindruck, daß eine massive Infektion das ausschlaggebende war. Kongenitale Klappenanomalien sind stark gefährdet. Von 31 Fällen mit subakuter infektiöser Endokarditis hatten 8 (26%) zweizipfelige Aorten-klappen (LEWIS und GRAND).

In sämtlichen eigenen Fällen von ulceröser Endokarditis war der bakterielle Erreger entweder im strömenden Blut oder autoptisch in den Organen zu finden. Notiert sind hämolytische Streptokokken, Streptococcus viridans, atypische Streptokokken mit Eigenschaften, die sie zwischen die hämolysierenden und die Viridansstreptokokken stellen, Gonokokken, hämolysierende Staphylokokken, Pneumokokken, Diplostreptokokken, gramnegative Stäbchen. ROTHSCHILD, SACKS und LIBMAN fanden nicht nur das Blut, sondern auch gelegentlich die Klappen frei von Erregern und vertreten den Standpunkt, es gebe auch ulceröse Endokarditiden, bei denen die Bakterien verschwinden. Ich konnte selbst einen derartigen Fall beobachten, bei dem bei der Autopsie im Anschluß an eine Yatrenbehandlung das Resultat der Abimpfung völlig negativ ausfiel, hier waren aber die Erreger vorher im Blut nachgewiesen worden. Eine wirkliche Heilung einer ulcerösen Endokarditis mit Hyalinisation, fibröser Induration, Verkalkung der Klappen und völligem Verschwinden der Erreger erweckt immer das Bedenken, daß es sich gar nicht um eine bakterielle Form der Endokarditis gehandelt habe. Weiteres Beweismaterial ist zur Klärung dieser Frage jedenfalls notwendig.

Nach dem heutigen Stande der Literatur herrscht die Auffassung vor, daß dem *Streptococcus viridans* nicht nur auf dem künstlichen Nährboden, sondern auch biologisch besondere Eigenschaften zukommen, die sich in der Lokalisation der Erreger an bestimmten Klappen, in einer besonders starken Neigung zur arteriellen Embolie und einer besonderen Verlaufsweise hinsichtlich der Krankheitsdauer äußern sollten. Ich habe 8 Fälle von Endokarditis ulcerosa mit Streptokokken viridans mit 11 Fällen von ulceröser Endokarditis verglichen, bei denen andere Erreger im Spiele waren. Die Lokalisation der Prozesse an den Klappen ist ungefähr dieselbe. In dem Verhalten der Milz, der Neigung zu arteriellen Embolien und zu hämorrhagischer Diathese unterscheiden die Viridansinfektionen von den übrigen nicht wesentlich, dasselbe ist zu sagen in bezug auf die leukocytäre Reaktion und das Vorkommen von Anämien. Höchstens in der *Dauer* der ganzen Erkrankung besteht ein Unterschied, indem die Viridansinfektionen den bekannten schleppenden Verlauf zeigen. Es gibt zwar auch rasch verlaufende Viridansendokarditiden, wie ich in Übereinstimmung mit HELD und GOLDBLOOM sowie SCHWALBE betonen möchte. Unter 8 Fällen mit bakteriologisch sichergestellten Obduktionsfällen befinden sich 2 mit einer Krankheitsdauer von nur 10 bzw. 14 Tagen. Im allgemeinen ist aber die Endocarditis ulcerosa auf Grund einer Viridansinfektion durch eine auffällig lange Dauer der Erkrankung ausgezeichnet. Fünf Vierteljahr war das längste, was ich beobachten konnte, es werden in der Literatur aber auch noch größere Zahlen angegeben. Die Todesursache ist nur ausnahmsweise eine eigentliche Herz-schwäche. So starben nur 2 von den 8 Viridansfällen an einem Versagen des Herzens, die anderen unter dem Einfluß einer cerebralen Embolie, einer lobären Pneumonie, an dem Platzen eines arteriellen cerebralen Aneurysmas und vor allem an allgemeiner Kachexie. Bei den anderen Fällen mit ulceröser Endokarditis liegen die Verhältnisse ähnlich, von den 11 Fällen starb nur einer an Herzinsuffizienz, bei den übrigen wurden neben Erysipel und cerebralen Embolien vor allem allgemeine Toxinwirkung und eitrige Hirnprozesse (Meningitis, Hirnabsceß) als Todesursache festgestellt. Die lange Dauer einer Viridanssepsis ist weniger durch eine besondere Eigentümlichkeit der Klappenläsion bedingt als durch extrakardiale Faktoren und Organerkrankungen. Die geringe Viru-lenz des Viridansstreptococcus führt nur zu geringer entzündlicher Reaktion der befallenen Gewebe und *kaum zur Abszedierung* im Gegensatz zu den anderen Streptokokkenarten, den Staphylokokken, Pneumokokken. Die Neigung zu

eitrigen Komplikationen ist mit der Ausdruck für die hohe Virulenz der letztgenannten Erreger, sie ist auch die Ursache für den rascheren Verlauf dieser
Infektionen.

Von ausschlaggebender Bedeutung für die *Diagnose* der ulcerösen Endokarditis und ihre Abgrenzung gegenüber den anderen Klappenerkrankungen ist
die bestehende *Bakteriämie*. Aus technischen Gründen versagt zwar gelegentlich
das Kultivieren der Erreger auf künstlichen Nährböden, auch wenn unter allen
Kautelen gearbeitet und das Blut frisch verwendet wird. Nimmt man aber
das Ergebnis der Blutkultur mit demjenigen der Abimpfung von den Organen
bei der Obduktion zusammen, so ist der Befund immer ein positiver. Bei den
Viridansfällen wie den übrigen Fällen von ulceröser Endokarditis fanden sich
bei meinem Material konstant die Erreger im Blut oder in den Organen, namentlich auch in den affizierten Herzklappen. Diese Tatsache ist so wichtig, daß sie
dazu auffordert, mit allen Mitteln in einem zweifelhaften Falle das Vorhandensein oder das Fehlen von Erregern im strömenden Blute festzustellen. Ist ·der
Nachweis nicht zu erbringen, so spricht das zunächst gegen einen ulcerösen
und für einen verrukösen Prozeß. Ich glaube diesen Standpunkt auf Grund eigener
Erfahrungen vertreten zu dürfen, obschon ROTHSCHILD, SACKS und LIBMAN
über Fälle berichten, die nach positivem Blutbefund als Ausdruck völliger Heilung
nicht nur im Blut, sondern auch bei der Autopsie in den Klappen keine Erreger
mehr nachweisen ließen. Bei 104 Fällen mit ulceröser Endokarditis hatten die
genannten Autoren in 84, d. h. 80,8% bei der Blutkultur ein positives Resultat.
Bei der verrukösen Endokarditis sind zwar immer wieder Erreger gefunden
worden. Man ist in der Klinik aber doch gewohnt, die Blutkultur in solchen
Fällen negativ zu finden, und zwar ohne Ausnahme. Es bezieht sich das nicht
nur auf die Gelenkrheumatismusendokarditis, sondern auch die Infektion mit
anderen Erregern. Anders als die Klappenveränderung bei der Endocarditis
verrucosa steht die ulceröse Form derselben im Mittelpunkt des ganzen Geschehens, maßgebend für die Schädigungen des Myokards, die arteriellen Embolien. Der ganze Symptomenkomplex ist nicht allein die Folge einer besonders
intensiven Klappenentzündung, es ist vielmehr die *Anwesenheit der Erreger in
den Klappen selbst,* welche für alles weitere verantwortlich zu machen sind.
Die Herzklappen sind zum „primären" Infektionsherd geworden, während sich
bei der Endocarditis verrucosa die Klappenveränderung im Rahmen der Gesamtreaktion des mesenchymalen Gewebes hält, die Schwankungen der Reaktionsfähigkeit dieses weit verbreiteten Gewebssystems mitmacht, ohne stärker aktiv
einzugreifen.

Bei der benignen verrukösen Endokarditis finden sich ältere oder frische
Myokardschädigungen sehr häufig, von ROTHSCHILD, SACKS und LIBMAN sowie
auch BRUCE wird demgegenüber auf die relative Seltenheit der Myokarditis
und Perikarditis bei ulceröser Endokarditis hingewiesen. Klinisch steht die
lange Zeit auffallend gute Herzinsuffizienz tatsächlich mit dem schweren durch
die immer neuen Embolien komplizierten Gesamtbild im Gegensatz. LIBMAN
und seine Mitarbeiter berichten über elektrokardiographische Untersuchungen
bei 61 Fällen. Es fanden sich 10mal Verlängerungen der atrioventrikulären
Reizleitung, Veränderungen des Ventrikelkomplexes QRST waren aber ungewöhnlich, nur bei 4 Fällen festzustellen. Darunter handelte es sich 3mal um
eine Knotung von R und eine Verbreiterung von QRS, in dem vierten um einen
partiellen Schenkelblock. Bei dem letzteren Fall bestand ein Aneurysma des
Sinus Valsalva, unter dessen Einfluß die Leitungsunterbrechung zustande gekommen war. Die geringe Häufigkeit der Alterationen stand in scharfem Kontrast zu den Verhältnissen bei rheumatischer Endokarditis. Die Autoren verweisen auch darauf, daß außer respiratorischer Arrhythmie und gelegentlichen

Extrasystolen Arrhythmien kaum vorkommen, speziell auch nicht Vorhofsflimmern, wieder im Gegensatz zu dem Rheumaherzen. Anatomisch findet man zwar fast durchwegs bei Endocarditis ulcerosa die Zeichen *älterer* Entzündungsvorgänge, schwielige kleine Narbenbildungen, dieselben schädigen die Muskelstruktur und die Funktion der Muskelfasern als herdförmige Läsionen aber weniger als der diffuse perivasculäre Entzündungsprozeß bei frischen rheumatischen Endokarditiden.

Über die Lokalisation der myokarditischen Prozesse kann ich mich nicht näher auslassen, in der Art der entzündlichen Reaktion scheinen sich die Viridansvon den andersartigen Infektionen nicht wesentlich zu unterscheiden. Abszedierende Myokardschädigungen sind selten, meist handelt es sich um perivasculäre Infiltrate mit Schwielenbildung. Bei der Obduktion wird das Herz immer vergrößert gefunden, wenn auch perkutorisch eine solche Vergrößerung gelegentlich nicht nachweislich war. Bei einer 39jährigen Patientin mit ulceröser Endokarditis nach akuter Gonorrhöe hatte man die Herzgröße für normal gehalten trotzdem das Elektrokardiogramm für Myokarditis sprach, autoptisch wurde eine akute Myokarditis auch tatsächlich nachgewiesen. In diesem Falle hat das Vorhandensein von Hydrothorax die Diagnosestellung erschwert, in anderen Fällen mag die Herabsetzung der Gesamtzirkulation die Füllung des Herzens von der venösen Seite her so stark benachteiligen, daß der herabgesetzte Tonus der Herzmuskulatur nicht durch eine Größenzunahme des Herzens zum Ausdruck kommt. Die Verhältnisse liegen ähnlich wie bei der verrukösen Endokarditis, das Elektrokardiogramm und eine sorgfältige Röntgenuntersuchung sind zur Abklärung der Situation unerläßlich.

In dritter Linie interessieren die *arteriellen Embolien*. Sie finden sich bei mehr als $^2/_3$ der Fälle, und wo sie fehlen, war die Krankheitsdauer offenbar zu gering, um die Fernwirkungen des Klappenfehlers voll in Erscheinung treten zu lassen. Gerade die foudroyant verlaufenden Fälle zeigen oft keine Embolie.

Die *Milz* wird regelmäßig mehr oder weniger vergrößert gefunden, im Sinne eines akuten oder eines chronischen Milztumors oder auch vergrößert unter dem Einfluß von Milzinfarkten. Diese letzteren sind aber nicht so häufig, wie man nach der Literatur glauben könnte, sie fanden sich in meinem Material nur bei einem Viertel der Fälle. Eine sichere Diagnose ist nicht möglich, weil das Organ gar nicht vergrößert zu sein braucht und die Vergrößerung an sich vieldeutig ist. Schmerzen in der linken Brustseite unterhalb der Herzgegend, ohne in den linken Arm oder in den Hals auszustrahlen wie ein Herzschmerz, von der Atmung und der Körperlage abhängig, periodisch auftretend und dann oft von großer Intensität, diese Erscheinungen lassen an eine Infarktbildung im Bereich der Milz denken. *Nieren*infarkte sind häufiger, man findet sie bei etwa der Hälfte der Fälle von ulceröser Endokarditis. Sie werden bei ihrem Zustandekommen leicht verwechselt mit akuter Appendicitis oder Nierensteinen. Die wenigstens im Anfang bestehende Hämaturie macht die Abgrenzung gegenüber einer Nephrolithiasis besonders schwierig. Zu der embolischen feiner verteilten Herdnephritis von LÖHLEIN bestehen Übergänge, in solchen Nieren sieht man dann deutliche Infarkte mit Beteiligung der größeren arteriellen Gefäße neben dem Bild der eigentlich embolischen Herdnephritis. Weiterhin sind auch eigentliche Glomerulonephritiden nicht selten. Die Schwierigkeiten zur Erkennung der einzelnen Vorgänge liegen auf der Hand. Bestimmte Diagnosen sind schwer zu stellen, es kommt aber mehr darauf an, eine Nierenschädigung überhaupt zu umfassen. Bei verruköser Endokarditis treten im Sediment gelegentlich wohl Erythrocyten in vermehrter Menge auf als Ausdruck einer Stauungsniere, aber im allgemeinen nicht mit Leukocyten in Form einer eigentlichen Nephritis. Die Situation kann sich rasch verändern, man muß öfters untersuchen. Besonders bekannt sind dann als OSLERsche Knoten die kleinen Embolien in die *Fingerbeeren* und die Embolien in die *Extremitätenarterien* überhaupt. Der passagere Charakter der Störungen ist auch hier auffällig. Es kommt nicht zur Eiterung und auch die Zirkulationsstörungen gleichen sich weitgehend aus. Immerhin kann es unter den Augen des beobachtenden Arztes schubweise zu bedeutenden Schmerzen und unter periodischer Rötung und Schwellung allmählich zu dem ausgesprochenen Bild der Trommelschlägerfinger kommen. Die Embolien größerer Arterienäste führen nur deshalb zu keinen stärkeren Störungen in der Peripherie, weil an die Blutzufuhr von seiten der Muskulatur so geringe Anforderungen gestellt werden. Die Fähigkeit zu kompensierender Ausweitung von Nachbargefäßen scheint auch besser zu sein als bei den arteriosklerotischen Zirkulationsstörungen. Ausgesprochene ischämische Gangrän sieht man bei den mit Endokarditis in Zusammenhang stehenden arteriellen Embolien nur selten. Nach den vielfachen Beschwerden der Patienten zu urteilen, dürfte es mehr als man direkt nachweisen kann, zu kleineren Embolien in die *Muskulatur,* in die Umgebung der Gelenke und in die *Hautgefäße* kommen. Arthritische Erscheinungen sind nicht so häufig wie bei der verrukösen Form der Endokarditis, bei den von den Patienten angegebenen oft unerträglichen Schmerzen beim Liegen lassen sich eigentliche Gelenkreizungen nicht immer auffinden. Von vitaler Bedeutung sind schließlich die Embolien in die *Hirngefäße* und die *Coronararterien.* Der Symptomenkomplex der cerebralen Embolien ist sehr vielgestaltig in Zusammenhang von der Lokalisation des Verschlusses und der Möglichkeit zu vikariierender Anastomosenbildung. Gerade die Embolien der Endocarditis ulcerosa mit den banalen Eitererregern führen dann rasch zu dem fatalen Ausgang, und auch eine Coronarembolie pflegt bei dem sonst schon schwer geschädigten Herzen mit dem Leben nur kurze Zeit vereinbar zu sein. Die anginösen Beschwerden sind im Beginn einer Coronarembolie ausgesprochen, um dann mit wachsender Schädigung des Myokards nachzulassen.

Thrombophlebitiden finden sich in etwa derselben Häufigkeit wie bei der verrukösen Endokarditis, an den Prädilektionsstellen des Plexus prostaticus, Plexus uterinus und der V. femoralis. Die bei ulceröser Mitralinsuffizienz an der Wandung des linken Vorhofs bei Aorteninsuffizienz entlang dem Kammerseptum auftretenden Thromben sind nicht mitgerechnet. In Zusammenhang damit stehen die pulmonalen Embolien. Sie sind eher seltener als bei den verrukösen Prozessen, beanspruchen jedenfalls lange nicht das Interesse wie die arterielle Embolie.

Das *Fieber* ist im allgemeinen höher als bei Endocarditis verrucosa, verbunden in etwa der Hälfte der Fälle mit Schüttelfrösten und in seinem Verlauf sehr variabel. Ante finem gehen die Temperaturen zurück. Zwischen einer Viridansendokarditis und einer andersartig bedingten Endocarditis ulcerosa besteht kein wesentlicher Unterschied. Schüttelfröste dürften den Moment eines embolischen Schubes anzeigen mit besonders reichlichem Zerfall von bakteriellem Antigen oder von Zellmaterial.

Die *leukocytäre Reaktion* ist sehr verschieden. Sowohl bei der Viridansinfektion wie in den übrigen Fällen kommen Leukocytosen bis zu 40 000 vor, bei beiden Gruppen gibt es aber auch Leukopenien. Es scheint die Art der myeloischen Reaktion weniger von dem Erreger als von der Krankheitsdauer abzuhängen. Bei wenig oder nicht erhöhter Gesamtzahl der Leukocyten pflegt die Auszählung der einzelnen Neutrophilen keine wesentliche Verschiebung nach links zu zeigen, es kann aber doch ein hoher Prozentwert der Neutrophilen auf eine gewisse erhöhte Aktivität des Knochenmarks hinweisen. Wie die Leukopoese, so ist auch die Aktivität des erythropoetischen Systems in erster Linie von der Dauer der Affektion abhängig. Anämien sind aber wesentlich häufiger als bei der Endocarditis verrucosa. Bei der Hälfte der Fälle von Endocarditis ulcerosa wird der Hämoglobinwert herabgesetzt gefunden, die Zählung der Erythrocyten ergibt im wesentlichen dasselbe. Das Verhalten der weißen wie der roten Blutkörperchen ist in hohem Maße von dem Zustand der embolisch affizierten Organe abhängig, der Klappenprozeß an sich nicht allein maßgebend.

Tabelle 28. Diagnostische Merkmale der beiden Endokarditisformen.

	Ulcerös	Verrukös
Erreger (Blut, Organe)	konstant +	—
Myokarditis	selten	häufig
Arterielle Embolien	häufig	selten
Endzündliche Nierenschädigung (Glomerulonephritis, embolische Herdnephritis, Infarkt) .	häufig	selten

In der nebenstehenden Tabelle 28 sind einige Punkte vermerkt, die für die *Unterscheidung einer ulcerösen gegenüber einer akuten verrukösen* Endokarditis ins Gewicht fallen.

Man sieht, daß *letzten Endes alles auf das Ergebnis der Blutkultur ankommt.*

Die Unterscheidung ist wichtig, weil der tödliche Ausgang bei ulceröser Endokarditis unvermeidlich erscheint. LIBMAN hält zwar daran fest, daß Heilungen bei subakuter bakterieller Endokarditis vorkommen. Zweifellos gibt es Fälle, die nicht mit dem Symptom der Bakteriämie ad exitum kommen, sondern an den Folgekrankheiten derselben, allgemeiner Kachexie, Anämie und dann vor allem den Folgen von Embolien. In einem eigenen oben erwähnten Fall konnten die Erreger bei der Obduktion aus den Organen nicht mehr gezüchtet werden, obschon die Blutkultur vorher mehrmals Viridansstreptokokken ergeben hatte, möglicherweise hatte die vorgenommene Yatrenbehandlung den Erreger geschädigt. Zwei Fälle von JOCHMANN wurden nach 5 bzw. 4 Monaten gebessert entlassen. Von drei Heilungen berichten THOMPSON, DIMITRACOFF, zu den Heilungsfällen ist auch ein Fall von LOREY zu rechnen. D. GERHARDT hält es wohl für möglich, daß es sehr viel mehr leichte Fälle gibt, daß wenigstens ein Teil der gutartigen, unter leichten Fiebererscheinungen verlaufenden Exacerbationen alter Herzfehler mit der Anwesenheit eines Viridansstreptococcus zusammenhänge. Weitere Untersuchungen sind zur Klärung dieser Frage nötig. Ich selbst kann von meinem pessimistischen Standpunkt zunächst nicht abgehen. Streptokokkenbakteriämien ohne Endokarditis können wohl zur Ausheilung kommen. Diskutabel ist auch die Frage der Heilbarkeit bei Endocarditis ulcerosa, sobald es sich um eine *akute* Streptokokkenerkrankung handelt. *Die Prognose der langsam verlaufenden ulcerösen embolisierenden Endokarditis scheint mir aber absolut fatal zu sein.*

Die *Behandlung* der ulcerösen Endokarditis ist deshalb so gut wie aussichtslos, weil wir bis jetzt noch kein Mittel besitzen, um den in den Herzklappen nistenden Erreger abzutöten, ohne zugleich der Vitalität anderer Zellkomplexe zu schaden. Antisera pflegen nicht zu nützen. Chemotherapeutisch wirkende antibakterielle Mittel wie Yatren müssen noch weiter studiert werden. Nach Yatrenbehandlung fiel das Ergebnis der bakteriologischen Untersuchung bei der Obduktion eines der Fälle trotz aller Bemühungen negativ aus, nachdem in vivo die Kultur eines atypischen Streptococcus mitior gelungen war. Mit Prontosil bekamen wir in einem Fall wenigstens vorübergehend ein schrittweises langsames Absinken der Körpertemperatur bei recht gutem Allgemeinbefinden und einer Änderung der kulturellen Wachstumseigenschaften des im Blut vorhandenen Streptococcus, so daß auch diese Therapie weiter befolgt werden muß. Cylotropin und Septicémine waren ohne Effekt. Eine stark dosierte Vaccinetherapie ist gefährlich und entschieden zu widerraten. Dasselbe ist gegenüber einer parenteralen Reizkörpertherapie oder der Anwendung kolloidaler Metalle zu sagen. Stärkere Reaktion heißt hier stärkerer Zerfall mit größerer Neigung zu arteriellen

Embolien. Bei vorsichtigem Vorgehen sind aber mit Autovaccinen sehr gute Resultate erzielt worden (DIMITRACOFF). Als unterstützende Maßnahme wäre wohl eine kochsalzarme vitaminreiche Ernährungsweise zu gebrauchen, ich berichtete früher selbst über günstige Ergebnisse mit einem derartigen Vorgehen, aber gerade bei den gut verlaufenden Fällen zweifelt man dann hinterher daran, daß man es mit einer ulcerösen Form der Endokarditis zu tun hatte.

Von großer Bedeutung ist die Frage der Eintrittspforte der subakuten bakteriellen Endokarditis. Am häufigsten gelangt der Erreger von der Mundhöhle her und den oberen Luftwegen in den Organismus. Andere Eintrittspforten sind nach den zusammenfassenden Untersuchungen und Mitteilungen von WEISS der Urogenitaltrakt, Mittelohrentzündungen und Wunden. In keinem Fall ging die Infektion vom Magen-Darmkanal aus. Bei einmal nachgewiesener Infektion besteht naturgemäß der Wunsch nach einer Beseitigung des primären Herdes. Man versucht es mit desinfizierenden Mitteln, lokal appliziert bei Affektionen der Mundhöhle, wie Arg. nitr., Jodpinselungen, Panflavin, urotropinhaltigen Tabletten, beim Sitz des primären Herdes in inneren Organen mit Cylotropininjektionen, Yatren, Salol, Septicémine, Prontosil, Salicylderivaten, steht aber gerade bei den Affektionen der Mundhöhle immer vor der Frage eines *operativen Eingriffs*. Mit den genannten Maßnahmen kommt man erfahrungsgemäß nicht zum Ziel, die streptokokkenhaltigen Herde sitzen in den Tonsillen zu tief, das peritonsilläre Gewebe ist miterkrankt, auf dem Lymphweg und durch Vermittlung der kleinen venösen Gefäße werden fortwährend virulente Erreger an das Blut abgegeben. Gerade bei diesen unangenehmen Formen von Endokarditis und Tonsillitis scheut man sich aber vor einer Operation. Nur zu oft wird durch den Eingriff eine zur Ruhe gekommene Infektion neu aktiviert oder sogar ein vorwiegend toxischer Zustand zur Bakteriämie umgewandelt mit allen Gefahren für die Herzklappen, das Herz und die peripheren Organe. In akut entzündetem Gewebe kann man nicht operieren. Bestehen die Anzeichen einer Phlebitis mit Empfindlichkeit und Verhärtung der Jugularvenen, so könnte wohl eine Ligatur eine entscheidende Wendung herbeiführen, tatsächlich spielt dieser Eingriff aber bei der ulcerösen Endokarditis in der Literatur so gut wie keine Rolle. Es wird sich zeigen, ob in der Hinsicht Fortschritte zu erzielen sind.

Bei akuter Pyämie braucht mit dem Nachweis von Streptokokken im strömenden Blut die Aussichtslosigkeit eines Krankheitsfalles noch nicht erwiesen zu sein. Lassen sich aber wiederholt Eitererreger im Blut nachweisen bei den gleichzeitigen Anzeichen einer Endokarditis, so ist von einer Therapie nicht mehr viel zu erwarten. Dem Streptococcus viridans kommt eine besonders ominöse Bedeutung zu.

c) Inaktive, abgelaufene endokarditische Klappenschädigungen. Es ergibt sich aus der Durchsicht des klinischen Sektionsmaterials, daß sich bei 116 alten Klappenfehlern die aufgefundenen Schädigungen auf die einzelnen Klappen folgendermaßen verteilen:

Erkrankung der Mitralis bei . . . . 90 Fällen (77 %)
    ,,   ,, Aorta bei 61   ,,   (52 %)
    ,,   ,, Tricuspidalis bei 16   ,,   (13,7 %)
    ,,   ,, Pulmonalis 2   ,,   (1,7 %)

Überwiegend ist die Mitralklappe befallen, in einem großen Abstand davon, in etwa der Hälfte der Krankheitsfälle, die Aortenklappe. In 89 % der Fälle finden sich Störungen an dem linksseitigen Klappenapparat. Veränderungen an den Klappen des rechten Herzens sind viel weniger häufig, immerhin finden sie sich bei 16 der untersuchten 116 Fälle, d. h. bei 10,5 %. Die Pulmonalis wurde nur in 2 Fällen als geschädigt gefunden. Die Atrioventrikularklappen rechts wie links sind offenbar einer Erkrankung besonders ausgesetzt, wobei aber die Belastung des linken Ventrikels zu weit häufigerer linksseitiger Erkrankung disponiert.

Dieselbe Verteilung fand sich auch bei der verrukösen Form der Endokarditis.

Die alten Klappenfehler beherrschen mit ihren Folgen für Funktion und Suffizienz des Herzens die Gesamtsituation, oder aber es werden die kardialen Symptome überdeckt von irgendeiner Begleitkrankheit. Unter solchen Umständen wird dann die Diagnose öfters nicht gestellt, nur etwa $^2/_3$ der bei der Sektion nachgewiesenen Veränderungen sind intra vitam erkannt worden.

Sieht man von den Begleitkrankheiten ab, so reduziert sich die Symptomatologie des alten Klappenfehlers auf die mit der Störung des Ventilmechanismus zusammenhängenden Anomalien der Zirkulation. Die bei entzündlichen Klappenläsionen vorhandenen Fernwirkungen und Reaktionserscheinungen, Fieber, myeloische Reaktion, Beteiligung des reticuloendothelialen Zellsystems mit dessen Einfluß auf Blutbildung und Antikörperbildung, die Steigerung des Zellumsatzes, die Änderungen auf den Gebieten des Eiweiß-, Kohlehydrat- und Fettstoffwechsels, die Verschiebungen im Bereich des Wasserhaushalts kommen in Wegfall. Die Klappen scheinen nicht mehr überempfindlich. 77 der 116 Fälle standen unter dem Einfluß einer peripheren entzündlichen Schädigung, ohne daß der Klappenapparat mit einer Neuerkrankung reagiert hätte. Auch in der Peripherie hält sich der bei allergischen Zuständen zu Reaktionen bereite mesenchymale Gewebsapparat ruhig, man hat es weder mit akuten Milzschwellungen noch mit Gelenkreaktionen, myositischen, neuralgischen Prozessen zu tun, das Vorhandensein oder Fehlen von Stauungserscheinungen im kleinen und großen Kreislauf ist für die Art der nachweislichen krankhaften Erscheinungen maßgebend.

Jede Klappenläsion führt an sich zu bestimmten *Deformationen* des Herzens. Insuffizienzen wie Stenosen belasten den hinter der geschädigten Klappe liegenden Herzabschnitt unter Dilatation und Hypertrophie desselben. Man kennt die sog. Mitralkonfiguration bei Mitralfehlern, ausgezeichnet durch das Verstreichen der Herzbucht, d. h. eine Ausweitung des linken Vorhofes, sowie ein Vorspringen der rechtsseitigen Herzkontur im Zusammenhang mit einer Verdrängung des rechten Vorhofes bei Vergrößerung des rechten Ventrikels. Andererseits beruht die sog. Aortenkonfiguration auf der alleinigen Beteiligung des linken Ventrikels, wobei die Ausweitung bei Aortenstenose und den Fällen von arterieller Hypertension nur gering ausfällt, sehr deutlich aber zusammen mit einer dann nur wenig ausgesprochenen Hypertrophie bei der Aorteninsuffizienz vorhanden ist. Dilatation wie Hypertrophie sorgen als tonogene Ausgleichsmechanismen für den Ausgleich des mechanischen Hindernisses, die Muskulatur erscheint bei derartig gut kompensierten Herzen zunächst völlig normal. Im Bereich des rechten Herzens liegen die Verhältnisse prinzipiell gleich, nur ist die Fähigkeit zu kompensierender Hypertrophie viel weniger vorhanden. Bei Tricuspidalfehlern, z. B. den nicht selten vorkommenden relativen Tricuspidalinsuffizienzen bei stark vergrößertem muskelgeschädigtem Herzen, ist die gewaltige Ausweitung des rechten Vorhofs das auffälligste, verbunden mit Stauung der Halsvenen und Lebervergrößerung. Pulmonalfehler mit ihrer Vergrößerung des rechten Ventrikels führen zu einer Verbreiterung der Herzsilhouette und der Herzdämpfung nicht nur nach rechts, sondern auch nach links. Der Spitzenstoß wird bei linksventrikulärer Vergrößerung nach links und nach abwärts in den 6. oder 7. Intercostalraum verlagert, bei rechtsventrikulärer Vergrößerung rückt er, ohne abwärts zu steigen, nach links.

In ausgesprochenen Fällen bietet die Diagnose meist keine größeren Schwierigkeiten, wenn die Zirkulation durch den Klappendefekt nicht wesentlich gestört wird sind aber auch die Veränderungen der Herzgröße und Herzform gering. Nach den mir vorliegenden Sektionsprotokollen von Fällen der letzten Jahre mit abgelaufenem Klappenfehler fehlte eine Herzvergrößerung bei 7 von 48 Fällen, und zwar auch bei der Obduktion. Dreimal bestand eine schwere kavernöse Lungentuberkulose, die übrigen vier Patienten starben an Lungencarcinom, chronischer Myelitis, Hirntumor, Hirnblutung bei Arteriosklerose. In jedem Fall erschien der Ernährungszustand stark reduziert, meist bestand auch ein langes Krankenlager. Die allgemeine Kachexie kann sich auch am Herzen äußern mit Rückgang der Muskelmasse und einer Abnahme der muskulären Leistungen im Zusammenhang mit der eintretenden Herabsetzung des Gesamtumsatzes. Gerade bei Tuberkulosen muß man mit der Atrophie des Herzens rechnen und diesen Umstand bei der Diagnose eines Herzfehlers mit in Betracht ziehen.

Geräusche sind der Ausdruck von Wirbelbildungen in der Strömung des die Klappen passierenden Blutes, in ihrer Intensität nicht nur von der Stärke der Klappenläsion, sondern auch von dem Quantum des Durchstromes abhängig. Bei insuffizienter Herztätigkeit pflegt die Stärke der Geräusche zurückzugehen. Über das Maximum und die Ausbreitungsweise der Geräusche gilt, was S. 225 gesagt wurde. Von 48 Fällen der letzten Jahre ist nur bei 30 (62%) das abnorme Klappengeräusch hörbar gewesen. Sicherlich muß man dafür in erster Linie die Mangelhaftigkeit der Untersuchungen verantwortlich machen, die Aufmerksamkeit wird gerade bei abgelaufenen Klappenfehlern durch die Hauptkrankheit in Anspruch genommen. In anderen Fällen wird die Anwesenheit komplizierender krankhafter Prozesse im Bereich der Thoraxorgane einer Feststellung der Geräusche hinderlich gewesen sein. Man muß aber auch in Betracht ziehen, daß nicht jede Herzklappenläsion mit Verdickung der Ränder als Resultat einer früher durchgemachten Endokarditis die Klappe unbedingt auch schlußunfähig zu machen braucht und vor allem auch kein nennenswertes Stromhindernis im Sinne einer Stenosierung bedeuten muß. Unter diesen Umständen entsteht dann auch tatsächlich kein Geräusch. Auch die nach Endokarditis in der Nähe der Segelränder verbleibenden bindegewebigen Wärzchen brauchen, wenn sie nicht allzu groß sind und die Segel selbst ihre Leichtbeweglichkeit und Schmiegsamkeit noch nicht verloren haben, keine wesentliche Insuffizienzerscheinungen hervorzurufen. Denn die benachbarten Segelränder können sich lückenschließend um die kleinen Höcker herumlegen, die übrigens im Fortgang der Systole unter Umständen ja auch ins Innere des Ventrikels hinabgezogen und dadurch unschädlich gemacht werden (MORITZ). Bei experimentellen Manipulationen an den Klappen fällt auf, was durch die bildsam wirkende ununterbrochene Weiterfunktion der Klappe an Anpassung und Ausgleichung geleistet wird.

Der *arterielle Puls* erscheint, wie schon S. 226 besprochen wurde, bei Mitralinsuffizienzen von gewöhnlicher Füllung, bei Mitralstenose dagegen auch in kompensiertem Zustand des Herzens klein. Die Aorteninsuffizienz imponiert durch ihre starke Pulsfüllung, obschon es sich hier eher um intensive Wellenbewegung als einen abnorm starken Füllungszuwachs der peripheren Arterien handelt. Die Aortenstenose ist wieder durch den kleinen Puls ausgezeichnet. Veränderungen an den Klappen des rechten Herzens benachteiligen die arterielle Zirkulation höchstens durch die gesamte Verschiebung des zirkulierenden Blutquantums nach der venösen Seite hin. Der systolische Druck verhält sich entsprechend, er wird bei kleiner Füllung niedrig gefunden, bei Aorteninsuffizienz eher hoch. Der diastolische Druck macht die Änderungen des systolischen mit bis auf die Aorteninsuffizienz mit ihrem außerordentlich erniedrigten diastolischen Druckniveau. Die Pulsfrequenz wird höchstens durch das Bestehen einer Aortenstenose beeinflußt. Man spricht nicht nur von einem Pulsus tardus und

parvus, sondern auch einem Pulsus rarus. Wahrscheinlich ist bei dieser Pulsverlangsamung der Depressor mit im Spiel, dessen Erregbarkeit über die Aortenklappen hinaus ventrikelwärts zu reichen scheint. Von den Unregelmäßigkeiten
kommt dem Vorhofflimmern bei Mitral- und Tricuspidalfehlern besondere Bedeutung zu, die Überdehnung der zugehörigen Vorhofsabschnitte steigert die
Erregbarkeit der einzelnen Herzmuskelelemente und begünstigt das Einsetzen
polytoper heterotoper Reizbildung. Eine Zeitlang ist die auf Vorhofflimmern
zu beziehende totale Irregularität nur anfallsweise in größeren Zeitabständen
zu konstatieren, die freien Intervalle werden dann aber immer kürzer und
schließlich ist die frühere Bezeichnung Arhythmia perpetua wieder am Platze.
Trotz der Arhythmie braucht die Leistungsfähigkeit nicht stark abzunehmen,
wenn nur die Frequenz der Ventrikeltätigkeit nicht zu hoch ist. Die Pulszählung
gibt oft kein richtiges Bild von der Ventrikelfrequenz, die Auskultation ist zu-
verlässiger, bei Palpation des Pulses können frustrane Palpationen übersehen
werden. Bei Aortenfehlern kann es auch zu totaler Irregularität kommen,
wenn die Kraft des linken Ventrikels nachläßt, die Stauung im linken Vorhof zunimmt, diese Störung zeigt sich aber immer viel später als bei Mitralfehlern.

Die Venen pflegen bei kompensierten linksseitigen Klappenfehlern nicht besonders verändert zu sein, erscheinen aber überfüllt, sobald Dekompensation
auftritt und der rechte Ventrikel den Ausgleich nicht mehr zu bewältigen vermag. Insuffizienz der Tricuspidalis führt zu den stärksten Überlastungen des
venösen Systems.

Mitralfehler unterscheiden sich grundsätzlich von den Aortenfehlern durch
die frühzeitige Überlastung des *Lungenkreislaufs,* die Neigung zu Kurzatmigkeit,
Cyanose und Stauungskatarrh, während die Aortenfehler den Lungenkreislauf
lange Zeit intakt lassen. Die Patienten mit Mitralfehler sehen nur scheinbar
„gut" aus, ihr Hautkolorit bekommt leicht einen Stich ins Bläuliche, während
die Aortenfehler eher blaß sind. Das bezieht sich auch gerade auf die Aorteninsuffizienz, der beste Beweis dafür, daß der Pulsus celer nichts zu tun hat mit
einer besonders guten Arterialisation des Gewebes. Unda non est materia sed
forma materiae progrediens. Die Kurzatmigkeit der Mitralfehlerkranken entspricht einer Hyperpnoe, die durch Reizung des Atemzentrums zustande gekommen unter dem Einfluß des Lungenvagus die Form einer Tachypnoe angenommen hat. Spannung des Lungengewebes wie bei Asthma bronchiale und
Bronchostenose führt zur Verlangsamung, Entspannung des Gewebes, wie sie
auch experimentell durch das bloße Hinaufdrängen des Zwerchfells bei Druck
auf den Bauch erzeugt werden kann, zu sofort einsetzender Beschleunigung der
Atmung. Zu demselben Erfolg führt auch eine Anschoppung des Blutes in den
Lungen, die angefüllten Capillaren engen die alveolaren Lufträume ein und ent-
spannen das Lungengewebe. Zunächst vermag das erhöhte Atemvolum eine
normale Arterialisation des abströmenden Blutes zu schaffen, bei erhöhten Ansprüchen genügt dieser Ausgleichsvorgang aber nicht mehr, die Induration des
Lungenparenchyms ist dann weiterhin einem raschen Gasaustausch hinderlich.
Die Diagnose einer Stauungslunge ergibt sich nicht nur aus dem Verhalten
der Atmungsfrequenz, sondern in ausgesprocheneren Fällen schon aus dem geringen Luftgehalt der Lungen beim Röntgen, der Verdichtung des Hilusschattens,
bis zu einem gewissen Grade auch aus dem Auftreten trockener oder feuchter
Nebengeräusche in den unteren Lungenabschnitten. Die einzelnen Symptome
brauchen gar nicht parallel zu gehen, namentlich können Katarrhe im Gegensatz zu dem Ergebnis der Röntgenuntersuchung oft völlig fehlen. Die pulmonale Form der Dyspnoe ist das wichtigste Symptom, bei Mitralfehlern ausnahmslos und frühzeitig vorhanden. Herzfehlerzellen sind für den Nachweis einer

braunen Induration der Lungen wohl wichtig, sie finden sich aber nur in fortgeschritteneren Fällen.

Die Überlastung des *großen venösen Stromgebiets* charakterisiert besonders die Tricuspidalfehler, zeigt sich aber bekanntlich auch bei schlußfähiger Tricuspidalis, sobald die Kraft des rechten Ventrikels zur Kompensation des linksseitigen Stromhindernisses nicht mehr ausreicht. Das systolische Restvolum wird immer etwas größer, es verschiebt sich immer mehr Blut vom rechten Ventrikel in den rechten Vorhof und von da ohne weiteres in den Bereich des venösen Systems. Die Cava sup. bleibt lange Zeit frei, die vermehrte Belastung zeigt sich zunächst ausschließlich in dem Bereich der V. cava inf. Die Leber mit ihrem großen Fassungsvermögen und ihrer Dehnbarkeit schwillt in erster Linie an, lange bevor Ödeme an den Knöcheln oder der Sacralgegend aufzutreten brauchen. Das Pfortadergebiet kommt erst bei stärkeren Graden von Leberstauung unter vermehrten Druck mit dem Einsetzen zahlreicher Symptome von seiten des Magen-Darmtractus. Die Appetitlosigkeit der dekompensierten Herzfehlerkranken ist nicht immer mit der verordneten Medikation in Zusammenhang, derartige chronische „Gastritiden“ sind vielmehr öfters eine Folge der vorhandenen kardialen Stauung. Auch der Meteorismus dürfte in vielen Fällen mit einer Störung im Abfluß des venösen Pfortaderblutes in Zusammenhang stehen, einer Abnahme der Sauerstofftension, die auch in vitro zu einem sofortigen Nachlassen des Tonus der Darmmuskulatur führt. An der Niere äußert sich die Stauung unabhängig von den Vorgängen im Pfortadergebiet auch sehr bald unter Rückgang der ausgeschiedenen Harnmengen mit Erhöhung des spezifischen Gewichts. Bei positivem Urobilinnachweis handelt es sich neben einer Überkonzentration des Harns meist auch um das Zeichen einer Leberstauung mit Hinderung der Rückresorption des Urobilins aus dem Darm.

Die *Differentialdiagnose* zwischen einem abgelaufenen, nicht mehr aktiven Klappenfehler und einer entzündlichen Endokarditis basiert auf dem Fehlen der einen Entzündungsprozeß charakterisierenden Allgemeinsymptome. Perkutorisch und auskultatorisch und auch in seinen Auswirkungen auf den kleinen und großen Kreislauf unterscheidet sich ein derartiges altes Vitium gegenüber einem noch floriden Klappenprozeß in keiner Weise. Die differentialdiagnostischen Merkmale sind an sich klar, erschwert wird die Situation nur unter Umständen durch die Anwesenheit extrakardialer entzündlicher Prozesse. Die Abgrenzung alter auf Endokarditis beruhender Klappeninsuffizienzen gegenüber einer myogenen Insuffizienz ist meist auch nicht schwierig. Aorten- und Pulmonalinsuffizienz scheiden praktisch fast völlig aus, myogen bzw. muskulär bedingt sind aber zahlreiche Fälle von Mitralinsuffizienz. Bei bestehender Herzvergrößerung kann man nur vermutungsweise zu einer Diagnose kommen. Bei fortgeschrittenen Myokardschädigungen ist die Ausweitung und Vergrößerung des Herzens wohl eine totale, so daß sich ein solches Kugelherz gegenüber dem in bestimmter Weise deformierten Klappenfehlerherzen unterscheidet. In initialen Stadien mit alleiniger Schädigung der Spitzenteile oder einer Erweiterung der aortalen Ausflußbahnen neben dem Spitzenabschnitt (GUKELBERGER), ist die Verlängerung des Herzens ein wichtiges Unterscheidungsmerkmal gegenüber einer Mitralinsuffizienz, bei der der linke Ventrikel nicht so bald dilatiert gefunden wird. Eine sorgfältige Differenzierung der Herzsilhouette führt also meistens zum Ziel. Unerläßlich ist in solchen Fällen die Durchleuchtung mit Bestimmung der dem linken Vorhof zufallenden Strecke im Verlauf der linken Herzkontur. Bei endokarditischer wie bei myogener Mitralinsuffizienz erscheint der linke Vorhof vergrößert, die nicht pulsierende Strecke oberhalb der Pulsation des linken Ventrikels verlängert, bei einer myogenen Mitralinsuffizienz pflegt aber auch der linke Ventrikelrand verlängert zu sein. Die muskuläre Schwäche äußert sich nicht nur in einem Nachlassen des muskulären Tonus in der Umgebung der Mitralklappe, sie zeigt sich vor allem auch an den Spitzenabschnitten. Schließlich handelt es sich dann noch um die Differentialdiagnose einer endokarditischen Klappenschädigung gegenüber einer Endokardsklerose. Wichtig ist in diesem Fall die Anamnese, das Alter der Patienten und dann weiter der Nachweis einer Hypertension, einer Aortensklerose mit dem charakteristischen Verhalten der Aorta beim Röntgen, das Ergebnis der Pulsprüfung. Bei Sklerose des vorderen Mitralsegels pflegt die Basis der Aortenklappen und diese selbst auch nicht mehr intakt zu sein. Der sklerosierende Prozeß beginnt im allgemeinen an der Ansatzstelle der Aortenklappen, um sich von da, dem bindegewebigen Herzskelet folgend, nach der Mitralklappe auszudehnen. Symptome von Aortenstenose brauchen nicht vorhanden zu sein, aber doch oft systolische Geräusche vom 3. Intercostalraum links weg nach der Auskultationsstelle der Aorta hin. Die Kombination von Mitralinsuffizienz mit Aortengeräuschen ist bei solchen Fällen von Kardiosklerose besonders häufig. Differentialdiagnostische Schwierigkeiten bieten einer solchen Situation gegenüber Fälle mit kombiniertem Mitral- und Aortenvitium auf endokarditischer Grundlage.

Der *Krankheitsverlauf* bei einmal akquirierter aber abgelaufener Endokarditis ist nicht nur von dem Grad der Klappenläsion und dem Zustand der Herzmuskulatur abhängig, sondern vor allem von der noch lange Zeit bestehenden Neigung zu endokarditischen Rezidiven. Ich verweise auf das in dem Abschnitt der Endocarditis verrucosa Gesagte. Wie lange die Allergie des Klappengewebes im Einzelfall noch fortbesteht, ist niemals bestimmt zu sagen. Aus der statistischen Verwertung des Materials bekommt man den Eindruck, daß die Gelenkrheumatismusendokarditis besonders heikel ist und noch viele Jahre nach Überstehen der Ersterkrankung zum Wiederaufflackern tendiert.

Die hausärztliche *Behandlung* hat gerade diesem letztgenannten Gesichtspunkt Rechnung zu tragen. Der Arzt muß solchen Patienten gegenüber, bei denen ein altes abgelaufenes Vitium festzustellen ist, in weitgehendstem Maße *Prophylaxe* treiben. Er muß alles tun, um ein Rezidivieren der Endokarditis zu verhindern. Dazu gehören die sofortige Behandlung und ernsthafte Ausheilung von Anginen, die Überwachung der Zahnverhältnisse durch den Zahnarzt, die Maßnahmen zum Schutz gegen Erkältung und der Schutz vor körperlicher Überanstrengung. Bei gut situierten Patienten, die sich nicht zu überlasten brauchen und dem ärztlichen Rat folgen, kann sich ein derartiger Klappenfehler jahrzehntelang halten, ohne daß eine wesentliche Progredienz der Erscheinungen zu konstatieren wäre. Im allgemeinen ist die Lebensdauer eines Herzfehlerkranken sicherlich herabgesetzt, die auf Endokarditis beruhenden Klappenfehler verschwinden allmählich aus der Zahl der älteren Krankenhausinsassen, es gibt aber in der Hinsicht große Ausnahmen. Mitralinsuffizienzen sind günstiger als alle anderen Klappenfehler, weil die Überlastung des Lungenkreislaufs bald zum Arzt führt und zu dauernder ärztlicher Überwachung zwingt. Man könnte sich vorstellen, daß ein entzündlich bedingter vernarbter Klappenprozeß auch zur Entwicklung einer eigentlichen Klappensklerose disponiert, Bestimmtes ist darüber aber nicht bekannt.

Bei insuffizientem Herzen kommt in erster Linie eine *Digitalistherapie* in Frage.

Neben ihrem Gehalt an Mineralstoffen, Saponinen scheint die Zusammensetzung der einzelnen Drogen hinsichtlich ihres Gehalts an den nunmehr chemisch definierten verschiedenen Geninen (Agluconen) von besonderer Wichtigkeit. Reichlicher Kaliumgehalt der Digitalisblätter hindert das Haften des Digitoxins, ihr Gehalt an Saponinen begünstigt dessen Fixation, man muß aber beim Betreiben einer Digitalistherapie auch auf die Eigenschaften der einzelnen Glucoside Rücksicht nehmen.

CLOETTA hat in den Blättern der Digitalis drei Glucoside isoliert, das Digitoxin, Gitoxin und Gitalin. Der zuckerfreie Teil der Glucoside, die Genine, stehen sich chemisch nahe und sind als Phenanthren- bzw. Cholesterinderivate erkannt, deren Seitenkette nur noch vier Kohlenstoffatome besitzt. Der angefügte Zucker ist eine oxydierte Hexose. Die Genine allein sind weniger wirksam als die Glucoside.

Man hat die Wahl unter den Stoffen der Digitalis purpurea, den Strophantinen, dem Helleborein aus Helleborus, dem Cymarin aus Apocynum cannabinum, dem Adonidin aus Adonis vernalis, dem Convallamarin aus Convallaria majalis, dem Uzarin aus der Uzaradroge, dem Scillaren aus Bulbus scillae. Über die genaueren Beziehungen der genannten Drogen und Präparate zu bestimmten Schädigungen der Herzmuskulatur und ihre spezielle Eignung bei den einzelnen Klappenfehlern ist noch nichts bekannt. Man weiß aber, daß Strophantine (Ouabain, Purostrophan, Solubaine, Strophantose), die Stoffe der Digitalis lanata, die wirksamsen Stoffe von Convallamarin, Adonidin, Helleborein, Scillaren durch ihre relativ gute Wasserlöslichkeit hervortreten, und von den Digitalisglucosiden das Gitoxin und Gitalin (Verodigen, Digalen) ebenfalls leicht wasserlöslich sind, daß Digitoxin (Digitaline Nativelle) dagegen wenig wasserlöslich ist. Mischpräparate mit allen drei Glucosiden sind das Pandigal, Cardin, Digifolin, Digipurat, Digipan. Digitoxin ist kaum mehr auswaschbar und haftet sehr fest, während die genannten anderen Stoffe wohl leicht eindringen, aber wenig haften. Diesen Tatsachen muß bei der Einleitung einer Digitalistherapie Rechnung getragen werden, und zwar nicht nur in der Dosierung, sondern auch der Wahl der Präparate. Die wasserlöslichen kann man stärker dosieren als die digitoxinreichen Präparate, der Effekt hält weniger lange an. Die wasserlöslichen eignen sich zur raschen Momentantherapie, die Strophantintherapie steht in der Hinsicht unerreicht da, das Digitaline Nativelle mit seinem Gehalt an Digitoxin gibt man zur Erzielung von Dauerwirkungen. In jedem Krankheitsfall ist die Situation wieder anders, bestimmte Vorschriften lassen sich nicht machen. In der Auswahl und Dosierung der Präparate liegt die Schwierigkeit, die „Kunst" des ärztlichen Handelns. Der Herzmuskel ist an sich zur Aufnahme von Glucosiden besonders geeignet, 1 g Herzmuskel nimmt 4,5mal mehr auf als 1 g Leber, 37mal mehr als 1 g quergestreifter Muskulatur (ROTHLIN), je nach dem Zustand des Myokards ist das Haftvermögen der einzelnen Stoffe aber wieder verschieden.

Mit der Digitalistherapie bezweckt man eine Verstärkung der mechanischen Leistungsfähigkeit des Muskels, eine Verlangsamung der Herzfrequenz, bis zu einem gewissen Grade auch eine Verlangsamung der Reizleitung im Herzen selbst und schließlich eine Entlastung des geschädigten Herzens durch Herabsetzung der zirkulierenden Blutmenge.

Man bekommt nicht nur eine Verstärkung der systolischen Kontraktionsenergie, sondern auch eine Verbesserung der Dehnungsfähigkeit der Muskulatur mit Erhöhung des Fassungsvermögens des Herzens. Die elastischen Qualitäten der Muskulatur werden ihrem normalen Optimum zugeführt. Es dürfte sich um rein physikalische Vorgänge handeln, ohne Eingriff in den Zellchemismus selbst. Der Sauerstoffverbrauch steigt wohl entsprechend der unter Digitalis einsetzenden Leistungssteigerung, aber nicht darüber hinaus. Am Froschherzen fand GOTTSCHALK (s. WEIZSÄCKER), daß bei künstlicher Reizung und demgemäß Vermeidung einer Frequenzänderung eine Erhöhung des O_2-Verbrauchs unter Strophantin überhaupt nicht auftritt. Digitalis ist kein „Excitans" wie Adrenalin. Es gibt keine Angewöhnung an Digitalis. Sämtliche Herzabschnitt werden in prinzipiell derselben Weise beeinflußt. Die Verbesserung der muskulären Leistungsfähigkeit geht, wie erwähnt, nur bis zum normalen Optimum, die normale Herzkraft kann nicht wesentlich gesteigert werden. Von der Herabsetzung der Herzfrequenz gilt dasselbe. Normale Herzen mit gewöhnlicher Frequenz reagieren auf Digitalis kaum, es braucht das geschädigte empfindliche tachykardische Herz, das parasympathischen Einwirkungen gegenüber besonders empfindlich erscheint. Durch Digitalis wird der Erregungszustand, der Tonus der parasympathischen Herznerven erhöht. Zum Teil scheinen dabei vom Sinus caroticus ausgehende Reflexe beteiligt zu sein, die auf dem Weg über die Vaguszentren das Tempo des reizbildenden Sinusknotens herabsetzen, nach Vagotomie oder Ausschaltung des zentralen Nervensystems fällt die Digitalisbradykardie zum großen Teil weg (MEYER-GOTTLIEB). Andererseits werden auch die peripheren Vagusendigungen, das auf Vaguseinflüsse eingestellte celluläre Substrat des Sinusknotens durch Digitalis direkt erregt, erst durch Atropin wird die nach Vagotomie zurückbleibende Digitalisbradykardie völlig beseitigt. Die vagusartige Wirkung von Digitalis zeigt sich nicht nur im Bereich der Reizbildung, sondern auch an dem Verhalten der Reizleitung. Die atrioventrikuläre Überleitungszeit wird bei stärkerer Dosierung häufig verlängert gefunden. Weitere Parallelen zwischen Vagus und Digitalis zeigen sich in ihrem Einfluß auf die heterotope Reizbildung, der Förderung extrasystolischer Kontraktionen. Die Herabsetzung der Reizbildung an den Orten der monotopen Reizerzeugung erleichtert das Hervortreten heterotoper Reize. Auch der extreme Fall der Extrasystole, das Flimmern, wird durch Digitalisstoffe in seiner Entstehung begünstigt. Die Untersuchungen über Veränderungen der zirkulierenden Blutmenge unter Digitalis sind noch nicht abgeschlossen. Bei Herzkranken sieht man unter Strophantin eine Herabsetzung der Blutmenge (MIES, WISLICKI), bei Herzgesunden auffälligerweise eine Vermehrung. Verschiedene Faktoren werden bei dem Zustandekommen dieser Veränderungen zusammen wirken und sich, zum Teil in ihrem Effekt entgegengesetzt, überdecken. Die Kontraktion der Splanchnicusgefäße durch Digitalis erhöht die zirkulierende Blutmenge, die von verschiedenen Autoren angenommene Verstärkung des Gefäßtonus im Bereich der Lebervenen setzt sie herab. Die Erregbarkeit der genannten Gefäßabschnitte dürfte beim Herzkranken nicht anders sein als beim Gesunden, die Erklärung für das differente Verhalten der Blutmenge gegenüber Strophantin muß anderswo gesucht werden. Man kann auf die Förderung der Muskelquellung hinweisen, die namentlich bei azidotischer Reaktionslage des Gewebes deutlich wird. Bei kardialer Dekompensation könnte die Muskulatur so viel Wasser unter Digitaliseinwirkung aufnehmen, daß die Gesamtmenge des zirkulierenden Blutes zurückgeht, trotz der Kontraktion der Splanchnicusgefäße. Das Speicherungsvermögen der nicht-azidotischen gesunden Muskulatur ist demgegenüber nur gering, in diesem Falle führt die Kontraktion der Bauchgefäße zu einer Vermehrung des zirkulierenden Blutquantums. Digitalis (Strophanthin) scheint beim Insuffizienten wie ein Aderlaß zu wirken, die Abnahme der zirkulierenden Blutmenge kann bis zu $^1/_2$ Liter gehen (WISLICKI). Durch Diuretika, Laxantien, Schwitzprozeduren, Scarifikationen hat man seit langem eine Entlastung des Herzens angestrebt, durch Digitalis scheinen Verschiebungen in dem Wasserbestand des Organismus einzutreten, die sich in demselben Sinne günstig auswirken können.

Bei noch entzündlicher Schädigung des Herzens pflegen Digitalispräparate schlecht zu wirken, das völlig gesunde Herz reagiert aber auch nicht. Es braucht eine gewisse Insuffizienz, ein Überdehntsein der Muskulatur, um auf Digitalis anzusprechen (EDENS). Auf welche Veränderungen der Muskelfaser diese Eigenschaft beruht, ist nicht genauer bekannt, allein von der Größe der absorbierenden Oberfläche ist die Wirkung des Digitalis sicherlich nicht abhängig. Die insuffizienten, aus mechanischen Gründen dekompensierten Klappenfehlerherzen

mit gut erhaltener Muskulatur geben die besten Aussichten für eine Digitalis
therapie.

Unter den einzelnen Klappenfehlern bestehen gewisse Unterschiede. Bei
Aorteninsuffizienz vermeidet man die Erzeugung einer stärkeren Bradykardie,
um die diastolische Überlastung des linken Ventrikels nicht noch medikamentös
zu verstärken. Bei Mitralstenose scheut man sich vor stärkerer Dosierung in
der Annahme, daß eine Stärkung des rechten Ventrikels bei nicht zu beheben
der Stenosierung der Mitralklappe eine gefährliche Überlastung des Lungenkreislaufs mit sich bringe. Es soll dabei direkt zu Lungenödem kommen können. Ich
habe mich allerdings persönlich von einer derartigen Gefährlichkeit der Digitalis-
anwendung bei Mitralstenose nie überzeugen können. Mit der Digitalistherapie
kommt man bei Mitralstenosen oft zu keinem rechten Erfolg, weil der rechte Ventrikel mit seiner relativ dünnen Muskulatur auch bei verbesserter Kontraktilität mechanisch nur wenig zu leisten vermag. Das günstige therapeutische
Ergebnis bei Mitralinsuffizienzen beruht zum guten Teil auf der Förderung der
Kontraktilität des *linken* Ventrikels mit Beseitigung des systolischen Restvolums
und Verbesserung des Fassungsvermögens in der Diastole. Eine Hauptindikation
zur Anwendung der Digitalis bildete von jeher das Vorhandensein einer totalen
Irregularität. Das Flimmern an sich wird zwar durch Digitalis in den seltensten
Fällen beseitigt, nur gelegentlich einmal, durch die Wegnahme einer kardialen
Insuffizienz, die das Flimmern durch Überdehnung der Vorhöfe erzeugt hatte.
Im allgemeinen besteht das Vorhofsflimmern und damit auch die totale Irregu-
larität der Herzaktion auch nach Digitalisapplikation weiter, die Frequenz der
Kammerschläge ist aber niedriger. Die erschwerte Reizüberleitung schützt den
Ventrikel vor der in überstürztem Maße vor sich gehenden Reizbildung im Bereich
der Vorhöfe. Mitralfehler neigen vielmehr zu Vorhofsflimmern als Aortenfehler.
Der nervöse Faktor spielt bei dem Zustandekommen des Flimmerns keine größere
Rolle, weit wichtiger ist der Zustand des Myokards und der Füllungsgrad der
Herzhöhlen. Es gibt Vorhofsflimmern mit totaler Irregularität bei nichtvergrößertem Herzen älterer myokardgeschädigter Individuen, bei jüngeren Individuen spielt die Überdehnung der Vorhöfe die entscheidende Rolle. In der
frühzeitigen und starken Belastung des linken Vorhofs unterscheiden sich die
Mitralfehler gegenüber der Schädigung der Aortenklappen. Tricuspidalinsuffizienzen sind fast immer mit Vorhofsflimmern verbunden. Durch Chinidin läßt
sich in leichteren Fällen das Vorhofsflimmern beseitigen, man beginnt mit
3mal 0,2 g, um langsam anzusteigen bis 3mal 0,4 g. Ist das Flimmern 5 Tage
nach Beginn der Chinidintherapie immer noch vorhanden, so bricht man dieselbe
besser ab und gibt Digitalis. Bei insuffizientem Herzen ist die Verabreichung
von Chinidin an sich nicht angenehm, weil die Kontraktilität des Herzens durch
Chininderivate herabgesetzt wird. Stärker vergrößerte Herzen eignen sich auch
nicht gut für eine Chinidinbehandlung, weil doch gelegentlich Thromben in den
Herzohren sitzen, die sich bei dem wieder rhythmisch schlagenden Herzen loslösen und zu Embolien führen können. In früherer Zeit sprach man viel von
der regularisierenden Wirkung der Digitalis und meinte damit die Fälle von hoch-
frequenter totaler Irregularität, bei denen die Pulsintervalle unter Digitalis vergrößert und auch annähernd gleichgemacht werden. Völlig regelmäßig wird
der Puls zwar kaum jemals, die Bradykardie ist an sich aber für die Förderung
des Minutenvolums schon viel günstiger als eine Tachykardie, bei der der venöse
Nachschub zur Füllung des Herzens in der Diastole nicht nachkommt.

Die perorale Darreichung von Digitalis hat den Nachteil einer relativ langsamen Resorption. Dann werden die gitalinreichen Digitalispräparate wie auch
die Kombestrophantine und die Tinctura strophanti durch den Magensaft leicht
verändert, unter starker Herabsetzung ihrer Wirksamkeit, und schließlich haben

alle Digitalispräparate eine mehr oder weniger starke reizende Wirkung auf die Magen-Darmschleimhaut. Die wasserlöslichen Präparate verlassen den Magen schneller und reizen also weniger. Immerhin besitzt gegenüber der peroralen die rectale, intramuskuläre und intravenöse Einverleibung der Digitalisstoffe gewisse Vorteile. Bei Pfortaderstauung muß man von der peroralen Applikation Abstand nehmen. Vom Rectum aus gelangen die wirksamen Stoffe unter Umgehung der Pfortader direkt in das Gebiet der Cava inf., bei der Resorption treten aber starke Verluste auf, man muß also relativ hoch dosieren. Die intravenöse Einverleibung, bei der vor allem die Strophantine mit ihrer leichten Wasserlöslichkeit in Betracht kommen, hat mit den Nachteilen einer jeden intravenösen Injektion zu rechnen, bei vorsichtiger Dosierung, sehr langsamem Injizieren und Einschalten mehrtägiger Zeitintervalle bekommt man aber mit einer Strophantintherapie ausgezeichnete Resultate. Die intramuskulären Injektionen sind ungefährlich, die Resorption der Stoffe aber langsamer, außerdem die Injektionen selbst oft schmerzhaft.

Außer Digitalis kommt eine Behandlung mit Coffein und anderen *Theobrominpräparaten* in Frage. Anders als die Digitalis beeinflußt Coffein nur die Systole mit Tendenz zu Verkleinerung der Diastole und Verminderung des Schlagvolums. Die Herzfrequenz wird im Beginn der Wirkung durch zentrale Vaguserregung etwas verlangsamt, um dann aber als Ausdruck einer direkten peripheren Wirkung des Coffeins anzusteigen. Dieser Effekt kann sich über eine Erregung des Sinusknotens hinaus in einer Neigung zu Extrasystolen bemerkbar machen. Schließlich sind alle Theobrominpräparate durch ihre gefäßdilatierenden Eigenschaften ausgezeichnet. Einer zentral bedingten Gefäßverengerung im Splanchnicusgebiet arbeitet eine Erweiterung großer arterieller Gebiete entgegen, so daß eine länger dauernde nennenswerte Blutdruckwirkung niemals sichtbar wird. Sie fehlt, wie MEYER und GOTTLIEB betonen, überdies fast völlig dem Theobromin, Theophyllin und Euphyllin. Dafür kommt unter dem Einfluß dieser Mittel eine Erweiterung der Gefäße durch direkte Beeinflussung des Gefäßtonus besonders deutlich zustande, an den Nieren wie an den Hirngefäßen, vor allem auch im Gebiet der Coronararterien. So erfährt die Verstärkung der Systole indirekt eine Förderung durch die Verbesserung der Blutzufuhr zu der Herzmuskulatur.

Besondere Indikationen für die einzelnen Klappenfehler gibt es nicht. Immerhin muß auf die auffällig gute Wirkung bei Aorteninsuffizienzen aufmerksam gemacht werden, nicht nur bei luischer Aortitis mit ihren Gefahren für die Coronarzirkulation, sondern auch bei freiem Coronardurchfluß. Möglicherweise steht der günstige Effekt mit der Tonussteigerung der Ventrikelmuskulatur in Zusammenhang, die einer zu starken diastolischen Ausweitung des Herzens entgegentritt.

Im Vordergrund stehen die Theobrominpräparate zur Förderung der Diurese. Durch Erweiterung der Nierengefäße und wohl auch entquellend gegenüber den Gewebskolloiden, also mit renalem und extrarenalem Angriffspunkt, fördern sie die Wasserelimination bei bestehender Dekompensation. In besonderen Fällen kann man sie kombinieren oder ersetzen durch ebenfalls entquellend wirkende Kaliumsalze (Kalium aceticum) oder die quecksilberhaltigen Diuretika Calomel, Salyrgan. Bei der Anwendung der letzteren ist Vorsicht am Platz, Arteriosklerotiker können bei intravenöser Injektion mit Hautblutungen reagieren. Bei organischen Nierenschäden sind die Quecksilberpräparate kontraindiziert.

Adrenalin ist das mächtigste Mittel zur raschen Verstärkung der Herzsystole mit gleichzeitiger Verstärkung der Durchblutung der Coronargefäße. Unerwünscht ist die durch Kontraktion der peripheren, namentlich der Splanchnicusgefäße bewirkte Blutdrucksteigerung mit dem Gefühl des Herzklopfens und den

Äußerungen starker sympathischer Reizwirkung (Zittern, Blässe der Haut). Intravenös sollte Adrenalin höchstens in minimalen Dosen, z. B. 1 mg auf 1 Liter Infusionsflüssigkeit, gegeben werden. Auch bei subcutaner Injektion sollte man nicht über $^1/_2$ mg hinausgehen. Bei Herzfehlern ist Adrenalin selten indiziert, man sollte es für myokarditische Prozesse und Vasomotorenkollapse reservieren.

Ähnlich verhält es sich mit dem *Campher,* obschon hier eine Blutdrucksteigerung über die Norm hinaus nicht auftritt. Die Reizbildung und Reizleitung werden gefördert, ein rhythmisch versagendes Herz wieder belebt. Auf das Coronargefäßsystem ist der Campher in therapeutischen Dosen ohne sicheren Effekt, wertvoll aber der anregende Einfluß auf die Zentralapparate der Atmung und des Großhirns.

Hexeton ist ähnlich gebaut wie Campher und auch pharmakologisch nahe verwandt. Die Anregung der Atmung ist besonders deutlich. *Cardiazol* und *Coramin* fördern die Systole ohne Effekt auf die Herzfrequenz, aber wieder mit sehr brauchbarer Reizwirkung gegenüber den nervösen Zentren.

Ebenso wichtig wie eine medikamentöse Therapie ist bei abgelaufenen Klappenfehlern immer die Regelung der *allgemeinen Lebensführung.* Mitralfehlerkranke fügen sich leichter als solche mit Läsion der Aortenklappen, weil die letzteren von ihrer Störung nicht viel merken. In jedem Fall ist aber eine Reduktion der muskulären Leistungen am Platz, je nach dem Fall verschieden streng gehandhabt, schließlich bei drohender Insuffizienz die Bettruhe. Genußmittel wie das Rauchen können eine Extrasystole, wohl einen Flimmeranfall hervorrufen. Ähnlich wirken größere Dosen Alkohol und schwarzer Kaffee. Hinsichtlich der Diät hält man sich an die allgemeinen Regeln der Salz- und Flüssigkeitsbeschränkung.

2. Myokarditis.

Das Myokard unterscheidet sich gegenüber dem Endokard nicht nur durch seine mesodermale Abstammung, sondern auch später grundsätzlich durch die ihm zufallenden Sonderaufgaben. Während das Endokard als Fortsetzung der arteriellen Gefäßschichten wie die Gefäße als Leitungsrohr und Kanalsystem funktioniert, ohne aktiv einzugreifen, sieht man in dem Myokard eine Zusammenfassung großer Muskelmassen, von deren Leistung die gesamte Blutzirkulation abhängt.

Die verschiedene Funktion der beiden Gewebe kommt in ihrer differenten Struktur zum Ausdruck und äußert sich in einer gewissen *Selbständigkeit in bezug auf Blutversorgung, Zellstoffwechsel und Innervation.*

Die Ernährung des Endokards geschieht zum Teil von innen her, Flüssigkeit und darin gelöste Stoffe werden vom strömenden Blut her aufgenommen, entsprechend dem Verhalten der Arterien, wo auch ein Durchtritt von Stoffen bis in den Bereich der Media angenommen werden kann (LÜTHI, VANNOTTI). Die verschiedenen bindegewebigen elastischen und muskulösen Schichten bzw. Membranen stellen allerdings Barrieren dar, die das Durchtreten von Stoffen in bestimmter Weise beeinflussen und hindern, man kann sich aber bei Verwendung von Trypanblau von diesem Durchtritt ohne weiteres überzeugen. Das gesamte Endokard erscheint blau verfärbt, in gleicher Weise wie die Wandung der Vorhöfe, die Herzohren und die sämtlichen zu- und abführenden Gefäße, das Myokard erscheint dagegen ungefärbt. Nur der äußerste nach dem Perikard zu gelegene Abschnitt wird wieder von der Flüssigkeit erreicht. Treibt man die Färbung höher, so zeigt sich die Blaufärbung auch im Bereich des Myokards, in geeigneteren Fällen mit vorsichtigerer Färbung besteht aber die Tatsache, daß das Myokard ungefärbt bleibt, begrenzt von einer dünnen Farbzone außen und innen. Schon an den Arterien sieht man, daß die Media von dem aus dem

Gefäßinnern stammenden Flüssigkeitsstrom nicht mehr erreicht wird, die Media wird zum guten Teil von den Vasa vasorum ernährt. Auch am Endokard kann sich der Einfluß der Blutströmung nur sehr wenig nach der Tiefe hin geltend machen, eine derart imbibierte Flüssigkeit dringt nicht über die inneren Schichten des Endokards hinaus. Das Myokard besitzt im Coronarsystem eine eigene Blutversorgung, deren Intensität in starker Abhängigkeit von dem Aortendruck, unter dem regulierenden Einfluß wirksamer Innervation, den Bedürfnissen des Gesamtorganismus angepaßt erscheint. Gemeinsam ist den verschiedenen Bestandteilen der Herzwand ihr Gehalt an Bindegewebe. Das die Muskelfasern umgebende interstitielle Mesenchym steht genetisch mit dem Endokard und Perikard auf derselben Stufe.

Die *Systematik* der myokarditischen Störungen ist zur Zeit ungenügend ausgebaut. Die Unterscheidung akuter gegenüber chronischen Myokarditiden ist unbefriedigend und keine pathogenetische. Ein bloßes Nebeneinanderstellen der bei Diphtherie, Typhus, Gelenkrheumatismus, Scharlach, Masern, Grippe, Keuchhusten vorkommenden Schädigungen gibt keinen klaren Überblick über die Wesenverschiedenheit der einzelnen Prozesse. So kommt es, daß ein so guter Kenner der Verhältnisse wie LIAN schreiben kann, die Lektüre des Kapitels Myokardschädigung hinterlasse im allgemeinen „l'impression de profonde confusion". VAQUEZ verzichtet resigniert auf eine klinische Differenzierung, die zugleich dem anatomischen Geschehen Rechnung tragen würde, hält sich ausschließlich an das Funktionelle und unterscheidet zwischen forme grave, forme arhythmique und forme discrète.

Demgegenüber stehen die Erfolge der pathologischen Anatomie, die über das Studium der parenchymatösen Schädigung hinaus den Veränderungen im Interstitium ihre Aufmerksamkeit zuwandte.

Die Diskussionen über die Bedeutung der ASCHOFFschen *Knötchen* (1904) sind zu einem gewissen Abschluß gekommen. Es handelt sich nicht um „myogene" Zellformationen, um Umwandlungsprodukte von Muskelfasern in eigenartig großzellige Elemente (HUZELLA), sondern, wie GEIPEL schon 1909 ausführte, um *Bindegewebszellen,* die, vor allem perivasculär gelagert, größer werden, aufquellen, mehrkernig werden und miteinander konfluierend schließlich als Riesenzellen imponieren, während an der Peripherie dieser knötchenartig zusammengefügten Zellen Lymphocyten und spärlich eosinophile Zellen, auch polymorphkernige Leukocyten anzutreffen sind.

Das Zentrum der Knötchen wird nach GEIPEL von hyalinen Massen gebildet. Bei längerem Bestehen der Knötchen kommt es zur Neubildung fibrillärer Grundsubstanz unter gleichzeitigem allmählichem Schwinden der Zellen und der schließlichen Bildung von Schwielen. Dieser nach MÖNCKEBERG zitierten Auffassung von GEIPEL tritt FAHR bei, wenn er von einer Wucherung der fixen adventitiellen Elemente spricht. In den im ASCHOFFschen Institut ausgeführten Untersuchungen von BRACHT und WÄCHTER wird betont, daß die Zellen ihrem Aussehen nach außerordentlich den Fibroblasten gleichen. FRÄNKEL, MÖNCKEBERG heben den bindegewebigen Charakter der die Knötchen aufbauenden ein- und mehrkernigen Zellen hervor. Gegen die myogene Natur der Zellen spricht nach JACKI vor allem die Tatsache, daß die Knötchen auch an Stellen zu finden sind, wo gar keine Muskulatur vorhanden ist. Nach LANGMANN sind niemals Übergänge von Muskelzellen in die Zellen der Knötchen selbst nachweisbar, die letzteren gleichen vielmehr am meisten den endothelialen oder einkernigen Wanderzellen; die vielkernigen Elemente gehen dann wieder aus diesen hervor.

Wenn also an der bindegewebigen Natur der fraglichen Zellkomplexe nicht mehr zu zweifeln ist, so war man lange Zeit noch verschiedener Meinung in bezug auf die Entstehung der fraglichen interstitiellen Veränderungen. Zahlreiche Autoren hielten sie für sekundäre Reaktionserscheinungen bei primärer Schädigung der Muskelfasern (vgl. MÖNCKEBERG). Erst durch KLINGE und seine Mitarbeiter ist dann mit Erfolg der Standpunkt vertreten worden, wonach der interstitielle Prozeß als *Teilerscheinung einer ganz allgemeinen mesenchymalen Gewebsreaktion* den primären pathologischen Vorgang darstellt. Die Schädigung des Bindegewebes steht im Mittelpunkt des ganzen Geschehens, zusammengesetzt aus zweierlei Veränderungen: einmal einem Ödem und fibrinoider Verquellung des perivasculären Bindegewebes (Grundsubstanz) bei Erhaltenbleiben der Fasern, und weiterhin einer Vergrößerung und Wucherung der Bindegewebszellen. Dazu kommt dann eine verschieden starke lympholeukocytäre Zelldurchsetzung der geschädigten Gewebe und unter Umständen eine (sekundäre) Schädigung der benachbarten Muskelfasern.

Das rheumatische Granulom ist nach KLINGE nur eine Phase im rheumatischen Geschehen, ein Stadium, das sich erst auf dem Boden einer Schädigung der Bindegewebssubstanz entwickelt. Nicht nur im derben Binde- und Sehnengewebe etwa der Gelenke, sondern überall im Körper, insbesonders auch im Herzgewebe, besteht der erste Schaden in einer Entartung des Bindegewebes. In Übereinstimmung mit TALALAJEW konnte KLINGE feststellen, daß der Gewebsschaden 1—3 Wochen nach Beginn der Erkrankung durch das Auftreten einer fibrinoiden Degeneration der Bindegewebssubstanz ausgezeichnet ist. Die Bindegewebsbündel sind dabei aufgetrieben, fibrinoide Massen zwischen die Einzelfibrillen eingelagert. Eine Zerstörung der Fibrillen selbst kommt im allgemeinen nicht vor. In Anlehnung an die Vorstellungen von HUECK deutet KLINGE die Veränderung als eine physikalisch-chemische Zustandsänderung der Grundsubstanz, der sog. Kittsubstanz des Bindegewebes. Bei ganz frischen rheumatischen Schäden spielen Wucherungen der Zellen zunächst gar keine Rolle, erst nach Ablauf von 2—3 Wochen treten sie in Erscheinung und beherrschen dann das Bild. In dem Maße wie die fibrinoiden Massen verschwinden, tritt die Zellvermehrung hervor. Das Granulom kann nach KLINGE als morphologischer Ausdruck der zelligen Resorptionsleistung des Bindegewebes aufgefaßt werden: Vergrößerung der Zellen und Wucherung führt allmählich zum Schwinden der fibrinoiden Massen. Ist dieses Stadium erreicht, so tritt Rückbildung des Granuloms ein, die Zellen werden kleiner, ihre Zahl geringer, und allmählich (nach Ablauf von mehreren Monaten) haben die Zellen wieder die Form der spindeligen Bindegewebszellen angenommen. Von dem ganzen Prozeß bleibt nichts übrig als eine zunächst noch ödematöse etwas zellreiche Narbe. Hier treten bei einem Rezidivieren der Gesamterkrankung dann aber auch wieder die ersten frischen Veränderungen auf. Gerade die rheumatische Narbe ist — vor dem übrigen Bindegewebe — der Sitz frischer Schäden. KLINGE hat das speziell für die Mandelumgebung, die Herzklappen, den Skeletmuskel, die Gelenkgewebe gezeigt. Das Herz verhält sich in der Hinsicht nicht anders als alle anderen Organe.

Der Sitz des rheumatischen Schadens ist das gesamte Bindegewebe des Körpers, insbesondere kann das Gefäßbindegewebe aller Organe betroffen sein. Die Bildung des zelligen Granuloms ist nicht überall gleich deutlich, dem Herzen am nächsten steht das paratonsilläre Gewebe, der Schlundmuskel, die Gelenkgewebe, besonders die Sehnen- und Muskelansätze. Das Moment der funktionellen mechanischen Inanspruchnahme scheint eine besondere Rolle zu spielen. In Geweben mit geringer funktionell mechanischer Beanspruchung wie im Bereich des Gehirns, der Nieren, der Ganglien und Nerven ist das histologische Bild des Reaktionsvorganges weitgehend verschieden von dem des typischen ASCHOFFschen Knötchens. Im arteriellen Gefäßsystem sind nach KLINGE ebenso wie im venösen rheumatische Schäden in allen Gefäßgebieten und in allen Gefäßwandschichten anzutreffen.

Damit ist auch eine pathogenetisch klare Systematik der myokarditischen Störungen möglich geworden.

Es gibt eine Gruppe von Krankheiten mit primärer *parenchymatöser Schädigung*, Prototyp die Diphtherie, entsprechend aufzufassen aber auch die Myokarditis nach Scharlach, Typhus und manchen Streptokokkenerkrankungen, Grippe, WEILsche Krankheit, Morbus Bang. Andererseits hat man eine Gruppe von Schädigungen für sich zu betrachten, bei denen die *interstitielle Gewebsreaktion* als primärer krankhafter Vorgang zu bezeichnen ist, eine Schädigung der kleinsten Gefäße mit typischen Veränderungen des adventitiellen Gewebes, die selten einmal für sich ablaufen, verschwinden oder in schwieliges Gewebe übergehen, ohne die muskulären Elemente in Mitleidenschaft zu ziehen, sehr häufig aber auf den Zellchemismus der Muskulatur übergreifen, mit dem Effekt, daß neben interstitiellen Veränderungen auch parenchymatöse vorhanden sind. Schließlich hat man noch zu unterscheiden eine Myokarditis *embolischer Art*. die *eitrige Myokarditis* mit Anwesenheit der Erreger im Embolus.

Die rein kardialen Symptome sind bei den drei Gruppen ähnlich, eine Unterscheidung ist nur bei Berücksichtigung der übrigen Krankheitserscheinungen möglich. Als Erkrankung ganz besonderer Art tritt die interstitielle „rheumatische" Myokarditis hervor, die als Teil einer allgemeinen mesenchymalen Gewebsreaktion die gesamten Eigentümlichkeiten in sich schließt, die der Krankheitsverlauf rheumatischer Affektionen überhaupt darbietet.

Gemeinsam ist allen myokarditischen Störungen, daß die Kontraktilität, die muskuläre Leistung Schaden nimmt. Der wichtigste Organteil, die Muskelfaser, bleibt nie ganz verschont. Es äußert sich das in Anomalien der Herzmechanik, andererseits aber auch in bestimmten Veränderungen des Muskelstoffwechsels. Auf mikroskopischem Wege ist man in der Lage, gewisse Aufschlüsse zu bekommen, man kann aus dem Auftreten der trüben Schwellung, dem Untergang der Strukturen auf Alterationen im Eiweißbestand schließen, sieht die Störungen des Fettumsatzes an dem Auftreten von Neutralfett und Anomalien im Lipoidgehalt der Faser und kann schließlich auch aus der Mangelhaftigkeit der Glykogenfärbung auf Schädigungen des Kohlehydratstoffwechsels schließen. Die quantitative chemische Untersuchung der Verhältnisse ist noch nicht weit gediehen. Man kann sich allerdings davon überzeugen (VANNOTTI, FREY), daß in einem ersten Stadium der diphtheritischen Schädigung eine vermehrte Quellung der Muskulatur auftritt, unter Zurückgehen der relativen Gewichtswerte der festen Stoffe. Weiterhin kommt es dann zu einem Abbau der koagulablen Eiweißkörper unter Vermehrung des Reststickstoffs, und im Bereich der kolloiden Eiweißstoffe zu einer Verminderung des für die Kontraktilität entscheidenden Myosins. Die albuminartigen Eiweißkörper (Myogen, Globulin X) erfahren in späteren Stadien eine Vermehrung, in offenbarem Zusammenhang mit der sich entwickelnden cellulären interstitiellen Reaktion.

Tabelle 29. Chemie des Herzmuskels (Meerschweinchen). Normal und unter Einfluß von Diphtherietoxin (VANNOTTI, 1936).

	Normal	Krankheitsdauer			
		1 Tag	2 Tage	3 Tage	4 Tage
Gesamt-N (in 100 g Muskel)	2,158	1,989	1,998	2,081	2,948
Myosin N	0,804	0,617	0,561	0,585	0,580
Myogen + Glob. X	0,304	0,429	0,296	0,475	0,799
Stroma	0,627	0,673	0,568	0,655	0,774
Rest-N	0,422	0,319	0,370	0,376	0,446
Myosin N % Ges. N	37,5	32	31	27	23
Myogen + Glob. X %	15	17	16	23,5	26
Stroma %	28,5	34,5	31	31,5	31
Rest-N %	19	16,5	22	18	18

Die histologisch faßbaren Veränderungen lassen sich also auch durch chemische Methoden nachweisen und über das hinaus quantitativ präzisieren. Über entsprechende Veränderungen in der Zusammensetzung des Blutes ist noch nichts bekannt, es wird aber auch hier möglich sein, charakteristische Differenzen aufzudecken, die der Erkennung nicht nur einer Myokardschädigung überhaupt, sondern auch der Art der bestehenden Schädigung förderlich sein können.

a) Parenchymatöse Myokarditis. Nach experimenteller Einverleibung von Diphtherietoxin kann man (Mönckeberg) bei der histologischen Untersuchung des Herzens zwei Phasen der Schädigung unterscheiden, eine erste Phase der toxischen Alteration und eine zweite der entzündlichen Schädigung. Der erstgenannte Vorgang spielt sich am Parenchym ab, mit allen Übergängen von trüber Schwellung (albuminöser Trübung), Verfettung, vakuolärer Degeneration bis zu scholligem Zerfall und Nekrose, die entzündliche Reaktion betrifft das interstitielle Bindegewebe. Je nach dem Stadium, der Menge und Stärke des angewandten Toxins und dem Alter des Prozesses trifft man auf ganz verschiedene histologische Bilder. Gukelberger hat darauf in letzter Zeit besonders hingewiesen und auch gezeigt, daß die Schädigungen in der Ringmuskelschicht der Herzspitze beginnen, hier auch in den meisten Fällen ihre größte Ausdehnung erreichen, während die übrigen Myokardpartien später befallen werden. Grundsätzlich ähnlich wird es sich wohl mit der Myokarditis nach Scharlach, Typhus, Grippe und manchen Streptokokkenaffektionen verhalten, entsprechende Untersuchungen liegen aber noch nicht vor.

In den ersten Stadien imponiert die Erkrankung als ausschließliche Parenchymschädigung, später kommen interstitielle Zellreaktionen hinzu. Diese Veränderungen haben aber rein lokalen Charakter, sie sind die Folge des muskulären Gewebsuntergangs und haben mit einer Gesamtreaktion des mesenchymalen Gewebssystems nichts zu tun. Das Toxin wird dem Herzen von der Eintrittspforte des Erregers, der Mundhöhle, den Respirationsorganen oder dem Darm, der Haut, auf dem Wege des Blutgefäßsystems zugeführt, passiert die Capillaren und haftet an der Muskulatur, ohne zunächst das perivasculäre Gewebe in vermehrten Reizzustand zu versetzen, wie man es bei der rheumatischen interstitiellen Myokarditis sieht.

Die *klinische Symptomatologie* der parenchymatösen Myokarditis ist die einer reinen Herzkrankheit.

Die leukocytäre Reaktion pflegt gering zu sein, das Fieber erreicht wenigstens im Anfang nur geringe Höhe und ist auch später ganz vorwiegend durch den extrakardial vor sich gehenden Gewebszerfall bedingt. Dementsprechend verhält sich die Senkungsgeschwindigkeit der roten Blutkörperchen.

Perkutorisch und röntgenologisch findet sich sehr bald eine *Vergrößerung des Herzens.* Die ersten Stadien der Myokarditis mit ihrer vorwiegenden Beteiligung der Spitzenabschnitte des Herzens sind schwer erkennbar, eine Verbreiterung nach links braucht jedenfalls nicht da zu sein. In einem späteren Moment der Vergiftung wird dann auch die Aortenausflußbahn dilatiert, sowie die mittlere Ringmuskelschicht des Gesamtherzens. Man erkennt das an der Verbreiterung der relativen Dämpfung nach links und rechts, an dem Verschwinden der Herzbucht und in der Abrundung der gesamten Herzsilhouette auf dem Röntgenbild. In anfänglichen Stadien kann jede Herzvergrößerung fehlen, man darf also nicht auf das abnorme Verhalten des Herzens bei der Perkussion warten, um die Diagnose Myokarditis zu stellen. Zur Unterstützung der Perkussion ist die genaue Lokalisation des Spitzenstoßes durch die Palpation von größtem Wert, der zu untersuchende Kranke muß sich allerdings dabei in exakter Rückenlage befinden. Als Anhaltspunkt dient die Mamillarlinie oder bei horizontal gestellter Clavicula die Medioclavicularlinie.

Bei der *Auskultation* achtet man speziell auf das Verhalten des ersten Mitraltons. Eine Abschwächung gegenüber dem zweiten Mitralton ist immer auffällig. Abschwächung beider Töne findet sich bei Überlagerung des Herzens durch Lunge und läßt keine weiteren Schlüsse zu. Der zweite Pulmonalton kann bei zunehmender Lungenstauung eine Verstärkung erfahren, eine derartige Akzentuation des zweiten Pulmonaltons ist aber gerade im Kindesalter vieldeutig. Häufig kommt es zur Bildung eines dritten Tons. Bei rascher Aktion imponiert derselbe als präsystolischer, im allgemeinen aber als protodiastolischer Galopprhythmus. Nach Ablauf der Verharrungszeit füllt das in den Vorhöfen zurückgehaltene Blut den diastolisch erschlafften Ventrikel und bringt das umgebende Gewebe zum Tönen. Vorübergehend kann man einen protodiastolischen dritten Ton gelegentlich auch beim Herzgesunden feststellen, es mag dabei eine momentane Überfüllung des Herzens von der venösen Seite her im Spiele sein, im allgemeinen ist der Nachweis eines dritten Tons aber doch das Zeichen einer Myokardschwäche. Der linke Ventrikel ist dabei in erster Linie beteiligt, der abnorme dritte Ton ist dementsprechend am häufigsten auch an der Herzspitze zu hören. Bei vorhandener Mitralstenose kann man nicht ohne weiteres auf eine Schädigung des Myokards schließen, das leichte schwingungsfähige verhärtete Gewebe der Mitralklappe führt auch ohne eine solche im Beginn der Diastole relativ häufig zur Entstehung eines dritten Tons. Geräusche können eine Zeitlang völlig fehlen, bei fortschreitender myogener Insuffizienz kommt es dann aber zu den relativen Mitralinsuffizienzgeräuschen mit Verwischen des ersten Mitraltons. Differentialdiagnostisch bieten diese Geräusche keine Schwierigkeiten, sie sind meist genau über der Herzspitze lokalisiert. Ein endokarditischer Mitralprozeß unterscheidet sich nicht gegenüber einer myogenen Mitralinsuffizienz, gerade bei Diphtherie, Typhus und Scharlach sind aber Endokarditiden nicht so häufig.

Der *Puls* wird klein, der arterielle Druck fällt systolisch wie diastolisch. Der Pulsus alternans erscheint nach der Palpation weit häufiger als man das instrumentell bisher nachgewiesen hat. Von den Frequenzänderungen überwiegt die Neigung zu Bradykardie. In fortgeschrittenen Fällen kommt es häufig zu muskulärer Schädigung im Bereich des Sinusknotens und des Reizleitungssystems. Zunächst kann eine Tachykardie eintreten, öfters sieht man aber eine Pulsverlangsamung, eine Herabsetzung der reizbildenden Funktion des Sinusgewebes. Sitzt die Läsion weiter unten, so bekommt man die verschiedenen Formen der Reizleitungsstörung, von der Sinusarrhythmie und dem bloßen Wandern des Reizursprungs mit Veränderung des P-R-Intervalls im Elektrokardiogramm bis zu stärkeren Schädigungen, partiellem oder gar totalem artioventrikulärem Block. Ohne daß man es der Reizfrequenz anzumerken braucht, kann der Sinusknoten ausgeschaltet werden, unter Entwicklung einer atrioventrikulären Automatie. Am Puls kann eine Sinusarhythmie auffallen, ein Variieren des Pulsintervalls unabhängig von der Atmung, oder man beobachtet bei atrioventrikulären Reizleitungsstörungen den Ausfall einzelner Systolen. Die Unterscheidung gegenüber ventrikulären Extrasystolen ist einfach, man braucht nur das Herz zu auskultieren. Bei atrioventrikulärer Reizleitungsstörung ist es über dem Herzen völlig ruhig, während man die Extrasystole durch das Auftreten eines dritten oder vierten Tons kurz nach der vorangehenden normalen Systole feststellen kann. Der totale Block ist durch die charakteristische reguläre Bradykardie, Frequenzen unter 40, ausgezeichnet. Der Übergang vom partiellen zum totalen Block kann unter dem Bild des ADAMS-STOKESschen Symptomenkomplexes einhergehen mit Bewußtlosigkeit, zentrogener Dyspnoe, epileptiformen Krämpfen,

oder es braucht nur zu einer leichten rasch vorübergehenden Ohnmacht zu
kommen, ohne jede cerebrale Reizerscheinung. Trifft man es zu einem derartigen
Anfall, so kann man die präautomatische Pause feststellen. Der Kundige vermag zur Diagnose dieser Störungen den Venenpuls mit heranzuziehen, es lassen
sich so nicht nur die Fälle von kompletter Dissoziation, sondern auch das ruhige
Weiterpulsieren des rechten Vorhofs bei zeitweilig gehemmter Reizüberleitung
erkennen und das Bestehen einer atrioventrikulären Automatie aus der Gleich-
zeitigkeit der a-Welle im Venenpuls mit dem Carotispuls. Weit einfacher ist
die Beurteilung der Arhythmien aber bei Verwendung des Elektrokardiographen.

Die parenchymatöse Myokarditis zeigt sich oft klinisch an der Lebervergrößerung früher, als daß man eine Herzvergrößerung einwandfrei feststellen
kann. Die damit verbundenen Schmerzen können ausnahmsweise beträchtlich
sein und zu differentialdiagnostischen Erwägungen gegenüber der Möglichkeit
einer bestehenden Nephrolithiasis oder Appendicitis führen. Das rechte Herz
beteiligt sich ganz anders an dem Insuffizientwerden des Herzens als man es
bei Mitralfehlern sieht, wo der rechte Ventrikel lange Zeit den Rückhalt abgibt
und Stauungen im venösen System erst allmählich aufkommen läßt. Umgekehrt
sind dann die Stauungserscheinungen im kleinen Kreislauf bei der parenchymatösen Myokarditis weniger ausgesprochen. Man ist durch eine gleichzeitige Anwesenheit pneumonischer Komplikationen oft behindert, kann sich aber auch
bei manifester kardialer Insuffizienz gar nicht immer von dem Vorhandensein
eines Stauungskatarrhs oder von richtiger Hypostase mit Dämpfung und bron-
chialem Atmen überzeugen. Es kommt auch nicht zu der Bildung von Herzfehlerzellen im Sputum. Die Atmung ist nicht immer tachypnoisch. Es fehlt
die Druckwirkung des rechten Ventrikels, um eine eigentliche Stauung im kleinen
Kreislauf zustande zu bringen.

Auffällig ist immer die Blässe der Haut mit einem Stich ins Cyanotische.
Ödeme treten gerade bei Kindern kaum auf, sind aber beim Erwachsenen an
den abhängigen Körperpartien mehr oder weniger deutlich regelmäßig nachweisbar. Der Niedergang der arteriellen Blutversorgung ist viel stärker als bei
endokarditischen Prozessen. Dem entspricht auch die eigentümliche Ängstlich-
keit und Unruhe der Patienten, die, ohne stärker dyspnoisch zu sein, unter Luftmangel leiden.

Der *Verlauf* der parenchymatösen Myokarditis richtet sich nach der Grundkrankheit.

Am gefährlichsten ist die diphtheritische Schädigung, die sich in den ersten
Krankheitswochen langsam vorbereitet, um erst allmählich als kardiale Insuffizienz hervorzutreten. Bestimmte Regeln sind nicht aufzustellen, es kann schon
in der ersten Woche das voll entwickelte Bild der Myokarditis da sein. Bekannt
ist der plötzliche Zusammenbruch der Zirkulation bei Kindern, die scheinbar
wiederhergestellt zur Schule geschickt wurden. In solchen Fällen sind oft Störungen der Reizbildung und Reizüberleitung im Spiele, Schädigungen des eigentlichen Myokards führen nicht so plötzlich zu den Kollapsen mit extremer Blässe,
Brechen und dem ominösen, langsamen Puls. Es braucht nicht viel, um einen
doch eben genügenden Rest von reizleitendem Gewebe ausfallen und damit
die schwersten Erscheinungen eintreten zu lassen.

Bei Typhus, Scharlach, vielleicht auch bei Grippe, ist der Verlauf ein viel
milderer. Während der langen Krankheitsdauer eines Typhus wird eine leichtere
kardiale Insuffizienz durch die Vasomotorenschädigung verdeckt. Trotz elektrokardiographisch nachweislicher Myokarditis kann das Herz perkutorisch normal
erscheinen. Die so häufigen bronchitischen Komplikationen lassen eine Lungenstauung schwer erkennen, die toxische Leberverfettung gibt oft unüberwindliche

Schwierigkeiten in der Abgrenzung gegenüber einer Stauungsleber. Die Vielgestaltigkeit der Krankheitsvorgänge ist schuld, daß dem Verhalten des Herzens oft nicht genügende Aufmerksamkeit geschenkt wird. Bei der nach Scharlach auftretenden Myokarditis liegen die Verhältnisse in diagnostischer Hinsicht günstiger, weil die Hauptkrankheit beim Einsetzen von Herzstörungen meist abgelaufen ist. Auch hier besteht nur zu oft der Widerspruch zwischen dem normalen perkutorischen Befund und dem Elektrokardiogramm. Temperatursteigerung, Erhöhung der Senkungsgeschwindigkeit und nicht ganz normale Leukocytenwerte helfen mit, um die Aufmerksamkeit auf den vorhandenen myokarditischen Prozeß zu lenken. Eigentliche parenchymatöse Myokarditiden nach Grippe sind nicht häufig. Während der großen Grippeepidemie galt es als Regel die extreme Zirkulationsschwäche bei nichtdilatierten Herzen zu finden, ohne Zustandekommen von Stauungsorganen, d. h. unter dem Bild einer Vasomotorenparese. Das Lungenödem war in solchen Fällen entzündlicher Art, die Lebervergrößerung eine Verfettung auf toxischer Grundlage. Nach der Literatur kommen aber myokarditische Prozesse auch vor. Anläßlich einer Kasernenepidemie von Grippe wurden von ROULET 2 Fälle mit ausgedehnter alterativer Myokarditis beobachtet, die innerhalb 2 bzw. 3 Wochen zum plötzlichen Tode führten. Das Herz war bei der Obduktion kaum vergrößert, meist gut totenstarr, trüb und fleckig. Die Hauptveränderungen bestanden aus teils ausgedehntem, streifigem scholligem Zerfall der Herzmuskelfasern, teils aus disseminierten miliaren Degenerationsherdchen. Die contractile Substanz erschien vakuolisch verändert, gequollen, grob bis feinkörnig zerfallen, so daß auf große Strecken nur noch leere Sarkolemmhüllen übrigblieben. Als Sekundärerscheinung zeigte sich eine Wucherung der ortsständigen Bindegewebszellen mit geringfügiger Leukocytenexsudation. Alle Herzbezirke waren von den Veränderungen betroffen, am stärksten aber die linke Kammerwand.

Die *Therapie* hat sich, wenn möglich, spezifisch gegen den in Frage kommenden Erreger zu richten, allgemein das Fortschreiten eines entzündlichen Prozesses zu hindern, andererseits ist sie vor die Aufgabe gestellt, die mechanische Suffizienz des Herzens aufrechtzuerhalten.

Die Serumtherapie der Diphtherie, möglichst frühzeitig, d. h. in den ersten 3 Tagen der Erkrankung angewandt, gibt wohl keine Garantien gegen das Auftreten einer parenchymatösen Myokardschädigung; man kann sich auch nicht objektiv von ihrem Einfluß so gut überzeugen, wie bei der Beobachtung der nekrotisierenden Mandelschädigung, sieht sich aber in der Hoffnung, das Toxin noch binden zu können, auch im Hinblick auf die Möglichkeit der Entstehung einer Myokarditis zur Durchführung einer richtigen Serumbehandlung verpflichtet. Theoretische Bedenken könnten wohl geäußert werden, weil das Auftreten einer Serumkrankheit mit dem ganzen Symptomenkomplex der Vagusreizung, dem Vasomotorenkollaps, der Bradykardie, den broncho-constrictorischen Lungenerscheinungen und den unter Umständen intensiven Magen-Darmstörungen als Zugabe zu einem vorhandenen myokarditischen Prozeß sehr unwillkommen sind. Man hat aber in der Zufuhr von Calcium, atropinartigen Mitteln und von Vasomotorenmitteln doch die Möglichkeit, solchen Störungen entgegenzutreten. An sich ist das parenchymatös-myokarditisch geschädigte Herz nicht überempfindlich. Diese Schädigung gehört nicht in den Bereich der Allergie wie man sie bei der rheumatischen interstitiellen Myokarditis vor sich hat. Eine myokarditische Störung bei Diphtherie neigt nicht zum Rezidiv, sie hat eine stärkere Kontinuität im ganzen Verlauf ohne die Schwankungen der rheumatischen Myokarditis. Es fehlen der parenchymatösen Myokarditis, wie eingangs schon erwähnt wurde, auch alle die allergischen Begleitsymptome von seiten der Gelenke, der Haut, der Muskeln und auch der Nieren. Dieses

Fehlen einer Überempfindlichkeit läßt eine Serumbehandlung auch mit hohen Dosen als erlaubt erscheinen. Auch bei Scharlach muß man in schweren Fällen an die Anwendung von Scharlachrekonvaleszentenserum denken.

Zur allgemeinen Milderung eines entzündlichen Vorganges und so auch bei der parenchymatösen Myokarditis gibt man Kalkpräparate, wenig NaCl, reichlich vitaminhaltige Ernährung und aus Rücksicht auf die gefährdete Zusammensetzung der Muskelsubstanz Eiweiß, Phosphor und Zucker. Begonnene chemische Untersuchungen werden feststellen lassen, welche Eiweißarten zerstört werden und die Möglichkeit zu einer zweckmäßigen Ersatztherapie schaffen. Durch Sachs ist bei der experimentellen diphtherischen Myokarditis der Rückgang der Glykogenbestände festgestellt worden, durch reichliche Zuckerzufuhr in Verbindung mit der Gabe von Phosphaten versucht man eine Auffüllung der Reservevorräte zu erreichen.

Ein unerfreuliches Kapitel ist die Digitalistherapie der parenchymatösen myokarditischen Störung. Die Glykoside „haften" nicht so gut wie an der aus mechanischen Gründen überdehnten Muskulatur des Klappenfehlerherzens. Das häufige Vorkommen von Reizleitungsstörungen ist ein Hindernis gegenüber der Einverleibung höherer Dosen. Nur zu oft steht man machtlos dem Versagen der Herzkraft gegenüber. Besser als Digitalis- und Strophantinderivate wirken noch Coffein, Campher, Coramin, Cardiazol. Von großer Wichtigkeit ist Adrenalin, unter dessen Einfluß nicht nur die muskuläre Kontraktilität, sondern auch die Blutversorgung gebessert werden. Gerade bei der diphtheritischen Myokarditis ist von Vannotti und Gukelberger auf die Verschlechterung der capillaren Durchblutung im Herzmuskel hingewiesen worden. Durch Muskelextrakte wie Lacarnol kann man dieser entzündlich bedingten Ischämie des Herzmuskels entgegentreten.

b) Interstitielle rheumatische Myokarditis. Im Gegensatz zur parenchymatösen Myokarditis sitzt der pathologische Vorgang hier im interstitiellen Gewebe, vor allem in der Adventitia der kleinsten arteriellen Gefäße.

Nachdem Krehl schon 1891, Romberg 1894 bei Klappenfehlern, speziell auch bei frischer Endokarditis, auf Zellinfiltrationen in der Gegend des atrioventrikulären Klappenrings hingewiesen und auch das Vorhandensein hyaliner Thrombosen in den kleinen Herzarterien sowie die damit zusammenhängende Schwielenbildung beschrieben hatten, war es Aschoff, der 1904 bei 2 von 5 Fällen mit akutem Gelenkrheumatismus *Veränderungen an den kleinen Herzgefäßen ähnlich einer Periarteriitis nodosa* feststellte, dieselben genau histologisch charakterisierte und sie als spezifisch für die myokarditische Veränderung bei akutem Gelenkrheumatismus bezeichnete.

In den folgenden Jahren befaßte man sich zunehmend mit dem Studium dieser Veränderungen, in der zusammenfassenden Darstellung von Gross und Ehrlich werden vor allem die Arbeiten von Geipel, Aschoff und Tawara, Coombs, Bracht und Wächter, Huzella, Sacks, Clawson erwähnt. Es setzte sich die Meinung durch, daß man es nicht mit myogenen Elementen zu tun habe, und auch nicht mit interstitiellen Zellreaktionen auf Grund einer primären Faserschädigung, sondern mit einer *mesenchymal-bindegewebigen Reaktion,* wie sie nicht nur am Herzen, sondern an zahlreichen anderen Organen unter dem Einfluß des rheumatischen Giftstoffes auftritt. Fahr, Gräff und dann Klinge haben sich um die Klärung der Frage vor allem bemüht. Gross und Ehrlich fanden die Aschoffschen Knötchen bei 59% der untersuchten 161 Herzen mit rheumatischer Infektion, bei frischen aktiven Fällen sogar in 90%. Als aktiv wurden Krankheitszustände betrachtet, bei denen Gelenkschmerzen, choreatische Störungen, Fieber vorhanden waren und frische verruköse Klappenveränderungen, frische Perikarditis bei der anatomischen Kontrolle.

Von großem klinischem Interesse ist die Feststellung von Gross und Ehrlich, daß die entzündliche Gewebsreaktion ihre ganz bestimmten *Prädilektionsstellen* hat. Die Hinterwand des linken Ventrikels und das interventrikuläre Septum werden am konstantesten und frühesten verändert gefunden. Weniger betroffen erscheint die Hinterwand des linken Vorhofs, der linke hintere Papillarmuskel und der Conus der Art. pulmonalis sowie noch seltener die myokardiale Brücke zwischen Aorta und linkem Vorhof. Wenn Aschoffsche Knötchen überhaupt vorhanden waren, so fand man sie im interventrikulären Septum oder der Hinterwand des linken Ventrikels. Bei aktiven Erkrankungen sind die Veränderungen am Ventrikelseptum außerordentlich häufig und reichen an 100% heran, in späteren Stadien geht dann die Häufigkeit der Veränderungen auch in diesem Herzbezirk zurück.

Man sieht also eine andere Ausbreitungsweise als bei der parenchymatösen Form der Myokarditis. Nicht die Spitzenteile des Herzens sind wie dort der Ort der stärksten und frühesten Schädigung, sondern die Herzabschnitte vor und nach der Mitralklappe sowie das interventrikuläre Septum. In diesen Zonen kommt es dann in den meisten Fällen auch zu mehr oder weniger ausgesprochenen Schädigungen der muskulären Elemente. Die perivasculären Infiltrate haben umschriebene Zirkulationsstörungen zur Folge, die den Stoffumsatz, die Funktion und schließlich auch die mikroskopisch kontrollierbare Struktur der Muskelfasern schädigen. Die infektiösen Granulome entwickeln sich im Zusammenhang mit der Ausbreitung der arteriellen Gefäße, bevorzugen die aortennahen Gefäßabschnitte und finden sich *gerade dort, wo die Vascularisation besonders reichlich* ist. Ribbert hatte schon darauf hingewiesen, daß toxisch bedingte Schädigungen an den Stellen auftreten müßten, die sehr gut vascularisiert sind, wo also die Gelegenheit zur Absorption der Noxe eine besonders günstige wäre. Für die diphtheritische Lokalisation trifft das nicht zu, wohl aber für die Myocarditis rheumatica. Die diphtheritische Myokarditis sitzt gerade an den Stellen mit relativ schlechter Vascularisation, in der Gegend der Herzspitze. Die Prädilektionsstellen der rheumatischen Myokarditis erklären das so häufige Vorkommen einer myogenen Mitralinsuffizienz und auch die Häufigkeit der zu beobachtenden Reizleitungsstörungen. Sie sind von Wichtigkeit bei der Differentialdiagnose einer rheumatischen gegenüber der parenchymatösen Form der Myokarditis.

Die Auffassungen über die *Ätiologie* des rheumatischen Infekts und somit auch der Aschoffschen myokarditischen Knötchen sind noch geteilt. Aschoff selbst betrachtet ein spezifisches noch unbekanntes Virus als den Erreger und kann sich den Ansichten von Rössle und Klinge, die die rheumatische Schädigung als Ausdruck einer allgemeinen Allergie bezeichnen, nicht anschließen. Aschoff verweist darauf, daß bei den frühesten Anfällen wie auch bei noch so oft wiederholten Rezidiven der rheumatischen Infektion, also in jedem Alter immer dieselbe Art von Knötchenbildung gefunden wird, was gegen eine besondere Art der Allergie spreche. Außer beim akuten Gelenkrheumatismus sind knötchenartige Zellbildungen noch bei Scharlach und bei Streptokokkeninfektionen (Bracht und Wächter, Kluge und Vaubel) gefunden worden; Aschoff ist aber der Meinung, daß beide den Veränderungen bei Rheumatismus nicht gleichgesetzt werden können. Speziell die durch Injektion von Streptokokken zu erzielenden Bracht-Wächterschen Knötchen entsprechen in keiner Weise dem Bilde, welches man beim echten Rheumatismus infectiosus des Menschen im perivasculären Bindegewebe des Herzens zu finden gewohnt ist. Aschoff glaubte früher auch, daß ein Streptococcus für die Entstehung der rheumatischen Gelenkserkrankungen verantwortlich zu machen wäre, ist aber wie der 1934 in Nauheim betont, im Laufe der Jahre mehr und mehr davon abgekommen.

Agglutinierende Eigenschaften des Blutserums gegen Streptokokken kommen bei rheumatischen Erkrankungen wohl vor (CROWE, BIRKHAUG, BARLOW), können aber mit Mischinfektionen in Zusammenhang stehen. Das gleiche gilt für den Ausfall von Cutanreaktionen. Auf jeden Fall handelt es sich um eine Reaktion auf *Toxine,* nicht um entzündliche Veränderungen bei Anwesenheit der Erreger selbst. Das Ergebnis von Blutkulturen sowohl wie von Abimpfungen bei der Obduktion bleibt immer negativ. In reinen Fällen von bakterieller Thromboendocarditis ulcerosa lenta fehlen rheumatische Knötchen im Myokard und auch in den übrigen Organen (ASCHOFF), funktionell bleibt der Muskel, aus dem Verhalten des Elektrokardiogramms zu schließen (ROTHSCHILD, SACKS, LIBMAN), lange Zeit ganz intakt. Das klinische Bild der rheumatischen Endokarditis ist sehr verschieden gegenüber den mit Bakteriämie einhergehenden Erkrankungsformen. Auf der einen Seite, d. h. bei rheumatischer Erkrankung, die Endocarditis verrucosa, die Beteiligung der mesenchymalen Gewebe ohne jede Neigung zu Vereiterung, das Fehlen einer Nephritis, die Seltenheit von Milzinfarkten, dann die außerordentlich große Häufigkeit myokarditischer Störungen, bei den durch Streptokokken hervorgerufenen Infekten dagegen das Auftreten der Endocarditis ulcerosa, die Neigung zu arteriellen Embolien, speziell der LÖHLEINschen embolischen Herdnephritis, das auffallende Zurücktreten myokarditischer Herzinsuffizienz.

Das wesentliche ist der *Systemcharakter* des ganzen Symptomenkomplexes bei der rheumatischen Myokarditis. Anders als die parenchymatöse und die embolische bakteriell bedingte Myokarditis sieht man die interstitielle Myokarditis im Rahmen einer ganz *generalisierten mesenchymalen Gewebsreaktion,* zusammen mit Endokarditis, Perikarditis, begleitet von polyarthritischen Schüben, Neuralgien, Myalgien, während die beiden anderen Formen der Myokarditis mehr als isolierte Herzschädigung imponieren.

In dem Verhalten der *Herzgröße* besteht in akuten Stadien kein wesentlicher Unterschied gegenüber der parenchymatösen Myokarditis. Es kommt sehr früh zur Ausweitung des Herzens, jedenfalls ist die Herzdilatation hier häufiger als bei der embolischen, bakteriellen Myokarditis. Der pathologische Prozeß hat nicht den herdförmigen Charakter wie im letzteren Fall, macht sich vielmehr bald auf größere Strecken hin bemerkbar. Im Hinblick auf die differente Lokalisation ihrer Schädigungen sollte man bei der sich einstellenden Herzvergrößerung gewisse formale Unterschiede finden im Verhalten der interstitiellen und parenchymatösen Myokarditis. Wenigstens in anfänglichen Stadien müßte man im letzteren Fall auf eine vorwiegende Beteiligung der Spitzenteile gefaßt sein, mit Abnahme der Kontraktilität und der Exkursionsfähigkeit dieses Herzabschnittes, während bei der rheumatischen interstitiellen Myokarditis zunächst eine Ausweitung der Ausflußbahn und des oberen Teiles der Einflußbahn einsetzen würde. Röntgendurchleuchtung und Kymographie könnten hier wichtige Anhaltspunkte geben. Bei längerer Dauer einer parenchymatösen Myokardschädigung wird die Unterscheidung aber kaum mehr möglich sein, weil die muskuläre Schädigung dann auch die basalen Teile des linken Ventrikels erfaßt. Der Nachweis einer myokarditischen Herzvergrößerung wird sehr oft durch den Einfluß eines gleichzeitig bestehenden Klappenfehlers erschwert. In diesem Fall gilt immer noch der alte Grundsatz, daß eine Tendenz zur totalen Abrundung der Herzsilhouette für diffuse Myokarditis spricht, während die Klappendefekte als lokale Anomalien auch durch eine lokalisierte charakteristische Deformation des Herzens ausgezeichnet sind.

Die *Elektrokardiographie* gibt äußerst wichtige Anhaltspunkte. Der Lokalisation des entzündlichen Prozesses entsprechend, findet man besonders häufig Störungen in der Reizleitung, von Verlängerungen des P-R-Intervalls über

Arhythmien mit partiellem Block bis zur totalen atrioventrikulären Reizleitungsstörung. Akuter Herzblock kann so das erste Zeichen der Erkrankung sein (ROTHSCHILD, SACKS und LIBMAN). SWIFT fand bei 70 von 81 Fällen (86%) eine Verlängerung von P-R. Veränderungen von QRST sind nach ROTHSCHILD, SACKS und LIBMAN bei 52 von 65 Fällen festzustellen. Im einzelnen handelt es sich um folgendes: Der QRS-Komplex allein erschien in 5 Fällen verändert, QRS und R-T oder S-T zusammen in 14, der ganze QRST-Komplex in 16, ST oder RT allein in 8, T allein in 2 Fällen. QRS erschien, allein oder in Kombination mit anderen Anomalien der elektrokardiographischen Kurve, 35 mal abnorm, wenn auch oft wenig ausgesprochen, mit Verkleinerung der Ausschlagsgröße von R oder S, Verbreiterung und Knotung von R. Die R-T oder ST-Anomalien sind deutlicher und, wie auch COHN und SWIFT bemerken, häufiger. Das Hängenbleiben des absteigenden Schenkels von R über der Null-Linie wird besonders vermerkt, dann auch die Negativität des ST-Intervalls. Ein negatives T oder eine Inversion von T allein oder mit anderen Störungen kombiniert fand sich in 25 Fällen. Insgesamt waren bei 61 von 65 Fällen (93,8%) auf elektrokardiographischem Wege irgendwelche Kontraktilitäts- oder Leitungsstörungen auffindbar. COHN und SWIFT sahen in 35 von 37 Fällen irgendeine Anomalie im Elektrokardiogramm. Dieser hohe Prozentsatz überrascht und steht nicht ganz im Einklang mit eigenen Erfahrungen. Die genannten Autoren rechnen auch Negativitäten von T in Ableitung III zu den Anomalien, was nicht unbedingt richtig ist. Immerhin sind Myokardschädigungen zweifellos sehr häufig. Das Elektrokardiogramm deckt gelegentlich Störungen auf, die durch Perkussion und Auskultation nicht festzustellen wären. Möglicherweise läßt sich in Zukunft auch mittels des Elektrokardiographen die Spitzenschädigung der parenchymatösen Myokarditis gegenüber der basalen interstitiellen Myokarditis abgrenzen.

Über Töne und Geräusche ist dasselbe zu sagen wie bei der parenchymatösen Myokarditis. Das wichtigste ist die *Abschwächung des ersten Mitraltones* und dann das Auftreten von Galopprhythmus. Geräusche pflegen im Beginn völlig zu fehlen, später handelt es sich meist um myogene systolische Mitralinsuffizienzgeräusche. Ein komplizierendes endokarditisches Vitium, perikarditische Geräusche bedingen auch hier große diagnostische Schwierigkeiten.

Von ausschlaggebender Bedeutung für die Diagnose einer rheumatischen interstitiellen Myokarditis sind die außerhalb des Herzens gelegenen Krankheitserscheinungen. Das so häufige Vorkommen von Endokarditis, Perikarditis, die „begleitenden" entzündlichen Erscheinungen von seiten der Gelenke, der serösen Häute, von Arterien, Venen, dem subcutanen Bindegewebe weisen gerade gegenüber der parenchymatösen Myokarditis auf den ausgesprochenen Systemcharakter des ganzen Krankheitsvorganges hin.

Im Vordergrund stehen die arthritischen Reizwirkungen, die bei parenchymatösen Myokarditiden meist fehlen, wenn nicht Symptome einer Serumkrankheit mit hineinspielen. Häufig sind auch die vielfachen neuralgischen und myalgischen Schmerzen, die zwar bei der bakteriellen ulcerösen Endokarditis und damit auch bei der bakteriellen Myokarditis auch vorhanden sein können, aber gerade bei der diphtheritischen parenchymatösen Störung nicht zu beobachten sind. Wichtig ist das Verhalten der Niere, die Abwesenheit nephritischer Reizerscheinungen, ein wichtiges differentialdiagnostisches Merkmal gegenüber der mit Bakteriämie und arteriellen Embolien einhergehenden bakteriellen Myokarditis. Hämorrhagische Nephritiden sind auch bei Myokarditis nach Diphtherie, Typhus selten, um so häufiger allerdings dann im Verlauf des Scharlachs. ASCHOFFsche Knötchen finden sich bei interstitieller rheumatischer Myokarditis in der Niere nicht. Von großer differentialdiagnostischer Bedeutung sind die

Knötchen in der Umgebung der Gelenke, im Verlauf der Sehnen und in der Muskulatur selbst. Sie kommen und vergehen, sind kaum schmerzhaft. Mit den OSLERschen „Knoten" sind sie nicht zu verwechseln, die letzteren sind weniger gut abgegrenzt, haben mit ihrer bläulichroten Verfärbung und großen Schmerzhaftigkeit stärker entzündlichen Charakter und sind mit ihrem Sitz an den Fingerbeeren und Handflächen im allgemeinen auch anders lokalisiert.

Von Interesse ist das Verhalten der blutbildenden Organe, die bei bestehender Allergie besonders leicht ansprechen sollten. Es ist das aber nicht der Fall, Vergrößerungen der Milz sind inkonstant, die myeloische Reaktion auch nur mäßig.

Eine Hauptstütze für die Annahme einer besonderen Sensibilisierung ist aber die *Verlaufsart* der Erkrankung. Wenn auch die erste Erkrankung nicht als Ausdruck einer unspezifischen Allergie zu gelten hat, so ist das einmal befallene Individuum und auch das einmal myokarditisch erkrankte Herz zweifellos später überempfindlich. Klinische Daten über Wiedererkrankung eines früher myokarditisch geschädigten Herzens sind nicht schwer zu erbringen, auch die Elektrokardiographie ist eine Untersuchungsmethode, die uns den schubweisen Verlauf der Störung vor Augen führt. Experimentell läßt sich erweisen, daß auch das Ausheilungsstadium des ASCHOFFschen Knötchens, die myokarditische Narbe, den Reaktionsort darstellt, an dem sich der Reinfekt zuerst abspielt, stärker als an den übrigen bindegewebigen Teilen des Herzens (KLINGE). Die Heilungstendenz ist eine außerordentlich große, ein Wiedererkranken aber immer leicht möglich. Ganz anders als eine parenchymatöse Myokarditis verläuft die rheumatische Herzmuskelschädigung, schubweise kommt es zusammen mit Gelenkstörungen, endokarditischen Erscheinungen, den Zeichen von Perikarditis oder Pleuritis zu einer immer deutlicheren Verschlechterung der Herzleistung. Einmal zerstörte Muskelfasern werden nicht regeneriert. Myofibrose ist das Endresultat, mit schließlich permanenter kardialer Stauung. Ganz gewöhnlich wird die mechanische Aktionsfähigkeit des Herzens noch durch begleitende endokarditische und perikarditische rheumatische Schädigungen verschlechtert.

Bei der *Behandlung* rheumatischer Schäden kommt der Zufuhr von *Salicyl*-säurederivaten größte Bedeutung zu. Es herrscht zwar der Glaube, daß das Salicyl das Herz schädige, die Volksmeinung irrt sich aber in diesem Fall. Nicht wegen, sondern trotz einer eingeleiteten Salicyltherapie kann es einem Rheuma-Herzkranken schlechter gehen. Man kann sich klinisch von der Wirksamkeit von Salicylpräparaten bei rheumatischen Myokarditiden oft nicht recht überzeugen. COSSAD und TARDIEU berichten aber wieder über teilweise gute Erfolge bei Anwendung hoher Dosen (30 g Salicylsäure mit Natr. bic. und Pommeranzensirup als Geschmackskorrigens). Auch LEECH äußert sich günstig, wobei er sich an die übliche Applikation niedriger Dosen hält (1,3 g Aspirin pro die bei Kindern mit aktiven und inaktiven rheumatischen Herzkrankheiten). MASTER und ROMANOV kamen zu keinen überzeugenden Ergebnissen. Sie stellten vergleichende Untersuchungen an 33 Gelenkrheumatismuskranken an, die Salicyl (8—12 g täglich, insgesamt mehrere 100 g) bekommen hatten, mit solchen die als Kontrollen kein Salicyl erhielten. Weder klinisch noch elektrokardiographisch zeigten sich Unterschiede im Verhalten des Myokards. In 100% aller Salicyl- und Kontrollfälle fanden sich Myokardschädigungen, entweder Rhythmusstörungen (Tachy- und Bradykardie, Sinusarhythmie, Sinusvorhofsblock, aurikuläre, ventrikuläre Extrasystolen, nodale Tachykardie, Vorhofflimmern) oder Veränderungen des Erregungsablaufs bei rhythmischer Schlagfolge (Anomalien des PR und R-ST-Intervalls, von T, QRS). Die elektrokardiographischen Veränderungen waren bei beiden Gruppen quantitativ und qualitativ dieselben. Es liege keinerlei Beweis dafür vor, daß Salicylate Herzkomplikationen verhüten oder den Krankenhausaufenthalt abkürzen. Es ist das auch die allgemeine Auffassung in Ärztekreisen. Vielleicht geht man aber zu weit. Statistische Erhebungen und Vergleichungen sind weniger brauchbar als die Verfolgung eines Einzelfalls. Die Myokarditis bzw. das erkrankte Herz ist schwieriger zu beobachten und zu beurteilen als ein entzündetes Gelenk. Weitere elektrokardiographische Studien sind zur Klärung der Frage notwendig. Wenn aus den Salicylsäureestern und den salicylsauren Salzen die freie Säure durch die im entzündeten Gewebe abnorm starke Kohlensäuretension freigemacht werden kann, so wäre im Herzmuskel dazu dieselbe Gelegenheit gegeben wie in extrakardial gelegenen rheumatisch affizierten Organen. Es besteht keine Veranlassung, von der Anwendung von Salicyl bei rheumatischen Myokarditiden Abstand zu nehmen.

Im übrigen ist die Therapie dieselbe wie die der parenchymatösen Myokarditis. Man versucht dem entzündlichen Vorgang durch Verabreichung von Calcium, Vitaminen entgegenzutreten und Ersatz für verlorengegangene Gewebssubstanz zu leisten durch eine zweckmäßige Ernährungsweise mit genügend Eiweiß und reichlich Zucker.

Digitalisartige Stoffe sind im akut entzündlichen Stadium ebensowenig wirksam wie bei der parenchymatösen Myokarditis, besser gibt man Coffein, Campher, Cardiazol, Coramin, unter Umständen auch Adrenalin.

c) Embolische bakterielle Myokarditis. Abseits von den beiden anderen Formen von Myokarditis hält sich in pathogenetischer Hinsicht die embolische Myokardschädigung. Wenn auch bei der parenchymatösen wie der interstitiellen Myokarditis in Anfangsstadien bestimmte Prädilektionsstellen zu beachten sind, so bekommen diese Störungen meist doch einen gewissen diffusen Charakter, sie tendieren jedenfalls während des Verlaufes zu einer Beteiligung des gesamten Myokards; während die bakteriellen Embolien dagegen zu ausgesprochen herdförmigen isolierten Schädigungen führen. Wie bei der ulcerösen Endokarditis steht auch hier die Bakteriämie im Mittelpunkt, das Myokard wird, wie andere Organe, von Embolien getroffen. Es handelt sich nicht um Toxinwirkungen wie bei der parenchymatösen und interstitiellen Myokarditis, sondern um die Ausbildung entzündlicher Herde unter dem lokalen Einfluß von Eitererregern mit grober Zerstörung des Gewebes.

Die *Diagnose* hat mit den größten Schwierigkeiten zu kämpfen. Das Herz wird vergrößert gefunden oder auch nicht, je nach dem Sitz und der Ausdehnung der Veränderungen. Dasselbe ist bezüglich der Geräusche zu sagen, begleitende Erkrankungen der Herzklappen und des Perikards können das Bild außerordentlich komplizieren. Bei Staphylokokken- und Streptokokkenpyämie sitzen die Abscesse mit Vorliebe im Conus arteriosus dexter (ASCHOFF), machen hier selten klinische Erscheinungen, gelegentlich kommt es aber zum Durchbruch in den Herzbeutel. Bei der Vielgestaltigkeit der extrakardialen Symptome kann die Diagnose der embolischen Myokarditis oft nicht gestellt werden.

Differentialdiagnostisch ist es von hohem Interesse, daß, wie oben erwähnt, die Viridanssepsis bzw. die durch den Streptococcus viridans bedingte ulceröse Endokarditis nur selten zur embolischen Myokarditis führt.

Über die *Therapie* ist nicht viel zu sagen, die Prognose ist so gut wie immer ganz schlecht, die Bemühungen des Arztes haben sich auf die Bekämpfung der Grundkrankheit zu richten.

3. Perikarditis.

Perikarditiden kommen zustande durch das Übergreifen eines entzündlichen Prozesses von der Umgebung her, durch Teilnahme des Perikards an einem allgemein rheumatischen Prozeß oder schließlich durch eine hämatogene bakterielle Infektion. Man kann also sprechen von lymphogener Kontaktperikarditis, Pericarditis rheumatica und embolischer bakterieller Perikarditis.

Die Unterscheidung läßt sich anatomisch wohl durchführen und stößt auch in vivo auf nicht zu große diagnostische Schwierigkeiten. Es zeigt sich allerdings wieder, daß die vom Herzen selbst stammenden Symptome zur Differentialdiagnose nicht immer genügen, das Gesamtbild des Infekts entscheidet.

a) Kontaktperikarditis. Im Vordergrund steht hier die tuberkulose Erkrankung, das Übergreifen eines tuberkulösen Prozesses von benachbarten Lymphdrüsen auf das Perikard und den Herzmuskel selbst (Kast). Seltener sind Pneumokokkeninfektionen bei primärer Erkrankung der Lungen und Pleuren, Staphylokokken-, Streptokokkeninfektionen, z. B. bei eitriger Mediastinitis nach Oesophaguscarcinom, Oesophagusdivertikel, destruierenden Vorgängen im Larynx nach Grippe.

Es kommt zum Bild der trockenen, bei der Tuberkulose häufig der käsigen, fibrinösen Perikarditis, meist aber bald auch zur Bildung von Exsudat.

Die Symptome der **trockenen** Perikarditis beschränken sich auf Anomalien bei der Auskultation des Herzens.

Es treten kratzende, schabende, systolisch-diastolische *Geräusche* auf, zuerst in der Gegend der absoluten Herzdämpfung links vom Herzen. Zeitweise können die Geräusche auch nur systolisch sein und können auch bei einer besonderen Lage des tuberkulösen infiltrierenden Prozesses an anderen Stellen als dem erwähnten Prädilektionsort auftreten. Rein akustisch kann man sie mit akzidentellen Pulmonalgeräuschen verwechseln, solange sie nur systolisch sind. Es pflegt aber keine deutliche Abhängigkeit von der Atmung vorhanden zu sein, keine Abschwächung bei der Inspiration wie bei akzidentellen Geräuschen, das Reiben der beiden Perikardflächen wird durch die Bewegungen der Lunge nur wenig beeinflußt. Lageveränderungen können das perikarditische Geräusch zum Verschwinden bringen, wenn sich etwas Exsudat zwischen die beiden Perikardflächen lagert. Als „extraperikardial" bezeichnet man das bei Pleuritis in der Nachbarschaft des Herzens auftretende Reibegeräusch. Es findet sich nicht wie das perikarditische in der Gegend der absoluten Herzdämpfung, sondern an den Außenkonturen des Herzens, ist in seiner Hörbarkeit ganz von dem Stande der Lungen abhängig, d. h. von Inspiration und Exspiration. Gegenüber den endokardialen Geräuschen zeigen sich die perikarditischen durch ihren kratzenden rauhen Charakter aus, sind nicht so weich, zeigen nicht den Krescendotyp wie die endokardialen Geräusche. Die diastolischen unterscheiden sich vollends deutlich gegenüber dem gießenden Dekrescendogeräusch der Aorteninsuffizienz. Wichtig ist die zeitliche Lage der Geräusche, die sich bei den Klappenfehlern den Tönen unmittelbar anschließen, dieselben häufig ersetzen, während die perikarditischen Geräusche hinterher kommen. Das systolische Mitralinsuffizienzgeräusch entsteht während der Anspannungszeit des Herzens, das perikarditische Geräusch aber erst später, im Moment der systolischen Volumverkleinerung und Dislokation der Ventrikel. Die systolischen Aortengeräusche hört man wie die perikarditischen im Beginn der Austreibungsperiode, hier muß dann der Charakter der Geräusche die Entscheidung bringen und außerdem die charakteristische Fortleitung der Aortengeräusche nach rechts oben, während sich perikarditische Geräusche so gut wie gar nicht fortpflanzen. Sie haben mit dem Strömen des Blutes nichts zu tun und versetzen die Thoraxwand nur an umschriebenen Stellen in Vibration, hörbar oder bei geringer Schwingungsfrequenz als Frémissement fühlbar. Nicht selten kommt es zum Auftreten eines dritten protodiastolischen oder präsystolischen Geräusches, eine eigentümliche Schallerscheinung von rutschendem Charakter, abhängig von der diastolischen Füllung der Ventrikel und der damit verbundenen Form- und Lageänderung des Herzens oder einer Kontraktion der Vorhöfe, die bei günstiger Lage der entzündeten Perikardstellen ein präsystolisches Reibegeräusch zustande zu bringen vermag. In ihrem zeitlichen Auftreten haben solche Geräusche große Ähnlichkeit mit dem dritten Ton eines Galopprhythmus.

Die *Töne* sind bei trockener Perikarditis oft nicht verändert. Bei der Kontaktperikarditis mit der Übertragung eines entzündlichen Prozesses von der Umgebung her braucht das Myokard nicht stärker geschädigt zu sein. Es gibt aber viele Ausnahmen. Gerade tuberkulöse Prozesse können bis zum Myokard vordringen, die Kontraktilität des Herzens schädigen, die Reizbildung und Reizleitung stören und so zur Abschwächung des ersten Tons und zum Auftreten der verschiedensten Arhythmien Anlaß geben (s. u.).

Pulsfrequenz und Pulsfüllung, auch der arterielle Druck stehen unter dem Einfluß der Grundkrankheit. Die Perikarditis ist eine zunächst scheinbar unwesentliche Komplikation und wird häufig übersehen.

Die Situation ändert sich beim Hinzukommen eines **perikarditischen Exsudats.**

Vorher festgestellte Geräusche können verschwinden, sie können aber erst recht deutlich werden, wenn die Flüssigkeit das Herz an die vordere Brustwand andrängt. Seröse Exsudate pflegen sich bei Rückenlage des Patienten hinten zu sammeln, so daß das Herz mehr oder weniger obenauf schwimmt und von beiden Seiten von Flüssigkeit umgeben wird. Nimmt der Fibringehalt des Exsudats zu, und dauert die Pericarditis serofibrinosa etwas länger, so kommt es immer zur Ausbildung von Adhäsionen zwischen den beiden Perikardflächen mit der Neigung zu Kammerbildung. Unter diesen Umständen hat die Lage des Exsudates dann jede Gesetzmäßigkeit verloren, es kann links oder rechts vom Herzen sitzen, vorn oder hinter dem Herzen und kann dann diagnostisch große Schwierigkeiten bereiten. Die Tabaksbeutelform des perikarditischen Exsudats ist eine trügerische Grundlage zur Beurteilung eines Falles. Wohl findet man meistens eine Verbreiterung der beiden Herzkonturen, eine Vergrößerung der absoluten Dämpfung nach oben und nach beiden Seiten mit Überschreiten des Sternalrandes und Annäherung an den Verlauf der relativen Dämpfung. Es pflegt der Spitzenstoß zu verschwinden oder *innerhalb* der relativen Dämpfung links fühlbar zu sein oder auffällig hoch zu liegen im Verhältnis zu der Begrenzung der absoluten Dämpfung nahe dem Magen hin. Die Töne werden insgesamt abgeschwächt, sind oft an der Spitze kaum mehr hörbar. Alle diese Symptome sind aber unzuverlässig bei fibrinösen Perikarditiden, weil man sich dann auf die „typische" Lagerung des Exsudats nicht mehr verlassen kann.

Eigenartig sind die Erscheinungen an Arterien und Venen. Die Überfüllung des Herzbeutels vermag mechanisch gegen die großen arteriellen Gefäße, Aorta und Art. pulmonalis, nicht viel auszurichten, um so leichter werden aber die eintretenden zarten Venenstämme komprimiert. Die Cava inferior und die Einmündungsstelle der V. hepaticae sind einer Druckwirkung zuerst ausgesetzt, bei größeren Exsudaten bald auch die Einmündungsstelle der Lungenvenen und die der Cava superior. Der zwischen Arterien und Venen gelegene Sinus transversus pericardii, normalerweise ein spaltförmiger Raum, wird ausgeweitet. Der arterielle Puls erscheint klein, weniger gespannt, es kann schon hier zu dem unten näher diskutierten Pulsus paradoxus kommen. Auf der venösen Seite, namentlich im Bereich der Leber, machen sich Stauungserscheinungen geltend, die man nicht ohne weiteres mit einer kardialen Insuffizienz in Zusammenhang bringen darf. Die Venen am Hals treten abnorm stark hervor, namentlich bei Inspiration, und bleiben auch im Sitzen sichtbar. Ist der Abfluß wenig gestört, so sind die Pulsationen, der systolische Anstieg und der diastolische Abfall, besonders deutlich, später pulsieren die Venen auffallend wenig. Die Blässe der Haut ist stärker als die Cyanose.

Die Diagnose der Perikarditis ist immer sehr heikel. Bei der trockenen Perikarditis können die Auflagerungen so weich sein oder besonders gelagert sein, daß man kein Reiben hört. Zottige Perikarditiden entgehen so der Diagnose. Bei Exsudatbildung ist die Differentialdiagnose gegenüber einer Herzdilatation nie leicht. In beiden Fällen nimmt die absolute Dämpfung zu, und auch die relative Dämpfung kann eine allgemeine Verbreiterung der Silhouette des Herzens zeigen. Die Töne sind allerdings bei der myokarditischen Herzdilatation nicht in gleicher Weise abgeschwächt wie bei dem perikardialen Exsudat; es ist auch nur der erste Ton abgeschwächt, der zweite im Gegenteil meist verstärkt. Und wenn man Gelegenheit zu einer gründlichen wiederholten Untersuchung hat, den Patienten etwas herumdrehen kann oder aufsetzen, so hört man dann auch meist die schabenden perikarditischen Reibegeräusche. Sehr wichtig ist die Berücksichtigung der arteriellen und venösen Zirkulationsgebiete.

Eine trockene Perikarditis kann bei günstigem Verlauf der Grundkrankheit klinisch völlig verschwinden, führt aber bei fibrinösem Charakter der Perikarditis leicht zu dem Bild der **Pericarditis adhaesiva.** Speziell die Tuberkulose ist in der Hinsicht gefährlich, die käsigen Massen erreichen nicht selten gewaltige Dicke, neigen zur Verkalkung und zur Ausbildung des sog. **Panzerherzens.**

Die bei der Pericarditis exsudativa schon vorhandenen Einflüsse auf den Spitzenstoß, die Stärke der Töne, die Auswirkungen auf die venöse und arterielle Zirkulation, werden in diesem Fall verstärkt, der ganze Symptomenkomplex bekommt ein außerordentlich charakteristisches Gepräge.

Die Spitzenstoßelevation ist nicht fühlbar. Bei Lagewechsel ändert das Herz seine Konfiguration nicht. Beim Röntgen sind die ventrikulären Pulsationen minimal, währenddem diejenigen der großen Schlagadern normal erscheinen. Besonders eindrucksvoll ist in der Hinsicht das Kymogramm. Die Töne sind abgeschwächt. Geräusche fehlen, wenn sie nicht durch eine komplizierende Klappenläsion hervorgebracht sind.

Sehr auffallend ist häufig die vollkommen normale Herzgröße bei evidenten Stauungserscheinungen, die Überlastung des Lungenkreislaufes mit Dyspnoe und Cyanose und andererseits die Überfüllung der Halsvenen und die Vergrößerung der Leber. Nicht selten sind die Zeichen der Lungenstauung wenig ausgesprochen und es bleibt nur die Stauung im großen Venengebiet. Eine Myokardschädigung ist unter diesen Umständen, bei nicht vergrößertem Herzen, auszuschließen, jedenfalls erklärt sie *allein* den Befund nicht. Das Hindernis muß *vor* dem Herzen liegen, an der Einmündungsstelle der großen Venen in den Herzbeutel oder weiter peripher im Bereich des Mediastinums. Wenn man in der Lage ist, Vorhandensein einer substernalen Struma, eines Mediastinaltumors, peritracheal oder in der Gegend des Hilus gelegener Tumormetastasen auszuschalten, so kommt in erster Linie die Diagnose einer adhäsiven Mediastinoperikarditis in Betracht.

Der arterielle Puls pflegt wenig gefüllt zu sein, von geringer Spannüng, er zeigt vor allem dann auch das Phänomen des *Pulsus paradoxus* (KUSSMAUL). Während normalerweise die Füllung der peripheren Arterien nur ganz im Beginn der Inspiration vielleicht etwas abnimmt, sieht man bei Schwielenbildung an der Einmündungsstelle der Venen ein stetiges Kleinerwerden des Pulses während der Inspiration. Normalerweise bedingt die aspirierende Kraft des Thorax nach vorübergehender Anfüllung der Lungen einen vermehrten Zustrom von Blut aus den venösen Reservoirs durch den rechten und den linken Ventrikel hindurch nach der Peripherie hin mit einem schließlichen Größerwerden der inspiratorischen Pulsfüllung, hier wird aber der Puls kleiner. WENCKEBACH hat die klinischen Möglichkeiten analysiert, die zu einem Pulsus paradoxus führen können, ohne Vorhandensein eines schwieligen perikarditischen Hindernisses. Er erwähnt einen vollkommenen gesunden Mann, bei dem die Hebung des Brustkorbes die Arteria subclavia zwischen 1. Rippe und Schlüsselbein komprimierte, so daß bei jeder Atmung der Puls verschwand. Auch bei sehr tiefen und schnellen Inspirationen kommt andererseits die venöse Füllung des Herzens gelegentlich nicht nach, die Lungen nehmen eine relativ große Blutmenge auf, so daß dann am Puls auch eine Abnahme der Füllung zu erkennen ist. Bei behindertem Luftzutritt zu den Lungen und bei starker Einengung ihrer respirierenden Oberfläche, z. B. bei cirrhotischer Lungenphthise, macht sich der negative Druck gegenüber dem Herzen besonders stark geltend, so daß auch unter diesen Umständen der Puls inspiratorisch kleiner werden kann. Die Verhältnisse liegen ähnlich wie beim MÜLLERschen Versuch. Schließlich sieht man bei asthenischem Habitus mit tiefstehendem Zwerchfell und schlechter Aspirationskraft des Thorax eine ungenügende Ausschöpfung der venösen Reservoirs, was sich nicht nur in dem asthenischen kleinen Herzen äußert, sondern auch einen richtigen Pulsus paradoxus bedingt.

Alle diese nicht mediastinoperikarditisch bedingten Vorkommnisse unterscheiden sich aber gegenüber dem Pulsus paradoxus der Herzbeutelentzündung durch das abnorme Verhalten der *Halsvenen*. Sie kollabieren inspiratorisch normalerweise, im andern Fall *schwellen* sie an. Sie sind nicht nur bei ruhiger Atmung im Sitzen oder Stehen noch deutlich gefüllt wie es beim Normalen nie der Fall ist, sie treten bei Inspiration noch deutlicher hervor. Die Aufwärtsbewegung der oberen Lungenabschnitte während der Inspiration ändert die Einflußbedingungen für das Blut am Ort der Veneneinmündungsstelle in ungünstigem Sinne. Das Symptom der inspiratorischen Anschwellung der Halsvenen ist in praxi recht wichtig und, wie schon WENCKEBACH bemerkte, viel brauchbarer als der bei Perikarditis nur gelegentlich zu beobachtende diastolische Venenkollaps (FRIEDRICH). Eine Vermehrung der systolischen Wellenbewegung zusammen mit einer stärkeren diastolischen Entleerung sieht man bei jeder Überfüllung des venösen Systems gelegentlich, die normalen Füllungsänderungen kommen verstärkt zum Ausdruck. Unbedingt richtig ist die Bemerkung von LIAN bzw. BERGÉ, daß bei kardialer Insuffizienz eine lebhafte Bewegung der dilatierten Venen vorhanden ist, bei Stenosierung der Venen durch mediastinoperikarditische Adhäsionen eher ein Verschwinden der Pulsationen. Allerdings sieht man das bei sämtlichen raumbeengenden Prozessen im Mediastinum, die das System der Halsvenen von den pulsierenden Vorhöfen absperren.

Äußerst wichtig ist die nie fehlende *Leberstauung*. Bei langer Dauer der Affektion braucht das Organ nicht besonders groß zu sein, imponiert aber dann durch die stumpfe Beschaffenheit des Randes und die derbe Konsistenz. Im allgemeinen ist die Leber aber vergrößert, etwas empfindlich, nicht selten das deutlichste Symptom und ganz frühzeitig nachweisbar. Ödeme können bei Jugendlichen lange Zeit fehlen. Pfortaderstauung mit Ascites, Dyspepsie, Meteorismus entwickelt sich erst beim Übergang der bloßen Stauung in die Stauungscirrhose der Leber.

Seit FRIEDREICH achtet man bei adhäsiver schwieliger Perikarditis auf *systolische Einziehungen* der Herzspitze, andererseits auch auf entsprechende systolische Einziehungen der Intercostalräume und Rippen, seitlich und hinten links (BROADBENTsches Symptom). Diesen Veränderungen gegenüber ist diagnostisch große Vorsicht am Platz. Einmal darf man nicht die in der Nachbarschaft des Spitzenstoßes schon normalerweise vorkommende systolische Einwärtsbewegung der Brustwand mit einem negativen Spitzenstoß verwechseln.

Man muß dann bei Betrachtung der seitlichen Thoraxpartien den Einfluß der Inspiration mit in Betracht ziehen, die bei kräftiger Atmung und biegsamen Rippen an sich schon zu einer Einwärtsbewegung führt. Eine durch Palpation feststellbare systolische Einziehung eines Intercostalraumes genügt nicht, um sicher zu gehen muß man systolische Einziehungen auch der Rippen nachweisen können, mit dem schon von FRIEDREICH angegebenen eigentümlichen Vorschnellen in der Diastole. Diese Symptome treten nur auf, wenn die beiden Perikardblätter unter sich und die äußeren Schichten des parietalen Perikards wieder in breiter Ausdehnung schwielig mit der Thoraxwand verlötet sind. Der zwischen Herzspitze und Thoraxwand gelegene Lungenabschnitt muß entweder weggeschoben oder mit in die Verschwartung einbezogen sein. Normalerweise liegt das Herz nur im Bereich des Trigonum pericardiacum der vorderen Brustwand an, weiter oben liegen Fettgewebe und Thymusreste dazwischen, weiter unten die Lungen. Trotz völliger, aber alleiniger Verwachsung der beiden Perikardblätter fehlt jede systolische Einziehung, derartige Synechien sind klinisch überhaupt kaum zu erkennen. WENCKEBACH hat dann noch auf die inspiratorische Einwärtsbewegung des unteren Sternalteiles aufmerksam gemacht und dieselbe gerade auch gegenüber exsudativen Perikarditiden als Zeichen einer adhäsiven Veränderung für sehr wichtig bezeichnet. Zusammen mit anderen Symptomen kann man dieser Erscheinung schon Vertrauen schenken, man sieht diese Einwärtsbewegung bei stärkerer Atmung aber auch bei Trichterbrust solange der Thorax noch biegsam ist. Von HOCHREIN ist darauf aufmerksam gemacht worden, daß Verschwartungen an der Unterfläche des Herzens systolisch zu einer ruckartigen Entleerung, d. h. einer exspiratorischen Bewegung der Lungen führen, die man mittels des Pneumotachographen registrieren kann. In Inspirationsstellung sieht man diese Bewegung besonders deutlich.

Bei der *Differentialdiagnose einer Kontaktperikarditis* mit einer rheumatischen Perikarditis spielt das Verhalten des Herzmuskels eine gewisse Rolle. Der rechte Vorhof ist bei entzündlichen oder neoplastischen Prozessen in der Umgebung besonders exponiert und so kommt es gelegentlich zu Anomalien der Reizbildung (s. o.). Von FISHBERG ist über Vorhofflattern und Flimmern bei Tumormetastasen in der Nachbarschaft des rechten Vorhofs hingewiesen worden. GOULEY, BELLET und McMILLAN äußern sich speziell über den Einfluß der tuberkulösen Perikarditis auf Grund von Beobachtungen an 5 Fällen. Bei 2 Kranken bestand Vorhofflimmern, in einem dritten gehäufte aurikuläre Extrasystolen. Es kann zur völligen Durchwachsung mit käsigen Massen kommen (CASTALLANO und ALLENDE). Im allgemeinen verhält sich der Herzmuskel der Ansiedlung von tuberkulösem Material gegenüber aber eher refraktär.

RENZI hat das schon hervorgehoben, die Resistenz des Myokards gegenüber dem tuberkulösen Prozeß ist bei alten Individuen besonders ausgesprochen. COSTA impfte virulente Tuberkelbacillen (Typus humasnus und bovinus) in die Herzmuskulatur von Kaninchen und Meerschweinchen, und zwar teils auf gesunde Tiere, teils auf tuberkulöse (Reinfektion). Die Primärinfektion hatte stets nur eine lokalisierte Tuberkulose an der Impfstelle zur Folge, wobei die exsudative Phase von kürzerer Dauer war als in anderen Organen. Nach den Reinfektionen zeigten sich bisweilen auch tuberkulöse Herde in anderen Organen. Aus den angestellten histologischen Untersuchungen wird der Schluß gezogen, daß das Myokard hinsichtlich seiner Widerstandskraft gegen Tuberkulose dasselbe Verhalten zeige wie der Organismus refraktärer Tiere. Dem entspricht es, daß das Myokard bei der spontanen Tuberkulose des Menschen so sehr selten befallen wird.

Diese Tatsache steht in Gegensatz zu der außerordentlich großen Häufigkeit der Myokardschädigungen bei der rheumatischen Perikarditis, d. h. bei der so oft vorkommenden rheumatischen Pankarditis. Ein normales Elektrokardiogramm spricht bei vorhandener Perikarditis für die tuberkulöse Ätiologie und speziell für eine Kontaktperikarditis.

Im übrigen ist die Diagnose immer stark abhängig von dem gesamten Erkrankungsbild. Tuberkulöse Lungenprozesse kann man verwechseln mit Bronchopneumonien anderer Genese, sorgfältige Sputumuntersuchungen, der Tierversuch beim Auftreten von Exsudaten, helfen gelegentlich weiter. Mit einer rheumatischen Perikarditis und dem großen Symptomenkomplex der rheumatischen, mesenchymalen, generalisierten Überempfindlichkeit ist der lokalisierte Vorgang einer Kontaktperikarditis kaum zu verwechseln. Die embolische Perikarditis andererseits ist durch die vielfachen Folgen der Bakteriämie ausgezeichnet.

Die *Behandlung* einer Kontaktperikarditis ist die der Grundkrankheit. Eine trockene Perikarditis braucht außer der Verabreichung von Sedativa keine eigene Behandlung. Einer perikarditischen Exsudation gegenüber ist man nahezu machtlos. Nach Punktionen pflegt sich die Flüssigkeit wieder zu ersetzen. Eine vorsichtige Hyperämiebehandlung mit feuchtwarmen Umschlägen mildert die Beschwerden und öffnet unter Umständen die Lymphbahnen unter Begünstigung der Resorption. Einzig die schwielige Form der Perikarditis verdient eine ernsthafte, speziell darauf gerichtete Behandlung. Man kann es mit Diathermie versuchen in der Hoffnung, die Kalkplatten zum Verschwinden zu bringen wie bei Myositis ossificans und gewissen periartikulären Verkalkungen, eigene Versuche waren aber erfolglos. Man bemüht sich, dem Effekt der Adhäsionen durch Atemgymnastik entgegenzutreten, durch Bauchlage mit ihrem fördernden Einfluß auf die Entwicklung der thorakalen Atmung in den oberen Brustabschnitten, ist aber kaum in der Lage die langsame Progression des Leidens mit Zunahme der Stauungserscheinungen im kleinen und großen Kreislauf zu verhindern. Schließlich muß man sich mit der Frage der Operation befassen (s. u.), die Diagnose einer noch aktiven tuberkulösen schwieligen Perikarditis ist aber zugleich eine absolute Kontraindikation (vgl. DE QUERVAIN und SCHÜPBACH).

b) Rheumatische Perikarditis. Bei 80 von 300 Herzklappenfehlern (26,7%) fand HENSCHEN eine begleitende Perikarditis. Unter 10 Jahren wird ein Klappenfehler regelmäßig von einer Perikarditis begleitet. Ganz vorwiegend handelt es sich dabei um rheumatische Affektionen, akuten Gelenkrheumatismus und Chorea. Später ist die rheumatische Ätiologie einer Perikarditis seltener, im ganzen disponiert der akute Gelenkrheumatismus nach SCHRÖTTER in 30% zu Perikarditis. VAQUEZ spricht, das statistische Material zusammenfassend, von 15—30%. Am Obduktionsmaterial von Kindern ist der Prozentsatz sehr hoch, POYNTON und TROTTER fanden nur bei 4 von 150 Fällen mit rheumatischer Herzaffektion das Perikard intakt.

Die rheumatische Perikarditis ist wie die verruköse Endokarditis und die interstitielle Myokarditis das Resultat einer Reaktion auf Toxine, unter primärer Beteiligung weiterer mesenchymaler Organteile. Neben Perikarditis ist nicht nur meist der interstitielle Teil des Myokards und das Endokard in Mitleidenschaft gezogen, es finden sich auch immer gewisse Reizerscheinungen von seiten der Gelenke, Sehnen, Muskeln, Nerven bis zu den Veränderungen des Hautbindegewebes. Die ASCHOFFschen Knötchen kommen nicht überall zur gleichen Entwicklung, sind aber doch mehr oder weniger deutlich der die rheumatische Affektion charakterisierende histologische Befund. Die rheumatische Perikarditis hält sich im Rahmen einer mesenchymalen Systemerkrankung. Die Bindegewebszellen und Blutgefäße, auch die als modifizierte Mesenchymelemente zu bezeichnenden Deckzellen des Perikards reagieren mit fibrinöser Entzündung, die fibrinoide Quellung und Entartung des Bindegewebes erscheint auch hier, wie KLINGE betont, als die primäre Schädigung. Durch Ausbildung zelliger Mäntel um die fibrinoid verquollenen nekrotischen Flecken entstehen die typischen rheumatischen Granulome. Dieselben sind nicht nur im Herzbeutel, sondern auch im Mediastinum reichlich vertreten, sie werden aber ebenfalls in der Pleura und vor allem in der Leber- und Milzkapsel gefunden.

Über die *Ätiologie* ist dasselbe zu sagen wie bei den rheumatischen Affektionen der Herzmuskulatur und des Endokards. Bakterielle Toxine sind die Ursachen der rheumatischen Bindegewebsschädigung, die Bakterien selbst sind aber im Blut und den erkrankten Organen nicht nachweisbar. Man kann auch nicht annehmen, daß sie unter der Abwehrkraft der peripheren Gewebe beseitigt sind, es gibt keine Übergänge zwischen leichten Fällen mit negativer Blut-kultur und schweren, mit positivem Bakteriennachweis und Vereiterung der entzündeten Organe. Die Bakterien bleiben an der Eintrittspforte, namentlich den Organen der Mundhöhle liegen, überschwemmen aber den Organismus mit Endo- und Exotoxinen. Zahlreiche Erreger kommen ursächlich in Betracht, überwiegend ist aber zweifellos die Bedeutung der Streptokokken. Aschoff hält ein noch unbekanntes Virus für den Erreger der rheumatischen Affektion, die Gründe dafür sind S. 258 dargelegt. Der so häufige Nachweis hämoly-sierender Streptokokken in den Tonsillen ist aber nicht zu übersehen. Spezifi-schen Charakter hat der Erreger zweifellos, es kann sich aber sehr wohl um eine biologische Variante des Streptococcus handeln, die wie der Scharlach und der Erysipelstreptococcus ihre besonderen Qualitäten beibehält, den Organismus sensibilisiert und bei Wiedererkrankung zu immer demselben charakteristischen Symptomenkomplex führt. Wir begegnen hier derselben Neigung zum Rezidiv wie sie dem Erysipelstreptococcus, vielleicht auch den für die Grippe verantwort-lichen Streptococcus auszeichnet, im Gegensatz zum Scharlachstreptococcus, dessen Inokulation zu dauernder Immunität führt. Experimentell läßt sich wohl das klinische Bild des akuten Gelenkrheumatismus nicht nachahmen, es können auch nicht, wie Aschoff moniert, ganz typische rheumatische Knöt-chen experimentell erzeugt werden, es ist das aber kein Grund, um die Bedeu-tung des Streptococcus bei der Genese der rheumatischen Affektionen definitiv abzulehnen. Das Substrat ist ein anderes und die Infektion wurde nicht immer mit dem spezifischen Gelenkrheumatismus-Streptococcus vorgenommen.

Die klinischen *Symptome* der *trockenen* und *exsudativen rheumatischen Peri-karditis* sind dieselben wie die der Kontaktperikarditis.

Schmerzen können vollkommen fehlen oder auch sehr vielgestaltig in Erschei-nung treten. Einmal sehen sie einer Aortalgie ähnlich mit Schmerzen über dem Sternum, nach den Schultern, dem Rücken und das Epigastrium hin. Durch Husten, tiefe Atmung und besondere Lagerung werden sie oft verstärkt. Oder es besteht ein Symptomenkomplex wie bei ischämischer Angina pectoris, ein Präkordialschmerz verbunden mit großem Angstgefühl, Schmerzen nach dem linken Arm hin und der linken Schulter ausstrahlend. Das Krisenartige, Anfallsweise ist hier allerdings weniger ausgesprochen. In Zusammenhang mit solchen Schmerzen steht manchmal eine eigentümliche Atemnot, eine Mischung von pulmonaler Dyspnoe, pleuritischer Atemhemmung und einer wirklichen arteriellen zentralen Ischämie. Die Kranken sind nur wenig cyanotisch, meist ausgesprochen blaß, sie leiden unter der mechanischen Behinderung der venösen Blutfüllung des Herzens. Schließlich kommen auch Symptome zur Beobachtung wie bei Pleuritis diaphragmatica mit Fixation des Zwerchfells, Schmerzen subclavicular oder in den Schultern, Ausdehnung des Schmerzes bis hinab in die Appendixgegend mit Défense musculaire, Brechneigung. Die Kranken werden durch diese Zustände sehr gequält, suchen vergeblich nach einer besseren Lagerung, meist fühlen sie sich aber sitzend am wohlsten.

Objektiv bestehen bei trockener Perikarditis die oben erwähnten auskulta-torisch nachweislichen Anomalien, die systolisch-diastolischen, den beiden Tönen nachhinkenden Reibegeräusche. Bei hoher Schwingungsfrequenz der

Schallphänomene hört man sie, bei geringer Frequenz sind sie oft besser zu fühlen (fremissements). Der Prädilektionsort liegt in der Gegend der absoluten Herzdämpfung. Die Geräusche sind sehr inkonstant, ihre Intensität nicht nur von Lageänderungen, dem Hinzukommen von Exsudat, sondern auch von der Qualität, der Festigkeit der fibrinösen Auflagerungen abhängig. Extraperikardiale Geräusche, d. h. von der Herzaktion abhängige, mit dem Herzrhythmus synchrone, systolisch-diastolische, pleuritische Reibegeräusche, unterscheiden sich gegenüber den eigentlichen perikarditischen Reibegeräuschen dadurch, daß sie nur außen an der auskultierten Herzfläche hörbar sind und nur bei bestimmter Atmungslage.

Heilt die trockene Perikarditis nicht ab, und organisiert sich die fibrinöse Auflagerung, so kommt es zu mehr oder weniger starken Verwachsungen zwischen den Perikardblättern, dem Bild der Pericarditis adhaesiva, bei größerer Intensität der Entzündung zu der Pericarditis exsudativa.

Bei der *Entwicklung von Exsudat* können die Geräuscherscheinungen zurückgehen, die Ergebnisse der Palpation, Perkussion und der röntgenologischen Herzuntersuchung sind jetzt wichtiger als die der Auskultation. Die Herzgegend wird bei noch beweglichem Thorax etwas vorgewölbt, der Spitzenstoß verschwindet oder findet sich innerhalb der perkutorisch feststellbaren relativen Dämpfungsgrenze. Die äußere Herzbegrenzung rückt auf beiden Seiten nach außen, die absolute Dämpfung verbreitert sich, um schließlich fast den ganzen Bereich der Herzdämpfung einzunehmen. Im Gegensatz zu einer Kontakt-perikarditis treten die reinen Herzsymptome klar hervor. Bei Entwicklung von Adhäsionen können wohl abgesackte Exsudate diagnostische Schwierigkeiten bereiten, im allgemeinen liegt aber das Exsudat zu beiden Seiten des Herzens, hinter dem Herzen, mit Ausbildung der typischen Tabakbeutelform.

Sehr auffallend ist die große Häufigkeit begleitender rheumatischer Myokarditiden und Endokarditiden. Bei einmal vorhandener Perikarditis besteht so gut wie immer eine Pankarditis. Diese Tatsache ist zur Abgrenzung einer Kontaktperikarditis von Bedeutung.

Außerdem ist auch die Symptomatologie der extrakardialen Organveränderungen eine ganz andere. Es handelt sich nicht wie bei der Kontaktperikarditis um „Komplikationen", sondern gleichgerichtete und auf gleicher Basis entstandene Reaktionen der bindegewebigen Organteile auf den rheumatischen Infekt. Die rein mechanisch bedingten Zirkulationsstörungen und Stauungserscheinungen im kleinen Kreislauf sind in beiden Fällen dieselben, dazu addiert sich aber bei der rheumatischen Perikarditis noch eine Reihe von entzündlichen Organschädigungen.

In erster Linie muß die *Tonsillitis* erwähnt werden als Ausgangspunkt einer Ersterkrankung, so häufig aber auch der Grund für das Wiederaufflackern rheumatischer Perikarditiden. Histologisch scheinen sich die rheumatisch infizierten Mandeln von anderen Tonsillitiden nicht deutlich zu unterscheiden und auch die Veränderungen im peritonsillären Gewebe sind nicht absolut „spezifisch". Es finden sich in näherer und weiterer Entfernung von der Mandelkapsel und auch in dieser selbst schwere Gewebsschäden. KLINGE verglich die Befunde an Mandeln bei fieberhaftem Rheumatismus mit denjenigen bei tonsillogener Sepsis, Scharlach, Diphtherie, Mundbodenphlegmone, Tuberkulose, Soor. Bei Streptokokkensepsis und Scharlach findet man in der Mandelumgebung ausgedehnte, aber auch ganz herdförmige fibrinoide Verquellungen des Bindegewebes der Kapsel, die bis auf das Perimysium des Schlundmuskels übergreifen können. Diese Veränderungen unterscheiden sich nicht deutlich gegenüber den rheumatischen. „Gewiß sind bei den im Anschluß an Mandelentzündung entstandenen Sepsisfällen in der Mandelumgebung immer diffuse

Eiterzellendurchsetzungen des Gewebes zu finden, oft von Phlegmonecharakter; aber die gibt es bei Gelenkrheumatismus auch" (KLINGE). Nur dann, wenn beim Gelenkrheumatismus die eitrige Entzündung fehlt, sieht man die charakteristischen fibrinoiden Knötchen in frischen Stadien, Zellwucherungen in älteren.

Diese Untersuchungen sind für die Klinik wichtig. Sie zeigen, daß auch histologisch in Bestätigung der bakteriologischen Untersuchungsbefunde und des Ergebnisses der gewöhnlichen Inspektion eine Unterscheidung der rheumatischen von der anderswie bedingten Tonsillitis nicht möglich ist. Andererseits sind sie wieder ein Beweis dafür, daß das *peritonsilläre* Gewebe in weitgehendem Maße an dem rheumatischen Entzündungsprozeß teilnimmt, bis zur Ausbildung eigentlicher Eiterprozesse. Allzusehr stellt man bei der Diagnose einer Tonsillitis auf die Vergrößerung der Mandeln ab, den Nachweis von Pfröpfen, von auspreßbarem Eiter, alle diese Symptome einer *Mandel*erkrankung brauchen bei der rheumatischen Tonsillitis nicht vorhanden zu sein. Die sichere Diagnose einer Tonsillitis, deren Nachweis für die Auffassung des ganzen Falles und die Therapie von so großer Wichtigkeit wäre, ist immer noch ein ungelöstes Problem. Die weitreichenden peritonsillären Veränderungen geben auch die Erklärung dafür, warum es solange dauert, bis nach der Vornahme eines operativen Eingriffs mit Ausschälung der Mandeln der gesamte Organismus zur Ruhe kommt.

Eine noch nicht abgeklärte Rolle spielen die *Zahngranulome*. Auch sie kommen bei bestehender rheumatischer Affektion als „Eintrittspforte" in Frage und sind dann vor allem auch beim Rezidivieren eines rheumatischen Infekts zu beachten. Auch wenn man Granulome bei scheinbar ganz gesunden Individuen feststellen kann, so empfiehlt sich doch die energische Behandlung derselben bei den zahlreichen Fällen mit chronischer Myalgie, Neuralgie. Manche Fälle mit herabgesetzter Leistungsfähigkeit und abnormer Ermüdbarkeit werden fälschlich als Neurasthenie betrachtet und behandelt, anstatt daß man sie dem Zahnarzt überweist.

Typische *Allgemeinreaktionen*, der vorhandenen Perikarditis gleichzusetzen, hat man dann in den begleitenden Pleuritiden, Arthritiden, den Schleimbeutelreizungen, Sehnenscheidenentzündungen, den rheumatischen Muskel- und Nervenaffektionen vor sich. Die große Häufigkeit einer Pleuritis bei bestehender Perikarditis ist keine Kontaktfrage, vielmehr ein Problem der gleichartigen Erkrankungsbereitschaft von Organteilen mit aktivem mesenchymalem Gewebe. Die fibrinoide Entartung des Bindegewebes erscheint nach den Untersuchungen des Leipziger Pathologischen Instituts immer als das Wesentliche. Auch die Zuckergußleber und die Kapselverdickungen der Milz haben nichts mit Stauung zu tun, sie entsprechen einer rheumatischen Reaktion des serösen peritonealen Überzuges dieser Organe. Bei Kardiosklerosen sieht man die Zuckergußleber nicht, trotz lang dauernder venöser Stauung. Auch die bei chronischer Perikarditis auftretende Lebercirrhose scheint eher als chronische interstitielle Entzündungscirrhose (KLINGE) bezeichnet werden zu sollen, als daß man sie immer als einfache Stauungscirrhose aufzufassen hätte. An den Lungen soll es (COBURN) besonders geartete rheumatische Entzündungen geben, von KLINGE wurden sie allerdings nur in der Adventitia der Arteria pulmonalis beobachtet. An der Niere treten bei Gelenkrheumatismus nach KLINGE im Zusammenhang mit Arteriolonekrose und Arteriolosklerose knötchenartige Zellherde auf, die sonst nicht bei anderen Nierenentzündungen beobachtet werden. ASCHOFF bezeichnet die Miterkrankung der Nieren beim Gelenkrheumatismus als eine Seltenheit. Auch klinisch muß man daran festhalten, daß das Nichtvorkommen einer Nephritis beim Rheuma ein wichtiges Unterscheidungsmerkmal ist gegenüber andersartigen entzündlichen Schädigungen.

Die *Differentialdiagnose* einer rheumatischen Perikarditis gegenüber einer aus der Nachbarschaft übernommenen entzündlichen Herzbeutelschädigung ist im Hinblick auf das vielgestaltige Bild der Fernsymptome bei der Pericarditis rheumatica leicht durchzuführen. In gleicher Weise ist auch der *Verlauf* der beiden Perikarditisformen verschieden. Die Kontaktperikarditis hängt vom Grundleiden ab, von der Lungentuberkulose oder der Erkrankung des Oesophagus oder des Mediastinums. Die Pericarditis rheumatica macht den schubweisen Verlauf des Gelenk- und Muskelrheumatismus mit, sie neigt wie diese zum Rezidiv. Die Unterscheidung bezieht sich auch auf die Therapie.

Obenan steht bei der *Therapie* der rheumatischen Perikarditis wie bei anderen rheumatischen Affektionen die Behandlung des Primärherds besonders der meist vorhandenen Tonsillitis. Schwierig ist es immer, den Zeitpunkt der Operation zu bestimmen. Bei noch vorhandener stärkerer Gewebsentzündung ist ein Eingriff gefährlich und hat schon zu tödlicher Sepsis geführt. Ein rigoroses Absaugen oder Ausquetschen ist auch riskiert. Auch wenn der entzündliche Prozeß nachgelassen hat, muß man immer auf Reaktionen von seiten des Herzens oder der Gelenke gefaßt sein mit neuem Temperaturanstieg, Erhöhung der Werte für die Senkungsgeschwindigkeit der roten Blutkörperchen, Leukocytose. Es kann monatelang dauern, bis sich der durch die Tonsillitis aktivierte periphere Prozeß auch bei gut gelungener Operation völlig beruhigt hat. Weiterhin ist in jedem Fall die Behandlung mit Salicylsäurederivaten indiziert. Die Beurteilung ihrer Wirksamkeit ist schwierig, der Verlauf der einzelnen Fälle zu ungleich, um eine statistische Beweisführung zu ermöglichen, man *kann* aber doch nützen und ist sicher, mit der Salicylanwendung nicht zu schaden. Weiterhin vermag man mit leichter lokaler Hyperämie (Umschläge) den Schmerz zu mildern und unter Umständen auch die Aufsaugung eines Exsudats zu beschleunigen. Herzmittel sind nur bei gleichzeitig vorhandener muskulärer Insuffizienz indiziert. Punktionen sind bei bedrohlicher Dyspnoe und schlechtem Puls in Fällen mit starker Exsudatbildung gelegentlich nötig, schaffen aber nur vorübergehend Erleichterung. Das Exsudat sammelt sich leicht wieder an. WENCKEBACH empfahl das Lufteinlassen bei exsudativer Perikarditis, der Vorschlag hat aber wenig Nachahmung gefunden. Durch die Anwesenheit der Luft wird auch beim Pneumothorax die Exsudatbildung kaum zurückgehalten.

Von besonderem Interesse ist die Frage der *Therapie bei eingetretener Pericarditis adhaesiva.*

Über die Diagnose ist schon oben gesprochen worden. Mit Recht wird zwischen Accretio und Concretio pericardii unterschieden (VOLHARD und SCHMIEDEN), wenn sich auch oft beide Vorgänge zusammen finden (vgl. SCHUR).

Bei der reinen *Concretio,* d. h. der Verlötung der beiden Perikardblätter, tritt die Notwendigkeit einer Behandlung erst dann hervor, wenn sich die Blätter schwielig verdicken und zum mechanischen Hindernis werden. Es tritt dann der oben geschilderte Symptomenkomplex auf mit Störung der arteriellen und venösen Zirkulation bei oft ganz normal großem Herzen. Auskultatorisch und perkutorisch kann man an dem Herzen nichts Abnormes wahrnehmen und doch sprechen die Anschwellung der Halsvenen, das inspiratorische Größerwerden dieser Gefäße, die Leberschwellung, die geringe Pulsfüllung, der Pulsus paradoxus, vor allem auch die eigentümliche Blässe der Haut für eine schwere Störung der Zirkulation, und zwar im Sinne einer Einflußstauung. Das Fehlen eines Spitzenstoßes, von deutlichen Ventrikelpulsationen beim Röntgen (Kymogramm) läßt dann die sichere Diagnose stellen. Nicht selten illustrieren bogenförmig das Herz umgreifende Schatten den Verkalkungsvorgang (Abb. 66), der zwar öfters bei der tuberkulösen Kontaktperikarditis, aber auch bei der rheumatischen Form vorkommt. Die solide Umklammerung des Herzens hindert die gesamte Aktion, Systole wie Diastole. Das Herz kann zur Atrophie kommen oder bei größerer Exkursionsfähigkeit zunächst hypertrophieren. Von VOLHARD wird der ungünstige Einfluß auf die diastolische Füllung hervorgehoben. Demgegenüber steht der Symptomenkomplex der *Accretio.* Dieselbe kommt nie ohne eine Concretio vor, so daß man die eben geschilderten Symptome auch hier findet, dazu gesellen sich aber noch die Einziehungen des Thorax in der Gegend der Herzspitze oder weiter nach hinten oberhalb der Zwerchfellgrenze oder auch im Bereich der unteren Sternalteile. In diesem Fall wird in erster

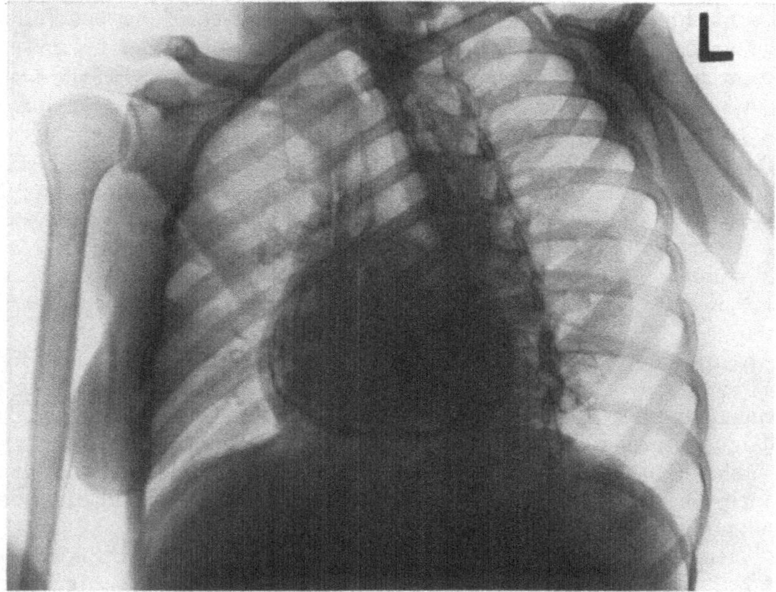

Abb. 66. Kalkplatten bei Panzerherz. Frl. D., 34jährig. Mitralinsuffizienz und -stenose unklarer Genese. Keine Tuberkulose nachweisbar.

Linie die systolische Verkleinerung des Herzens behindert. Über die diagnostische Verwertbarkeit der Symptome ist schon gesprochen worden.

Bei einmal festgestellter Accretio ist die BRAUERsche Operation mit Rippenresektion und Mobilisierung der präkordialen Brustwandabschnitte indiziert. Der Eingriff ist nicht schwer und bessert den Zustand gelegentlich auch in Fällen mit komplizierender Concretio. Es genügt dann schon die Verbesserung der Systole, um die venöse Stauung herabzusetzen mit gleichzeitiger Verbesserung der diastolischen Füllbarkeit des Herzens. Bestehen die Symptome einer Concretio auch nach Vornahme des Eingriffs weiter oder waren sie von vornherein für sich allein da, so muß man an die Ausführung der SCHMIEDENschen Operation denken, bei der nach Anlegung eines Thoraxfensters die schwielige Umwachsung des Herzens wegpräpariert wird. „Es wird abgeschält, aber nicht wie ein Apfel, sondern wie eine Orange abgeschält wird." Ist der Muskel von seiner Umklammerung befreit, so wölbt er sich sehr eindrucksvoll kräftig pulsierend hernienartig vor. Das Operationsrisiko ist nicht klein, es kommt gelegentlich zu Komplikationen von seiten der Pleura, auch einmal von seiten des rechten Ventrikels oder rechten Vorhofs, sogar postoperative Eiterungen sind nicht unmöglich, man wird also einen so schweren Eingriff nur anraten, wenn der

Herzmuskel einigermaßen suffizient erscheint, d. h. wenn das Elektrokardiogramm keine stärkeren Schädigungen erkennen läßt. Man muß sich durch den schlechten Fortgang der Erkrankung zu der Operation *drängen* lassen, weil auch ohne Operation ein erträglicher Zustand auf lange Zeit hin möglich ist. ECKSTEIN ist auch der Ansicht, es dürfe gerade beim Kinde die chirurgische Behandlung nicht zu früh erfolgen, da bei der stets vorhandenen Pankarditis das Herz, wie mehrfach beobachtet wurde, den chirurgischen Eingriff oft nicht aushält. Die Gefahr einer auch über Monate anhaltenden Stauung sei unter Umständen immer noch geringer als diejenige des chirurgischen Eingriffs selbst. Wieweit der Eingriff Erfolg bringt, kann nie bestimmt gesagt werden, weil man gerade an die wichtigsten Stellen, die Einmündungsorte der Venen, schlecht herankommt. Schwierig ist die Entscheidung bei Fällen mit partieller venöser Stauung, einem Freibleiben der Cava superior bei gehemmter Zirkulation in der Cava inferior oder den Lebervenen. Vielleicht kann die Resektion oder funktionelle Ausschaltung des rechten Phrenicus hier auch schon Erleichterung bringen.

c) Bakterielle, embolische Perikarditis. Bei Bakteriämie der verschiedensten Arten kann es neben Embolien und abscedierenden Bildungen in Milz, Niere, Muskulatur, dem Gelenkapparat und embolischer Verstopfung arterieller Gefäßgebiete, der Neigung zu Phlebitiden, auf hämatogenem Wege auch zur Perikarditis kommen. Der eitrige Charakter des Entzündungsvorganges ist für die Art der Erreger und die Intensität des ganzen Abwehrvorganges kennzeichnend.

Die Symptome der trockenen und exsudativen Perikarditis sind dieselben wie bei den anderen beiden Formen von Herzbeutelentzündung. Der ganze Symptomenkomplex steht unter dem Einfluß der Grundkrankheit. Differentialdiagnostisch ist der Nachweis der Erreger im Blut, in den Gelenken oder andere Metastasenbildungen entscheidend. Wie bei einer Endocarditis ulcerosa, so ist auch die Neigung zu arteriellen Embolien wichtig und dabei speziell die Mitbeteiligung der Nieren.

Die Therapie befaßt sich mit der Bekämpfung der Grundkrankheit, durch interne Maßnahmen läßt sich eine eitrige Perikarditis nicht beeinflussen, ein operativer Eingriff kommt bei der Schwere der Gesamtsituation im allgemeinen nicht in Frage.

III. Arteriitis.

Die einzelnen Schichten der arteriellen Wandung beteiligen sich wohl in verschiedenem Maße an entzündlichen Prozessen, grundsätzliche klinisch verwertbare Unterscheidungsmerkmale geben sie aber nicht. Als Mesenchymabkömmlinge gehören sie genetisch zusammen, die Situation ist eine andere als beim Herzen. Die Blutversorgung ist wohl verschieden, diejenige der Intima geschieht vom Gefäßlumen aus, Media und Adventitia werden von den Vasa vasorum versorgt (VANNOTTI). Bei embolisch bakteriellen Vorgängen könnten demnach die einzelnen Schichten verschieden stark in Mitleidenschaft gezogen werden, gerade hier werden die Schranken aber von dem mit der Ansiedlung der Bakterien verbundenen herdförmigen Entzündungsprozeß erfahrungsgemäß leicht durchbrochen. Bei allgemeiner Toxineinwirkung reagiert das Bindegewebe der einzelnen Schichten in ungefähr derselben Weise.

Weit wichtiger als die Rücksichtnahme auf die einzelnen Wandschichten ist bei der Systematisierung der arteriitischen Störungen die Unterscheidung bakterieller und bakteriell toxischer Prozesse.

Die bakteriellen Arteriitiden mit Anwesenheit des Erregers in der Gefäßwandung selbst sind durch den herdförmigen Charakter der Störung ausgezeichnet,

im Gegensatz zu der mehr diffusen generalisierten Beteiligung des arteriellen
Gefäßsystems bei Toxineinwirkung. Man sieht das histologisch nicht nur bei
den unspezifischen, durch die gewöhnlichen Eitererreger bedingten Entzündungen, sondern auch bei der Lues und Tuberkulose. Auch die toxischen Gewebsschädigungen können streckenweise ganz verschiedene Intensität aufweisen,
die Periarteriitis nodosa ist ein Beispiel dafür, die zugrunde liegende Störung
ist qualitativ aber doch mehr oder weniger durchgehend vorhanden, es erscheinen
viel größere Gefäßgebiete betroffen.

Für die Klinik ist die Unterscheidung einer bakteriellen gegenüber einer
toxischen Arteriitis wichtig. Die toxische Form imponiert mehr als mesenchymale
Systemreaktion, allergische Zustandsänderungen spielen für die Diagnostik, die
Therapie und die Verlaufsweise eine wichtige Rolle. Die bakteriellen Schädigungen haben dagegen mehr embolischen Charakter, ihre Lokalisation ist stark
von hämodynamischen Faktoren abhängig, der entzündliche Prozeß greift über
das aktive Mesenchym hinaus in den Bestand der Nachbarelemente und Nach-
barorgane ein.

1. Bakterielle Arteriitiden.

a) Unspezifische mykotische Arteriitis.

Es handelt sich hier um das Übergreifen entzündlicher Prozesse von der
Nachbarschaft auf die Aorta, weiterhin um eine Mitbeteiligung der Aortenwand
bei ulceröser bakterieller Endokarditis, aber auch um eigentliche Embolien
der Vasa vasorum, ohne Eiterherd in der Nachbarschaft und ohne Klappenerkrankung. Schließlich ist auch eine Ansiedlung von Erregern in einer
atheromatösen Aorta möglich, eine Thrombenbildung mit infektiösem Material
(DÜNTZER, AUERBACH).

Über entzündliche Veränderungen der Aorta bei primärer Absceßbildung in
den Nachbarorganen berichten SCHEUER (Aortenruptur bei Pyämie, septische
Embolie mit Lungenabsceß), KAHLDEN (eitrige Perikarditis), HAUSER (Lungenabsceß), WITTE (Absceß zwischen linkem Hauptbronchus und Aorta mit Ruptur
der Aorta und tödlicher Hämoptoe). Sehr umfangreich ist die Literatur über
ulceröse Endokarditis mit komplizierender mykotischer Aortitis (vgl. GRANT,
LEWIS und GRANT, DÜNTZER, STENGEL und WOLFERTH). Die Kasuistik der
Fälle mit Embolie der Vasa vasorum findet sich bei DÜNTZER, HAUSBRANDT,
STUMPF.

Die Diagnose ist kaum möglich solange die entzündliche Wandveränderung oberflächlich bleibt, es kommt erst zu charakteristischen Symptomen bei
tiefer gehender Zerstörung und Aneurysmabildung. Bei pyämischem Gesamt-
symptomenkomplex muß die rasche Entwicklung eines arteriellen Aneurysmas,
sei es an der Aorta gelegen wie bei dem in vivo diagnostizierten Fall von STENGEL
und WOLFERTH, oder am Abgang der Art. profunda femoris, oder an der Teilungsstelle der Subclavia und der Carotis, den Verdacht auf einen sich entwickelnden
destruierenden arteriitischen Prozeß erwecken. EPPINGER betonte die Multi-
plizität der so entstehenden Aneurysmen. Palpation und Perkussion sind
wichtiger als die Auskultation. Geräusche können trotz des Bestehens eines
Aneurysmas völlig fehlen, wenn der Sack von Thromben angefüllt ist. Gelegentlich weist eine Aortalgie, eine auffällige Empfindlichkeit des Sternums,
auf einen aortitischen Prozeß hin.

Die Krankheit pflegt unter rascher Progredienz der Erscheinungen ad exitum
zu führen, wobei die Gefäßruptur nicht selten die unmittelbare Todesursache
abgibt. Im übrigen steht der Gesamtverlauf unter den Zeichen der ursächlichen
Erkrankung.

Von einer eigentlichen Therapie kann man kaum sprechen, obschon vielfach
als Zeichen lokaler „Heilung" neben frischen Eiterherden vernarbte Partien vorhanden sind.

b) Tuberkulöse Arteriitis.

Dieselbe entsteht meist als primär *periarteriitischer* Prozeß, der von außen
gegen die inneren Schichten vorwächst. Bei dem langsamen Verlauf der
Affektion führt die sich einstellende Proliferation der Intima zum Verschluß
des Gefäßes oder umgekehrt eine hyaline Entartung der inneren Schichten zur
Bildung eines Aneurysmas und zur Ruptur. Die zweite Form der tuberkulösen
Arteriitis, der *Intimatuberkel,* ist hämatogenen Ursprungs, bacilläres Material
siedelt sich an einer toxisch geschädigten oder arteriosklerotisch veränderten
Endothelschicht an. BENDA bezeichnet diesen Vorgang als ziemlich selten.

Man kann wohl sagen, es hätte die tuberkulöse Arteriitis „meist nur anatomisches Interesse", weil sie an sich nicht zu diagnostizieren ist, immerhin führt
sie an den Lungen und auch dem Cerebrum zu den schwersten lebensbedrohen-
den Störungen. Die hellrote schaumige Hämoptoe der Phthisiker charakterisiert den arteriellen Vorgang, im Gegensatz zu dem dunklen, klumpigen, venösen
Sputum des Lungeninfarkts und der Stauungslunge. Der Durchbruch eines peri-
arteriitischen tuberkulösen Prozesses in das Lumen noch durchströmter Arterien
kann eine lokale oder allgemeine Bacillendissemination zur Folge haben. Im
Bereich des Gehirns bietet die langsame Entwicklung eines tuberkulösen Arterien-
verschlusses nicht selten die größten Schwierigkeiten der Differentialdiagnose
gegenüber atheromatösen oder luisch bedingten Zirkulationsstörungen. Tuberkulöse Mesarteriitis kann zur Ursache eines Aneurysmas werden. BAUMGARTEN
und CANTOR berichten über 20 derartige Fälle in der Literatur, und einen eigenen
Fall mit Aneurysma der Femoralarterie. Bei Miliartuberkulose können auf dem
Wege der Vasa vasorum auch die Gefäße ergriffen werden. GANDER gibt eine
Übersicht über das in der Literatur vorhandene Material und berichtet selbst
über eine polypöse Geschwulst an der Aorta descendens, ausgegangen von der
Media, mit Ausdehnung sowohl nach der Intima wie nach der Adventitia.

Es handelt sich um eine ausgesprochen herdförmige Erkrankung, ohne Mitbeteiligung weiterer mesenchymaler Bezirke, aber doch mit der Eigenschaft
der spezifischen und unspezifischen Überempfindlichkeit, die sich nur zu oft
überraschend bemerkbar macht.

c) Luische Arteriitis.

Die widersprechenden Ansichten der Autoren hinsichtlich der **Pathogenese**
verlangen eine genauere Darlegung des vorhandenen tatsächlichen Materials.

Nach zustande gekommenem Infekt kommt es sehr rasch zu einer Verschleppung der Spirochäten, einer ausgesprochenen *Generalisation des Erregers.* Schon
vor dem Auftreten des Exanthems hat man mit der Anwesenheit der Erreger
in den Organen zu rechnen. Nach wenigen Minuten werden die zugehörigen
Lymphdrüsen infiziert gefunden (KOLLE und EVERS). Das Gewebe reagiert nur
langsam, erst gegen Ende der sechsten Woche wird der Wassermann positiv
zugleich mit der Bildung der regionären Drüsengeschwülste. Die WASSERMANN-
sche Reaktion beweist nicht die Anwesenheit von Antikörpern, aber eine spezifische Zellschädigung. Eine positive Reaktion ist bekanntlich keineswegs gleich
zu deuten mit gesteigertem Immunitätsgrad, im Gegenteil erscheint das Gewebe
in jedem Moment zur Wiedererkrankung bereit, auch wenn zunächst keinerlei
krankhafte Symptome vorhanden sind. Das langsame Zustandekommen einer
positiven Reaktion steht im Gegensatz zu der sehr raschen Ausbreitung der
Spirochäten.

Das Exanthem ist, wie VEILLON und GIRARD bewiesen, durch *Spirochäten-embolien* bedingt. Capillarmikroskopisch sind in den nichterkrankten Hautpartien prinzipiell dieselben Veränderungen nachweisbar wie in der Roseola und den syphilitischen Papeln, Verlangsamung des Blutstroms, Vermehrung der Schlingenzahl, ausgesprochene Stasen (LUKOMSKI). Die Schädigung weiter Gebiete des Gefäßsystems beginnt in den allerersten Stadien der Krankheit, noch vor dem Auftreten des Hautausschlags, die einmal ergriffenen Gefäße bekommen nach LUKOMSKI in mehr als der Hälfte der Fälle auch unter dem Einfluß einer spezifischen Behandlung ihren normalen Charakter nicht wieder. Bei kongenitaler Syphilis sind Spirochäten nicht nur in Leber, Milz, Lungen, den langen Röhrenknochen, sondern auch im Gewebe des Herzgefäßsystems nachweisbar. Die Gefäßwände kommen mit dem Erreger in erster Linie in Berührung, das syphilitische Virus ist nicht nur neurotrop, sondern in ausgesprochener Weise vasotrop. Möglicherweise ist diese Formulierung unrichtig, die Spirochäten könnten im Nervensystem wie in den Gefäßen noch in späten Stadien der Erkrankung nur deshalb vorhanden sein, weil die Vitalität dieser Gewebe zu ihrer Zerstörung nicht hinreicht, den Erkrankungen des gesamten Gefäßsystems in allen Stadien der Lues kommt aber zweifellos eine große Bedeutung zu.

Bei *kongenitaler Lues* fand schon 1905 WIESNER in Bestätigung der Befunde von HOCHSINGER u. a. an der Aorta, ihren großen Ästen sowie an der Art. pulmonalis spezifische Veränderungen, hauptsächlich in den äußeren Abschnitten der Media, zum geringeren Teile in der Adventitia. Die Veränderungen werden als zellige Infiltrate geschildert, angeordnet um die in der „Grenzzone" verlaufenden, stark hyperämischen Vasa vasorum, aber auch weiter in das umgebende Gewebe hin auffindbar. Diese „frischen" Infiltrate fand WIESNER nur in den Gefäßen solcher Kinder, die kurze Zeit nach der Geburt gestorben waren. Bei einigen Wochen alten syphilitischen Kindern fand sich eine perivasculäre Bindegewebswucherung sowie partielle oder totale Obliterationen der Vasa vasorum. Am schwersten erschienen nahezu immer die Aorta ascendens und descendens sowie die Art. pulmonalis vor ihrer Teilung erkrankt und in diesen Abschnitten wieder jene Partien, die nahe dem Abgang aus dem Herzen oder der Abzweigungsstelle eines Gefäßes gelegen sind. WIESNER betont die Gleichartigkeit der Veränderungen mit solchen, wie sie von DÖHLE bei der Aortitis syphilitica der Erwachsenen 1885 und 1895 beschrieben wurde. Im folgenden Jahre (1906) berichtet BRUHNS über kleinzellige Infiltrationen der Adventitia und Media, besonders perivasculär gelagert bei 6 von 9 Fällen mit kongenitaler Syphilis. Die Veränderungen der beiden äußeren Schichten fanden sich wieder speziell in der Aorta ascendens, im Arcus und im oberen Teil der Aorta descendens, während die Infiltrate nach dem Zwerchfell hin aufzuhören pflegten. Auch BRUHNS hebt die Identität dieser Herde mit dem Bild der von DÖHLE und dann von CHIARI bei akquirierter Lues geschilderten Erscheinungen von produktiver Mesaortitis hervor.

Über das Verhalten des Herzgefäßsystems während des *primären und sekundären Stadiums* der Syphilis liegen nur wenige anatomische Untersuchungen vor. STOCKENIUS berichtet über interstitielle myokarditische Herde bei zwei von vier während der Sekundärperiode verstorbenen Syphilitikern, die Deutung der Verhältnisse wird aber durch das gleichzeitige Vorhandensein einer schweren zum Tode führenden Salvarsandermatitis erschwert. Bei dem von LETTULE beobachteten Fall von sekundärer Syphilis mit Aortitis könnte eine Arteriosklerose vorgelegen haben. In sehr eingehender Weise hat sich LUKOMSKI mit dem Verhalten des kardiovasculären Systems in den Frühstadien der Syphilis befaßt. Außer den oben erwähnten Befunden an den Hautgefäßen finden sich frühsyphilitische entzündliche Erkrankungen an den Hirngefäßen (GRUSDJEV,

PLETNEW, SEZARY, MALLOIZEL und NATHAN, MAURIAC). Nach NEISSER und MARSCHALKO wird die Gehirnarteriitis am häufigsten während des zweiten und dritten Jahres nach der Infektion beobachtet. Auch die Aortitis, die im allgemeinen den Späterscheinungen der Lues zugerechnet wird, beginnt nach LUKOMSKI viel früher. Nicht nur klinische, sondern auch anatomische Befunde rechtfertigen die Annahme, daß die Aortitis schon während der Sekundärperiode einsetzt. BROOKS berichtet über 2 Fälle mit Aortenaneurysma ein halbes Jahr nach der Infektion, LIEK stellte bei 28jährigen Studenten 7 Monate nach der Infektion röntgenologisch eine Erweiterung der Aorta fest. FOUQUET beobachtete die Entwicklung eines Aortenaneurysmas bei einem 21jährigen Mann 1 Jahr nach der Infektion, ähnliches berichten BRAUN, GRAF, DONATH. Bei 58 von 275 Fällen von Frühsyphilis, die von AMELUNG und STERNBERG untersucht wurden (21%), fanden sich Tachykardie, Bradykardie, Herzvergrößerung, Extrasystolen als Ausdruck einer wahrscheinlich schon sehr frühzeitig aufgetretenen Herzschädigung. Bei 6 von 27 derartigen Fällen fanden auch INGRAHAM und MAYNARD die Aorta röntgenologisch erweitert. WILSON fand das Elektrokardiogramm bei 50 Patienten im ersten und zweiten Stadium normal, FERNBACH konstatierte aber elektrokardiographische Anomalien in etwa $^1/_3$ der Fälle von Frühsyphilis. LUKOMSKI schließt aus den subjektiven Beschwerden, dem Vorkommen von Tachykardie, erhöhtem Blutdruck, Herzerweiterung, Geräuschen, die bei etwa $^1/_3$ der Fälle vorhanden waren, auf eine Myasthenie des Herzens, welcher eine akute Vasculitis der Gefäße des Myokards zugrunde liege. Bei WERTHER finden sich interessante Hinweise über das Erkranken des zentralen Nervensystems in den Frühstadien der Syphilis.

Nach Überwindung des zweiten Stadiums pflegt eine jahrelange scheinbare Ruheperiode einzutreten. Es vergeht lange Zeit, bis die allmählich sich ausbildenden Gewebsreaktionen zu funktionellen Symptomen, den verschiedenen „meta"syphilitischen Erkrankungen, führen. Nach dem vorliegenden Material hat man aber damit zu rechnen, daß die Spirochäten, äußerst schwer angreifbar, ihren einmal eingenommenen Platz behaupten, auch wenn sich die Anzeichen von Schädigungen des Herzgefäßsystems erst lange Jahre nach der Erstinfektion bemerkbar machen.

Im Bereich des *Herzens* kommen, wie allgemein angenommen wird, Gummen vor, die Diskussionen über die Möglichkeit einer durch Spirochäten bedingten interstitiellen Myokarditis sind aber noch nicht abgeschlossen. Durch die Arbeiten von WARTHIN scheint ein wichtiger Fortschritt erzielt worden zu sein. Der Autor beschäftigt sich seit etwa 30 Jahren mit dem Studium der Herzläsionen bei latenter Syphilis. Durch stetige Verbesserung des histologischen Färbeverfahrens gelang nicht nur der Nachweis entzündlicher interstitieller Reaktionen, sondern auch die Feststellung der Spirochäten in etwa 50% der Fälle. In der weichen Hirnhaut, dem Gehirn, Rückenmark, in Herz, Aorta, Leber, Pankreas, Nebenniere, Hoden, Uterus, Lymphknoten wurde dieser Befund erhoben, keine sicheren Veränderungen ergaben nur die Untersuchungen in Ovar, Tube, Lungen. Männliche Individuen geben wesentlich häufiger charakteristische Herzbefunde als Frauen. Das Septum sowie die Vorder- und Hinterwand des linken Ventrikels nahe der Herzspitze waren stärker befallen als der rechte Ventrikel.

Die entzündlichen Reaktionen werden als intermuskulär gelagert bezeichnet, eher als perivasculär. In den mildesten Fällen bestehen sie aus einer Kernvermehrung der Stromaelemente, weiterhin dann in der Bildung eigentlicher Infiltrate mit Plasmazellen, Lymphocyten, Monocyten und Zellen vom Fibroblastentyp. WARTHIN betont die fleckige Ausbreitung der Infiltrate. Die Papillarmuskeln sind oft ergriffen, sehr charakteristisch erscheinen auch Herde unter dem Endokard, scheinbar in Zusammenhang mit reticuloendothelialen Elementen. Das Gewebe ist oft ödematös wie bei kongenitaler Syphilis. Zwischen den Infiltrationen erscheinen die Herzmuskelfasern gut erhalten, oft hypertroph. Nur bei

Umwandlung des akuten Prozesses in die Fibrose wird das muskuläre Gewebe atrophisch mit fettiger Degeneration. Es gibt aber auch fibröse Herde ohne viel Veränderungen im Bereich der muskulären Elemente. Arteriosklerotische Infarktnarben sind schärfer umschrieben und frei von Muskelfasern in ihren zentralen Partien. In den aktiven Infiltrationen können bei genügend langem Suchen Spirochäten gefunden werden, und auch noch in den bindegewebigen Herden, wenn sie noch zellreich sind. Bei hyaliner Umwandlung des Bindegewebes sind sie nicht mehr festzustellen. Akute Exacerbationen alter latenter Herde sind durch das Auftreten polynukleärer Infiltrationen ausgezeichnet.

In der *Aorta* stellte WARTHIN aktive Herde in jedem Fall von „latenter" Syphilis beim Mann und auch in der Mehrzahl der weiblichen Fälle fest. Die Läsion ist hier hauptsächlich perivasculär angeordnet mit Obliteration und Verdickung der Vasa vasorum. Die Erkrankung der ernährenden Gefäße ist der primäre Vorgang mit sekundärer Schädigung der Intima und der inneren Teile der Media, Sklerose und Atrophie der muskulären Elemente und Degeneration der elastischen Fasern. In den mildesten Fällen finden sich kleine Infiltrationen nur in der Adventitia und rund um die paraaortalen Blutgefäße. Der makroskopische Eindruck solcher milder syphilitischer Aortitiden ist der einer Atherosklerose mit Ausbildung einzelner fibröser oder atheromatöser Herde, auch in ganz normal erscheinenden Aorten können die charakteristischen Herde in der Adventitia gefunden werden. Die makroskopische Diagnose genügt deshalb zur Klarstellung gar nicht. Nur die schweren Formen sind durch die DÖHLESCHEN Merkmale der Aortenveränderung ausgezeichnet. In der großen Mehrzahl der Fälle kommt zu dem spezifisch syphilitischen Prozeß eine sekundäre Sklerose der Intima und der inneren Teile der Media hinzu. Die Aortitis kommt in drei Formen vor, als Aneurysma, als Aorteninsuffizienz und als unkomplizierte Aortitis ohne diese beiden Veränderungen. WARTHIN betont die große Häufigkeit gerade der letzteren am schwersten zu diagnostizierenden Form. Bei der Läsion der Klappen breitet sich der Prozeß auf dem Wege der Vasa vasorum aus und beschränkt sich im allgemeinen auf die Ansatzstellen der Klappen. Aneurysmatische Ausweitungen sind gewöhnlich auf lokalisierte miliare Gummen zurückzuführen. Wie beim Herzen kommt es auch an der Aorta aus unbekannten Gründen zu akuten Exacerbationen mit polynukleären Infiltrationen und häufiger lokalisierter Nekrose in der Media. Spirochäten sind leicht aufzufinden in den perivasculären Infiltraten, vor allem den polynukleären Zellansammlungen, viel weniger in den latenten Läsionen. Bei frischen Exacerbationen finden sie sich in großer Zahl bis weit in das scheinbar normale Aortengewebe hinein.

Die Angaben von WARTHIN sind von starkem Interesse, obschon sie in ihren Ergebnissen bisher wenig Bestätigung finden. Es kam das vor allem auf der Tagung der Amerikanischen Gesellschaft für Herzforschung in Detroit 1930 zum Ausdruck. MARTLAND hält spezifische Veränderungen am Herzen für selten und wenn sie vorhanden sind für so leicht an Ausdehnung, daß sie von keinem praktischen Interesse sind. Die syphilitische Aortitis ist ganz vorwiegend erworben, selten kongenital akquiriert. SAPHIR und SCOTT halten die Erkrankung des Myokards bei Syphilis ebenfalls für selten. Die zu beobachtenden Herde unterscheiden sich nicht von denjenigen bei Coronarsklerose, ähnlich äußerten sich schon CLAWSON und BELL. HERXHEIMER lehnt die Befunde von WARTHIN ab. LOVE und WARNER konnten sich bei der Untersuchung des Herzens der Coronarostien und Coronararterien von der Anwesenheit von Spirochäten mikroskopisch nicht überzeugen, auch die Inoculation eines scheinbar myokarditischen Gewebsstücks in die Hoden eines Kaninchens blieb ohne Resultat. Immerhin fanden die Autoren häufig Veränderungen an den peripheren Coronargefäßen bis zum vollständigen Verschluß des Lumens, so daß sie eine spezifisch syphilitische Erkrankung der Arteriolen des Herzens für wahrscheinlich halten.

Spirochäten fand schon 1906 REUTER bei syphilitischer Aortitis. Dieselben konnten allerdings nur in den Endothelwucherungen des Gefäßes nachgewiesen werden, insbesondere an denjenigen Stellen, welche sich durch das Fehlen jeglicher regressiver Veränderungen, Verfettung usw. auszeichneten. Hier lagen die Mikroorganismen in den Lymphspalten des Gewebes, mit Vorliebe in der nächsten Nähe der Zellen zwischen den Fibrillen eingebettet. Die Identität der Spirochäten wurde von SCHAUDINN bestätigt. REUTER gelang auch der Nachweis der Spirochäten bei hereditärer Syphilis der Lungen, in den Nebennieren und vor allem in Bestätigung früherer Untersucher in der Placenta hereditär syphilitischer Früchte. REUTER betont das Verschwinden der Spirochäten unter dem Einfluß einer energischen Quecksilberkur. REBAUDI kam bei kongenitaler Syphilis ebenfalls zu positiven Befunden bei der Untersuchung der Aorta. Beim Erwachsenen ist der Nachweis nur selten geglückt. Außer BUSZ berichten WRIGHT und RICHARDSON über einen positiven Spirochätenbefund bei syphilitischer Aortitis in 5 Fällen, wovon einer mit einem Aneurysma. WARTHIN erklärt wieder, der Nachweis sei mit der von ihm angegebenen Färbemethode, wie oben schon erwähnt, leicht zu leisten.

Es geht aus diesen Daten hervor, daß von dem Moment der Infektion an eine rasche Aussaat der Erreger erfolgt mit mebolischer Beteiligung der kleinen Organgefäße. Durch die einsetzende Therapie oder auch ohne eine solche kommt es im allgemeinen oft zu einem Verschwinden oder nicht mehr färbbar werden der Spirochäten, aber auch im Stadium der latenten Syphilis 20 und mehr Jahre nach dem Primäraffekt hat man, wie außer WARTHIN auch HERZOG und PLETNEW betonen, mit der *Anwesenheit der Erreger* in bestimmten Organen zu rechnen, unter denen neben dem Gehirn und dem Herzgefäßsystem unter Umständen die der Aorta benachbarten Mediastinaldrüsen (COOMBS) eine hervorragende Rolle spielen. Die Erreger halten sich gerade in den Organen mit geringem Eigenstoffwechsel.

Die eigenartige Lokalisation der syphilitischen Gefäßerkrankung mit ihrer Bevorzugung der Aorta thoracica und dem im Gegensatz zur Atherosklerose plötzlichen Abschneiden der Erkrankung in der Höhe des Zwerchfells, das Befallensein der herznahen großen arteriellen Gefäße und gerade der Abgangsstellen größerer Arterien läßt an den Einfluß mechanischer Faktoren denken. Dicht über den Aortenklappen, am Ort der stärksten hämodynamischen Druckwirkung, sind die Veränderungen am stärksten entwickelt. Auch die eitrigen Aortitiden embolischer Art sind hier häufiger als die entsprechenden Veränderungen an peripheren Gefäßen, abgesehen von den vom Gefäßlumen aus durch Verschleppung bakterieller Embolien entstandener Gefäßschädigungen. Genaueres ist hierüber allerdings nicht bekannt, die Lokalisation in den Gehirngefäßen ist durch das Hinzutreten des mechanischen Faktors nicht ohne weiteres zu erklären.

Die Statistik hat sich in ausgedehntem Maße mit der **Häufigkeit** der luischen Erkrankungen des Gefäßsystems befaßt, nachdem einmal die anatomischen charakteristischen Merkmale herausgearbeitet waren.

Nach ROMBERG (HUBERT) findet sich eine syphilitische Aortitis bei 15,5%, in der Privatpraxis sogar bei 26,2% der organischen Herz- und Aortenerkrankungen, bei 70% aller Fälle visceraler Lues. ROMBERG bezeichnet die Aortitis als die späteste aller visceralen Erkrankungen. Wenn man dem auch im Hinblick auf die Kontinuität der histologisch faßbaren Entzündungserscheinungen von der Sekundärperiode der Syphilis an nicht zustimmen kann, so treten doch die Symptome relativ spät in Erscheinung, in der Privatpraxis durchschnittlich 21,9 Jahre, in der ROMBERGschen Klinik durchschnittlich 23,5 Jahre nach der Infektion.

Bei den Männern liegt nach LANGER der Hauptgipfel der luischen Störungen überhaupt zwischen dem 46. und 60. Lebensjahr mit der Spitze zwischen dem 51. und 55. Jahr, bei den Frauen ein Höhepunkt zwischen dem 36. und 40. Lebensjahr und nach einem leichten Sinken ein neuer Gipfel zwischen dem 51. und 55. Lebensjahr. Während unter den Syphilitikern zwischen dem 30. und 60. Lebensjahr 65,4% starben (gegenüber 46% an anderen Erkrankungen Verstorbener), fiel diese Zahl zwischen dem 60. und 70. Jahr auf 25% (gegenüber 44%), und nach dem 70. Lebensjahr auf 7% (gegenüber 25%). Es kommen in diesen Daten die Gefahrzone, in der sich die Syphilitiker zu Anfang der 50er Jahre befinden, zum Ausdruck, andererseits aber auch der Stillstand bzw. die Ausheilungsmöglichkeiten der Erkrankung. Klinisch sind von 1906—1915 187 von 280 Aortitiden (66%) nicht diagnostiziert worden, von 1916—1925 250 von 462 (54%).

RADNAI fand unter 5223 Sektionen während der Zeit von 1915—1930 229 Fälle (4,3%) mit luischer Aortitis, 171 Männer (74,5%) und 58 Frauen (25,5%). Von 229 sezierten Aortitisfällen hatte der Prozeß in 146 Fällen (64%) auf die Aortenklappen übergegriffen. 74,7% dieser letzteren Fälle waren an Herzinsuffizienz gestorben. Erkrankungen des Herzmuskels waren die häufigste Komplikation des luischen Aortenklappenleidens, in 66% dieser Fälle festzustellen. Coronarerkrankungen hatten sich in 89 Fällen (62%) zu den Veränderungen der Aortenklappen hinzugesellt. Besonders nach dem 60. Lebensjahr ist diese Komplikation häufig. Aneurysmenbildung begleitete 16% der Klappenprozesse. In 21% der Fälle mit luischer Erkrankung der Aortenklappen fand sich eine komplizierende, nicht luische Endokarditis bzw. Perikarditis. Aneurysmen waren bei 40 von 230 (17,5%) festgestellt worden. Die Verteilung der Aneurysmen auf die beiden Geschlechter (77% Männer, 23% Frauen) entspricht derjenigen der Aortitiserkrankungen überhaupt. Das Aneurysma erscheint an sich als gutartigere Komplikation der luischen Aortitis als der Klappenprozeß. 62% der Aneurysmafälle überlebten das 50. Lebensjahr, im Gegensatz zu nur 34% der an Klappenerkrankungen leidenden. RADNAI verweist auf die Tatsache, daß die Aneurysmakranken den Arzt meist in vorgeschrittenem Stadium aufsuchen, so daß das Aneurysma in der Klinik als besonders gefährliche Komplikation imponiert, aber lange Zeit wenig Symptome macht. Die Lokalisation des Aneurysmas ist für den Fortgang der Erkrankung von Bedeutung, die den Aortenklappen und den Coronargefäßen nahe gelegenen Aneurysmen der Aorta ascendens sind gefährlicher, bloß 9 von 20 Fällen kamen in einem Alter über 50 Jahre zur Sektion, während 9 von 15 Fällen mit Arcusaneurysma, also nahezu $^2/_3$, das 50. Lebensjahr überlebten. 20% der Aneurysmen starben an Perforation, 40% an Herzinsuffizienz, 30% an interkurrenten Krankheiten und 10% an „konsekutiven Veränderungen". Die Aneurysmen verschiedener Lokalisation werden von dem Ereignis der Perforation in gleichem Maße betroffen. Herzmuskelveränderungen fanden sich in 57% sämtlicher Aortitisfälle, überwiegend in Form der Myocarditis fibrosa, von spezifischer Myokarditis ist in der Statistik nichts erwähnt. Die luische Aortitis war auffallend selten mit luetischen Veränderungen der inneren Organe kompliziert. Progressive Paralyse schloß sich an 12% der Aortitisfälle an, diese Kranken kamen im allgemeinen früher zur Sektion als die übrigen. Tabes fand sich als Komplikation bei 10,5%. In den mit Paralyse komplizierten Fällen war kein einziges Mal ein Aneurysma oder eine kardiale Insuffizienz zu beobachten, demgegenüber zeigten die mit Tabes komplizierten Aortitisfälle denselben Verlauf, wie er bei den nicht mit Neurolues komplizierten Fällen zu beobachten war.

Die amerikanische Statistik von MOORE, DANGLADE und REISINGER berichtet über 105 einfache Aortitiden syphilitischer Genese, unkompliziert durch Aorteninsuffizienz oder Aneurysma. Bei 34 (32%) war die Diagnose nicht gestellt. 80—90% der Spätsyphilitiker hatten Zeichen von Aortitis.

Bei 10000 in den Jahren 1925—1931 in Mailand ausgeführten Obduktionen wurden nach CLERICI 97 Fälle mit Aortenaneurysma gefunden, bei den meisten (83,6%) war Lues als Ursache anzunehmen. Die syphilitischen Aneurysmen fanden sich in den Altersklassen 21—80 (besonders häufig zwischen 31 und 60 Jahren), die arteriosklerotischen in den Altersklassen 50—90 (besonders häufig jenseits der 70er Jahre).

Unter 50 Aortiden spezifischer Art konstatierte SAPHIR bei 33 gleichzeitig Veränderungen an der Art. innominata, 29mal solche der Carotis, 10mal an der Art. mesenterica sup., 2mal an der Art. femoralis. Unter weiteren 29 Fällen 15 mit Veränderungen an der Art. subclavia.

Von großem Interesse sind die Hinweise von WILMANNS, BRUHNS auf die Seltenheit der metasyphilitischen Erkrankungen, Tabes und Paralyse, in außereuropäischen Ländern, trotz der ungeheueren Verbreitung der Syphilis. WILMANNS bezieht sich auf die Verhältnisse in der Türkei und die Feststellungen in Nordafrika, Tunis, Algier und Marokko, China. Trotzdem 75—90% der Eingeborenen in Abessinien syphilitisch sind, ist die Metasyphilis selten. Die Syphilis hat in Europa nach der Ansicht von WILMANNS gerade durch die energische antiluische Behandlung ein anderes Gesicht bekommen, die Haut- und Knochenlues hat den spezifischen Erkrankungen des Nerven- und Gefäßsystems Platz gemacht. *In Europa tritt die Aortitis specifica immer mehr hervor.*

1911 bereits macht E. FRÄNKEL darauf aufmerksam, daß die Beteiligung der Aorta an luischen Erkrankungen bei weitem die erste Stelle einnehme, daß diese Affektion eine ganz auffällige Zunahme erfahren habe, demgegenüber alle anderen Formen der tertiären Lues durchaus in den Hintergrund treten. GÜRICH bearbeitete 1925 das Sektionsmaterial des Eppendorfer Krankenhauses aus den Jahren 1914—1924. Unter 23179 Leichen fand sich Syphilis bei 806 Fällen, 2,2mal so oft bei Männern als beim weiblichen Geschlecht. Die Aortenerkrankungen stehen durchaus im Vordergrund, sie fanden sich beim weiblichen Geschlecht bei 78,1%, beim männlichen sogar bei 86,5%. JUNGMANN und HALL heben die Zunahme der Aneurysmen hervor. Nach einer Statistik von HELLER (Kiel) war die Zahl der Aneurysmen 1910—1914 4,4mal so groß wie in den Jahren 1857—1870. Von 191 Paralysen hatten nach COENEN 1908—1914 (191 Fälle) 22%, während der Jahre 1919 bis 1925 (147 Paralysen) 42,9% eine Mesaortitis luetica. FRISCH findet 1923 unter 215 Fällen mit Paralyse, Tabes, Lues cerebrospinalis bei 45 (39%), LÖWENBERG bei 33% eine Aortitis. Bei einem Vergleich der Jahre 1904—1909 mit 1921—1925 finden JUNGMANN und HALL an dem Sektionsmaterial der Berliner Charité eine Zunahme der Mesaortitis bzw. der Aortenneurysmen um fast das 3fache (2,7).

Nach LANGER betrug das Verhältnis der Aortitiden zu der Zahl der Luessektionen 1896—1907 33,3%, bis zum Jahre 1915 65,3% und bis zum Jahre 1925 83,87%.

Syphilitische Erkrankungen anderer Organe gesellten sich nach 1915, wenn sie überhaupt vorkamen, meist zu einer Aortitis hinzu, während vor 1915 die überwiegende Zahl ohne Aortitis gefunden wurde. Die stärkste Beteiligung zeigt nächst den Gefäßen die Leber, bis 1915 ist sie mit 15,2%, nach 1915 mit 8,46% an den luischen Veränderungen beteiligt.

Zur Erklärung dieser Verschiebungen kommen verschiedene Momente in Betracht, nicht unmöglich erscheint aber die Annahme einer mit Zurücktreten der immunisierenden, an sich schwereren Hautveränderungen allmählich eingetretenen *Abschwächung des Virus,* einem Liegenbleiben nicht mehr angreifbarer Spirochäten in den während des Sekundärstadiums der Syphilis infizierten Organen. Durch Gewöhnung an Immunserum lassen sich nach KROO und JANCSO „serumfeste" Spirochäten heranzüchten, die die Fähigkeit verloren haben, spirochätozide Antikörper zu bilden. Sie erzeugen noch komplementbindende Reaktionskörper, erscheinen aber als Antigen weniger leistungsfähig. KROO spricht von einer *Degradierung des Antigenwertes* und bringt die Chronizität der Erkrankung mit der biologischen Veränderung der Spirochäten in Zusammenhang. Die chemotherapeutische Beeinflußbarkeit dieser angewöhnten Spirochäten ist geringer. Der Antigenwert des Erregers steht mit seiner Beeinflußbarkeit in einer Art Wechselbeziehung, für den Heilerfolg mit üblichen Arzneidosen erscheint der an den Erregerzerfall sich anschließende Immunisierungsvorgang maßgebend. Die an sich erfolgreiche Bekämpfung der Hautsyphilis bedeutet andererseits eine fatale Schwächung der immunisierenden Organleistungen.

Hinsichtlich der **Symptomatologie** unterscheiden sich die Aortitis specifica simplex von den Aortiden kompliziert durch Aorteninsuffizienz, Coronarstenose, Aneurysma.

a) Die Aortitis *simplex* bietet der Diagnose die größten Schwierigkeiten, ist aber zugleich von größter Bedeutung in therapeutischer Hinsicht.

MOORE, DANGLADE und REISINGER stellen an dem Material des Johns Hopkins Hospital fest, daß die Diagnose nur in 4 von 105 derartigen Fällen in vivo exakt gestellt wurde, in weiteren 13 rechnete man mit der Wahrscheinlichkeit einer Aortenerkrankung. Verdächtig schienen 35 Fälle. In 12 Fällen war die Diagnose durch andere cardiovasculäre Störungen verdeckt, 7 Fälle waren moribund und zu eingehender Untersuchung ungeeignet. In 34 Fällen von einfacher Aortitis war die Aorta, wie oben schon bemerkt, klinisch als normal bezeichnet worden. Die WASSERMANNsche Reaktion war bei 75% der Fälle positiv, negativ in 25%.

Subjektiv ist auf das Vorhandensein einer Aortalgie zu achten, Druckgefühl in der Sternalgegend gelegentlich ausstrahlend nach dem Hals zwischen die Schulterblätter, stark abhängig von körperlicher Anstrengung. Diese Erscheinungen sind aber gegenüber einer arteriosklerotischen Aortenveränderung nicht abzutrennen und fehlen lange Zeit, wenn die Ausweitung der Aorta geringgradig ist. Der entzündliche Prozeß selbst verursacht keine Schmerzen, nur die Dehnung des Gefäßrohrs führt zu einer Reizung der in der Adventitia gelegenen Nervenfasern.

Perkutorisch findet sich eine Verbreiterung der Dämpfung rechts vom Sternum vom 3. Intercostalraum aufwärts, bei tiefer Perkussion auch eine relative Dämpfung links des Sternums. Eine derartige Feststellung bei nichtvergrößertem Herzen und normaler Dämpfungsgrenze rechts unten am Sternum ist zum mindesten sehr verdächtig auf eine Aortenerkrankung.

Von großer Wichtigkeit ist die Vornahme einer Röntgenuntersuchung mit Ausmessung der Breite des Aortenschattens bei dorsoventralem Strahlengang und dann vor allem die Verfolgung der Aortenkontur im zweiten schrägen Durchmesser. Das gesamte Aortenband ist meist breiter, bei der Arteriosklerose in die Länge gezogen, obschon dieses Unterscheidungsmerkmal nicht zuverlässig ist. Der Arcus kann auch bei der spezifischen Aortitis im Jugulum fühlbar werden, ein Symptom, das gerade bei fehlender Hypertension zu beachten ist. STEEL hält nach einer Analyse von 40 Fällen 5 Punkte für besonders wichtig: 1. Dunkler Aortenschatten mit unscharfer Begrenzung. 2. Hochstehender dunkler und prominenter Arcus. 3. Unregelmäßige, aber allgemeine Dilatation. 4. Verstärkte Pulsation. 5. Häufige Verbindung mit Aorteninsuffizienz. Gerade der letztere Punkt zeigt die Schwierigkeiten der Erkennung einfacher Aortitiden. Beginnende Schädigungen sind röntgenologisch nicht zu erkennen. CONNER warnt denn auch in der dem Vortrag von STEEL folgenden Diskussion vor einer Überschätzung des Röntgenverfahrens. In Frühfällen fehlt eine deutliche Größenveränderung der Aorta und später ist die röntgenologische Differentialdiagnose gegenüber einer Arteriosklerose der Aorta schwierig.

Bei der Auskultation ist die Verstärkung des zweiten Aortentons und dessen klingender Charakter besonders wichtig, obschon gerade bei der Arteriosklerose ohne jede Blutdrucksteigerung dasselbe zu beobachten ist. Geräusche pflegen zu fehlen, obschon auch ohne Klappenläsion bei einigermaßen weiter Aorta systolische Geräusche auftreten können.

Die Pulsuntersuchung gibt keine charakteristischen Befunde. Der Verlust der Wandelastizität im Bereich der Aorta ist zu gering, um den systolischen Druck anwachsen zu lassen, auch der diastolische bleibt normal. ALVAREZ findet bei 17 von 96 Kranken mit Aortitis ohne Aorteninsuffizienz eine Steigerung des Blutdruckes, darunter sind aber mehrere, bei denen die Blutdrucksteigerung durch Schrumpfniere, Klimakterium usw. zu erklären war. Bei den übrigen 79 Kranken war der Blutdruck normal oder herabgesetzt. Eine Hypotonie spricht für die Mitbeteiligung des Herzens. HERZOG betont auch, daß gerade die essentielle Hypertonie mit Syphilis in keiner Beziehung stehe, immerhin wird eine Aortitis zweifellos durch das Hinzukommen einer anderswie bedingten Hypertension ungünstig beeinflußt. HORINE fand bei der Untersuchung des Blutdruckes bei 666 Syphilitikern und 2000 Kontrollpersonen vom selben Alter und Beruf keinen Unterschied.

Bei einfacher Aortitis pflegt auch die Füllung des Pulses und die Pulsform nichts Abnormes darzubieten.

Das Herz erscheint im allgemeinen normal (vgl. SAPHIR, GIVAN), weder vergrößert noch in seiner Rhythmik verändert. Es muß aber auf die Untersuchungen von WARTHIN hingewiesen werden (s. o.), wonach die spezifische interstitielle Myokarditis wesentlich häufiger vorzukommen scheint als bisher angenommen wurde und im Zusammenhang damit auf verschiedene Anomalien, die von LUKOMSKI in den Frühstadien der Syphilis nachgewiesen wurden, neben subjektiven Beschwerden Tachykardien, Herzerweiterung, Geräusche. Auch AMELUNG und STERNBERG fanden bei 58 von 275 Fällen mit Frühsyphilis Tachykardie oder Bradykardie, Extrasystolen und Herzvergrößerungen. Das Elektrokardiogramm bleibt allerdings im allgemeinen normal. CHARGIN und PALLY, FERNBACH berichten zwar über positive Befunde, weder REID, WILSON noch CHAMBERLAIN und FOLLOWS konnten aber im primären und sekundären Stadium irgendwelche sicheren Anomalien nachweisen. In späteren Stadien kommen Abweichungen von der Norm wohl vor, sind dann aber differentialdiagnostisch bei diesen älteren Individuen nicht klar. MAYNARD, CURRAN, ROSEN, WILLIAMSON und LINGG konstatierten kurz nach der Infektion bei 14% Anomalien des Herzens oder der Aorta (Röntgen, Elektrokardiogramm), 4—9 Jahre post inf. bei 28%, 10 bis 19 Jahre post inf. bei 78%, 30 und mehr Jahre post inf. bei 88%. Gerade der normale Herzbefund steht meist in auffälligem Gegensatz zu den vergrößerten Dimensionen der Aorta.

Irgendwelche Anzeichen von Stauung im kleinen oder großen Kreislauf pflegen zu fehlen.

Allgemeinreaktionen wie bei toxisch bedingten generalisierten Mesenchymschädigungen treten kaum hervor. Die Körpertemperatur ist unverändert. Das Blut kann ganz normal zusammengesetzt sein. Manchmal findet sich ein geringer Grad von Anämie oder auch eine relative Lymphocytose, beides im Sinne einer chronischen Toxinwirkung zusammen mit einer gewissen allgemeinen Kachexie, diagnostisch fallen diese gelegentlich zu beobachtenden Veränderungen aber nicht ins Gewicht.

Die WASSERMANNsche Reaktion ist in 70—80% der Fälle positiv. Bei Leuten über 50 Jahren mit positiver Blutreaktion findet sich fast regelmäßig (PORT) eine Aortitis syphilitica. SCHLESINGER warnt aber, aus dem negativen Ausfall der Reaktion weitgehende Schlußfolgerungen zu ziehen. Feststellungen von REDLICH und STEINER, auf Veranlassung von SCHLESINGER durchgeführt, zeigen, daß nur $^2/_3$ der Fälle eine positive Serumreaktion aufweisen, ein ganzes Drittel eine negative Reaktion, und zwar selbst in Fällen, bei denen die klinische Beobachtung und die anatomische Verifikation fortschreitende Prozesse ergaben. Die spezifische Komplementablenkung, d. h. die WASSERMANNsche positive Reaktion, ist nur eine mit dem Immunisierungsvorgang zusammenhängende oder durch diese ausgelöste Parallelerscheinung (KROO), diese immunisierenden Zellvorgänge können aber so gering sein, daß sie nicht nachzuweisen sind. Bei Leuten über 50 Jahre mit positiver Reaktion findet sich nach dem Sektionsmaterial von PORT fast regelmäßig eine Aortitis.

b) Bei den *komplizierten* Formen der Aortitis handelt es sich um das Hinzukommen ganz bestimmter Symptome im Zusammenhang mit einer Schädigung der Coronardurchblutung, einer Aorteninsuffizienz oder Entwicklung eines Aneurysma.

Die *Coronarstenose* findet sich naturgemäß häufiger nach dem 60. Lebensjahr, kommt aber auch schon früher zur Beobachtung, wenn der chronisch entzündliche, vernarbende Prozeß die Einmündungsstellen der Coronargefäße erreicht. BRUENN fand bei 39 von 118 Fällen mit cardiovasculärer Lues (33%) eine Verengerung des Coronarorificiums, davon hatten 34 zugleich eine Aorteninsuffizienz. Die Coronargefäße pflegen nur in den ersten 10—12 mm befallen zu sein (CONNER, MORITZ). Anginöse Beschwerden beim Jugendlichen sind immer verdächtig, um so mehr, wenn die Zeichen allgemeiner Arteriosklerose fehlen. Der Schmerz sitzt anders als die Aortalgie, links von der Mittellinie und strahlt weniger nach dem Hals als nach der linken Schulter und dem linken Arm aus. Emotionen und körperliche Anstrengung sind die unmittelbare Veranlassung zum Auftreten eines derartigen Paroxysmus. Gleichzeitig leidet die Leistungsfähigkeit des Herzens. Mit oder ohne spezifische Erkrankung der kleineren Gefäßabschnitte kommt es zu mehr oder weniger ausgebreiteten herdförmigen, ischämischen Myokardläsionen, das Herz vergrößert sich, das Elektrokardiogramm ist nicht selten abnorm. Der Arzt wird durch den raschen Fortgang, die Plötzlichkeit in dem Auftreten des ganzen Symptomenkomplexes bei einem jüngeren, scheinbar ganz gesunden Individuum überrascht. Leichte Erscheinungen von Lungenstauung können hinzukommen bis zu ausgesprochenem Asthma cardiale. Die Dyspnoeattacken sind pulmonaler Art, in Zusammenhang mit einer krisenartig sich einstellenden Herzschwäche, sie mögen gelegentlich auch mit einer veränderten Reaktionsweise des Carotissinus und der anliegenden Partien der Aortenwand in Zusammenhang stehen, wenn keinerlei Anzeichen von Lungenstauung auffindbar sind. Der arterielle Druck geht zurück, desgleichen die Füllung der peripheren Arterien. Die Patienten verlieren ihre normale Gesichtsfarbe, sie sehen schlecht aus, etwas blaß und fühlen sich krank.

Zu den genannten Symptomen gesellen sich noch diejenigen der Aortitis, es resultiert eine eigentümliche Mischung von Symptomen aortaler und kardialer Art, speziell in bezug auf die Schmerzen, die bald nach einer Aortalgie aussehen, bald mehr einer richtigen Angina pectoris ähnlich sind.

Durch das Übergreifen des aortitischen Prozesses auf die Basis der Aortenklappen und das Auseinanderrücken der Klappen kommt es zur *Aorteninsuffizienz*. Aortenstenosen kommen so gut wie nie vor, dieselben gehören zur Domäne der rheumatischen endokarditischen Prozesse.

Mit dem Einsetzen des Klappenfehlers erfährt die Gesamtsituation eine wesentliche Veränderung nach dem Schlechten hin. Der an sich wohl schon beteiligte Herzmuskel wird durch die diastolische Überfüllung des linken Ventrikels schwer benachteiligt, es entwickelt sich eine rasch zunehmende Dilatation ohne viel Hypertrophie. Auf dem Röntgenbild erscheint das Aortenherz mit vorspringendem linken Ventrikel, zunächst intakter Herzbucht und verbreiteter, verlängerter Aorta. Die Differentialdiagnose gegenüber einer endokarditischen Aorteninsuffizienz stützt sich auf die Anamnese und außerdem auf die Tatsache, daß die Aorta bei endokarditischer Klappenstörung nicht diese Grade der Ausweitung zu zeigen pflegt wie die spezifische Aortitis. Die Abwesenheit eines Mitralfehlers spricht bei vorhandener Aorteninsuffizienz eher für die luische als für eine endokarditische Ätiologie (CARTER und BAKER). Man hat aber oft alle Mühe, ohne positiven Wassermann zu der sicheren Diagnose einer luischen Störung zu gelangen. Der zweite Aortenton zeigt meist nicht mehr den klingenden Charakter wie bei der unkomplizierten Aortitis. Der arterielle Puls wird durch den Klappenfehler beherrscht, der systolische Druck ist etwas erhöht, der diastolische stark erniedrigt, mit Vergrößerung der Amplitude, es bestehen Pulsus celer und ein Pulsus magnus, alles wie bei nichtspezifischer Aorteninsuffizienz. Links unten vom Sternum finden sich gießende diastolische Geräusche, aber auch systolische Geräusche im Zusammenhang mit dem großen Schlagvolumen und den Änderungen der Wandverhältnisse in der aortalen Strombahn.

Die nicht selten vorhandene Kombination von Aortenerweiterung mit Aorteninsuffizienz und Coronarstenose gibt dem ganzen Symptomenkomplex den bekannten bedrohlichen Charakter. Der Kranke wird von Schmerzen geplagt, die bald nach Art eines gewöhnlichen Klappenvitiums im Stadium der kardialen Insuffizienz einem gewissen dauernden Druck entsprechen, aber auch krisenartig sich zu den schwersten Schmerzanfällen steigern können, dem vollen Bild der Angina pectoris.

Stärkere Wandschädigungen, die Entwicklung und das Konfluieren kleiner Gummen führen schließlich zum **Aneurysma.**

Der Sitz desselben ist für die Diagnose wie auch in prognostischer Hinsicht von großer Bedeutung.

Ein Aneurysma der *Aszendens* geht meist mit Aorteninsuffizienz einher, der Eingang zu den Coronargefäßen bleibt nicht unbeteiligt. Es ist das der schwerste Zustand der syphilitischen Störungen, wo sich an Symptomen und Gefahren addiert, was über Aortitis simplex und die durch Coronarstenose und Aorteninsuffizienz komplizierten spezifischen Aortenschädigungen gesagt ist. Das Aneurysma an sich braucht sich nicht weiter bemerkbar zu machen bis zu den sackförmigen Ausweitungen, deren Druck den absteigenden rechten Bronchus komprimiert und den Einfluß des venösen Bluts in den rechten Vorhof behindert. Der Krankheitsfall imponiert meist als Aorteninsuffizienz

Das Aneurysma des *Arcus* aortae läßt die Aortenklappen intakt, führt an sich zu keinen Coronarsymptomen, schädigt das Herz nicht und ist weit gutartiger als das Aneurysma der Aszendens. Die Symptome sind die des Mediastinaltumors mit Anschwellung der Halsvenen bei auffälligem Freibleiben der V. cava inf., Druckwirkungen wechselnden Grades gegenüber der Trachea, dem N. recurrens und dem Oesophagus. Das Röntgenbild hat oft die größten Ähnlichkeiten mit einem wahren Mediastinaltumor, es kann ein Arcusaneurysma auch sehr wohl mit einer Struma profunda verwechselt werden. Die Aneurysmen brauchen nicht zu pulsieren, auch bei der Durchleuchtung nicht, sie führen im allgemeinen nicht zur Entstehung von Geräuschen. Unter Zuhilfenahme der Anamnese, der Blutuntersuchung und der sorgfältigen Gesamtuntersuchung bemüht man sich, eine sichere Basis für die Diagnose eines Aneurysma an sich zu bekommen und steht dann weiter noch vor der Schwierigkeit, einen arteriosklerotischen Prozeß von einer spezifischen Aortitis abzutrennen.

Das Aneurysma der Aorta *descendens* ist in seltenen Fällen zu diagnostizieren. Es kann zu Druckwirkungen gegenüber der Wirbelsäule und den intercostalen Nervenästen führen, beim Röntgen (Kymographie!) kann eine sackförmige Ausweitung als solche erkannt werden, meist entzieht sich diese Lokalisation des Aneurysma aber der Diagnose. —

Die durch eine spezifische Aortitis bedingte Funktionsstörung der Aorta nimmt im allgemeinen stetig zu, obschon der *progrediente Verlauf* der Erkrankung durch scheinbare Stillstände und auch unmotivierte Exacerbationen des Leidens unterbrochen wird. Die Narbenbildung heilt den anatomischen Prozeß, schädigt aber in funktioneller Hinsicht. Zu der reinen Aorteninsuffizienz kommen die Störungen der Klappenfunktion, der Coronarzirkulation, schließlich die Entwicklung sackförmiger Aneurysmen. Die benachbarten großen Arterien, Carotis, Subclavia, sogar abdominelle arterielle Gefäßteile werden mitergriffen.

Neben den Gefäßen kann dann vor allem das *Nervensystem miterkranken.* SIMPSON nimmt an, daß die Aorta in jedem Fall von generalisierter Syphilis miterkrankt sei, die Spirochäten haben gleichzeitig neurotrope und vasotrope Erkrankungstendenzen. FRISCH glaubte, einen Antagonismus zwischen ektodermaler, d. h. nervöser Lues und mesodermaler Aortenlues festgestellt zu haben. Die eine Nervenlues komplizierende Aortitis schien eine der reinen Aortitis nicht zukommende Benignität zu besitzen. Ein konstitutionell beeinflußter Tropismus der Spirochäte für ein Keimblatt sollte mit herabgesetzter Virulenz gegenüber den anderen Keimblattderivaten einhergehen. Diese Deduktionen sind aber stark kritisiert worden. Auf die Befunde von SIMPSON ist schon hingewiesen worden, und andere Autoren konnten sich wenigstens von einer geringeren Häufigkeit der Aortitis bei nervöser Lues nicht überzeugen. LÖWENBERG fand bei 33% der Fälle von progressiver Paralyse sowie von Lues cerebri histologisch eine spezifische Aortitis. STADLER findet ebenfalls bei 20% der Aortitis gleichzeitig Tabes, Paralyse oder Lues cerebrospinalis, also eine beträchtlich große Häufigkeit der Erkrankung beider Keimblattderivate. Nach dem makroskopischen Verhalten der Aorta bei Sektionen beurteilt, fand KESSLER bei $^2/_3$ aller Tabiker eine spezifische Aortitis. Besonders eingehend sind dann die Untersuchungen von SCHERER, der sich gegen eine vermeintliche Sonderstellung der Aortenlues bei progressiver Paralyse wendet. Die Aortenlues ist bei Paralyse nicht seltener oder häufiger als bei Syphilis ohne Paralyse. Unter 202 Paralytikern hatten 125 eine Aortenlues. Die Paralytiker äußern wohl keine Beschwerden und sie sterben auch weniger oft an Aortenkomplikation, es hängt das aber mit dem psychischen Verhalten und dem relativ frühen Tod der Paralytiker zusammen. Die dem Paralytiker aufgezwungene körperliche Ruhe und Einschränkung der gesamten Lebensführung kann den Verlauf eines Aortenleidens auch milder gestalten. Die bei Paralytikern vorgenommene Fiebertherapie hat keinen maßgebenden Einfluß auf das Aortenleiden. Die Befunde von SCHERER werden von GANZER bestätigt.

Hinsichtlich der **Behandlung** der luischen Aortitis hat sich im Laufe der Jahre ein gewisser Umschwung in den Anschauungen vollzogen. Während man früher mehrheitlich — im Anschluß an WEINTRAUD, entgegen dem Rat von EHRLICH — für eine energische Behandlung mit chemotherapeutischen Mitteln eintrat, kommt man davon immer mehr ab. Es geht ähnlich wie bei der Behandlung der Paralyse, man hat sich nicht nur von der Erfolglosigkeit der Chemotherapie in vielen Fällen zu überzeugen vermocht, sondern auch zweifellose Schädigungen gesehen.

Mit Arsenpräparaten treibt man eine ausgesprochene ätiotrope Therapie, durch diese Stoffe werden die Spirochäten vernichtet, jedenfalls am Weiterwachsen gehindert oder sogar aufgelöst. Dieser Prozeß gibt Endotoxine frei, mit denen sich das umgebende Gewebe zu befassen hat. Ist der Gesamtkomplex der immunisatorischen Gewebsleistung wirkungsvoll, so wird das Toxin auf noch unbekannte Art unschädlich gemacht, im anderen Fall geht das betreffende Gewebe zugrunde. Im Bereich des zentralen Nervensystems sieht man als HERXHEIMERsche Reaktion den schweren Symptomenkomplex der Lähmungen und der Reizerscheinungen, der sich an eine Auflösung der Spirochäten anschließen kann. Ähnlich kann eine Aortitis reagieren.

Von seiten der Praktiker wird immer mehr gewarnt. ARNETT bezeichnet die intensive Behandlung der spezifischen Aorteninsuffizienz als gefährlich und nutzlos. DOUMER hebt hervor, daß Aortenluiker Arsen oft schlecht vertragen, meine eigenen Erfahrungen gehen in derselben Richtung. Nicht selten bekommt man eine Verschlechterung der elektrokardiographischen Kurve, auch wenigstens *trotz* Salvarsan progressive Herzvergrößerungen (FERNBACH). Eine Einwirkung des Salvarsans auf das Intervall zwischen Infektion und Ausbruch der Spätfolgen wird schon von SCHLESINGER als ziemlich erwiesen angesehen. Salvarsan verkürzt diesen Zeitabschnitt für die Tabes, die Paralyse die Arthrolues und auch, wie es scheint, für die Aortitis, wenigstens für das Manifestwerden ihrer klinischen Erscheinungen. Unbehandelte Fälle weisen ein längeres freies Intervall auf als behandelte. KISCH hat alles erreichbare Material zusammengetragen und gesichtet, aus dem die Erfahrungen mit der Arsentherapie klar hervorgehen. KISCH berichtet über 204 Aortenluiker, die über den Zeitpunkt ihrer Infektion nähere Auskunft geben konnten. Die im Primärstadium nicht oder unzureichend Behandelten zeigten später häufiger eine seronegative Reaktion als die ausgiebig mit Salvarsan oder mit Salvarsan-Quecksilber Behandelten. Das Zeitintervall zwischen Primäraffekt und Symptomen, welche die klinische Diagnose der Aortensyphilis ermöglichten, erschien bei den im Primärstadium nicht oder nur ungenügend spezifisch Behandelten deutlich länger als bei den Behandelten. Auch JUNGMANN und HALL kamen zu demselben Ergebnis: Während das Zeitintervall bei den im Primärstadium gar nicht Behandelten durchschnittlich 23,4 Jahre betrug, handelte es sich bei den unzureichend spezifisch Behandelten um 22,1 Jahre und bei den ausgiebig antiluisch Behandelten um nur 15 Jahre. Als Durchschnittszeit zwischen der syphilitischen Infektion und der klinischen Feststellbarkeit der Aortensyphilis ermittelte LAZAROVITS in jenen Fällen, welche im

Primärstadium nicht behandelt worden waren, 23,7 Jahre, in den ungenügend behandelten Fällen 27 Jahre und in den ausreichend mit Salvarsan behandelten Fällen 14 Jahre. Der Zeitraum zwischen dem Beginn klinisch erfaßbarer Kreislaufinsuffizienzerscheinungen und dem aus cardiovasculären Ursachen eintretenden Exitus ist bei den mit Salvarsan bzw. kombinierten Salvarsankurven spät behandelten Aortenluikern (33 Fälle) nach KISCH im allgemeinen kürzer als bei den nichtspezifisch behandelten Aortenluikern.

Diese praktischen Erfahrungen lassen sich vom theoretischen Standpunkt aus wohl verstehen, zerfallende Spirochäten machen Toxine frei, die das umgebende Gewebe zur Reaktion bringen. Andererseits gibt es auch arsenfeste Spirochäten oder sonst für die gewöhnlich angewandten chemotherapeutischen Mittel unangreifbar gewordene Spirochäten, so daß eine spezifische Therapie dann mit Recht als nutzlos bezeichnet werden kann, sogar als schädlich, wenn man mit der Möglichkeit einer therapeutisch gesetzten Leber- oder Hautschädigung rechnet.

Trotzdem wird man von einer spezifischen Therapie bei der luischen Aortitis nicht völlig abstrahieren dürfen.

Unkomplizierte Aortitiden behandelt man nach wie vor mit Jod, Quecksilber, Salvarsan, aber mit aller Vorsicht, derart, daß man Salvarsan erst zuletzt und in kleiner Dosierung anwendet. Die Medikation mit Jod wie mit Quecksilber ist eine ätiotrope, diese Medikamente greifen in irgendeiner Weise in den oxydativen Lebensprozeß der Spirochäten ein. ROEHL wendet sich dagegen, daß die Wirkung des Quecksilbers in einer Steigerung der immunisierenden Gewebsleistungen zu suchen sei. Jod, Quecksilber, Wismut wirken ähnlich wie Salvarsan, nur weniger intensiv. Deshalb erscheint eine Vorbehandlung mit diesen Mitteln bei der Aortitis angezeigt, mit zusätzlichen späteren Gaben von Salvarsan. Komplizierte Aortitiden sind zunächst von einer spezifischen Therapie auszuschließen. Besser ist eine Unterstützung der Herzkraft mit schwachen Digitalisdosen, und vor allem die Aufrechterhaltung der Coronarzirkulation durch gefäßerweiternde Mittel, vor allem mit Theobrominderivaten. Ist die Suffizienz des Herzens hergestellt, der Allgemeinzustand günstig, so kann mit einer spezifischen Behandlung ganz vorsichtig begonnen werden.

ROMBERG betont die Notwendigkeit einer Regelung der ganzen Lebensweise, die Anordnung weitgehender Schonung und die Anwendung symptomatischer Maßnahmen als unentbehrliche Grundlage für eine spezifische Behandlung. Unter dem Eindruck der ablehnenden Einstellung von EHRLICH behandelte ROMBERG lange Zeit nur mit Quecksilber und Jod, ist aber dann doch auch zum Salvarsan übergegangen. Im Laufe von 3 Jahren pflegt ROMBERG sechs Serien von Einspritzungen vorzunehmen, jede zu 4—4,5 g Salvarsannatrium. Die erste Dosis beträgt stets 0,15 g, nach 1 Woche wird 0,3 g eingespritzt. Diese Einzeldosis ist bei schweren Lebererkrankungen ebenso bei allen akuten und chronischen Nierenkrankheiten mit Blut im Harn wiederholt worden mit Intervallen von 8—10 Tagen. Bei allen anderen Erkrankungen, besonders auch des Herzens, der Aorta und des Nervensystems wird die Einzeldosis von der dritten Einspritzung ab auf 0,45 erhöht, die Zeit zwischen den Einspritzungen auf 5 Tage verkürzt. Der Effekt von Quecksilber und Jod erscheint unvollständig, dazu kommen bei heruntergekommenen Kranken bisweilen unliebsame Nebenwirkungen der zudem zeitraubenderen Behandlung. ROMBERG scheut sich auch vor der basedowifizierenden Wirkung der Jodpräparate, obschon Prof. NAEGELI an der Berner Dermatologischen Klinik gerade auf die eigentümliche Tatsache hinweist, daß Jodschädigungen bei Luikern kaum beobachtet werden. ROMBERG stellte eine auffallende Besserung der subjektiven Beschwerden fest, allerdings auch keinen Rückgang der örtlichen Veränderungen.

In Amerika und England pflegt man der Salvarsanbehandlung der Aortitiden immer eine Quecksilber-Jodbehandlung vorangehen zu lassen. MOORE und DANGLADE behandeln Patienten mit insuffizientem Herzen oder Paroxysmen von Kurzatmigkeit oder anginösen Beschwerden mit Bettruhe und Herzmitteln bis zur Wiederherstellung der Suffizienz. Von den spezifisch wirkenden Mitteln wählen sie dann zuerst Wismut (oder Quecksilber) und Kaliumjodid. Erst nach 10—12 Wochen oder auch später geben sie Neosalvarsan, gewöhnlich 0,1—0,3 in wöchentlichen Abständen, im ganzen 10—12 Injektionen. Dann kommt wieder eine Wismut-Jodidperiode. Auf diese Art wird abwechselnd die Behandlung fortgesetzt, bis wenigstens während 2 Jahren und oft auch „indefinitely". Irgendwelche mit der Behandlung in Zusammenhang stehende Reaktionen sind sorgfältig zu vermeiden. Ähnlich gehen HINES und CARR sowie CHAMBERLAIN und FOLLOWS vor. Bei Verschlechterung der Symptome muß die Behandlung abgebrochen werden. Anatomische Veränderungen werden nicht gebessert, die Aktivität eines spezifischen Prozesses aber wohl gehemmt. SULLIVAN hat bei vorangehender Quecksilber-Jodbehandlung keine Salvarsantodesfälle mehr gesehen. Der Autor hält vor allem bei Anomalien des Elektrokardiogramms eine länger dauernde Vorbehandlung für notwendig.

Auch SCHLESINGER beginnt prinzipiell mit Jodnatrium in steigender Menge von 0,5 bis zu 3 g pro die. SCHLESINGER bemerkt, ein Fall von Jodbasedow sei ihm in seiner großen Praxis bei Lues nie vorgekommen. Für eine dem Salvarsan vorausgeschickte Quecksilber-Jodbehandlung tritt auch STADLER ein, dabei wird anstatt Quecksilber häufig Wismut genommen, nur bei schwerer Herzinsuffizienz sei das Salyrgan vorzuziehen, wegen seiner gleichzeitigen diuretischen Wirkung. STADLER ist aber schließlich von der Quecksilberbehandlung ganz abgekommen, da die Behandlung gar zu häufig wegen Stomatitis unterbrochen werden muß. Erst nach der 4. oder 5. Wismutinjektion wird mit Salvarsan in Dosen von 0,075—0,15 in 10 ccm 10%igem Traubenzucker oder Normosal begonnen, die Neosalvarsandosis auf 0,3—0,45 gesteigert bei Intervallen von mindestens 5 Tagen, unter gleichzeitiger Fortsetzung der Wismutbehandlung. Bei unkomplizierter Aortitis könne man damit rechnen, daß eine derartige Behandlung gut vertragen wird, große Vorsicht sei aber immer am Platz. BLACKFORD und BOLAND empfehlen ebenfalls eine Wismutbehandlung, Injektionen 2mal wöchentlich, dazu peroral Jod. Der präkordiale Schmerz wurde bei sämtlichen Patienten mit Aortenlues (100 Fälle) mit nur einer Ausnahme erleichtert. BUSCHKE und LANGER behandeln energisch mit Salvarsan im Frühstadium mit negativem Wassermann, schalten dann nach den ersten Injektionen Wismut, selten Quecksilber ein, wählen in der sekundären Periode die schwächsten Präparate ohne Salvarsan, ausschließlich vorsichtige Quecksilber- und Wismutzufuhr und glauben auch bei den sog. metasyphilitischen Aortitiden ohne Salvarsan, mit Jodkali und Schmierkuren ebenso gute Resultate erreicht zu haben wie die Anhänger der forcierten Salvarsanbehandlung, ohne die Gefahren der letzteren. LOEPER und DEGOS empfehlen bei der Durchführung einer Salvarsanbehandlung eine gleichzeitige Applikation von Zucker und Insulin, aus Rücksicht auf die gefährdete Leberfunktion. WHITE hat bei schmerzhaften Aneurysmen mit Erfolg paravertebrale Injektionen von Procain und Alkohol ausgeführt. Malariakuren bleiben ohne Erfolg, wie das auch MIHIALJEVIC und SPENGLER feststellen.

2. Toxische (rheumatische) Arteriitiden.

Im Gegensatz zu der bakteriellen Arteriitis mit Anwesenheit der Erreger in den Organen handelt es sich hier um Gewebsreaktionen ausschließlich auf *bakterielle Gifte*.

Die Prozesse haben einen ausgesprochen generalisierten Charakter, wenn auch herdförmig in verschieden starker Ausdehnung und Intensität auftretend. Das Endokard, die interstitiellen Gefäße des Myokards, große, mittlere und kleine Arterien, Capillaren, Venen, die arteriellen Gefäße des kleinen Kreislaufs können sich in prinzipiell gleicher Weise an der Erkrankung beteiligen.

Der Angriffspunkt der Noxen ist ganz allgemein das mesenchymale Bindegewebe, das Herzgefäßsystem; das klinische Bild der Erkrankung steht aber weiterhin, wie vermutet werden kann, stark unter dem Einfluß akzidenteller Faktoren: die mechanische Belastung mag an dem Zustandekommen arthritischer Prozesse beteiligt sein, die dynamische Kraft der Blutströmung an demjenigen der Endocarditis verrucosa, Kälte die Entstehung des muskulären Rheumatismus begünstigen. Der Eigenstoffwechsel der Organe dürfte eine wichtige Rolle spielen, hemmen oder fördern. Leber, Milz, Knochenmark, Lymphdrüsen stehen, reaktionsbereit, funktionell auf die Verarbeitung artfremden eiweißartigen Materials besonders eingestellt, in dem gesamten Symptomenkomplex mit in vorderster Linie.

Bei dem ganzen Geschehen ist die Reaktionslage der Gewebe eben so wesentlich wie die primäre Schädigung selbst. Allergische Zustandsänderungen sind bedeutungsvoll für den Ablauf der Prozesse, für das Erkranken überhaupt. Spezifische und unspezifische Überempfindlichkeit (Parallergie) kommen in Frage, sie bedingen die ganze Vielgestaltigkeit des klinischen Krankheitsbildes, die Entstehung akuter, chronischer Prozesse, vor allem auch die Neigung zum Rezidiv.

Zu den „rheumatischen" Arteriitiden gehören die Periarteriitis nodosa sowie die Thromboangiitis obliterans juvenilis Buerger.

KLINGE und VAUBEL betonen die ausgedehnte Beteiligung der Gefäßwände aller Kaliber, von Arterien wie Venen, bei rheumatischem Geschehen. Bei septischen Erkrankungen (Diphtherie, Typhus, Pneumonie, Scharlach, vgl. WIESEL), bei der Periarteriitis nodosa wie der BUERGERschen Krankheit finden sich genau die gleichen fibrinoiden Schäden der Gefäßwandschichten wie beim Rheumatismus. Die rheumatischen Schäden seien allerdings gerade an den Herzgefäßen und den herznahen Arterien durch eine besondere Art der am Rande der fibrinoid nekrotischen Herde auftretenden Zellwucherungen ausgezeichnet, die Art des Granulationsgewebes und der Riesenzellen sei anders als beim Rheumatismus, histologisch stehen sich die genannten klinisch differenten Krankheitsbilder aber doch nahe. Auch RÖSSLE stellt gegenüber gewissen Unterschieden das Übereinstimmende in der Natur der verschiedenen rheumatischen Krankheitsformen in den Vordergrund. Die Mischung von degenerativen bis zu nekrotisierenden Vorgängen mit solchen exsudativ entzündlicher Art dürfe nicht dazu verführen, daraus Unterordnungen oder verschiedene Krankheitsarten ableiten zu wollen. Das Überwiegen der einen oder anderen Form der Erkrankung komme nebeneinander oder nacheinander sogar im einzelnen Fall vor, ja an demselben Organ (Niere, Milz, Tonsillen). Jede der drei genannten Erkrankungen wie die gewöhnliche rheumatische Arteriitis könne mit Verquellungen der Gefäßwände beginnen, wechselnd bald nur in der Intima, bald überwiegend in der Media. Zellige Infiltration oder freie flüssige und gerinnende Exsudation mit echtem Fibrin und mit fibrinoiden Ablagerungen könnten hinzutreten und den Charakter der Entzündung *je nach Stärke und Dauer* verändern. Bei genügend langsamem Verlauf kommt es zu Einengung der Lichtung durch proliferative Intimaprozesse, bei stürmischem Verlauf zu Zerstörungsvorgängen an den spezifischen Strukturen (Endothel, glatte Muskulatur, elastische Elemente). RÖSSLE hält sich wohl nicht für berechtigt, die Thromboangiitis obliterans und die Periarteriitis nodosa in den Formenkreis der „Vasculitis rheumatica" aufgehen zu

lassen, erklärt aber, daß hier eine zusammengehörige Gruppe „rheumatoider"
Arterienerkrankungen vorliege, daneben abgetrennt als etwas Besonderes noch
die „echten rheumatischen" Gefäßerkrankungen. JÄGER kommt bei seinen
Untersuchungen der Thromboangiitis obliterans bei juveniler Extremitätengan-
grän zu dem Ergebnis, daß eine besondere Reaktionsform der Gefäßintima vorliege, auf die verschiedensten Schädlichkeiten hin. Diese Reaktion verlaufe in
den größeren Arterien ganz entsprechend der rekurrierenden Thromboendokarditis, in den mittleren bestehe sie in Fibrinthrombosen mit Bildung riesenzell-
haltigen Organisationsgewebes, in den kleinsten gleiche sie der Periarteriitis
nodosa. Im weiteren Verlauf würden sich an diese Veränderungen Thrombosen
anschließen, die durch Granulationsgewebe ersetzt werden. In den Venen, die
auch unabhängig von den Arterien erkranken können, komme es sehr rasch
zur Thrombose.

Die anatomische Forschung neigt zur Zusammenfassung der bisher als gesonderte Krankheiten imponierenden Reaktionsweisen des Gefäßsystems. Über
die Ätiologie herrscht ebensowenig Klarheit wie bei den eigentlichen rheumatischen Schädigungen, den Streptokokkentoxinen wird aber besondere Beachtung geschenkt. *Das Stadium, die Intensität des Reaktionsablaufs scheint letzten
Endes entscheidend zu sein für das nachweisliche histologische Bild.* Die differente
klinische Symptomatologie rechtfertigt aber bis auf weiteres eine gesonderte
Betrachtung der genannten drei Krankheitsbilder.

a) Periarteriitis nodosa.

Es handelt sich um eine akut oder subakut verlaufende fieberhafte Erkrankung nach Art einer chronischen Sepsis, mit entzündlich degenerativen,
von der Adventitia nach dem Innern des Gefäßes vordringenden arteriellen
Gefäßschädigungen. Die Krankheit kommt in jedem Alter vor, bevorzugt aber
das 20.—40. Lebensjahr. Zusammenfassende Überblicke enthalten die Arbeiten
von LUNDQUIST, ERLANDSSON, MACAIGNE, CURTIS und COFFEY, GOLDSTEIN.

Jedes Gefäßgebiet kann ergriffen werden, besonders bekannt sind aber die
Schädigungen im Bereich der Nieren, des peripheren Nervensystems, des Herzens,
von Leber, Magen-Darmkanal, Muskulatur und Milz. Es kommt zu ischämischen
Störungen der verschiedensten Art mit Ausbildung von Infarkten, Geschwüren,
Gangrän. Es kann zur Nekrose der Gefäßwandung kommen, Aneurysmenbildung, thrombotischer Gefäßverstopfung, zu Blutaustritt und tödlichen Hämorrhagien. Von ERLANDSSON wird der monotone anatomische Befund in Gegensatz gestellt zu dem stark wechselnden klinischen Krankheitsbild.

Als besonders charakteristisch haben zu gelten Muskelschmerzen in den
Extremitäten, Nephritis, epigastrische und Angina pectoris-ähnliche Schmerzen.

Eine häufige Komplikation ist die Polyneuritis, entstanden durch die Fortsetzung des Entzündungsprozesses von den Gefäßstämmen auf die Nachbarschaft. GRILL berichtet über einen längere Zeit unter der Diagnose einer Polyneuritis verlaufenen Fall, Ähnliches auch KREUTER. BALO beobachtete eine
Häufung von Periarteriitis nodosa mit starker Beteiligung der peripheren Nerven.
Die Nierenschädigung (vgl. HINRICHS) kann bis zur Urämie führen, dann auch
zu schweren eventuellen einseitigen Nierenblutungen (COLLET und FOSSEN). Eine
Einseitigkeit der Nierenerkrankung ist auch von POWELL und PRITCHARD beobachtet worden. Epileptiforme Anfälle sind die Folge cerebraler Gefäßschädigungen, wenn sie nicht, wie in den Fällen von BAU, FABRIS und VITALI, mit
der akut nephritischen Störung in Zusammenhang stehen. Polyarthritische Erscheinungen mit relativ langer Krankheitsdauer (10 Monate) sind von BAUKE
und KALBFLEISCH beschrieben. Mehrfach wird über periarteriitische Störungen

des Samenstranges berichtet (Gagstatter). Schädigungen der Hautarterien sind von Loehe und Rosenfeld ebenso wie von Macaigne und Nicaud, Bogaert, Stolz und Albert beobachtet worden mit Knotenbildung, Blutungen, Ulcerationen, Gangrän.

Das eigenartige seltene Krankheitsbild erweckt wohl den Eindruck einer Schädigung durch einen spezifischen Erreger (Balo, Erlandsson, Harris und Friedrich), kulturell sind aber keine positiven Ergebnisse erzielt worden. Übereinstimmend wird die nahe Beziehung zur rheumatischen Gesamterkrankung betont, eine Ähnlichkeit, die sich vor allem in der Lokalisation der Erkrankung äußert. Friedberg und Gross beobachteten gleichzeitig mit Periarteriitis nodosa myokarditische Schädigungen mit Nachweis von Aschoffschen Knötchen. Oft finden sich rheumatische Symptome in der Anamnese. Bei 2 von 5 Fällen von Friedberg und Gross bestand eine Endocarditis verrucosa. Gruber hat schon 1917 von hyperergischer Reaktion des Gefäßbindegewebes gesprochen und damit die Besonderheit des Substrats bei dem Zustandekommen der Schädigung betont. Gruber glaubt nicht an eine ätiologische Einheit. Bei hoch sensibilisierten Tieren vermochte Metz mit Streptokokken eine Periarteriitis nodosa zu erzeugen. Eine Hochsensibilisierung mit unspezifischem Eiweiß (Serum) führte ganz ähnlich wie bei rheumatischen Gefäßschädigungen zu den charakteristischen Veränderungen der Periarteriitis. Neale und Whitfield betonen die Beziehungen zwischen Rheumatismus und Periarteriitis nodosa, das Vorkommen alter und neuer Endocarditis verrucosa, von rheumatischer Myokarditis. Ratschow erzeugte nach Sensibilisierung mit Serum durch Kälte (3—4°), Wärme (40—45°), Formaldehyd ($^1/_2$%), mechanische Einwirkungen, schwerlösliche Stasen mit Nekrose und entzündlichen Veränderungen, die zu der rheumatischen Arteriitis in Beziehung gebracht werden, aber auch speziell für das Krankheitsbild der Periarteriitis nodosa von Interesse sind. Rothstein und Welt fanden nebeneinander bei einem 7jährigen Knaben eine Endocarditis verrucosa der Aorten- und Mitralklappen, eine Myocarditis rheumatica mit Aschoffschen Knötchen und Periarteriitis nodosa an den arteriellen Gefäßen von Herz, Lungen, Nieren, Leber, Magen, Zwerchfell, Nebennieren, Pankreas, Milz, Art. femoralis.

Die Periarteriitis nodosa imponiert als besonders intensive Reaktion des mesenchymalen, vor allem des periarteriellen Gewebes im Zusammenhang mit ,,Infektionskrankheiten in weitestem Sinne" (Dietrich). Die Prozesse an den Arterien, die nicht immer den Grad erreichen, daß sich knötchenhafte Verdickungen der Arterienrohre einstellen, sind im allgemeinen in ausgesprochenster Weise generalisiert und derart mit Organschädigungen verbunden, daß Harbitz geradezu von ,,visceralem" Rheumatismus spricht.

Die Prognose der Fälle ist sehr ungünstig, obschon auch Heilungen vorzukommen scheinen (Macaigne und Nicaud).

Therapeutisch denkt man in erster Linie an die Salicylderivate, über Erfolge einer derartigen Medikation ist aber nichts bekannt.

Wiederholt wird über den günstigen Einfluß einer Vaccinebehandlung berichtet. Sehr auffällige Besserungen bekamen Allen und Smithwick mit Typhus- bzw. Paratyphusvaccine.

Leichte Wärmeapplikation, vor allem trockene Wärme, wirkt günstig, man muß sich aber bei der oftmals gestörten Sensibilität vor Verbrennungen in acht nehmen. Von nachhaltigerer Wirkung als eine einfache Wärmehyperämie scheint nach den Ausführungen von Assmann eine reaktive Hyperämie, die sich an eine schnell vorübergehende, künstlich gesetzte Drosselung der arteriellen Blutzufuhr anschließt. Dies wird durch kurzes Anlegen einer Staubinde und plötzliches Loslassen derselben. Beim Vorwiegen phlebitischer Veränderungen muß man sich auf die Applikation feuchter Umschläge beschränken.

b) Thromboangiitis obliterans (BUERGER).

1879 machte WINIWARTER unter BILLROTH auf eine eigentümliche Krankheitsform der Endarteriitis mit Endophlebitis und Gangrän des Fußes aufmerksam, und zwar beim Jugendlichen. Er sprach bei dem bestehenden fast völligen Verschluß der Gefäße von Endarteriitis obliterans, trennte sie aber als etwas Besonderes von arteriosklerotischen Störungen ab.

In der Folgezeit befaßten sich zunächst nur vereinzelte Publikationen (VON MANTEUFFEL) mit dem eigenartigen Krankheitsbild, sprachen wieder von jugendlicher Arteriosklerose, bis dann durch die verschiedenen Arbeiten von BUERGER (1908) das Krankheitsbild als fest umrissene klinische Einheit allgemeinere Beachtung fand.

Die Erkrankung unterschied sich von der arteriosklerotischen Thrombosierung und der Thrombophlebitis hauptsächlich durch bestimmte strukturelle Merkmale des Pfropfes. Dieser weist nämlich in einem gewissen Stadium Gruppen von Riesenzellen auf. Der ursprüngliche Prozeß war damit als entzündlich charakterisiert. BUERGER dachte an eine infektiöse Ätiologie, suchte aber vergeblich nach Spirochäten, Tuberkelbacillen und den gewöhnlichen Eitererregern. Das erste entzündliche Stadium tritt klinisch kaum in Erscheinung, erst bei fortgeschrittenerer Thrombosierung der Gefäße entstehen Zirkulationsstörungen, die sich als intermittierendes Hinken, Gangrän manifestieren. Im letzten Stadium, nach der Organisation und Vascularisierung des Thrombus, ist durch Bindegewebsvermehrung in der Adventitia häufig Arterie, Vene und Nerv zu einem Strang verbacken. Die Krankheit ergreift die tiefen Venen in 40%, die oberflächlichen an Armen und Beinen in 20% der Fälle. Es scheint eine Rassendisposition zu bestehen, Juden werden ganz vorwiegend befallen, dazu kommt als ätiologisches Moment der Tabakmißbrauch in Frage. Fast stets handelt es sich bei der Erkrankung um männliche Individuen. 1929 gelang es BUERGER, die Krankheit von Mensch zu Mensch zu übertragen. Affenimpfungen mißlangen, ebenso der Versuch, durch einfache Unterbindung einer Venenstrecke eines Kranken und intravenöse Injektion einer Aufschwemmung des zerriebenen Thrombus die spezifischen Veränderungen zu erzeugen. Dagegen kam es zu einem positiven Ergebnis, als ein derartiger Pfropf als solcher in unmittelbare Berührung mit der doppelt abgebundenen Vene der Versuchsperson gebracht wurde. Nunmehr entstanden die typischen Veränderungen in Gestalt einer leukocytären Infiltration der Gefäßwand und eines Thrombus mit miliaren Riesenzellen. Zum Versuch wurde eine normale Vene eines Patienten genommen, der schon vor Jahren an der Krankheit gelitten hatte.

Bestätigende Untersuchungen stehen aus, die BUERGERschen Ergebnisse wären für die pathogenetische Auffassung von großer Bedeutung. Man wird zunächst darauf abstellen müssen, daß die Affektion wohl entzündlicher Art ist, aber ohne Anwesenheit von Erregern in den peripheren Gefäßen.

Im Gegensatz zu dem septischen Gesamtbild der Arteriitis nodosa mit ihrem stürmischen schweren Verlauf zieht sich die Erkrankung an Thrombangiitis obliterans meist über lange Jahre hin. ABREN berichtet über einen obduzierten Fall, bei dem sich während 40 Jahren Thrombosierungen in den verschiedensten Gefäßgebieten bemerkbar gemacht hatten. Das Alter zwischen 20 und 45 Jahren erscheint bevorzugt. Mit häufigen Rezidiven und länger dauernden Ruheperioden verläuft der chronisch entzündliche Gefäßprozeß langsam progressiv, eine raschere ungünstige Entwicklung ist mehr durch den Funktionsausfall der betroffenen Organe bedingt als durch die Malignität des Prozesses selbst.

Die anatomischen Daten von BUERGER sind durch die Nachuntersucher im wesentlichen bestätigt worden. BENOIT spricht von zwei verschiedenen

Prozessen, einer Wucherung des subintimalen Bindegewebes ohne entzündliche Infiltration und andererseits einem entzündlichen, von der Adventitia her vordringenden Infiltrat. BIRNBAUM, PRINZMETAL und CONNOR hatten Gelegenheit, einen wegen Nebennierenaffektion frühzeitig verstorbenen Fall zu obduzieren. Die Differentialdiagnose bewegte sich zwischen der Annahme einer Endarteriitis obliterans arteriosklerotischer Art, einer Thrombophlebitis migrans, syphilitischen Arterienschädigungen, Periarteriitis nodosa, rheumatischer Angiitis und Thromboangiitis obliterans BUERGER. Es bestanden periarterielle Veränderungen nach Art einer „lymphatischen" Infiltration, ferner auch fibröse Wucherungen im Bereich der Adventitia, welche von der Arterie aus Nerven und Venen erfaßt und nach dem Gefäßlumen hin zum Verschluß führt. DIETRICH und GRUBER wenden sich gegen die Bezeichnung Thrombangitis obliterans und BUERGERsche Krankheit, weil feststehe, daß eine Thrombusbildung nicht den Anfang der Erkrankung bildet oder überhaupt nicht vorkommt und weil BUERGER nur eine neue klinische Zusammenstellung gebracht habe. Endangiitis obliterans sei ein altbekannter Begriff. BUERGER hat aber doch, auf älteren Untersuchungen basierend, zur Kenntnis der Erkrankung wesentlich beigetragen. Die *Thrombosierung* ist bei dieser Erkrankung ein so gewöhnliches Vorkommnis, daß sie *neben der gleichzeitigen Beteiligung des arteriellen und venösen Systems* als wichtiges Merkmal anzuerkennen ist.

Das *konstitutionelle Moment* kommt in der jetzt vorliegenden Literatur deutlich zum Ausdruck. *Juden* sind nicht allein zur Erkrankung disponiert, unter den 10 Fällen von NECHAT waren 9 Türken und 1 Jude, die semitische Rasse ist aber doch stark gefährdet (TROIDIER und HORWITZ). AVERBUCK und SILBER berichten über 19 sezierte Fälle, fast alles russische und österreichische Juden. NOBLE berichtet über die Erkrankung bei 12 Siamesen und 3 Chinesen. Sämtliche Kranke waren starke Zigarettenraucher bzw. rauchten Opium oder nahmen indischen Hanf oder Alkohol in großen Mengen zu sich. Das Moment des *Nicotinabusus,* schon von BUERGER betont, tritt immer wieder hervor. Sämtliche 5 von ASSMANN beschriebene Fälle waren starke Raucher. HARKARY und SILBER prüften 68 Fälle von Thrombangiitis obliterans mit 120 Kontrollen (47 stark rauchende Studenten und 75 Erwachsene, vor allem russische Juden, im Alter von 26—68 Jahren, ebenfalls alle starke Raucher) nach dem Verfahren von COCA hinsichtlich der Hautempfindlichkeit für intracutane Injektionen von Tabakextrakten. 83% der Thrombangiitispatienten waren gegen einen oder mehrere der geprüften Tabakauszüge überempfindlich, während sich bei 107 Kontrollen ohne Gefäßveränderungen nur in 10% der Fälle eine positive geringgradige Hautreaktion einstellte. Die 15 Kontrollen mit arteriosklerotischen Veränderungen der Extremitäten reagierten alle negativ. SULZBERGER und FEIT stellten bei Thromboangiitis dieselbe Tabaküberempfindlichkeit fest. Die Allergie gegenüber Tabak scheint wohl vorhanden, aber nicht spezifisch zu sein. Wenn auch SULZBERGER und FEIT keine Beziehungen zu Asthma, Heufieber, Neurodermitis feststellen konnten, so berichten doch HARKAVY und SILBER über Thromboangiitiker, die nicht nur auf Tabak, sondern auch auf Weizenpollen, Pferdeepithel, Tomaten, Reis reagierten. Die Thromboangiitiskranken scheinen zu einer verbreiterten Überempfindlichkeit zu neigen. Mit der PRAUSNITZ-KÜSTNERschen Übertragungstechnik gelang es den eben erwähnten Autoren in 13 von 20 Serumübertragungen eine positive lokalisierte Überempfindlichkeit bei Gesunden zu erzielen. FOSSEL hält den Gefäßprozeß der Thromboangiitis ähnlich den Verhältnissen beim Rheumatismus und bei Periarteriitis nodosa für den Ausdruck einer Überempfindlichkeit gegen Eiweiß. Für die Bedeutung des konstitutionellen Faktors spricht das ausschließliche Erkranken der Männer. GOLDFLAM beobachtete die Erkrankung bei 2 Brüdern, HIGIER bei 2 Schwestern,

MESZAROS bei 8 Mitgliedern einer Familie, MEULENGRACHT und OLLGARD bei 2 eineiigen Zwillingen, NIEMEYER bei Mutter und Sohn.

Die Thromboangiitis obliterans erscheint als Beispiel für die Möglichkeit einer Erkrankung beim *Zusammentreffen verschiedener Faktoren.* Grundlegend scheint das konstitutionelle Moment zu sein, wichtig dann der Tabakabusus, bis es unter dem Einfluß von Kälte, Blei, Lues, mechanischen Momenten (KAHLER), vielleicht auch unter dem Einfluß einer einfachen Vasoneurose und dann vor allem von Infekten zur Entwicklung dieser unaufhaltsam fortschreitenden Erkrankung kommt. Ob es sich dabei um einen spezifischen Erreger handelt, ist unklar, der in sich geschlossene Symptomenkomplex könnte wohl in diesem Sinne sprechen.

Die *Symptomatologie* wird durch die Zeichen der arteriellen Ischämie und der Venenthrombosen beherrscht.

Die Beteiligung der Venen steht nicht nur klinisch, sondern auch anatomisch weit hinter der der Arterien zurück. BUERGER hat wohl mit Berechtigung gerade gegenüber der arteriosklerotischen arteriellen Schädigung und auch der auf nervöser Grundlage zustande kommenden spastischen RAYNAUDschen Krankheit auf die Häufigkeit einer gleichzeitigen Venenerkrankung bei der juvenilen Thromboangiitis hingewiesen, in dem klinischen Gesamtbild spielt aber doch der arterielle Prozeß die Hauptrolle. Beobachtungen wie die von ABREN über ein thrombophlebitisches Vorstadium von 40 Jahren bei autoptisch nachgewiesener obliterierender Thrombosierung der Arterien gehören zu den Seltenheiten, sind vielleicht auch anders zu deuten. Pulmonale Embolien kommen nicht vor, die venösen Thromben sitzen fest.

Die Zeichen der arteriellen Ischämie machen sich am häufigsten an den *unteren Extremitäten* bemerkbar. Wenn die oberen Extremitäten beteiligt erscheinen, so sind die unteren Extremitäten in der Regel schon vorher erkrankt, allein finden sich die Störungen kaum jemals. Nach funktioneller Inanspruchnahme der Extremitäten stellen sich ziehende oder brennende Schmerzen ein, mit dem Gefühl des Kribbelns oder Eingeschlafenseins. Die Nägel werden brüchig, einzelne Zehen oder Finger bleiben auffällig kühl, blaß. Langsam progressiv nimmt die Störung zu bis zur Entstehung von cyanotischer Verfärbung der Glieder, der Ausbildung von schlecht heilenden Ulcerationen bis zur ausgesprochenen Nekrose und Gangrän. In frühen Stadien ist eine interne Therapie zunächst durchaus erfolgreich, bei einmal bestehender Gangrän kommt nur noch die Amputation in Frage. Man prüft die arterielle Pulsation, das Verhalten der Hauttemperatur und vermeidet einen Eingriff im Bereich schlecht arterialisierter Gewebe. Wartet man zu lange, so kann eine sekundäre Infektion schwere Gefahren mit sich bringen. Trotz völligen Verschlusses einer peripheren Arterie kann durch Ausbildung eines ausgiebigen arteriellen Kollateralkreislaufs die Peripherie lange Zeit noch genügend versorgt werden. Auch kann die Rekanalisation eines schon vorhandenen Thrombus zu einer temporären Besserung führen.

Mit zunehmender Kenntnis der gerade in Deutschland seltenen Erkrankung hat sich gezeigt, daß man dem Verhalten der übrigen Arterien des Körpers ebenfalls starke Beachtung zu schenken hat. Es handelt sich, wie vor allem JÄGER betont, um eine generalisierte Erkrankungsbereitschaft der arteriellen, bis zu einem gewissen Grade auch der venösen Gefäße. Der chronisch entzündliche Prozeß sitzt nicht wie bei der Arteriosklerose in den kleinsten peripheren Gefäßteilen, sondern in ausgesprochener Weise *im Verlaufe* des Systems der Leitungsröhren, weniger an den Abgangsstellen der Arterien wie die arteriosklerotischen Prozesse, sondern eigenartig unsystematisch zerstreut, in scheinbar geringer Abhängigkeit von mechanischen Einflüssen.

AVERBUCK und SILBERT betonen die Häufigkeit der Thromboangiitis im Bereich der *visceralen, kardialen* und *cerebralen Arterien* neben der vorwiegenden Erkrankung der Extremitätenarterien. Unter dem Bild der ORTNERschen Angina abdominalis mit Schmerzzuständen im Bereich des Bauches entwickelt sich bei Thrombosierung mesenterialer Arterien der schwere Symptomenkomplex der intestinalen Ischämie mit Meteorismus, Brechneigung bis zu blutigen Durchfällen, Darmgangrän, Perforationsperitonitis (TAUBE). Die Coronargefäße werden häufig mitergriffen, es resultiert das Bild der Angina pectoris oder der Cardiomalacie oder das der Myokardschwäche bei diffuserer feinerer Narbenbildung im Myokard. Bei 13 von 47 Fällen fanden AVERBUCK und SILBERT eine Coronarthrombose als unmittelbare Todesursache. Cerebrale Schädigungen äußern sich durch das Auftreten oft passagerer Hemiplegien, STAUDER berichtet über rezidivierende Glaskörperblutungen infolge Periphlebitis retinae, SCHÜPBACH und GOLDMANN über herdförmige Erkrankungen ähnlich einer Retinitis albuminurica. Cerebrale Blutungen scheinen nicht vorzukommen.

Die Nierengefäße können auch erkranken, aber wieder nicht die kleinsten Arteriolen, sondern die größeren arteriellen Gefäße der einen oder anderen Seite. Unter dem großen Material von BUERGER sowie AVERBUCK und SILBERT fanden sich keine genuinen Schrumpfnieren. Der Blutdruck pflegt keineswegs erhöht zu sein, er verhält sich meist dem Alter entsprechend, kann bei komplizierender Arteriosklerose auch etwas erhöht sein, wird aber auch häufig deutlich erniedrigt gefunden. Die eigenartige Lokalisation der Schädigung erklärt diese Tatsache.

Das Herz kann bei chronischem Verlauf einer Thrombosierung kleinerer Coronaräste klinisch wohl vergrößert gefunden werden, es gehört das aber gar nicht zu den charakteristischen Befunden. Die Herzgröße pflegt nicht verändert zu sein. Braune Atrophie des Herzens ist nicht selten. Die Klappen bleiben intakt. Am Wandendokard können aber Thromben sitzen, bis zur Größe eines „Golfballes" (AVERBUCK und SILBERT).

Differentialdiagnostisch kommt vor allem die Abgrenzung gegenüber der RAYNAUDschen Krankheit und der Arteriosklerose in Frage. Die Thromboangiitis BUERGER zeigt nicht den anfallsweisen Verlauf wie die RAYNAUDsche Krankheit, auch nicht die eigentümliche Symmetrie der Störungen. Vielleicht sind Kombinationen von RAYNAUDscher Affektion mit arterieller Endarteriitis möglich, LEWIS und LANDIS berichten über derartige Fälle, im allgemeinen ist die Abgrenzung der Thromboangiitis durch die Mitbeteiligung der Venen und den langsam progressiven nicht krisenartigen Ablauf der Erkrankung aber wohl möglich. Schwieriger steht es mit der Unterscheidung dieser Affektion gegenüber der Arteriosklerose. Aus dem kasuistischen Material von AVERBUCK und SILBERT geht hervor, daß eine Kombination beider Prozesse häufig vorkommt. Auch BUERGER berichtet über Fälle, bei denen wegen histologisch sichergestellter Thromboangiitis Amputationen nötig geworden waren, später aber der Tod an Coronarsklerose erfolgte, ohne die histologischen Merkmale der Thromboangiitis. Derartige Vorkommnisse mahnen bei der Diagnosestellung zu großer Vorsicht. AVERBUCK und SILBERT sprechen bei einmal vorhandener Thromboangiitis obliterans von einer Prädisposition zu arteriellen Erkrankungen ganz allgemein.

Der *Verlauf* der Erkrankung ist im allgemeinen ein exquisit chronischer, mit langsamer Progressivität, ohne große Schwankungen. AVERBUCK und SILBERT stellen fest, daß beim Auftreten der ersten Symptome im zweiten und dritten Jahrzehnt eine stärkere Tendenz zur Generalisierung des Prozesses besteht als später. Bei 3 von 9 derartigen Patienten betrug die Krankheitsdauer weniger als 4 Jahre. Sie erwähnen einen 20jährigen Mann, bei dem eine Amputation trotz angewandter Therapie schon wenige Monate nach dem Auftreten der ersten Erscheinungen nötig geworden war. Bei den Fällen zwischen 40 und 50 Jahren wird die Prognose durch das häufige Hinzukommen von Arteriosklerose gefährdet. Die besten Aussichten gibt die an sich größte Gruppe der Erkrankung im Alter zwischen 30 und 40 Jahren mit einer durchschnittlichen Lebensdauer von $12^1/_2$ Jahren nach dem Einsetzen der ersten Symptome, einer maximalen Lebensdauer von etwa 20 Jahren.

Die interne *Therapie* kann in Frühfällen sehr günstig wirken. AVERBUCK und SILBERT sahen befriedigende Resultate nach intravenösen Kochsalzinjektionen. SIGLER hat BIERsche Stauung und Natriumcitratinjektionen als Mittel zur Herabsetzung der Koagulationsgefahr gelegentlich mit Erfolg angewandt. Auch STEEL empfiehlt das Natriumcitrat zusammen mit Heißlufttherapie. SIGLER behandelte seine Kranken ferner mittels Duodenaleingießungen von Ringerlösung, täglich während 3—4 Wochen fortgesetzt und will dabei in 5 Fällen einen guten, in 1 Fall einen zweifelhaften Effekt erzielt haben. DESCHAMPS und BOULOMONT empfehlen die Anwendung hyperämisierender Kohlensäurebäder und von Diathermie. Aussichtsreich erscheint dann vor allem (SCHWARTZMANN) eine Behandlung mit Acetylcholin und den Muskelextrakten Padutin, Lacarnol. BARKER kam bei Frühfällen, wenn noch keine Gangrän vorhanden ist, mit einer Vaccinetherapie (Bac. typhi, paratyphi, typhoid H) an dem Krankenmaterial der Mayo-Klinik zu guten Ergebnissen. GERLACH empfiehlt das Secale cornutum. ZIMMERN, CHAVANY und BRUNET berichten über gute Resultate nach Röntgenbestrahlung der Nebennierengegend.

Gegenwärtig steht die chirurgische Therapie dieser Störungen im Vordergrund des Interesses. LERICHE und STRICKER empfehlen die einseitige Nebennierenexstirpation, und auch DONATI sah nach diesem Eingriff Gutes. STEWART empfiehlt wie TELFORD und STOPFORD, ALESSANDRI die Ganglionektomie. GIROTTO findet die operativen Erfolge nach Nebennierenentfernung sehr unsicher, LANGERON, GAMELOT, VERICHT und PAGET, ROLANDO, SAMUELS bekamen damit ebenfalls keine genügenden Resultate.

Frühfälle gehören zweifellos in das Gebiet der internen Therapie, bei eingetretener Gangrän ist eine Ablatio kaum zu umgehen, bis zur Empfehlung anderer chirurgischer Eingriffe müssen noch weitere Erfahrungen gesammelt werden.

IV. Phlebitis.

Man kann die entzündlichen Venenschädigungen einteilen in die bakteriell embolischen Formen und die toxischen abakteriellen reaktiven Phlebitiden.

Die bakterielle Phlebitis gehört vorwiegend in das Gebiet der Chirurgie; es gibt aber auch in der inneren Medizin zahlreiche Krankheitsbilder, bei denen eine eitrige Phlebitis oder Thrombophlebitis als Resultat einer Infektion von der Nachbarschaft oder dem Quellgebiet der Vene her entstanden ist. Die Störung hat in diesem Fall exquisit lokalisierten Charakter. Auf der anderen Seite stehen die toxischen Venenschädigungen ohne Anwesenheit der Erreger in der Gefäßwand als Beteiligung des venösen Gefäßsystems im Rahmen einer allgemeinen mesenchymalen Reaktion. Auch hier sind einzelne Körpergegenden zur Erkrankung besonders disponiert, die Affektion zeigt sich aber in größerer Ausbreitung und hat mehr generalisierten Charakter.

Gemeinsam ist beiden Gruppen die Neigung zur venösen Thrombose. Bei Schädigungen von außen wie vom Blut her wird der Endothelüberzug leicht mitergriffen, chemisch und morphologisch alteriert. An diesen Stellen schlägt sich thrombotisches Material, wie auch die Versuche von FONIO und VANNOTTI zeigen, besonders leicht nieder. Bei der bakteriellen Phlebitis pflegt der Thrombus infiziert zu sein im Gegensatz zu der blanden Thrombose bei der abakteriellen reaktiven Form.

1. Bakterielle embolische (eitrige) Phlebitis.

Die phlegmonöse Entzündung der Gefäßwand pflegt sämtliche Schichten und Gefäßelemente zu umfassen, mit Aufquellung, leukocytärer Infiltration und degenerativen Veränderungen an der Muskulatur. Der entstehende Thrombus vereitert mit. Die Thrombusbildung setzt mit dem Erkranken der Gefäßinnenfläche ein, ist zunächst solide, bland und schützt nach BENDA wenigstens provisorisch gegen die Einschwemmung von infektiösem Material sowohl wie auch gegen einen Durchbruch nach außen. Beim Weiterschreiten der bakteriellen Infektion kommt es dann zur Erweichung mit ihren fatalen Folgen, der Verschleppung eitriger Metastasen nach den Lungen hin.

Von besonderer Bedeutung sind die eitrigen Thrombophlebitiden bei phlegmonöser Tonsillitis, bei Otitis media, bakteriellen Entzündungen der Bauch und Beinvenen, der Lungenvenen und bei septischer Endometritis. In allen Fällen besteht der Symptomenkomplex der Pyämie mit Abgabe der Eitererreger an das Blut, unvermittelt auftretenden Schüttelfrösten, akuten Temperatursteigerungen, hohem Puls, gefolgt von Perioden relativer Ruhe. Im Blut pflegen die Erreger kulturell nachweislich zu sein, wenigstens wenn man sofort nach Beginn eines Schüttelfrostes untersucht. Durch die bactericiden Kräfte des Serums wird die Mehrzahl der Erreger bald abgetötet, die Gefahr einer metastatischen Eiterung ist aber immer vorhanden.

Eine *Tonsillitis* braucht gar keinen besonders schweren Eindruck zu machen und reicht doch weit in die Tiefe, über die Kapsel hinaus, unter Infizierung benachbarter Venenstämme. Es kommt nicht zu dem erwarteten Temperaturabfall, die Schluckbeschwerden bleiben bestehen, die Empfindlichkeit zeigt sich neben den palpablen Drüsen weiter nach außen im Bereich der V. jugularis. Bald ist dann hier auch eine Verdickung fühlbar, mit einem leichten Anschwellen der betreffenden Halspartie. Tagelang kann der Zustand dann stationär bleiben, es kann sich der lokale Prozeß scheinbar auch zurückbilden, der Thrombus haftet lange Zeit fest; es kann so auch zu einer Erledigung des Infekts kommen, einer Organisierung, Rekanalisation des Thrombus und Heilung. Bekannt sind auf der anderen Seite die Fälle mit plötzlichem Eintreten eines Schüttelfrostes und dem darauffolgenden schweren Krankheitsbild, das unter eitriger Metastasierung in den Lungen und über den kleinen Kreislauf hinaus Metastasierungen in den Organen, vor allem Milz, Nieren, Haut, Muskulatur, Gelenken zum Tode führt. Die *Otitis media* bedingt auf dem Weg einer Mastoiditis nicht selten eine Infektion des Sinus durae matris transversus, bei retropharyngealen Prozessen eine solche des Sinus cavernosus. Der Prozeß kann sich bei einer Phlebitis des Sinus transversus und sigmoideus auf die Jugularis fortsetzen, mit Beteiligung des Vagus und Glossopharyngeus und den Zeichen der cerebralen Stauung. Augenhintergrundveränderungen mit Neuritis optica und Stauungspapille sind besonders häufig. Bei Erkrankung des Sinus cavernosus kommt es leicht durch Übergreifen des Prozesses auf die Gesichtsvenen zu Gesichtsödem, Anschwellungen um die Augen oder Exophthalmus durch Phlebitis der V. ophthalmica. Durch Kompression der an dem Sinus cavernosus vorbeiziehenden motorischen Nerven kann es außerdem zu Strabismus, Ptosis, Pupillenveränderungen kommen. Meningitis und Gehirnabscesse sind die am meisten zu fürchtenden Komplikationen. Die *Pylephlebitiden,* die eitrigen Affektionen der Pfortader und ihrer Äste finden sich meist im Anschluß an anderweitige Infektionen im Bereich des Bauches, vor allem appendizitische Abscesse und eitrige Cholangitiden, bei denen der infektiöse Prozeß auf das benachbarte venöse Gefäß übergegriffen hat. Die Folge sind Peritonitis, Leberabscesse mit Vergrößerung und Schmerzhaftigkeit des Organs, aber auch ohne deutliche klinische Symptome zu machen. Hinter dem Thrombus kommt es zur Stase

und mehr oder weniger raschen Schädigungen der zum Pfortadergebiet gehörenden Organe. Milzschwellung, Magen-Darmblutungen lassen an die Möglichkeit einer immer schwer diagnostizierbaren Pfortaderthrombose denken. Die
eitrige *Endometritis* gehört zu den häufigsten Lokalisationen von Prozessen,
die zur bakteriellen Phlebitis im Bereich des Bauches führen, nicht selten sind
aber auch eitrige Prozesse der *Prostata,* eitrige Phlebitiden bei ektatischen
Hämorrhoidalvenen oder bei eitriger chronischer *Pyelitis.* Die Allgemeinsymptome
sind die eines chronischen fieberhaften Zustandes anfallsweise unterbrochen
von Schüttelfrösten, sobald sich Teile des Thrombus loslösen. Außerdem macht
der Lokalprozeß seine bestimmten Symptome, obschon gerade die eitrigen
Phlebitiden des Plexus prostaticus der V. uterina und auch der Hämorrhoidalvenen einer exakten Diagnose große Schwierigkeiten entgegenstellen. Absce-
dierende, vor allem gangränöse *Lungenprozesse* greifen erfahrungsgemäß leicht
auf die Lungenvenen über und führen gelegentlich zur Verschleppung von
Thromben im arteriellen Gefäßgebiet, speziell auch im Bereich des Gehirns.

Die *Therapie* ist, wenn irgend möglich, eine chirurgische, mit Behandlung
des Primärherdes, unter Umständen mit Ligatur herzwärts von den septisch
erkrankten Venen. Wenn man zu konservativer Therapie gezwungen ist, so
muß man bei einmal festgestellter eitriger Thrombophlebitis mit einem schlechten
Ausgang rechnen. Die Ligatur der Jugularvenen ist bei otologischen Thrombophlebitiden von ausgezeichneter Wirkung, man ist in der Lage, weitab von der
entzündeten Gefäßstrecke zu operieren. Bei Phlebitiden nach Tonsillitis liegen
die Verhältnisse in der Hinsicht viel ungünstiger; operative Eingriffe werden
in praxi kaum durchgeführt. Bei Phlebitiden im Bereich des Abdomens, der
Lunge, ist man ausschließlich auf eine konservative Therapie angewiesen.

2. Toxische abakterielle reaktive Phlebitis.

Im Gegensatz zu der bakteriellen Phlebitis handelt es sich hier um eine
Reaktion der Gefäßwand auf Toxine.

Die *Pathogenese* der nichteitrigen Phlebitis steht auf derselben Stufe wie
diejenigen der rheumatischen Arteriitis, Endokarditis, Myokarditis sowie der
damit häufig verbundenen entzündlichen Reaktionen an den Gelenken, Sehnenscheiden, serösen Häuten und den bindegewebigen Teilen der Muskulatur.

Eine derartige Auffassung stützt sich namentlich auf die Arbeiten von
Dietrich, die sich mit dem systematischen Aufbau der krankhaften Organäußerungen befassen, soweit sie im Sinne einer Anaphylaxie gegen bakterielle
Antigene in den verschiedenen Abschnitten des Herzgefäßsystems und des
zur Reaktion fähigen Bindegewebes vorkommen.

Aschoff kann sich diesen neueren Auffassungen nicht ohne weiteres anschließen.
Die Arbeit seines Schülers Lucadou scheint zu beweisen, daß die von Dietrich in den
Oberschenkelvenen menschlicher Leichen festgestellten Verklumpungsvorgänge des Endothels nichts anderes sind als Alterserscheinungen. Je älter das Individuum sei, um so
leichter finde man solche Verklumpungen, gleichgültig, ob eine Infektion vorausgegangen
ist oder nicht. Aschoff wendet sich gegen Ritter, welcher mit Hilfe der vitalen Färbung
und der Oxydasereaktion bestimmte Veränderungen an den Endothelien der Venen feststellte, als dem morphologischen Ausdruck einer bestehenden Sensibilisierung. Aschoff
glaubt, die ganze Lehre von Ritter über die Sensibilisierung des Endothels schon deswegen
ablehnen zu müssen, weil gerade die akute Thromboendokarditis, das klassische Beispiel
solcher Endothelsensibilisierungen, so gut wie nie mit einer Spontanthrombose der Ober-
schenkelvene zusammen vorkommt. Aschoff verweist auch auf die Versuche von Zschau,
der bei Sensibilisierung des Endothels durch Caseosaneinspritzung die von Dietrich in
den Vordergrund gestellte Ablagerung hyaliner oder fibrinoider Schleier an der Wand
nicht beobachten konnte. Apitz konnte bei künstlich erzeugter Thrombose auch nichts
von einer solchen Fibrinausscheidung finden.

Dietrich betont demgegenüber, daß sich bei Infekten tatsächlich Endothelveränderungen
an den Venen in allen Lebensaltern vorfinden, auch bei Kindern. Selbst Lucadou, der

Schüler von Aschoff, erklärt, Endothelverklumpungen und Abgabe von hyalinem Fibrin entlang dem Epithel bei der Mehrzahl der Fälle mit infektiösen Prozessen oder mit Carcinom festgestellt zu haben, bei 31 unter 36 Fällen. Wenn Lucadou als Beweis gegen die Richtigkeit der Dietrichschen Anschauungen anführt, es hätten sich auch an den Venen von 5 Fällen, die makroskopisch und mikroskopisch nichts von einem infektiösen Prozeß an sich hatten, die gleichen Veränderungen nachweisen lassen — es handelte sich um 4 Unglücksfälle mit sofortigem Eintritt des Todes und 1 Fall von Lebercirrhose — so ist doch nicht auszuschließen, daß dem Tod bei diesen Fällen irgendwelche Infektionen oder traumatisch gesetzte „arteigene" Zellzerfallsprozesse vorangegangen wären. Auf experimentellem Wege, zusammen mit Schröder, konnte Dietrich in kurzfristigen Versuchen bei Kaninchen nach Vorbehandlung mit Caseosan oder abgetöteten Bakterien (vorwiegend B. coli) das Gefäßgewebe derart sensibilisieren, daß in eine abgebundene Gefäßstrecke hinterher hineingebrachte Colibakterien an der Wand adsorbiert und in einen homogenen Niederschlag eingeschlossen wurden. Brachte man die Keime bei erhaltener, nur abgedrosselter Strömung von der Ohrvene in die Jugularvene, so traten an derartig sensibilisierten Tieren an verschiedenen Stellen besonders vor der Abdrosselung sowie vor und hinter den Klappen Wirbel von homogenem Fibrin auf, mit Einschluß von Leukocyten und Bakterien. Diese Wirbel hafteten an verändertem, meist aufgelockertem Endothel, und von ihnen gingen Schlieren in das Blut, die sich nach der Strömung wirbelartig formten und schließlich gemischte Thromben bildeten. In einem Versuch mit hoher Sensibilisierung und Einführung von abgetöteten Staphylokokken trat nach 2 Tagen eine tödliche Lungenembolie auf. Im abgedrosselten Venenteil fand sich ein lockerer Thrombus mit wirbelartig angeordneten Fibrinschlieren, besonders in einem Klappenwinkel ein Fibrinwirbel, am Endothel haftend, mit abströmenden Schlieren. Dietrich hebt hervor, daß auch nach den experimentellen Untersuchungen von Kuczynski, Oeller, Siegmund, die Gefäßendothelien an der Reaktion des Körpers auf Allgemeininfektion den Hauptanteil haben, in wechselnder Ausbildung je nach dem Gegenseitigkeitsverhältnis von Erreger und Körper, der Immunitätslage. Die Endothelveränderung wäre danach nicht nur der Ausdruck einer Lokalschädigung durch Mikroorganismen, sondern eine Veränderung im Sinne einer abgestimmten Reaktion auf örtliche und allgemeine Einwirkungen.

Weitere Forschungen müssen eine Entscheidung dieser Fragen herbeiführen. Zunächst bekommt man den Eindruck, daß die *experimentellen* Untersuchungen, bei denen die Anfangsstadien der Schädigung zu fassen sind, den Untersuchungen von Obduktionsmaterial überlegen wären. Andererseits ist die Thrombosefrage allzusehr mit derjenigen der reaktiven Phlebitis verquickt worden. Läßt man diese beiseite, so ist doch an der Tatsache der von Dietrich hervorgehobenen venösen Endothelschädigungen bei Infekten nicht zu zweifeln.

In der Symptomatologie spielt nun allerdings die **Thrombenbildung** eine sehr wichtige Rolle.

Ohne Thrombosierung ist eine entzündliche Venenschädigung nicht zu diagnostizieren, erst die Thrombophlebitis gibt dem Krankheitsbild das charakteristische Gepräge.

Thromben scheinen auch ohne jede Beteiligung der Gefäßwand entstehen zu können. Als besonders klares Beispiel wird die Entstehung ausgedehnter Thrombosen nach experimenteller intravenöser Injektion von thrombokinasehaltigem Gewebssaft (Morawitz, Jäger), von Extrakten aus Organgeweben oder autolytischen Zellzerfallsprodukten (Fellner) und dann auch die nach Injektion von artfremdem Blut eintretenden Thrombosen angeführt. In allen diesen Fällen weiß man aber nicht, ob die Gefäßwand dabei ganz unbeteiligt ist, ob ein funktionell alteriertes Endothel nicht auch schon Gerinnungsferment abgibt. Die Versuche mit Thrombininjektionen haben in der menschlichen Pathologie keine Parallele, bei anaphylaktischen Vorgängen bleibt das Reticuloendothel nicht unberührt. Eine Vermehrung der *Plättchenzahl* muß noch keine Thrombose zur Folge haben, Morawitz findet die Agglutinationszeit der Plättchen bei manchen Krankheiten, speziell auch bei Infekten, deutlich verkürzt, auch ohne daß sich gleichzeitig Thromben bilden würden. Neben den Blutplättchen spielt aber die chemische und physikalisch-chemische Zusammensetzung des Blutes bei der Thrombusentstehung eine Rolle. Die Agglutinabilität der Blutplättchen selbst dürfte von gewissen *elektrostatischen Verhältnissen* im Blutplasma abhängen, eine Vermehrung der grob dispersen Eiweißkörper setzt die negative Ladung der Erythrocyten herab, es kommt zu vermehrter Senkungsgeschwindigkeit derselben, für die Blutplättchen gilt ähnliches. Stuber und Lang vermochten beim Hund durch Einatmen kohlensäurereicher Luft typische Plättchenthromben in völlig intakten Gefäßen zu erzeugen, ohne daß eine Infektion hinzugekommen wäre. Lampert bringt die gerade bei Infekten vorkommenden Verschiebungen des Säure-Basengleichgewichts nach der Richtung des Sauren mit der

Thromboseentstehung in Zusammenhang. NEUDA glaubt im Blut von Carcinom- und Lueskranken *Autoantikörper*, d. h. Autoagglutinine der Erythrocyten im eigenen Serum als disponierendes Moment zur Thrombose nachgewiesen zu haben. STORZ stellt bei der Untersuchung der konstitutionellen Disposition zu Thrombose und Embolie das *inner-sekretorisch nervöse* Moment in den Vordergrund. Bei Patienten mit durchgemachter Fernthrombose oder Embolie, d. h. im freien Intervall zwischen oder nach den Erkrankungszeiten, beobachtete er eine verlangsamte Senkungsgeschwindigkeit der Erythrocyten, beschleunigte Gerinnung, herabgesetzte Blutglobulinwerte. Dasselbe zusammen mit Lymphocytose und Eosinophilie sieht beim vegetativ labilen Konstitutionstyp überhaupt, allergischen Erkrankungen wie Ulcus ventriculi, Ulcus duodeni, Asthma bronchiale. Durch Insulin als parasympathisches Reizmittel bekäme man eine Verkürzung der Gerinnungszeit, Verminderung der Blutglobuline, verlangsamte Senkungsgeschwindigkeit, auf Adrenalin, Sympatol, Elityran das Gegenteil, verlängerte Gerinnungszeit, Vermehrung der Blutglobuline und Beschleunigung der Blutkörperchensenkungsgeschwindigkeit. BANKOW unterscheidet bei der Disposition zur Thrombose zwei Gruppen von Individuen, solche, die nach Thyroxinverabreichung mit Erhöhung des Pulses, der Erythrocyten und Leukocyten, Verminderung der Thrombocytenzahl und Verlängerung der Gerinnungszeit reagieren und nicht gefährdet sind. Bei einem anderen Teil, dem thyroxinresistenten, wird die Pulskurve nicht beeinflußt, die Blutzusammensetzung bleibt unverändert, speziell die Schwankung der Thrombocyten sei geringfügig, und hierzu gehörten fast ausnahmslos die nach Operation an Thrombose oder Embolie erkrankten. Von unbestreitbarer Bedeutung ist dann, unabhängig von dem Zustand der Gefäßwand der *hämodynamische Faktor, die Verlangsamung der Blutströmung* an gewissen Stellen des venösen Gefäßsystems. Mit Recht legt ASCHOFF darauf das größte Gewicht, die alten klinischen Erfahrungen über das so häufige Vorkommen venöser Thrombosen im Bereich der Beinvenen und der Venen des Beckens, überhaupt im Bereich der Cava inferior, im Gegensatz zu der Seltenheit der Fernthrombosen in der Cava superior, sprechen in diesem Sinne. An den Beinen ist es wieder die Stelle des Zusammenflusses der V. femoralis mit der V. saphena und der V. circumflexa. Es kommt nach ASCHOFF nicht auf die Stromverlangsamung als solche, sondern mehr auf die Art der Stromverlangsamung an, den Zusammenfluß langsam strömender Blutmassen, eine Wirbelbildung hinter den als Barrieren wirkenden Klappen.

Man wird also den Veränderungen der Blutströmung, der Zahl und Qualität der Blutplättchen, dem Einfluß des Säure-Basengleichgewichts und den Verschiebungen im Verhältnis der Bluteiweißkörper bei der Frage der Thrombusentstehung alle Beachtung schenken, dabei aber nach dem Ergebnis der Forschungen der DIETRICHschen Schule doch immer die Möglichkeit einer Gefäßwandschädigung im Auge behalten. Krankhafte Zustände verdanken ihre Entstehung bekanntlich häufig einem Zusammentreffen verschiedener an sich unwirksamer Faktoren, Infektionen schaffen Bedingungen, bei denen die sämtlichen genannten Momente in Aktion treten können. Nicht nur anatomische Gefäßschädigungen, auch nervöse vasomotorische Einflüsse begünstigen bei Infekten die periphere Stase, die vermehrte myeloische Reaktion geht mit Steigerung der Blutplättchenzahl einher, im Zusammenhang mit der Abgabe von Antikörpern auch ganz gewöhnlich mit einer Globulinvermehrung im Blut, es kommt schließlich, wenigstens vorübergehend, auch leicht zu einer relativen Azidose. Gerade bei Infekten muß man mit einer *Vielheit der auslösenden Ursachen* rechnen.

Nicht nur ausgesprochen septische bakterielle, sondern auch rein toxische infektiöse Erkrankungen auf rheumatischer Basis sind nicht selten durch thrombophlebitische Prozesse kompliziert (vgl. CLAMAN, PERRY, DEWIS und SCHLESINGER). Und zwar gehören auch die Fernthrombosen in einem hohen Prozentsatz mit dazu.

In den letzten Jahren (FAHR, HEGLER) glaubt man statistisch eine Vermehrung der Thrombosen nachgewiesen zu haben. Die Welle scheint wieder im Abklingen zu sein, die Vermehrung selbst ist auch von einzelnen Autoren in Zweifel gezogen worden (NÜRNBERGER, SITSEN). Die Statistiken konnten eine ursächliche Erklärung für eine derartige Zunahme der Thrombosefälle nicht erbringen. ASCHOFF denkt in erster Linie an eine veränderte Ernährungsweise; Fettleibige neigen in der Tat mehr zu postoperativer Thrombose und Embolie als andere. Der veränderte Stoffwechsel braucht dabei aber gar nicht das wesentliche zu sein. Eher könnte SEIFFERT recht haben, der die intravenösen Einspritzungen als Gefahr und Disposition zur Thrombose bezeichnet. Schließlich kann man sich auch fragen, ob die gerade in Deutschland von gynäkologischer und chirurgischer Seite propagierte sogenannte prophylaktische Behandlung der Venenthrombose nicht die Zahl der Thrombose- und Emboliefälle in die Höhe getrieben hat. Prophylaktisch angewandte Massagen, Bewegungen, das Frühaufstehen nach Operationen, Geburten könnten nicht selten Fälle betroffen haben, bei denen der thrombotische Vorgang schon in voller Entstehung begriffen war. Pulmonale *Embolien* sind tatsächlich in erster Linie häufiger geworden, weniger die Thrombosen an sich. Über die Thrombosen selbst läßt sich statistisch nicht viel aussagen, weil die klinische Diagnose naturgemäß nur die schweren, die Sektion alle die vorübergehenden gutartigen Thrombosen *nicht* zu erfassen vermag.

Unter den *Symptomen* der Thrombose spielt der *Schmerz* eine wichtige Rolle, der sich spontan und auf Druck im Bereich der thrombosierten Gefäßstelle bildet. Der Verlauf der V. femoralis unterhalb des Leistenbandes, der Palpation gut zugänglich, wird in erster Linie untersucht und beachtet, schwieriger ist die Beurteilung der thrombophlebitischen Wadenschmerzen und Fußschmerzen, ohne jede subjektive Empfindung können die Phlebitiden der Beckenvenen verlaufen. Von DENECKE, SULGER, DUCUING wird auf die Bedeutung des Plantarschmerzes als Frühsymptom einer beginnenden Thrombose im Bereich der Beinvenen hingewiesen. KRIEG erinnert daran, daß die Symptome der Phlebitis tiefer Venen in den unteren Extremitäten speziell *im Stehen* auftreten, während man sie bei arteriellen und muskulären Affektionen beim Gehen zustande kommen sieht, bei neuritischen Beschwerden besonders des Nachts. Die Diskussion zwischen O. MEYER und LANGE zeigt wieder die Schwierigkeiten einer Differentialdiagnose zwischen chronischem Rheumatismus bzw. Muskelhärte und Phlebitis der Beingefäße.

Neben dem Schmerz sucht man nach *Ödemen,* vor allem einseitigen Anschwellungen. Im positiven Falle, zusammen mit dem charakteristischen Druckschmerz, ist die Diagnose gestellt, bei Fehlen von Ödemen kann aber eine Thrombophlebitis doch sehr wohl vorhanden sein. Die Abflußwege kommunizieren so sehr, daß eigentliche Stauung nur bei Thrombosierung größerer Gefäßstrecken auftreten. Bei beidseitig vorhandenen Ödemen erhebt sich die Frage der kardialen Stauung.

Die *Körpertemperatur* ist bei Thrombophlebitis nie zuverlässig normal. Der Puls neigt zur *Tachykardie* (MAHLERsches Zeichen), auch bei nichterhöhter Körpertemperatur. Die Ursache ist schwer zu bestimmen, möglicherweise handelt es sich um von den Venenstämmen ausgehende nervöse Reflexe. Am Blutdruck und der Füllung des arteriellen Pulses brauchen sich keine Veränderungen bemerkbar zu machen, es besteht aber die Tendenz zur Herabsetzung. Sehr wichtig sind Veränderungen des zirkulierenden Blutes, weniger solche der Plättchenzahl, der Viscosität, der Serumrefraktometerwerte als die Verschiebungen zwischen Albumin und Globulin mit *Herabsetzung der Blutkörperchensenkungsgeschwindigkeit.* Bei Thrombophlebitis wie nach Operationen und Frakturen fand WINDFELD eine Zunahme der Thrombocyten und eine solche der Senkungsgeschwindigkeit ohne Veränderungen der Refraktionszahlen, der Viscosität und des Blutcalciumgehaltes.

Der *Verlauf* der Thrombophlebitis steht unter dem bedrohlichen Zeichen einer möglichen **Embolie.**

Gerade Fernthrombosen, toxisch bedingte Thrombosen mit weniger intensiver Wandbeteiligung, können sich leichter loslösen als Pfröpfe bei eitrig affizierter Vene. Dazu gehören die überraschenden *Lungenembolien* in der Rekonvaleszenz nach fieberhaften Krankheiten. Man vertraut oft zu sehr auf das Fehlen einer Schmerzhaftigkeit der Venenstämme, das Fehlen von Ödemen, von deutlichen Temperatursteigerungen, schließt das Vorhandensein einer venösen Thrombose aus und läßt den Patienten aufstehen, um durch das plötzliche Einsetzen von Seitenstechen mit Kurzatmigkeit, meist auch Husten und schließlich durch mehr oder weniger große Beimengungen von Blut zum Sputum von dem Vorhandensein einer venösen Thrombosierung belehrt zu werden. Auch die sorgfältigste Beachtung der Senkungsgeschwindigkeit, der Körpertemperatur und der Pulszahl schützt nicht unbedingt vor solchen unangenehmen Vorkommnissen.

Kleine Lungenembolien pflegen nicht gefährlich zu sein. Es kommt zum Bilde des Lungeninfarkts mit pneumonischen Erscheinungen umschriebener Art, Knistern, Schallverkürzung, die Störungen können aber rasch vorbeigehen. Multiple, sich immer wiederholende Embolien, mit Beteiligung größerer Lungenabschnitte sind unangenehmer, können aber auch, wenn sich dieser Vorgang durch Wochen und Monate hin immer wiederholt, erstaunlich gut ertragen werden.

Unmittelbar lebensgefährlich werden erst die großen Embolien der Art. pulmonalis. Der Ernst der Situation steht hier im Gegensatz zu der Geringfügigkeit der Lungensymptome. Es fehlt der pleuritische Infarktschmerz, das Husten, die physikalische Untersuchung der Lungen gibt perkutorisch und auskultatorisch völlig normales Verhalten. Nicht einmal die Atmung braucht stärker verändert zu sein, wenigstens im Anfang der Störung nicht. Beherrscht wird das klinische Bild von der Störung der arteriellen Zirkulation mit extremer Blässe der Haut und Schleimhäute, Pulslosigkeit, Schwitzen, allgemeiner Müdigkeit, Schläfrigkeit und vorübergehender Ohnmacht. Dazu kommen dann in rascher Steigerung die venösen Stauungserscheinungen, vor allem eine von Stunde zu Stunde zunehmende Leberschwellung. Das Herz selber beteiligt sich nicht, erst bei stundendauernder Hemmung des Durchstromes leidet dann auch die Arterialisation der Muskulatur, es kommt zur muskulären kardialen Insuffizienz und dem raschen Zusammenbruch der Gesamtzirkulation. Bekannt sind die plötzlichen Todesfälle, bei denen die Verstopfung der Art. pulmonalis so vollständig ist, daß die arterielle Zirkulation momentan aufhört. Von SAUERBRUCH wird auch auf plötzliche Todesfälle bei kleinen Infarkten hingewiesen, reflektorisch von der Pleura ausgehende Herzstillstände, derartige Vorkommnisse sind aber sicher selten.

Der Verlauf ist auch ohne das Hinzutreten embolischer Komplikationen meist ein sehr langwieriger. Schon bei chirurgischen Affektionen mit scheinbarer Abwesenheit eines jeden infektiösen Momentes hat man mit Wochen und Monaten zu rechnen, bei einem nicht erledigten Infektionsherd dauert es noch länger. Rückfälle folgen kleinen Besserungen und auch bei klinisch abgeheilter Venenentzündung können periphere Ödeme beim Gehen und Stehen noch jahrelang auftreten. Es ist das dieselbe Neigung zum Rezidiv, die den rheumatischen toxischen Mesenchymschädigungen eigen ist. DUCUING unterscheidet bei Untersuchung dieser formes trainantes der postoperativen Phlebitiden einmal solche, bei denen die Größe der venösen Zirkulationsstörung an sich einer raschen Heilung im Wege steht, dann die forme à répétition, bei der dieselbe Extremität immer neue Schübe der Phlebitis durchmacht, eine forme à bascule mit abwechselnder Beteiligung der beiden Extremitäten und schließlich die schweren Formen septischer Art mit Erkrankung sämtlicher Extremitätenvenen. Es entsteht dann das Bild der Thrombophlebitis migrans. Es kommt zu keiner Immunisierung des Körpers, im Gegenteil einer sich steigernden

Erkrankungsbereitschaft so lange, bis der Primärherd zur Ruhe kommt oder Komplikationen eine fatale Wendung herbeiführen. Die Thrombophlebitis migrans hat genetisch und klinisch Ähnlichkeiten mit der BUERGERschen Thromboangiitis, es fehlt aber die in diesem Falle das klinische Bild beherrschende arterielle Ischämie.

Bei der *Therapie* muß das gesamte klinische Rüstzeug aufgeboten werden, um einem versteckten Infektionsherd auf die Spur zu kommen.

Dieselbe Bedeutung wie in der Chirurgie die Operation, Frakturen, Traumen, in der Geburtshilfe die Schwangerschaft und das Wochenbett, haben in der inneren Medizin in der Thrombosefrage akute und chronisch-entzündliche Erkrankungen der Tonsillen, der Gallenblase, des Nierenbeckens und der Blase, die Zahngranulome, Nebenhöhlenaffektionen, um nur einige der Möglichkeiten herauszugreifen. Die DIETRICHschen Anschauungen über die Genese der Thrombose müssen wegleitend sein, man hat mit an die Möglichkeit einer infektiösen Ursache zu denken, auch wenn es sich um eine Anämie, Leukämien, Polycythämien, Stoffwechselkrankheiten (Adipositas, Gicht), Zirkulationsstörungen handelt. Die Endothelschädigung spielt praktisch eine große Rolle, das auf die Verarbeitung von artfremdem und arteigenem Eiweiß eingestellte endotheliale System reagiert schon auf scheinbar kleine Infekte, wenn andere begünstigende Faktoren hinzukommen.

Man wird also danach trachten, eine Tonsillitis intern oder auf operativem Wege unschädlich zu machen, wird in ausgiebiger Weise die Hilfe des Zahn-. arztes in Anspruch nehmen und andere *entzündliche primäre Organschädigungen zu eliminieren* versuchen.

Erst in zweiter Linie kommt die Behandlung der Thrombophlebitis selbst.

Mechanische Ruhigstellung der erkrankten Extremität ist das erste Gebot, möglichst auch eine diätetische Ruhigstellung des Darmes mit Vermeidung von Obstipation und Gasbildung bei abdominellen Phlebitiden. Ein „aktives‘‘ Vorgehen mit Frühaufstehen, Gymnastik, Massage gehört nicht zur Therapie einmal festgestellter Thrombosen, man wird von diesen Maßnahmen mit dem nötigen Mißtrauen gegen schon vorhandene Thrombenbildung höchstens prophylaktisch Gebrauch machen. Im allgemeinen gehört eine Thrombophlebitis zu den Nachkrankheiten, man weiß aber nie, wann die entzündliche Venenschädigung einsetzt. Mit Recht spricht MORAWITZ bei Erwähnung der Thrombose von einer „zweiten‘‘ Krankheit. Man weiß aus dem Tierversuch, daß nicht nur eine Sensibilisierung, sondern auch zeitlich zweckmäßig gesetzte Reinjektionen zum Hervorrufen einer Venenthrombose nötig sind, trotzdem können solche Phlebitiden gelegentlich aber auch schon nach kurzer Dauer einer akuten Infektionskrankheit einsetzen. In der inneren Medizin muß man diese prophylaktische Therapie nur mit größter Vorsicht handhaben. Ohne Immobilisierung evtl. Schienenverbände, Zinkleimverbände, bei hochgelagerten Extremitäten kommt man nicht aus.

Zur Bekämpfung des Schmerzes dienen dann Blutegel (ANGELI, ODEN), feuchte Umschläge mit Verbesserung der Zirkulationsverhältnisse in dem betroffenen Gebiet, ohne daß z. B. mit der Blutegeltherapie die Gerinnungsfähigkeit des Blutes und die Neigung zu Thrombenbildung direkt zu beeinflussen wären (SCHÜPBACH). Es kommt aber immerhin zur Entspannung der Gewebe, damit zur besseren Ausbildung eines Kollateralkreislaufes und zum Nachlassen der Schmerzen. Milde physikalische Wärmebehandlung (Föhnen, Senfwickel) kann dasselbe bewirken. KÖNIG empfiehlt eine Behandlung mit Sympatol als vorbeugende Maßnahme gegen die Bildung von Thromben, verbunden mit Kohlensäureeinatmung. NEUDA beobachtete, daß die Autoagglutinationsreaktion durch Leberextrakt verhindert wird, und berichtet auch bei klinischen

Fällen von Thrombophlebitis über auffallend gute Resultate bei Anwendung von Campolon. LAMPERT empfiehlt eine antiazidotische Therapie durch Verabreichung von Rohkost, Sauerstoff und Alkalien.

Die große Zahl der therapeutischen Versuche beweist die Unsicherheit auf diesem Gebiete. MORAWITZ faßt das Urteil über die Behandlung der Thrombose in die Worte zusammen: „Je weniger aktiv die Therapie um so besser. Vielgeschäftigkeit schadet, Ruhe ist bisher das beste, freilich langsam wirkende Heilmittel." Man kann dem nur beipflichten.

Literatur.

ABREN: Relations of thrombophlebitis migrans to thromboangiitis obliterans. Brit. med. J. **1934**, Nr 3811, 101. — ALESSANDRI: Vorstellung eines Kranken mit Thromboangiitis obliterans an allen 4 Gliedmaßen, operiert mit Ganglionektomie vor 2 Jahren. Ann. int. Med. **5**, 613 (1931). — ALLEN u. SMITHWICK: Reizkörpertherapie in der Behandlung peripherer Gefäßstörungen. J. amer. med. Assoc. **91**, 1161 (1928). — ALVAREZ: Der arterielle Druck bei syphilitischen Erkrankungen des Herzgefäßapparates. Z. Kreislaufforsch. **25**, 402 (1933). — AMBARD: La réserve alcaline. Paris: Gaston Doin 1928. — AMELUNG u. STERNBERG: Die Einwirkung der Frühsyphilis auf Herz und Gefäße. Dtsch. Arch. klin. Med. **145**, 34 (1924). — ANGELI: Blutegelbehandlung der Phlebitis. Ref. Z. Kreislaufforsch. **25**, 96 (1933). — APITZ: Über den Bau jüngster Blutplättchenthromben und den Einfluß des Novirudins auf ihre Entstehung. Zbl. Path. **50**, 1 (1930). — ARNETH: Zit. nach KISCH. — ASCHOFF: Über Entstehungsbegriffe und Entzündungstheorien. Münch. med. Wschr. **1922** I. — Das reticuloendotheliale System. Erg. inn. Med. **26**, 1 (1924). — Die „rheumatischen" Leiden im Licht der deutschen Pathologie. Dtsch. med. Wschr. **1934** I, 7. — Thrombose und Embolie. Dtsch. Ges. Kreislaufforsch. **7**, 11 (1934). — Über die nicht gefäßbedingten Schädigungen des Herzmuskels. Nauheimer Vortr., Bd. 10, S. 14. Dresden: Theodor Steinkopff 1934. — ASCHOFF u. TAWARA: Die heutige Lehre von den pathologisch-anatomischen Grundlagen der Herzschwäche. Jena 1906. — ASKANAZY: Stromafunktionen. Münch. med. Wschr. **1923**, 34, 1107. — „Knochenmark." HENKE-LUBARSCHS Handbuch der speziellen pathologischen Anatomie und Histologie, Bd. 1,2. 1927. — ASSMANN: Über periphere Gefäßstörungen im jugendlichen und mittleren Alter. Klin. Wschr. **1929** II, 1342. — AUERBACH: Beitrag zur Kenntnis der eitrigen Aortitis. Virchows Arch. **286**, 268 (1932). — AVERBUCK and SILBERT: Thromboangiitis obliterans. The cause of death. Arch. int. Med. **54**, 436 (1934).

BALO: Über eine Häufung von Periarteriitis nodosa, nebst Beiträgen zur Polyneuritis infolge Periarteriitis nodosa. Virchows Arch. **259**, 773 (1926). — BANKOW: Veranlagung zur Thrombose und ihre Prophylaxe. Klin. Wschr. **1932** I, 502. — BARKER: Results of treatment of thromboangiitis obliterans by foreign protein. J. amer. med. Assoc. **97**, 841 (1931). — BARLOW: Blutbefunde bei rheumatischen Erkrankungen, S. 31. Vortr. Aachen. Leipzig: Georg Thieme 1929. — BAU: Eklamptische Urämie bei Periarteriitis nodosa. Ref. Kongreßzbl. inn. Med. **77**, 506. — BAUKE u. KALBFLEISCH: Chronische Periarteriitis nodosa. Frankf. Z. Path. **47**, 340 (1934). — BAUMGARTEN: Entzündung, Thrombose, Embolie und Metastase im Lichte neuerer Forschung. München 1925. — BAUMGARTEN and CANTOR: Tuberculous mesarteriitis with aneurysm of the femoral artery. J. amer. med. Assoc. **100**, 1918 (1933). — BENDA: Gefäße. Lehrbuch ASCHOFF. — BENNHOLD: Vehikelfunktion der Bluteiweißkörper. Medizinische Kolloidlehre (LICHTWITZ), 1935. — BENOIT: Beiträge zur Angiitis productiva obliterans. Z. Kreislaufforsch. **23**, 261 (1931). — BERGER: Immunochemie und Medizin. Klin. Wschr. **1935** II, 1377. — BIELING, GOTTSCHALK u. ISAAC: Untersuchungen über die Beeinflussung des Eiweißabbaus in der Leber durch unspezifische und spezifische Reize. Klin. Wschr. **1922** II, 1560. — BIER: Heilentzündung und Heilfieber mit besonderer Berücksichtigung der parenteralen Proteinkörpertherapie. Münch. med. Wschr. **1921** I, 163. — BIRKHAUG: J. inf. Dis. **40**, 549 (1927). — BIRNBAUM, PRINZMETAL and CONNOR: Generalized thromboangiitis obliterans. Report of a case with involvement of retinal vessels and suprarenal infarction. Arch. int. Med. **53**, 410 (1934). — BLACKFORD and BOLAND: Bismuth in the treatment of cardiovascular syphilis. J. amer. med. Assoc. **99**, 1901 (1932). — BOGAERT, STOLZ et ALBERT: Sur une observation de periartériite nodeuse à localisation neurocutanée et évoluant par poussées hémorrhagiques. Ann. Méd. **31**, 530 (1932). — BRACHT u. WÄCHTER: Beitrag zur Ätiologie und pathologischen Anatomie der Myocarditis rheum. Dtsch. Arch. klin. Med. **96**, 493 (1909). — BRAUN: Münch. med. Wschr. **1905**. — BREINL u. HAUROWITZ: Z. Immun.forsch. **77**, 176 (1932). — BROOKS: Amer. J. med. Sci. **146** (1916). — BRUCE: Bacterial endocarditis. London 1936. — BRUENN: Syphilitical disease of the coronary artery. Amer. Heart J. **9**, 421 (1934). — BRUHNS: Über Aortenerkrankungen bei kongenitaler Syphilis. Berl. klin. Wschr. **1906** I, 217. — Ein Beitrag zur Frage: Wie viele Syphilitiker erkranken später an Aortitis mit einigen therapeutischen Bemerkungen. Med. Klin. 8, 279 (1926). — Bruman u. Jenny: Der Einfluß der Ernährung auf den Stoffumsatz. Dtsch. Arch. klin. Med. 177, 527 (1935). — Büngeler: Der Organstoffwechsel bei Gewebsaktivierung und Anaphylaxie. Dtsch. path. Ges. 25, 125 (1930). — Buerger: Thromboangiitis obliterans: A study of the vascular lesions leading to presenil spontaneous gangren. Amer. J. med. Sci. 136, 567 (1908). — The pathology of thromboangiitis obliterans. Ref. Kongreßzbl. inn. Med. 12, 539 (1920). — The circulatory disturbences of the extremity including gangren, vasomotoric and trophic disorders. Philadelphia 1924. — Thromboangiitis obliterans. Exp. production of Lesions. Arch. of Path. 7, 381 (1929). — Buschke u. Langer: Prinzipien zur modernen Syphilisbehandlung. Dtsch. med. Wschr. 1927 I, 531. — Busz: Spirochätennachweis bei Mesaortitis syphilitica. Frankf. Z. Path. 40 (1930).

Canto: Variations des proteines du plasma sanguin après l'hépatectomie. C. r. Soc. Biol. Paris 104, 1103 (1930). — Carter and Baker: Certains aspects of the syphilitic cardiac disease. Bull. Hopkins Hosp. 48, 315 (1931). — Castellano u. Allende: Tuberculose du myocarde. Ref. Z. Kreislaufforsch. 25, 766 (1933). — Chamberlain: Cardiovascular syphilis. Lancet 225, 1 (1933). — Chamberlain and Follows: The electrocardiogramm in syphilis. Quart. J. Med. 2, 221 (1933). — Chargin and Pally: EKG findings in primary and very early secundary syphilis. Z. Kreislaufforsch. 26, 264 (1934). — Chiari: Aneurismi multipli luetici. Ref. Z. Kreislaufforsch. 1935, 329. — Claman: Thrombophlebitis migrans complicating acut rheumatic fever. Z. Kreislaufforsch. 26, 638. — Clawson: A comparison of acut rhumatic and subacut bacterial endocarditis. Arch. int. Med. 1926, 86. — The Aschoff nodule. Arch. Path. 8, 664 (1929). — Clawson u. Bell: Zit. nach Chamberlain. — Clerici: Aneurismi del aorta. Z. Kreislaufforsch. 25, 195 (1933). — Cloetta: Grundlagen und Ergebnisse der Digitalistherapie. Hoffm. La Roche 1929. — Coenen: Klin. Wschr. 1926, 1, 22. — Cohn and Swift: J. of exper. Med. 39, 1 (1924). — Collet u. Fossen: Ernste einseitige Nierenblutung infolge Periarteriitis nodosa. Kongreßzbl. inn. Med. 76, 646 (1934). — Conner: Developement of knowledge concerning the role of syphilis in cardiovascular dis. J. amer. med. Assoc. 102, 575 (1934). — Coombs: The myocardial lesions of the rheumatic infection. Brit. med. J. 2, 1513 (1907). — Rheumatic heart disease. New York 1924. — Coombs and Pauli: Studies of the relations of streptococcus haemol. to the rheumatic process. I—III. J. of exper. Med. 56, 609 (1932). — Costa: Experimentelle Untersuchungen über die Tuberkulose des Myokards. Z. Kreislaufforsch. 23, 304 (1931). — Creutzfeldt: Histologische Besonderheiten der nervösen Zentralorgane. Bethes Handbuch der normalen und pathologischen Physiologie, Bd. 9, S. 461. 1929. — Crowe: Zit. nach Fischer. Blutbefunde bei rheumatischen Erkrankungen. Ärztekurs Aachen. Leipzig: Georg Thieme 1929.

Denecke: Der Plantarschmerz als Frühsymptom einer beginnenden Thrombose der unteren Extremität. Münch. med. Wschr. 1929 II. — Deschamps et Boulomont: Physiopathologie des thromboartérites des membres et traitement hydrominéral. Presse méd. 2, 1163 (1933). — Dietrich: Die Reaktionsfähigkeit des Körpers bei septischen Erkrankungen usw. Verh. dtsch. Ges. inn. Med. 37, 180 (1925). — Thrombose, ihre Grundlagen und ihre Bedeutung. Berlin: Julius Springer 1932. — Gefäßwand und Thrombose. Dtsch. Ges. Kreislaufforsch. 7, 48 (1934). — Dietrich, K.: Periarteriitis nodosa in der Haut des Vorderarms nach Erysipel. Z. Kreislaufforsch. 25, 304 (1933). — Dietrich u. Schröder: Abstimmung des Gefäßendothels als Grundlage der Thrombosebildung. Virchows Arch. 274, 425 (1929). — Dimitracoff: Le traitement de l'endocardite lente par la vaccinotherapie. Arch. Mal. Coeur 27, 248 (1934). — Dochez and Avery: J. of exper. Med. 26, 477 (1917). — Doehle: Ein Fall von eigentümlicher Aortenerkrankung bei einem Syphilitischen. Diss. Kiel 1885. — Über Aortenerkrankung bei Syphilitischen und deren Beziehung zur Aneurysmabildung. Dtsch. Arch. klin. Med. 55, 190 (1895). — Domagk: Virchows Arch. 253, 594 (1924). — Donath: Berl. klin. Wschr. 1909 II. — Donati: Arterienresektion kombiniert mit einseitiger Nebennierenentfernung bei der Therapie der Endarteriitis obliterans der Extremitäten. Schweiz. med. Wschr. 1935 I, 61. — Doumer: Zit. nach Kisch. — Dresel u. Katz: Der Kaliumspiegel des Blutserums und seine Beeinflussung durch vegetative Gifte. Klin. Wschr. 1922 II, 1601. — Ducuin: Le signe de la douleur plantaire prétalonnière pour le diagnostic précosse des phlébites postopératoires. Presse méd. 40, 813 (1932). — Les formes traînantes des phlébites portoperat. Presse méd. 48, 965 (1932). — Düntzer: Über einen Fall von Aortitis ulcerosa usw. Virchows Arch. 241, 25 (1923).

Eckstein: Die rheumatischen Erkrankungen im Kindesalter. Ärztekurs Aachen, S. 23. Leipzig: Georg Thieme 1929. — Ehrlich: Zit. nach Weintraud. — Erlandsson: Das klinische Bild der Periarteriitis nodosa. Kongreßzbl. inn. Med. 60, 448 (1931). — Neurologische Krankheitsbilder bei Periarteriitis nodosa. Kongreßzbl. inn. Med. 65, 187 (1931).

Fabris et Vitali: Pathologisch-anatomische und klinische Untersuchung bei Periarteriitis nodosa. Kongreßzbl. inn. Med. 76, 662 (1934). — Fahr: Beitrag zur Frage der

Herz- und Gelenksveränderungen bei Gelenkrheumatismus und Scharlach. Virchows Arch. **232**, 134 (1921). — Klin. Wschr. **1927** I. — Vergleichende Untersuchungen bei Scharlach, Streptokokkeninfektion und Granulomatose. Beitr. path. Anat. **85**, 445 (1930). — FAHRÄUS: Zit. nach HÖBER. — FANO: Zit. nach FÜRTH. — FELLER: Thrombose und Embolie. Wien. klin. Wschr. **1934** II. — FELLNER: Münch. med. Wschr. **1912** I, 537. — FERNBACH: Die Frühsyphilis des Herzens. Z. klin. Med. **125**, 453 (1933). — FISHBERG: Auricular fibrillation and Flutter in metastatic growth of rhight auricle. Amer. J. med. Sci. **180**, 629 (1930). — FONIO: Dtsch. Z. Chir. **238** (1933). — FONIO u. VANNOTTI: Tagg Schweiz. Physiol. 1935. — FOSSEL: Über juvenile Gangrän (Thromboangiitis obl.). Frankf. Z. Path. **47**, 181 (1934). — FOUQUET: La syphilis du coeur et des vaisseaux sanguins. Paris 1924. — FRÄNKEL: Über Myocarditis rheumatica. Beitr. path. Anat. **52**, 597 (1912). — Beitrag zur Biologie des Scharlachinfekts usw. Berl. klin. Wschr. **1921** II, 1041. — FREUND: Wärmeregulation und Eiweißumsatz. Arch. exper. Path. **88**, 216 (1920). — FREUND u. GRAFE: Wärmeregulation und Eiweißumsatz. Über das Verhalten des gesamten Stoffwechsels und Eiweißumsatzes bei infizierten Tieren ohne Wärmeregulation. Dtsch. Arch. klin. Med. **121**, 36 (1917). — Über die Beeinflussung des Gesamtstoffwechsels und des Eiweißumsatzes bei Warmblütern durch operative Eingriffe am Zentralnervensystem. Arch. f. exper. Path. **93**, 285 (1922). — FREUND u. LAUBENDER: Über den Eiweißabbau in der Leber und seine Abhängigkeit vom Zentralnervensystem. Arch. f. exper. Path. **99**, 131 (1923). — FREUND u. RUPP: Studien zur unspezifischen Reiztherapie. V. Über den Rest-N der Leber. Arch. exper. Path. **99**, 137 (1932). — FREY, BULCKE u. WELS: Die Hemmung der Kochsalzausscheidung im Harn durch Adrenalin. Dtsch. Arch. klin. Med. **123**, 163 (1917). — FRIEDBERG and GROSS: Periarteriitis nodosa associated with rheumatic heart disease. Arch. int. Med. **54**, 170 (1934). — FRIEDEMANN u. FRÄNKEL: Über Veränderungen der Wasser- und Kochsalzausscheidung während der Serumkrankheiten. Kongreßzbl. inn. Med. **33**, 400 (1921). — FRIEDREICH: Zur Diagnose der Herzbeutelverwachsung. Virchows Arch. **29**, 296. — FRISCH: Nervenlues und Aortitis luetica. Klin. Wschr. **1923** II, 1401. — FÜRTH: Lehrbuch der Physiologie und pathologischen Chemie, 1928.

GAGSTATTER: Über Periarteriitis nodosa. Wien. klin. Wschr. **1934** I, 332. — GANZER: Zur Frage der Mesaortitis luica, besonders in bezug zur progressiven Paralyse. Z. Kreislaufforsch. **26**, 8 (1934). — GEIPEL: Untersuchungen über rheumatische Myokarditis. Dtsch. Arch. klin. Med. **85**, 75 (1905). — GERHARDT: Die Endokarditis. Wien 1914. — GERLACH: Secale cornutum gegen Gangrän usw. Münch. med. Wschr. **1933** II, 1743. — GESSLER: Die Wärmeregulation des Menschen. Erg. Physiol. **26**, 185 (1928). — GINS: Beitrag zur Pathogenese und Epidemiologie der Infektionskrankheiten. Leipzig: Georg Thieme 1935. — GIROTTO: Über einen Fall von operativer Nebennierenentfernung bei Endoarteriitis obliterans. Kongreßzbl. inn. Med. **65**, 712 (1931). — GIVAN: Heart disease in children due to congenital syph. Amer. Heart J. **6**, 132 (1931). — GOLDFLAM: Zit. nach MESCAROS. — GOLDMANN: Vitalfärbung am Zentralnervensystem usw. Sitzgsber. preuß. Acad. Wiss., Physik.-math. Kl. 1, 1 (1913). — GOLDSTEIN: Zur Klinik und Diagnostik der Periarteriitis nodosa. Wien. Arch. inn. Med. **21**, 255 (1931). — GOULEY, BELLAT and MCMILLAN: Tuberculosis of the myocardium. Arch. int. Med. **51**, 244 (1933). — GOTTSCHALK: Untersuchungen über die Mechanik der unspezifischen Therapie. I. Arch. f. exper. Path. **96**, 260, 277 (1922). — GRÄFF: Rheumaprobleme. Leipzig: Georg Thieme 1928. — Pathologische Anatomie und Histologie des Rheumatismus infect. Ärztekurs Aachen. Leipzig: Georg Thieme 1929. S. 45. — GRAF: Zit. nach LESCHKE. Fortbildgskurs Nauheim 1930. S. 102. — GRAFE: Erg. Physiol. **21** II, 1 (1923). — Infektion und zentralnervöse Stoffwechselregulation. Münch. med. Wschr. **1927** I, 305. — GRANT: The aortic lesions of subacut infectiv endocarditis. Heart **11**, 9 (1924). — GRILL: Beitrag zur Diagnose der Periarteriitis nodosa. Kongreßzbl. inn. Med. **80**, 432. — GROSS and EHRLICH: Studies on the myocardial ASCHOFF body. Amer. J. Path. **10**, 467 (1934). — GRUBER: Über die Pathologie der Periarteriitis nodosa. Zbl. Herzkrkh. **9**, 45 (1917). — Gefäßstörungen und Gangrän. Dtsch. Ges. Kreislaufforsch. **1931**, 101. — GÜRICH: Über die typhösen Organver- änderungen usw. Münch. med. Wschr. **1925** I, 980. — GUKELBERGER: Neue experimentelle Arbeiten über Beginn und Ausbreitung der diphtheritischen Schädigung des Herzmuskels. Z. exper. Med. **97**, 749 (1936).

HAMBURGER: Zit. nach AMBARD. — HARBITZ: Über rheumatische Arteriitis usw. Kongreß zbl. inn. Med. **78**, 415 (1935). — HARKARY, SILBERT: Tobacco sensitivness in thromboangiitis obliterans. Proc. Soc. exper. Biol. a. Med. **30**, 104 (1932). — HARRIS u. FRIEDRICH: J. med. Res. **43**, 285 (1923). — HASHIMOTO u. PICK: Über den intravitalen Eiweißabbau in der Leber sensibilisierter Tiere. Arch. f. exper. Path. **76**, 89 (1914). — HAUROWITZ: Chemische Untersuchungen und neue Anschauungen über Immunität. Med. Klin. **1933** II, 936. — HAUSBRANDT: Zwei Fälle von eitriger Aortitis. Zbl. Path. **53**, 337 (1932). — HAUSER: Zur Frage der Thrombangitis obliterans. Bruns' Beitr. **159**, 390 (1934). — HEGNER: Karlsbad. ärztl. Fortbildgskurs **10**, 235 (1929). — HELD and GOLDBLOOM: Acut streptococc.

viridans endocarditis. Arch. int. Med. **53**, 508 (1934). — HELLER, J.: Kritisches zur modernen Syphilislehre. Berl. klin. Wschr. 1917, 11, 259. — Zur Frage der Zuverlässigkeit der WASSERMANNschen Reaktion. Berl. klin. Wschr. 1917, 13, 306. — HENSCHEN: Erfahrungen über Diagnostik und Klinik der Herzklappenfehler. Berlin: Julius Springer 1916. — HERTEL: Endokardfibrose. Frankf. Z. Path. **24** (1920). — HERZOG: Über die Bedeutung der Gefäßwandzellen in der Pathologie. Klin. Wschr. **1923** I, 684. — Zur Pathogenese der Syphilis, der Aorta und des Herzens. Wien. med. Wschr. **1935** I, 316. — HERZOG u. SCHOPFER: Über das Verhalten der Blutgefäße. Arch. exper. Zellforsch. **11** (1931). — HIGIER: Zur Klinik und Pathogenese der atypischen Formen von Arteriitis obliterans usw. Dtsch. Nervenheilk. **73**, 71 (1922). — HINES and CARR: Use of i.v. Arsenicals in the treatment of cardiovascular syphilis. Amer. Heart J. **6**, 142 (1931). — HINRICHS: Periarteriitis nodosa mit besonderer Beteiligung der Nieren. Virchows Arch. **280**, 51 (1931). — HOCHREIN: Eine neue Methode zur Erkennung der Pericarditis adhaesiva. Münch. med. Wschr. **1930** I, 588. — HÖBER: Physikalische Chemie der Zelle und Gewebe. 7. Aufl. — HOFF: Blut und vegetative Regulation. Erg. inn. Med. **33** (1928). — Erg. inn. Med. **46** (1934). — HOFF u. WERNER: Untersuchungen über den Mechanismus der Diuresehemmung durch Pituitrin beim Menschen. Arch. f. exper. Path. **125**, 140 (1927). — HORINE: The relations of syphilis to hypertension. Amer. Heart J. **6**, 121 (1931). — HORTON u. BROWN: Experimentelle Thromboangiitis obliterans usw. Kongreßzbl. inn. Med. **68**, 371, 612. — HUBERT: Zur Klinik und Behandlung der Aortensyphilis. Dtsch. Arch. klin. Med. **128**, 317 (1919). — HUSTEDT: Zit. nach HENSCHEN. — HUZELLA: Über histologische Befunde bei Rheumatismus und Chorea. Dtsch. path. Ges. **17**, 470 (1914).

INGRAHAM and MAYNARD: The Electrocardiogramm and Tele-Röntgen in early syphilis. Amer. Heart J. **6**, 82 (1930). — ISAAC u. SIEGEL: Regulation des organischen Stoffwechsels, durch Nervensystem und Hormone. BETHES Handbuch der normalen und pathologischen Physiologie, Bd. 16,2, S. 1691. 1931.

JACKI: Über rheumatische Knötchen usw. Frankf. Z. Path. **22**, 82 (1919). — JÄGER: Zur pathologischen Anatomie der Thrombangiitis obl. usw. Virchows Arch. **284**, 527 (1932). — Zur histologischen Ausheilung der Periarteriitis nodosa usw. Virchows Arch. **288**, 833 (1933). — Experimentelles zur Lokalisation der Venenthrombose. Z. Kreislaufforsch. **27**, 316 (1935). — JOCHMANN: Sepsis. STAEHELIN-BERGMANNs Handbuch der inneren Medizin Bd. I. — JÜRGENSEN: Endokarditis. NOTHNAGELs Handbuch der speziellen Pathologie und Therapie, 1915. — JUNGMANN u. HALL: Die Entstehungsbedingungen der spätluetischen Gefäßerkrankungen. Klin. Wschr. **1926** I, 702. — JUNGMANN u. MEYER: Experimentelle Untersuchungen über Abhängigkeit der Nierenfunktion vom Nervensystem. Arch. f. exper. Path. **73**, 49 (1913).

KAHLDEN: Über Periarteriitis nodosa. Beitr. path. Anat. **15**, 581. — KAHLER: Über Endarteriitis und Periarteriitis. Wien. klin. Wschr. **1931** I, 99, 139. — KAST: Über eitrige Pericarditis bei Tuberkulose der mediastinalen Drüsen. Virchows Arch. **96**, 489 (1884). — KESSLER: Tabes dorsalis und Mesaortitis luetica. Klin. Wschr. **1924** II, 2146. — KISCH: Klinische Beiträge zur Therapie der Mesaortitis luetica. Klin. Wschr. **1931** I, 1117. — KLINGE: Das Gewebsbild des fieberhaften Rheumatismus. XII. Zusammenfassende Betrachtungen. Virchows Arch. **286**, 344 (1932). — Neuere Untersuchungen über Rheumatismus. Schweiz. med. Wschr. **1933** I, 681. — KLINGE u. VAUBEL: Die Gefäße bei Rheumatismus besonders die „Aortitis rheumatica". Virchows Arch. **281**, 701 (1931). — KLINGER: Grenzformen der Periarteriitis nodosa. Frankf. Z. Path. **42**, 455 (1931). — KOENIG: Experimentelle Untersuchungen über die Entstehung der Thrombose. Z. Kreislaufforsch. **25**, 438 (1933). — Erfolgreiche Verhütung der postoperativen Thrombosen und Embolie. Dtsch. Ges. Kreislaufforsch. **7**, 247 (1934); Z. Kreislaufforsch. **27**, 399. — KOENIGER: Histologische Untersuchungen über Endokarditis. Arb. path. Inst. Lpzg. **1903**. — KOLLE u. EVERS: Dtsch. med. Wschr. **1926** I. — KRAUS: Konstitutionstherapie. Dtsch. med. Wschr. **1922** I, 55. — KRAUS u. ZONDEK: Zur Lehre vom Aktionsstrom. Dtsch. med. Wschr. **1921** II, 1513. — KREHL: Beitrag zur Pathologie der Herzklappenfehler. Dtsch. Arch. klin. Med. **46**, 454 (1890). — Beitrag zur Kenntnis der Füllung und Entleerung des Herzens. Abh. sächs. Ges. Wiss., Math.-physiol. Kl. **17**, 341 (1891). — Die Störungen der Wärmeregulation und das Fieber. KREHL-MARCHANDs Handbuch der allgemeinen Pathologie, Bd. 4,1, S. 1. 1924. — Pathologische Physiologie, 1932. — KREUTER: Ein ungewöhnlicher Fall von Periarteriitis nodosa. Münch. med. Wschr. **1933** II, 1473. — KRIEG: Zur Differentialdiagnose der latenten Phlebitis. Münch. med. Wschr. **1933** II. — KROETZ: Strahlen und Proteinkörper als Transmineralisationsmittel. Klin. Wschr. **1925** I, 631. — KROO: Antigenwert und chemotherapeutischer Heilerfolg. Klin. Wschr. **1932** I, 316. — KROO u. JANCSO: Untersuchungen über die Immunitätsvorgänge bei Syphilis. Klin. Wschr. **1931** I, 105. — KUCZYNSKI: ERWIN GOLDMANNs Untersuchungen über zelluläre Vorgänge im Gefolge der Verdauungsprozesse usw. Virchows Arch. **239** (1922). — KUCZINSKY u. WOLF: Untersuchungen über die experimentelle Streptokokkeninfektion der Maus. Berl. klin. Wschr. **1920** I, 777, 804. — KUSSMAUL: Über schwielige Mediastinopericarditis und den paradoxen Puls. Berl. klin. Wschr. **1873 II**. — KUTSCHERA-AICHBERGER: Über Herzschwäche. Wien u. Berlin: Urban & Schwarzenberg 1929.

LAMPERT: Neue Anschauungen über das Thrombose-Embolieproblem. Klin. Wschr. **1932 I**, 539. — Kolloidchemie. Handbuch von LICHTWITZ, Bd. 2, S. 60. — LANDSTEINER: Über einige neuere Ergebnisse der Serologie. Naturwiss. **18**, 653 (1930). — Die Spezifität der serologischen Reaktionen. Berlin: Julius Springer 1933. — LANGE: Die Differentialdiagnose zwischen den Muskelhärten und der latenten Phlebitis. Münch. med. Wschr. **1933 I**. — LANGER: Die Häufigkeit der luetischen Organveränderungen usw. Münch. med. Wschr. **1926 II**, 1782. — LANGERON et DESPLATS: Resultats therapeutiques obtenus par la radiothérapie des régions surrénales dans 40 cas de oblitération artérielle des membres. Bull. Acad. Méd. Paris III. s., **107**, 825 (1932); Bull. Soc. med. Hôp. Paris, III. s., **50**, 221 (1934). — LANGMANN: Myocarditis in cases of endocarditis. Zit. nach MÖNCKEBERG. — LEECH: The value of salicylates in prevent of rheumatic manifest. Kongreßzbl. inn. Med. **60**, 358. — LERICHE et STRICKER: Surrenalectomie et traitement conservat. des artérites juveniles. Presse méd. **2**, 1237 (1932). — LESCHKE: Beitrag zur klinischen Pathologie des Zwischenhirns. Z. klin. Med. **87**, 201 (1919). — Zur klinischen Pathologie des Zwischenhirns. Dtsch. med. Wschr. **1920 II**, 959. — LESSER: Die innere Sekretion des Pankreas. Jena 1924. — LETULLE: Bull. Soc. Anat. Paris **85**, 56 (1910). — LEWIS and GRANT: Observations relating to subacute infection endocarditis. Heart. **10**, 21 (1923). — LEWIS and LANDIS: Some physiological effects of ganglionectomy in a case of RAYNAUD malady. Heart. **15**, 151 (1929). — LEYDEN: Untersuchungen über das Fieber. Dtsch. Arch. klin. Med. **5**, 273 (1868). — LIAN: Maladies du coeur. Traité Sergeant, Ribadeau, Babonneix, Vol. 4, p. 27. 1926. — LIBMAN: A consideration of the prognosis in subacut bacterial endocarditis. Amer. Heart J. **1**, 1 (1925). — LIEK: Fortschr. Röngenstr. **17** (1911). — LÖHE u. ROSENFELD: Multiple Hautgangrän bei Periarteriitis nodosa. Kongreßzbl. inn. Med. **66**, 179 (1932). — LOEPER et DEGOS: Le traitement des cardiopathies syphilitiques etc. Z. Kreislaufforsch. **1934**, 727. — LÖWENBERG: Über die Syphilis des Zentralnervensystems und der Aorta. Klin. Wschr. **1924 I**, 531. — LOREY: Endocarditis lenta. Münch. med. Wschr. **1912 I**, 971. — LOVE and WARNER: Observations upon syphilis of the heart etc. Z. Kreislaufforsch. **26**, 720 (1934). — LUBARSCH: Zur Kenntnis des makrophagen Systems. Verh. dtsch. path. Ges. **18**, 63 (1921). — Entzündung. Tagg dtsch. path. Ges. **19**, 3 (1923). — LUCADOU: Endothel und Thrombose. Z. Kreislaufforsch. **23**, 697 (1931); **25**, 785 (1931). — LÜTHI, W.: Diss. Bern 1936. — LUKOMSKI: Das cardiovasculäre System in den Frühstadien der Syphilis. Z. klin. Med. **109**, 725 (1929). — LUNDQUIST: Die Grundzüge der Pathologie der Periarteriitis nodosa. Kongreßzbl. inn. Med. **63**, 447 (1931).

MACAIGUE et NICAUD: Les lésions de la périartériite lueuse etc. Ann. d'Anat. path. **11**, 235 (1934); Kongreßzbl. inn. Med. **75**, 668; Presse méd. **1**, 665 (1932). — MANSFELD u. MÜLLER: Pflügers Arch. **152** (1913). — MANTEUFFEL: Arch. klin. Chir. **40**, 1 (1895). — MARCHAND: Die Entwicklung des Entzündungsbegriffs usw. Dtsch. med. Wschr. **1921 II**; Med. Klin. **28** (1922). — MARTLAND: Syphilis of the aorta. Amer. Heart J. **6**, 1 (1931). — MASTER and ROWANOFF: Treatment of rheumatic fever etc. J. amer. med. Assoc. **98**, 1978 (1932). — MAURIAC: Zit. nach LUKOMSKI. — MAYNARD, CURRAN, ROSEN, WILLIAMSON and LINGG: Cardiovascular Syphilis, early diagnosis etc. Arch. int. Med. **55**, 873 (1935). — MESZARO: Arteriitis obliterans als familiäre Erkrankung. Dtsch. Arch. klin. Med. **171**, 391 (1931). — METZ: Die geweblichen Reaktionserscheinungen bei hyperergischen Zuständen usw. Beitr. path. Anat. **88**, 17 (1931). — MEULENGRACHT u. OLLGARD: Thromboangiitis obliterans bei zwei eineiigen Zwillingen. Kongreßzbl. inn. Med. **73**, 675 (1933). — MEYER: Zum Problem des chronischen Rheumatismus. Münch. med. Wschr. **1933 I**. — MEYER, H. H.: Pharmakologische Grundlagen der Reizkörpertherapie. Wien. med. Wschr. **1925 I**. — MEYER-BISCH: Über die Wirkung des Tuberkulins auf den Wasserhaushalt. Dtsch. Arch. klin. Med. **134**, 185 (1920). — Über Untersuchungen über den Wasserhaushalt. Z. exper. Med. **24**, 381 (1921). — Sammelreferat über den Wasserhaushalt. Dtsch. med. Wschr. **1924 I**. — Umsatz der Alkalichloride. BETHES Handbuch der normalen und pathologischen Physiologie, Bd. 16,2, S. 1517. 1931. — MEYER-GOTTLIEB: Experimentelle Pharmakologie. Wien u. Berlin: Urban & Schwarzenberg 1933. — MEYER u. MEYER-BISCH: Beitrag zur Lehre vom Diabetes insipidus. Dtsch. Arch. klin. Med. **137**, 225 (1921); Z. klin. Med. **96**, 469 (1923). — MIES: Die Wirkung des Strophantins auf die zirkulierende Blutmenge. Verh. dtsch. Ges. Kreislaufforschg. **4**, 208 (1931). — MIHIALJEVIC u. SPENGLER: Über Malariakur bei Mesaortitis Luetica. Wien. klin. Wschr. **1929 II**, 1223. — MÖNCKEBERG: HENKE-LUBARSCH' Handbuch der speziellen pathologischen Anatomie und Histologie, Bd. 2, S. 402. 1924. — MOORE, DANGLAD and REISINGER: Diagnosis of syphilitic aortitis etc. Arch. int. Med. **49**, 753 (1932); Amer. Heart J. **6**, 148 (1931). — MORAWITZ: Thrombose und Embolie. Dtsch. Ges. Kreislaufforsch. **7**, 80 (1934). — MORAWITZ u. REHN: Arch. f. exper. Path. **58**, 141 (1907). — MORITZ: Physiologie und Pathologie der Herzklappen. BETHES Handbuch der normalen und pathologischen Physiologie, Bd. 7, S. 201. 1926. — Syphilitic coronary arteriitis. Arch. of. Path. **11**, 45 (1931).

NEALE and WHITFIELD: Rheumatism and its relation to arterial disease etc. Brit. med. J. **1934**, Nr 3837, 104. — O'NEILL, MANWARING and MOY: Quantitativ changes in hepatic glycogen in anaphylactic shock. J. amer. med. Assoc. **15** (1925). — NEUBAUER: Intermediärer Eiweißstoffwechsel. BETHES Handbuch der normalen und pathologischen Physiologie, Bd. 5, S. 671. 1928. — NEUDA: Thromboembolie, ihre Pathologie und Behandlung. Münch. med. Wschr. **1934 II**, 1417. — NIEMEYER: Über primäre Endarteriitis obliterans. Zbl. Herzkrkh. **18**, 273 (1921). — NOBLE: Thromboangiitis obliterans in Siam. Lancet **1**, 288 (1931).

ODEN: Zur Blutegeltherapie der Thrombophlebitis. Med. Welt **11** (1933). — OEHME: Die Regulation der renalen Wasserausscheidung im Rahmen des Gesamtwasserhaushalts. Arch. f. exper. Path. **89**, 301 (1921). — Das Wassersalzgewicht des Körpers in Abhängigkeit von Säurebasenhaushalt und Ionenantagonismus. Kongreßzbl. inn. Med. **36**, 48 (1924); Klin. Wschr. **1**, 1 (1923).

PÄSSLER: Über Herdinfektion usw. Kongreßzbl. inn. Med. **42**, 381 (1933). — PERRY, Davis and SCHLESINGER: Thrombophlebitis in acut rheumat. Lancet **225**, 966 (1933). — PETERSON and HUGHS: Inorganic alterations of the lymph in anaphylactic shock. J. of biol. Chem. **63** (1925). — PLETNEW: Klinik der erworbenen Herz- und Gefäßsyphilis. Med. Welt **1**, 10 (1928). — PORT: Über die Häufigkeit eines positiven Blut-Wa.R. bzw. einer Aortitis syphilitica bei älteren Leuten. Münch. med. Wschr. **1924 I**, 712. — POWELL u. PRICHARD: Periarteriitis nodosa etc. Kongreßzbl. **70**, 57 (1932). — POYNTON and TROTTER: The operations of cardiolysis. Zit. nach VAQUEZ.

DE QUERVAIN u. SCHÜPBACH: Über schwielige Perikarditis und ihre chirurgische Behandlung. Schweiz. med. Wschr. **1934 I**, 93.

RACHMANOW: Beitrag zur vitalen Färbung des Zentralnervensystems. Fol. neurobiol. **7**, 750 (1913). — RADNAI: Über die Komplikationen der luetischen Aortitis. Frankf. Z. Path. **42**, 228 (1931); Z. Kreislaufforsch. **24**, 465 (1932). — RATSCHOW: Klinische und experimentelle Befunde zur rheumatischen Arteriitis. Kongreßzbl. inn. Med. **46**, 250 (1934).— REBAUDI: Zit. nach KAUFMANN. — REDLICH u. STEINER: Zit. nach SCHLESINGER. — REID: The diagnosis of cardiovascular syphilis. Amer. Heart J. **6**, 90 (1931). — REISS: Die refraktometrische Blutuntersuchung. Erg. inn. Med. **10**, 531 (1913). — RENZI: Die tuberkulöse Perikarditis. Kongreßzbl. inn. Med. **79**, 347 (1935). — REUTER: Neue Befunde von Spirochaeta pallida im menschlichen Körper usw. Z. Hyg. **54**, 49 (1906). — RIBBERT: Die Erkrankungen des Endokards. HENKE-LUBARSCHS Handbuch der speziellen pathologischen Anatomie und Histologie, Bd. 2, S. 184. 1924. — RITTER: Zit. nach DIETRICH. — RINCHART and METTIER: The heart valves and muscle in exp. scurvy. Amer. J. Path. **10**, 61 (1934). — ROEHL: Grundlagen der Chemotherapie. Dtsch. med. Wschr. **48**, 2017 (1926). — RÖSSLE: Entzündung. Dtsch. path. Ges. **19**, 18 (1923). — Über die Häufung von Thrombose und Embolie nach dem Kriege. Sitzgsber. preuß. Akad. Wiss., Physik.-math. Kl. **4** (1935). — RÖSSLER: Zum Formenkreis der rheumatischen Gewebsveränderungen. Virchows Arch. **288**, 780 (1932). — ROLANDO: Neuer Beitrag zur Kenntnis der Pathogenese der BUEGERschen Krankheit. Kongreßzbl. inn. Med. **77**, 61 (1934). — ROMBERG: Über die Bedeutung des Herzmuskels für die Symptome und den Verlauf der akuten Endokarditis und der chronischen Klappenfehler. Dtsch. Arch. klin. Med. **53**, 141 (1894). — Über die inneren Erkrankungen bei Syphilis usw. Münch. med. Wschr. **1918 II**, 1266. — Lehrbuch der Krankheiten des Herzens und der Blutgefäße. Stuttgart 1921. — ROSENOW: Herdinfektion und elektive Lokalisation. Kongreßzbl. inn. Med. **42**, 408 (1930). — ROTHSCHILD, SACKS and LIBMAN: The disturb. of the cardiac mechanism in subacut bacterial endocarditis and rheumatic fever. Amer. Heart J. **2**, 356 (1927). — ROTHSTEIN and WELT: Amer. J. Dis. Childr. **45**, 1877 (1933). — ROTSTEIN and WELT: Zit. nach NEALE. — ROULET: Über Myokarditis bei Grippe. Virchows Arch. **295**, 438 (1935).

SAATHOF: Münch. med. Wschr. **1909 II**; **1910 II**. — SACHS, H.: Antigene und Antikörper. BETHES Handbuch der normalen und pathologischen Physiologie, Bd. 13, S. 405. 1929. — SACHS, L.: Diss. Bern 1935. — SACHS, KLOPSTOCK u. WEIL: Die Entstehung der syphilitischen Blutveränderungen. Dtsch. med. Wschr. **1925 I**. — SACKS: The pathology of rheumatic fever. Amer. Heart J. **1**, 750 (1925). — SAMUELS: Gangrene to thromboangiitis obliterans. J. amer. med. Assoc. **102**, 436 (1934). — SAPHIR: Syphilitic myocarditis. Arch. of Path. **13**, 266, 436 (1932). — SAPHIR and SCOTT: Observations in 107 cases of syphilitic aortic insuff. etc. Amer. Heart J. **6**, 56 (1931); Amer. J. Path. **5**, 397 (1929). — SCHERER: Die Sonderstellung der Aortenlues bei der progressiven Paralyse. Virchows Arch. **286**, 183 (1929). — SCHEUER: Aortenruptur bei Pyämie. Berl. klin. Wschr. **1910 I**, 666. — SCHLESINGER: Zur Symptomatologie und Frühdiagnose der Aortenlues. Wien. Arch. inn. Med. **26**, 1 (1934); Wien. klin. Wschr. **1928 I**. — SCHMIDT-OTT: Z. Hyg. **107** (1927). — SCHRÖTTER: Zit. nach HENSCHEN. — SCHÜPBACH: Vgl. Diss. STÄHLI. Bern 1934. — SCHÜPBACH u. GOLDMANN: Demonstr. med. Bezirks-Verein Bern 1936, Juni. — SCHUR: Probleme der adhäsiven Pericarditis. Erg. inn. Med. **47**, 548 (1934). — SCHWALBE: Dtsch. Arch. klin. Med. **177**, 283. —

Schwarztmann: 5 cases of thromboangiitis obliterans. Kongreßzbl. inn. Med. **63**, 449 (1931). — Schwenkenbecher u. Inagaki: Wassergehalt der Gewebe bei Infektionskrankheiten. Arch. f. exper. Path. **55**, 203. — Seifert: Intravenöse Einspritzung und Thrombosegefahr. Münch. med. Wschr. **1932 I**. — Sezary, Malloizel u. Nathan: Zit. nach Lukomski. — Siebert and Friedländer: Studies in thromboangiitis oblit. VIII. The basal metabolism. J. amer. med. Assoc. **96**, 1857 (1931); Kongreßzbl. inn. Med. **62**, 690. — Siegmund: Über die Reaktion der Gefäßwände und des Endokards bei experimenteller und menschlicher Allgemeininfektion. Verh. dtsch. path. Ges. **20** (1915). — Speicherung der Retikuloendothelien, celluläre Reaktion und Immunität. Klin. Wschr. **1922 II**, 2566. — Untersuchungen über Immunität und Entzündung. Verh. dtsch. path. Ges. **19**, 114 (1923). — Retikuloendothel und aktives Mesenchym. Med. Klin. **1927 I**, Beih. 1. — Sigler: Study of thromboangiitis oblit. An. Clin. med. **3**, 475 (1925); Kongreßzbl. inn. Med. **39**, 580. — Simpson: Diseases of the cardiovascular syst. due to acquired syphilis. Amer. J. Syph. **13**, 180 (1929); Kongreßzbl. inn. Med. **54**, 542. — Sitsch: Zur Frage der Häufigkeit der Thrombose und Embolie. Z. Kreislaufforsch. **25**, 577 (1933). — Stadler: Die syphilitische Erkrankung der Kreislauforgane. Med. Welt **9**, 109, 293 (1933). — Diagnose, Prognose und Behandlung der syphilitischen Aortenerkrankungen. Z. ärztl. Fortbildg **31**, 545 (1934). — Stauder: Neurologische Störungen bei Thrombangiitis obliterans. Klin. Wschr. **1934 II**, 1784. — Steel: Sodium citrate treatment of thromboangiitis oblit. J. amer. med. Assoc. **76**, 429 (1921); Kongreßzbl. inn. Med. **17**, 295. — The röntgenographic diagnosis of syphilis aortitis in a review of 40 proved cases. Amer. Heart J. **6**, 59 (1930). — Stengel and Wolferth: Mycotic (bacterial) aneurysms of intravascular origin. Arch. int. Med. **31**, 527 (1923). — Stewart: Sympathetic ganglionectomy for gangrene due to thromboangiitis oblit. Brit. med. J. **1934**, Nr 3811, 100. — Stoeckenius: Beobachtung an Todesfällen bei frischer Syphilis. Beitr. path. Anat. **68**, 185 (1921). — Storz: Die konstitutionelle Disposition zu Thrombose und Embolie. Dtsch. Ges. Kreislaufforsch. **7**, 172 (1934). — Stuber: Über die Pathologie und Therapie der Venenthrombose. Med. Welt **12** (1934); Z. Kreislaufforsch. **26**, 674. — Stuber u. Lang: Physiologie und Pathologie der Blutgerinnung. Leipzig 1930; Dtsch. med. Wschr. **1932 I**. — Stumpf: Über die akute Entzündung der Aorta. Beitr. path. Anat. **56**, 417 (1913). — Sulger: Die postoperative Venenthrombose und Lungenembolie. Erg. Chir. **1931**. — Sullivan: Diskussion Amer. Heart Assoc. **1930**; Amer. Heart J. **6**, 146 (1930). — Sulzberger u. Veit: Untersuchungen über Tabaküberempfindlichkeit. Thromboangiitis obliterans mit positiver urticarieller Hautreaktion. Kongreßzbl. inn. Med. **73**, 293 (1933). — Swift: Endocarditis. Amer. J. med. Sci. **170**, 633 (1925).

Talalajew: Zit. nach Klinge. — Taube: Mesenteric involvment in Buergers disease. J. amer. med. Assoc. **96**, 1469 (1931). — Telford and Stopford: Remarks on the results of lumbar sympathectomy in thromboangiitis oblit. Brit. med. J. **1933**, Nr 3761, 173. — Thompson: Amer. J. med. Sci. **138** (1909). — Troisier et Horowitz: Maladie de Buerger et typhus exanthématique. Bull. Soc. med. Hôp. Paris, III. s. **49**, 151 (1933); Kongreßzbl. inn. Med. **70**, 716.

Vannotti u. Singeisen: Die Capillardurchblutung des Herzmuskels bei der Myocarditis diphtherica. Z. exper. Med. **1936** (im Druck). — Vaquez: Maladies du coeur. Traité Baillère 1928. — Veillon et Girard: C. r. Soc. Biol. Paris **59** (1905). — Volhard u. Schmieden: Über Erkennung und Behandlung der Umklammerung des Herzens durch schwielige Perikarditis. Klin. Wschr. **1923 I**, 5.

Warthin: The role of syphilis in the etiology of angina pectoris, coron arteriosclerosis and thromb. and of sudden cardial death. Amer. Heart J. **6**, 163 (1930). — The lesions of latent syphilis. South med. J. **24**, 273 (1931), zit. nach Moore; Arch. int. Med. **49**, 756 (1932); Brit. med. J. **1929 II**, 236. — Weintraud: Über die Salvarsanbehandlung syphilitischer Herz- und Gefäßerkrankungen. Ther. Gegenw. **1911** (Okt.). — Weiss: Beobachtung und mikrophotographische Darstellung der Hautcapillaren am lebenden Menschen. Dtsch. Arch. klin. Med. **119**, 1 (1916). — Wenckebach: Beobachtungen über exsudative und adhäsive Pericarditis. Z. klin. Med. **71**, 402 (1910). — Wertheimer: Stoffwechselregulationen. Pflügers Arch. **213**, 262 (1926); **216**, 779 (1927). — Werther: Seltene Vorkommnisse bei Syphilis. Klin. Wschr. **1931 II**, 1303. — White: Painful aneurysms of the aortic arch. J. amer. med. Assoc. **99**, 10 (1932). — Wiesel: Über Veränderungen am Zirkulationsapparat bei Typhus abdom. Z. Heilk. **1905**. — Erkrankungen arterieller Gefäße im Verlauf akuter Infektionskrankheiten. Z. Heilk. **1906**. — Akute herdförmige Mesarteriitis der Koronararterien. Z. Heilk. **1907**. — Wiesner: Über Erkrankung der Wandgefäße bei Lues congenita. Zbl. Path. **16**, 822 (1905). — Wien. klin. Wschr. **1906 I**. — Wilmanns: Lues, Paralyse, Tabes. Klin. Wschr. **1925 I**, 1097. — Wilson: Diskussion zu Ingraham. Amer. Heart J. **6**, 85 (1931). — Windfeld: Die Blutveränderungen bei klinischer Thrombophlebitis und ihre Bedeutung. Dtsch. Ges. Kreislaufforsch. **7**, 167 (1934). — Winiwarter: Über eine eigentümliche Form der Endarteriitis Endophlebitis mit Gangrän des Fußes. Arch. klin. Chir. **23**, 202 (1879). — Wislicki: Diss. Bern 1936. —

WRIGHT and RICHARDSON: Treponemata spiroch. in syphilis, 5 cases, one with aneurism. Public. Massachus. Gen. Hosp. Boston 1909. Zit. nach KAUFMANN.
ZECKWER and GOODELL: Blood sugar studies etc. J. of exper. Med. **42** (1925). — ZIMMERN, CHAVANY et BRUNET: La radiotherapie des gangrènes sèches par irradiation de la région surrénale. Presse méd. 2, 1061 (1931); Kongreßzbl. inn. Med. **65**, 295. — ZONDEK: Untersuchungen über das Wesen der Vagus- und Sympathicuswirkung. Dtsch. med. Wschr. **1921 II**, 1520.

E. Endokrine und vegetativ nervöse Schädigungen der Herzgefäßfunktion.

Wir besprechen in diesem Abschnitt die Störungen der regulatorischen Einflüsse, die normalerweise durch das vegetative Nervensystem und die Drüsen mit innerer Sekretion auch dem Herzgefäßapparat gegenüber zur Auswirkung kommen.

Die Art des Störungseffektes, ob rein funktionell oder auch anatomischer Art, ist nicht entscheidend. Übergänge sind nicht selten. Mit der Verbesserung der histologischen Technik erscheinen immer mehr „funktionelle" Veränderungen als strukturelle Alteration, die Ermüdung ist ein Beispiel dafür. Unter nervös-endokrinen Einflüssen kann es zu parenchymatösen, auch schwieligen Myokardprozessen kommen, zu Ulcus ventriculi, Hirnblutung, peripherer arterieller Gangrän, Hautblutungen, Hautnekrosen. Der Reizerfolg ist ganz verschieden, der Zustand des Substrats dafür vielfach maßgebend, einheitlich ihrem Wesen nach die besondere Art des Reizes.

Das System der innersekretorischen Drüsen dient ebenso wie das vegetative Nervensystem der Regulation der peripheren Organfunktion.

Während der Ontogenese tritt die regulierende Funktion der inkretorischen Drüsen früher auf als die des Nervensystems (W. SCHULZE). Auf die allererste Zeit, in der die Selbstdifferenzierung noch dominiert, folgt ein Abschnitt der Ontogenese, in dem die inkretorischen Drüsen das Feld beherrschen. MONAKOW betont, es befinde sich bereits in der 6. Woche der Entwicklung der formative Instinkt mit Differenzierung und Aktivität von Thyreoidea, Thymus, Hypophyse, Epiphyse in voller Tätigkeit und besitze einen merklichen Vorsprung gegenüber den Vorgängen im Medullarrohr (ganz besonders dem End- und Kleinhirn).

Erst später folgt die Entwicklung nervöser Zentren und nervöser Bahnen. Innere Sekrete regulieren auf dem Blutweg relativ langsam, ohne scharfen Angriffspunkt in der Peripherie. Nervöse Impulse vermitteln präzisierte Momentanreaktionen, als vegetatives System in enger Korrelation mit den innersekretorischen Drüsen, der Erhaltung des Individuums dienend, als cerebrospinales animales System andererseits die Verbindung zwischen Großhirn und Außenwelt herstellend. Die Zentralapparate beiderseits beeinflussen einander gegenseitig, die Funktion des einen ist auf die des anderen angewiesen. Gefühle und objektives Erkennen, Automatismen und bewußte willkürliche Motorik greifen ineinander, als „Psyche" nicht nur den inneren Betrieb, sondern auch die Auseinandersetzung mit der Außenwelt regulierend, hemmend oder fördernd, mit dem Effekt der Aufrechterhaltung des formalen Bestandes und der funktionellen Konstanz der Organe.

Hormone und vegetativ-nervöse Impulse haben in der Peripherie — soweit man das zur Zeit behaupten darf — denselben Angriffspunkt, die Zellmembran. „Die Hormone gehören gewissermaßen zur Membran, insofern sie deren Empfindlichkeit und wahrscheinlich auch die Geschwindigkeit der Reaktion beeinflussen" (FR. KRAUS). Die Elektrolytverteilung an der Zelloberfläche steht ebensosehr unter dem Einfluß vegetativ-nervöser wie auch hormonaler Einwirkungen. Assimilation und Dissimilation, die gesamten physikochemischen Zustandsänderungen des kolloidalen Zellinhalts, die katalysatorisch-enzymatisch in Gang gebrachten chemischen Prozesse sind stark abhängig von der Einwirkung dieser beiden Einflußsphären. Vegetativ-nervöse Gifte verändern, wie GELLHORN im einzelnen darlegt, die Zellpermeabilität. Das sympathische und das parasympathische System verhalten sich dabei antagonistisch. Unsere Kenntnisse über den Einfluß der Hormone sind noch sehr lückenhaft, immerhin spricht der Effekt des Insulins (parasympathisch) für das Eintreten einer Permeabilitätssteigerung, nach Adrenalin (sympathisch) sah LANGE am isolierten Froschmuskel eine Permeabilitätsverminderung. EPPINGER stellte an schilddrüsenlosen Tieren fest, daß der Einstrom von Gewebsflüssigkeit nach Aderlaß in wesentlich geringerem Maße vor sich geht als beim Kontrolltier. Die Kochsalzdiurese fällt am thyreopriven Tier wesentlich schwächer aus. Die Dauer der

Resorption eines subcutanen und intramuskulären Ödems, erzeugt durch Injektion einer 0,9%igen Kochsalzlösung bzw. 3%igen Gummi arabicum-Lösung, ist nach ASHER am thyreopriven Kaninchen gegenüber dem Kontrolltier ganz bedeutend verlängert. Diese Versuche machen eine permeabilitätssteigernde Wirkung des Schilddrüseninkretes wahrscheinlich. GELLHORN hat dann noch direkte Versuche an tierischen Membranen angestellt, an Muskelmembranen

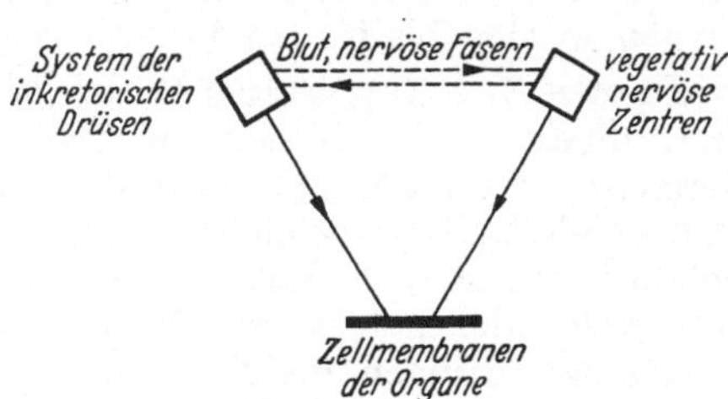

Abb. 67. Die Korrelation von vegetativem Nervensystem und innersekretorischen Drüsen.

und Froschhaut, indem diese nach Art einer Dialysiermembran verwendet wurden. Die Muskelmembran gestattete es, in jedem Versuche die Erregbarkeit zu bestimmen und deshalb Permeabilitätssteigerungen und Schädigungen auszuschließen. Es zeigte sich, daß durch Thyroxin eine Förderung der Durchlässigkeit für gelöste Stoffe bis etwa zu einer Verdünnung von 1:1 Million, durch Adrenalin in der gleichen Konzentration eine Förderung, in geringerer eine Hemmung herbeigeführt wird. Dieser letztere Effekt steht in Übereinstimmung mit den Ergebnissen eigener Versuche mittels Prüfung der Phosphatdurchlässigkeit von Muskulatur, die ich seinerzeit zusammen mit TIEMANN angestellt hatte. Mit Rücksicht auf die geringen Konzentrationen der von GELLHORN verlangten Lösungen darf man wohl annehmen, daß auch in vivo die betreffenden Inkrete durch Beeinflussung der Zellmembran die erwähnten Permeabilitätsveränderungen herbeiführen.

Hormone und vegetativ nervöse Einflüsse gehören ihrer Wirkungsweise nach zusammen, die beiden Faktoren müssen auch in einer Darstellung der funktionellen Störungen des Herzgefäßsystems unter einheitlichen Gesichtspunkten behandelt werden.

Wir unterscheiden zwischen dysglandulären Störungen und vegetativen Neurosen.

Die am Herzgefäßsystem festzustellenden Symptome zeigen an sich bei beiden Gruppen keine großen Verschiedenheiten, der Gesamtstatus, die pathogenetischen Grundlagen sind aber verschieden. Die Neurosen sind durch bestimmte Symptome des mangelhaften Aufbaues (konstitutionelle, angeborene Neurosen) oder des Zerfalls und Abbaus (erworbene Neurosen) gekennzeichnet, die dysglandulären Störungen haben mehr den Charakter von Vergiftungen bei an sich intakter nervöser Gesamtstruktur.

I. Dysglanduläre Störungen.

Die Entwicklungsgeschichte zeigt die „chronogene Lokalisation" der Funktionen. Das System der endokrinen Drüsen sorgt für die Regulation der Organfunktionen, bevor die Zentren und Bahnen des nervösen Systems angelegt sind.

Der *Angriffspunkt der Hormone* liegt infolgedessen zunächst ausschließlich im Bereich der peripheren Zelle. Die Rhythmik des Herzens, der Gefäßtonus sind primäre Herzgefäßeigenschaften. Durch innersekretorische Stoffe werden sie modifiziert, im Zusammenhang mit Änderungen der peripheren Permeabilität, der Umordnung der Kolloidelektrolyte. Ergänzend, verfeinernd, die Relation mit der Hirnfunktion und mit der Außenwelt herstellend, tritt dann die vegetativ-nervöse Innervation hinzu. Mit der „Wanderung der Funktionen nach dem Kopfende" beginnt die Herrschaft nervöser Zentren. Der Einfluß der Inkrete erstreckt sich allerdings vielfach dann auch auf diese. Mangelhafte Produktion von Thyreoidin schadet nicht nur dem peripheren Längenwachstum, die Störungen werden bis in den Bereich des Intellekts fühlbar.

BROWN-SEQUARD schrieb 1891: „Wir nehmen an, daß jedes einzelne Gewebe und, allgemeiner, jede einzelne Zelle des Organismus Produkte oder spezielle Fermente sezerniert, die ins Blut ergossen werden und durch Vermittlung des Blutes alle anderen Zellen beeinflussen können. Auf diese Weise wird eine Solidarität zwischen allen Zellen des Organismus durch einen Mechanismus hergestellt, der neben dem Nervensystem besteht. Diese speziellen löslichen Substanzen dringen ins Blut ein und beeinflussen durch Vermittlung dieser Flüssigkeit die anderen Zellen der Teile des Organismus. Es folgt daraus, daß zwischen den verschiedenen Zellen des Körperhaushaltes eine gegenseitige Solidarität auch noch durch einen anderen Mechanismus hergestellt wird als es die Tätigkeit des Nervensystems ist. Alle Gewebe (der Drüsen und der anderen Organe) haben eine spezielle innere Sekretion und geben auf diese Weise außer ihren Dissimilationsprodukten auch noch andere Stoffe an das Blut ab. Es scheint, daß die inneren Sekrete für die Aufrechterhaltung des normalen Zustandes im Organismus von großem Nutzen sind, sei es, daß sie in direkter Weise günstig wirken, sei es, daß sie schädliche Vorgänge hemmen" (zit. nach GLEY). Diese Worte sind auch jetzt noch beachtenswert.

Wohl sind innere Sekrete vielfach spezialisiert und dienen speziellen Zwecken. GLEY unterscheidet zwischen „Harmozonen", d. h. morphogenetischen Stoffen (interstitielle Drüse der Testes, Corpus luteum, Threoidea, Hypophyse, Thymus) und „Hormonen", den speziellen Reizstoffen. Zu den letzteren gehören die Erreger chemischer Vorgänge (Aktivierung des Trypsins durch die Milz, Steigerung des Gaswechsels, des Kohlehydrat- und Stickstoffumsatzes durch die Thyreoidea) sowie die Erreger von Organfunktionen wie das Sekretin. Während der Ontogenese kommt es innerhalb des Systems der Drüsen mit innerer Sekretion zu dem Vorgang der Differenzierung wie am Nervensystem auch. Der Blutweg, auf dem die inneren Sekrete dem Organismus zugeleitet werden, führt aber naturgemäß im Gegensatz zum nervösen Einfluß zu einer Vergrößerung des Wirkungsbereiches.

ASHER unterscheidet zwischen allgemeinen und individuellen Hormonen sowie Zwischenformen. Allgemeine sind diejenigen, deren Wirkungen mehr oder weniger auf die Gesamtheit der physiologischen Funktionen wie Stoffwechsel, Kreislauf, Atmung, Leistungen des Nerven- und Muskelapparates, Absonderungen, Zeugung und Wachstum sich erstrecken (Schilddrüse, Nebennierenmark). Zu den individuellen Hormonen gehören die verschiedenen Arten der ausschließlichen Wachstumshormone, der ausschließlichen Sexualhormone, das Cholin als Hormon der Darmbewegung, das Sekretin. Stark verbreitet sind

Zwischenformen, deren Wirkungsbreich sich auf ein beschränkteres Wirkungs-
gebiet erstreckt, wie die inneren Sekrete der Nebenschilddrüse, des Hypo-
physenhinterlappens, des Inselapparates.

Welches ist die *Stellung der inneren Sekrete zum vegetativen Nervensystem*.
Liegt den Wirkungen, die durch endokrine Stoffe hervorgerufen werden, eine
Erregung oder Hemmung von sympathischen oder autonomen Fasern zugrunde,
oder sind nervöse und endokrine Einflüsse in der Peripherie koordiniert, sich
ergänzend, aber prinzipiell unabhängig voneinander. Besteht, wie BIEDL sich
ausdrückt, eine rein hormonale Korrelation oder eine neurochemische oder
besser gesagt hormoneurale Korrelation neben der seit langem bekannten neuralen
Korrelation ?

ASHER spricht im Hinblick auf den peripheren Angriffspunkt der Hormone
von „neuroplasmatischer Zwischensubstanz", LANGLEY von „receptive sub-
stance". Es handelt sich aber hier zweifellos um ein Membranproblem, um
kolloidale Strukturänderungen, deren Variabilität die Existenz einer „Zwischensubstanz" nicht notwendig erscheinen läßt. Adrenalin wirkt auch nach völliger
Entnervung der Organe, die Adrenalinempfindlichkeit kann dabei sogar gesteigert
erscheinen. Der Angriffsort des Thyroxins liegt für gewisse Funktionsgebiete,
wie ASHER sich ausdrückt, peripherer als die sympathischen Innervations-
stätten. Die STAUBsche Hypothese, daß Insulin in demselben Sinn ein parasympathisch förderndes, wie Adrenalin ein sympathisch förderndes Mittel sei,
wird nach ASHER durch den Ausfall der Versuchsergebnisse nicht gestützt.
Die Keimdrüsenhormone mit ihrer omnicellulären Wirksamkeit, die zu dem
Begriff der „somatischen Sexualität" geführt hat, sind ein Beispiel für eine
Wirkungsweise direkter Art, ohne Beteiligung nervöser Fasern.

Das Schilddrüsensekret besitzt zweifellosen Einfluß auf höhere Teile des
Zentralnervensystems. Für die Keimdrüsen könnte Ähnliches gesagt werden,
obschon exakte Beweise dafür noch fehlen. Für das Hypophysensekret bildet
das Zwischenhirn das Erfolgsorgan. Hormone von omnicellulärer Wirksamkeit
(Thyroxin, Geschlechtshormone) beeinflussen naturgemäß auch die vegetativen
Zentren. *In der Peripherie ist ihre Wirksamkeit nicht an die Anwesenheit nervöser
Elemente gebunden.*

Man kann die dysglandulären Störungen nicht zu den Neurosen rechnen.
Einleitend ist bemerkt worden, daß bei dysglandulären Störungen die Gesamtstruktur des nervösen Aufbaues intakt erscheine, im Gegensatz zu den Zeichen
des nervös-organisatorischen Zerfalls bei den Neurosen. Das trifft im allgemeinen
durchaus zu. Hyperthyreosen geben nicht das Bild der Neurasthenie, auch
nicht das der Hysterie. Kombinationen kommen vor. Eine Neurose disponiert
naturgemäß zu einer zentral nervös ausgelösten Hyperthyreose. An sich ist
aber das Bild der dysglandulären Anomalien grundsätzlich verschieden von
dem der Neurosen.

Wir besprechen im folgenden die krankhaften Funktionsäußerungen der
Thyreoidea, Nebenniere, Hypophyse, Geschlechtsdrüsen mit ihren Folgen für
das Herzgefäßsystem.

1. Hyperthyreose.

Die unmittelbar *auslösende Ursache* für das Zustandekommen einer abnorm
gesteigerten Schilddrüsenfunktion ist sehr verschieden. Von CHVOSTEK ist
besonders die degenerative Veranlagung und die familiäre Verankerung der
Funktionsstörung in den Vordergrund gestellt worden. Die ärztliche Erfahrung
gibt diesem Standpunkt recht, es sind das die oben erwähnten Fälle von Kombination einer Neurose mit dysglandulären Störungen. Weiterhin kann aber
eine Erkrankung der Schilddrüse selbst (Thyreoiditis, Carcinom) den ganzen

Symptomenkomplex auslösen. Die von McCarrison zuerst festgestellte und später unter anderen von Bruman bestätigte Hyperplasie der Schilddrüse nach Zufuhr von Cyanverbindungen dürfte auf eine Depression der peripheren oxydativen Vorgänge mit kompensierender Überfunktion der Schilddrüse zurückzuführen sein. Physikalische Faktoren, Traumen, elektrische atmosphärische Einflüsse, Licht, radioaktive Einwirkungen können die Schilddrüse zu vermehrter Tätigkeit anregen. Vor allem spielen dann auch zentrogene psychische Einwirkungen (vgl. Oswald) eine wichtige Rolle.

Der omnicelluläre Charakter der *Wirkungsweise* tritt beim Schilddrüsenhormon besonders hervor.

Neben der Beeinflussung peripherer Zellelemente steht die Einwirkung auf zentrale autonome Apparate. Die psychische allzu große Lebhaftigkeit steht in Kontrast zu dem Verhalten des Hypothyreoten. Bedingte Reflexe spielen leichter (Zawadowski und Sock), beim Schilddrüsenhund sind sie schwer erhältlich (Asimoff). Mit Thyroxin vorbehandelte Tiere sind gegen Narkotica auffallend resistent (Rutsch). Nach Injektion von Thyroxin ist die Empfindlichkeit des Pupillenreflexes gesteigert (Rolli). Das Atemzentrum spricht auf Thyroxin früher an als die Peripherie (Asher). Enderlen und Bohnenkamp stellten fest, daß Vorhofflattern nach Thyroxin nur am nichtdenervierten Herzen auftritt. Nach Entfernung der sympathischen Ganglien und Durchtrennung der Herzvagusäste wird eine sonst krankmachende und in einigen Monaten tödlich endigende Dauerfütterung mit Thyreoidin ohne jeden Schaden ertragen. Andrus fand Thyroxin in Verdünnung von 1:25000 am isolierten Kaninchenherzen ohne Effekt, dasselbe zeigte sich bei Anwendung von Dijodthyroxin 1:20000. Am Gesamttier (Kaninchen und Meerschweinchen) kam es aber zu Tachykardie und im Bereich des Herzens zu vermehrtem Sauerstoffverbrauch und erhöhtem Glykogenzerfall. Unter gewissen Umständen erschien auch die Milchsäure vermehrt. Säugetiere mit ihrem funktionell relativ hochstehenden Zentralnervensystem sind dem Schilddrüsenstoff gegenüber stark empfindlich, Frösche mit fehlender zentraler Stoffwechselregulation ganz unempfindlich. Die Körpertemperatur steigt nach Pick unter der Einwirkung von Tetrahydronaphthylamin + Thyroxin zu den höchsten Graden an, Barbitursäurederivate als Hirnstammhypnotika vermögen diesen Effekt aber in überraschender Weise zu mildern oder zu beseitigen. Die Thyroxinfestigkeit epileptischer Kinder (Jehle), Hirnsyphilitiker (Leschke) und mancher Encephalitiker (Falta und Högler) ist sehr auffällig. Das Zwischenhirn speichert, wie die wichtigen Untersuchungen von Schittenhelm zeigen, Jod nach Verabreichung von Thyroxin sowie von Schilddrüsensubstanz. Der spezifische Schilddrüsenstoff steht mit dem Zwischenhirn in enger Verbindung. Schon normalerweise zeichnet sich das Zwischenhirn neben der Hypophyse durch besonders hohen Jodgehalt aus, der Tuber cinereum, der Hypothalamus bis zu den Corpora mamillaria und diese selbst. Auch die Medulla oblongata besitzt einen höheren Jodgehalt, während Hirnrinde, Kleinhirn und Rückenmark jodarm erscheinen. Diese Versuchsergebnisse sind im Sinne einer thyreogenen Beeinflussung des Zwischenhirns zu deuten.

H. H. Meyer hebt deshalb mit vollem Recht den doppelten Angriffspunkt des Thyreoidins hervor. Einmal wirkt die Substanz unmittelbar in den Organzellen als Bau- und Betriebsstoff, der, wie jeder andere lebenswichtige Zellanteil, seiner Menge entsprechend als „Minimumstoff" das Zelleben nach oben hin begrenzt. Schwinden des Minimumstoffes muß das Leben einschränken (wie in den Phagocytoseversuchen von L. Asher), seine Vermehrungen nur in dem Maße steigern als es im Verhältnis zu den anderen Bau- und Betriebsstoffen im Rückstand war. Eine andere Art der Wirksamkeit erscheint gerade für die

Pathologie wichtig, die mittelbar, im Zentralnervensystem ansetzende und mittels der sympathischen Nervenbahnen auf die Organzellen übertragene Erregung, die den Stoffumsatz regulieren, aber auch weit über die Norm in die Höhe treiben kann, bis zu Erschöpfung und Tod des Tieres. „Die Schilddrüse hat zwei voneinander ganz unabhängige Aufgaben zu erfüllen, nämlich erstens ‚peripher' unmittelbar in den Zellen eine *dauernd* nutritive bzw. katalytische Wirkung, und zweitens ‚zentral' im Gehirn eine *nach Bedarf* einsetzende regulierend-pharmakodynamische, unter Umständen toxische Wirkung" (H. H. MEYER).

Unter den *cardiovasculären Symptomen* spielt die *Tachykardie* eine besondere Rolle. ASHER betont die periphere Genese derselben und verweist darauf, daß am völlig entnervten Hundeherzen (MCINTYRE) und am Hunde, dem ein zweites Herz durch Anschluß an Carotis und V. jugularis ohne Nervenverbindung implantiert ist, nach Injektion von Thyroxin die Tachykardie an den beiden Herzen ohne Nervenverbindung zu erzielen ist. Andererseits ist schon oben auf die Versuche von ENDERLEN und BOHNENKAMP, ANDRUS u. a. hingewiesen worden, aus denen die Bedeutung eines zentral-nervösen Angriffspunktes hervorgeht. Im Einzelfall sind beide Möglichkeiten in Betracht zu ziehen. Dasselbe gilt für die verschiedenen Formen der Arhythmie, der ventrikulären und aurikulären Extrasystolen wie des Vorhofflimmerns. Meist ist mit Tachykardie auch das Gefühl des *Herzklopfens* verbunden. Die erregte Aktion wird vom Individuum empfunden. Möglicherweise liegt der Grund dafür in einer besonderen Art der Herzleistung, der auch im Elektrokardiogramm ersichtlichen Verkürzung der systolischen Kontraktion bei eher großem Einzelschlagvolum. Der rasche Wechsel des Füllungszustandes dürfte zu gewissen Sensationen Anlaß geben. Man spricht von einem „erethischen" Typ der Herzaktion. Der Spitzenstoß ist heftig, gut palpabel.

Akzidentelle Geräusche über der Pulmonalis, aber auch systolische Geräusche bei nicht deformiertem Herzen über den anderen Auskultationsstellen kommen häufig vor. Die erhöhte Strömungsgeschwindigkeit begünstigt das Auftreten von Wirbelbildungen. Andererseits muß man immer auch mit der Möglichkeit relativer myogen bedingter Klappeninsuffizienzgeräusche rechnen.

Der fördernde Einfluß der sympathischen Nervenzentren kann sich bis zur Erschöpfung des Herzens steigern mit Ausbildung ausgesprochener *parenchymatöser Schädigungen.* FAHR, WEGELIN, LEWIS, WILSON haben im Gegensatz zu HOLST, EACHERN, RAKE, BAUST, WELLER, WANGSTRONG, GORDON und BURGHER, CHATEL und MOLNAR auf das Vorkommen organischer Myokardveränderungen bei Hyperthyreosen hingewiesen. BOYKSEN spricht von alterativer Myokarditis in Bestätigung der ausführlichen Darlegungen von FAHR 1921. Mit CHATEL und MOLNAR, DAVIS und SMITH muß man zwar den Einfluß komplizierender Infekte mit in Betracht ziehen, BURNETT und DURBIN fanden aber unter 148 operierten Fällen nur 6 mit rheumatischer Karditis. Vor allem erscheint beweisend, daß TAKANE ebenso wie HASHIMOTO sowie BOYKSEN am Tier nach Schilddrüsendarreichung degenerative Veränderungen an den Myokardfasern und interstitielle Rundzelleninfiltrate auftreten sahen, GOODPASTURE nach Einverleibung von Schilddrüsenstoffen myokardiale Nekrosen, DEFAUW bei Ratten und Kaninchen ebenso wie FIESCHI eine gesteigerte Glykogenolyse im Herzmuskel. MENNE, KEANE, HENRY und JONES bekamen nach 23tägiger Fütterung von Thyroxin bzw. Schilddrüsensubstanz bei Kaninchen parenchymatös-fettige Degeneration des Myokards, kleinzellig histiocytäre Infiltrate, fragmentatio, die Anfänge fibröser Veränderungen.

Trotz dieser Hinweise gehören organische Herzmuskelveränderungen zu den Ausnahmen. Es besteht auch zweifellos kein Parallelismus zwischen Grundumsatzsteigerung und Herzgröße. HOLST fand das Herz bei einer großen Zahl sezierter Basedowfälle verkleinert. Trotz hochgradiger Tachykardie kann ein Herz lange Zeit völlig normal konfiguriert und suffizient bleiben. Wird es vergrößert gefunden, so handelt es sich, wie auch BARKER, BOHNING und WILSON betonen, nicht um Hypertrophie, vielmehr um Dilatationen. SIMONDS und BRANDES haben zwar beim Hund nach täglicher Fütterung von 10 g trockener Schilddrüse eine echte Hypertrophie des Herzens beobachtet, die Beurteilung von Größenveränderungen des Herzens ist aber bei der eintretenden allgemeinen Kachexie nicht leicht. Beim Menschen führt Tachykardie an sich nicht zu deutlicher Hypertrophie und auch beim Hyperthyreoten ist nicht Hypertrophie, sondern das Nachlassen der Kontraktilität mit Dilatation der Grund für eine unter Umständen auftretende Herzvergrößerung.

Das *Minutenvolum* ist bei Hyperthyreosen immer mehr oder weniger gesteigert (LILJESTRAND, BANSI, ZONDEK und BANSI), in Zusammenhang mit dem vermehrten Sauerstoffverbrauch und der Steigerung des Minutenatemvolums. Die Thyreodektomie setzt das gesteigerte Minutenvolum herab, durchschnittlich von 5 Liter in der Minute auf 3 Liter (FULLERTON und HARROP).

Die *arteriellen Gefäße* bieten die Zeichen der Hyperzirkulation, mit Erhöhung der Füllung und nicht selten auch der Spannung. Die Extremitäten fühlen sich warm an, die Haut ist gerötet, die Arterien pulsieren lebhaft. Mittels der REINschen Stromuhr ist eine Vermehrung der Zirkulationsgröße bis auf 200—300% unter dem Einfluß von Schilddrüsenfütterung experimentell durch HERRICK, ESSEX, MANN und BALDES festgestellt worden. Die Neigung zu Gefäßerweiterung ist mehr oder weniger stark dauernd vorhanden. Die leicht schwitzende, warme, gerötete Haut, speziell im Gesicht, ist durchaus charakteristisch. Die Patienten klagen gelegentlich über Herzklopfen und das Klopfen der Gefäße. Am Hals, in den Handflächen, im Bereich des Bauches ist die starke arterielle Pulsation leicht ersichtlich. Auch der Leberpuls ist viel häufiger eine von der Aorta her mitgeteilte Pulsation als das Zeichen einer Tricuspidalinsuffizienz. Die starke Wellenbewegung ist der Ausdruck eines herabgesetzten Gefäßtonus, andererseits aber auch die unmittelbare Folge der Hyperzirkulation. Das Auftreten von Capillarpuls, des DUROZIEZschen Doppelgeräusches, eines typischen Pulses celer ist nicht selten.

Die systolischen Druckwerte werden meist innerhalb der Norm gefunden, die diastolischen liegen nicht selten auffällig niedrig. Trotz der Erhöhung der Zirkulationsgröße hält sich der systolische Druck auf annähernd normaler Höhe, weil die vermehrte Herzfrequenz und der herabgesetzte Gefäßtonus dem Moment der vermehrten Füllung entgegenwirken.

Die von HOCHE u. a. festgestellten Haarnadelformen der Capillaren erscheinen als direkte Folge der Zirkulationsvermehrung.

Die cardiovasculären Erscheinungen stehen bei der Hyperthyreose stark im Vordergrund, sind aber begleitet von den Veränderungen auf dem Gebiet des Stoffwechsels, der Vermehrung des Glykogenumsatzes, der Neigung zu Stickstoffdefiziten, dem Schwinden der Fettbestände. Der vermehrte Sauerstoffverbrauch steht in Relation mit dem erhöhten Atemminutenvolum. Das Verhalten der Leber beansprucht große Aufmerksamkeit. Die Glykogenverarmung wird durch eine steigende Fettinfiltration ausgeglichen, darüber hinaus kommt es aber, wie das Auftreten von Porphyrinen (VANNOTTI) beweist, zu wichtigen Insuffizienzerscheinungen und zu anatomischen Veränderungen (RÖSSLE, WEGELIN) bis zum Symptomenkomplex der Lebercirrhose.

Die *Differentialdiagnose* hat sich vor allem mit der Abgrenzung der Hyperthyreose gegenüber den Neurosen zu befassen.

Zweifellos basieren manche Fälle von Schilddrüsenüberfunktion auf endogener Grundlage, sie erscheinen als Dysplasie auf innersekretorischem Gebiet wie die Neurosen als Entwicklungsstörung im Bereich der nervösen Systeme. Symptome von Hysterie, Neurasthenie, Zwangsneurosen, psychische und periphere Labilität können unter diesen Umständen das Gesamtbild stark beeinflussen.

An sich ist das aber keineswegs die Regel. Die schwersten Fälle von Morbus Basedow können ohne jede Ähnlichkeit mit Hysterie oder Neurasthenie verlaufen. Es fehlen alle Anzeichen des nervösen Zerfalles. Die Patienten sehen sich hilflos einer Unzahl nervöser Symptome gegenüber, sie empfinden den Zustand als schwere Krankheit; der Neurotiker fühlt sich nicht krank, die ganze Überempfindlichkeit auf nervösem Gebiet ist ein Teil seiner Persönlichkeit. Die Hyperthyreose erscheint als Dauervergiftung, die Tachykardie sowohl wie die vermehrte periphere Gefäßfüllung haben keinesfalls den sprunghaften Charakter wie bei den Neurosen. Der Einfluß akzidenteller Einwirkungen psychischer Art ist wohl erkennbar, die Tachykardie erfährt eine Verschärfung, die Patienten erröten leicht, bekommen Wallungen, Erytheme, kommen leicht ins Schwitzen, alle diese Veränderungen klingen aber nicht so leicht wieder ab wie bei den Neurosen. Es besteht keine Labilität, sondern ein Zustand *dauernder* abnorm großer Erregtheit auf cardiovasculärem Gebiet.

Diese Tatsache ist das beste differentialdiagnostische Merkmal. Zustände von Tachykardie mit mehr oder weniger ausgesprochenen Zeichen von organischer Herzschädigung, mit Neigung zu subfebrilen Temperaturen, erhöhter Atmung und den Symptomen allgemeiner Prostration kann man wohl außer bei Hyperthyreose bei versteckten Infekten vorfinden, mit Hysterie oder Neurasthenie sind derartige Situationen aber nicht zu verwechseln.

Die *Therapie* hat der omnicellulären Reizwirkung der Schilddrüsenstoffe Rechnung zu tragen.

Am Herzen pflegen Digitalispräparate wirkungslos zu sein, bessere Erfolge bekommt man mit Insulin - Traubenzucker (vgl. KISTHINIOS und GOMEZ), sympathicuslähmenden Mitteln (Ergotamin, Bellergal) und parasympathisch lähmenden Substanzen (Physostigmin). PENNETTI fand nach Ergotamin bei Basedowkranken wohl keine Änderung der Schilddrüsenvergrößerung und der Augensymptome, aber eine Besserung des Grundumsatzes, der Hyperglykämie, Tachykardie und des Gewichtsverlustes. Nach Anwendung von salicylsaurem Physostigmin, 3mal täglich 2 mg 10 Wochen lang fortgesetzt, bekam BRAUN bei 49% (200 Fälle) eine starke Besserung, bei 24% geringere Besserung ohne Nebenwirkungen von seiten des Präparates. ANDERSON empfiehlt die Chinidintherapie. Nach vorangehender Jodtherapie sollen, wie STEPP bemerkt, Chinin und Digitalis besonders gut wirken. Sehr zu beachten ist die Röntgentherapie der Schilddrüse mit kleiner Dosierung. Unter den internen Verfahren der Therapie spielt die Diät eine nicht zu unterschätzende Rolle, die Versuche von ABELIN ebenso wie eigene Beobachtungen zeigen den günstigen Effekt einer fleischfreien, Vitamin A- und D-reichen, kohlehydratreichen, fettreichen Kost.

Alle die genannten Maßnahmen haben im wesentlichen peripheren Angriffspunkt. Bei der Empfindlichkeit der nervösen Zentren gegenüber Schilddrüsenstoffen muß die Behandlung aber auch in der Hinsicht eingreifen durch Verabreichung von Sedativa, unter denen die Hirnstammnarkotica aus der Barbitursäuregruppe am wichtigsten sind.

In vielen Fällen versagt die interne Therapie. Man sollte dann nicht zu lange zuwarten und einen operativen Eingriff bei noch guter Zirkulation wagen, unter Umständen nach präoperativer Durchführung einer PLUMMERschen Jodbehandlung.

2. Hypothyreose.

In gleicher Weise wie der Hyperthyreote in bezug auf Stoffumsatz, Wasserhaushalt, Haut das Negativ zu der nach der positiven Seite extrem gestalteten Symptomatologie des Hyperthyreoidismus darstellt, finden sich auch im Bereich des Herzgefäßapparates eigenartig gegensätzliche Veränderungen.

Der Puls ist meist verlangsamt, die Systolendauer verlängert. Im Bereich des Gefäßsystems kommt es nicht selten zu arterieller Hypotonie, bei dem nicht seltenen (vgl. HOLZMAN, GOLDBERG, TUNG) Hinzukommen einer Arteriosklerose kann der Blutdruck aber sehr wohl auch erhöht gefunden werden. Die Haut fühlt sich kühl an, Strömungsgeschwindigkeit und Zirkulationsgröße erscheinen in Zusammenhang mit dem herabgesetzten Sauerstoffkonsum niedrig.

Als erster hat ZONDEK auf eine Vergrößerung des Myxödemherzens aufmerksam gemacht, ein Befund, der seither mehrfach bestätigt wurde (ZONDEK, ASSMANN, AYMAN, G. FAHR, LERMAN, CLARK und MEANS, OHLE und ABRAMSON, HOLZMAN) und auch eigener Erfahrung entspricht. Um eine Hypertrophie handelt es sich dabei nicht, in wenigen Wochen kann sich unter Thyreoidin eine derartige Herzvergrößerung zurückgebildet haben. Die Herzvergrößerung beruht offenbar auf einer Herabsetzung des muskulären Tonus, mit Verschlechterung der elastischen Qualitäten der Muskelfasern und Vergrößerung des bei der Systole nicht ausgeworfenen Restvolums. Im Elektrokardiogramm ist nicht nur das P-R-Intervall verlängert, sondern ganz gewöhnlich eine Verkleinerung aller Zacken zu konstatieren, vor allem ein niedriges oder sogar negatives T. Diesem elektrokardiographischen Befund entspricht aber, wie die Untersuchungen von BROOKS und LARKIN und auch die Feststellungen von WEGELIN zeigen, kein charakteristischer pathologisch-anatomischer Befund. Die Suffizienz der Herzen ist ganz verschieden, Stauungsorgane können trotz starker Herzvergrößerung fehlen, aber speziell bei längerer Dauer der Krankheit auch in voller Entwicklung nachweisbar sein, wie bei organischen Myokardschädigungen.

Im Bereich des Capillarsystems finden sich ganz gewöhnlich die von JAENSCH eingehend studierten primitiven Entwicklungsformen, diese Veränderungen beziehen sich aber speziell auf die Verhältnisse bei endemischem Kropf und sind der Ausdruck kongenitaler Entwicklungshemmungen.

Mit Schilddrüsenstoffen lassen sich selbst extreme Grade von Herzvergrößerung binnen kurzem zur Norm zurückbringen unter Erhöhung der Pulsfrequenz, Zunahme der Zirkulationsgröße, Steigerung des oxydativen Umsatzes und der Körpertemperatur.

3. Unterfunktion der Geschlechtsdrüsen. Klimakterium.

Der künstlich gesetzte Ausfall der ovariellen Funktion führt im Bereich der Zirkulationsorgane zu wenig ausgesprochenen Veränderungen. Bei seinen Untersuchungen an männlichen Kastraten erwähnt WOLFF Gesichtsblässe, Kopfschmerzen ohne Migränecharakter, Blutwallungen neben verschiedenen neurotischen Symptomen wie Angstzuständen. Völlig frei von jeder nervösen Störung waren 12 von 42 Fällen. Bei Frauen nach der Kastration oder Uterusexstirpation fand L. ADLER ebenso wie im Klimakterium und bei genitaler Hypoplasie eine erhöhte Adrenalinempfindlichkeit im Sinne eines gesteigerten Sympathicotonus.

Demgegenüber ist die *klinische Symptomatologie* der Menopause sehr reichhaltig. In seiner Darstellung der Ausfallserscheinungen nach später Kastration und in der Menopause befaßt sich PANKOW ausführlich mit den vasomotorischen Erscheinungen. Besonders bekannt sind die Schwindelanfälle, das Ohrensausen, Kopfschmerzen, die Wallungen, Schweißausbrüche, Herzbeklemmungen

neben mannigfaltigen psychischen Anomalien, wie Gedächtnisschwäche, Geruchs-
und Geschmacksstörungen, rascher geistiger Ermüdbarkeit und eigentümlichen
Erscheinungen auf sensiblem Gebiet, Parästhesien in den Extremitäten, Eingeschlafensein, Kribbeln. MEIER berichtet über Fälle von deutlicher Hypertonie
nach eingetretener Menopause, bei denen die Beobachtung, zum Teil jahrelang
fortgeführt, keine weiteren Erkrankungen als Ursache der Hypertonie nachweisen ließ. Auf verschiedene Behandlungsmethoden blieben sie refraktär,
um auf Zufuhr von Eierstockspräparaten eine wesentliche Besserung zu zeigen.
Auch STRASSMANN stellte auf Grund sehr eingehender Untersuchungen fest,
daß der Blutdruck in der Menopause durchschnittlich um 20 mm Hg erhöht sei.
Nach operativer Kastration einer noch menstruierenden Frau fand er durchschnittlich Blutdrucksteigerungen, die noch um 15 mm höher waren. Die bei
der Kastration noch menstruierender Frauen nachweisbare Blutdruckerhöhung
fehlte, wenn nur ein Ovarium entfernt wurde. Bekannt ist die vegetative Erreg-
barkeitssteigerung vor den Menses. Neben der Vermehrung der Fettdepots,
Neigung zu Arthropathien, ist die arterielle Drucksteigerung eines der häufigsten
Symptome der Menopause. GÖNCZY und KISS fanden auch den venösen Druck
im Klimakterium erhöht.

Es ist also nicht dasselbe, ob eine Totalexstirpation artifiziell vorgenommen
wird oder ein Nachlassen der funktionellen Leistung unter physiologischen
Umständen eintritt. Es scheint von dem zwar funktionell alterierten, aber noch
in Kontakt mit dem Organismus befindlichen Ovarium eine bestimmte Reizwirkung auszugehen, die sich speziell am Herzgefäßsystem äußert.

Die alten Versuche (SCHICKELE), dem Ovarialhormon eine blutdrucksenkende
Wirkung zuzuschreiben, müssen als widerlegt angesehen werden. BIEDL nimmt
zu dieser Frage auf Grund eigener Versuche ausführlich Stellung, mit dem
schließlichen Ergebnis, daß sichere Beweise für die Existenz blutdrucksenkender,
und zwar spezifisch wirkender Substanzen nicht vorliegen. Blutdrucksenkungen
bekommt man mit Preßsäften zahlreicher Organe, die Wirkungen zeigen große
Ähnlichkeit mit einer Peptonvergiftung und beruhen ganz offenbar auf der
Anwesenheit unspezifischer Eiweißabbauprodukte.

Von großer Wichtigkeit sind dagegen die verschiedenen Hinweise über die
Beziehungen zwischen Ovarium und Hypophyse.

Die Entfernung der Keimdrüsen bedingt erhebliche Gewichts- und Volum-
zunahmen der Hypophyse mit Hyperämie, Zunahme der Basophilen, dann auch
der Siegelringzellen im Vorderlappen (ELLISON und WOLFE). Bei Kastraten
ist eine Vergrößerung der Sella turcica nachweisbar (TANDLER und GROSS,
KON). Auch RÖSSLE konstatierte in Fällen, bei denen die Ovarien mehrere
Jahre vor dem Tode entfernt waren, eine nicht unbedeutende Vergrößerung der
Hypophyse. Im Verlauf der Gravidität, während der die ovarielle Tätigkeit
ruht, beobachtet man nicht selten eine Vergröberung der Gesichtszüge nach
Art einer Akromegalie. Gleich nach der Befruchtung kommt es zu gesteigerter
Abgabe von Hypophysenvorderlappenhormon, einer so konstanten Erscheinung,
daß ZONDEK und ASCHHEIM eine biologische Frühdiagnose der Schwangerschaft
auf diesen Nachweis gründen konnten.

Der Hinterlappen ist an diesen Veränderungen nicht beteiligt, während der
Gravidität kommt es hier zu keinen charakteristischen histologischen Veränderungen. Alle die Versuche, die Hypertonie im Klimakterium mit einer Mehrproduktion von Vasopressin zu erklären, sind als gescheitert zu betrachten.
CUSHING hat auch den Nachweis erbracht, daß das Hinterlappenhormon, direkt
in den dritten Ventrikel verbracht, beim Menschen nicht zu der Hautblässe und
der Blutdrucksteigerung führt wie man es bei subcutanen und intravenösen
Injektionen von Pituitrin auftreten sieht, sondern im Gegenteil zu mächtiger

Erweiterung der oberflächlichen Gefäße. Das Hinterlappenhormon wirkt bei einer der physiologischen Sekretionsweise der Hypophyse entsprechenden Applikation wie das parasympathikotrope Pilocarpin.

Die bei Funktionsminderung der Ovarien zu beobachtende Blutdrucksteigerung wie auch die anderen Erscheinungen auf vasomotorischem Gebiet, die Wallungen, das Erröten und Erblassen usw. scheinen mit einer *Überfunktion des Hypophysenvorderlappens* in ursächlichem Zusammenhang zu stehen. Von besonderem Interesse ist der Symptomenkomplex des bei basophilem Adenom des Hypophysenvorderlappens auftretenden Morbus Cushing. Neben Fettsucht, Hypertrichose, Amenorrhöe bzw. Impotenz, plethorischem Aussehen, Hyperglykämie und Glykosurie und acneartigen Hautefflorescenzen kommt es hier auch zum arteriellen Hochdruck.

I. BAUER vertritt den Standpunkt, daß eine von dem überfunktionierenden Vorderlappen ausgehende *Reizwirkung gegenüber der Nebennierenrinde* sekundär auch zu der Blutdrucksteigerung Anlaß gibt. Die klimakterische Hypertension wäre also der Ausdruck eines von der Hypophyse ausgehenden sekundären „Interrenalismus". ZONDEK und KÖHLER betonen die engen Beziehungen, die schon entwicklungsgeschichtlich zwischen Keimdrüsen und Nebennieren bestehen. Zur Pubertätszeit findet ein schnelles Größenwachstum der Nebennieren statt, mit erheblichem Dickenwachstum der Rinde (KOLMER). Während der Menstruation kommt es zu einer beträchtlichen Hyperämie und Schwellung der Nebennieren. Im Verlauf der Gravidität werden die Nebennieren hypertroph, vor allem erfolgt eine Volumzunahme der Rinde. Als Folge der Kastration wurde von zahlreichen Autoren (vgl. ZONDEK und KÖHLER) eine Hypertrophie der Nebenniere nachgewiesen, speziell der Zona fasciculata, mit Anhäufung von Lipoiden. Über Veränderungen gleicher Art im Klimakterium ist nichts Sicheres bekannt, man hat aber jedenfalls der Korrelation von Ovarium und Nebenniere alle Beachtung zu schenken, einer funktionellen Abhängigkeit, die entweder direkt oder auf dem Umweg über die Hypophyse zu klinischen Symptomen führt.

Der vasomotorische Symptomenkomplex im Klimakterium erscheint als *Gefäßlabilität sympathischer Art.* ZONDEK erklärt die Störungen durch arterielle Gefäßkontraktionen im Bereich des Splanchnicusgebietes mit anfallsweiser Verschiebung von Blut in die peripheren Gefäße und dann wieder gegensinnigen Vorgängen mit dem Auftreten von Zuständen nach Art einer arteriellen Ischämie. Das Herz bleibt an sich unbeteiligt.

Zur *Therapie* der klimakterischen Blutdrucksteigerung werden von GYÖRGYI und KISS Bestrahlungen der Hypophysisgegend empfohlen, nach den Bestrahlungen sollen die Wallungen und die Schlaflosigkeit schwinden und der arterielle Druck erheblich zurückgehen. Im allgemeinen wird man weniger eingreifende Verfahren vorziehen. Wie bei anderen Hypertensionen versucht man die Wirkung der Muskelextrakte, des Cholins (Pacyl, Acetylcholin), von Nitroglycerin, Papaverin in Kombination mit Theobromin, des Calciums, von Ergotamin, Bellergal. Neben diesen peripher angreifenden Stoffen sind auch die vegetativ zentral einwirkenden Beruhigungsmittel der Barbitursäuregruppe anzuwenden.

4. Dysfunktionen der Nebenniere.

Unter physiologischen Bedingungen scheinen die Beziehungen zwischen Nebenniere und Zirkulationssystem klar zu liegen. Die Rinde ist ohne deutlichen Einfluß, von um so größerer Bedeutung aber das Verhalten des Nebennierenmarks, die Abgabe von Adrenalin.

Als Hormon mit sympathischem Reizeffekt beteiligt sich Adrenalin an der Aufrechterhaltung des arteriellen Druckes, fördert die kardiale Reizbildung, die Reizleitung und zweifellos auch die Kontraktilität des Herzmuskels. Nach vergeblichen Versuchen, Adrenalin im peripheren venösen Blut nachzuweisen, ist es durch die Experimente von TOURNADE und CHABROL mit gekreuzter Zirkulation nun doch sehr wahrscheinlich geworden, daß das Nebennierenmark dauernd gefäßwirksame Hormone abgibt und für die normale Höhe des Blutdruckes mit verantwortlich ist. Außerdem ist die Funktion des Marks in Momenten des besonderen Bedarfs an Adrenalin von besonderer Bedeutung, bei Muskelarbeit, Asphyxie, Hämorrhagien, Abkühlung, auch als Gegenaktion bei Cholin- und Acetylcholininjektionen (GUTMANN), nach Histamin (DALE) und im hypoglykämischen Shock (KUGELMANN), so daß CANNON von einer Notfallsfunktion des Nebennierenmarks spricht.

Demgegenüber bietet die *Pathologie* der Nebennierentätigkeit gerade im Hinblick auf das Verhalten des Herzgefäßsystems große Unklarheiten.

Beim Morbus ADDISON sind die Blutdruckwerte wohl im allgemeinen niedrig, lange Zeit kann sich der Kranke aber trotz zunehmender allgemeiner Prostration mit rapider Abmagerung, extremer Müdigkeit, Appetitlosigkeit, Brechneigung bei guten Blutdruckwerten halten. Erst in den letzten Stadien wird die Hypotonie ausgesprochen. ASHER bemerkt auch, der Blutdruck sinke erst im prämortalen Stadien beim Versuchstier sehr tief. Bei den lange die vollständige Nebennierenexstirpation überlebenden Ratten sei der Blutdruck zunächst nicht erniedrigt. Bis zur 12. Stunde nach doppelseitiger Exstirpation findet sich nach TRENDELENBURG keine Blutdrucksenkung. Es fragt sich, wieviel von der Nebennierenmarkfunktion durch das extrarenale chromaffine Zellsystem übernommen werden kann. Der absolute Ruhe-Blutdruckwert ist aber nicht maßgebend. Erst bei momentaner Überlastung zeigt sich die Güte oder das Versagen der Zirkulation. Der ADDISON-Kranke ist in der Hinsicht nun zweifellos insuffizient. Das Herz beteiligt sich an der eintretenden Zirkulationsschwäche nicht wesentlich, eine muskuläre Dilatation tritt jedenfalls nicht auf, Stauungsorgane fehlen.

Auch bei geringen Graden von *funktioneller* Minderwertigkeit des Adrenalsystems könnte sich diese Insuffizienz bemerkbar machen. Klinische *Beweise* für das Vorkommen solcher Störungen stehen aber noch aus.

Über das Vorkommen einer *Überfunktion* des Nebennierenmarks ist man wenig orientiert. Es handelt sich hier im wesentlichen um die Frage der Hypertension. In der französischen Literatur spielt die sog. hyperépinéphrie eine große Rolle, scheinbar gestützt durch den Nachweis einer Hyperplasie der Nebennierenrinde und auch der Marksubstanz (WIESEL). Im allgemeinen werden diese Auffassungen aber abgelehnt, Hyperplasien der Nebenniere finden sich bei Zuständen ohne jede Hypertension und bei vorhandener Blutdrucksteigerung gar nicht konstant. Im Blut ist trotz aller darauf gerichteten Mühe *(Hülse)* der Nachweis von Adrenalin wohl nach Adrenalininjektion, nicht aber bei essentieller und nephrogener Blutdrucksteigerung geglückt.

Nach der Darstellung des Cortins ist eine bessere Abgrenzung von Rinde und Mark möglich geworden und die Aussicht gegeben, daß auch die Beziehungen zum Herzgefäßsystem genauer definiert werden können. Im Moment ist aber eine präzise Stellungnahme nicht möglich.

II. Neurosen.

Nervöse Einflüsse äußern sich am Herzgefäßsystem vermittels der vegetativen Nerven, Sympathicus und Vagus.

Am *Herzen* führt der sympathische Einfluß zur Förderung der Frequenz, der Reizleitung, Reizbarkeit und Kontraktilität und außerdem zu einer

Verbesserung der Coronardurchblutung. Der Vaguseffekt ist im Prinzip gegensätzlich, er kommt aber an den einzelnen Herzabschnitten in ungleichem Maße zur Auswirkung. Der parasympathische Einfluß reicht bis zur Atrioventrikulargrenze, an den Ventrikeln ist er nicht mehr stark, sowohl hinsichtlich der Reizbildung als auch der Kontraktilität. So kommt es, daß der Accelerans hier das Übergewicht besitzt und parasympathische Einwirkung sogar zu einer Förderung der heterotopen ventrikulären Reizbildung führt, wenn das Tempo der Reizbildung in den übergeordneten Zentren des Sinus oder Tawaraknotens herabgesetzt wird. Das Vorkommen einer parasympathischen Hypodynamie der Ventrikel läßt sich im Tierversuch wohl erkennen, beim Menschen dürfte ein solches Ereignis ganz vorwiegend durch eine parasympathische Hemmung der Herzdurchblutung, d. h. durch das Vorkommen spastisch - nervöser Kontraktionen der Coronargefäße zu erklären sein. Mit steigender Entwicklung werden die Ventrikel zum ausführenden Organ, in starker Abhängigkeit von übergeordneten Zentren und mit Verlust eigener regulierender Mechanismen, deren Anwesenheit im Bereich des Sinusknotens, bis zu einem gewissen Grade auch noch am Atrioventrikularknoten, die Anpassung an extrakardiale Vorgänge und die nötige Konstanz der Aktion selbst gewährleistet.

Die Innervationsverhältnisse an *Arterien und Venen* sind außerordentlich verwickelt. Am empfindlichsten für sympathische Einflüsse sind die arteriellen Bauchgefäße, hier kommt es zu Verengerung des arteriellen Stromgebietes, zu einer Verdrängung größerer Blutmassen, namentlich nach den Extremitäten. und der Muskulatur, wo der konstringierende Einfluß des Sympathicus nur gering ist mit dem Effekt, daß hier die Durchströmungsgröße steigt. Die Lungen und Hirngefäße reagieren kaum, die Coronargefäße beantworten den sympathischen Reiz mit Dilatation. Die kleineren Venen scheinen bei Einwirkung des Sympathicus zur Verengerung zu tendieren, mit folgender Verschiebung von Blut aus dem venösen Reservoir nach der arteriellen Seite hin. Der Effekt der parasympathischen Innervation ist im Bereich des arteriellen Splanchnicusgebietes sehr mächtig, durchaus fraglich aber hinsichtlich der Extremitäten- und Muskelgefäße. Auch die arterielle Lungenzirkulation empfindet den parasympathischen Einfluß mehr als Folge von intrabronchialen Drucksteigerungen, der Einwirkungen des Vagus auf den Tonus der Bronchialmuskulatur, als im Sinne einer direkten gefäßdilatierenden nervösen Einwirkung. .Die Hirngefäße sind kaum empfindlicher. HERING konnte keinen Einfluß der Sinusnerven auf die Hirngefäße feststellen, die Durchblutung variiert zusammen mit der Höhe des allgemeinen Blutdruckes. Einen Eigentonus wird man diesen Gefäßen nicht absprechen können, bei Migräne und den Vorstadien mancher Fälle von Hirnblutung mag derselbe eine wichtige Rolle spielen, der genaue Mechanismus hierfür ist aber nicht bekannt. Am Herzen führt die parasympathische Innervation zur Verengerung der Coronargefäße. Im Bereich des Venensystems beansprucht das Verhalten der großen Venen (V. hepatica) ein besonderes Interesse, weil gewisse Shockzustände, bei dessen Symptomenbild der Vagus führend erscheint, mit einer Verengerung dieser Gefäßabschnitte einhergehen, mit konsekutiver Anschwellung der Leber und Retention venöser Blutmengen im Pfortadergebiet.

Überblickt man den *Gesamteffekt* der sympathischen Innervation mit seinem fördernden Einfluß auf die Herzfunktion und der gleichzeitigen Begünstigung der Extremitätendurchblutung, so erkennt man eine Korrelation von Einzeleinwirkungen zur Unterstützung muskulärer Leistungen. Förderung bedeutet in diesem Fall aber auch Mehrverbrauch, Dissimilation. Die parasympathische Innervation erscheint als Gegenaktion mit Einschränkung der Herzleistung, Herabsetzung der Muskeldurchblutung, Verringerung der Gesamtzirkulation und, auf den Gesamtstoffwechsel übertragen, Begünstigung der Assimilation. Die beidseitige Innervation der meisten Organe, die antagonistische Gliederung des vegetativen Einflusses dient dem Gleichgewicht, der Konstanz der Durchblutung der Organe, erlaubt aber andererseits die rasche Anpassung an endogene und exogene Momentananforderungen.

Das vegetative Nervensystem selber steht wieder in enger funktioneller *Korrelation mit dem cerebrospinalen System.* Während das letztere als Reaktion auf sensible Einwirkungen motorisch den Kontakt nach außen hin nimmt, wirkt sich die Tätigkeit der vegetativen Systeme gewissermaßen nach innen zu aus. Das cerebrospinale System, als Produkt phylogenetischer und ontogenetischer Aufwärtsentwicklung, basiert in seiner Leistungsfähigkeit auf der fein einregulierten Konstanz des inneren Milieus. Eine Steigerung der cerebrospinalen Leistung wird sofort durch eine dem intendierten Zweck entsprechende Änderung der vegetativen Innervationslage beantwortet. Muskuläre Mehrleistungen gehen mit Steigerung der Muskeldurchblutung einher, am Herzen wie in der Peripherie, der sympathische Einfluß unterstützt die willkürlich inszenierten Bewegungen. Dieser Synergismus wird zu einem Antagonismus, wenn, wie z. B. bei Übertraining, die willkürliche Innervation unzweckmäßig große Ansprüche stellt oder die innere Struktur den cerebrospinalen Anforderungen nicht gewachsen ist.

Seelische Vorgänge werden nicht nur vom Zustand der Gesamtzirkulation stark beeinflußt, sie sind auch effektorisch mit dem vegetativen System aufs engste verknüpft. Man erinnert sich der Versuche von WITTKOWER mit Untersuchung der Magensekretion unter affektiven Einflüssen. Ekel, Trauer, Angst, Zorn, Freude wirken gleichartig, beim einzelnen Individuum aber verschieden stark. Es kommt zur Vermehrung oder Verminderung der Aciditätswerte, der Sekretmengen, zur Verkürzung oder Verlängerung der Entleerungszeit. Durch Freude, Angst, Trauer wird der Gallenabfluß gefördert, durch Ärger gehemmt. Die Speichelsekretion läßt sich ebenfalls durch Affekte beeinflussen, wie am Magen, so ist auch hier die Reaktion für das einzelne Individuum typisch festgelegt, die Art der erlebten Affekte ist für den Reizerfolg aber nicht entscheidend. Die Plus- und Minustypen decken sich nicht mit den EPPINGERschen Typen der Vagotonie und Sympathicotonie, scheinen aber mit den von E. R. und W. JAENSCH aufgestellten Typen in innerer Beziehung zu stehen. Es sei auch speziell auf die Arbeit von W. H. v. WYSS verwiesen, in der der Einfluß psychischer Vorgänge (Aufmerksamkeit, geistige Arbeit, Gefühlston, Affekte) auf Atmung, Pulsfrequenz, Blutdruck und Blutverteilung dargelegt ist. Diese psychisch ausgelösten Veränderungen der Atmung und des Kreislaufapparats sind nur Ausschnitte aus dem Gebiet der Einwirkung psychischer Einflüsse auf die vegetativen Organe überhaupt. Es handelt sich dabei um eine Art von Mitinnervation, um ein ontogenetisch erlerntes und phylogenetisch im großen ganzen festgelegtes Zusammenspielen cerebrospinaler Funktionen mit dem vegetativen Nervensystem, um einen Synergismus, dessen Endresultat in auffallender Weise den Richtlinien der Zweckmäßigkeit gehorcht.

Die moderne Psychiatrie hat den Weg zur naturwissenschaftlichen Denkweise gefunden, bemüht sich wenigstens, die von alters her bestehenden Schranken zwischen Psychischem und Somatischem wegzuräumen. Die Forschungen von BLEULER, in denen das Hauptgewicht auf die Fähigkeit zur *Engrammbildung,* das Gedächtnis einer jeden Zellart gelegt wird, eröffnen große Ausblicke. Sie erleichtern nicht nur das Verstehen seelischer Vorgänge des auf Assoziation, Erfahrung, Urteilsvermögen basierenden bewußten Empfindens und willkürlichen Handelns, eine derartig biologisch fundierte Vorstellung ist auch geeignet, eine Brücke zu schlagen zwischem Bewußtem und Unbewußtem, d. h. dem

Affektiven, Triebhaften, Instinktmäßigen, bis zu den an den Organen sich auswirkenden Funktionsäußerungen des vegetativen Systems selbst. Sie ermöglichen es, die Funktion nervöser und körperlicher Elemente, des Psychischen und des Körperlichen sog. Vitalen Reflektorischen als ein Ganzes zu betrachten. Es gibt keine scharfe Grenze zwischen den beiden Funktionsgruppen, Engrammbildungen sind nicht viel anders als die Sensibilisierung von Organen und Zellkomplexen durch bakterielle Toxine, abakterielles Eiweiß, Pharmaca, die das Reaktionsvermögen der Zellen in großem Ausmaß bestimmt, den Charakter der Organe abändert, ohne daß diese Neueinstellung mit den heutigen Methoden der Histologie zu erkennen wäre.

Die am Herzgefäßsystem zu beobachtenden nervösen („funktionellen") Anomalien sind meist zentralen Ursprungs, namentlich die konstitutionellen Formen der Neurose sind ein *Teil des großen Symptomenkomplexes der „Psychoneurosen"*, d. h. der als Neurasthenie, Hysterie, Psychasthenie, vegetative Labilität imponierenden Zustandsbilder. Die Existenz peripher bedingter nervöser Schädigungen ist aber in gleicher Weise erwiesen, es sei an den Einfluß des Nicotins, Cocains, Thyroxins, Adrenalins, auch an die muskulären Übermüdungserscheinungen erinnert. Über bestimmte Gesetzmäßigkeiten im Verhalten der vegetativ innervierten Zellmembranen selbst ist nichts Sicheres bekannt. Der Name FRIEDRICH KRAUS erinnert an die Bedeutung der Membranbeschaffenheit, des Elektrolytgleichgewichts für die Anspruchsfähigkeit gegenüber Hormonen, exogenen Giften und der Tätigkeit katalytischer Aktivatoren, derartige Störungen verweisen wir aber zunächst noch in das Gebiet der „organischen" Veränderungen. Der vorliegende Abschnitt behandelt die *nervöse* Dysregulation, die Anomalien übergeordneter regulierender Systeme bei normaler Zellstruktur und Zellfunktion.

Die Symptome der konstitutionellen, aber auch diejenigen der erworbenen nervösen Störungen sind meist zugleich psychischer, somatisch cerebrospinaler, vegetativer Art; nebeneinander finden sich bestimmte Anomalien auf dem Gebiet der zentralen Empfindung, der Willkürhandlungen, Vorstellungen, des Affektiven, der Automatismen, der Eigen- und Fremdreflexe, wie der vegetativen Innervation zahlreicher innerer Organe. Von den vegetativen Organen ist das Herzgefäßsystem so gut wie niemals allein betroffen, eine reine „Organneurose" als isoliert ablaufende Krankheit gibt es kaum. Funktionelle Anomalien *nur* von seiten des Herzens erwecken stets den Verdacht auf das Vorliegen einer organischen Schädigung, dysplastischer, sklerosierender, entzündlicher Art. Periphere nervöse Veränderungen nach dem Typ der „monosymptomatischen" Neuritis auf cerebrospinalem Gebiet mögen wohl vorkommen, spielen aber klinisch keine wesentliche Rolle. Die Beidseitigkeit der Innervation verhindert das Zustandekommen nervöser Störungen am Erfolgsorgan. Normalerweise steht der Herzgefäßapparat mit den nervösen Zentren der Medulla oblongata, den Stammganglien, dem in der Rinde gelegenen Assoziationssystem der „Psyche" in engster Verbindung, und auch unter krankhaften Bedingungen ist keine Störung eines Teiles möglich ohne Rückwirkung auf das Ganze. Das Nervensystem erscheint als Netzwerk, in das an verschiedenen Stellen Ganglienzellen ein geschaltet sind, ein immer als Ganzes funktionierender Apparat (GOLDSTEIN).

Für die pathogenetische *Systematisierung* sind die Prinzipien des ontogenetischen stufenförmigen *Aufbaues* und des sich unter krankhaften Bedingungen mehr oder weniger deutlich einstellenden stufenweisen *Abbaues* von großer Bedeutung. Man sieht einen derartigen „Rückschlag ins Embryonale" nicht nur bei Krankheiten der erythrocyten- und leukocytenbildenden Organe, bei Leberschädigungen mit quantitativen und qualitativen Störungen auf dem Gebiet der

Hämatinbildung und des Hämoglobinabbaues [Porphyrinbildung (Vannotti)], sondern auch in besonders deutlicher Weise in der Zergliederung und dem bruchstückweisen Abbau erworbener nervöser Organisationen. Wenn es sich unter normalen Verhältnissen im Laufe der Entwicklung nach dem Ausdruck von Monakow um eine Wanderung der Funktionen nach dem Frontalpol (Kopfende) handelt, mit Ausbildung mehr oder weniger scharf begrenzter Projektions- und Assoziationsfelder im Bereich der corticalen Oberflächen, um eine Überlagerung der rhythmisch tätigen Hirnstammsphären durch die Organe des Bewußtseins, des ruhigen Denkens, so sieht man unter krankhaften Bedingungen Diaskysis, Diaspasis, katastrophales ungeordnetes Verhalten. Der Abbau erfolgt in der Richtung von einer differenzierten Ausgestaltung zu einem mehr amorphen Gesamtverhalten (Goldstein). Es kommt zu Entdifferenzierung, Isolierung, Labilität mit abnormer Festigkeit oder abnormem Wechsel der Funktionen, zu einer Loslösung der Einzelvorgänge vom Ganzen. Wenn nicht embryonal, so erscheint manches doch als infantil mit stärkerem Hervortreten des Affektiven, der subjektiv gefärbten Vorstellungen gegenüber der objektiven Wahrnehmung. Mit Minderwertigkeit braucht, von außen betrachtet, diese Änderung der Struktur nichts zu tun zu haben, Isolierungserscheinungen sind oft die Grundlage für die Entwicklung des Genialen, für das Individuum selbst bedeuten sie aber einen Verlust an innerer zweckmäßiger Harmonie.

Mit großer Eindringlichkeit verweisen die Forschungen von Freud, Adler, Morgenthaler auf die Bedeutung des *Affektiven, Instinktmäßigen,* der vegetativen Zentren im Bereich der Stammganglien, mit ihren Beziehungen zur Hirnrinde (Intellekt, Gedächtnis, Kausalität, Orientierung) und den Drüsen mit innerer Sekretion. Braun zitiert den Ausspruch von Matthes, die gesamte Affektivität, die Seele, das Ich, sie hätten ihren Sitz im vegetativen Nervensystem, im Gegensatz zum Großhirn, einem seelenlosen Registrierapparat von größerer oder geringerer Kompliziertheit, zu dem das Paläencephalon seinen Takt schlage. „Die Rinde ist ein Hilfsorgan der Seele" Küppers). Erschütterungen dieses Persönlichkeitskernes, Gefühlskollisionen stören die zwischen peripheren Organen und Psyche bestehende zweckmäßige, optimale, funktionelle Korrelation. Es kommt zum Hervortreten des Affektiven, der Thymopsyche (Stransky), der Hormeterie (Monakow), der phylogenetisch älteren Instinkte, der Selbsterhaltung und der Sexualität. Diese beiden Instinktformen geraten einzeln oder vereinigt in Kampf mit den durch Erziehung und Übung später erworbenen Noohormeterien und mit besonderen Instinktformen, die die Interessen der Zukunft der Gesellschaft wahren. In seiner Mannigfaltigkeit, Variabilität übertrifft der Symptomenkomplex des affektiven Traumas das klinische Bild der herdförmigen organischen Hirnstammschädigung bei weitem.

Funktionelle Störungen der affektiven Zentren hindern die zweckmäßige Reaktion des Organismus auf äußere Einwirkungen, sie erschweren die normalerweise bestehende Korrelation der einzelnen Organe unter sich. Sie lockern das ganze Gefüge. Zweckmäßigkeit hat an sich nichts zu tun mit einer philosophisch aufgefaßten Entelechie (Driesch), Horme (Monakow), sie erscheint vielmehr als Folge von Mneme (Bleuler), als Ausdruck von Erfahrung, phylogenetischer und ontogenetischer Anpassung an das Milieu.

Reize führen bei erregbaren Gebilden zur Reaktion unter Energieentwicklung. Abnormes Reaktionsvermögen kann sich exzessiv im positiven wie negativen Sinne äußern, vor allem auch zu *Kumulation* führen. Dieser Vorgang spielt im Bereich des Affektiven eine große Rolle, mit *Verdrängung* nicht entladener Energie nach dem Gebiet der cerebrospinalen Motorik und Sensibilität, sie führt andererseits auch zur isolierenden Betonung einzelner, vielleicht an sich besonders disponierter „minderwertiger" (ADLER) Organe. Kummer und berufliche Sorgen zeigen sich leicht in einem besonderen Verhalten der Verdauungsorgane, sexuell bedingte Affektstauungen sind nicht selten die Ursache von Herzgefäßneurosen. Abreagieren, Abstellen krankhaft entstandener psychischer Komplexe, peripherer abnormer Organäußerungen sind in solchen Fällen die wesentlichen Aufgaben der Therapie. Mit Medikamenten allein kommt man hier nicht zum Ziel.

In systematischer Hinsicht hat die von EPPINGER und HESS inaugurierte Einteilung, die Unterscheidung und Gegenüberstellung von Vagotonie und Sympathicotonie lange Zeit großes Interesse auf sich gelenkt, diese Begriffe lassen sich aber allgemein und auch speziell im Bereich des Herzgefäßsystems nicht aufrechterhalten.

In diagnostischer Hinsicht versagen die früher als spezifisch wirksam betrachteten Pharmaca, und klinisch-symptomatologisch lassen sich keine Gruppierungen bilden, die auch nur einigermaßen beweisend wären für die Existenz von Krankheitsbildern, bei denen ein durchgehendes Überwiegen des Sympathicus oder des Vagus erkenntlich wäre. Von J. BAUER ist schon 1919 davor gewarnt worden, die aus dem Tierversuch gewonnenen Anschauungen auf die Klinik zu übertragen, E. v. BERGMANN hat ebenfalls 1912 und seither fortgesetzt auf die Widersprüche hingewiesen, denen man bei der Analyse der vegetativen Funktionsstörungen immer wieder begegnet, beim Versuch, einen Sympathicotoniker gegenüber einem Vagotoniker abzugrenzen. Das Wagebalkenprinzip an sich ist nicht richtig, eine sympathische Übererregbarkeit pflegt keineswegs immer mit einer parasympathischen Untererregbarkeit verbunden zu sein, im Gegenteil, es pflegt ein zu starker Tonus auf der einen Seite durch das Anwachsen funktioneller Einflüsse von der anderen Seite her ausgeglichen zu werden. Die antagonistische Innervation der Extremitätenmuskulatur, die Kontraktion des Agisten und Erschlaffung des Antagonisten zeigt sich nur so lange, als der Gesamteffekt dem zu erreichenden Zwecke dient, bei stärkerer Betonung der Agistenkontraktion kommt es auch in den Antagonisten zu einer Tonusvermehrung. Die Funktion der Organe tendiert zur Aufrechterhaltung des physiologischen Gleichgewichts. Im Bereich der vegetativen Innervierung erträgt die Organfunktion eine Abweichung von der mittleren Linie noch weniger als cerebrospinal innervierte Organe. Tatsächlich erscheinen bei Individuen, wie v. BERGMANN in ausgedehnten Untersuchungen überzeugend nachweist, ganz gewöhnlich beide Teile des vegetativen Systems mehr oder weniger übererregbar oder untererregbar. Derartige Kranke erscheinen in ihrer ganzen Reaktionsweise labil, wobei sich aber das abnorme Verhalten an den einzelnen Organen hinsichtlich ihrer sympathischen oder parasympathischen Innervation in sehr wechselnder Weise äußert. Die klinische Kasuistik gibt den Theorien recht, welche auch keine grundsätzliche Trennung zwischen vegetativem und cerebrospinalem System für gerechtfertigt halten. Die vegetativ Labilen sind allgemein irritabel, übererregbar oder untererregbar, in der Reaktion der inneren Organe sowohl wie in dem Verhalten der Reflexmechanismen, der Hautsensibilität und demjenigen der willkürlichen Motorik.

Eine Trennung in Neuropathie und Psychopathie (SCHULTZ) oder eine solche in neuropathische Störungen (elementare Reflexmechanismen), psychopathische Störungen (Trieb- und Instinktleben) und intellektuelle Störungen des phylogenetisch jüngsten Teiles, wie sie von STIER vorgenommen wurde, erscheint zu künstlich. Wenn schon die Sphäre der Instinkte und die Welt der Kausalität und Orientierung, wie auch MONAKOW betont, relativ unabhängig voneinander dastehen, so liefert doch die klinische Symptomatologie in jedem Einzelfall den Beweis dafür, daß Störungen auf einem Gebiet solche des anderen unweigerlich nach sich ziehen.

Es scheint von didaktischem Wert, die ontogenetisch zustande gekommene nervöse Organisation im Sinne einer Ganzheit auch als Basis für die Unterscheidung *krankhafter* Funktionsäußerungen beizubehalten, aber die *konstitutionell* verankerten Neurosen gegenüber den *erworbenen* Schädigungen abzutrennen.

In beiden Fällen handelt es sich um das Hervortreten primitiverer Funktionsgruppen, um eine Störung der zweckmäßig orientierten Gesamtstruktur. In prognostischer und therapeutischer Hinsicht ist es aber doch etwas anderes, ob man es mit einem Individuum zu tun hat, dessen Herzgefäßneurose als Teil einer allgemein endogen verankerten familiären Psychoneuropathie erscheint oder ob ein Organismus unter dem Einfluß akzidenteller, erworbener Schädigungen denselben strukturellen Zerfall erlitten hat.

1. Konstitutionelle, angeborene Neurosen.

Neurotisch geschädigt erscheinen dabei im allgemeinen nicht nur Herz und Gefäße, auch andere Organe mit vegetativer Innervation zeigen Anomalien auf motorischem und sensiblem Gebiet, öfters besteht eine charakteristische psychische Labilität und weiterhin auch Störungen auf dem Gebiet des cerebrospinalen animalen Nervensystems.

Der konstitutionelle Faktor tritt nicht nur in der *Familienanamnese,* sondern meist ganz deutlich in der eigenen *Vorgeschichte des Patienten* hervor. MONAKOW spricht von einer weit zurück in die Kindheit sich erstreckenden Vorbereitungsperiode, gewissermaßen dem Vorspiel für das Spätere, einem Stadium der Latenz, bis dann irgendein psychisches Trauma, berufliche Sorgen, sexuelle Unstimmigkeiten, Unterernährung, innersekretorische Disharmonien während der Pubertät, sportliches Übertraining, gestörter Schlaf die unmittelbar auslösende Ursache zum Ausbruch der Neurose abgeben.

Mit FREUD mißt die Psychiatrie in der allerersten Kindheit vorgekommenen *psychischen Traumen* große Bedeutung bei. Häufig handelt es sich um sexuelle Insulte, doch wird jetzt allgemein der Meinung Ausdruck gegeben, daß die erwähnten Traumata sehr wohl auch anderer Natur sein können. MONAKOW nennt als ätiologisch bedeutungsvoll schlechte Behandlung von seiten der Erziehenden, unglückliche Verhältnisse in der Familie, besonders im Zusammenhang mit Alkoholismus des Vaters, Widerstand gegen die Entfaltung natürlicher Talente. Dazu kommen die verschiedensten Momente, die die sich formierende Persönlichkeit verletzen, gegen den Gerechtigkeitssinn der Kinder verstoßen, vor allem auch affektive Erschütterungen, instinktiv vorhandene oder durch äußere Anlässe gezüchtete Empfindungen der Angst. In der Pubertätszeit spielen sexuelle Momente eine starke Rolle, Erniedrigungen seitens der Kameraden oder Lehrer.

Man spricht von dem „nervösen Herz" der Kinder, in gleicher Weise besteht eine auffällige Empfindlichkeit der Gefäßfunktion mit Reaktionen, die aus dem Rahmen des zweckmäßigen heraustreten und die Gesamtzirkulation in empfindlichster Weise stören können.

Die Symptomatologie der **kindlichen Neurose** ist weniger reich an Einzelheiten als beim Erwachsenen. Die subjektiven Beschwerden beherrschen wie dort das Bild, die Klagen der Jugendlichen sind aber, wie auch LEFFKOWITZ hervorhebt, eintöniger und werden selten mit der Intensität psychopathischer Erwachsener hervorgebracht. Vielfach werden die Klagen nur nebenbei geäußert, ihre Betonung finden sie eher von seiten der begleitenden Angehörigen. Es handelt sich um Herzklopfen, Stiche in der Herzgegend oder anderswo in der Brust, in Verbindung mit den charakteristischen Atemstörungen, dem Gefühl des Luftmangels trotz völliger Freiheit der Atemwege und ohne jeden Lungen-

befund. Die Kinder erröten und erblassen leicht als Ausdruck von Blutver-
schiebungen vom Splanchnicusgebiet in die Peripherie, die sich bis zu Ohnmachten
steigern können. Der anfallsweise Charakter und die Unabhängigkeit der Erscheinungen von Anstrengung körperlicher Art ist kennzeichnend. Im Bereich
des Abdomens werden stichartige Beschwerden angegeben, krampfartige
Schmerzen, bei denen eine vermeintliche Blinddarmentzündung heutzutage eine
große Rolle spielt. Rückenschmerzen, Sensationen in den verschiedensten Muskel-
gebieten, häufig durch sportliche Leistungen herbeigeführt, fixieren sich und
treten leicht immer wieder hervor. Der Verdauungstractus ist weniger beteiligt
als beim Erwachsenen, die Obstipation speziell spielt kaum eine Rolle, öfters
sind Anomalien der Miktion, besonders wichtig das Bettnässen. Nicht selten
besteht dann auch Kopfweh, vor allem am Abend nach der Belastung durch
die Schule, aber auch nach Überanstrengung muskulärer Art.

Der Herzbefund pflegt völlig normal zu sein. Fälle mit vergrößertem Herzen
— man erinnert sich des sog. Sportherzens — gehören nicht mehr in das Gebiet
der Herzneurosen. Die Konfiguration zeigt wohl die charakteristische Verbreiterung, eine Art Mitralform des Herzens, infolge der noch geringen Beanspruchung
des linken Ventrikels. An der Pulmonalis findet sich oft ein systolisches akzidentelles Geräusch, aber nicht häufiger als bei nicht neurotischen Kindern auch.
Dasselbe gilt für die Akzentuation des zweiten Pulmonaltones. Die schon normalerweise bestehende respiratorische Arrhythmie ist sehr ausgesprochen, dazu
sieht man Sinusarrhythmien mit wenig konstanter rhythmischer Reizbildung.
Extrasystolen sind immer verdächtig auf organische Schädigungen. Reizüber-
leitungsstörungen kommen auf nervöser Grundlage wohl vor, sind aber ebenfalls
immer suspekt. Das häufigste Symptom ist die Tachykardie. Auf den geringsten Anlaß geht die Pulsfrequenz in die Höhe, beruhigt sich dann aber
gleich wieder. Dauertachykardien in der Rekonvaleszenz nach Infektionskrankheiten dürfen nicht leicht genommen werden, myokarditische Prozesse sind schwer
faßbar und können sich ausschließlich in dieser Art äußern.

Die cardiovasculären Symptome der Kinder werden, wie LEFFKOWITZ bemerkt, zum Teil auf ein Mißverhältnis zwischen dem Längenwachstum des
Körpers und dem Wachstum des Herzens und der Gefäße zurückgeführt. In
der Tat begünstigt ein Habitus asthenicus mit kleinem, median gestellten Herzen,
niedrigem arteriellen Druck, schlechter peripherer Zirkulation mit Kühlheit der
Extremitäten, blauen Händen, allgemeiner Kälteempfindlichkeit bei neurotisch
veranlagten Individuen das Einsetzen und die Persistenz der Symptome. Mit
den rein formalen Wachstumsanomalien ist aber nicht alles zu erklären, der
neurotische Charakter der Kinder, ihre Empfindlichkeit auf psychischem Gebiet,
der Wechsel der ganzen Symptome, der Widerspruch zwischen gutem Verhalten
der Zirkulation bei körperlicher Leistung und dem Versagen im Affekt sind Erscheinungen, wie man sie bei asthenischem Habitus nicht findet. Immerhin
sind Kombinationen öfters vorhanden, BENJAMIN hat bei Wachstumsblässe einen
vorzeitigen Eintritt der psychischen Erschöpfungsreaktion festgestellt.

Eine große Rolle spielt neben Neigung zu arterieller Hypotension und Ohnmachten das Gegenstück, die arterielle Hypertension. Durch SCHELLONG sind
an poliklinischem Material interessante Beobachtungen gesammelt worden, die
sich mit unseren eigenen Erfahrungen durchaus decken. Im Anschluß an die
Publikationen von KÜLBS, v. BERGMANN, KAUFMANN berichtet SCHELLONG über
nicht nephrogene Hypertensionen, d. h. systolische Blutdruckwerte von 140 mm
und darüber bei Individuen zwischen 14 und 30 Jahren. Bei 188 von 3490 Fällen,
d. h. bei etwa 5 %, fanden sich derartige Hypertensionen, trotzdem Fälle von
Basedow, Gravide und sogar Patienten, die zur Rentenbegutachtung der Klinik
überwiesen waren, weggelassen wurden. Der Einfluß der Schilddrüse spielt aber

eine große Rolle und SCHELLONG sah auch fließende Übergänge einerseits zum echten Morbus Basedow und andererseits zur konstitutionellen Hypertonie. Weiterhin steht dann häufig der Magen-Darmtractus mit Neigung zu Spasmen bei solchen Individuen symptomatologisch häufig im Vordergrund, und auch hier bestehen wieder Übergänge zu dem Endbild der spastischen Magenaffektion, dem Ulcus ventriculi. 2,7% aller untersuchten Jugendlichen gehören dann zu der Gruppe der „eigentlichen" Fälle von essentieller Hypertonie mit dem Vorherrschen von Herzgefäßerscheinungen. Auch Kopfschmerzen und Migräneanfälle gehören hierher und die Patienten mit Druckgefühl oder Schmerzgefühl zwischen den Schulterblättern und dem Nacken, sowie Tachykardie. Innersekretorische Störungen, auch der hypophysäre Typ, spielen hier gelegentlich hinein, die Hauptsache ist aber die an das Psychopathische grenzende Affektlage, Angst, Aufgeregtsein.

TRAMER spricht von *Phasenkrisen,* d. h. neurotischen Symptomen im Zusammenhang mit den Entwicklungsphasen der Kindheit. Die Pubertät geht oft mit auffälliger Steigerung der allgemeinen Erregbarkeit einher, Zunahme der Ermüdbarkeit, allgemeinen motorischen Unruheerscheinungen und entsprechend gesteigerter Reaktionsfähigkeit des Herzgefäßapparates. Das zweite bis vierte Altersjahr scheint schon zum Manifestwerden gewisser neurotischer Symptome zu disponieren, dann wieder das 7.—8. Lebensjahr mit erhöhter affektiver Labilität, Gereiztheit, Herabsetzung der Aufmerksamkeitskonzentration und Arbeitsdauer und dann die Zeit vor der Pubertät, wo sich der Einfluß der inneren Sekretion stark bemerkbar macht.

JAENSCH legt großes Gewicht auf die Capillarmikroskopie zur Erkennung des Reifungszustandes bei Kindern. Die verschiedenen Anomalien müssen im Original nachgesehen werden, sie stehen ganz offenbar mit einer besonders starken peripheren Gefäßerregbarkeit in Zusammenhang. Andererseits ist das sog. eidetische Sehen, das Hineinspielen affektbedingter Vorstellungen in den Bereich der objektiven Wahrnehmungen auf optischem Gebiet ein Zeichen der Unentwickeltheit. Die jüngsten Kinder zeigen ein Maximum an eidetischer Anlage.

Das Verhalten des neurotischen **Erwachsenen** hat gewisse Ähnlichkeiten mit dem des Kindes. Man rechnet sie oft zu den *Infantilismen,* den nervösen Entwicklungsstörungen im Sinne von MONAKOW, GOLDSTEIN, BLEULER.

Die oben geschilderten Symptome der am Herz- und Gefäßsystem sich äußernden Neurose des Kindes sind sämtlich auch beim *Erwachsenen* vorhanden, nur ist das ganze Bild noch vielgestaltiger. Die berufliche Belastung bringt exogene Schädigungen mit sich, die sich der endogenen Neurose aufpfropfen. Die Entwicklung des ganzen Vorstellungslebens, die Formierung des Charakters zusammen mit der Ausgestaltung des Intellekts sind der Boden, auf dem sich eine nervöse Empfindlichkeit in größtem Ausmaß und in unübersehbarer Mannigfaltigkeit auswirken kann.

Die Herzgefäßneurosen wie die neurotischen Symptome überhaupt stellen beim Erwachsenen sehr ernst zu nehmende Schädigungen dar. Sie hindern das Erwerbsleben und greifen unter Umständen in störender Weise ein in die Beziehungen zwischen Anforderung und Leistungsfähigkeit. Während das Kind neurotische Störungen so nebenbei registriert, befindet sich der Erwachsene völlig im Banne dieser gesteigerten Empfindlichkeit, in einem täglichen Kampf des einsichtsvollen Wollens mit dem unzweckmäßig organisierten nervösen Substrat. Die neurotischen Symptome werden zum neurotischen Charakter. Die beim Kind stark wechselnden Reaktionen werden zu einem Dauerzustand. Die neurotischen Symptome eines Erwachsenen lassen sich wohl mildern, verschwinden aber völlig niemals. Die sog. stabile Wachstumsperiode fixiert die guten und die schlechten Qualitäten, die affektive Entwicklungshemmung findet auf ihre Art einen Ausgleich durch spezielle Adaptation und Neueinstellung des gesamten Organismus.

Der Infantilismus des Neurotikers zeigt sich vor allem auf psychischem Gebiete mit dem Hervortreten des Stimmungsmäßigen, der Launenhaftigkeit, dem steten Wechseln von Erregbarkeit und Reaktion. Unter den vegetativ innervierten Organen steht das Herzgefäßsystem in vorderster Linie.

Die Neigung zu *Pulsbeschleunigung* kombiniert sich mit unangenehmen Sensationen in der Herzgegend bis zu typisch anginösen Beschwerden. Die Unterscheidung gegenüber einer arteriosklerotischen oder luischen Störung kann äußerst schwierig sein. Besonderes Interesse beansprucht die Frage der essentiellen Hypertension in ihren Beziehungen zur Arteriosklerose. Die nervöse Übererregbarkeit des arteriellen Gefäßsystems mit der Etablierung einer *erhöhten systolischen Blutdrucklage* schafft zweifellos eine Prädisposition zur Ausbildung einer Intimasklerose. Aus einem *spastisch krisenhaften* Hochdruck kann so allmählich eine permanente Hypertension hervorgehen. Rein nervöse Störungen, während Jahren immer wieder einwirkend, dürften, wenn der exakte Beweis dafür auch schwer zu erbringen ist, gerade am Herzen mit seinen großen Anforderungen an die Durchblutung zu parenchymatösen Schädigungen führen können. Bekannt ist der nicht seltene Widerspruch zwischen einem guten Zustand der Coronargefäße und nicht entzündlicher Schwielenbildung. Im Zusammenhang mit einer arteriellen Hypertension steht bei Neurotikern nicht selten eine Anhäufung des Blutes in der Haut mit dem Auftreten dauernder Rötung, *Kongestionierung, Kopfdruck, Schwitzen, Hitzegefühl*. Die Patienten klagen darüber, so gut auszusehen und doch krank zu sein. Weibliche Individuen erwecken den Eindruck eines Morbus Basedow, ohne aber die charakteristische Grundumsatzsteigerung aufzuweisen. Übergänge kommen aber häufig vor, bei vegetativ Stigmatisierten ist die REID-HUNTsche Reaktion, wie BERGMANN beweist, oft positiv. In anderen Fällen tritt die Hautrötung weniger hervor, die Haut kann sogar eher blaß sein, aber die weiten Pupillen, die weiten Lidspalten, das lebhafte Temperament erinnern an die Folgen einer Hyperthyreose, es kann über eine gewisse Konvergenzschwäche hinaus bis zum Auftreten von Doppelbildern kommen. Wenn ein derartiger Fall wochenlang mit allen möglichen Methoden wegen des Verdachts auf basale Meningitis untersucht wird, so geschieht das nicht gerade zum Nutzen des Kranken. Sehr häufig sind dann asthmatische Zustände. Vor der Prüfung mit einer Unzahl von Antigenen muß an eine sorgfältige Analyse des nervösen Systems gedacht werden, ohne Psychotherapie kann eine Asthmabehandlung nicht zum Ziele führen. Auch das Asthma cardiale gehört zu den nervösen Störungen zentraler Genese, allerdings nicht zum Symptomenbild der Herzneurose. Aus einem rein nervösen Reizzustand, affektiv bedingt und aufrechterhalten, kann sich ein Dauerzustand mit Lungenemphysem, Neigung zu Bronchitis herausbilden. Im Bereich der peripheren Arterien führt die abnorme Erregbarkeit zu allen Formen der Über- und Unterzirkulation, mit hellroter Verfärbung, großer Wärme der Haut oder umgekehrt, kühlen, eher cyanotischen Händen. In beiden Fällen kann eine sehr lästige *Schweißbildung* vorhanden sein. Die *Cyanose* ist neben dem Bestehen eines relativ arteriellen Spasmus auf nervös constrictorische Veränderungen an den kleinen Venen zu beziehen. Wieder sieht man aus abnormen Reaktionen eigentliche Krankheiten werden, die Erythromelalgie, Akrocyanose bis zur RAYNAUDschen Krankheit. Es werden gegenwärtig die Beziehungen dieser auf nervöser Grundlage sich entwickelnden Krankheiten zu entzündlichen und sklerosierenden Intimaschädigungen diskutiert. Man braucht dabei nicht das eine abzulehnen, um das andere hervorzuheben, Übergangsbilder sind häufig. Die juvenile Sklerose findet sich ganz gewöhnlich zusammen mit Akrocyanose, Aufgelaufensein der Finger bei bestimmter Wetterlage. Eine arterielle Ischämie führt an sich leicht zur Erweiterung der zugehörigen Venen, bei einer gleichzeitig arteriellen und venösen Konstriktion entsteht das volle Bild der nervösen Akrocyanose. Auch wenn MAY und LAYANI das Minutenvolumen und die Strömungsgeschwindigkeit des Blutes bei Akrocyanose normal finden, so kann doch an dem Vorhandensein einer lokalisierten Zirkulationsstörung im Bereich der Extremitäten kein Zweifel sein. Die Untersuchungen von LEWIS und LANDIS mit dem Nachweis organischer struktureller Veränderungen bei RAYNAUDscher Krankheit beweisen das Vorkommen von Übergängen zwischen primär nervöser und anatomischer endarteriitischer Störung. Auch ohne den toxisch schädigenden Einfluß einer Gangrän kann sich ein Umbau der Gefäßwandung vollziehen. Die mangelhafte zentrale Reaktionssicherheit hat sich in der Peripherie isoliert festgesetzt und zum Auftreten eines schwer beeinflußbaren Krankheitsbildes geführt. An der Haut kann es zu flüchtigen QUINCKEschen *Ödemen* kommen, Schüben von *Urticaria,* die unbeeinflußt durch diätetische Bemühungen mittels des Verfahrens des Abreagierens, der seelischen Entlastung, seltener werden und verschwinden können. Die Urticaria factitia ist wohl ein chemisches peripheres Problem, zentrale psychopathische Veranlagung und eine Gesamtbeteiligung des Nervensystems aber doch sehr häufig. Auf dem Gebiet der animalen cerebrospinalen Nerven ist die *gesteigerte Erregbarkeit der Eigenreflexe* besonders bekannt, und auch das *Zittern* solcher Leute als Folge einer derartigen Reflexübererregbarkeit zu betrachten. An den Haut- und Schleimhautreflexen, den sog. Fremdreflexen, kommen eigentümliche Anomalien vor. Es fehlt hier an der Zielsicherheit der Reaktionen wie auf anderen Gebieten auch. Beim Bestreichen der Fußsohle kann ein Reflex ganz ausbleiben, es besteht gar kein Kitzelgefühl oder umgekehrt ist die Reaktion unter Umständen äußerst lebhaft nach Art eines Fluchtreflexes mit Zurückziehen des ganzen Beines und Überspringen der Erregung auf die andere Seite. Das Vorkommen eines Pseudo-Babinski gehört in das Gebiet der Infantilismen. Wie die Haut der Fußsohle verhält sich die Schleimhaut der Konjunktiven, des Rachens und Gaumens. Auch hier sieht man Unter- und Übererregbarkeit kombiniert mit Fehlreaktionen, d. h. reflektorischen Entladungen in nicht zugehörigen Organgebieten. *Ohrgeräusche, Schwindel* bis zu der nervösen Form des MÉNIÈREschen Symptomenkomplexes, *Heuschnupfen, Migräne, Gesichtsneuralgien,* Kopfschmerzen lassen an gesteigerte Erregung von Hirnnerven denken, *Schlafstörungen, Ohnmachtszustände, konvulsive Ereignisse,* Störungen der Sexualfunktion gehören mit zu dem Gesamtbild.

DENNIG, FISCHER und BERINGER finden, daß das Gesamtbild der vegetativen Erregbarkeit des Einzelnen bei Anwendung von pharmakologischen Mitteln (Adrenalin, Pilocarpin, Gynergen, Atropin) sehr wenig von seiner psychischen Artung und seiner jeweiligen Verfassung abhänge. Es beweist das aber höchstens, daß die pharmakologische Prüfungsweise zur Erkennung von Krankheitszuständen zentralnervöser Genese nicht hinreicht. Durch v. BERGMANN besonders ist seit langem erwiesen, daß die erwähnten Pharmaca im Reizerfolg unsicher und als inadäquate Reize zur Beurteilung physiologischer Zustände unbrauchbar sind. WERNER stellt den Auffassungen von DENNIG, FISCHER und BERINGER gegenüber auf Grund eingehender klinischer Untersuchungen fest, daß doch in vielen Fällen eine *Labilität der vegetativen Reaktionsweise mit einer Labilität des Psychischen* verknüpft ist, jedenfalls geht die Labilität des Blutdruckes in vielen Fällen mit mehr oder weniger deutlicher Psychopathie einher.

Die Herzgefäßneurosen dürfen nicht in neurologischem Sinne mit einer besonderen rätselvollen Übererregbarkeit der Nervenendigungen oder einer Schädigung der vegetativen Bahnen aufgefaßt werden, sie haben vielmehr als *Teilerscheinung einer Psychoneurose* zu gelten. Gerade auf dem Gebiete der konstitutionellen Neurosen muß man den Ergebnissen der psychologisch-psychiatrischen Forschung aufmerksame Beachtung schenken, die Symptome des Affektiven, der Reiz-stauung, Kumulation, krisenhafter Entladung, Irradiation („Verdrängung") nicht nur als Produkt theoretisierender ärztlicher Spekulationen, sondern als Analoga von Vorgängen betrachten, wie sie im Bereich der Physiologie als grundlegend für die Auffassung zahlreicher Erscheinungen seit langem volle Anerkennung gefunden haben.

Eine derartige Auffassung der Neurose im allgemeinen und der Herzgefäß-neurose im speziellen ist vor allem zur Durchführung einer erfolgreichen *Therapie* notwendig.

Sedativa wie Brom, Calcium, Baldrian, um nicht von den eigentlichen Schlafmitteln der Barbitursäure und opiumhaltigen Mitteln zu sprechen, können zeitweise wohl herangezogen werden, ihre alleinige Anwendung wird der Gesamt-situation aber nicht gerecht. Psychotherapie ist nicht die alleinige Domäne der sog. Psychotherapeuten, sie gehört zu dem Handeln eines jeden praktischen Arztes. Vage Vorstellungen und Versuche um beruhigend einzugreifen genügen hier allerdings nicht, man muß sich schon die Mühe nehmen, sich von der Struktur der Gesamtpersönlichkeit eine bestimmte Vorstellung zu machen. Es wird dann in vielen Fällen gelingen, das gelockerte Gesamtgefüge wieder zusammenzu-bringen und nicht nur die unzweckmäßigen Reaktionen auf sensiblem Gebiet, sondern auch die motorische Leistung des Organismus nach der Richtung des Zweckmäßigen neu zu organisieren und dem Außenmilieu und den von außen kommenden Anforderungen anzupassen.

2. Erworbene Neurosen (Abbauneurosen).

Es handelt sich hier um die Herzgefäßbeteiligung bei Alkoholismus, Morphi-nismus, dem Mißbrauch von Opium, Cocain[1], die nervösen Erschöpfungszustände bei körperlicher Überlastung, Übertraining, bei Unterernährung und in der Rekonvaleszenz nach Gravidität, Infekten, operativen Eingriffen.

Auch hier bleibt die normalerweise im Laufe der Entwicklung aufgebaute nervöse Organisation nicht intakt. Es zeigen sich die Symptome des *Zerfalls und des Rückgangs auf Stufen primitiverer Art,* vor allem das *Hervortreten des Affektiven* gegenüber dem durch Erziehung und Außenmilieu verlangten Ver-nunftsmäßigen.

Wie bei den angeborenen Neurosen bestehen alle Übergänge zwischen ein-maliger unzweckmäßiger Reaktion und den schweren Dauerzuständen bis zu ausgesprochener Charakteränderung.

Von MONAKOW wird mit Nachdruck auf die Bedeutung der *Blutliquorschranke* für den Ablauf von toxischen exogenen, aber auch endogenen toxischen Schädi-gungen hingewiesen:

---

[1] Der Abusus von *Coffein, Cola* führt ebensowenig wie derjenige von Campher, Hexeton, Coramin, Cardiazol zum Bild der „Neurose". Es handelt sich hier um Er-regungsmittel mit Angriffspunkt an der psychischen Sphäre (Großhirn), den Gefäß- und Atemzentren in der Medulla oblongata, den intrakardialen Ganglienzellen, dem Herz-muskel und den muskulären Teilen der Gefäßwand. Die Gesamtstruktur und Korre-lation des Nervensystems, die „Hierarchie" des Aufbaues, bleiben unberührt.

Auch *Nicotinabusus* bedingt keine Herzneurose. Die dabei zu beobachtende Blutdruck-steigerung, Tachykardie, das Herzklopfen, die so häufigen extrasystolischen Arhythmien und auch die durch Coronarspasmus ausgelösten anginösen Erscheinungen sind rein peri-pherer Genese, ein Ausdruck von Erregung und Lähmung ganglionärer Umschaltstationen der vegetativen Nerven, zum Teil offenbar auch die Folge einer zustande kommenden Ver-stärkung der Adrenalinsekretion.

Die ektomesodermale Barriere ist zwischen das endokrin vegetative und das cerebrale Gewebe eingeschaltet. Die Hormone enthalten, bzw. sie sind Stoffe, die das Zentralnervensystem an sich schädigen, vorher aber, um „physiologisch" zu wirken, seitens der Plexus chorioidei und der übrigen dem Reticuloendothelialsystem nahestehenden Zellapparate (Ependymbelag, subependymales Gewebe, Wanderzellen der Glia) gewisse Modifikationen erfahren. BATELLI und STERN studierten die Wirkung, die auf das Gehirn durch verschiedene *direkt* in die Seitenventrikel des Großhirns eingespritzte Hormone ausüben. Die Experimente wurden mit den Produkten der Hypophyse, Nebenniere, Thyreoidea, Milz, Geschlechtsdrüsen, Epiphyse angestellt. Der wäßrige Extrakt dieser Organe, in sehr schwachen Dosen eingespritzt, hat bei den verschiedenen Versuchstieren (Hund, Katze, Meerschweinchen, Kaninchen) je nach der Natur des Extrakts bestimmte Wirkungen auf das nervöse System, wogegen dieselben Extrakte, selbst in viel höheren Dosen in den allgemeinen Blutkreislauf gebracht, meistens ohne nennenswerte Wirkung auf das Gehirn blieben. Es geht daraus hervor, daß diese Stoffe, normalerweise verarbeitet, jedenfalls an ihrem Übertritt in den Liquor gehindert werden. Erst bei Schädigung der Blut-Liquorschranke treten die Stoffe durch.

Bei Schizophrenie, deren Symptome vielfache Ähnlichkeit besitzen mit dem Bild einer Psychoneurose, fand MONAKOW eine Massenatrophie der ektodermalen, im Plexus chorioideus gelegenen Zellelemente, degenerative Veränderungen am Ventrikelependym.

Nach Veronalvergiftung (Hund) kommt es zu starken nekrotischen Veränderungen im Bereich des Rautenplexus. Ebenso fand HION in Bestätigung der MONAKOWschen Untersuchungen beim Menschen nach Vergiftung mit Äthylalkohol bestimmte Veränderungen am Epithel der Plexus. Nach kleineren Alkoholmengen die Zeichen vermehrter Zellaktivität, bei der schweren Alkoholvergiftung partieller Nekrosen. Die chronische Intoxikation mit Alkohol bedingt eine Sklerose der Plexus. Durch die Einverleibung verschiedener Toxine (Diphtherie, Tetanus, Tuberkulose) wird die Permeabilität der ektomesodermalen Barriere in abnormer Weise erhöht und auch unter dem Einfluß der Gravidität, selbst während der Menstruation (HEILIG und HOFF), ist eiue Erhöhung der Permeabilität festgestellt worden. Dasselbe fand HAUPTMANN beim Studium der postinfektiösen Psychosen.

MONAKOW gibt dem Symptomenkomplex der Neurosen eine biologische, histologisch kontrollierbare Basis. MONAKOW spricht selbst davon (1930), es handle sich immer noch um Hypothesen, es wird sich zeigen, wie weit die festgestellten Ependym- und Plexusveränderungen von ursächlich entscheidender Bedeutung sind, oder als Begleiterscheinung einer primär durch die Gifte veranlaßten zentral nervösen Schädigung zu bewerten sind.

Alkohol läßt im akuten Vergiftungsstadium im Prinzip dieselben Störungen des psychobiologischen Gleichgewichts hervortreten, wie man sie auch bei den konstitutionellen Neurosen vorfindet. Das Überwiegen des Affektiven, Instinktmäßigen, das Prävalieren der Vorstellungen gegenüber der objektiven Wahrnehmung. Im Bereich des Herzgefäßsystems erscheinen sowohl die Tendenz zu arterieller Drucksteigerung als auch die Verschiebung von Blut vom Splanchnicusgebiet nach der Körperoberfläche zentral bedingt, die Folge einer Erregung vasomotorischer Zentren.

Die chronische Alkoholintoxikation, der eigentliche Alkoholismus, äußert sich, ähnlich in Verbindung mit Charakterstörungen, die den Zerfall der Gesamtstruktur deutlich erkennen lassen.

Die nach Abusus von *Morphium* und *Cocain* bestehende Labilität der Pulsfrequenz, des Blutdruckes, der körperlichen Leistungsfähigkeit sind im Prinzip dasselbe, was man auch bei schweren endogenen konstitutionellen Neurosen beobachten kann.

Von großer Bedeutung ist der Einfluß fieberhafter durch *bakterielle Gifte* ausgelöster Neurosen. Wohl findet man häufig eine konstitutionelle Psychopathie als Grundlage, in der Rekonvaleszenz lang dauernder konsumierender Krankheiten sind aber doch Tachykardien, Labilität des Pulses, Blutdruckschwankungen, Erröten und Erblassen, Neigung zu Schwitzen, zu Ohnmachten und zu allgemeiner Ermüdbarkeit, nicht selten zu beobachten, ohne daß man sich von dem Fortbestehen der bakteriellen Toxinwirkung überzeugen könnte. Die Abgrenzung gegenüber einer organischen Schädigung des Herzgefäßapparates ist schwierig, gerade im Hinblick auf die Therapie wird man mit der Möglichkeit einer Abbauneurose zu rechnen haben.

Ähnlich liegen die Verhältnisse in bezug auf die *Schwangerschaftsneurosen.* Die bekannten Veränderungen des Blutes morphologischer und chemischer Art sind der Ausdruck cellulärer Reaktionen, wobei das Endothel der Blut-Liquorschranke stärker hervortreten kann, mit abnormer Permeabilitätssteigerung und Durchtritt toxisch wirkender Zellzerfallsprodukte.

Schließlich gehört auch der neurotische Symptomenkomplex bei *körperlicher Ermüdung* hierhin. Neben der funktionellen Insuffizienz der Peripherie kann auch eine ernster zu nehmende Schädigung cerebraler Teile schuld sein an den mannigfachen Beschwerden, den Klagen über Herzstiche, Herzklopfen, Luftmangel, Schlaflosigkeit, Appetitmangel, alles Symptome, wie man sie bei gewöhnlichen Neurosen zu sehen gewohnt ist.

Die Aufgabe der *Therapie* liegt klar. Die schädigende Noxe muß eliminiert werden. Man kennt die Schwierigkeiten gegenüber der Erfüllung dieser Forderung bei Morphinisten, aber auch beim chronischen Alkoholismus. Medikamente sind im allgemeinen nicht am Platz, von großer Bedeutung aber eine verständnisvolle Psychotherapie mit Regelung der affektiven Sphäre und Förderung des vernunftmäßigen Handelns.

Literatur.

ABELIN: Die Physiologie der Schilddrüse. BETHES Handbuch der normalen und pathologischen Physiologie, Bd. 16,1, S. 227. 1930; Bd. 18, S. 413. 1932. — ADLER, A.: Psychische Einstellung der Frau zum Sexualleben. BETHES Handbuch der normalen und pathologischen Physiologie, Bd. 14,1, S. 802. 1926. — ANDERSON: The incidence of auricular fibrill. and results of quinidine therapy. Amer. Heart J. 8, 128 (1932). — ANDRUS: The heart in hyperthyreoidism Meet. amer. Heart Assoc. 1932; Z. Kreislaufforsch. 1933, 145; Amer. Heart J. 8, 66 (1932). — ANDRUS and EACHERN: The cardiac manifest. of hyperthyreoidism. Amer. J. med. Sci. 183, 741 (1932). — ASHER: Innere Sekretion und Phagocytose. Klin. Wschr. 1924 I, 308. — Physiologie der inneren Sekretion. Berlin-Wien: Franz Deuticke 1936. — ASIMOFF: Pflügers Arch. 220, 350 (1928). — ASSMANN: Das Myxödemherz. Münch. med. Wschr. 1919 I. — AYMAN, ROSENBLUM and FALCON: Myxoedema heart without of cardiac insuff. J. amer. med. Assoc. 98, 1721 (1932).

BANSI: Arbeitsstoffwechsel und Kreislauf bei endokrinen Erkrankungen. Dtsch. med. Wschr. 1929 I. — Z. klin. Med. 110, 633 (1929). — BARKER, BOHNUNG and WILSON: Auricular fibrill. in graves disease. Amer. Heart J. 8, 121 (1932). — BATELLI u. STERN: Zit. nach MONAKOW. — BAUER, J.: Die Blutdruckwirkung des Adrenalins. Dtsch. med. Wschr. 1919 II, 1217. — Konstitutionelle Disposition zu inneren Krankheiten. Berlin: Julius Springer 1924. — Phänomenologie und Systematik der Konstitution und deren dispositionelle Bedeutung auf somatischem Gebiet. BETHES Handbuch der normalen und pathologischen Physiologie, Bd. 17, S. 1040. 1926. — Die Konstitution als Grundlage nervöser Störungen. Psychogenese und Psychotherapie körperlicher Symptome, 1935. — Der Einfluß der Nebennieren und Hypophyse auf die Blutdruckregulation und Umstimmung der Geschlechtscharaktere beim Menschen. Klin. Wschr. 1935 I, 361. — BAUST: Beitr. path. Anat. 86 (1931). — BENJAMIN: Zur Pathogenese der Wachstumsblässe. III. Nervöse Kreislaufregulation bei Arbeit. Jb. Kinderheilk. 102, 203 (1923). — BERGMANN u. GOLDNER: Die vegetativ Stigmatisierten und die Reaktion nach REID-HUNT. Z. klin. Med. 108, 100 (1928). — BERGMANN, v.: Das vegetative Nervensystem und seine Störungen.

Handbuch der inneren Medizin, Bd. 5,2, S. 1076. 1926. — Die vegetativ Stigmatisierten. Z. klin. Med. 108, 90 (1928). — Klinische funktionelle Pathologie des vegetativen Nervensystems. BETHES Handbuch der normalen und pathologischen Physiologie, Bd. 16,1, S. 1019. 1930. — BIEDL: Innere Sekretion, 2. Aufl. Wien u. Berlin: Urban & Schwarzenberg 1913. — BLEULER: Die Psychoide als Prinzip der organischen Entwicklung. Berlin: Julius Springer 1925. — Lehrbuch der Psychiatrie, 5. Aufl. Berlin: Julius Springer 1930. — Mechanismus, Vitalismus, Mnemismus. Abh. Theorie organ. Entwickl. 6, 1 (1931). — Naturgeschichte der Seele, 2. Aufl. Berlin: Julius Springer 1932. — Über psychische Gelegenheitsapparate und Abreagieren. Z. Psychiatr. 76, H. 5/6. — BOYKSEN: Thyreotoxische Herzmuskelschädigung. Virchows Arch. 293, 342 (1934). — BRAUN: Psychogene Störungen der Herztätigkeit, 1925. — BRAM: Physostigmine salicylate in the treatment of exophtalmic goiter. Arch. int. Med. 48, 1 (1931). — BROOKS and LARKIN: A brief exp. study of the morphol. of the heart muscle following hypothyreoidism. Amer. J. med. Sci. 45, 66 (1918). Zit. nach HOLZMANN. — BROWN-SEQUARD: Additions à une note sur l'injection des extraits liquides de divers organes comme methode thérapeutique. C. r. Soc. Biol. Paris 43, 265 (1891). — BRUGSCH: Ermüdung bei Kriegsteilnehmern. Z. ärztl. Fortbildg 12. — BRUMAN: Ernährung und Schilddrüsenfunktion, I—III. Z. exper. Med. 95, 96, 97 (1935). — BURNETT and DURBIN: The signs and symptoms of heart changes in toxic goiter. Amer. Heart J. 8, 29 (1932).

CANNON: Über die Notfallsfunktionen des sympathico-adrenalen Systems. Erg. Physiol. 27, 380 (1928). — McCARRISON: Recent researches on the aetiology of goiter II. Internat. Kropfkonferenz, S. 354. Bern 1933. — CHATEL u. MOLNAR: Herzveränderungen bei Morbus Basedowi. Virchows Arch. 289, 557 (1933). — CHVOSTEK: Morbus Basedow und die Hyperthyreosen. Berlin: Julius Springer 1907. — CRAMER u. WITTKOWER: Affektive Kreislaufänderungen unter besonderer Berücksichtigung der Herzgröße. Klin. Wschr. 1930 II, 1297. — CUSHING: Proc. nat. head Sci. 17, 163, 239 (1931).

DALE: Über Kreislaufwirkungen körpereigener Stoffe. Kongr. inn. Med. 44, 17 (1932). — DAVIS and SMITH: Complete heart block in hyperthyreoidism following acute infection. Amer. Heart J. 9, 81 (1933). — DEFAUW: Sur les variations du glycogène cardiaque chez l'animal en hyperthyreoidie exp. C. r. Soc. Biol. Paris 105, 228 (1930). — DENNIG, FISCHER u. BERINGER: Psyche und vegetatives Nervensystem. Dtsch. Arch. klin. Med. 167, 26 (1930). — DRIESCH: Philosophie des Organischen. Leipzig: Wilhelm Engelmann 1921.

EACHERN and RÄKE: A study of the morbid anat. of hearts from pat. dying with hyperthyreoidism. Bull. Hopkins Hosp. 48, 5 (1931); Z. Kreislaufforsch. 1932, 145; 1933, 187. — ELLISON and WOLFE: Changes in the ant. hypophysis of the male albino rat after castration and exp. cryptorchism. Endokrinol. 19, 160 (1935). — ENDERLEN u. BOHNENKAMP: Dtsch. Z. Chir. 200 (1927). — EPPINGER: Zur Pathologie und Therapie des menschlichen Ödems. Berlin 1917. — EPPINGER u. HESS: Zur Pathologie des vegetativen Nervensystems. Z. klin. Med. 67, 345 (1909).

FAHR: Histologische Befunde am Kropfherzen. Zbl. Path. 27, 1 (1916). — Über Herzveränderungen bei Hyperthyreose. II. internat. Kropfkonferenz, S. 202. Bern 1933. — FAHR, G.: Myxoedema heart. J. Amer. med. Assoc. 84, 345 (1925). — Myxoedema heart. Meet. amer. Heart. Assoc. 1932; Z. Kreislaufforsch. 1933, 146. — FAHR u. KUHLE: Zur Frage des Kropfherzens und der Herzveränderungen bei Status thymicolymphaticus. Virchows Arch. 233, 286 (1921). — FALTA u. HÖGLER: Klin. Wschr. 1929, 41. — FIESCHI: Untersuchungen über die Chemie des Herzmuskels. Die Glykogenolyse des Herzmuskels bei experimenteller Hyperthyreose. Cuore 16, 7 (1933); Z. Kreislaufforsch. 1933, 336. — FREUD: Sammlung klinischer Schriften zur Neurosenlehre. Leipzig 1921. — FREY u. TIEMANN: Untersuchungen über die Phosphatabgabe des normalen und geschädigten Herzens. Z. exper. Med. 53, 639 (1927). — FULLERTON and HARROP: Bull. Hopkins Hosp. 46, 203 (1903).

GELLHORN: Das Permeabilitätsproblem. Berlin: Julius Springer 1929. — GLEY: Die Lehre von der inneren Sekretion. Bern: Ernst Bircher 1920. — GÖNCZY u. KISS: Phlebohypertonia climacterica. Z. Kreislaufforsch. 1933, 156. — GOLDBERG: Changes in organes of thyreoectomised cheeps und goats. Quart. J. exper. Physiol. 17, 15 (1927). — GOLDSTEIN: Der Aufbau des Organismus. Haag 1934. — GOODPASTURE: The influence of thyreoid products on the production of myocardial necrosis. J. of exper. Med. 34, 407 (1921). — GUTMANN: Die Empfindlichkeit der Nebennieren von Katzen auf Cholin und Acetylcholin. Arch. exper. Path. 166, 612 (1932).

HASHIMOTO u. PICK: Über den intravitalen Eiweißabbau in der Leber sensibilisierter Tiere. Arch. exper. Path. 76, 89 (1914). — HAUPTMANN: Zit. nach MONAKOW. — HEILIG u. HOFF: Zit. nach MONAKOW. — HERING: Kreislauf und Nervensystem. Dtsch. Ges. Kreislaufforsch. 6, 13 (1933). — HERRIG, ESSEX, MANN and BALDES: Amer. J. Physiol. 105, 434 (1933). — HERZ, M.: Zur Lehre von den Neurosen des peripheren Kreislaufapparats. Berlin 1902. — Die sexuelle psychogene Herzneurose (Phrenocardie). Wien

1909. — Über Bradycardie, Hypotonie und Bradycardische Hypotonie. Wien. klin. Wschr. 1910 I, 763. — Zwischen Herzneurose und Arteriosklerose. Med. Klin. 1912 I. — HEYER: Das körperlich seelische Zusammenwirken in den Lebensvorgängen. München: J. F. Bergmann 1925. — HION: Zit. nach MONAKOW. — HOCHE: Über capillarmikroskopische Untersuchungen bei Morbus Basedow und Hyperthyreosen. Arch. klin. Chir. 168, 294 (1931). — HOLST: Die pathologische Anatomie der Organe außer der Schilddrüse bei der BASEDOWschen Krankheit. II. internat. Kropfkonferenz, S. 62. Bern 1933. — HOLZMAN: Myxoedema heart. Amer. Heart J. 4, 351 (1929). — HÜLSE: Zur Frage der Blutdrucksteigerung. Z. exper. Med. 30, 240 (1922).
McINTYRE: Amer. J. Physiol. 99, 261 (1931).
JAENSCH: Die Fortbildung der Eidetik unter besonderer Berücksichtigung der Sinnespsychologie und allgemeinen Typologie. BRUGSCHs Biologie der Person, Bd. 2, S. 859. 1931. — Die klinische Bedeutung psychischer Labilität bei optischen Wahrnehmungsvorgängen. Med. Welt 33, 1162 (1932). — Das Kropfproblem und die letzten Ergebnisse der Hautcapillarmikroskopie zur Frage der Differenzierungsstörungen der Konstitution. II. internat. Kropfkonferenz Bern 1933, S. 549. — Methodik und Ergebnisse der Hautkapillarmikroskopie. III. Med. Welt 29, 1021 (1933). — Eidetische Anlage und kindliches Seelenleben. Leipzig: Johann Ambrosius Barth 1934. — Körperform. Lebensart und Rasse. Leipzig: Georg Thieme 1934. — Grundlagen und Methoden einer kapillarmikroskopischen Reifungskontrolle bei Kindern. Kinderärztl. Prax. 1934, H. 2/3.
KAUFMANN: Kreislauf und Nervensystem. Dtsch. Ges. Kreislaufforsch. 6 (1933). — Kreislauf und Nervensystem. Dtsch. med. Wschr. 1933 II. — KEPPLER and BARNES: Congestive heart failure and hypertrophie in hyperthyreoidism. Amer. Heart J. 8, 102 (1932). — KISTHINIOS et GOMEZ: Contribution à l'étude de la pathogénie et du traitement de l'insuffisance cardiaque d'origine basedowienne. Presse méd. 39, 94 (1931). — KOLMER: Pflügers Arch. 144, 361 (1912). — KON: Hypophysenstudien. Beitr. path. Anat. 44 (1909). — KRAUS, FR.: Allgemeine und spezielle Pathologie der Person. I. Tiefenperson. Leipzig: Georg Thieme 1926. — KÜLBS: Über Hypertonien. Dtsch. med. Wschr. 1922 I, 717 — KÜPPERS: Der Grundplan des Nervensystems und der Lokalisation des Psychischen. Z. Neur. 75, 1 (1922). — Weiteres zur Lokalisation des Psychischen. (Versuch einer Analyse der Vorderhirnfunktionen.) Z. Neur. 83, 247 (1923). — KUGELMANN: Über die Beziehungen zwischen Insulin und Adrenalin im menschlichen Organismus. Klin. Wschr. 1931 I, 59.
LANGE: Die Einwirkung des Adrenalins auf die Permeabilität von Muskelfasergrenzschichten. Hoppe-Seylers Z. 120, 249 (1922). — LEFFKOWITZ: Das nervöse Herz der Kinder. Ther. Gegenw. 74, 100 (1933). — LERMAN, CLARK, MEANS: The heart in myxoedema. Ann. int. Med. 6, 10 (1933). — LESCHKE: Disk. Kongr. inn. Med. Wiesbaden 41, 186 (1929). — LEWIS: Die Frage einer spezifischen Myokardschädigung bei Hyperthyreose. Amer. J. Path. 8, 255 (1932). — LEWIS and LANDIS: Further observations upon the variety of Raynaud disease with special reference to arteriolar defects and to sclerodermia. Heart 15, 329 (1931). — LEWIS and PICKERING: Observat. relating the socalled Raynauds disease. Heart 1934 I, 327. — LILJESTRAND: Acta med. scand. (Stockh.) 63, 99 (1925).
MAY et LAYANI: Le débit cardiaque et la vitesse du circulation dans l'acrocyanose essentielle. C. r. Soc. Biol. Paris 110, 930 (1932). — MEIER: Über die klimakterische Blutdrucksteigerung. Med. Klin. 1920 II, 701. — MENNE, KEANE, HENRY and JONES: The heart in hyperthyreoidism; an exp. study. Meet. amer. Heart Assoc. 1932; Z. Kreislaufforsch. 1933, 146. — MEYER, H. H.: Über Art und Ort der Thyroxinwirkung. Arch. internat. Pharmacodynamie 38, 1 (1930). — Zur Theorie der Schilddrüsenwirkungen. Dtsch. med. Wschr. 1931 II, 1531. — MONAKOW: Biologie und Psychiatrie. Schweiz. Arch. Psych. 4, 13, 234 (1919). — MONAKOW u. MOURGUE: Biologische Einführung in das Studium der Neurologie und Psychopathologie. Stuttgart 1930. — MORGENTHALER: Zur Psychologie der Übertragung. Schweiz. med. Wschr. 1933 I, 33.
OHLER and ABRAMSON: The heart in myxoedema. Arch. int. Med. 53, 165 (1934). — OSWALD: Die Rolle des Nervensystems in der Pathogenese der Hyperthyreosen. II. internat. Kropfkonferenz Bern 1933, S. 216.
PANKOW: Menopause und Ausfallserscheinungen nach später Kastration. BETHEs Handbuch der normalen und pathologischen Physiologie, Bd. 14, 1, S. 683. 1926. — PENNETTI: Untersuchungen über die Ergotaminwirkung bei Basedow. Ref. Z. Kreislaufforsch. 1930, 174. — PICK: Über Beziehungen der Schilddrüse zum vegetativen Nervensystem. Dtsch. med. Wschr. 1931 II, 1533.
RAAB: Der zentralnervöse Mechanismus der essentiellen Hypertonie. Dtsch. Ges. Kreislaufforsch. 5, 141 (1932). — RAKE and McEACHERN: A study of the heart in hyperthyreoidism. Amer. Heart J. 8, 22 (1932). — RÖSSLE: Wachstum und Altern. Erg. Path. 20 (1923). — Über die Leber bei der BASEDOWschen Krankheit. II. internat. Kropfkonferenz Bern 1933, S. 222. — ROLLI: Z. Biol. 93, 356 (1933). — RUTSCH: Z. Biol. 93, 283 (1933).

SCHELLONG: Hypertonie beim Jugendlichen. VI. Fortbildg.-Lehrgang Nauheim 1929. — SCHICKELE: Die sog. Ausfallserscheinungen. Mschr. Geburtsh. **36**, 80 (1912). — SCHITTEN-HELM: Über zentrogene Formen des Morbus Basedowi und verwandter Krankheitsbilder. Klin. Wschr. **1935** I, 401. — SCHITTENHELM u. EISLER: Thyroxin und Zentralnervensystem. Klin. Wschr. **1932** I, 9. — Über die Verteilung des Jods im Zentralnervensystem nach Zufuhr von Schilddrüsenstoffen. Z. exper. Med. **86**, 275 (1933). — Über die Verteilung des Jods im Zentralnervensystem bei Mensch und Tier. Z. exper. Med. **86**, 289 (1933). — Über die Verteilung des Jods im Zentralnervensystem von schilddrüsenlosen Tieren. Z. exper. Med. **86**, 294 (1933). — Blutjodspiegel und dessen Beeinflussung durch sympathico-mimetische Pharmaca in ihrer Abhängigkeit von Nervensystem und Schilddrüse. Z. exper. Med. **86**, 309 (1933). — Über den Einfluß der Narkose auf den Jodgehalt des Blutes. Z. exper. Med. **86**, 367 (1933). — SCHULZE: Der Einfluß· der inkretorischen Drüsen und des Nervensystems auf Wachstum und Differenzierung. BETHES Handbuch der normalen und pathologischen Physiologie, Bd. 16. 1930. — SCHULTZ: Die konstitutionelle Nervosität. BUMKES Handbuch der Geisteskrankheiten, Bd. 5, 1, S. 28. 1928. — SIMONDS and BRANDES: The size of the heart in exp. hyperthyreoidism. Arch. int. Med. **45**, Nr 4 (1930). — STAUB: Z. klin. Med. **107**, 645 (1928). — STEPP: Diskussion. Ref. Z. Kreislaufforsch. **24**, 424 (1932). — STIER: Abgrenzung und Begriff des neuropathischen Kindes. Wien. med. Wschr. **1915** II, 794. — Ohnmachten und ohnmachtsähnliche Zustände bei Kindern. Z. Neur. **21**, 41 (1920). — STRANSKY: Das manisch-depressive Insulin. Handbuch der Psychiatrie (ASCHAFFENBURG) 1911. — STRASSMANN: Die Kreislaufsänderungen durch Klimakterium und Kastration. Arch. Gynäk. **125**, 169 (1925).

TAKANE: Pathobiogenese der Myocarditis acuta durch organische und anorganische Jodbindungen bzw. der Basedowmyokarditis. Virchows Arch. **259**, 1 (1926). — Über die experimentelle akute Myokarditis durch Thyreoidin und Jodsalze. Virchows Arch. **259**, 737 (1926). — TANDLER u. GROSS: Einfluß der Kastration auf den Organismus. Wien. klin. Wschr. **1907** II, 1595. — TOURNADE: Traité de physiol. **1928**. — TRAMER: Schweiz. med. Wschr. **1931** I, 217. — TRENDELENBURG: Über die Adrenalinkonzentration im Säugetierblut. Arch. exper. Path. **79**, 155 (1915). — TUNG: The status of the heart in Myxoedema. Amer. Heart J. **6**, 734 (1931).

VANNOTTI: Klinik und Pathogenese der Porphyrien. Erg. inn. Med. **49**, 337 (1935).

WEGELIN: „Thyreoidea." HENKE-LUBARSCHS Handbuch der speziellen pathologischen Anatomie und Histologie, 1926. — Diskussion. II. internat. Kropfkonferenz Bern 1933, S. 243. — WELLER, WANSTROM, GORDON and BURGHER: Cardiac histopathologie in thyreoid disease. Amer. Heart J. **8** (1932). — Meet. amer. Heart Assoc. **1932**; Z. Kreis-laufforsch. **1933**, 144. — WERNER: Labiler Blutdruck und vegetatives System. Unter-suchungen an jungen Blutdrucklabilen. Dtsch. Arch. klin. Med. **174**, 289 (1932). — WIESEL: Zur Pathologie des chromaffinen Systems. Virchows Arch. **176**, 102 (1904). — WILSON: Note on the pathology of hearts. Trans. Assoc. amer. Physiol. **38**, 144 (1923). — WITTKOWER: Über den Einfluß der Affekte auf den Gallefluß. Klin. Wschr. **1928** II, 2193. — Die Affektleukocytose. Klin. Wschr. **1929** I, 1082. — Zur affektiven Beein-flussung der Magensekretion. Klin. Wschr. **1931** II, 1811. — WITTKOWER u. PILZ: Zur affektiven Beeinflußbarkeit der Speichelsekretion. Klin. Wschr. **1932** I, 718. — WOLF: Die Kastration. Basel 1934. — WYSS, v.: Einfluß psychischer Vorgänge auf Atmung, Pulsfrequenz, Blutdruck und Blutverteilung. BETHES Handbuch der normalen und patho-logischen Physiologie, Bd. 16, 2, S. 1261. 1931.

ZAWADOWSKY: Pflügers Arch. **220**, 155 (1928). — ZONDEK: Das Myxödemherz. Münch. med. Wschr. **1918** I, 1180. — Vasomotorische Störungen im Klimakterium. Z. Geburtsh. **82**, 559 (1920). — Die Krankheiten der endokrinen Drüsen. Berlin: Julius Springer 1926. Zit. nach HOLZMAN. — Bemerkungen zur normalen und pathologischen Physiologie der inneren Sekretion. II. Fortbildgs.kurs Pyrmont 1929. — Der Aufbau des Basedowsyndroms unter besonderer Berücksichtigung des Einflusses des Schilddrüsenhormons auf die zirku-lierende Blutmenge. Dtsch. med. Wschr. **1930** I, 344. — Korrelation der Hormonorgane untereinander. BETHES Handbuch der normalen und pathologischen Physiologie, Bd. 16, S. 673. 1930. — ZONDEK u. ASCHHEIM: Klin. Wschr. **1928** I, 11, 30. — ZONDEK u. BANSI: Klin. Wschr. **1929** II, 1697.

Sachverzeichnis.